H. Bankl, H. C. Bankl • Arbeitsbuch Pathologie II

D1725408

FACULTAS STUDIENBÜCHER MEDIZIN
Band 11

Hans Bankl, Hans Christian Bankl

Arbeitsbuch Pathologie II

Allgemeine Pathologie

Facultas Universitätsverlag

Prim. MR Univ.-Prof. Dr. Hans Bankl
Leiter des Institutes für Klinische Pathologie
AÖ Krankenhaus der Landeshauptstadt St. Pölten
Propst Führer-Straße 4
A-3100 St. Pölten

Dr. Hans Christian Bankl
Institut für Klinische Pathologie
AÖ Krankenhaus der Landeshauptstadt St. Pölten
Probst Führer-Straße 4
A-3100 St. Pölten

Die Deutsche Bibliothek - CIP-Einheitsaufnahme

Bankl, Hans:
Arbeitsbuch Pathologie: [mit Rekapitulationen und Prüfungsfragen] / Hans Bankl ; Hans Christian Bankl. -
Wien : Facultas-Univ.-Verl.

2. Allgemeine Pathologie. - 2002
(Facultas-Studienbücher : Medizin ; Bd. 11)
ISBN 3-85076-492-3

Copyright © 2002 Facultas Verlags- und Buchhandels AG, Berggasse 5, A-1090 Wien
Facultas Universitätsverlag
Alle Rechte, insbesondere das Recht der Vervielfältigung und der Verbreitung
sowie das Recht der Übersetzung, sind vorbehalten.
Umschlagbild: Anatomie-Vorlesung des Dr. Joan Deyman; Fragment eines Gemäldes von Rembrandt, 1656.
Amsterdam, Rijksmuseum. © Amsterdams Historisch Museum
Zeichnungen: Peter Michael Cech - www.multigrafik.at
Satz und Druck: Facultas Verlags- und Buchhandels AG
Printed in Austria
ISBN 3-85076-492-3

An die Studenten der Medizin im allgemeinen und an die Lernenden des Faches Pathologie im besonderen

Folgende **Anregung und Vorschläge** sollten MedizinstudentInnen überdenken und gegebenenfalls danach handeln:

1. Da Ihr auf Euch allein gestellt seid, vertraut lediglich der eigenen Anschauung und Erfahrung sowie dem Rat der KollegInnen. Dies gilt vor allem für Lehrbücher, Vorlesungen und Praktika.
2. Da Ihr nicht darum herumkommt – unterschätzt die Prüfungen nicht, aber überwertet auch ein evtl. negatives Ergebnis nicht. Es gibt viele Dinge im Leben.
3. Studenten sind Berufstätige, Eure Arbeit ist das Lernen. Es ist eine Arbeit, die sich lohnt. Wissen ist zwar Macht, aber es erleichtert manches. Unwissen ist sowohl Blödheit wie auch Ohnmacht.
4. Trefft Ihr auf einen guten akademischen Lehrer, vielleicht sogar auf eine der rar gewordenen Persönlichkeiten, so macht Euch an ihn heran. Wenn sich nämlich jemand in einen echten Dialog mit der Jugend einläßt, dann hat er etwas zu sagen und Ihr könnt nur profitieren.
5. Das größte Geschenk für jemanden, der Medizin lernen will, ist das persönliche Gespräch mit einem alten, noch nicht senilen Arzt, der sein Wissen und seine Erfahrung weitergibt. Was der erfahrene Mediziner als brauchbar erkannt hat, das bleibt bestehen.
   Was der junge Forscher „aktuell" berichtet, unterliegt der entsetzlich kurzen Halbwertszeit des medizinischen Fortschrittes.

Bedenkt, daß der Beruf des Arztes mehrere Facetten hat:

Heilkunde	=	die Kenntnis von den Krankheiten und deren Therapiemöglichkeiten
Heilkunst	=	das „Können" sein Wissen praktisch einzusetzen
Heilkraft	=	die Wirksamkeit von ärztlichem Wort und Medikament

Die Strategie des Lernens

Lernziel ist
1. die Vorbereitung auf eine Prüfung
2. der Erwerb der Kenntnisse für das Verständnis der gesamten Medizin.

Diese Reihenfolge ist richtig, denn das *„Hemd des Prüflings"* ist näher als der *„weiße Mantel des Arztes!"*

Das vorliegende **Lehr- und Lernbuch der KLINISCHEN PATHOLOGIE** ist in Einzelbände gegliedert, da vor allem das Pflichtpraktikum optimal genützt werden soll. Das Gesamtwerk ist kapitelweise durchnummeriert, daher können Querverweise leicht gefunden werden.

Es gibt **2 Haupteinstiegsmöglichkeiten** in das Lernen der Pathologie,
- die **pathologisch-anatomische Pflichtfamulatur = Praktikum**
- das **systematisch-theoretische Lehrbuchstudium.**

1. **Wer mit dem Praktikum beginnt und noch (fast) keine Theorie gelernt hat:**
   1.1 **Variante A, wenn genügend Zeit besteht:** Den Band „Einführung in die Pathologie – Pathologisch-anatomisches Praktikum" von Kapitel 1 bis 18 systematisch durcharbeiten.
   1.2 **Variante B, wenn die Zeit knapp ist:** Die Kapitel 1, 2, 4 und 13 lernen, dann während der dreiwöchigen Famulatur kontinuierlich den ganzen Band.
   Der „Einführungs- und Praktikumsband" ist mit 160 Seiten so konzipiert und dimensioniert, daß er innerhalb von 3 Wochen zu schaffen ist!
   Das Praktikum wird von Ort zu Ort unterschiedlich abgehalten. Fragen, was wo verlangt und geprüft wird!
2. **Wer mit dem theoretischen Lehrbuchstudium beginnt:**
   Aus der „Einführung" die Kapitel 1 bis 6 sowie 8 lernen und danach die hier folgenden Rekapitulationsfragen beantworten.
   Anschließend Kapitel 13 lernen, als unumgänglicher Einstieg in die Nomenklatur und Begriffswelt der Pathologie.
   Letztendlich Kapitel 14 lernen und die folgenden Fragen beantworten.

Die Rekapitulationsfragen sind identisch mit dem Prüfungsstoff und den Prüfungsfragen.

Beantwortet die Fragen entweder (stichwortartig) schriftlich oder im Wechselgespräch mit einem Partner. Dadurch wird es sinnvolles *„sparring"* für den *„fight"* des Rigorosums.

Die mit einem „!" markierten Fragen sind besonders wichtig, Unkenntnis ist sofort prüfungsletal.

Einstieg in das Studium KLINISCHE PATHOLOGIE an Hand von Rekapitulationsfragen

Die Querverweise zu den Antworten beziehen sich auf den „Einführungsband".

REKAPITULATION Kapitel 1–6 und 8

1. Wie ist das Gesamtfach „Pathologie" gegliedert? (1.1)
2. Was ist der Unterschied zwischen „Pathologischer Anatomie" und „Funktioneller Pathologie"? (1.1)
3. Warum heißt das Fach jetzt „Klinische Pathologie"? (1.1). Nenne dazu Beispiele (siehe Kapitel 1, Anfang)!
4. Definiere „Pathologie" und „Pathologische Anatomie" (2.1)
5. Erkläre den Unterschied zwischen „Ätiologie" und „Pathogenese" (2.1)!
6. Was ist „kausale" und was ist „formale Pathogenese"? (2.1)!
7. Definition von Gesundheit und Krankheit (2.2)!
8. Was ist ein „Symptom", was ein „Syndrom"? (2.3)
9. Definiere die Begriffe „Mortalität" und „Letalität", nenne Beispiele (2.4).
   Tab. 2.2 (Häufigkeit von Erkrankungen) und Tab. 2.3 (Häufigkeit von Todesursachen) müssen gelernt werden!
10. Was ist die statistische „mittlere Lebenserwartung"? (2.4)
11. Gib einen Überblick der möglichen Krankheitsursachen (2.5)!
12. Wie nennt man Krankheiten unbekannter Ursache? (2.5)
13. Nach welchen Gesichtspunkten kann man den Krankheitsverlauf einteilen? (2.6). Nenne die Einteilungsprinzipien und zähle die Möglichkeiten auf.
    Achtung: „Chronisch" kann in der Pathologie zwei Bedeutungen haben: 1. chronischer Verlauf, 2. chronischer Zustand (Ausgang einer Krankheit).
14. Was ist der Unterschied zwischen einer „primär-chronischen" und einer „sekundär-chronischen Erkrankung"? (2.6)
15. Was sind die Aufgaben der intravitalen Diagnostik in der Pathologie? (3.)!
16. Wo liegen prozentmäßig die Schwerpunkte der Tätigkeit eines Pathologen (3.)!
17. Erkläre die Prinzipien der histologischen Diagnostik (3.1)!
18. Was ist eine „Biopsie", was eine „Probeexzision"? (3.1)!
19. Erkläre kurz: Immunhistologie, In-situ-Hybridisierung, PCR. Wofür Elektronenmikroskopie? (3.1)
20. Was ist der Unterschied zwischen Exfoliativzytologie und Punktionszytologie? (3.2)!
21. Was bedeutet die diagnostische Bewertungsskala nach PAPANICOLAOU? (3.1)!
22. Nenne Beispiele für bakteriologische und serologische Diagnostik. (3.3)
23. Wozu dient eine Obduktion? (4.1)!
24. Wer hat Nutzen an einer Obduktion? (4.2)!
25. Wie hoch ist die Fehlerrate der klinischen Diagnosen? (4.2)!
26. Was ist Totenbeschau? (5.1)
27. Nenne die 5 verschiedenen, gesetzlich geregelten Arten der Obduktion. (5.2)
28. Was versteht man unter „Meldepflicht" bei Gericht bzw. Polizei? (5.5)!
29. Was ist „Anzeigepflicht von Infektionskrankheiten"? (5.6)! Nenne Beispiele!
30. Wie ist die Organentnahme zur Transplantation in Österreich geregelt? (5.9)!
31. Erkläre die 4 Phasen des Sterbens? (6.1)
32. Was ist der Hirntod, nenne die diagnostischen Kriterien? (6.1)!
33. Erkläre die Totenflecke, d.h. Entstehung, zeitlicher Ablauf, Farbvariationen, Wegdrückbarkeit (6.2)!
34. Erkläre die Totenstarre, d.h. Entstehung, zeitlicher Ablauf, NYSTEN'sche Regel (6.3)!
35. Warum wird ein Leichnam kalt? (6.4)
36. Was sind supravitale Reaktionen? (6.5)
37. Was versteht man unter Scheintod? (6.6)
38. Was ist die Aussage eines Obduktionsprotokolls? (8.)!
39. Was ist der Unterschied zwischen Befund und Diagnose? (8.)!

REKAPITULATION Kapitel 13 und 14

Kapitel 13 gibt einen groben Überblick der wichtigsten pathomorphologischen Gewebsveränderungen. Es ist dies lediglich eine Vorbereitung zum Verständnis des Praktikums bzw. Voraussetzung zum Quereinstieg in jedes Kapitel des systematischen Lehrbuches. Dringende Empfehlung: Betrachte alles „fettgedruckte" in Kapitel 13 als Rekapitulationsfragen und arbeite dieselben aus – es sind nur 9 Seiten, die sich aber lohnen!

40. Wie zeigt sich die Totenstarre an inneren Organen? (14.1)
41. Was sind Leichengerinnsel und welche 2 Formen unterscheidet man? (14.3.1)!
42. Was ist Hypostase? (14.4)!
43. Wodurch entsteht Autolyse? (14.5)
44. Nenne Beispiele für autolytische Organveränderungen? (14.5)
45. Wodurch entsteht Fäulnis und Verwesung, was ist der Unterschied? (14.6)
46. Was ist Pseudomelanose? (14.7)

Inhaltsverzeichnis

19. Von welcher Pathologie reden wir eigentlich?

Pathologie ist die Lehre vom Wesen der Krankheiten
- **durch Erforschung ihrer Ursachen**
- **sowie Aufklärung der Reaktionen und Veränderungen während des Krankheitsablaufes**

Im täglichen Sprachgebrauch werden vielfach **Pathologie**[1] und **Pathologische Anatomie**[2] synonym verwendet. Das ist üblich, aber falsch. Die Definition der Begriffe ist nicht einheitlich, die Terminologie daher fachübergreifend und verwirrend.
Der übergeordnete Begriff ist **Pathologie**,
die untergeordneten Begriffe sind
- **Morphologische**[3] **Pathologie** = **Pathologische Anatomie** sowie
- **Funktionelle Pathologie**

Morphologische Pathologie = **Pathologische Anatomie:**
Lehre von den **krankhaften gestaltlichen Veränderungen** (das kann man sehen).

Funktionelle Pathologie = **Pathophysiologie**
Lehre von den **krankhaften Funktionen und Regulationen** (das kann man messen und berechnen).

Die Trennung dieser beiden Betrachtungsweisen ist willkürlich und praktisch nicht durchführbar. Beide Fächer unkoordiniert und getrennt zu unterrichten und zu prüfen macht daher keinen Sinn.

Pathologische Anatomie betrifft speziell die morphologisch-theoretische Betrachtungsweise und unterscheidet sich dadurch von der klinisch-praktischen Tätigkeit unmittelbar am Krankenbett.

Beachte: Zwischen theoretischer und praktischer Medizin besteht kein Gegensatz und keine Rivalität. Die Pathologische Anatomie dient der Klinik[4] mittels ihrer diagnostischen[5] Aussagen.

Die **Pathologische Anatomie** wird infolge der Ausrichtung ihrer Dienstleistungen und Forschungen auf die klinisch-praktische Medizin in Österreich **Klinische Pathologie** genannt.

Im angloamerikanischen Sprachgebiet bedeutet *„Clinical Pathology"* **Labormedizin** (Analytische Chemie, diagnostische Hämatologie u. dgl.). Als *„Surgical Pathology"* werden jene Methoden bezeichnet, wo mit morphologischer Technik an lebenden Patienten Diagnostik betrieben wird (Biopsie, Operationspräparate, Zytologie).

Die **Pathologische Anatomie** = **Klinische Pathologie** wird nur aus didaktischen, weniger aus sachlichen Gründen weiter unterteilt in:

1. **Spezielle Pathologische Anatomie**
   Systematische Erläuterung krankhafter Veränderungen der einzelnen Organsysteme, deshalb auch Organpathologie genannt.
2. **Allgemeine Pathologie**
   Zusammenfassung allgemeingültiger Phänomene, Grundlagen und Gesetze, gewonnen aus der Vielzahl der Einzelbeobachtungen der Speziellen Pathologischen Anatomie.

Die „Allgemeine Pathologie" leitet Gesetzmäßigkeiten und Grundprinzipien der Krankheitslehre aus der Summe der Beobachtungen und Erfahrungen der „Speziellen Pathologischen Anatomie" ab. Um zuerst die Grundlagen zu vermitteln wird daher die „Allgemeine Pathologie" an den Beginn des Unterrichtes gestellt.

Die Pathologische Anatomie leidet unter ihrem Namen. Die Ableitung stammt von *anatemnein* (griech.), dies bedeutet *aufschneiden, zergliedern*. Man wird daher an die ursprüngliche Haupttätigkeit, die Durchführung von Leichenöffnungen, erinnert und dies stört manche elitäre Geister sehr. Auch die Forscher klagen über ein *„antiquiertes Image"*.

Daher sagt man *„Pathologie"*, meint *„Pathologische Anatomie"* und hat das Fach *„Klinische Pathologie"* getauft.

1 pathos (griech.), Leiden, das „Krankhafte"; logos (griech.) Wort, Lehre, Wissenschaft.
2 anatemnein (griech.), aufschneiden, zergliedern.
3 morphe (griech.), Gestalt, Form.
4 kline (griech.), Krankenbett.
5 diagnosis (griech.), Entscheidung, Beurteilung.

Tab. 19.1: Sachbezogene Gliederung des Fachgebietes Pathologie

Morphologische Pathologie = Pathologische Anatomie

- **Patho-Anatomie = Makropathologie** (Obduktionen, Makro-Beurteilung von Operationspräparaten)
- **Patho-Histologie, Patho-Zytologie** (Mikroskopische Diagnostik von Biopsien, Operationspräparaten und Schnellschnittuntersuchungen; Punktions-und Exfoliativzytologie)
- **Ultrastrukturpathologie und Zellbiologie** (Pathologie der Zellorganellen sowie Molekularpathologie)
- **Experimental-Pathologie**

Funktionelle Pathologie

- **Patho-Physiologie**
- **Patho-Biochemie und -Biophysik**
- **Molekular-Pathologie** (Hier ist die enge Verbindung zur Ultrastruktur-Pathologie besonders deutlich)
- **Experimental-Pathologie**

Tab. 19.2: Didaktische Gliederung des Faches Pathologie

Klinische Pathologie	Funktionelle Pathologie
• Allgemeine Pathologie • Spezielle Pathologie	meist zusammenfassend Pathophysiologie bezeichnet

Fazit: Zwei getrennte Vorlesungen über teilweise den gleichen Stoff

REKAPITULATION

1. Definiere den übergeordneten Begriff „Pathologie“ und den untergeordneten Begriff „Pathologische Anatomie“. (19.)
2. Erläutere die Gliederung des Faches „Pathologische Anatomie“. (Tab. 19.1)
3. Erläutere die Gliederung des Faches „Pathophysiologie“. (Tab. 19.1)

20. Was macht der Pathologe?

Im Mittelpunkt der Methodik des Pathologen steht die Morphologie im makroskopischen, mikroskopischen, subzellulären und molekularen Bereich; dazu werden praktisch alle biologischen Arbeitsmethoden als Hilfsmittel eingesetzt.

Überblick der Tätigkeit und Methodik des Pathologen

1. **Postmortale[1] Diagnostik**
   Durchführung von Obduktionen = Sektionen = Autopsien
2. **Intravitale[2] Diagnostik von Krankheiten**
   Histologische Diagnostik
   Zytologische Diagnostik
   Mikrobiologische und serologische Diagnostik
   Spezialmethoden
3. **Klinisch-pathologische sowie experimentelle Forschung**

20.1 Diagnostische Tätigkeit

Selbstdefinition der *„Österreichischen Gesellschaft für Pathologie“:*
Pathologie ist ein **klinisch diagnostisches und gutachterliches Fach** und umfaßt die Beratung und Unterstützung der in der Vorsorge und in der Krankenbehandlung tätigen Ärzte

- bei der Diagnose von Krankheiten und Erkennung ihrer Ursachen;
- bei der Überwachung des Krankheitsverlaufes;
- bei der Bewertung therapeutischer Maßnahmen durch die Begutachtung und Diagnose des übersandten und selbst gewonnenen Untersuchungsgutes unter spezieller Anwendung histologischer, zytologischer, histochemischer, serologischer, immunologischer, gentechnischer und mikrobiologischer Verfahren;
- sowie die Vornahme von Obduktionen.
- Ferner die fachbezogene Beratung und Information auf dem Gebiet der Gesundheitsvorsorge.

Das Sonderfach Pathologie hat wesentlichen Anteil an der interdisziplinären medizinischen Qualitätssicherung.

Januskopf der Pathologischen Anatomie:

- einerseits der Blick in die Vergangenheit – Pathologie an der Leiche; Stichwort Autopsie.
- andererseits der Blick in die Zukunft – Diagnostik am Patienten; Stichwort Biopsie.

Zytodiagnostik sowie **Serologie** und **Mikrobiologie** sind untrennbare Teilgebiete des Faches Pathologie.

20.2 Angewandte klinisch-pathologische Forschung

Die Hauptziele der Forschung sind vor allem eine Aufklärung von Ursachen und Entstehungsweisen der Krankheiten, d. h. Ätiologie und Pathogenese.
Fortschritte bei der Erfüllung dieser Aufgabe sind nur in enger Zusammenarbeit mit den einzelnen klinischen Disziplinen möglich. Durch den Einsatz von Spezialmethoden hat die Pathologische Anatomie die Grenzen des rein morphologischen schon weit überschritten.

Beispiele für die Grundlagenforschung:

- Entwicklung neuer diagnostischer Verfahren, z. B. Immunhistologie
- Entwicklung neuer Techniken zur Darstellung krankhafter Phänomene auf zellulärer und subzellulärer Ebene, z. B. Elektronenmikroskopie, Molekularpathologie
- Prospektive und retrospektive klinisch-pathologische Studien, z. B. zur Erfassung von Ursachen und prognostischen Faktoren verschiedener Krankheiten
- Experimentelle Erzeugung von Krankheitsmodellen, z. B. Reproduktion von Krankheiten im Tierversuch

1 post mortem (lat.), nach dem Tod.
2 intra vitam (lat.), während des Lebens.

20.3 Akademische Lehre von den krankhaften gestaltlichen Veränderungen

Die Pathologische Anatomie ist und bleibt die morphologische Grundlage der wissenschaftlichen Medizin und damit ein **objektives Kriterium = gestaltlicher Befund** für die **subjektive medizinische Interpretation = ärztliche Diagnose.** Geht man von der Überlegung aus, daß keine biologische Funktion ohne Trägerstruktur möglich ist, so ist eine Kenntnis der normalen und pathologisch veränderten Strukturen zwangsläufig die Basis für das Verständnis jeglicher krankhafter Störungen.

REKAPITULATION

1. Gib einen Überblick über die diagnostische Tätigkeit des Pathologen. (20.1)
2. Nenne Beispiele für die klinisch-pathologische Forschung. (20.2)

21. Die Untersuchungsmethoden der Pathologie

21.1 Postmortale Diagnostik

Die klinisch-wissenschaftliche Obduktion ist die **letzte ärztliche Untersuchung**, wobei alle Organe und Gewebe zugänglich gemacht werden können. Leichenöffnungen dienen keineswegs nur der Feststellung der Todesursache, sondern der Kliniker benötigt die Autopsie zur Bestätigung, Aufklärung oder Korrektur seiner Diagnose. Die stete und ausnahmslose autoptische Überprüfung und Diskussion der klinischen Befunde und des Effektes der Therapie stellen das wichtigste Instrument der Qualitätssicherung dar. Wiederhole die Einzelheiten aus Bd. I „Einführung", Kapitel 4!

Das Ergebnis der Obduktion[1] = Sektion[2] = Autopsie[3] ist nicht „postmortale Besserwisserei", sondern die Korrelation der klinischen und morphologischen Befunde.

Die Anwendung hochwirksamer Medikamente und Behandlungsverfahren (z. B. Antibiotika, Zytostatika, Immunosuppressiva, Strahlentherapie) hat zu Veränderungen der bisher bekannten Erscheinungsformen der Erkrankungen geführt. Dieser therapeutisch bedingte **Gestaltwandel** kann den Krankheitsverlauf soweit abändern, daß die ursprünglichen pathomorphologischen Prozesse sehr schwer oder gar nicht mehr erkennbar sind. Die Obduktion deckt daher in zunehmendem Maße durch ärztliche Eingriffe bedingte Veränderungen auf. Man benützt dafür den Begriff **iatrogen.**[4]
Ein völlig neues Spektrum morphologischer Befunde, eine „**Pathologie der Therapie**" ist entstanden.

21.2 Intravitale Diagnostik von Krankheiten

Häufig wird sowohl die Diagnose der Erkrankung wie auch die Therapie und Überwachung des weiteren Verlaufes vom morphologischen Untersuchungsergebnis abhängig sein. Durch diese Aufgabe **hat die Pathologische Anatomie eine zentrale Stellung in der diagnostischen, kurativen und präventiven Medizin erhalten.**
Der Pathologe entscheidet häufig über das weitere medizinische Vorgehen: Operation? ja oder nein; medikamentöse Behandlung? Welches Antibiotikum bei bestimmten Infektionskrankheiten; Entscheidung über gutartige oder bösartige Neoplasmen!

Mit ihren Befunden greift die Pathologie maßgeblich und unmittelbar in therapeutische Entscheidungen ein.

Beispiele:
Diagnose und Verlaufskontrolle von Krankheiten mittels laufender Biopsien.
Die histologische Klassifizierung von Tumoren bestimmt das weitere therapeutische Vorgehen.
Eine endoskopisch-bioptische Kontrolle, z. B. im Magen oder Dickdarm, vermindert das Risiko des unerkannten Wachstums einer Geschwulst.
Die Zytodiagnostik ist die wichtigste Früherkennungsmethode des Gebärmutterhalskrebses.

Jeder Arzt ist verpflichtet, sowohl die Möglichkeiten der morphologischen Untersuchungsverfahren, als auch der modernen Labormethoden zu kennen und diese an richtiger Stelle in seinem diagnostischen Repertoire einzusetzen. Für die Pathologie kommen dazu folgende Standarduntersuchungen in Betracht:

- **Histologische Diagnostik**
- **Zytologische Diagnostik**
- **Bakteriologische und serologische Diagnostik**

Dazu kommen als Spezialmethoden:

- **Histochemie und Immunhistologie**
- **Elektronenmikroskopie**
- **Biochemische Untersuchungen**
- **Molekularbiologische Technik**

---

1 Etymologische Ableitung unklar! Entweder von obducere (lat.), vorführen bzw. (spätlat.), öffnen, verletzen oder von obductio (lat.), das Verhüllen und Bedecken (wahrscheinlich abschließendes Verhüllen der Leiche).
2 sectio (lat.), das Zerschneiden.
3 autos (griech.), selbst; opsis (griech.), Betrachtung. Das Wort bedeutet also Selbstnachschau, Augenschein.
4 iatros (griech.), Arzt; – genes (griech.), hervorbringend, verursacht.

21.2.1 Histologische Diagnostik

Im Interesse der Patienten wie auch des Arztes **muß** jedes, durch einen medizinischen Eingriff entnommene Gewebe- oder Organstück morphologisch untersucht werden. Dies ist keineswegs nur für die Bestätigung der klinisch gestellten Diagnose oder für den Berechtigungsnachweis eines durchgeführten operativen Eingriffes (der „Operationsindikation"[5]) notwendig; oft wird erst durch die histologische Untersuchung die wahre Natur der Erkrankung bzw. das Stadium ihrer Ausbreitung erkannt.

21.2.1.1 Biopsie ist die Gewinnung von Gewebeproben von lebenden Menschen

Durch Punktion mit größeren Nadeln können Gewebezylinder gewonnen werden: z. B.: Leber, Niere, Prostata, Knochen (Beckenkamm).

Auch mittels in Hohlorgane eingeführter Instrumente können Biopsien entnommen werden: z. B. Verdauungstrakt, Bronchialsystem. Durch an der Spitze dieser Instrumente angebrachter Vorrichtungen werden Knips-, Zangen- und Saugbiopsien entnommen.
Mit dieser Methode sind fast alle Organe und Gewebe zugänglich.

Biopsie[6]: Entnahme einer Gewebeprobe (Bioptat = Biopsiepräparat) zur histologischen Untersuchung. Das Präparat ist „klein".
- **Probeexzision**[7] = **PE:** Nur ein Teil der Veränderung wird entnommen.
- **Totalexzision = TE:** Die gesamte Veränderung wird entfernt.

Operation[8]: Entfernung oder Korrektur einer krankhaften Veränderung. Das Präparat ist „groß".
- **Resektion**[9]: Magen, Dickdarm, Appendix u. a.
- **Amputation**[10]: Mamma, Extremitätengangrän u. a.
- **Korrektur**[11]: Angeborener Herzfehler, Bypass, Transplantation u. a.

Schnellschnittuntersuchung
Ein besonders wichtiges Verfahren ist die Anfertigung von **Gefrierschnitten.** Dabei wird das frisch unfixierte Gewebsstück bei – 20° C eingefroren und mit einem Spezialmikrotom (Kryostat bzw. Cryo-cut) geschnitten; dadurch läßt sich ein mikroskopisches Präparat innerhalb von etwa 5 Minuten herstellen.

Mit der Gefrierschnittmethode werden intraoperative *„Schnellschnitte"* angefertigt, die es ermöglichen, noch während der Operation unklare Gewebeveränderungen zu untersuchen. Dies ist für die Fahndung nach malignen Tumoren wichtig, weil das Ergebnis der Gefrierschnittuntersuchung das weitere operative Vorgehen bestimmen wird.

Die Aussagekraft von Schnellschnitten ist allerdings geringer als die von fixierten Paraffinschnitten: **die Schnellschnittdiagnose ist nicht endgültig und kann durch die nachfolgende „Paraffinhistologie" noch geändert werden.**

21.2.1.2 Medizinische Bedeutung histologischer Untersuchungen

Folgende Beispiele mögen das breite Feld der histodiagnostischen Möglichkeiten illustrieren:
1. Differentialdiagnose einer vermuteten Lebererkrankung: *Fettleber? Leberzirrhose? Hepatitis?*
2. Differentialdiagnose einer vermuteten Nierenerkrankung: *Typisierung einer Glomerulonephritis?*
3. Differentialdiagnose von Erkrankungen des hämatopoetischen Systems: *Leukämie? Malignes Lymphom? Entzündliche Lymphknotenerkrankung?*
4. Differentialdiagnose der verschiedenen Formen der *Gastritis* und *Colitis.*
5. Diagnose von Tumoren: Entscheidung *gutartig* oder *bösartig.*
6. Entscheidung ob ein Tumor *im Gesunden (total, in toto*[12]*) entfernt* wurde oder nicht.
7. Erfassung *immunpathologischer Vorgänge* durch immunhistologische Untersuchungen.

---

5 indicare (lat.), anzeigen; Umstand oder Anzeichen, aus dem die Anwendung bestimmter Behandlungsmethoden angezeigt erscheint. Ohne Indikation keine Operation!
6 bios (griech.), Leben; opsis, Untersuchung von Gewebeproben, die dem lebenden Organismus entnommen wurden.
7 excisio (lat.), Herausschneidung, eigentl. Zerstörung.
8 operatio (lat.), Bewerkstelligung.
9 resectio (lat.), das Wegschneiden.
10 amputatio (lat.), das Abschneiden.
11 correctio (lat.), Verbesserung, Berichtigung.
12 totus (lat.) gänzlich, völlig; in toto bedeutet im Gesamten.

Jedes bei einer Operation entnommene Gewebsmaterial muß histologisch untersucht werden! Das Unterlassen der morphologischen Untersuchung eines Operationspräparates kann als Nachlässigkeit bzw. fahrlässiges Verhalten (sog. ärztlicher Kunstfehler) angeklagt werden.

Tab. 21.1: Methodik und Aussage der histologischen Diagnostik

Biopsie		Operation
Probeexzision = PE	**Totalexzision = TE**	**Resektion, Amputation**
Verdauungstrakt, Leber, Bronchus – Lunge, Mamma, Niere, Haut	Kleine Tumoren in toto, z. B. Haut Darmpolypen	„Großes" OP-Präparat, z. B. Magen, Dickdarm, Mamma u. a.
Ergebnis: Diagnostisch	Diagnostisch-therapeutisch	Therapeutisch

21.2.1.3 Die histologische Technik im Überblick

1. **Fixieren:** Die frisch entnommene Gewebsprobe wird in einer 4–10 %igen Formalinlösung oder anderen Fixierlösungen gehärtet und fixiert: Erhaltung der Strukturen durch abrupte Unterbrechung der vitalen Vorgänge und Hemmung der autolytischen Zersetzung. Dauer etwa 1 Tag.
2. **Herausschneiden:** Das fixierte Material wird auf Stücke von etwa „Briefmarkengröße" verkleinert.
3. **Einbetten:** Um Schnitte anfertigen zu können, muß das Gewebsmaterial in ein starres, gut schneidbares Medium eingebettet werden: z. B. Paraffin. Eine völlige Durchtrenkung des Gewebes mit dem Einbettungsmittel muß erreicht werden. Dauer: 1 Tag.
4. **Ausgießen:** Das paraffindurchtränkte Gewebsstück wird als Paraffinblock in die zum Schneiden gewünschte Lage orientiert und in einen Plastikrahmen eingesetzt: Dies ist das sog. „Klötzel", welches am 3. Tag fertig ist.
5. **Schneiden:** Die Paraffinblöcke werden mittels des Plastikrahmens in ein Mikrotom eingespannt, wonach etwa 5 µm dicke Schnitte angefertigt werden.
6. **Färben:** Beim Färbevorgang wirken chemische Reaktionen und elektrostatische Bindungen. Beispiel: saurer Farbstoff = Eosin → färbt rot, wird an basische NH_2-Gruppen von Eiweißkörpern gebunden; Nukleinsäuren oder saure COOH-Gruppen von Mukopolysacchariden verbinden sich hingegen mit basischen Farbstoffen = Hämatoxylin → färbt blau.
   Die Färbung mit Hämatoxylin-Eosin (HE) ist die am häufigsten angewandte Färbung in der Histologie. Daneben wird eine Vielzahl von „Spezialfärbungen" durchgeführt.
   Tabelle 21.3 gibt einen Überblick der gebräuchlichsten Färbungen.
7. **Eindecken:** Nach der Färbung wird der überschüssige Farbstoff durch Differenzierung in Wasser, Alkohol oder schwachen Säuren entfernt, der Schnitt in Kunstharz eingeschlossen und mit einem Deckglas bedeckt.
   Damit ist das Präparat zur histologischen Untersuchung fertig (Abb. 21.1). Die technische Prozedur dauert 3 Tage (vgl. Gefrierschnitt).

Die histologische Technik ist für fixiertes und unfixiertes Material unterschiedlich. **Die Anfertigung eines intraoperativen Schnellschnittes dauert 5–10 Minuten, für ein Paraffinpräparat benötigt man drei Tage.**

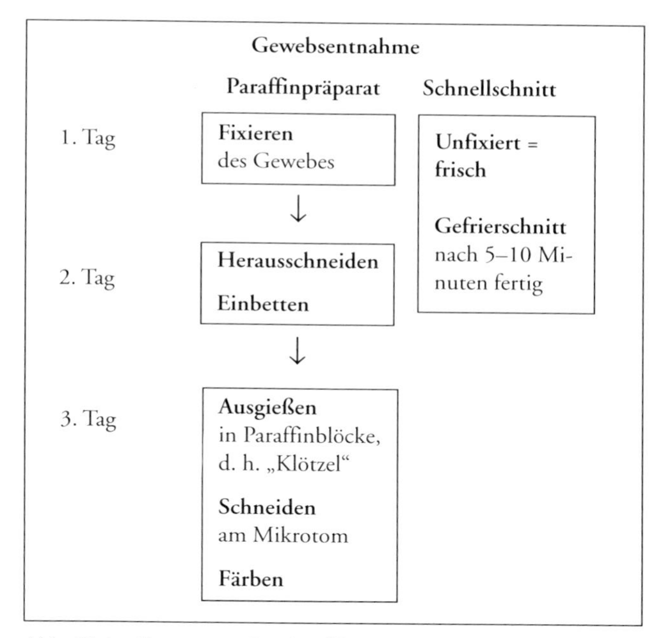

Abb. 21.1: Das entsprechend verkleinerte Gewebestück (= histologisches Präparat) wird in einen Plastikrahmen hineingelegt und danach als Paraffinblock (= Klötzel) am Mikrotom geschnitten. Der gefärbte Schnitt ist das Endprodukt und für die mikroskopische Untersuchung bereit.

21.2.2 Zytologisches Untersuchungsmaterial

1. Exfoliativzytologie[13]

Das Untersuchungsmaterial wird von einer Gewebeoberfläche (z. B. Schleimhaut) abgestrichen, oder es werden bereits abgeschilferte Zellen aus Körperflüssigkeiten (z. B. Körperhöhlenerguß) gewonnen.

13 folium (lat.), Blatt; bedeutet abblättern, abstreichen, abschälen.

Beispiele:

- Abstrichentnahme von Schleimhautoberflächen, z. B. Portio, Vagina (Abb. 21.2), Nase-Rachen-Luftröhre-Bronchien, Verdauungstrakt.
- Zellhaltige Flüssigkeit aus Pleurahöhlen, Peritonealhöhle, Gelenkshöhlen, Liquorräume. Weiters: Sputum, Harn, spontanes oder exprimiertes Sekret aus der Brustdrüse u. a.

2. Punktionszytologie[14]

- Nadelpunktion von Organen und dadurch Aspiration[15] von Zellmaterial: transkutan (Brustdrüse, Lymphknoten, Schilddrüse), transrektal (Prostata), transbronchial (Lunge) u. a.

Das Material der Exfoliativzytologie sind abgeschilferte Zellen, das Material der Punktionszytologie sind abgesaugte Zellen.

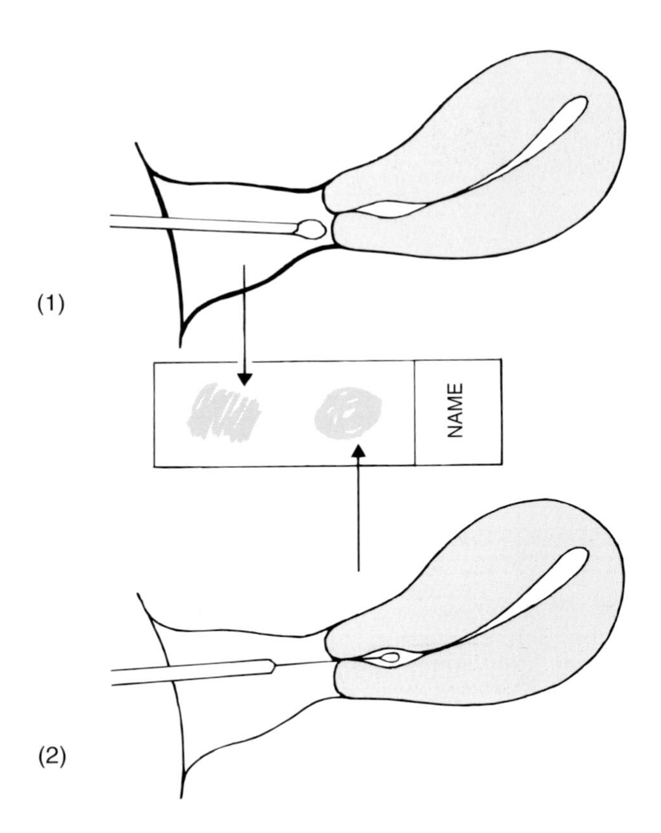

Abb. 21.2: Die Entnahme eines gynäkologischen Abstriches zur zytologischen Untersuchung erfolgt mittels Spatel oder Öse. Das Material sollte getrennt als ektocervikale sowie endocervikale Portion auf den Objektträger gestrichen werden. Anschließend Fixierung und danach Färbung nach PAPANICOLAOU.

Die Zytologie bringt Vorteile für die ärztliche Diagnostik und Vorteile für den Patienten.

Vorteile für die Diagnostik:

- rasches Ergebnis,
- nur geringe Materialmengen nötig,
- eine Vielzahl von Organen kann erreicht werden,
- Kombination „Histologie – Zytologie" erhöht die Aussagekraft.

Vorteile für den Patienten:

- rasches Ergebnis,
- ambulant möglich,
- chirurgischer Eingriff kann erspart werden,
- besonders für Vorsorgeuntersuchungen geeignet.

Die **Treffsicherheit der Zytodiagnostik** ist hoch und beträgt bei der gynäkologischen Zytologie 95 %, bei der extragenitalen Zytologie 70–80 %.

21.2.2.1 Klassifikation zytologischer Befunde

PAPANICOLAOU[16] hat eine Bewertungsskala der Zellveränderungen erstellt, welche vor allem bezüglich der Tumordiagnostik eine graduelle Befundaussage in fünf Gruppen vorsieht: siehe Bd. I „Einführung", Tab. 3.1. Dieses Bewertungssystem ist (noch) weitgehend in Gebrauch.

Das 1988 vom National Cancer Institute entwickelte **Bethesda-System** für die gynäkologische Zytologie sieht nur noch eine verbale Befundung vor, wobei

1. die qualitative Beurteilbarkeit (Repräsentativität) des zytologischen Materials und
2. die benignen (reaktiven) und neoplastischen (malignen) Zellveränderungen deskriptiv beurteilt werden. Es werden also keine Gruppennumerierungen mehr angegeben, sondern eine verbale Beschreibung wie bei einem histologischen Befund (Tafel 1, 2).

21.2.3 Bakteriologische und serologische Diagnostik

Zur Ergänzung der rein morphologischen Untersuchungsverfahren werden zur intravitalen Diagnostik

14 punctare (lat.), Einstiche machen.

15 aspirare (lat.), einhauchen, einflößen. Achtung: der Begriff Aspiration hat eine zweifache Bedeutung: (1) Ansaugen von Flüssigkeiten und Gasen, (2) Eindringen von Flüssigkeiten oder festen Stoffen in die Luftwege.

16 George Nicholas PAPANICOLAOU (1883–1962), gebürtiger Grieche, später als Pathologe in New York tätig. 1928 erfolgte sein erster Bericht über Zytodiagnostik bei Uteruskarzinomen.

auch bakteriologische und serologische Methoden eingesetzt. Allgemeines Ziel ist meistens die Erkennung von Infektionskrankheiten durch den Nachweis der Krankheitserreger. Dies erfolgt entweder direkt durch Isolierung und Identifizierung der Krankheitserreger oder indirekt durch den Nachweis von Antikörpern, welche gegen diese Krankheitserreger gebildet werden.

Methoden zum Nachweis von Krankheitserregern
1. Mikroskopischer Nachweis
2. Kultureller Nachweis
3. Serologischer Nachweis
4. Spezialmethoden

21.2.3.1 Mikroskopischer Nachweis von Krankheitserregern

Lichtmikroskopie für Bakterien, Pilze und Protozoen; **Elektronenmikroskopie** für Viren.

Zur Darstellung von Mikroorganismen werden spezielle Färbemethoden der Objektträgerausstriche verwendet:
1. GRAM[17] -Färbung zum allgemeinen Bakteriennachweis (Tafel 3).
   Ergebnis: GRAM positive Bakterien → dunkelviolett (durch Gentianaviolett)
   GRAM-negative Bakterien → rot (durch Karbolfuchsin)
2. ZIEHL-NEELSEN[18]-Färbung zum Nachweis von Tuberkuloseerregern.
   Ergebnis: Tuberkuloseerreger und andere Mykobakterien → rot (durch Karbolfuchsin)
   Sonstige Bakterien → blau (durch Methylenblau)

21.2.3.2 Kultureller Nachweis von Krankheitserregern

Bakterienkultur = Züchtung der Krankheitserreger in vitro[19]. Dazu werden flüssige und feste Nährmedien verwendet, deren chemische Zusammensetzung jeweils den Bedürfnissen der einzelnen Mikroben angepaßt ist.

Flüssige Nährmedien
Grundlage ist eine Fleischbrühe = Bouillon, der man verschiedene Substanzen zusetzt. Das Untersuchungsmaterial wird in die Eprouvette mit dem flüssigen Nährmedium eingebracht. Erfolgt ein Bakterienwachstum, zeigt sich dies durch Trübung der Flüssigkeit an.

Flüssige Nährmedien dienen der Bakterienanreicherung! (Abb. 21.3).

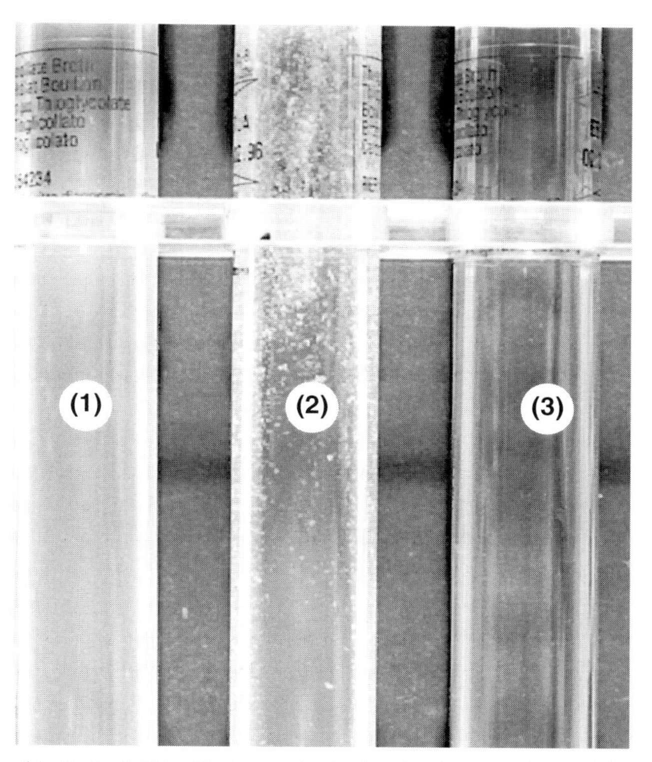

Abb. 21.3: Diffuse Trübung (1) oder körnige Kolonien (2) sind die Manifestation eines Bakterienwachstums in flüssigen Nährmedien. Bleibt ein Wachstum von Bakterien aus, so ist das Nährmedium unverändert klar (3).

Feste Nährmedien = Nährböden
Das Untersuchungsmaterial wird entweder unmittelbar – direkt oder nach Anreicherung auf die Oberfläche fester Nährböden ausgestrichen. Grundlage solcher Nährböden ist Agar, d. h. eine Kolloidsubstanz aus Meeresalgen. Bakterienwachstum zeigt sich durch Bildung kleiner, meist halbkugeliger Bakterienkolonien (Tafel 4).

Feste Nährböden dienen der Isolierung von Bakterien! (Abb. 21.4).

21.2.3.3 Serologischer Nachweis von Krankheitserregern

Die gewöhnlichen serologischen Verfahren beruhen prinzipiell auf Antigen-Antikörper-Reaktionen. Das Antigen ist dabei der Krankheitserreger, die Antikörper werden vom betroffenen Organismus gebildet.

17 Hans Christian GRAM (1853–1938), Arzt in Kopenhagen. Er hat 1884 die Färbemethode eingeführt.
18 Franz ZIEHL (1857–1926), Neurologe in Lübeck. Karl Adolf NEELSEN (1854–1894), Pathologe in Dresden.
19 vitrum (lat.), Glas; in vitro = im Reagenzglas = künstlich im Laboratorium. Gegensatz: in vivo = am lebenden Organismus durchgeführt.

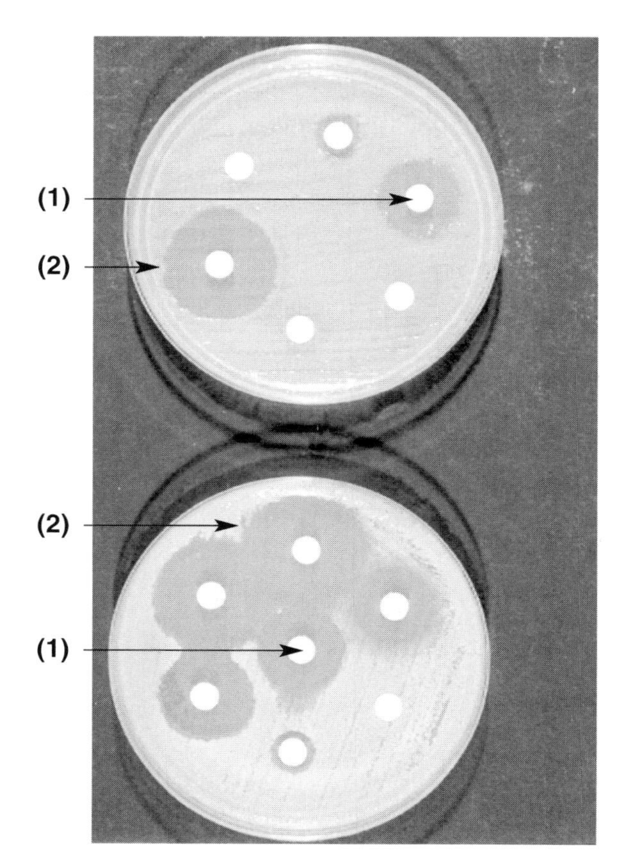

Abb. 21.4: Bakterienwachstum auf festen Nährmedien. Mit verschiedenen Antibiotika getränkte Test-Plättchen (1) werden auf den Nährboden gelegt. Ist das Antibiotikum gegen das Bakterienwachstum wirksam, so entsteht ein „Hemmhof" (2). Auf diese Weise kann man die Effektivität der Medikamente gegen die Bakterien testen.

Die klinische Pathologie ist ein Partner des behandelnden Arztes.

Präoperative Biopsie
Intraoperative Schnell-(Gefrier-)Schnittdiagnostik
- Dignitätsbeurteilung
- Radikalitätsbeurteilung
- Lymphknoten-Staging

Postoperative pathomorphologische Diagnostik
- Gesamtbeurteilung mit Zusatzuntersuchungen (z. B. Immunhistochemie)

Infektionspathologie
- Bakteriologisch-serologische Diagnostik

Zytodiagnostik
- Gynäkologische Zytologie als Vorsorgeprogramm
- Extragenitale Zytologie

Agglutinationsreaktionen

Agglutination (AG) = mit freiem Auge sichtbare Zusammenballung beim Zusammentreffen von Antigenen mit passenden Antikörpern (AK): **flockige oder körnige Ausfällung.**

Zwei verschiedene Suchmethoden sind in der praktischen Diagnostik gebräuchlich:

1. **Das Antigen ist unbekannt und soll identifiziert werden,** z. B. ein gezüchteter, unbekannter Bakterienstamm.
   GRUBERsche[20] Testagglutination:
   Agglutination zwischen einem unbekannten Bakterienstamm = AG und einem bekannten Antiserum = AK. Man setzt dem unbekannten AG so lange verschiedene bekannte AK-Aufschwemmungen zu, bis eine positive Reaktion eintritt. Damit kann das AG identifiziert werden.
   Die GRUBER-Reaktion ist ein **Antigen-Suchtest.**
2. **Der Antikörper ist unbekannt und soll identifiziert werden.**
   WIDAL[21]-Reaktion:
   Agglutination zwischen im Patientenserum vorhandenen unbekannten AK und bekannten AG. Man setzt dem Patientenserum so lange verschiedene bekannte AG-Aufschwemmungen zu bis eine positive Reaktion eintritt.
   Die WIDAL-Reaktion ist ein **Antikörper-Suchtest.**

21.2.4 Spezialmethoden

Besondere Methoden und Techniken erlauben einen Vorstoß in intrazelluläre Strukturen, biochemische Abläufe, genetische Konstellationen und molekularpathologische Zusammenhänge.

1. Elektronenmikroskopie

Dient vor allem der Strukturaufklärung im subzellulären Bereich. Beispielhaft sei nur genannt, daß eine exakte Klassifikation entzündlicher Nierenerkrankungen, Organellenveränderungen sowie der Nachweis von Viruseinschlußkörpern häufig nur mit dieser Methode möglich ist.

Technik: Fixierung des Untersuchungsmaterials in Glutaraldehyd sowie Osmiumdetroxid, Kunststoffeinbettung, Dünnschnitte (etwa 60 nm), Kontrastierung der Strukturen mittels Schwermetallen, z. B. Uranylazetat.

20 Max GRUBER (1853–1927), Hygieniker in Wien und München.
21 Georges Fernand Isidor WIDAL (1862–1929), Internist und Pathologe in Paris.

Die Elektronenmikroskopie wird zunehmend durch raschere und präzisere immunhistochemische und molekularpathologische Methoden ersetzt.

2. Immunhistochemie

Die Immunhistochemie beruht auf spezifischen AG-AK-Reaktionen, wobei Zellstrukturen, Moleküle und Rezeptoren das AG darstellen und mit charakterisierten AK aufgefunden werden können.

Technik: In einem 1. Schritt verbindet sich der bekannte AK mit dem gesuchten (passenden) AG. Durch einen 2. Schritt wird der primär gebundene AK mit einem Farbstoff markiert und damit sichtbar gemacht.

Als AK werden polyklonale Antiseren (gewonnen aus immunisierten Tieren) oder zunehmend häufiger **monoklonale AK** (gewonnen von in Kultur gezüchteten Plasmazelltumoren) verwendet.

Immunhistochemie ist eine diagnostische Suchmethode zur Sichtbarmachung spezieller Strukturen.

Was wird gesucht? Bestimmte Zell- und Gewebsbestandteile, welche diagnostische Aufschlüsse geben: z. B.: Zytoskelettproteine, Membranrezeptoren, Hormone, Enzyme, Mikroorganismen u. dgl.

Bedingung ist, daß die gesuchten Bestandteile AG-Charakter haben. Sie werden „marker" genannt und durch die verschiedenen immunhistochemischen Techniken lichtmikroskopisch sichtbar gemacht, d. h. „markiert" = „visualisiert".

Wie wird das gemacht? Prinzip ist eine AG-AK-Reaktion, deren Ergebnis durch eine Farbreaktion gesehen werden kann.

Der „marker" ist das AG. Die „Markierung" erfolgt z. B. durch einen Antikörper mit einem Fluoreszenzfarbstoff, welcher im UV-Licht aufleuchtet oder durch einen AK mit einem Chromogen, welches dann durch chemische Reaktionen zu einem Farbstoff aktiviert wird.

Was braucht man zu dieser Technik? Eine breite Palette von diagnostischen Antikörpern gegen die zu suchenden Strukturen. Solche AK werden industriell hergestellt.

Das Wesen der Immunhistochemie liegt in der „in situ-Identifikation" von Zell- und Gewebsbestandteilen mit AG-Charakter durch Einsatz von AG-AK-Reaktionen, die sichtbar gemacht werden.

Direkte Immunfluoreszenz (Abb. 21.5)

Der mit einem Fluoreszenzfarbstoff markierte AK reagiert primär und direkt mit dem AG. Im UV-Licht leuchtet der Farbstoff auf. Ein solcher Farbstoff ist z. B. Fluoreszeinisothiozyanat (FITC) mit gelbgrüner Fluoreszenz.

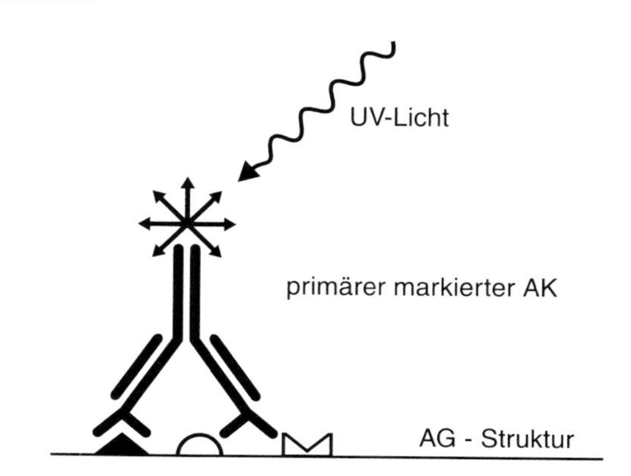

Abb. 21.5: Direkte Immunfluoreszenz.

Indirekte Immunfluoreszenz (Abb. 21.6)

Ein primärer, unmarkierter AK reagiert direkt mit dem AG, ein sekundärer, markierter AK reagiert mit dem primären AK – das AG wird indirekt markiert.

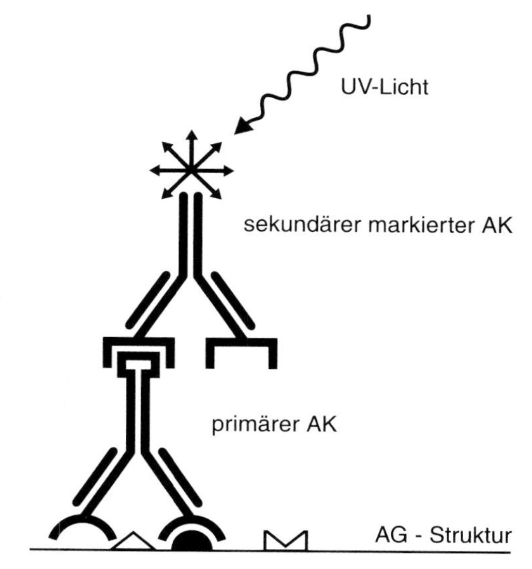

Abb. 21.6: Indirekte Immunfluoreszenz.

Den Fluoreszenzmethoden sind die Enzymmethoden überlegen. Letztere erlauben eine Betrachtung im konventionellen Mikroskop, die Sensitivität, d. h. die spezifische Empfindlichkeit ist höher und die erzielte Immunfärbung kann durch eine gewöhnliche Gegenfärbung des Schnittes (z. B. mit Hämatoxylin) ergänzt werden; letzteres ermöglicht eine bessere Korrelation mit dem üblichen lichtmikroskopischen Bild.

PAP-Methode (Abb. 21.7)
Der primäre, unmarkierte AK reagiert mit dem gesuchten AG. Ein Brücken-AK stellt die Verbindung zum Peroxidase-Antiperoxidase-Komplex her. Die Peroxidase bindet und aktiviert einen Farbstoff.

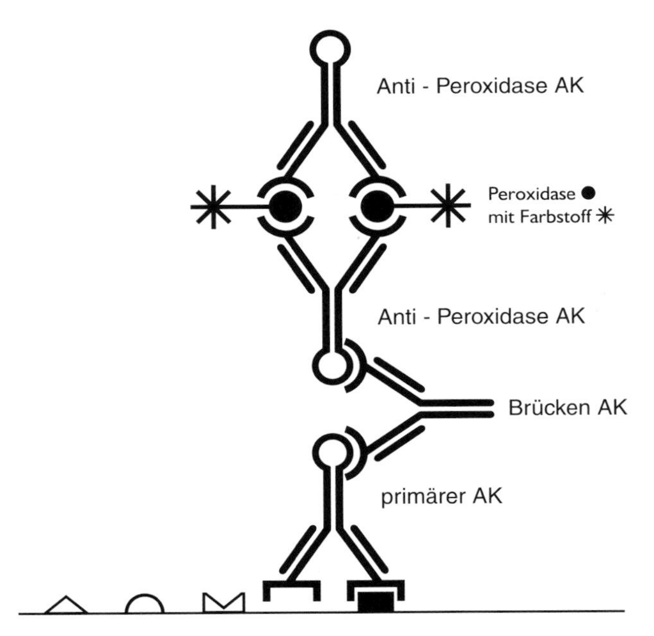

Abb. 21.7: PAP-Methode. Es entsteht ein Peroxidase-Antiperoxidase-Komplex.

Der primäre AK stammt von einem mit dem gesuchten AG immunisierten Tier, z. B. Maus. Der Brücken-AK ist ein Anti-Antikörper, z. B. von einer gegen Maus-AK immunisierten Ziege. Der Anti-Peroxidase-AK stammt z. B. von einer gegen Peroxidase immunisierten Maus.

3. Biochemische Untersuchungen
Dienen zum Nachweis bestimmter Protein- und Kohlenhydratstrukturen, anderer Zellpartikel, Hormone, Enzyme, Viren und Pharmaka, jeweils aus dem Serum oder aus anderen Körperflüssigkeiten.

- **Immuno-Assay**[22]
  Es handelt sich um Methoden zur quantitativen Bestimmung eines Substrates[23], wobei entweder radioaktiv-markierte Reagenzien (RIA = Radio-Immuno-Assay) oder enzym-markierte Substanzen (ELISA = Enzyme-Linked Immuno-Sorbent Assay[24]) verwendet werden.
- **Blotting-Verfahren, Immunoblot**[25]
  Gewebeextrakte oder Körperflüssigkeiten (meistens Serum) werden als Ausgangsmaterial verwendet. Zunächst Auftrennung durch Gel-Elektrophorese, anschließend Transfer (Blotting) auf Nylon- oder Nitrozellulosemembranen und danach Reaktion mit markierten AK, d. h. Visualisierung.
  Western-Blot: Proteinnachweis. *Southern-Blot:* DNA-Nachweis. *Northern-Blot:* RNA-Nachweis. *Lektin-Blot:* Kohlenhydrat-Nachweis.

Die Blot-Technik wird oft mit Hybridisierungsmethoden (siehe unten) kombiniert. Dabei werden statt AK Nukleinsäuresonden verwendet, so z. B. bei Southern- und Northern-Blot.

4. Molekularbiologische Techniken
Dienen zur Untersuchung krankhafter Veränderungen auf der genetischen Ebene, d. h. der DNA und RNA. Es sind Methoden der Genotypisierung, gesucht werden spezifische Chromosomen- und Genveränderungen.

- **Hybridisierungsmethoden**[26]
  Bestimmte, gesuchte DNA- und RNA-Sequenzen können mittels markierter, komplementärer Nukleinsäurestücke (sog. Proben oder Sonden) nachgewiesen werden. Die „Hybridisierung" ist der Schritt des Aneinanderlegens der passenden Nukleinsäuresequenzen. Die markierte Sonde wird mittels Autoradiographie (radioaktive Marker), Fluoreszenzmikroskopie (fluoreszierende Marker) oder Immunhistologie (farbtragende Marker) sichtbar gemacht. Der Nachweis von Nukleinsäuresequenzen in histologischen Schnittpräparaten heißt **in-situ-Hybridisierung.** Wird meistens zum Nachweis von Virus-DNA verwendet (Zytomegalie, Herpes, Hepatitis, humane Papilloma-Viren = HPV sowie Tumor-Onkogene).
- **Amplifizierungsmethoden**[27]
  Wenn Nukleinsäureanteile nur in sehr geringer Menge zur Verfügung stehen, können dieselben millionenfach vermehrt werden. Diese Replikation = Amplifizierung = Kopierung erfolgt durch die **Polymerase-Kettenreaktion (PCR = p**olymerase **c**hain **r**eaction). Das Prinzip der Reaktion beruht auf der Neusynthese bestimmter Genabschnitte durch eine DNA-Polymerase. Bei jedem Zyklus wird die Anzahl der Kopien verdoppelt, was zu einer exponentiellen Vermehrung führt.
  Anwendungsbeispiele für die PCR: Nachweis von Viren (z. B. Hepatitis), Bakterien, Mykobakterien, Chlamydien, Onkogenen u. a.

22 assay (engl.), Probe, Prüfung, Analyse.
23 substernere (lat.), unterstreuen, unterbreiten. Gemeint ist jene Substanz, welche stofflicher Träger eines biologischen Vorganges ist.
24 link (engl.), Glied, Verbindung; (ab-)sorb (engl.), an sich ziehen, chemisch binden.
25 blot (engl.), Fleck.
26 hybrida (lat.), Mischling, von zweierlei Herkunft.
27 amplificio (lat.), vergrößern, steigern.

Diagnostische Molekularpathologie

1. **Tumorpathologie**
   Nachweis von DNA und/oder RNA-Abschnitten (Mutationen, Onkogene, Suppressorgene, Marker u. a.) zum Zwecke der Tumorklassifikation, der Bestimmung der Klonalität, der Prognoseabschätzung und zum Nachweis evtl. genetisch-hereditärer Faktoren.
2. **Infektionspathologie**
   Nachweis von erregerspezifischer DNA und/oder RNA zur Identifizierung von Bakterien, Viren, Pilzen, Parasiten und anderen Erregern.
3. **Erbkrankheiten**
   Nachweis von Genveränderungen in der Keimbahn.
4. **Gewebetypisierung**
   Anwendung bei Organtransplantationen und juristischen Fragestellungen (Identifizierung).

Tab. 21.2: Beispiele histologischer Färbemethoden

Methode	Ergebnis	
Hämatoxylin-Eosin (HE)	**Blau** = Hämotoxylin: basophiles Zytoplasma, Zellkerne, Schleim, Kalk, Bakterien	**Rot** = Eosin: eosinophiles Zytoplasma, Bindegewebsfasern
Van Gieson[28]-Färbung	**Gelb** = Pikrinsäure: Zytoplasma, Muskulatur, Fibrin, Amyloid	**Rot** = Fuchsin: Bindegewebe, Hyalin
Elastica-Färbung	**Schwarz** = Resorzin: elastische Fasern	**Rot** = Kernechtrot: Zellkerne
Versilberung	**Schwarz** = Silbernitrat: retikuläre Fasern, Nervenfasern	
Fett-Färbung	**Rot** = Sudan: Neutralfette	**Blau** = Hämatoxylin: Zellkerne, Zytoplasma
Kongorot-Färbung	**Rot** = Kongorot: Amyloid	**Blau** = Hämatoxylin: Zellkerne
Berliner-Blau-Reaktion	**Blau** = Ferrozyankalium: Hämosiderin-Fe^{+++}	**Rot** = Kernechtrot: Zellkerne
Giemsa[29]-Färbung	**Blau** = Methylviolett: Zellkerne, Bakterien, alle basophilen Substanzen	**Rot** = Azur-Eosin: eosinophiles Zytoplasma, kollagene Fasern

28 Ira van Gieson (1866–1913), Neuropathologe in New York.
29 Gustav Giemsa (1867–1948), Chemiker in Hamburg und Berlin.

Tab. 21.3: Beispiele immunhistochemischer Methoden

Nachweis von	Diagnostische Bedeutung	
1. **Zytoskelettproteinen**	Unterscheidung verschiedener Gewebsarten	
	Zytokeratin	→ epitheliale Zellen
	Desmin	→ Muskelzellen
	Vimentin	→ (nicht ausschließlich!) Mesenchymzellen
2. **Hormonen**	**Kalzitonin**	→ C-Zellen der Schilddrüse; medulläres Schilddrüsenkarzinom
	Thyreoglobulin	→ Thyreozyten; follikuläres und papilläres Schilddrüsenkarzinom
	Rezeptoren	→ Östrogen- und Progesteronrezeptoren in Mammakarzinomen
3. **Lymphozyten/Leukozyten**	**LCA** = leucocyte common antigen	→ alle Leukozyten/Lymphozyten
	Mit verschiedenen Markern können alle **B- und T-Lymphozytenpopulationen** differenziert werden	
4. **Enzymen**	**Prostata-spezifisches-Antigen (PSA)** → (Tumor-)Zellen der Prostata	
5. **Tumorantigenen**	Diverse **Tumormarker**, die für bestimmte Neoplasmen charakteristisch sein können	
6. **Mikroorganismen**	Meist handelt es sich um einen **Virusnachweis: HIV, Hepatitis, Zytomegalie, HPV u. a.**	

Tab. 21.4: Die historische Entwicklung der morphologischen Pathologie

Den Krankheiten liegen charakteristische Organveränderungen zugrunde	Giovanni Battista Morgagni	1761
Klinisch-morphologische Korrelation der Befunde	Leopold Auenbrugger	1761
	Carl Rokitansky	1844
Zellularpathologie	Rudolf Virchow	1858
Chirurgische Biopsien	Friedrich Esmarch	1870
Gefrierschnittdiagnostik	Thomas Cullen	1895
Immunologie	Paul Ehrlich	1908
Genetik	Thomas Morgan	1910
Zytodiagnostik	George Papanicolaou	1927
DNA-Struktur	Watson und Crick	1953
Monoklonale Antikörper	Köhler und Milstein	1975
Onkogene, Suppressor-Gene	seit	1980
PCR	Mullis	1987

REKAPITULATION

1. Was bedeutet die „postmortale Diagnostik“ in der Pathologie? (21.1)
2. Was versteht man unter „Pathologie der Therapie“? (21.1)
3. Worin liegt die Bedeutung der „intravitalen Diagnostik“? (21.2)!
4. Nenne die Standard- und Spezialmethoden (21.2)!
5. Erkläre die Wichtigkeit der histologischen Diagnostik (21.2.1 und 21.2.1.2)!
6. Was ist eine Biopsie, was eine PE? (21.2.1.1)!
7. Erkläre die Bedeutung der Schnellschnittuntersuchung (21.2.1.1)!
8. Worin besteht der Unterschied zwischen Exfoliativ- und Punktionszytologie? (21.2.2)!
9. Was sind die Vorteile der zytologischen Diagnostik? (21.2.2)!
10. Wie hoch ist die Treffsicherheit der Zytodiagnostik? (21.2.2)!
11. Erkläre die Befunderstellung nach PAPANICOLAOU (Tab. 3.1) und nach dem Bethesda-System (21.2.2)!
12. Was ist die GRAM-Färbung und die ZIEHL-NEELSEN-Färbung? (21.2.3.1)!
13. Was ist eine Bakterienkultur? (21.2.3.2)
14. Was ist Agar? (21.2.3.2)
15. Was sind Agglutinationsreaktionen? (21.2.3.3)
16. Wie funktioniert die GRUBERsche- und die WIDAL-Reaktion? (21.2.3.3)
17. Wozu dient elektronenmikroskopische Diagnostik? (21.2.4)
18. Gib einen Überblick der Immunhistochemie (21.2.4)!
19. Nenne Beispiele immunhistochemischer Methoden (Tab. 21.2)!
20. Was ist ein Immuno-Assay und wie funktioniert das Blotting-Verfahren? (21.2.4)
21. Gib einen Überblick über Hybridisierungsmethoden und erläutere kurz die PCR. (21.2.4)

22. Gesundheit, Krankheit, Tod

22.1 Gesundheit und Krankheit

Gesundheit und Krankheit sind zwei alternative Erscheinungsformen des Lebens mit fließenden Übergängen von einem zum anderen.

„Krank" bedeutet wortgeschichtlich in der deutschen Sprache *„dünn, schwach"*. Das Wort althochdeutsch *„chranh"* = *„gekrümmt, gebrechlich"*.

Wir begegnen zwei unterschiedlichen Betrachtungsweisen des Verhältnisses Krankheit gegenüber Gesundheit.

1. Der **Patient**[1] sieht die Gesundheit meist aus dem Blickwinkel seiner Krankheit: Erst in der Krankheit wird man sich der verlorenen Organgesundheit dadurch bewußt, daß sich z. B. lästige Kopfschmerzen, Magenverstimmungen oder noch viel Schlimmeres einstellen.
2. Der **Arzt** dagegen muß die Krankheit vom Aspekt der Gesundheit aus beurteilen: Er muß zuerst das Normale, die Gesundheit kennenlernen (Anatomie, Physiologie), um von ihr aus Grad und Ausmaß der Krankheit zu erfassen.

Das Wesen der Krankheit besteht in einer Störung der biologischen Ordnungs- und Regulationssysteme im menschlichen Körper. Demnach ist Krankheit im Grunde ein funktioneller Begriff und dynamischer Vorgang. Es gibt immer einen **Krankheitsbeginn** und ein **Krankheitsende.**

> **Krankheit ist eine Antwort auf schädigende Einflüsse.**
> Letztere können von außen kommen, d. h. **exogen** oder auch im Körper selbst entstehen, d. h. **endogen.** (Wiederhole „Einführung", 2.5).

Die **Häufigkeit bestimmer Krankheiten** bleibt nicht immer gleich, bedingt durch Änderung der Umweltbedingungen, Lebensweise, medizinische Maßnahmen und Schutzimpfungen bei Infektionskrankheiten.

Beispiele: **Kinderlähmung (Poliomyelitis)** ist in Zentraleuropa extrem selten geworden; Gefahr einer neuerlichen Zunahme der Morbidität besteht durch Einschleppung aus dem Ausland und geringer Beteiligung der Bevölkerung an den Schutzimpfungsaktionen. **Diphtherieerkrankungen** sind derzeit eine Rarität; die **Pocken** gelten als ausgestorben.

Durch viele Jahrzehnte gleichgeblieben sind die **Scharlacherkrankungen**, allerdings gibt es seit Jahren keine Todesfälle mehr. Die Erkrankungshäufigkeit an **Tuberkulose** wechselt stark, im allgemeinen wird jedoch ein Sinken der Morbidität registriert. Ausnahme: Einwanderer, Gastarbeiter.

Stark im Zunehmen begriffen sind die **Geschlechtskrankheiten** (besser: STD = sexually transmitted diseases) und die **Haltungsschäden** des Bewegungsapparates.

In der **Häufigkeit der Todesursachen** ist die **Abnahme der Infektionskrankheiten** gegenüber der **Zunahme der Tumoren** deutlich ausgeprägt. (Wiederhole „Einführung", Tab. 2.2 und 2.3).

22.2 Die Zwangsläufigkeit des Todes

Der ungeheure Fortschritt in der Evolution der Arten mußte erkauft werden. Der Preis ist kein geringerer als der Tod des Individuums, und zwar ein genetisch programmiertes, durch planmäßiges Altern erfolgendes „Ableben". **Alle Lebensprozesse sind irreversibel und daher endlich. Der Tod bildet den gesetzmäßigen Abschluß der individuellen Entwicklung.**

Sowohl in der historischen Tradition als auch in der wissenschaftlichen Analyse werden zwei Arten des Todes unterschieden:

1. der natürliche, „physiologische" Alterungstod
   und
2. der krankheitsbedingte „pathologische" Tod.

Der natürliche Alterungstod

Altern ist eine Grundeigenschaft jedes Lebewesens und führt zum Individualtod. Altern ist keine Krankheit, sondern ein biologisch determinierter Weg, der ab der Geburt über Wachstum und Entwicklung zu Differenzierung und Reife führt. Am Ende der Vorgänge des harmonischen Alterns – wenn alle Organe gleichmäßig altern – steht der Tod an Altersschwäche. Es handelt

---

1 patiens (lat.), leidend.
2 Das deutsche Wort „Arzt" entstand stufenweise: (griech.), archiatros, erster Arzt, Leibarzt; (lat.), archiater; (mittelniederländisch), ersater; (neuniederländisch), arts; (althochdeutsch), arzat; (mittelhochdeutsch), arzet.

sich um das Erlöschen des Lebens, welches SCHOPENHAUER (1788–1860) so charakterisierte: *„Diese Menschen sterben gar nicht, sie hören nur auf zu leben".*

Altern ist vereinfacht gesagt, eine Einschränkung der Anpassungsreserve und Reparaturkapazität; der Prozeß unterliegt einer genetischen Steuerung, deshalb sind die Zeitspannen des Lebens individuell verschieden.

Der Zeitpunkt des Auftauchens des Individualtodes in der Evolution lebender Strukturen war die Differenzierung in einerseits somatische Zellen (für den Aufbau der Organe) und andererseits Keimzellen (zur Aufrechterhaltung der Fortpflanzung). In diesem Stadium ergab sich die Notwendigkeit, die Lebensdauer zu begrenzen. Sobald das differenzierte Individuum seinen Beitrag zur Fortpflanzung und Fortentwicklung geleistet hat, ist sein weiteres Verbleiben in der Population nicht mehr von Vorteil und überflüssig. Somit gab es auch keinen Selektionsdruck, der auf eine Verlängerung der Fruchtbarkeitsperiode oder Erhöhung des Lebensalters abgezielt hätte. Differenzierte Lebewesen sterben und schaffen dadurch Lebensraum für neue Generationen, was eine unabdingbare Voraussetzung für weitere Evolution und damit den Erwerb neuer Anpassungen in einer sich verändernden Umwelt darstellt.

Lediglich einzellige, undifferenzierte Lebewesen besitzen eine potentielle Unsterblichkeit, da ihr Zellkörper durch Teilung immer wieder vollständig in den Tochterzellen aufgeht, sodaß kein Leichnam zurückbleibt.

Der krankheitsbedingte Tod

Der „natürliche" Tod sozusagen aus Altersschwäche ist beim hochentwickelten Organismus selten. In der Regel geht dem Tod eine Krankheit voraus, d. h. der Mensch stirbt fast immer an seinen Krankheiten. Während der natürliche Alterungstod das Leben in der ihm genetisch programmierten Länge beläßt, kürzt der krankheitsbedingte Tod die Lebensspanne ab.

22.3 Sterben als prozeßhaftes Geschehen

Der Vorgang, der zum biologischen Tod führt, wird als Sterben bezeichnet. Sterben ist das letzte Lebenszeichen, meist ein komplexer Vorgang, wobei die Funktion verschiedener lebenswichtiger Systeme (Herz, Kreislauf, ZNS, Atmung) entweder gleichzeitig oder nacheinander zusammenbricht.

Das Ende des Sterbens ist der biologische Tod, das Kennzeichen des Todes ist die Irreversibilität.

> Der irreversible Ausfall der Gehirnfunktion ist das entscheidende Kriterium für den Eintritt des biologischen Todes.

Sterben ist ein Prozeß mit einem fließenden Übergang zwischen Leben und dem irreversiblen Zustand des Todes.

Biologisch betrachtet kann daher niemand – durch welche Maßnahmen auch immer – aus dem Tode wieder zurückgeholt werden. Jeglicher Auferstehungsglaube muß sich daher auf „Wunder" berufen.

22.3.1 Ursachen des Todes

Einteilungsprinzip der Todesursachen:

I. **Versagen einer oder mehrerer vitaler Funktionen aus bis dahin tatsächlicher oder scheinbarer Gesundheit:**
   Beispiel: Verschluß einer Herzkranzarterie durch ein Blutgerinnsel mit nachfolgendem akuten Myokardinfarkt → Herzversagen.
II. **Versagen einer vitalen Funktion im Verlauf einer zwingend zum Tode führenden Krankheit:**
   Beispiel: Nierenversagen bei einer doppelseitigen destruierenden Nierenentzündung → Urämie.
III. **Fortschreitender biologisch oder pathologisch bedingter Kräfteverfall:**
   Beispiel: Marasmus senilis im hohen Greisenalter, Kachexie bei konsumierenden Erkrankungen.

Der Tod aus natürlicher Ursache wird folgendermaßen unterteilt:

1. **Langsamer und vorhersehbarer Tod**
   Das Nahen des Todes und die immer deutlicher werdenden Anzeichen sind zu beobachten.
2. **Plötzlicher Tod**
   Die Todeskrankheit beginnt abrupt, das Sterben dauert maximal wenige Stunden.
   - **Plötzlicher, aber nicht unerwarteter Tod**
     Ein schweres Grundleiden war bekannt, z. B. eine Herzkranzgefäßarteriosklerose und ein bereits einmal durchgemachter Myokardinfarkt – der Patient gehörte einer bekannten Risikogruppe an.
   - **Plötzlicher, unerwarteter Tod**
     Grundleiden bzw. Risikofaktoren waren nicht bekannt, der Patient hatte keine Krankheitssymptome.
     Beispiel: Platzen einer Hirnarterie (Aneurysma), akute Herzinsuffizienz bei Herzmuskelentzündung.

- **SIDS = sudden infant death syndrome = plötzlicher Kindstod**
  Innerhalb des 1. Lebensjahres versterben etwa zwei von 1000 Kindern, wobei auch mittels Obduktion nicht zu klären ist, wodurch der Tod eigentlich verursacht wurde.
  Es gibt viele Theorien, jedoch keine Klarheit; ein prophylaktischer Schutz ist bisher nicht möglich.

22.3.2 Grundleiden und Todesursache

Diese beiden Begriffe sind streng auseinanderzuhalten.

> **Grundleiden** ist diejenige Krankheit, welche über den Weg von Komplikationen zur Todesursache führt.
> **Todesursache** ist der Auslöser des Versagens eines oder mehrerer lebensnotwendiger Organfunktionen.

Grundleiden und Todesursache sind häufig kausal miteinander verknüpft, z. B. Herzkranzgefäßarteriosklerose → Arterienverschluß durch ein Blutgerinnsel → Myokardinfarkt → Versagen des Herzens.
Ein Tod ohne Grundleiden erfolgt z. B. bei einem Unfall oder Gewaltverbrechen.

Merke:
Etwa 3 % aller klinischen Obduktionen erbringen keine eindeutige und klare Todesursache.
Die Ehrlichkeit erfordert, daß der Pathologe dies einbekennt.

22.3.3 Sterbenstypen

Wie es nicht die Krankheit schlechthin gibt, so gibt es kein Sterben schlechthin, sondern verschiedene Sterbenstypen.

- **Linearer Sterbenstyp**
  Häufigkeit 34 %. Aus einem Grundleiden entwickelt sich direkt (linear) eine Abfolge von Ereignissen und Komplikationen, welche zum Versagen eines lebensnotwendigen Organs führt. Es handelt sich also um eine lineare Kausalkette mit organspezifischer Todesursache.

  Beispiel: Wladimir Iljitsch ULJANOW, genannt LENIN (1870–1924). Er litt an Bluthochdruck und dadurch unter verfrüht und verstärkt auftretender Hirnarteriensklerose. Durch Verschlüsse von Hirnarterien kam es zu rezidivierenden Schlaganfällen (Hirninfarkte), wobei der letzte das Gehirn so weit zerstörte, daß der Tod eintrat.

  Bluthochdruck → Hirnarteriensklerose → rezidivierende Hirnerweichung → Tod

- **Divergierender Sterbenstyp**
  Häufigkeit 30 %. Von einem Grundleiden ausgehend kommt es zu einer divergierenden Schädigung mehrerer Organe, welche in der Gesamtheit den Tod auslöst. Auch die Einwirkung von Medikamenten ist hier zu berücksichtigen.

  Beispiel: Sigmund FREUD (1856–1939). Er erkrankte 1923 an Mundhöhlenkrebs und mußte sich während der letzten 16 Jahre seines Lebens zahlreichen Operationen unterziehen. Der Tumor zerstörte schließlich den Kieferknochen und die Haut, es war ihm unmöglich, normal zu essen. Eine Wundinfektion verbreitete üblen Geruch. Nach zwei Morphiuminjektionen zur Schmerzlinderung trat der Tod ein.

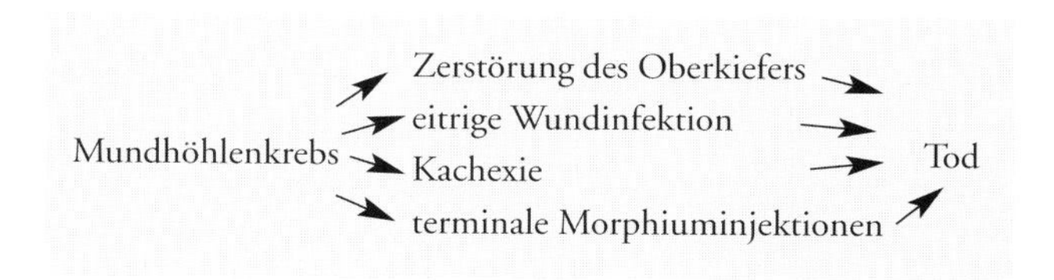

- **Konvergierender Sterbenstyp**
  Häufigkeit 29 %. Es bestehen mehrere Krankheiten bzw. Risikofaktoren. Durch Summation der Störungen und Schädigungen kommt es zum Versagen eines lebensnotwendigen Organs.

  Beispiel: Ludwig van BEETHOVEN (1770–1827): Seit seiner Jugend hatte er chronische Verdauungsbeschwerden, seine Ernährung war schlecht; er trank zuviel Alkohol und erkrankte auch an einer Leberentzündung. Dies zusammen führte zu einer schweren Leberschädigung, schließlich zur Leberzirrhose. Er starb am Zusammenbruch der Leberfunktion.

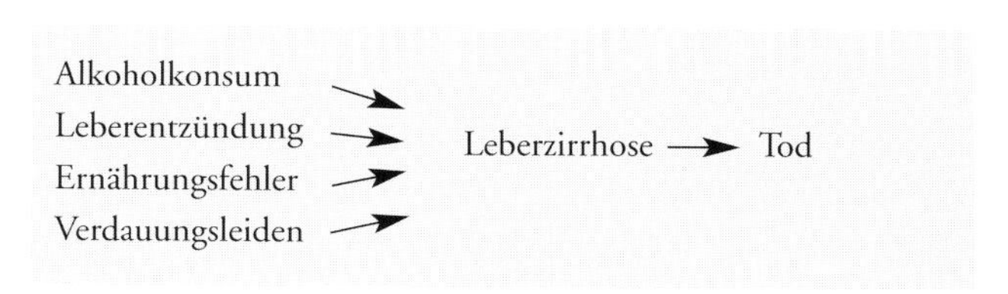

- **Komplexer Sterbenstyp**
  Häufigkeit 7 %. Es bestehen mehrere Grundleiden, welche zu einer oder mehreren konkurrierenden Todesursachen führen, die sich gegenseitig auch beeinflussen können, sodaß der Tod durch Wechselwirkung mehrerer Schädigungen eintritt.

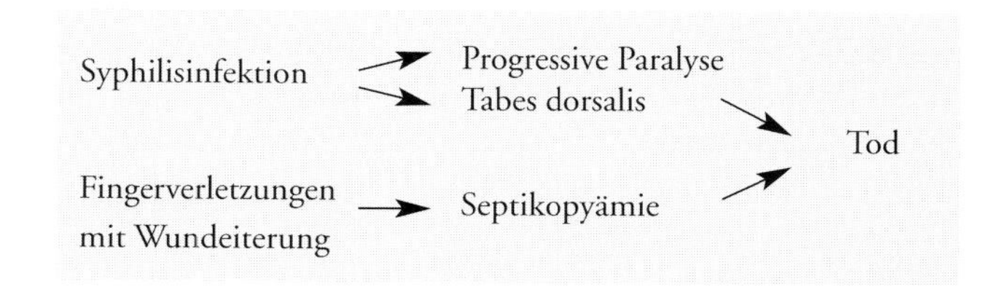

Beispiel: Ignaz SEMMELWEIS (1818–1865). Er erkrankte – als Spätfolge nach einer Syphilisinfektion, an einer Gehirn- und Rückenmarksdegeneration. Nach einer Fingerverletzung und Wundeiterung kam es zum Eindringen von Bakterien in das Blut und Eiterabsiedelungen in verschiedenen Organen (Septikopyämie).

22.3.4 Feststellung des Individualtodes

Unter alltäglichen Bedingungen – ohne künstliche Aufrechterhaltung von Atmung und Kreislauf – sind die klassischen Kriterien des Individualtodes für die Diagnose des Todes ausschlaggebend: *Stillstand der Atem- und Herztätigkeit, Aufhören der Reflexe, Eintritt der Totenflecken und Totenstarre.*
Die Todesfeststellung kann anhand dieser gültigen Todeszeichen allerorts und durch jeden Arzt erfolgen.

In der Praxis wird folgendermaßen verfahren:

- **Feststellung des Stillstandes der Herz-Kreislauf-Funktion:** kein tastbarer oder hörbarer Arterienpuls, keine nachweisbaren Herztöne.
- **Feststellung des Atemstillstandes:** keine Atemexkursionen.
- **Feststellung des Stillstandes der ZNS-Funktion:** kein Kornealreflex bei Berühren der Hornhaut, kein Pupillenreflex bei Lichteinfall, d. h. weite, lichtstarre Pupillen.

Die Problematik des Hirntodes bei künstlicher Beatmung spielt lediglich an klinischen Stationen eine – allerdings bedeutende – Rolle.

Der **Hirntod = dissoziierter Tod** (das Gehirn irreversibel funktionslos, übrigen Organe noch vital) ist ein Produkt der Reanimation und intensivmedizinischen Maschinenbehandlung. Nach seinem Eintritt ist ein bewußtes menschliches Leben nicht mehr möglich. Der Hirntod entspricht deshalb de facto dem Individualtod, obwohl Herztätigkeit und Kreislauf noch funktionieren.
Wiederhole „Einführung", Kapitel 6.1!

Hirntod = Organtod des Gehirns (unter den Bedingungen der Reanimation) = Individualtod.

22.3.5 Sichere Todeszeichen

Die äußerlich feststellbaren, sicheren Zeichen des eingetretenen Todes sind:

1. **Totenflecke**
2. **Totenstarre**
3. **Totenkälte** (ist in der Praxis problematisch, da mit Unterkühlung zu verwechseln!)

Wiederhole „Einführung", Kapitel 6.2 bis 6.4!

23.3.5.1 Totenflecke = Livores

Blaurote bis rotviolette, fleckig-konfluierende Verfärbungen der Haut in den „abhängigen", d. h. unten liegenden Körperpartien. Meist wird die Farbbezeichnung „lividrot" verwendet.

Entstehung: Nach Kreislaufstillstand sinkt das Blut gemäß der Schwerkraft aus den höher gelegenen Regionen des Körpers in die tiefer gelegenen ab. Das Kapillarsystem der höher gelegenen Stellen wird entleert, während sich die tiefliegenden Kapillarnetze erweitern und füllen. Somit werden höher gelegene Körperteile blutarm, die tiefer gelegenen blutreich, und die hier liegende Haut zeigt eine typische blaurote bis rotviolette Verfärbung. Druck auf die Haut verhindert die Bildung der Totenflecke: an Aufliegestellen fehlen sie daher, dort werden die Kapillaren durch das Körpergewicht komprimiert und können sich nicht mit Blut füllen → „ausgespart" sind die Totenflecke daher im Bereich der Schulterblätter, am Gesäß, an den Waden und stellenweise an den Armen. Ebenso behindert der Druck durch die Kleidung, wie Hosenträger, Strumpfbänder, Büstenhalter, Gürtel oder Hemdkragen die Ausbildung der Totenflecke.

Farbvariationen der Totenflecke: Normalerweise blaurot bis rotviolett. Die Farbe der Totenflecke kann durch Veränderungen des Blutfarbstoffes verändert werden.

- **Dunkel-blauviolett:** bei *Sauerstoffmangel* des Blutes, Zyanose.
- **Hell-kirschrot:** bei *Kohlenmonoxidvergiftung* (durch die Eigenfarbe des CO-Hämoglobins) und *Erfrierung.*
  Auch bei Leichen, die in der Kühlanlage aufbewahrt wurden, ist der Rand der Totenflecke hellrot verfärbt, denn Kälte begünstigt die Sauerstoffbindungsfähigkeit des Hämoglobins.
- **Schmutzig-braun:** bei *Methämoglobinvergiftung* (Benzol, Nitrite, Anilinderivate).
- **Braunrot:** bei Gasödem.

Zeitliches Auftreten der Totenflecke: Die Totenflecke zeigen charakteristische Merkmale in Abhängigkeit von der Zeit nach dem eingetretenen Tod.

- **Auftreten der ersten Totenflecke nach 20–30 Minuten:** bei Rückenlage zuerst seitliche Halspartien und am Nacken.
- **Allgemeines Auftreten innerhalb 1/2–2 Stunden.** Innerhalb der ersten sechs Stunden sind die Totenflecke noch vollständig umlagerbar, d. h. sie

verschwinden bei Umlagerung der Leiche von der ursprünglichen Lokalisation und bilden sich an den jetzt „abhängigen Partien" neu aus: „*Wandern*" der Totenflecke. „Doppelte" Totenflecke an abhängigen Partien und der Gegenseite bedeuten Lageveränderung (Umwenden) der Leiche innerhalb von 6–12 Stunden. Solche Beobachtungen sind vor allem für die Gerichtmedizin bei Leichenfunden am Tatort wichtig.
Nach 12–14 Stunden sind die Totenflecke nicht mehr umlagerbar.

- **Wegdrückbarkeit:** durch Auspressen des Blutes aus den Kapillaren (Druck mit dem Finger) kann man die Totenflecke so lange „*wegdrücken*", bis es durch Eindickung des Blutes in den Gefäßen zunehmend unmöglich wird, die Blutsäule zu bewegen: die Totenflecke sind „*fixiert*".
  Nach 20–30 Stunden sind Totenflecke nicht mehr wegdrückbar.

22.3.5.2 Totenstarre = Rigor mortis

Starre der Skelett-, Herz- und glatten Muskulatur infolge einer postmortalen Aktin-Myosin-Bindung mit Verlust der Gleitfähigkeit.

Entstehung: Die postmortale Abnahme der ATP-Konzentration in den Muskelzellen macht eine Trennung des Aktins vom Myosin unmöglich: die Muskulatur erstarrt, da die „Weichmacherwirkung" des ATP fehlt, und somit der **Rigorkomplex**, d. h. eine starre Aktin-Myosin-Bindung kann nicht mehr gelöst werden. Die Ausbildung der Starre hängt von der Menge der ATP-Reserven ab: daher werden vor dem Tod stärker beanspruchte Muskeln schneller starr als ruhende.

Zeitliches Auftreten der Totenstarre: Die Starre der Muskulatur und damit der Gelenke tritt in der Position ein, in der sich der Verstorbene beim Eintritt des Todes befunden hat. Da im allgemeinen die Beugemuskulatur stärker ausgebildet ist, als die Streckmuskulatur, kommt es zu einer Verstärkung der Beugestellung etwa an den Fingergelenken: dies macht es unmöglich „*einer Leiche die Hand zu schütteln*". Das Vorhandensein der Totenstarre wird geprüft, indem man versucht, an der Leiche verschiedene Gelenksregionen zu bewegen: Unterkiefer, Ellbogen, Finger, Knie, Zehen.

- **Lokaler Beginn der Muskelstarre nach 2–3 Stunden**
- **Vollständig ausgebildete Starre nach 4–6 Stunden**

Die Reihenfolge des Auftretens der Starre ist abhängig von der Lage der Leiche (höher gelegene Partien erstarren früher als tiefer gelegene – also umgekehrt zu den Totenflecken) und eventuell geleisteter Muskeltätigkeit (beanspruchte Muskeln erstarren früher).

NYSTEN[3]sche Regel
Beginn der Starre am Schädel (Lid- und Kiefermuskulatur), dann „absteigend" → Schultergürtel → Arme → Beine.
Lösung in derselben Reihenfolge.

Die spontane Lösung der Totenstarre erfolgt durch autolytisch bedingte Trennung des Aktins vom Myosin, beginnend etwa nach 48–60 Stunden.

22.3.5.3 Totenkälte = Algor mortis

Die Totenkälte ist in der Praxis kein sicheres Zeichen des Todes. Im Gegenteil, die häufigsten Irrtümer entstehen dadurch, daß bei Unterkühlung schon der bereits eingetretene Tod angenommen wird!

Die Abkühlung des toten menschlichen Körpers verläuft durch eine Angleichung an die Außentemperatur, dann geht die Abkühlung infolge Verdunstung an der Körperoberfläche noch weiter.

22.3.5.4 Sogenannte „Leichengifte"

Beim Eiweißabbau entstehen u. a. „*biogene Amine*" oder „*Ptomaine*" sowie z. B. Tyramin, Putreszin und Kadaverin. Dieselben stinken zwar, ihre Bezeichnung als „Leichengifte" ist jedoch irreführend, da es spezielle Leichengifte nicht gibt. Eine lebensbedrohende Giftwirkung kommt diesen Stoffen nicht zu, insbesondere wirken sie weder durch Hautkontakt noch durch Einatmung. Lediglich bei einer oralen Aufnahme könnte unter Umständen mit einer Wirkung ähnlich wie bei verdorbenem Fleisch gerechnet werden.

Spezifische, postmortal entstehende „Leichengifte" existieren nicht.

Es besteht allerdings eine Infektionsgefährdung durch Leichen von Personen, die an Infektionskrankheiten verstorben sind (z. B. Sepsis, Tuberkulose, Salmonellosen, Hepatitis, AIDS u. a.)

3 Pierre Hubert NYSTEN (1774–1817), Arzt in Paris.

REKAPITULATION

1. Definiere die Begriffe Gesundheit und Krankheit. (22.1 und 22.2)
2. Nenne Beispiele für den Häufigkeitswandel von Krankheiten. (22.1)
3. Erläutere die Häufigkeit der Todesursachen (Tab. 2.3)!
4. Was ist der Unterschied zwischen Alterungstod und krankheitsbedingtem Tod? (22.2)
5. Was ist der Unterschied zwischen Sterben und Tod? (22.3)
6. Welche Grundtypen von Todesursachen gibt es? (22.3.1)
7. Worin liegt der Unterschied zwischen Grundleiden und Todesursache? (22.3.2)
8. Erläutere mit Beispielen die vier Sterbenstypen. (22.3.3)
9. Wie stellt man den eingetretenen Tod fest? (22.3.4)!
10. Erläutere die „sicheren Todeszeichen" (22.3.5)!
11. Erkläre die Entstehung der Totenflecke (22.3.5.1)!
12. Nenne Beispiele für Farbvariationen bei Totenflecken. (22.3.5.1)
13. Erkläre die Entstehung der Totenstarre (22.3.5.2)!
14. Was besagt die NYSTENsche Regel? (22.3.5.2)!
15. Worin liegt die Problematik der Totenkälte? (22.3.5.3)
16. Was sind die sog. „Leichengifte"? (22.3.5.4)

23. Grundlegende Pathomorphologische Reaktionsformen

Die während einer Krankheit auftretenden Zell-, Organ- und Gewebsveränderungen sind sowohl histologisch als auch makroskopisch von nur beschränkter Vielfalt. Es lassen sich immer wiederkehrende, grundlegende morphologische Erscheinungsbilder und Reaktionsformen abgrenzen; diese können allerdings häufig untereinander kombiniert auftreten und so zu einem – für den Anfänger verwirrenden – „bunten Bild" führen.
Im folgenden werden die morphologischen Basisveränderungen dargestellt, um dem Studenten einen möglichst frühen Einstieg in die Begriffswelt der Pathologischen Anatomie zu ermöglichen.

23.1 Die normale Struktur

23.1.1 Wo sind die pathomorphologischen Reaktionen lokalisiert?

Was ist das Terrain der Veränderungen?
Die Zelle ist das Grundelement des gestaltlichen Aufbaues organischer Strukturen. Steht eine Mehrzahl von Zellen miteinander in Beziehung, d. h. ein Zellsystem, so existieren folgende Möglichkeiten:

1. **Geschlossener Zellverband** = fast lückenlose Anordnung.
   Beispiel: Epithel[1], Parenchym[2].
2. **Retikulärer[3] Zellverband** = eine Berührung erfolgt nur durch Ausläufer, sodaß zwischenzellige Lücken und Räume entstehen → Maschenwerk.
   Beispiel: Mesenchym[4], lockeres Bindegewebe, lymphoretikuläres Gewebe.
3. **Isolierte Einzelzellen** = die Zellindividuen sind nicht miteinander in Berührung:
   a) Zwar Einzelzellen, jedoch durch eine feste Interzellularsubstanz fixiert: z. B. Knorpel, Knochen.
   b) Die Einzelzellen bewegen sich frei:
      – in einer Flüssigkeit, z. B. Blutzellen,
      – im Gewebe, z. B. Histiozyten.

Die **Interzellularsubstanz** kann geformt oder ungeformt sein. **Geformte Interzellularsubstanzen** stellen die Bindegewebsfasern (kollagene Fasern, elastische Fasern, Retikulinfasern) und Hartsubstanzen (Knorpel- und Knochenmatrix) dar; die **ungeformte Interzellularsubstanz** ist flüssig bis schleimig.

Was ist ein Gewebe?
Gewebe sind Verbände aus gleichartig differenzierten Zellen und deren Abkömmlingen sowie der Interzellularsubstanz.

Beispiel: Epithelgewebe, Muskelgewebe, Nervengewebe.

Was ist ein Organ?
Organe sind Gewebsverbände, wobei verschiedenartige Gewebe zu einer charakteristischen Struktur und bestimmten Funktion verbunden sind.

Beispiel: Leber (Epithelgewebe + Gewebe der Portalfelder + Radiärkapillaren + Lebervenensystem + Organkapsel; metabolische Funktion), Gehirn (Nervengewebe + Gliagewebe + Gefäßbindegewebe; zentralnervöse Funktion).

Was sind Organsysteme?
Organsysteme sind die Zusammenfassung von Organen mit gleichgerichteter Funktion.

Ein Organsystem besteht aus einer Mehrzahl von manchmal analog konstruierten Organen, z. B. Arterien- oder Venensystem, häufiger jedoch aus Organen unterschiedlicher Struktur aber mit gleicher Funktion, z. B. System der inkretorischen Drüsen.

23.1.2 Struktureller Aufbau eines Organs

Jedes Organ gliedert sich in zwei unterschiedliche Grundstrukturen:

1. **Spezifisches Organparenchym**
   Darunter versteht man das eigentliche, charakteristische Organgewebe (z. B. Leberzellen), welches Träger der spezifischen Funktion des Organs ist.

1 epi (griech.), auf darauf; thelein (griech.), wachsen. Gemeint ist die (oberflächlich) darauf wachsende Zellschicht. Wird manchmal auch abgeleitet von thele (griech.), Brustwarze, und man bezieht sich auf eine häutchenförmige oberflächliche Abschilferung von der Mamilla. Die Etmylogie ist unklar.
2 para (griech.), von, bei, neben; enchyma (griech.), das Eingegossene. Das eigentliche, der spezifischen Funktion des Organs dienende Gewebe.
3 reticulum (lat.), kleines Netzwerk.
4 mesos (griech.), in der Mitte zwischen. Gemeint ist das Füllgewebe zwischen den Parenchymstrukturen.

2. **Unspezifisches Organstroma**[5] = **Interstitium**[6] = **Gefäßbindegewebe**
   Besteht aus zwei mesenchymalen Gewebskomponenten:
   a) Gefäßapparat: Blutgefäße und Lymphgefäße als Transportwege;
   b) Bindegewebe: begleitet die Gefäße und „kittet" die Parenchymzellen zum Organ zusammen.

Dazu kommt noch das periphere Nervensystem zur Versorgung sowohl des Parenchyms als auch des mesenchymalen Gewebes. Bei Überwiegen der spezifischen Parenchymstrukturen werden solche Organe als parenchymatöse Organe bezeichnet: Leber, Nieren, Lunge, endokrine und exokrine Drüsen, Myokard, Skelettmuskulatur, Gehirn und Rückenmark.

Beachte: Parenchymatös ist nicht gleichbedeutend mit epithelial!

23.2 Was sind Zell- bzw. Gewebeschädigungen?

Man unterscheidet:

- **reversible,** d. h. rückbildungsfähige Zellschädigungen,
- **irreversible,** d. h. unwiderrufliche, meist letztendlich zum Zelltod führende Veränderungen.

Zwischen beiden existieren weder eine strenge Trennung noch grundsätzliche Unterschiede, sondern es gibt fließende Übergänge: zunächst reversible Zellschädigungen können bis zu einem biochemischen und biophysikalischen **„point of no return"** fortschreiten und damit zum irreversiblen Zelltod führen.

Die einwirkenden schädigenden Ursachen werden allgemein als Noxe[7] bezeichnet; ihre Auswirkung hängt viel weniger von der speziellen Art = Qualität der schädigenden Ursache, sondern weit mehr von der Intensität und Dauer = Quantität der Einwirkung ab.

Hauptsächlich bestimmt die Quantität einer Noxe das Schicksal der geschädigten Zellen, erst sekundär ist die Qualität der schädigenden Noxe von Bedeutung.

Die Schädigungen können primär an allen Zellstrukturen ansetzen (Kern, Organelle, Zytoskelett, zytoplasmatische Grundsubstanz, Zellmembran) **oder das Bindegewebe und Interstitium treffen** (Bindegewebsfasern, Zwischensubstanz, Flüssigkeiten), **oder es kann sich um Schädigungen des Stoffwechsels handeln** (abnorme Verwertung oder abnorme Bildung verschiedener Metaboliten[8]).

Krankheiten gehen meist sowohl mit Veränderungen der Zellfunktion als auch der Zellstrukturen einher. Funktion und Gestalt sind untrennbar miteinander verbunden.

Ist die krankhafte Schädigung nicht allzu schwer, kann sich die Zelle wieder erholen, darüberhinausgehende Schäden führen zu bleibenden morphologischen und funktionellen Veränderungen bzw. letztendlich zum Zelltod.

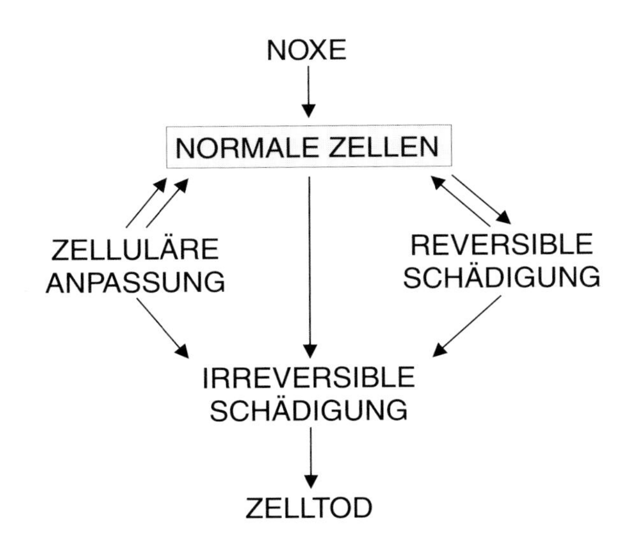

Abb. 23.1: Allgemeine Folgen einer Zellschädigung.

Zellschädigungen können sich äußern in:
1. Überfunktion
2. Unterfunktion
3. Fehlfunktion
4. Zusammenbruch der Funktion

---

5 stroma (griech.), das Ausgebreitete, Lager, Bett, Teppich.
6 interstitium (lat.), Zwischenraum.
7 noxa (lat.), Schaden.
8 metabole (griech.), Veränderung, Wechsel.

23.3 Pathologische Reaktionen des Zellkernes

Chromatin[9] ist die basophil färbbare Substanz der Chromosomen. Der wesentliche Bestandteil des Chromatins ist die DNA. Der Zellkern hat zwei Erscheinungsformen:

Interphasekern: ruhender Kern mit evtl. sichtbarem Nukleolus; locker strukturiertes Euchromatin[10] (aktive Teile des Genoms), kompaktes Heterochromatin (inaktive Teile). Siehe Tab. 23.1.

Das sogenannte **Sexchromatin** = **BARRsches**[11] **Körperchen** ist ein inaktiviertes X-Chromosom, welches als dunkel angefärbte Masse an der Innenseite der Kernmembran liegt; ist in allen somatischen Zellen einer Frau enthalten, wird am besten in Abstrichen von Plattenepithelien der Wangenschleimhaut nachgewiesen.

Mitosekern: Verdoppelung der DNA durch Synthese (S-Phase), mitotische Teilung mit Weitergabe des genetischen Materials zu gleichen Teilen an die Tochterzellen.

Kerngröße

Die Kerngröße ist der gesamten Zellgröße harmonisch angepaßt: **Kern-Plasma-Relation.** Die Größe des Kernes hängt von dessen DNA-Gehalt (der Ploidie[12]) und auch dem Funktionszustand ab. Daher sind die aktiv tätigen Kerne meist vergrößert, z.B. in wachsenden Tumoren. Proliferierende[13] Zellen verdoppeln in der S-Phase den DNA-Gehalt im Kern und werden dadurch vorübergehend tetraploid. Findet nach dieser DNA-Verdoppelung keine Mitose statt, so entstehen tetraploide, und wenn der Vorgang sich wiederholt, polyploide Zellkerne: groß, chromatinreich.

Aneuploidie[14] ist eine Veränderung der biologisch normalen Anzahl der Chromosomen (beim Menschen 46): Ursachen sind Störungen der Chromosomenverteilung anläßlich der Zellteilungen.

Eine Kernschwellung ist eine Volumenzunahme des Zellkernes durch Flüssigkeitseinstrom. Es handelt sich entweder um eine Funktionssteigerung oder um eine Zellschädigung.

Zellschädigungen mit degenerativer Kernschwellung können zu einer Überblähung und Auflösung des Zellkernes = **Karyolyse**[15] bzw. zu einer Zerreißung führen = **Karyorrhexis**[16].

Eine Kernverkleinerung ist Ausdruck eines verminderten Funktionsstoffwechsels. Eine exzessive Kernverkleinerung mit Chromatinverklumpung endet in einer **Karyopyknose**[17].

Karyolyse, Karyorrhexis und Karyopyknose sind bereits Zeichen des Zelltodes (siehe 23.9.2).

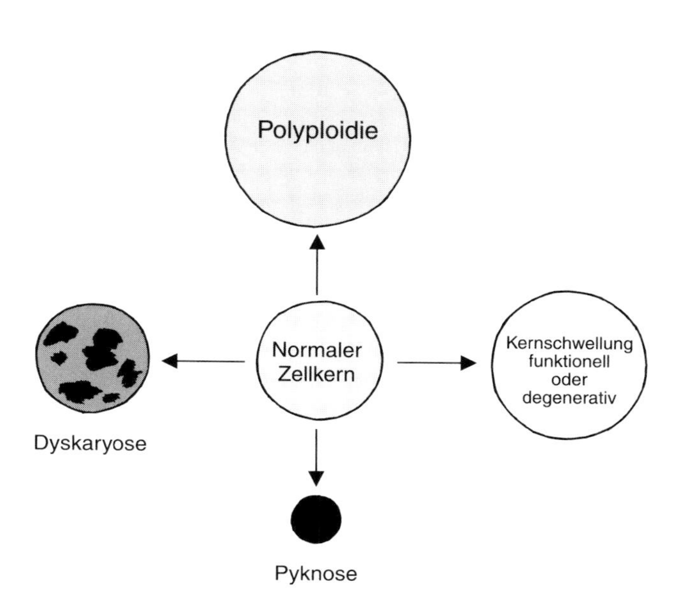

Abb. 23.2: Schematische Darstellung pathologischer Reaktionen des Zellkernes.
Polyploidie: Vermehrung des DNA-Gehaltes, d. h. Vermehrung des Chromosomensatzes führt zur Zellvergrößerung.
Kernschwellung: Die Volumenzunahme durch Flüssigkeitseinstrom ist entweder ein Zeichen für Funktionssteigerung oder für Zellschädigung.
Pyknose: Typisches Zeichen des Zelltodes.
Dyskaryose: Unregelmäßiges grobscholliges Chromatin ist häufig Zeichen einer Entdifferenzierung und damit eine Vorstufe zur Malignität.

9 chroma (griech.), Farbe.
10 eu (griech.), gut, normal.
11 Murray L. BARR (geb. 1908), kanadischer Anatom. Erstbeschreibung des X-Chromatins 1949.
12 haploos (griech.), einfach, diploos (griech.), doppelt; Ploidie ist das daraus abgeleitete Stammwort: haploid = einfacher Chromosomensatz; diploid = doppelter Chromosomensatz; triploid, tetraploid, polyploid usw.
13 proles (lat.), Nachkommen; fero (lat.), hervorbringen.
14 a- bzw. an- vor einem Substantiv oder Adjektiv: sog. „alpha privativum", bedeutet die Verneinung.
15 karyon (griech.), Nuß, Kern; lysis (griech.), Auflösung.
16 rhexis (griech.), zerreißen, Riß.
17 pyknos (griech.), dicht, fest.

Chromatin

Mit dem in der Zytologie gebräuchlichen Begriff der **Dyskaryosen**[18] bezeichnet man unregelmäßig verteiltes, schollenartiges Kernchromatin; dies ist für Vorstufen maligner Zellen charakteristisch und beruht auf einer Umwandlung von Euchromatin in Heterochromatin im Sinne einer Entdifferenzierung.

Eine Chromatinakkumulation an der Kernmembran heißt Kernwandhyperchromatose und kann Zeichen des beginnenden Zellabsterbens sein.

Tab. 23.1: Das Chromatinmuster des Zellkernes liefert Hinweise auf die Funktion.

Heterochromatin	Euchromatin
Dunkel gefärbte, große Chromatinbrocken. Genetisch inaktiv: keine Informationslieferung durch mRNA, keine RNA-Synthese.	Kaum angefärbtes, feingranuläres Chromatin. Genetisch aktiv: rege RNA-Synthese, reichlich RNA-Polymerase.
Kleine dunkle Kerne verweisen auf eine eingeschränkte Zellaktivität.	**Große helle Kerne sind Ausdruck einer höheren Zellaktivität.**

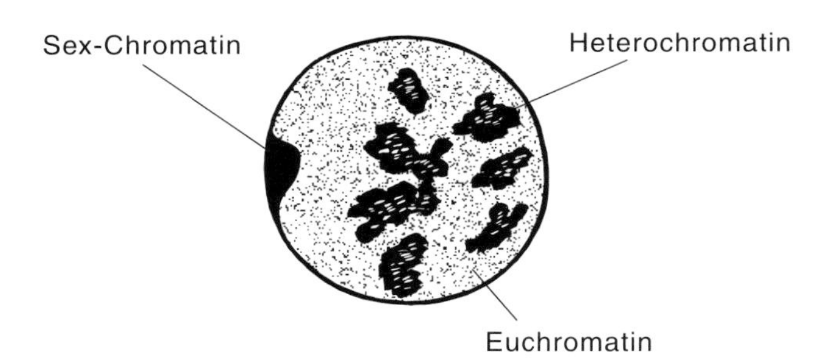

Abb. 23.3: Chromatin des Zellkerns.
Das **Euchromatin** enthält DNA-Sequenzen (Gen-Loci), welche die Proteinsynthese steuern. Aktivierte Zellen mit hoher Produktionsrate von Proteinen, z. B. Zellen in rascher Vermehrung, haben in der Regel einen großen Kern mit lockerem Euchromatin. Inaktive Zellen, z. B. ruhende Bindegewebszellen, haben kleinere, dichte Kerne.
Das schollig strukturierte, intensiv basophile **Heterochromatin** enthält entweder überhaupt keine Gene oder dieselben sind inaktiviert, z. B. X-Chromosom weiblicher Zellen = sog. Sex-Chromatin.

Kernform

Starke Variationen der Kernform = **Kernpolymorphie**[19] bzw. besser **Kernpleomorphie**[20] und der Kerngröße = Anisokaryose[21] sind ein wichtiges Kennzeichen einer ungezügelten, tumorösen Wucherung.

Die Kerne der einzelnen Gewebe haben meist eine konstante und markante Form. Zusammenstellung charakteristischer Kernformen in Abb. 23.4.

rund		Reife Lymphozyten und Plasmazellen unreife, regenerierende Zellen
spindelig		Fibrozyten
stäbchenförmig		Fibroblasten
nierenförmig eingedellt		Monozyten Histiozyten, Makrophagen
schuhsohlenartig eingedellt		Epitheloidzellen
einfach gekerbt		Zentrozyten (z.B. B-Zell-Lymphome)
mehrfach gekerbt		"convoluted cells" (z.B. T-Zell-Lymphome)
segmentiert		Granulozyten
mondsichelartig		Siegelringzellen bei Karzinomen Kerne reifer Fettzellen

Abb. 23.4: Beispiele für charakteristische Kernformen.

Anzahl der Kerne

Mehrkernigkeit kommt entweder vor bei Zellverschmelzung (Fusion), wobei mehrere Zellen zusammenfließen oder bei Mitosestörungen, wenn auf die Kernteilung keine Zytoplasmatrennung folgt.

Kerneinschlüsse

Einschlüsse von Zytoplasma entstehen durch Verlagerung von Zytoplasma in den Kern; z. B. Milchglaskerne, charakteristisch für papilläre Schilddrüsenkarzinome.

Glykogeneinschlüsse finden sich bei Kohlenhydratstoffwechselstörungen. Da das Glykogen bei der histologischen Verarbeitung herausgelöst wird, sieht man im mikroskopischen Präparat nur einen freien Hohlraum, den diabetischen Lochkern.

Immunglobulineinschlüsse bei malignen Lymphomen vom B-Zell-Typ. Letztere sind maligne Tumoren des lymphatischen Gewebes.

Viruseinschlußkörper finden sich beim Eindringen vor allem von DNA-Viren (Zytomegalie, Herpes).

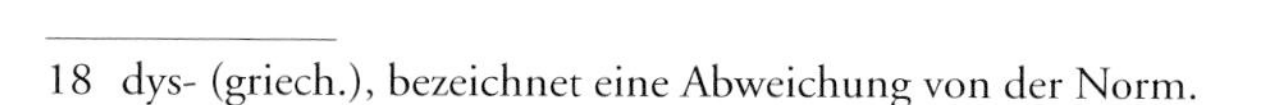

18 dys- (griech.), bezeichnet eine Abweichung von der Norm.
19 poly- (griech.), viel.
20 pleon- (griech.), mehr.
21 isos (griech.), gleich.

Beispiele für Erkrankungen des Zellkerns

- Alle genetisch-chromosomalen Erkrankungen (28.2)
- Störungen des DNA-Reparaturmechanismus (25.8)
- Onkogene und Defekte von Suppressor-Genen (25.8)
- Antinukleäre Auto-Antikörper (26.7.4)

23.4 Pathologische Reaktionen des Zytoplasmas

Das Zytoplasma besteht aus der Zellmembran, den Zellorganellen, dem Zytoskelett und der zytoplasmatischen Grundsubstanz.

Zellmembran

Dies ist eine mechanische und chemische Barriere und übt wichtige Funktionen in der Regulation des Stoffaustausches aus. Durch besondere Strukturen an der Zellmembran (Adhäsionsmoleküle, exprimierte Oberflächenmoleküle) können Zellen miteinander in Kontakt treten oder sich gegenseitig beeinflussen: z. B. Zusammenschluß zu einem epithelialen Verband; Erkennung geschädigter Zellen durch Makrophagen.

Die Zellmembran ist ferner Sitz genetisch determinierter Antigene, welche für die immunologische Identität der Zelle verantwortlich sind: Histokompatibilitätsantigene[22], Blutgruppenantigene u. a. An der Zellmembran sind auch Rezeptor-Strukturen lokalisiert, z. B. für Hormone.

Die wichtigsten pathologischen Reaktionen an der Zellmembran sind:
Störungen der Durchlässigkeit,
Änderungen der Antigen-Oberflächeneigenschaften,
Störungen der Rezeptor-Funktionen,
Auflösung der Zellmembran beim Zelltod.

Mitochondrien

Diese sind Lieferanten der energiereichen Phosphate in der Zelle und infolge ihrer hochspezialisierten Stoffwechselaktivität (Zitronensäurezyklus, Atmungskette, oxidative Phosphorylierung) häufig pathologischen Veränderungen unterworfen.

Eine Schwellung der Mitochondrien ist stets Ausdruck einer Zellschädigung.

Eine Vermehrung der Mitochondrien ist die Folge der Anpassung an eine gesteigerte Zellfunktion.

Eine Verminderung der Mitochondrien ist Zeichen einer Entdifferenzierung.

Auflösung der Mitochondrienmembranen oder Schrumpfung der Mitochondrien sind Kennzeichen einer irreversiblen Schädigung.

Bei manchen Erkrankungen treten Auto-Antikörper auf, welche gegen die eigenen Mitochondrien gerichtet sind, z. B. chronisch aktive (aggressive) Hepatitis, primär-biliäre Zirrhose.

Mitochondrien-Läsionen

- Onkozyten: geschwollene Zellen mit eosinophil-körnigem Zytoplasma infolge starker Mitochondrienvermehrung (häufig in Schilddrüse und Speicheldrüsen)
- Mitochondrienschwellung: dystrophische Zellschwellung (23.8.1)
- Antimitochondriale Antikörper

Endoplasmatisches Retikulum

Besteht aus dem **rauhen endoplasmatischen Retikulum**, der Produktionsstätte der Proteine, und dem **glatten endoplasmatischen Retikulum**, wo eine Vielzahl biochemischer Aktivitäten (Aufbau und Abbau, Aktivierung und Inaktivierung von Substanzen) lokalisiert ist. Unter gesteigerten Belastungen kann es zu einer Vermehrung des endoplasmatischen Retikulums kommen. Bei Hepatitis B enthält das glatte endoplasmatische Retikulum Viruspartikel, proliferiert, und es entsteht ein homogenes Zytoplasma: *Milchglashepatozyten.*

Zellschädigungen führen zunächst zu einer bläschenförmigen Hohlraumbildung und dann zu einem Zerbrechen der tubulären Strukturen des endoplasmatischen Retikulums: hydropische bzw. vakuoläre Dystrophie (s. 23.8.1).

GOLGI-Apparat

Seine wichtigste Aufgabe ist die Steuerung der Sekretionstätigkeit einer Zelle. Es kommt daher z.B. zu einer Vergrößerung bei Stimulation der Sekretion.

Lysosomen

Hier sitzen hydrolytische Enzyme (Proteasen, Lipasen, Nukleasen u. a.).

22 compatire (lat.), mitleiden. Unter Kompatibilität versteht man Verträglichkeit, Vereinbarkeit. Gegensatz: Inkompatibilität.

Ihre Funktion ist etwa die einer Kläranlage: Abbau von Schadstoffen, Deponierung, Recycling. Wenn dieses Entsorgungssystem nicht funktioniert, kommt es zu pathologischen Speicherungen. Lipofuszin, Ceroid (23.24.3.2) bzw. lysosomale Speicherkrankheiten (28.2).

Zytoskelett
Es handelt sich um Strukturproteine der Zelle, welche für die Konstanz der Zellform verantwortlich sind. Bestandteile des Zytoskeletts sind Mikrotubuli, Mikrofilamente und Intermediärfilamente; das sind jeweils Fasersysteme.

Mikrotubuli: Röhrenförmig strukturierte Proteine. Gerüstfunktion, Transportaufgaben, Bestandteil der Mitosespindel.

Mikrofilamente: Sie enthalten Aktin und sorgen für die intrazelluläre Organellenbewegung.

Intermediärfilamente: Verschiedene Typen der Intermediärfilamente sind für einzelne Zellarten charakteristisch. Dies ist äußerst wichtig in der patho-histologischen Diagnostik von Zellen und Geweben unklarer histogenetischer Herkunft. Zellen lassen sich durch den positiven Nachweis bestimmter Intermediärfilamente eindeutig ihrem Muttergewebe zuordnen:

- **Zytokeratin**, charakteristisch für Epithelzellen.
- **Vimentin**, charakteristisch für mesenchymale Zellen.
- **Desmin**, charakteristisch für Muskelzellen.
- **Neurofilamente**, charakteristisch für Nervenzellen.

Der histochemische Nachweis der Strukturproteine des Zytoskeletts ist häufig entscheidend bzw. hilfreich zur Identifizierung der Herkunft von Tumorzellen.

Zytoplasmatische Grundsubstanz
Die Grundsubstanz = **Matrix** ist der flüssige Bestandteil der Zelle.

Pathologische Reaktionen der Grundsubstanz sind vor allem die gesteigerte Wasseraufnahme (Zellschwellung) oder die Einlagerung sogenannter paraplasmatischer Stoffe, wie Glykogen, Fett und Kristalle. Paraplasmatische Einlagerungen erfolgen ohne Membranumhüllung und sind von einer Stoffspeicherung innerhalb von Lysosomen zu unterscheiden.

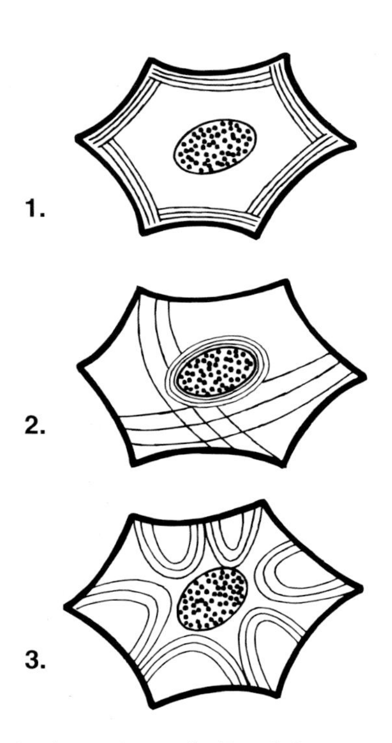

Abb. 23.5: Strukturvarianten des Zytoskeletts.
1. Direkt unter der Zellmembran gelegene Mikrofilamente.
2. Spongiosaähnlich konstruierte Intermediärfilamente mit Funktionen der Statik und der Signalübertragung, manchmal auch den Zellkern umhüllend.
3. Arkadenförmige Anordung der Mikrotubuli.

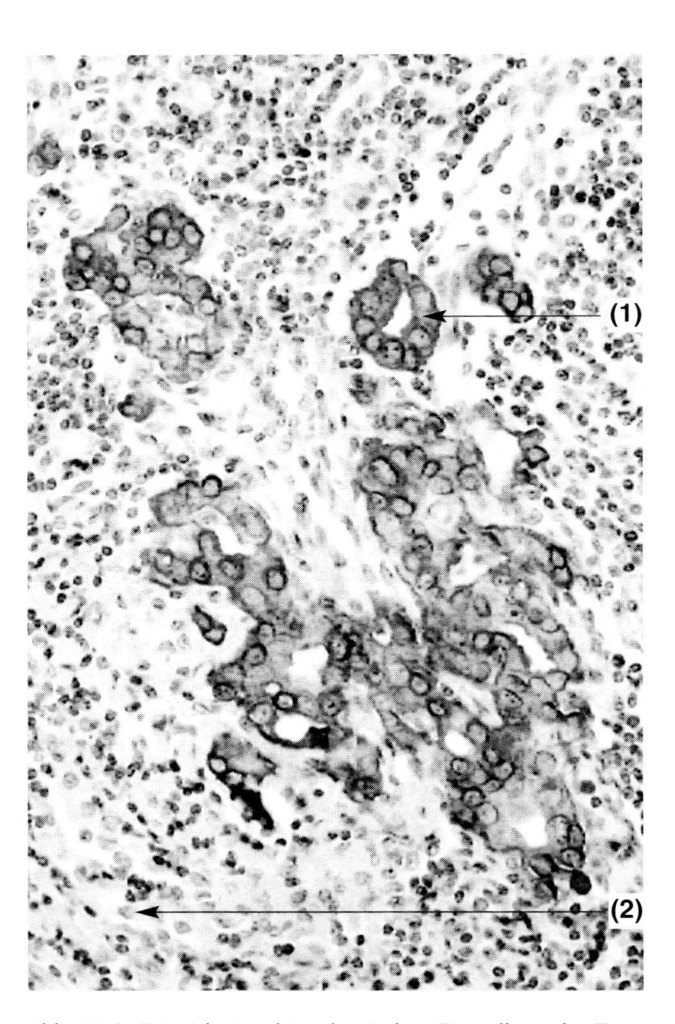

Abb. 23.6: Beispiel einer histochemischen Darstellung des Zytoskeletts. Zytokeratin-positive Zellen = epitheliale Tumorzellen (1) in einem lymphoidzelligen Stroma = Zytokeratin-negative Zellen (2).

Zellverbindungen
Die Verbindung und Interaktion von Zellen untereinander ist bei fast allen Reaktionen wichtig, z.B. Entzündung, Thrombose, Immunreaktionen, Tumorwachstum u. a.

Neben **speziellen Membranstrukturen** (tight junction: impermeable Membranen; gap junction: Zellverbindung zum Stoffaustausch) sind vor allem **Adhäsionsmoleküle** von Bedeutung (s. 24.3.1).

23.5 Pathologische Reaktionen im Inter- bzw. Extrazellularraum

Geformte extrazelluläre Substanzen
Kollagen: Entsteht aus intrazellulär gebildeten Polypeptidketten, die zu Kollagen-Molekülen zusammengefaßt werden; bildet im Extrazellularraum schmale Fibrillen und dicke Fasern. Die typischen Kollagenfasern werden als **Typ I** bezeichnet, daneben 12 weitere Typen, darunter Basalmembranbestandteile und Knorpelgewebsstrukturen. Abbaumöglichkeit durch Kollagenase. Kollagen ist die Grundstruktur des faserbildenden Bindegewebes.

Elastin: Entsteht aus einer intrazellulär gebildeten Protein-Vorstufe. Bildet im Extrazellularraum elastische Fasern. Abbaumöglichkeit durch Elastase.

Die wichtigsten Kollagen-Typen

Typ I:	typisches Kollagen der ubiquitären Bindegewebsfasern
Typ II:	wichtigstes Strukturprotein im Knorpel
Typ III:	zarte Fibrillen in lockeren Verbänden, z. B. Granulationsgewebe
Typ IV:	Bestandteil aller Basalmembranen

Molekulare Strukturen
Proteoglykane: Polymere aus einem Proteinkern und Glykosaminglykanen (= Mukopolysaccharide) als Seitenketten. „Füllmittel" im Extrazellularraum.

Fibronektin: Strukturglykoprotein mit starker Haft- und Bindungstendenz zu anderen Strukturen, daher auch „Klebeprotein" genannt.

Hyaluronate: Visköse Mukopolysaccharide. „Schutzmittel" für Zellen.

Geformte Fasern und molekulare Strukturen bilden dreidimensionale Netzwerke: Festigkeitsgerüst, Wasserbindung.

23.5.1 Beispiele für pathologische Veränderungen im Extrazellularraum

Im Rahmen verschiedener Erkrankungen kann es zu Stoffablagerungen in der Interzellularsubstanz kommen: Wasser (wässerige Durchtränkung → Ödem).

Fettsubstanz (z. B. in der Arterienwand bei Atherosklerose).

Kalziumverbindungen (verschiedene Arten der Gewebeverkalkung).

Amyloid (fibrillär strukturiertes Glykoproteinmaterial, welches unter verschiedensten krankhaften Bedingungen abgelagert werden kann).

Stoffwechselendprodukte (z. B. Uratkristalle bei Gicht); Schädigungen an den geformten extrazellulären Substanzen finden sich z. B. bei Degenerationen der Knorpelgrundsubstanz an Bandscheiben und Meniskus. Weiters gehören hierher die Vielzahl der angeborenen und erworbenen krankhaften Veränderungen der kollagenen und elastischen Bindegewebsfasern.

Beispiele für Erkrankungen der Bindegewebsfasern
- EHLERS-DANLOS-Syndrom (69.9.2)
- MARFAN-Syndrom (28.2.3)
- Osteogenesis imperfecta (65.2.1)
- α1-Antitrypsin-Mangel (34.3.1)
- Skorbut (29.2)
- Sklerodermie (69.9.2)
- Fibrosen (23.28)
- Elastose, Elastolyse (69.9.1)

REKAPITULATION

1. Erkläre den Unterschied zwischen einem geschlossenen und einem retikulären Zellverband (23.1.1)!
2. Welche Möglichkeit der gegenseitigen Beziehung haben isolierte Einzelzellen? (23.1.1)
3. Nenne die zwei Formen der Interzellularsubstanz (23.1.1)!
4. Was ist ein Gewebe, ein Organ bzw. ein Organsystem? (23.1.1)
5. Erkläre den Unterschied zwischen Parenchym und Stroma (23.1.2)!
6. Definiere reversible und irreversible Zellschädigungen und die Bedeutung der Noxe (23.2)!
7. Was versteht man unter Noxe und was ist deren Auswirkung? (23.2)
8. Was ist das sog. Sexchromatin? (23.3)
9. Nenne Beispiele für Veränderungen der Kerngröße, des Chromatins, der Kernform, der Kennzahl sowie Kerneinschlüsse (23.3)!
10. Unterscheide Milchglaskerne (23.3) und Milchglashepatozyten (23.4)!
11. Nenne Beispiele für pathologische Reaktionen der Zellmem-

bran, der Mitochondrien, des endoplasmatischen Retikulums, des GOLGI-Apparates, der Lysosomen sowie der zytoplasmatischen Grundsubstanz (23.4)!
12. Erläutere die Bedeutung des Zytoskeletts und nenne die wichtigsten Bestandteile (23.4)!
13. Bedeutung der Zellverbindungen (23.4)!
14. Nenne die wichtigsten Bestandteile der extrazellulären Substanzen sowie Beispiele für pathologische Veränderungen im Extrazellularraum (23.5)!

23.6 Ursachen der Zellschädigung

Die Zellen befinden sich normal in einem homöostatischen Gleichgewicht, d. h. in einer ausgewogenen Balance zwischen Struktur und Funktion, zwischen Erfordernis und Leistung. Für diesen Gleichgewichtszustand hat sich die Bezeichnung *„steady state“*[23] eingebürgert.

Gesteigerte Anforderungen oder schädigende Einwirkungen führen zunächst zu Anpassungsreaktionen, d. h. es wird ein neues, jedoch verändertes Gleichgewicht erreicht.

Beispiel: übertriebenes Muskeltraining, evtl. mit medikamentöser „Mithilfe“ (body building) führt zur Zunahme der Muskelmasse durch Vergrößerung der Einzelzellen. Kann der gesteigerte Stoffwechsel auf einem höheren Niveau wieder ein Gleichgewicht erreichen, so ist eine *Anpassungsreaktion = Adaption* erfolgt.

Werden die Möglichkeiten der Anpassung durch Überforderung überschritten oder ist die schädigende Noxe zu intensiv, kommt es zwangsläufig zum Zellschaden. Eine Zellschädigung ist bis zu bestimmten Graden reversibel, ab einem *„point of no return“* führt die dann irreversible Beschädigung unweigerlich zum Zelltod.

Die häufigsten Ursachen einer Zellschädigung

1. **Sauerstoffmangel**
   Ungenügende Blutzufuhr
   Ungenügende O_2-Sättigung des Blutes
   Störung der O_2-Verwertung = Utilisationsstörung[24]
   - **Hypoxie**[25] = allgemeiner Sauerstoffmangel
   - **Hypoxämie** = Sauerstoffmangel im Blut
   - **Anoxie** = völliges Fehlen von Sauerstoff
   - **Hypoxydose** = alle jene Zell- und Gewebsveränderungen, die als Folge eines Sauerstoffmangels in Erscheinung treten
2. **Physikalische Einwirkungen**
   Hitze, Kälte
   Strahlen
   Elektrizität
   Mechanische Traumen[26]
3. **Chemische Stoffe und Medikamente**
   In zu hoher Konzentration und Menge können praktisch alle Substanzen giftig wirken: *„Dosis facit venenum“*![27]
   Man unterscheidet exogene Gifte und endogene Vergiftungen. Letztere sind Autointoxikationen[28], z. B. bei schweren Stoffwechselstörungen: Urämie, Diabetes mellitus.
4. **Lebende Krankheitserreger**
   Bakterien
   Viren
   Parasiten u. dgl.
5. **Immunreaktionen**
   Antigen-Antikörper-Reaktionen
   Beachte: Immunreaktionen können lebensrettend, schädigend oder tödlich sein!
6. **Genetische Störungen**
   Änderung des genetischen Codes → angeborene Stoffwechselstörungen mit z. B. Enzymdefekten oder Bildung minderwertiger Strukturen
7. **Ernährungsstörungen**
   Eiweißmangel; Vitaminmangel
   Überernährung mit exzessiver Fettbelastung

23.7 Mechanismen der Zellschädigung

Angriffspunkte der Zellschädigung sind vor allem folgende empfindliche Strukturen der Systeme:

- *Membranen:* Zellmembran, Kernmembran, Organellen-Membranen
- *Aerobe*[29] *Zellatmung, d. h. Mitochondrien:* Energiebereitstellung durch oxidative Phosphorylierung und Bildung energiereicher Phosphate, z. B. ATP

23 steady (engl.), fest, sicher, solid; state (engl.), Zustand.
24 utilis (lat.), brauchbar.
25 (griech.), Kurzbildung aus hypo- und Oxygenium.
26 trauma (griech.), Wunde, Verletzung.
27 „Die Menge macht das Gift!“
28 autos (griech.), selbst; toxikon (griech.), Pfeilgift.
29 zusammengesetzt aus aer (griech.), Luft, Sauerstoff und bios (griech.), Leben.

- *Enzym- und Proteinsynthese:* Ribosomen
- *Genetisches Material:* DNA und RNA-Sequenzen.

Die Strukturträger und die biologischen Funktionen sind in den Zellen derart eng miteinander verknüpft, daß eine Schädigung, an welchem Angriffspunkt auch immer, die Homöostase stört und weitgehende Sekundäreffekte bewirkt.

Die **Folgen einer Zellschädigung** hängen ab von:
1. Art, Dauer und Intensität der Einwirkung,
2. Art, Zustand und Anpassungsfähigkeit der Zelle selbst.

Beispiel: Die Empfindlichkeit gegenüber O_2-Mangel ist bei Ganglienzellen sehr hoch, bei Herzmuskelzellen hoch, aber bei Skelettmuskelzellen niedrig.

Vier unterschiedliche **Mechanismen der Zellschädigung** sind von beispielhafter Bedeutung.
Es sind dies die Reaktionen auf:
1. O_2-Mangel = Hypoxie,
2. Freie Radikale,
3. Chemische Substanzen,
4. Viren.

23.7.1 Die hypoxische Zellschädigung

Folgende Mechanismen laufen ab:
1. **Störung der aeroben Zellatmung**, d. h. der oxidativen Phosphorylierung in den Mitochondrien. **Verminderung des Energieträgers ATP.**
2. **Umstellung auf anaerobe Glykolyse**, d. h. Bildung von ATP aus Glykogen. Die Glykolyse führt aber zur Anhäufung von Laktat, der pH-Wert sinkt: **Übersäuerung des Zellmilieus.**
3. **Membranschädigungen mit Permeabilitätssteigerung:** Versagen der energieabhängigen „Natriumpumpen" hat die intrazelluläre Steigerung der Na^+-Konzentration zur Folge. Massiver **Flüssigkeitseinstrom** ist der zwangsläufige osmotische Effekt. Der Verlust der Membranintegrität führt gleichzeitig zu einem erhöhten **Einstrom von Ca^{++}**; diese hemmen Enzyme, denaturieren Proteine und stören die Mitochondrientätigkeit.
4. **Störung des energieabhängigen Lipidmetabolismus:** intrazelluläre **Akkumulation von Fettsubstanzen.** Gestörte Fettsäureoxidation führt zu mangelhaftem Abbau der Fettsubstanzen.

Bis hierher sind die Schädigungen prinzipiell reversibel. Sofern der O_2-Mangel weiterbesteht, kippt der angerichtete Schaden in die Irreversibilität. Der entscheidende Moment ist zeitlich nicht terminisierbar. Ultrastrukturelle und biochemische Indizien sind: Mitochondrienschwellung, Schädigung der Lysosomenmembran mit Austritt lysosomaler Enzyme in das Zytoplasma → Ribonukleasen, Desoxyribonukleasen, Proteasen, Phosphatasen u. a. haben die Selbstzerstörung der Zellstrukturen zur Folge.

Die Störung des Energiestoffwechsels und die Membranschädigungen sind der zentrale Angelpunkt in der Auslösung einer irreversiblen Zellschädigung.

23.7.2 Die Wirkung freier Radikale

Vor allem freie Sauerstoffradikale (Superoxid O_2, Wasserstoffperoxid H_2O_2 und Hydroxyl OH) reagieren mit Membranstrukturen und Nukleinsäuren und verursachen dort Schäden.

Die Bildung freier Radikale im Zellinneren wird ausgelöst durch:
1. Strahlungsenergien (UV, Röntgen u. dgl.),
2. beim Entzündungsvorgang,
3. beim Abbau exogener Chemikalien oder Medikamente,
4. hohe Sauerstoffkonzentration,
5. Alterungsvorgänge.

Freie Radikale schädigen die Membranen von Organellen und Zellen, Struktur- und Funktionsproteine sowie die DNA.

23.7.3 Chemische Zellschädigungen

Chemische Substanzen wirken durch:
1. **direkte Schädigungen** von Zellorganellen, z. B. Quecksilbervergiftung, Zytostatika, Antibiotika;
2. **indirekte Schädigung** beim Abbau zu toxischen Metaboliten, z. B. Tetrachlorkohlenstoff (Reinigungsindustrie) wird in das hochreaktive Radikal CCl_3 umgebaut.

23.7.4 Virus-induzierte Zellschädigung

Eine Zellschädigung durch Viren kann zwei Effekte haben:

1. **zytopathogene Wirkung**, d. h. verschiedene Grade der Beschädigung bis zum Zelltod;
2. **onkogene Wirkung**, d. h. Auslösen eines Tumorwachstums.

Die *zytopathogene Wirkung* beruht einerseits auf einer Störung des Zellstoffwechsels durch die sich rasch vervielfältigenden Viruspartikel; andererseits kann auch eine immunologische Reaktion zwischen viralen Antigenstrukturen und immunkompetenten Zellen erfolgen.

Die *onkogene Wirkung* ist ein Viruseffekt auf das Genom der Wirtszelle, welches verändert = transformiert wird. Dadurch erlangt die Zelle die Fähigkeit zu hemmungsloser Vervielfältigung und tumorösem Wachstum.

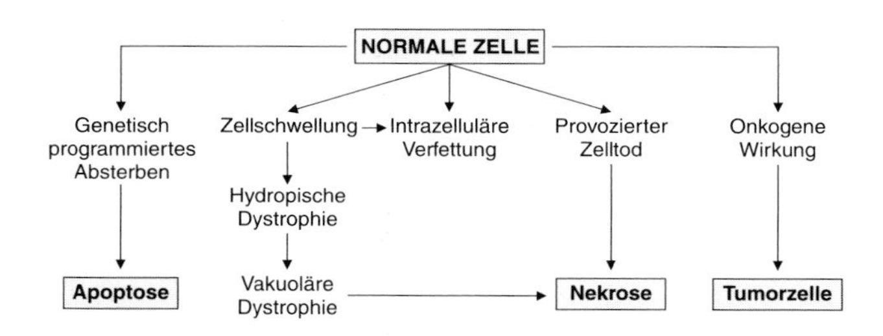

Abb. 23.7: Die wichtigsten Effekte bei Schädigung normaler Zellen.

23.8 Die reversiblen geringfügigen Reaktionen

23.8.1 Zellschwellung = Zellödem[30]

Intrazelluläre Wasservermehrung mit Schwellung der Mitochondrien und des endoplasmatischen Retikulums. Manifestation vor allem in parenchymatösen Organen.
Membranschädigungen mit Permeabilitätssteigerung führen zu intrazellulärer Na^+-Anreicherung und dadurch zu osmotisch bedingtem Wassereinstrom.

Mikro: Zellen vergrößert, d. h. „geschwollen"; Zytoplasma feinkörnig eosinophil (geschwollene Mitochondrien), d. h. „trüb". Deshalb die veraltete Bezeichnung *„trübe Schwellung"*.

Makro: Organ vergrößert, plump und schlaff; Farbe blaß-graurot „wie gekocht", Detailstrukturen der Schnittfläche trüb verwischt.

Spezielle Ursachen der Zellschwellung
H Hypoxie = Sauerstoffmangel
I Infektion; Intoxikation
F Fieberhafte Erkrankungen (Entzündungen);
funktionelle Überlastung (Übertraining; kompensatorische Mehrarbeit, z. B. nach Exstirpation einer Niere)
I Injury = physikalische Schädigung (z. B. Bestrahlungseffekt)

Quantitativ und qualitativ stärkere Zellschädigungen mit analoger Pathogenese sind die **hydropische Dystrophie** = ballonartige Zellauftreibung bzw. die vakuoläre[31] Dystrophie = große, intrazelluläre Bläschen.

23.8.2 Intrazelluläre Verfettung = fettige Dystrophie

Abnorm vermehrte Ansammlung von tropfenförmigen Fettsubstanzen in Parenchymzellen. Die fettige Dystrophie ist eine wesentlich schwerwiegendere Schädigung als die Zellschwellung und kann unter besonderer Belastung zum funktionellen Versagen des betroffenen Organs führen.

Beispiel: fettige Dystrophie des Myokards → Herzversagen bei Überbelastung.

Mikro: Zellen vergrößert; im Zytoplasma feintropfige Fettansammlungen.

Makro: Organ vergrößert, d. h. Volumenzunahme durch Fettvermehrung; Farbe graugelb, Detailstrukturen der Schnittfläche verwischt.

Spezielle Ursachen der intrazellulären Verfettung
H Hypoxie
I Infektionen; Intoxikationen
F Fieberhafte Erkrankungen
S Stoffwechselstörungen (Zuckerkrankheit, Effekt von Glukokortikoiden)
E Ernährungsstörungen (Überernährung, Alkohol)

Ausführliche Darstellung der Verfettung, 23.12!

23.8.3 Die Begriffe Dystrophie[32] und Degeneration[33]

Dystrophie ist eine althergebrachte Sammelbezeichnung für:

- Veränderung mit biologisch negativem Charakter, daher auch die Synonyma: **Degeneration; regressive[34] Veränderung,**

30 oidema (griech.), Geschwulst.
31 vacuus (lat.), leer.
32 dys-, trophein (griech.), fehlerhafte Ernährung.
33 degenerare (lat.), entarten, aus der Art schlagen.
34 regredere (lat.), zurückgehen.

- Funktions- und Stoffwechselstörung von Zellen,
- charakteristische morphologische Erscheinungsbilder.

Der Terminus Dystrophie = Degeneration wird sowohl für Schäden an Parenchymzellen als auch für Veränderungen im Interstitium bzw. der Interzellularsubstanz verwendet. Der Begriff ist also nicht an die Parenchymzellen gebunden; wir werden „Dystrophien" daher in den verschiedensten Geweben begegnen.

Den dystrophischen = degenerativen Schäden liegen immer Stoffwechselstörungen zugrunde; diese Stoffwechselstörungen können beschränkt lokal, aber auch allgemein und generalisiert auftreten, sie können extrazellulär oder intrazellulär bzw. in beiden Kompartments gleichzeitig lokalisiert sein.

Ausdruck dystrophischer Stoffwechselstörungen ist eine abnorme Ansammlung von Substanzen (intra- und/oder extrazellulär).

Die „Abnormität" dabei kann zweierlei sein:
1. schon normalerweise vorkommende Substanzen (z. B. Wasser, Fett) werden abnorm vermehrt → quantitative Störung;
2. normalerweise nicht vorkommende Substanzen (z. B. Schleim) treten auf → qualitative Störung.

Dystrophie ist eine Funktionsstörung = Stoffwechselstörung mit charakteristischer namensgebender Morphologie.

Die zunächst prinzipiell reversiblen Dystrophien können, bei massiv einwirkender Noxe, durch fließende Übergänge zu irreversiblen Schäden führen → Zelltod. Dystrophien = Degenerationen sind daher stets Stoffwechselstörungen mit dem „Charakter der Gefahr". Die Gefahr bezieht sich dabei auf das Funktionieren sowie Weiterleben der betroffenen Organstrukturen.

Die allgemeinen Begriffe Dystrophie und Degeneration werden deshalb zunehmend unaktuell, da die zugrundeliegenden Stoffwechselstörungen schon ziemlich genau biochemisch charakterisiert werden können. Die Phänomene werden als Mißverhältnis zwischen Leistungsfähigkeit und Leistungserfordernis aufgefaßt und **subletale[35] Zellschädigungen** genannt.

REKAPITULATION

1. Erkläre das Wesen einer Anpassungsreaktion (23.6)!
2. Nenne die Ursachen einer Zellschädigung, d. h. 7 Punkte (23.6)!
3. Bringe Beispiele für die 7 Ursachen einer Zellschädigung (23.6)!
4. Unterscheide die Begriffe Hypoxie, Hypoxämie, Anoxie und Hypoxydose (23.6)!
5. Nenne die 3 Ursachen eines zellulären Sauerstoffmangels (23.6)!
6. Was sind die wichtigsten Angriffspunkte für Zellschädigungen? (23.7)
7. Welches sind die 4 (beispielhaften) Mechanismen der Zellschädigung? (23.7)
8. Wie ist der Reaktionsmechanismus einer hypoxischen Zellschädigung? (23.7)
9. Auf welche Weise wirken freie Radikale zellschädigend? (23.7)
10. Wie wirken chemische Zellschädigungen? (23.7)
11. Was sind Virus-induzierte Zellschädigungen? (23.7)
12. Erkläre die Zellschwellung (23.8.1)!
13. Erkläre die intrazelluläre Verfettung (23.8.2)!
14. Erläutere kritisch die Begriffe Dystrophie und Degeneration (23.8.3)!

23.9 Nekrose

Das Absterben von Zellen, Zellgruppen, Geweben und Organbezirken – im sonst noch lebenden Organismus – wird Nekrose genannt. Kurz: **Nekrose = Zell- und Gewebstod.**

Der genaue Zeitpunkt des Zelltodes läßt sich morphologisch nicht erkennen – es handelt sich ja um ein funktionelles Geschehen, um den *„point of no return"* eines gestörten Zellstoffwechsels: Die Irreversibilitätsschwelle ist überschritten. Wir können erst die gestaltlichen Veränderungen sehen, die sich nach dem funktionellen Zelltod entwickeln.
Elektronenmikroskopisch kann man nach 10 bis 20 Minuten die ersten Veränderungen der Nekrose erkennen, lichtoptisch erst nach 6 bis 8 Stunden. Zu dieser Zeit wird die Nekrose auch mit freiem Auge sichtbar.

Nekrose = die sichtbaren morphologischen Veränderungen, welche als Folge eines Zelltodes auftreten.

35 sub (lat.), unter, unterhalb.

Beim Absterben von Zellen ist zu unterscheiden zwischen:

Provozierter Zelltod: ausgelöst durch endogene und exogene Nosen; Endstadium einer irreversiblen Stoffwechselstörung.

Programmierter Zelltod: endogen gesteuertes, meist genetisch programmiertes Absterben von Einzelzellen. Typisch für die sogenannte Zellmauserung, d. h. das „physiologische" Absterben z.B. der Erythrozyten, der verhornten Oberflächenzellen der Haut, der Oberflächenepithelien der Darmschleimhaut, der Endometriumzellen bei der Menstruation, der Ganglienzellen im Gehirn (etwa 1.000 pro Tag) u. dgl.

Der programmierte Zelltod wird **Apoptose**[37] genannt. Apoptose tritt ein, wenn die Lebenszeit der Zelle abgelaufen ist oder wenn ihr ein Todesprogramm aufgezwungen wurde; letzteres z.B. durch Perforine zytotoxischer T-Lymphozyten, Virusbefall oder Effekt von Zytokinen.

Apoptose ist die genetisch programmierte Elimination von Zellen, d. h. die physiologische, natürliche Form des Zelltodes.

Die Organisation und das Funktionieren multizellulärer Organismen kann nur durch die Aufrechterhaltung eines Gleichgewichtes zwischen Zellproliferation und Zelluntergang gewährleistet werden.

Wie wird das Apoptoseprogramm aktiviert?

1. **Vorgänge an der Zellmembran:** Tumornekrosefaktor bzw. andere Liganden binden an entsprechende Rezeptoren oder T-Zellen, schließen toxische Substanzen ein, und das Programm startet.
2. **Vorgänge an den Mitochondrien:** Schädigungen wie Hypoxie, Toxine, Bestrahlung, Zytostatika, freie Radikale u. a. bewirken an den Mitochondrien die Freisetzung von Zytochrom C. Dieses fördert die Aktivierung von Caspasen, d. h. Nukleasen und Proteasen, welche im Zellinneren DNA und Proteine zerstören und damit das Todesprogramm starten. Das Apoptoseprogramm wird auch bei unkontrollierter Zellvermehrung aktiviert und ist damit ein wichtiger Faktor zur Verhinderung des Tumorwachstums.
3. **Irreparabler DNA-Schaden:** Wenn ein im Genom aufgetretener Schaden nicht repariert werden kann, besteht durch Einleitung der Apoptose die Möglichkeit, die betroffene Zelle zu eliminieren. Dabei löst das Gen p 53 die Bildung von bax-Proteinen aus, letztere bewirken die Freisetzung von Zytochrom C und damit wiederum die Aktivierung von Caspasen.

Apoptose als genetisch programmiertes, geregeltes Absterben von Zellen

1. Während der Embryonalentwicklung
   - Verschwinden von Strukturen des MÜLLERschen Ganges beim männlichen Individuum
   - Isolierung der Finger und Zehen durch Zugrundegehen dazwischenliegender Zellstränge
   - Elimination autoaggressiver Immunzellen
2. Während des Lebens und Alterns
   - Erreichen eines bestimmten Zellalters (Erythrozyten)
   - Zellmauserung in praktisch allen Organen

Apoptose als induziertes Absterben der Zellen

- Bei numerischer Atrophie
- Bei Verlust der abgestimmten Modulation zwischen Protoonkogenen und Suppressorgenen
- Nach einer zytostatischen Therapie oder Bestrahlung
- Effekt eines Virusbefalls oder einer Immunreaktion
- Effekt von Zytokinen (z. B. Tumornekrosefaktor)

Apoptose = Eliminierung ungewollter Zellen

Die Apoptose ist eine Schrumpfnekrose → kleine, eosinophile Zelle mit pyknotischem Kern, losgelöst aus dem Zellverband (Zellmumie).

Apoptotische Zellen werden phagozytiert, eine entzündliche Reaktion (wie sonst bei Zellnekrosen) tritt nicht auf: **Apoptotische Zellen setzen keinen Zellinhalt in die Umgebung frei, daher entsteht keine Entzündungsreaktion.**

Die Trennung von Apoptose und Nekrose ist fließend und variabel.

Beispiel: Eosinophile Einzelzellknoten bei der Virushepatitis (41.8.2) und COUNCILMAN-bodies bei Gelbfieber werden als Apoptose und/oder Nekrose angesehen.

Achtung: wird ein (noch) lebendes Gewebsstück in eine Formalinlösung eingetaucht, so sind die Zellen zwar sofort chemisch tot, bleiben aber strukturell intakt. Dies ist der Mechanismus der Gewebefixierung zum Zwecke einer histologischen Untersuchung. Das hat nichts mit Nekrose zu tun.

36 nekros (griech.), tot, verstorben.

37 apoptyo (griech.), abwerfen (wie die Blätter vom Baum), apo- (griech.), abptosis (griech.), Fall, das Fallen.

23.9.1 Strukturelle Veränderungen bei der Nekrose

Werden durch folgende Mechanismen bewirkt:

1. **Physiko-chemische Veränderungen an den Zellstrukturen (23.7)**
   - **Membranschädigungen:** Einströmen von Wasser, Na^+ und Ca^{++}; Ausströmung von K^+: sogenannte Transmineralisation.
     Es laufen im Zeitraffertempo ab: Schwellung → hydropische Dystrophie → vakuoläre Dystrophie → Zelltod.
   - **pH-Änderung und Denaturierung der Proteine:**
     Das Absinken des intrazellulären pH-Wertes denaturiert durch das saure Milieu die Eiweißkörper und aktiviert lysosomale Enzyme: Abbau der Eiweißstrukturen sowie Nukleinsäuren.
2. **Änderung der Durchströmung**
   - **Osmotisch-onkotische Wirkung:** Der mit dem Strukturzerfall ansteigende kolloidosmotische Druck fördert den Plasmaeinstrom. Durch die osmotische Wirkung wird das Einströmen von Ca^{++} und Fibrinogen gefördert → beide fallen als Präzipitate aus.
   - **Spüleffekt:** Von praktischer Bedeutung ist, daß Plasma- bzw. Gewebsflüssigkeit nicht nur in das Nekroseareal einströmen, sondern es auch wieder verlassen und über die Lymphbahnen in das Blut gelangen. Auf diesem Weg werden Elektrolyte, Proteine, Hämoglobin aus zerstörten Erythrozyten sowie Myoglobin aus nekrotischer Muskulatur und viele weitere Substanzen in das Blut gespült. Besonders wichtig sind biologisch aktive Zytokine, die von Lymphozyten und Monozyten/Makrophagen sezerniert werden: Interleukin 1 (IL-1) und der Tumor-Nekrose-Faktor (TNF).

   Diese Zytokine sind wesentlich an der Entstehung von Fieber sowie der Ausschwemmung von vermehrten Granulozyten in das Blut = Leukozytose, beteiligt.
   Bevor die biochemische Definition des TNF gelang, sprach man von pyrogenen[38] Substanzen, welche das Fieber nach Gewebsnekrosen hervorrufen sollen.

   Für die Praxis bedeutsam ist der laborchemische Nachweis von Enzymen im Patientenblut, die aus der Nekrosezone herausgeschwemmt worden sind. Ihr Nachweis gehört zu den wichtigsten klinischen Methoden, um Nekrosevorgänge zu erfassen: CPK = Kreatinphosphokinase – Muskel, Hirn, Myokard; LDH = Laktatdehydrogenase – Myokard, Leber; GOT = Glutamat-Oxalazetat-Transaminase und GPT = Glutamat-Pyruvat-Transaminase – Leber.
   Bedeutung der Enzymdiagnostik: Aus Quantität und Qualität der nachgewiesenen Enzyme lassen sich Rückschlüsse auf den Sitz der Nekrose ziehen.
3. **Autolyse und Heterolyse**
   Das Zustandekommen einer Nekrose ist abhängig von der Aktivität intra- und extrazellulärer Enzyme und daher nur in einem lebenden Gesamtorganismus möglich.
   - **Autolyse:** Freisetzung intrazellulärer Enzymaktivitäten vor allem aus Lysosomen → Selbstauflösung der Zellen. Wenn die Enzyme allerdings selbst denaturiert werden, wird dadurch die Autolyse gestoppt.
   - **Heterolyse:** Zellfremde Enzyme greifen die geschädigten Zellen an, z. B. aus Granulozyten und Makrophagen.
4. **Reaktion des umgebenden Gewebes = Versuch der Reparatur des Schadens**
   - **Hyperämischer Randsaum:** Erweiterung der Kapillaren und Blutüberfülle im Randbereich der Nekrose. Dadurch werden Blutzellen und Energieträger herangebracht: Dies ist ein Rettungsversuch!
   - **Leukozytärer Demarkationswall:** Granulozyten sammeln sich zwischen Nekrose und hyperämischem Randsaum; freigesetzte Enzyme trennen die Nekrosezone von der gesunden Umgebung → Demarkation. Mikrophagen = Granulozyten beginnen mit dem Abbau. Dies ist der Versuch der Isolierung der Nekrose!
   - **Granulationsgewebe:** Nach den Mikrophagen wandern Makrophagen = Histiozyten in das tote Gewebe ein und phagozytieren den Schutt. Gleichzeitig kommen Fibroblasten sowie Kapillarsprossen. Es entsteht ein Granulationsgewebe, welches einerseits das zerstörte Material abbaut und zugleich eine neue bindegewebige Grundstruktur errichtet.

Fand die Nekrose in einem regenerationsfähigen Parenchym statt, so ist die Möglichkeit für eine Wiederherstellung gegeben. Dies gelingt allerdings selten und ist überhaupt nur bei kleinen Nekrosebezirken möglich. Meist geht das Granulationsgewebe in ein Narbengewebe über, welches von den Fibroblasten aufgebaut wird. Dies ist der Versuch die Lücken zu füllen!

38 pyr (griech.), Feuer, Fieber.

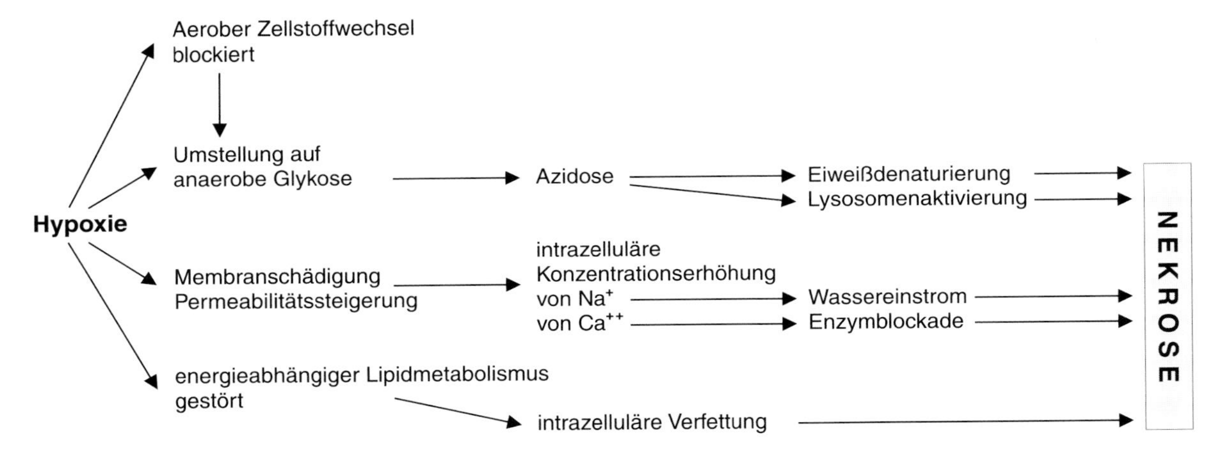

Abb. 23.8: Schema der hypoxischen Zellschädigung.

23.9.2 Mikroskopische Kennzeichen der Nekrose

1. **Elektronenmikroskopisch**
   Die Zytoplasmaveränderungen gehen den Zellkernveränderungen zeitlich voraus und erfolgen innerhalb von 10–60 Minuten. Mitochondrien schwellen an, Verlust der Cristae mitochondriales, Übergang in Bläschen, Zerreißung der Mitochondrienmembranen. Endoplasmatisches Retikulum wird bläschenförmig, die Ribosomen lösen sich von den Membranen, Fragmentation und totale Auflösung. Lysosomen zunächst vergrößert, später Membranzerstörung und Auflösung.
2. **Lichtmikroskopisch**
   Die **Zellkernveränderungen** haben größte diagnostische Bedeutung, da sie mit histologischen Routinemethoden eindeutig zu identifizieren sind.
   - **Pyknose:** Schrumpfung des Zellkernes, Chromatin dicht gepackt, stark mit Hämatoxylin färbbar → schwarz.
   - **Karyorrhexis:** Zerfall der Kernmembran, es liegen nur mehr Fragmente des Kerns im Zytoplasma.
   - **Karyolyse:** allmähliches Verdämmern des Kernes.

Im **Zytoplasma** werden dystrophische Veränderungen erkennbar, meist wird es zunehmend eosinophil.

Am denaturierten Eiweiß werden basische Valenzen[39] freigesetzt, diese reagieren mit sauren Farbstoffen, d. h. Eosin: Granuläre bis schollige eosinophile Massen treten auf; nach Ruptur der Zellmembran entsteht ein strukturloser, durch Eosin stark rotgefärbter Detritus[40].

Das **Interstitium** ist wesentlich widerstandsfähiger als die Parenchymzellen, die Schädigungen treten deutlich später auf.

Ist noch eine Restversorgung des Gebietes mit Sauerstoff und Energieträgern vorhanden, kann das Interstitium intakt bleiben und nur die hochspezialisierten Parenchymzellen gehen zugrunde: **elektive[41] Parenchymnekrosen.**

23.9.3 Ursachen der Nekrose
(Vergleiche und wiederhole 23.7)

1. **Sauerstoffmangel** (s. 23.7.1)
   Häufigste Ursache ist ein Gefäßverschluß: **Infarkt**[42] = umschriebene Nekrose infolge eines Verschlusses der versorgenden Gefäße (Durchblutungsstop).
2. **Sauerstoffradikale** (s. 23.7.2)
   Freie Radikale aus dem Zellstoffwechsel werden nicht mehr unschädlich gemacht, d. h. die protektiven Mechanismen fallen aus.

> Sauerstoffradikale spielen eine wichtige Rolle bei
> - Nekrose
> - Entzündung
> - Kanzerogenese
>
> Protektive Faktoren sind alle Redoxsysteme.

3. **Physikalische Einwirkungen**
   Hitze, Kälte
   Strahlen
   Elektrizität
   Mechanische Traumen
   Beachte: meist führt eine massive mechanische Gewalteinwirkung zu einer Gewebszertrümmerung, nicht aber zum Vorgang der Nekroseentstehung.

---

39 valens (lat.), stark, wirksam; hier im Sinne chemischer Bindungsmöglichkeiten.
40 deterere (lat.), abnutzen; Überreste zerfallener Zellen.
41 eligere (lat.), auswählen.
42 infarcire (lat.), verstopfen.

4. **Chemische Stoffe und Medikamente** (s. 23.7.3)
5. **Lebende Krankheitserreger**
   Bakterien – direkte Toxinbildung
   Viren – Störung des Zellstoffwechsels durch den Viruseinbau (s. 23.7.4)
   Parasiten – meist immunologische Reaktionen
6. **Immunreaktionen**
7. **Genetische Störungen**
8. **Ernährungsstörungen**
9. **Alterungsprozesse**
   Absterben von Zellen im Rahmen biologischer Zyklen oder infolge Erschöpfung des Stoffwechsels: dies ist Apoptose.

23.9.4 Formen der Nekrose

1. **Koagulationsnekrose**
2. **Kolliquationsnekrose**
3. **Sonderformen**
   - **Käsige Nekrose**
   - **Gangranöse Nekrose**
   - **Fibrinoide Nekrose**
   - **Fettgewebsnekrose**

23.9.4.1 Koagulationsnekrose[43]

Eiweiß-Gerinnung und **Denaturierung der Proteine** stehen im Vordergrund. Lytische Enzyme ebenfalls denaturiert, daher kaum wirksam und keine Gewebeauflösung. Ursache ist meist eine lokale Unterbrechung der Blutzufuhr in parenchymatösen Organen.

Makro: Konsistenz[44] – d. h. die Festigkeit – zunächst erhöht („wie gekochtes Ei"), später bröckelig.

1. Wenn eine Arterie verschlossen ist = **ischämische[45] Nekrose** → Farbe fahlgelb, „lehmfarben"; trocken.
2. Wenn eine Vene verschlossen ist oder es in einen nekrotischen Bezirk hineinblutet = **hämorrhagische[46] Nekrose** → düsterrot; feucht.

Histo: Zellumrisse zunächst noch schattenhaft erhalten; Plasma zunehmend eosinophil, Kerne gehen zugrunde; später eine amorphe granuläre Trümmerzone.

Koagulationsnekrosen an der Oberfläche von Haut bzw. Schleimhäuten führen durch Wasserverdunstung und Fibringerinnung zu einem trockenen Schorf (abhebbarer Belag).

23.9.4.2 Kolliquationsnekrose[47]

Entsteht durch **Auflösung der Proteine**, besonders in Geweben, die reichlich nichtkoagulierbare Fettsubstanzen enthalten (z. B. ZNS). Die Gewebsauflösung wird durch zelleigene lysosomale Fermente und durch proteolytische Enzyme aus Granulozyten (z. B. bei eitrigen Entzündungen) inszeniert. Autolyse (zelleigene Enzyme) und Heterolyse (zellfremde Enzyme) stehen im Vordergrund der Ereignisse.

Makro: weich-breiig-flüssig. Es entsteht ein Erweichungsherd = Malazie[48].

Histo: Zerfall zu einem strukturlosen Detritus, der abtransportiert wird.

23.9.4.3 Käsige Nekrose

Sonderform einer Koagulationsnekrose und **typisch für Tuberkulose**; entsteht durch den toxischen Einfluß der lipidhaltigen Hüllen der Tbc-Bakterien.

Makro: gelblich-weißlich, trocken bis schmierig (jedoch nicht so fest wie bei Koagulationsnekrose).

Histo: amorphe, eosinophile Masse. Im Gegensatz zur gewöhnlichen Koagulationsnekrose (Gewebsstruktur schattenhaft erhalten) geht bei der käsigen Nekrose alles vollständig zugrunde.

In etwas abgewandelter Form tritt eine Art käsiger Nekrose auch beim syphilitischen Gumma auf; grauweiße Nekrose, zäh-elastisch – radiergummiartig; gegensätzlich zur Tbc bleiben im Gumma kollagene und elastische Fasern, d. h. vor allem die Blutgefäße, erhalten.

23.9.4.4 Gangranöse[49] Nekrose

Entsteht durch Einwirkung der Außenwelt auf schon nekrotisches Gewebe. Es bestehen grundsätzlich zwei Varianten:

---

43 coagulare (lat.), gerinnend machen.
44 consistere (lat.), einen festen Stand gewinnen.
45 ischein (griech.), zurückhalten, hemmen, Ischämie = örtliche Blutleere.
46 haimorrhagia (griech.), Blutfluß.
47 con-liquare (lat.), flüssig machen.
48 malakos (griech.), weich.
49 gangraina (griech.), fressendes Geschwür, Brand.

1. **Trockene Gangrän** = trockener Brand: Koagulationsnekrose mit starker Austrocknung (Körperoberfläche!) und Schwarzverfärbung → **Mumifikation.**

   Beispiel: Beingangrän durch Verschluß einer größeren Arterie der unteren Extremität.

2. **Feuchte Gangrän** = feuchter Brand:

   Befall einer Nekrose mit sogenannten Fäulnisbakterien → mißfärbige Gewebseinschmelzung, Gasbildung, äußerst übelriechend.

   Beispiel: Beingangrän mit bakterieller Infektion. Dekubitus[50]: Nekrose und Geschwürbildung der Haut an den Aufliegestellen bewegungslos-bettlägeriger Patienten; sekundäre bakterielle Infektion.

Achtung: Schwierigkeiten der Nomenklatur!
„Gangrän" ist eine klinische Bezeichnung für die Extremitätengangrän. Dies ist nicht identisch mit dem Begriff „gangranöse Nekrose". Bei der „gangranösen Nekrose" unterscheidet man die zwei Haupttypen „trockene Gangrän" und „feuchte Gangrän". Eine trockene Gangrän kommt praktisch nur an Extremitäten vor, die feuchte Gangrän gibt es auch als entzündliche Reaktion in inneren Organen. Dabei bestehen zwei pathogenetische Möglichkeiten:
1. primäre Nekrose mit nachfolgender Infektion mit Fäulnisbakterien,
2. primäre bakterielle Infektion und Entzündung → ischämische Nekrose durch den Entzündungsvorgang → Befall des nekrotischen Gewebes mit Fäulnisbakterien (z.B. gangranöse Appendizitis).

23.9.4.5 Fibrinoide Nekrose

Besondere Form der Nekrose des Bindegewebes, der Blutgefäßwände und am Grund eines Magen- oder Zwölffingerdarmgeschwüres (siehe 23.17).

23.9.4.6 Fettgewebsnekrose (enzymatische Nekrose)

Auslösender Effekt ist die Wirkung von Lipasen. Die häufigste Form ist eine primäre Enzymaktivierung im Pankreas, welche dann zur Autodigestion (Selbstverdauung) führt.

Aktivierung von Phospholipase A → Parenchymnekrose; Lipase → Fettgewebsnekrose; Elastase → Gefäßwandnekrose. Die bei Fettgewebsnekrosen freiwerdenden Fettsäuren verbinden sich mit Ca^{++} zu Kalkseifen, wodurch leuchtend-weiße, spritzerartige Herde entstehen.

Fettgewebsnekrosen können auch traumatisch ausgelöst werden, z. B. nach einer Injektion oder einem stumpfen Trauma. Letztendlich sind Nekrosen im Fettgewebe der weiblichen Brust nicht selten: posttraumatisch oder auch ohne erinnerliche Ursache.

23.9.5 Schicksal der Nekrose

1. **Vollständige Regeneration:** Das zugrunde gegangene Gewebe wird völlig normal wiederhergestellt.

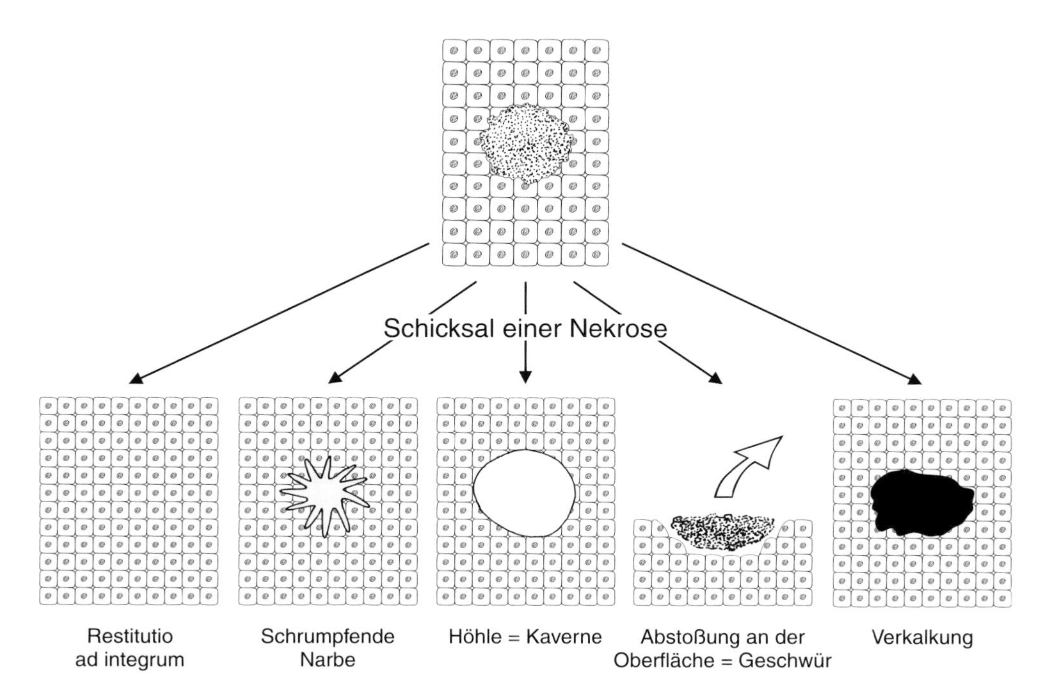

Abb. 23.9: Schicksal einer Nekrose.

50 decubare (lat.), darniederliegen.

Dies ist nur selten möglich und dann nur bei ganz kleinen Nekrosen.
2. **Narbenbildung:** Ersatz des zugrunde gegangenen Gewebes durch eine bindegewebige Narbe.
3. **Hohlraumbildung = Zyste oder Kaverne**[51]**:** Nach Verflüssigung und Abräumung des nekrotischen Gewebes bleibt ein Hohlraum, welcher später wieder narbig ausgefüllt werden kann.
4. **Sequestration** oder **Ulkusbildung:** Erfolgt die Abräumung des nekrotischen Gewebes von einer Organoberfläche (z. B. Schleimhaut), resultiert ein Substanzdefekt an dieser Oberfläche = Ulkus.
   Das abgestoßene nekrotische Gewebsstück wird als Sequester[52] bezeichnet.
5. **Verkalkung:** In das nekrotische Gewebe kann direkt oder nach erfolgter Narbenbildung Kalk eingelagert werden. Verkalkung ist ein typisches Leitsymptom für käsige Nekrose, d. h. Tuberkulose.

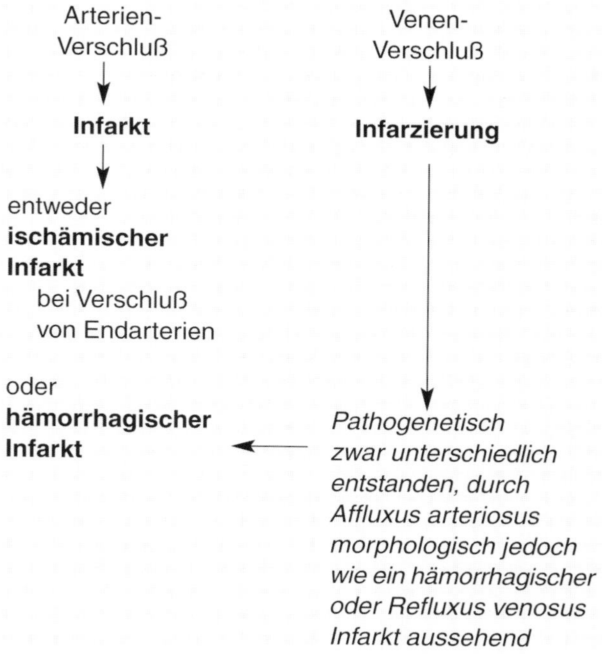

23.9.6 Spezielle Typen der Nekrose in einzelnen Organen

Wird eine Nekrose durch den Verschluß einer zuführenden Arterie verursacht, nennt man dies **Infarkt;** ist dagegen eine abführende Vene verschlossen, spricht man von **Infarzierung.**

Der Verschluß einer Arterie führt zu einem **ischämischen = anämischen Infarkt.** Dies aber nur dann, wenn der arterielle Gefäßverschluß eine absolute Blutleere des Versorgungsgebietes zur Folge hat, wenn also ein Blutzustrom aus Gefäßen der Umgebung (Anastomosen, doppelte Gefäßversorgung) unmöglich ist. Es müssen demnach echte – oder wie bei den Koronargefäßen – funktionelle Endarterien vorliegen und auch aus dem postkapillären venösen Kreislaufschenkel darf es keine Rückstaublutung geben.

Ein **hämorrhagischer Infarkt** entsteht, wenn es in das Nekrosegebiet zwar hineinblutet, aber eine gehörige Zirkulation mit Zufuhr von Energieträgern nicht aufrechterhalten werden kann.

Ein solches „Hineinbluten" kann geschehen durch:
1. Anastomosen,
2. doppelte Gefäßversorgung (z. B. der Lunge) und wird „*Affluxus arteriosus*" genannt, eine
3. Möglichkeit ist eine venöse Rückstaublutung „*Refluxus venosus*".

Arterien-Verschluß → **Infarkt** → entweder **ischämischer Infarkt** bei Verschluß von Endarterien oder **hämorrhagischer Infarkt**

Venen-Verschluß → **Infarzierung** → *Pathogenetisch zwar unterschiedlich entstanden, durch Affluxus arteriosus morphologisch jedoch wie ein hämorrhagischer oder Refluxus venosus Infarkt aussehend* → hämorrhagischer Infarkt

23.9.7 Der ischämische Infarkt am Beispiel des Myokardinfarktes

Der Myokardinfarkt ist die typische Manifestation eines ischämischen Infarktes mit Totalnekrose von Parenchym = Herzmuskelzellen und Stroma = Interstitium. Die morphologischen Veränderungen entsprechen völlig der Entwicklung sowie dem weiteren Schicksal einer Koagulationsnekrose und zeigen einen bestimmten zeitlichen Ablauf. Vgl. Spezielle Pathologie, 32.8.2.

Nach 10 Minuten: bläschenförmige Erweiterung des endoplasmatischen Retikulums durch Wassereinstrom, Aufquellung der Mitochondrien, Schwund der Glykogengranula.

Nach 20 Minuten: Auflösung der Cristae mitochondriales, vakuoläre Umwandlung und Homogenisierung der Mitochondrien.

Nach 40–60 Minuten: Partialnekrosen an Zellorganen, Zerreißung der Mitochondrienmembranen, Zerstörung des endoplasmatischen Retikulums, Zerfall der Myofilamente, Auftreten von Fettröpfchen, Dehiszenz der Glanzstreifen, d. h. Auseinanderrücken der Zellgrenzen.

Alle diese Veränderungen sind potentiell reversibel, d. h. bei rascher und vollständiger Wiederdurchblutung wäre der Übergang zum Zelltod zu stoppen.

Achtung: die Zeitspanne, um die myokardiale Durchblutung wiederherzustellen, beträgt für den Patienten weniger als 8 Stunden! Danach ist die Nekrose irreversibel eingetreten.

51 caverne (lat.), Höhe.
52 sequestratio (lat.), Trennung.

Während des ersten Tages: Das betroffene Gebiet ist makroskopisch noch nicht als Nekrose erkennbar. Der Bezirk erscheint nur gegen das umgebende Myokard abgeblaßt, blutleer: **akute Ischämie des Myokards.**

Zwischen 24–36 Stunden: Erst jetzt ist die **Koagulationsnekrose** voll ausgeprägt.

Histo: eosinophile Homogenisierung bei noch schattenhaft erkennbaren Zellumrissen. Die Zellkerne sind verschwunden (Abb. 23.10).

Makro: fahlgelb bis lehmfarben, trocken, scharf zackig begrenzt, etwas prominierend (Tafel 5).

Nach 3–4 Tagen: Einwanderung von Leukozyten und beginnender Abbau der Nekrosezonen. Es bildet sich eine typische **dreizonale Gliederung:**

- **zentrale Koagulationsnekrose** = lehmfarben
- **leukozytäre Demarkation** = leuchtend schwefelgelb
- **hämorrhagische Randzone** = rot

Nach 4–6 Tagen: Es beginnt das Einwandern von Makrophagen, Kapillarsprossen und Fibroblasten, d. h. ein **Granulationsgewebe**[53].

Ab der 2. Woche: Organisation[54] des nekrotischen Gewebes durch einsprossendes Granulationsgewebe: grauroter, feucht-glänzender, eingesunkener, konzentrisch die Restnekrose einengender Saum.
Im Gefolge der Organisation erfolgt die Bildung von kollagenem Bindegewebe = **Narbengewebe.**
Die Abbaugeschwindigkeit beträgt 1 mm pro Woche, ab der zweiten Woche beginnt die Narbenbildung.

Nach 1–2 Monaten: Die vollständige **Vernarbung** eines größeren Infarktes dauert mehr als 2 Monate: Bildung eines kollagenfaserigen Schwielengewebes – weiß, feucht, eingesunken.

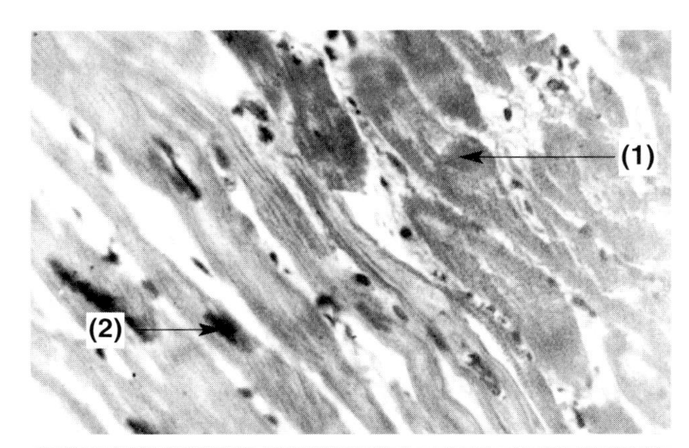

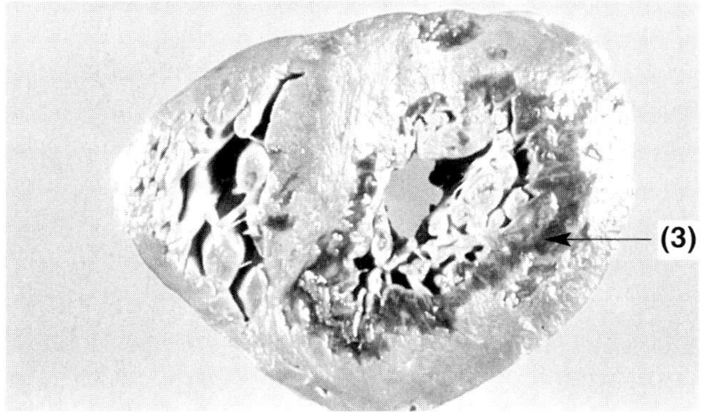

Abb. 23.10: Myokardinfarkt.
Oben: strukturlos-homogenisiertes Zytoplasma der nekrotischen Herzmuskelzellen (1), die Zellkerne sind verschwunden. Vitale Herzmuskelzellen (2) mit erhaltenen Kernen und sichtbarer Fibrillenstruktur.
Unten: zackig begrenzter Infarkt, praktisch zirkulär die Innenschicht der Wand des gesamten linken Ventrikels einnehmend (3). Das nekrotische Areal ist zunächst lehmfarben, später durch einsprossendes Granulationsgewebe grau-rot.

23.9.8 Der hämorrhagische Infarkt am Beispiel des Lungeninfarktes

Die Entstehung eines hämorrhagischen Lungeninfarktes hängt von der zweifachen Blutversorgung der Lunge ab (siehe Spezielle Pathologie, 34.3.9.6).

Wird durch **Verschluß eines Pulmonalarterienastes** der funktionelle Lungenkreislauf unterbrochen, erfolgt eine Überleitung von Blut aus den Bronchialarterien in das entsprechende Versorgungsgebiet. Ist allerdings der Abfluß des Lungenvenenblutes in den linken Vorhof behindert = **venöse Lungenstauung**, so ist die A. bronchialis trotz des hohen Druckgradienten quantitativ nicht mehr in der Lage, die Zirkulation weiterzuführen. Die A. bronchialis kann die Stauung nicht überwinden, sie schoppt jedoch Blut in den betreffenden Bezirk hinein; sind die O_2-Reserven aufgebraucht, kommt es zur **Nekrose**, da infolge mangelnder Zirkulation kein Nachschub erfolgt. Es entsteht ein hämorrhagischer Infarkt.

Mikroskopisch: blutüberfüllte Kapillaren → Erythrozytenaustritte in die Alveolen; Nekrose der interalveolären Septen.

Makroskopisch:

1. **frischer Lungeninfarkt:** kegelförmiges, mit der Spitze hiluswärts gerichtetes, der Pleura anliegendes Areal; schwarz-rot, feucht, in der Konsistenz stark erhöht. Über dem Infarkt zeigt die Pleura häufig eine akute entzündliche Reaktion.

53 granulatio (lat.), die mit freiem Auge sichtbare Körnelung = Granulierung des einwachsenden Gewebes.
54 (franz.), Ersatz und Umbau eines toten Gewebes.

2. **alter Lungeninfarkt:** Der Zerfall des Blutfarbstoffes in den zugrunde gegangenen Erythrozyten führt zur Freisetzung von Hämosiderin und damit zur Braunfärbung des nun trockenen Infarktbezirkes (siehe Einführung, T 19).
3. **Infarktnarbe:** Nach Organisation durch Granulationsgewebe erfolgt eine narbige Umwandlung → geschrumpftes Narbenfeld mit Pleuraeinziehung.

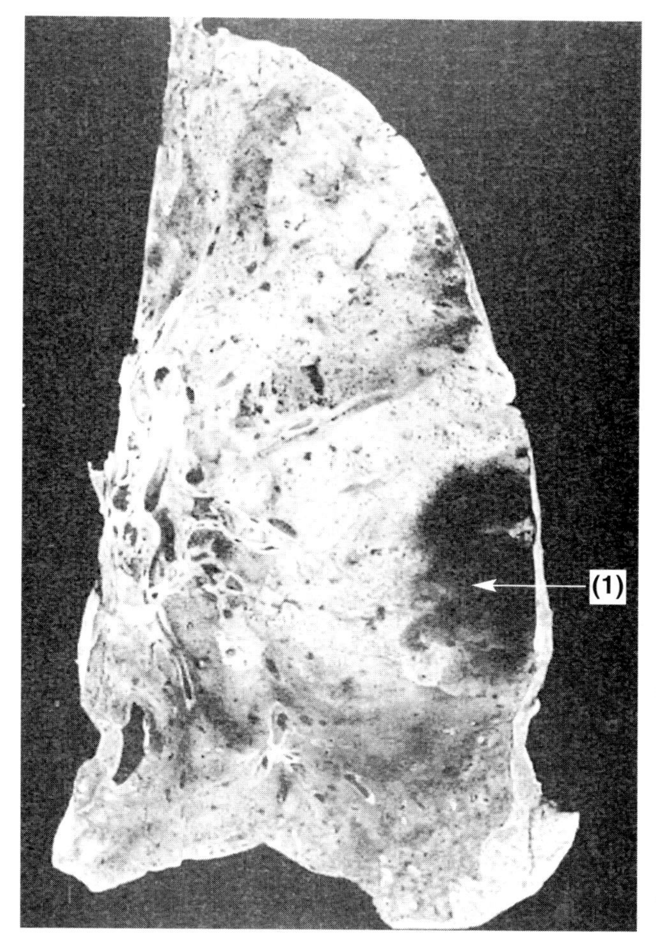

Abb. 23.11: Lungeninfarkt.
Subpleural gelegen, am frischen Präparat schwarz-rot und feucht (1).

23.9.9 Der Hirninfarkt als Beispiel einer Kolliquationsnekrose

Der Verschluß einer Hirnarterie führt im Versorgungsgebiet zu einer O_2-Mangel-Nekrose (siehe Spezielle Pathologie 61.6).

1.–2. Tag: Der Bezirk ist blutarm-blaß, die Struktur im betroffenen Areal verquollen, die Grenze zwischen weißer und grauer Substanz verwischt.

2.–6. Tag: Das Gewebe ist weich, wie wurmstichig, klebrig, gegen die intakte Umgebung gut abgegrenzt. (Abb. 23.12).

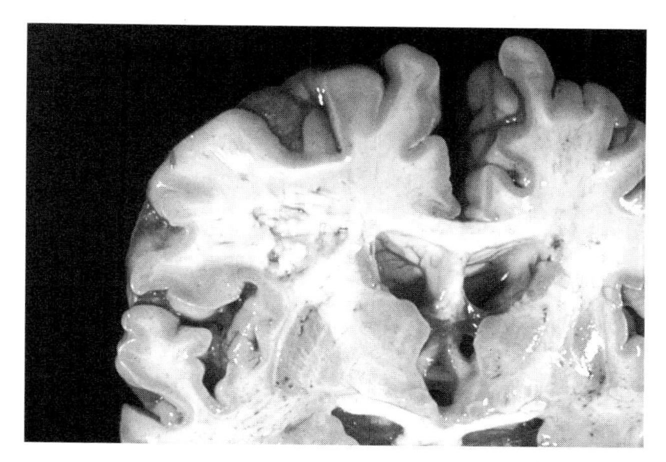

Abb. 23.12: Ischämischer Hirninfarkt. Die Kolliquationsnekrose ist blutleer = ischämisch = weiß (1), das Gewebe zerfällt.

Ab 7. Tag: Verflüssigung der betroffenen Hirnsubstanz. Nach Abtransport derselben bleibt ein Defekt: trichterförmig an der Gehirnoberfläche, zystisch im Inneren.

Wegen der Erweichung zur Kolliquationsnekrose heißt der Hirninfarkt auch Enzephalomalazie.

Ein Hirninfarkt kann ein **ischämischer Infarkt** sein = *Enzephalomalacia alba* oder ein **hämorrhagischer Infarkt** = *Enzephalomalacia rubra.* Letzteres bedeutet eine Durchsetzung des Infarktbezirkes mit zahllosen kleinen Blutungen (Affluxus arteriosus über Kollateralen und Anastomosen; Refluxus venosus bei venöser Abflußstauung).

23.9.10 Die hämorrhagische Infarzierung

Bei plötzlichem Verschluß einer großen Organvene kommt es zu einem „absoluten" venösen Rückstau, d.h. die Zirkulation ist unterbrochen. Da die zuführende Arterie noch Blut hineinpumpt, aber nichts mehr heraus kann, sind Blutaustritte ins Gewebe und Nekrose die Folge: **hämorrhagische Destruktion = hämorrhagische Nekrose.**

Die betroffenen Organe bzw. Organteile sind vergrößert, blutreich, dunkelrot, die jeweilige Struktur ist zerstört, das Gewebe zerfällt.

Beispiele für hämorrhagische Infarzierungen:

1. *Gehirn:* Verschluß eines Sinus durae matris und/oder leptomeningealer Venen durch ein intravitales Blutgerinnsel = Thrombus. Es resultiert das Bild einer Encephalomalacia rubra mit zahlreichen Blutungen in das nekrotisch-erweichte Gewebe.
2. *Milz:* bei isolierter Milzvenenthrombose (manchmal als Effekt von Ovulationshemmern!), im Rahmen

einer Pfortaderthrombose oder bei Stieldrehung am Milzhilus mit Abklemmung der dünnwandigen Milzvene.

3. *Niere:* Übergreifen eines Thrombus aus der V. cava inferior auf die Nierenvene. Bei exsikkierten[55] Säuglingen (z. B. Flüssigkeitsverlust infolge Durchfallserkrankung) gibt es eine isolierte Niervenvenenthrombose.
4. *Ovarium, Hoden, Gallenblase, Appendix epiploica:* Wenn solche Organe eine abnorm freie Beweglichkeit haben, ist eine Stieldrehung möglich → korkzieherartige Drehung am Aufhängeapparat, wobei Venen abgeklemmt werden.
5. *Darm:* Verschluß von Mesenterialvenen (Abb. 23.13).
   a) Mesenterialvenenthrombose
   b) Inkarzeration[56] von Hernien[57] mit Abklemmung der Venen
   c) Invagination[58] = ein proximales engeres Darmstück wird in ein distales weiteres Segment hineingeschoben – „wie das Zusammenschieben eines Fernrohres". Da das gefäßführende Mesenterium dabei mitgeschoben wird, erfolgt eine Gefäßabklemmung.
   d) Volvulus[59]: Stieldrehung eines Darmstückes um ein abnorm bewegliches Mesenterium.

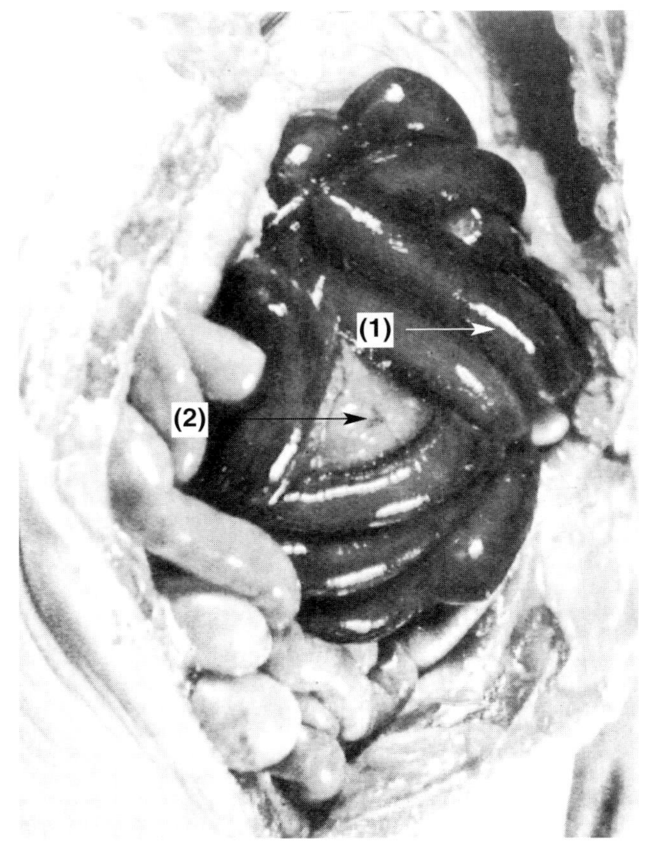

Abb. 23.13: Hämorrhagische Infarzierung. Durch den Verschluß einer Mesenterialvene kam es zur hämorrhagischen Nekrose eines Teilstückes des Dünndarmes (1) sowie des dazugehörigen Mesenteriums (2).

Verschluß von Mesenterialvenen → hämorrhagische Infarzierung des betroffenen Darmstückes.
Verschluß von Mesenterialvenen → hämorrhagischer Infarkt durch Refluxus venosus aus dem Pfortadersystem und Refluxus arteriosus aus den arkadenförmigen Anastomosen der benachbarten Mesenterialarterien.

Übersicht

Definition: Morphologische Veränderungen als Folge eines provozierten Zelltodes

Ursache:
1. Sauerstoffmangel
2. Physikalische Einwirkungen
3. Chemische Stoffe und Medikamente
4. Lebende Krankheitserreger
5. Immunreaktion
6. Genetische Störungen
7. Ernährungsstörungen

Morphologie:
I. Nach Art der Gewebsreaktion
   1. **Koagulationsnekrose**
   2. **Kolliquationsnekrose**
   3. **Sonderform: Käsige Nekrose**
      Gangranöse Nekrose
      Fibrinoide Nekrose
      Fettgewebsnekrose
II. Nach dem Blutgehalt
   1. **Ischämische Nekrose**, ischämischer Infarkt
   2. **Hämorrhagische Nekrose**, hämorrhagischer Infarkt, Infarzierung

Verlauf: Schädigung der Zellorganellen → Denaturierung der Eiweißkörper → Strukturzerfall. Reaktion des umgebenden Gewebes.
Vollständige Regeneration
Narbenbildung
Hohlraumbildung

55 siccus (lat.), ausgetrocknet.
56 incarceratus (lat.), eingeklemmt.
57 hernia (lat.), Eingeweidebruch.
58 invaginatio (lat.), Einstülpung, Einscheidung.
59 volvere (lat.), drehen.

1. Definition der Nekrose und der Apoptose (23.9)!
2. Erkläre Begriff und Bedeutung der Apoptose (23.9)!
3. Warum läßt sich der genaue Zeitpunkt des Zelltodes morphologisch nicht erkennen, wann beginnt die optische Sichtbarkeit einer Nekrose? (23.9)
4. Erkläre folgende Detailveränderungen bei einer Nekrose: Membranschädigung, Transmineralisation, pH-Änderung, Eiweiß-Denaturierung, osmotisch-onkotische Wirkung, Spüleffekt. (23.9.1)
5. Erläutere die Bedeutung der klinischen Enzymdiagnostik. (23.9.1)
6. Warum ist eine Nekrose nur dann möglich, wenn der Gesamtorganismus noch lebt? Autolyse, Heterolyse. (23.9.1)
7. In welcher Form reagiert das umgebende Gewebe auf eine Nekrose? (23.9.1)
8. Erkläre kurz ein Granulationsgewebe. (23.9.1)
9. Was sind die mikroskopischen Kennzeichen einer Nekrose? (23.9.2)
10. Zähle die möglichen Ursachen einer Nekrose auf (23.9.3)!
11. Nenne die Formen der Nekrose (23.9.4)!
12. Erläutere die besonderen Charakteristika einer Koagulationsnekrose. (23.9.4.1)
13. Was sind die Besonderheiten einer käsigen Nekrose? (23.9.4.2)
14. Erkläre die verschiedenen Formen der gangranösen Nekrose. (23.9.4.3)
15. Unterscheide zwischen dem klinischen und dem morphologischen Begriff „Gangrän". (23.9.4.3)
16. Rekapituliere die Lokalisation einer fibrinoiden Nekrose. (23.9.4.4)
17. Erläutere die besonderen Charakteristika einer Kolliquationsnekrose. (23.9.4.5)
18. Erkläre die verschiedenen Formen einer enzymatischen Nekrose. (23.9.4.6)
19. Was kann aus einer Gewebsnekrose werden (Schicksal)? (23.9.5)
20. Unterscheide zwischen Infarkt und Infarzierung (23.9.6), sowie zwischen einem ischämischen und einem hämorrhagischen Infarkt (23.9.6)!
21. Erläutere den zeitlichen und morphologischen Ablauf eines Myokardinfarktes (23.9.7)!
22. Erkläre die besonderen Entstehungsbedinungen eines hämorrhagischen Lungeninfarktes (23.9.8)!
23. Unterscheide die drei makroskopischen Formen eines Lungeninfarktes. (23.9.8)
24. Erläutere den zeitlichen und morphologischen Ablauf eines Hirninfarktes (23.9.9)!
25. Erkläre die Begriffe Enzephalomalacia alba bzw. rubra (23.9.9)!
26. Nenne Beispiele für eine hämorrhagische Infarzierung (23.9.10)!

23.10 Hypertrophie[60], Hyperplasie[61]

Die Reaktion von Zellen, Geweben und Organen auf eine geforderte Leistungssteigerung kann auf zwei Arten erfolgen. Einerseits kann – um die Mehrarbeit zu bewältigen – die Anzahl der Zellen vermehrt werden, andererseits können sich die Einzelzellen selbst vergrößern und damit kann die funktionstragende Substanz vermehrt werden. Diese Vergrößerung und Vermehrung der Zellstrukturen ist allerdings nur bis zu einem kritischen Grenzwert möglich: kritische Zellmasse, limitiert von der Kern-Plasma-Relation. Jenseits dieses Grenzwertes kommt es zur Zellteilung.
Zellvergrößerung und Zellvermehrung sind von einer ausreichenden Gefäßversorgung und dem entsprechenden Angebot an Energieträgern abhängig.

Hypertrophie = Größenzunahme eines Organes oder Gewebes durch Vergrößerung der Einzelzelle.

Ursache der Hypertrophie ist eine starke Stimulation des Stoffwechsels durch Mehrbeanspruchung. Mitochondrien, endoplasmatisches Retikulum, Ribosomen u. dgl. nehmen an Größe und Zahl zu; die Kerne zeigen Polyploidisierung → die Zelle wird größer.

Es hypertrophieren die zur verstärkten Leistung aktivierten organspezifischen Zellen = Parenchymzellen. Kommt es nicht gleichzeitig zu einer verstärkten Durchblutung, d. h. Blutzufuhr (erhöhtes Substratangebot), so tritt früher oder später eine kritische Versorgungssituation ein.

Die ursprüngliche Form eines hypertrophierten Organs bleibt erhalten, es wird nur größer. Die Hypertrophie bildet sich zurück, sobald die vermehrte Leistungsforderung wieder nachläßt.

Hyperplasie = Größenzunahme eines Organes oder Gewebes durch Zunahme der Zellzahl.

Ursache der Hyperplasie sind meist fehlerhafte Steuerungsimpulse bzw. fehlerhafte Reaktionen der Zelle oder eine **über die kritische Zellmasse hinausgehende Hypertrophie mit nachfolgender Zellteilung.**

Einfache Hypertrophie und Hyperplasie = numerische Hypertrophie sind oft miteinander kombiniert, eine strenge Trennung nicht immer möglich.

Ätiologie und Pathogenese

1. **Arbeitshypertrophie:** Ursache ist eine erhöhte Beanspruchung.

60 hyper (griech.), über; trophè (griech.), Ernährung.
61 plassein (griech.), bilden, formen.

Beispiel: Skelettmuskulatur ← Training
Herzmuskulatur ← erhöhter Blutdruck
glatte Darmmuskulatur ← Überwindung einer Engstelle (Stenose)[62]

2. **Kompensatorische Hypertrophie:** *Übernahme der Funktion* nach Verlust oder Ausfall eines Organs.

   Beispiel: Hypertrophie der verbleibenden Niere nach einseitiger Nephrektomie[63] (Beachte: die Glomerula werden nicht vermehrt, nur größer = Hypertrophie; die Tubulusepithelien werden vermehrt = Hyperplasie).
   Bei Leberzirrhose[64], wenn ein Teil des Parenchyms zugrundegeht, wird das erhaltene Gewebe knotig hypertrophisch-hyperplastisch.

3. **Regeneratorische[65] Hyperplasie:** wenn als Reaktion auf eine Gewebsschädigung eine *überschießende Ersatzbildung* eintritt.

   Beispiel: Zahnfleischhyperplasie durch ständigen Druck einer schlecht sitzenden Prothese.[66]
   Epithelhyperplasie bei chronischen Entzündungen, z. B.: in der Magen- und Darmschleimhaut.
   Hyperplasie eines Narbengewebes: dicke, wulstförmige, oft entstellende Narben.

   Die regeneratorische Hyperplasie kann infolge überstürzter Zellvermehrung zur Bildung atypischer Zellen führen → Tumorentstehung möglich.

4. **Hyperplasie infolge endokriner Störungen:** sowohl ein gesteigerter *Stimulus*[67], als auch Mangelzustände, oder ein *gestörter „Feedback"-Mechanismus* können die Ursachen sein.

   Beispiel: Bei Jodmangel oder Störungen der Hormonsynthese in der Schilddrüse erfolgt unter dem Einfluß von TSH[68] eine diffuse oder knotige Vergrößerung der Schilddrüse → Struma[69], Hyperplasie von Brustdrüse, Uterus und Hypophyse während der Gravidität.
   Kommt es bei einer Nierenfunktionsstörung zu einem Anstieg des Serum-Phosphates und dementsprechend zu einem Absinken des Serum-Kalziums, werden die Nebenschilddrüsen stimuliert, um vermehrt Parathormon abzugeben → diffuse oder knotige Parathyreoidea-Hyperplasie.

Hypertrophie und **Hyperplasie** sind **quantitative Störungen** des Zellwachstums.

Bei Wegfall der Ursache erfolgt Stillstand des Wachstums oder Rückbildung. Dies ist der entscheidende Unterschied zur **Neoplasie**[70] = Tumorwachstum = qualitative Störung **des Zellwachstums;** ein Tumor wächst selbständig (autonom)[71] weiter.

Übersicht

Hypertrophie

Definition:	Vergrößerung der Zellen, daher auch des ganzen Organs.
Ursache:	Mehrbeanspruchung, Steigerung des zellspezifischen Stoffwechsels.
Verlauf:	So lange die Leistungssteigerung anhält, dann reversibel.
Komplikationen:	Wenn die Blutversorgung mit der Organvergrößerung nicht Schritt hält → Zellschädigung.

Hyperplasie

Definition:	Vermehrung der Zellzahl, durch Vergrößerung des Organs: entweder gleichmäßig **diffus** oder herdförmig knotig = **nodulär.**
Ursache:	Gestörte Steuerung im System: Zellwachstum ↔ Zellteilung ↔ Zellfunktion.
Verlauf:	So lange der Stimulus anhält; in der nodulären Form nicht immer reversibel, da die vermehrten Zellen nicht alle wieder verschwinden.
Komplikationen:	Das vergrößerte Organ kann Druckerscheinungen ausüben (Struma, Prostatahyperplasie). Die gesteigerte Funktion hyperplastischer endokriner Organe kann Überfunktionssyndrome verursachen.

23.10.1 Herzmuskelhypertrophie

Das normale Herzgewicht des Menschen beträgt etwa 300 Gramm. Erhöhte Arbeitsbeanspruchung (sportliches Training, wie auch krankhafte Überbelastung) führt als Kompensationsvorgang zu einer zahlenmäßigen Zunahme der Aktin- und Myosinfilamente. Diese Massenvermehrung innerhalb der Herzmuskelzelle

62 stenos (griech.), eng.
63 ektemnein (griech.), herauschneiden.
64 kirrhos (griech.), gelb; Zirrhose = Strukturveränderung der Leber mit knotigem Umbau, häufig fettig-gelb.
65 regenerare (lat.), von neuem hervorbringen.
66 protithenai (griech.), vorlegen, vorsetzen; künstlicher Ersatz.
67 stimulare (lat.), anstacheln, anreizen.
68 Thyreoidea-stimulierendes-Hormon aus der Hypophyse.
69 (lat.) eigentlich Lymphknotenschwellung am Hals. Der Terminus wird jedoch nur in der Bedeutung „Schilddrüsenvergrößerung" gebraucht.
70 neos (griech.), neu.
71 autonomos (griech.), nach eigenen Gesetzen; plassein (griech.), bilden, formen.

ergibt eine Volumenvermehrung und damit Verdickung der Muskulatur des betroffenen Herzabschnittes. Auf diese Weise kann sich das Herzgewicht bis auf 500 Gramm erhöhen (über 60 % Gewichtszunahme!) Der Blutbedarf steigt mit der Muskelmasse, eine kritische Grenze wird bei 500 Gramm erreicht.

Das kritische Herzgewicht beträgt 500 Gramm. Bis zu dieser Größe ist die Versorgung durch die Koronararterien ausreichend.

Bei Überschreiten des **kritischen Herzgewichtes** erfolgen zwei wesentliche Ereignisse:
1. Die Herzmuskelfasern werden nicht nur dicker, sondern es tritt auch eine Vermehrung derselben durch Längs- und Querteilung (Amitose) ein. Dies ist ein Wechsel von der Hypertrophie zur Hyperplasie.
2. Die Koronararterien wachsen nicht in gleichem Maße mit, die Blutversorgung wird zunehmend schlechter.

Jenseits des kritischen Herzgewichtes besteht eine koronarielle Mangeldurchblutung. Die Herzmuskulatur ist bezüglich der Energieversorgung akut gefährdet.

Jedes Herz mit einer Masse von mehr als 500 Gramm kann irreversible Schädigung erleiden: Zugrundegehen von Herzmuskelzellen durch Mangeldurchblutung → zahlreiche kleine Nekroseherde → die nekrotischen Muskelzellen können nur durch Narbengewebe ersetzt werden. → Der Schaden besteht darin, daß solche Narben die geordnete Struktur der kontraktilen Herzmuskelzellen stören und selbst ja nicht kontraktionsfähig sind: die Leistungsfähigkeit der Herzmuskulatur ist verringert.

23.10.2 Skelettmuskelhypertrophie

Durch länger andauernde Arbeitsüberbelastung kommt es zur Vergrößerung der Muskelzellen; eine Vermehrung der Muskelfasern tritt nicht ein.

Die Volumenzunahme erreicht kaum mehr als 30 % des Ausgangswertes. Daher versuchen manche „Athleten" und „body-builder" medikamentös nachzuhelfen. Verwendet werden meist anabole[72] Steroide, welche biochemisch den Androgenen nahestehen.
Konstitutionelle Gegebenheiten spielen ebenfalls eine Rolle: nicht jeder kann auf „Mister Universum" trainieren.

23.10.3 Hyperplasie endokriner Organe

23.10.3.1 Hyperplasie der Parathyreoidea

Vergrößerung aller Epithelkörperchen vor allem durch Vermehrung der Hauptzellen und der wasserhellen Zellen, welche somit vermehrt Parathormon (PTH) produzieren. Dies entsteht:
1. Ohne erkennbaren Sekretionsstimulus, d. h. primäre Hyperplasie. Da vermehrt PTH gebildet wird → **primärer Hyperparathyreoidismus** (Achtung! Nomenklaturschwierigkeit: als primärer Hyperparathyreoidismus wird auch die PTH-Überproduktion in einem gutartigen Epithelkörperchentumor = Adenom[73] bezeichnet).
2. Bei chronischen Nierenerkrankungen kann es durch eine herabgesetzte Phosphatausscheidung zur Hyperphosphatämie und durch ein vermehrtes Ausscheiden von Kalzium zu einer Hypokalzämie kommen.

Außerdem fällt die metabolische Nierenfunktion im Vitamin-D-Stoffwechsel aus (verminderte Bildung von 1,25 Dihydroxy-Cholecylziferol), was zur Einschränkung der intestinalen Kaliumresorption wie auch der Kalziummobilisation aus dem Knochen führt.

Hyperphosphatämie und Hypokalzämie sind der Stimulus für eine vermehrte PTH-Bildung → Hyperplasie der Epithelkörperchen → **sekundärer Hyperparathyreoidismus.**

23.10.3.2 Hyperplasie der Schilddrüse

Die Stimulation der Schilddrüse erfolgt entweder hormonell (TSH = thyroid stimulating hormone aus der Hypophyse) oder durch Autoantikörper (LATS = long acting thyroid stimulator = Immunglobuline mit Thyreoidea-stimulierender Wirkung). **Kropf = Struma;** die Vermehrung der Follikel erfolgt diffus = Struma diffusa oder knotenförmig = Struma nodosa.
Eine Hyperplasie der Schilddrüse kann mit einer endokrinen Überfunktion = Hyperthyreose einhergehen, dies muß aber nicht sein.

23.10.3.3 Hyperplasie der Nebennierenrinde

Eine Zellvermehrung in der Nebennierenrinde kann diffus oder knotig sein, sowie mit oder ohne Funktionsstörungen einhergehen. Mögliche Auswirkungen einer Überfunktion:
1. Hypercortisolismus
2. Hyperaldosteroinismus
3. Vermehrte Produktion androgener Substanzen.

72 anabolé (griech.), das Hinaufgehen; anabol bedeutet aufbauend. Die Substanzen fördern den Eiweißaufbau.
73 aden (griech.), Drüse.

23.10.4 Noduläre Hyperplasie der Prostata

Ursache ist die Abnahme der Androgenproduktion mit zunehmendem Alter, während der Östrogenspiegel unverändert, d. h. relativ vermehrt bleibt. Die androgenabhängige Außendrüse bildet sich zurück, die Strukturen der Innendrüse werden zur Zellvermehrung angeregt. An der Hyperplasie sind sowohl die Drüsen als auch die glatte Muskulatur und das Bindegewebe beteiligt = **fibro-myo-glanduläre Hyperplasie** bzw. **BPH (benigne Prostatahyperplasie)**.

Es kommt zu einer oft beträchtlichen Vergrößerung des Organs durch multiple, unterschiedlich große Knoten. Die Folge ist eine Einengung der Pars prostatica urethrae mit Erschwerung der Miktion[74]. Harnrückstau in die Blase und Infektionsgefahr durch Restharnbildung.

23.10.5 Pseudohypertrophie

Eine diffuse Vergrößerung eines Organs kann auch erfolgen durch:

1. Schwund des Parenchyms und überschießendes Ausfüllen der „Gewebslücken" durch Fettgewebe: sogenannte ***Vakatwucherung***[75].
   Dies wird Lipomatose genannt und kommt vor allem in Pankreas, Skelettmuskulatur, Nieren und Lymphknoten vor (siehe 23.12.4).
   Nur von außen besehen ist das Organ größer, schneidet man hinein, wird die Fettdurchwachsung und Parenchymreduktion sichtbar.
2. Einlagerung von Speichersubstanzen führt zu einer Zellvergrößerung. Dies können Lipide, Glykogen oder andere Stoffe sein.

23.10.6 Riesenwuchs = Hyperplasie des ganzen Organismus = Gigantismus[76]

Von Riesenwuchs spricht man bei einer Körperlänge der Frauen über 185 cm, bei Männern über 200 cm.

Genetisch bedingter Riesenwuchs

- **Primärer (primordialer) Riese:** Die Betroffenen sind schon bei der Geburt zu groß, es entwickelt sich ein proportionierter Riesenwuchs mit normaler Intelligenz (Basketballspieler!).
- **Riesenwuchs bei genetisch definierten Erkrankungen:** Poly-Y-Syndrom: Geschlechtschromosomen XYY.

Hormonell bedingter Riesenwuchs

- **Hypophysärer Riese:** Überschußproduktion von Wachstumshormon STH während der Längenwachstumsperiode vor der Pubertät. Es entstehen proportionierte Riesen mit normaler Intelligenz. Allerdings kann die Ursache ein Hypophysentumor sein!
  Überschuß an Wachstumshormon nach der Pubertät führt zu Akromegalie, d. h. abnormes Größenwachstum an den Akren, z. B. Finger, Zehen, Nase, Kinn u. dgl.
- **Hypogonadaler (eunuchoider[77]) Riese:** Männer mit mangelhafter Androgenproduktion infolge Unterentwicklung der Hoden. Die Epiphysenfugen bleiben lange offen, es resultiert eine Überlänge der Extremitäten bei annähernd normaler Rumpflänge.

REKAPITULATION

1. Was versteht man unter Hypertrophie bzw. Hyperplasie? (23.10)
2. Welche ätiopathogenetischen Formen der Hypertrophie/Hyperplasie gibt es? (23.10)
3. Was ist die kritische Zellmasse? (23.10)
4. Worin besteht der Unterschied zwischen Hyperplasie und Neoplasie? (23.10)
5. Erkläre Entstehung und Verlauf der Herzmuskelhypertrophie. (23.10.1)
6. Worin liegt die Bedeutung des kritischen Herzgewichtes? (23.10.1)
7. Worin liegen die Unterschiede zwischen Hypertrophie der Herz- bzw. Skelettmuskulatur? (23.10.2)
8. Nenne Beispiele für Hyperplasie endokriner Organe und schildere deren Entstehungsmechanismus sowie Folgen: Parathyreoidea (23.10.3.1), Schilddrüse (23.10.3.2), Nebennierenrinde. (23.10.3.3)
9. Was ist eine noduläre Prostatahyperplasie? (23.10.4)
10. Was ist eine Pseudohypertrophie, was eine Lipomatose? (23.10.5)
11. Nenne Beispiele für einerseits genetisch, andererseits hormonell bedingten Riesenwuchs. (29.10.6)

74 mingere (lat.), urinieren.
75 vacare (lat.), leer sein.
76 gigas (griech.), Riese.
77 eunuchos (griech.), der Entmannte. Haremswächter; eides (griech.), ähnlich.

23.11 Atrophie

Atrophie ist die **Verkleinerung** eines primär normal entwickelten und normal großen Gewebes bzw. Organs.

Alle Formen von Atrophie haben gemeinsam: ein Überwiegen der katabolen[78] über die anabolen[79] Stoffwechselvorgänge. Durch ungenügende Nahrungszufuhr, schlechte Substratverwertung oder infolge gesteigerten Verbrauchs entsteht ein Defizit zwischen Angebot und Nachfrage.

Eine Atrophie ist bei Beseitigung der Ursache meist reversibel.

Die Atrophie eines Organs kann auf zweierlei Weise erfolgen:

1. **Einfache Atrophie = Zellverkleinerung:** Verkleinerung des Organs durch **Größenabnahme der einzelnen Zellen** bei gleichbleibender Zellzahl. Dieser Vorgang ist typisch für stabile Gewebe mit geringer Zellerneuerungstendenz (Leber, Niere, endokrine Drüsen, Skelett- und Herzmuskulatur, Knochen).
2. **Numerische Atrophie:** Verkleinerung eines Organs durch **Verminderung der Zellzahl.** Typisch für Wechselgewebe mit hohem Zellumsatz (Epidermis, Schleimhäute, lymphatisches und blutbildendes Gewebe).

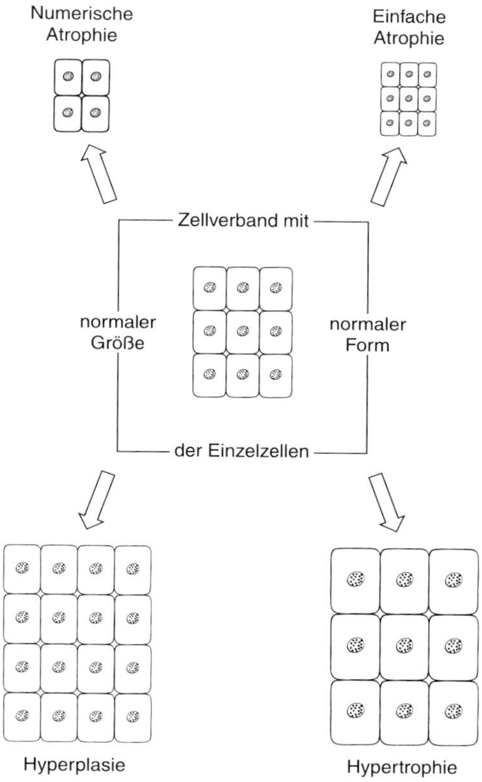

Abb. 23.14: Die prinzipiellen Veränderungen bei Atrophie, Hypertrophie und Hyperplasie.
Hypertrophie: Größenzunahme durch Vergrößerung der Einzelzellen.
Hyperplasie: Größenzunahme durch Zunahme der Zellzahl.
Einfache Atrophie: Verkleinerung durch Größenabnahme der Einzelzellen.
Numerische Atrophie: Verkleinerung durch Verminderung der Zellzahl.

23.11.1 Morphologische Kennzeichen der Atrophie

- **Organverkleinerung** durch Zellverkleinerung und/oder Zellverminderung.
- **Formveränderung** des Organs durch Abflachung der Wölbung und Schärfung der Kanten.
- **Stromavermehrung** durch Parenchymverlust: Das interstitielle Bindegewebe ist widerstandsfähiger als das hochspezialisierte Parenchym, bleibt daher erhalten und ist somit relativ vermehrt.
- **Pigmentablagerung** in den Parenchymzellen. **Lipofuszin**[80]: feinkörniges braunes Pigment, vor allem um den Zellkern gelagert. Diese sogenannten Residualkörper sind Lipid-Protein-Polymerisate von Abbauschlacken. **Lipochrome:** gelbbraune Farbstoffe mit hoher Fettaffinität (z. B. β-Karotin).

  Steht die Pigmentablagerung im Vordergrund, spricht man von brauner Atrophie (häufig in Leber und Myokard).
- **Vakatwucherung von Fettgewebe** (siehe 23.9.5). Dies kann manchmal die Verkleinerung des Organs maskieren und sogar eine Vergrößerung vortäuschen.

23.11.2 Verschiedene Formen der Atrophie

Man unterscheidet:

Physiologische Atrophie = Involutionsatrophie[81]. Im Rahmen normaler Entwicklungs- und Alterungsprozesse kommt es zu Organrückbildungen (Ductus Bo-

78 katabole (griech.), abbauend.
79 anabole (griech.), aufbauend.
80 lipos (griech.), Fett; fuscus (lat.), dunkelbraun.
81 involutio (lat.), Rückbildung.

TALLI, Nabelgefäße, Ductus thyreoglossus, Thymus nach der Pubertät, lymphatisches Gewebe mit fortschreitendem Lebensalter, Hoden und Ovarien im höheren Alter, Uterus nach der Geburt).

Pathologische Atrophie: im Rahmen krankhafter Ereignisse (siehe 23.11.2.1).

23.11.2.1 Allgemeine Atrophie

Senile Atrophie
Im höheren Lebensalter. Alle Organe können betroffen sein, je nach individueller Disposition, unterschiedlich stark; d. h. bei einem Menschen steht die Gehirnatrophie im Vordergrund, beim anderen die Knochenatrophie. Häufig betroffen sind: Gehirn, Herz, Leber, Haut, Knochen, Lunge.

Die voll ausgeprägte Form mit *„Schrumpfen des gesamten Menschen"* heißt: **Marasmus senilis.**

Beachte: **Präsenile Hirnatrophie** bei **Morbus ALZHEIMER** (siehe 61.11.2).

Hungeratrophie = Inanitionsatrophie[82]
Längerdauernder Hungerzustand oder Nahrungs-Resorptionsstörungen. Im Gegensatz zur senilen Atrophie sind zunächst Fettgewebe und Muskulatur betroffen, jedoch nicht das Gehirn. In fortgeschrittenen Stadien Übergang in die sogenannte Hungerkrankheit = alimentäre Dystrophie (siehe 29.1).

Zwei besondere Formen der Hungeratrophie sind:
Anorexia nervosa[83]: Pubertätsmagersucht bei Mädchen. Psychische Störung mit Nahrungsverweigerung und Abmagerung bis zum Skelett.

Kwashiorkor[84] (Proteinmangelsyndrom): allgemeine Wachstumsverzögerung infolge Eiweißmangels. Aufgrund der gedrosselten Lipoproteinsynthese fehlen die Very-low-density-lipoproteine (VLDL), sodaß die Leberzellen keine Triglyzeride abgeben können und somit die Leber verfettet (siehe 23.12.11). Es kommt zu genereller Atrophie mit vergrößertem Bauch (Fettleber, Aszites)[85] und durch verzögerte Melaninbildung zu einem rötlichen Hautfarbton bei der schwarzen Bevölkerung.

Kachexie
Hochgradiger Körperabbau und Auszehrung, allgemeiner Kräfteverfall und Atrophie des Gesamtorganismus bei konsumierenden[86] Erkrankungen, z. B. malignen Tumoren, Tuberkulose.

Kachexie und Marasmus bieten das gleiche Erscheinungsbild; **Kachexie** ist die Bezeichnung bei schweren Krankheiten, **Marasmus** nennt man den analogen Zustand im hohen Lebensalter.

SIMMONDsche[87] **Kachexie**
Sogenannte „Kachexia hypophysealis". Historische und falsche Bezeichnung für die Folgen einer vermeintlichen Hypophysenvorderlappen-Insuffizienz.

Achtung: klassischer Fall einer Fehlinterpretation! Die von SIMMONDS beschriebenen Fälle waren Anorexia nervosa. Eine hypophysäre Insuffizienz führt nicht zur Kachexie!

23.11.2.2 Lokale Atrophie

Inaktivitätsatrophie
Jede reduzierte funktionelle Beanspruchung verringert den Stoffwechsel des betroffenen Organs.

Beispiel: Muskel- und Knochenatrophie bei Lähmungen, aber auch bei erzwungener Ruhestellung durch einen Gipsverband.

Beachte: Inaktivität führt in jedem Organ zur Atrophie (auch im Gehirn!).

Atrophie bei Zirkulationsstörungen = vaskuläre Atrophie
Verminderte Substratzufuhr durch:
1. Einengung der Arterienlichtungen: Arteriosklerose, Gefäßkompression von außen (Tumor, enger Verband),
2. Verlangsamung des Blutstromes: Phlebektasien[88] und Varizen[89], Stauung im venösen Abfluß.
   Beispiel: Atrophie der Haut bei Störung der Blutzirkulation an den Unterschenkeln.

Druckatrophie
Zwei Mechanismen treten zusammen:
1. Unmittelbare Zellschädigung durch direkten mechanischen Druck.

---

82 inanis (lat.), leer, nüchtern, hungrig.
83 anorexia (griech.), Mangel an Eßlust.
84 (ghanesisch): erstens-zweitens; die Krankheit des ersten Kindes, wenn das zweite da ist. Von da an wird das erste Kind nicht mehr mit Muttermilch ernährt, sondern erhält eine mehlreiche (eiweißarme) Nahrung.
85 askites (griech.), Bauchwassersucht.
86 consumptio (lat.), Verzehrung.
87 MORRIS SIMMONDS (1855–1925), deutscher Pathologe in Hamburg.
88 phleps, phlebos (griech.), Vene; ektasis (griech.), Ausdehnung: diffuse Erweiterung der Venen.
89 varix (lat.), Venenknoten. Ektasien und Varizen werden meist gleichbedeutend als Krampfadern bezeichnet.

2. Druckkompression der versorgenden Blutgefäße (siehe vaskuläre Atrophie).

Beispiel: Druck eines Tumors auf seine Umgebung: Druck eines Arterienaneurysmas[90] auf benachbarte Strukturen; Druck einer im Ausführungsgang rückgestauten Flüssigkeit auf das empfindliche Organparenchym (Harnrückstau → Ausweitung des Nierenbeckens und Atrophie des Nierengewebes; Blockade eines Drüsenausführungsganges → Atrophie des Drüsenparenchyms).

Neurogene = Trophoneurotische Atrophie

Gestörte vegetativ-nervale Beeinflussung von ernährenden Gefäßen.

Beispiel: SUDDECKsche Knochenatrophie[91]: lokalisierte Atrophie von Knochen und Weichteilen als Folge einer reflektorischen neurovaskulären Durchblutungsstörung.

Erschöpfungsatrophie

Allzulange Überbelastung eines endokrin-aktiven Organs (Nebenniere, Hypophyse, Schilddrüse) führt zwar zunächst zu einer Hyperplasie, später jedoch infolge einer Erschöpfung der funktionell zu stark geforderten Parenchymzellen zum Zellverlust → numerische Atrophie.

Endokrine Atrophie

Mangel an stimulierenden Hormonen läßt die Zielorgane schrumpfen.

Beispiel: TSH-Mangel → Schilddrüsenverkleinerung; ACTH-Mangel → Verschmälerung der Nebennierenrinde.

Überschuß an kontraproduktiven Hormonen führt ebenfalls zur Atrophie des Erfolgsorgans.

Beispiel: männlicher Alkoholiker → Leberschädigung → mangelhafter Abbau der auch beim Mann vorkommenden Östrogene → Östrogenüberschuß → Hodenatrophie (gleichzeitig Brustdrüsenhyperplasie, d. h. Gynäkomastie).

Merke: Jede exogene Hormonzufuhr (z. B. Cortison) hemmt durch Eingriff in den Feed-back-Mechanismus die entsprechende endogene Hormonproduktion (in diesem Fall ACTH).

Genetisch bedingte Atrophie

Vorzeitige, lokalisierte Altersvorgänge und Degenerationserscheinungen; vor allem am Nerven- und Muskelsystem auffällig.

Beispiel: Muskelatrophien als Erbkrankheiten, PICKsche präsenile Hirnatrophie[92] sowie zahlreiche weitere Systematrophien im Zentralnervensystem.

Übersicht

Atrophie

Definition:	Verkleinerung von primär normal großen und normal entwickelten Zellen, Geweben und Organen.
Ursache:	Reduktion des zellspezifischen Stoffwechsels durch mangelhafte funktionelle Beanspruchung
Morphologie:	1. Verkleinerung 2. Formveränderung 3. Stromavermehrung 4. Pigmentablagerung 5. evtl. Vakatwucherung
Verlauf:	nach Beseitigung der Ursache prinzipiell reversibel
Komplikationen:	Reduktion der Zell- und Organleistung, Reduktion der Widerstandskraft von Zellen, Organen und Gesamtorganismus

Pathologische Atrophie

Allgemein	Lokal
1. Senile Atrophie Marasmus senilis	1. Inaktivitätsatrophie
2. Hungeratrophie	2. Atrophie bei Zirkulationsstörungen
3. Kachexie	3. Druckatrophie
	4. Neurogene Atrophie
	5. Erschöpfungsatrophie
	6. Endokrine Atrophie
	7. Genetisch bedingte Atrophie

23.11.3 Angeborene Störungen mit Hemmung des Wachstums

Agenesie

Die gesamte Organanlage fehlt. Störung in der frühen Embryonalentwicklung.

Beispiel: Fehlen einer Niere, des Ureters und der entsprechenden Blutgefäße.

Aplasie

Die Entwicklung des Organs fand nicht statt. Meistens ist nur eine rudimentäre[93], kaum identifizierbare Anla-

90 aneurysma (griech.), Erweiterung.
91 Paul SUDDECK (1866–1945), deutscher Chirurg.
92 Arnold PICK (1851–1924), Neurologe in Prag. Erstbeschreibung einer vorzeitigen Großhirnrindenatrophie mit entsprechenden Persönlichkeitsveränderungen.
93 rudiementum (lat.), erster Anfang.

ge vorhanden. Das vorgesehene Areal ist durch Fett- und Bindegewebe ausgefüllt.

Beispiel: Ureterstumpf und Blutgefäße sind vorhanden, Organstrukturen der Niere manchmal andeutungsweise erkennbar.

Eine Sonderform der Aplasie ist die **Atresie**[94]. Fehlen einer normalen Körperöffnung oder Nichtentfaltung eines Hohlorganes.

Beispiel: Analatresie, Ösophagusatresie, Gallengangsatresie; es liegt jeweils nur eine undurchlässige Membran oder ein solider Bindegewebsstrang vor.

Hypoplasie

Die Organanlage war vorhanden, die Entwicklung kam jedoch vorzeitig zum Stillstand, sodaß die normale Organgröße nicht erreicht wurde = Unterentwicklung.

Beispiel: angeborene Zwergniere; Ösphagus bzw. Darm streckenweise nur als dünnes Rohr vorhanden; Drüsenkörper und Mamilla bei Frauen auffallend klein. Hypoplasie des äußeren und/oder inneren Genitales.

23.11.4 Zwergwuchs = Hypoplasie des ganzen Organismus

Eine Körperlänge zwischen 130–150 cm nennt man Kleinwuchs, unter 130 cm Zwergwuchs.

1. Genetisch bedingter Zwergwuchs

Primärer (primordialer) Zwerg: Die Betroffenen sind schon bei der Geburt zu klein, es entwickelt sich ein proportionierter Zwergwuchs: sogenannter Liliputaner. Abgesehen vom Längenwachstum körperlich und geistig normal entwickelt.

Nanosomia[95] **infantum:** Die Kinder werden normal groß geboren, das Wachstum kommt jedoch frühzeitig zum Stillstand. Auch die übrige körperliche und geistige Entwicklung bleibt infantil.

Zwergwuchs auf Basis generalisierter Skelettfehlbildungen:

- **Chondrodystrophie:** Die Umwandlung von proliferierenden in reifen Knorpel ist genetisch gehemmt. Der Knorpel kann zwar verkalken, die gehörige Ossifikation ist jedoch gestört. Es entsteht ein disproportionierter Zwerg mit großem Kopf, relativ langem Rumpf und kurzen Extremitäten (Abb. 65.2, Spezielle Pathologie).
- **Osteogenesis imperfecta:** Abnorme Knochenbrüchigkeit (extrem dünne Kompakta und Spongiosa), daher schon intrauterin Extremitätenfrakturen. Disproportionierter Zwerg mit verkürzten Extremitäten.
- **Osteopetrosis = Osteosklerose = Marmorknochenkrankheit** ALBERS-SCHÖNBERG[96]: dichte, kompakte Verkalkung. Die Knochen sind schwer, unelastisch und spröde (abnorme Knochenbrüchigkeit), das Wachstum ist verzögert.
- **Pyknodysostose:** Wachstumsverzögerung und disproportionierte Schädel- und Extremitätenfehlbildung. Krankheit des Malers Henri TOULOUSE-LAUTREC.

Zwergwuchs bei Chromosomen-Aberrationen

- **DOWN-Syndrom:** Trisomie 21
- **TURNER**[97]**-Syndrom:** Monosomie X, d. h. 45, XO

Zwergwuchs bei Mukopolysaccharidosen
(siehe 23.14.3)

- **Gargoylismus = PFAUNDLER-HURLER-Syndrom**[98]: Störung im Metabolismus der Proteoglykane infolge Blockierung des Glykosaminglykanabbaues. Hemmung des Skelettwachstums. Disproportionierter Zwerg mit fratzenhafter Gesichtsmißbildung: rückversetzte Stirn, eingedrückter Nasenrücken, vorstehende Kieferpartie. Weiters Idiotie, Hornhauttrübung, pseudoatherosklerotische Gefäßwandverdickungen.

  Gargouille (franz.), werden die wasserspeienden Gesichtsfratzen am Ende von Dachrinnen und Regenröhren genannt.

2. Hormonell bedingter Zwergwuchs

Hypophysärer Zwerg: Mangel an Wachstumshormon STH. Proportionierter Zwergwuchs bei normaler Intelligenz. Therapie durch medikamentöse STH-Zufuhr vor dem Epiphysenschluß erfolgreich.

Thyreogener Zwerg: Kretinismus infolge Thyreoxinmangel bei Schilddrüsenunterfunktion. Disproportionierter Zwerg mit zu kurzen Extremitäten; Schwachsinn.

Pubertas[99] **praecox:** frühzeitiger Schluß der Epiphysenfugen infolge verfrühter Pubertät (6.–8. Lebensjahr). Ursache ist eine zu früh beginnende Gonadotropinausschüttung.

94 tresis (griech.), Loch.
95 nanos (griech.), Zwerg; soma (griech.), Körper.
96 Heinrich ALBERS-SCHÖNBERG (1865–1921), Chirurg und Röntgenologe in Hamburg.
97 Henry TURNER (geb. 1892), amerikanischer Endokronologe.
98 Meinhard v. PFAUNDLER (1872–1947) und Gertrud HURLER (1889–1965) waren deutsche Kinderärzte.
99 pubertas (lat.), Mannbarkeit; praecox (lat.), verfrüht.

3. Zwergwuchs durch Stoffwechselerkrankungen

Unterernährung (z. B. Resorptionsstörungen); renale Rachitis bei chronischen Nierenerkrankungen; Sauerstoffmangel bei angeborenen Herzfehlern: kardialer Zwergwuchs.

REKAPITULATION

1. Was versteht man unter Atrophie? (23.11)
2. Was ist allen Formen der Atrophie ursächlich gemeinsam? (23.11)
3. Ist eine Atrophie reversibel? (23.11)
4. Worin besteht der Unterschied zwischen einfacher und numerischer Atrophie? (23.11)
5. Welches sind die morphologischen Kennzeichen der Atrophie? (23.11.1)
6. Erkläre den Unterschied zwischen physiologischer und pathologischer Atrophie und nenne Beispiele einer Involutionsatrophie. (23.11.2)
7. Wie wirkt sich die senile Atrophie aus? (23.11.2.1)
8. Was ist der Unterschied zwischen Marasmus und Kachexie? (23.11.2.1)
9. Warum sind atrophische Organe braun? (23.11.1)
10. Nenne Beispiele für eine Hungeratrophie. (23.11.2.1)
11. Was ist falsch an der Bezeichnung SIMMONDsche Kachexie? (23.11.2.1)
12. Was ist eine Inaktivitätsatrohpie? (23.11.2.2)
13. Nenne Beispiele für eine Atrophie bei Zirkulationsstörungen. (23.11.2.2)
14. Welches sind die Mechanismen der Druckatrophie? (23.11.2.2)
15. Was ist die SUDECKsche Knochenatrophie? (23.11.2.2)
16. Erkläre das Entstehen einer endokrinen Atrophie und nenne Beispiele. (23.11.2.2)
17. Definiere und erkläre den Unterschied zwischen: Agenesie, Aplasie und Hypoplasie. (23.11.3)
18. Gib eine Übersicht der ursächlichen Typen des Zwergwuchses und nenne jeweils Beispiele. (23.11.4)

23.12 Verfettung

Eine abnorm vermehrte Ansammlung von Fettsubstanzen kann unter folgenden Entstehungsbedingungen auftreten:
1. Verfettung von Parenchymzellen = fettige Dystrophie
2. Fettphagozytose durch Mikro- und Makrophagen[100]
3. Vergrößerung (Hypertrophie) sowie Wucherung (Hyperplasie) von präexistenten Fettzellen
4. Geschwülste des Fettgewebes
5. Fettspeicherkrankheiten

100 phagein (griech.), verzehren, fressen.
101 lipos (griech.), fett.

23.12.11 Kurzer Überblick des Fettstoffwechsel

Die Sammelbezeichnung für Fette und fettähnliche Substanzen (= Lipoide) ist:

Lipide[101]

Fette:	**Triglyceride** = Acylglycerine	Lipoide:	**Phospholipide** z. B. Lecithin
	Fettsäuren gesättigt ungesättigt		**Sphingolipide** z. B. Ceramid Cerebrosid Gangliosid Sphingomyelin
	Cholesterin und Cholesterinester		

Die verschiedenen Spingolipide werden bei *Fettspeicherkrankheiten* infolge Fehlens von katabolen Enzymen nicht abgebaut und daher in großer Menge gespeichert (s.h. 23.12.7):

Ceramid:	Morbus FABRY
Cerebrosid:	Morbus GAUCHER
Gangliosid:	Morbus TAY-SACHS
Spingomyelin:	Morbus NIEMANN-PICK
Galaktosylceramid:	Morbus KRABBE
Cerebrosidsulfat:	Metachromatische Leukodystrophie

Bei anderen Typen von Fettspeicherkrankheiten wird „nur" Cholesterin gespeichert.
Beispiel: Cholesterinester: Morbus WOLMAN

Natürlich vorkommende Fette sind:
Gemische von Triglyzeriden, d. h. Estern von Glycerin mit Fettsäuren. Letztere sind entweder gesättigt (Butter, Kokosfett) oder ungesättigt (Olivenöl, Sonnenblumenöl, Fischöle).
Cholesterin
Phospholipide, z. B. Lecithin

Fette dienen als Energielieferanten sowie Ausgangsstoffe für Biosynthesen. Die Nahrungsfette werden im Dünndarm resorbiert und mittels der Chylomikronen zur Leber und den Fettdepots – Subkutis, Omentum, Mesenterium, Retroperitoneum – gebracht. Dieses Depotfett kann im Hunger mobilisiert werden.

Im **Depotfett** sind ganz überwiegend Triglyzeride = Neutralfette im mesenchymalen Fett abgelagert. Im Gegensatz zu Kohlenhydraten und Eiweißen kann der Organismus Fett in fast unbegrenzter Menge speichern. Dies ist prinzipiell eine sinnvolle Einrichtung, wie etwa das Anlegen von Fettvorräten bei Tieren vor dem Winter. Zu hoher Fettkonsum und Fettübergewicht stellen jedoch einen wesentlichen Risikofaktor für die Atherosklerose dar.

Funktionen des Depotfetts:
1. *Reserve:* Bei Bedarf wird Fett aus den Fettzellen mobilisiert.
2. *Wärmeschutz:* vor allem die Schicht des subkutanen Fettgewebes.
3. *Bau- und Stützmaterial:* Lagefixation der Baucheingeweide und der retroperitonealen Organe. Bei Fettschwund, z. B. Enteroptose[102] (Eingeweidesenkung) oder Wanderniere.

Eine gänzlich andere Form von Fettgewebe als Baumaterial sind intrazelluläre Lipidstrukturen als Bestandteile der Zellorganellen und Zellmembranen. Dieses Fett wird im Hunger nicht angegriffen.

Das Depotfett kommt in zwei Varianten vor:
- **Weißes Fett**[103], das sogenannte normale Fettgewebe aufgebaut aus univakuolären Fettzellen.
- **Braunes Fett,** bestehend aus plurivakuolären[104] Fettzellen (Abb. 23.15).

Makroskopisch ein angedeutet brauner Farbton infolge eisenhaltiger Zytochrome in den zahlenmäßig vermehrten Mitochondrien. Im weißen Fettgewebe entstehen beim Fettabbau Energieträger, z. B. ATP. Im braunen Fettgewebe entsteht dagegen Wärme. Kommt in unbedeutenden Mengen in der Gegend des Thymus, zwischen den Schulterblättern, in der Axilla und Leistengegend sowie um die Nebennieren vor. Entspricht dem Rumpf-Fettgewebe winterschlafender Tiere, welches der Wärmeregulation dient. Ob ein phylogenetischer Zusammenhang besteht, ist nicht geklärt, es könnte eine Aufwärmhilfe für die Neugeborenen sein.

Das **metabolisch benötigte Fett** wird im Energiestoffwechsel verbraucht oder zur Synthese benötigt: Zellmembrane, Steroidhormone u. a.

Im Blut sind die Fette in Form von **Lipoproteinen** vorhanden. Diese sphärischen, makromolekularen Komplexe dienen dem Transport der nicht wasserlöslichen Lipide und bestehen aus einem *Eiweiß-Anteil = Apolipoprotein* und einem *Fettanteil = Triglyzeride, Cholesterin, Phospholipide.* In Form von Lipoproteinen werden die Fettsubstanzen von den Orten der Resorption und Synthese zu den Orten der Nutzung gebracht.

Jedes Lipoproteinpartikel enthält einen hydrophoben Kern (Tryglyzeride, Cholesterinester), quasi einen Öltropfen, und eine hydrophile Hülle (Phospholipide, Cholesterin, Protein), welche die Löslichkeit in Plasma ermöglicht.

Die Apolipoproteine sind spezifische Eiweißkörper, welche Bindungen mit Enzymen bzw. Ankoppelungen an Membranrezeptoren vermitteln.

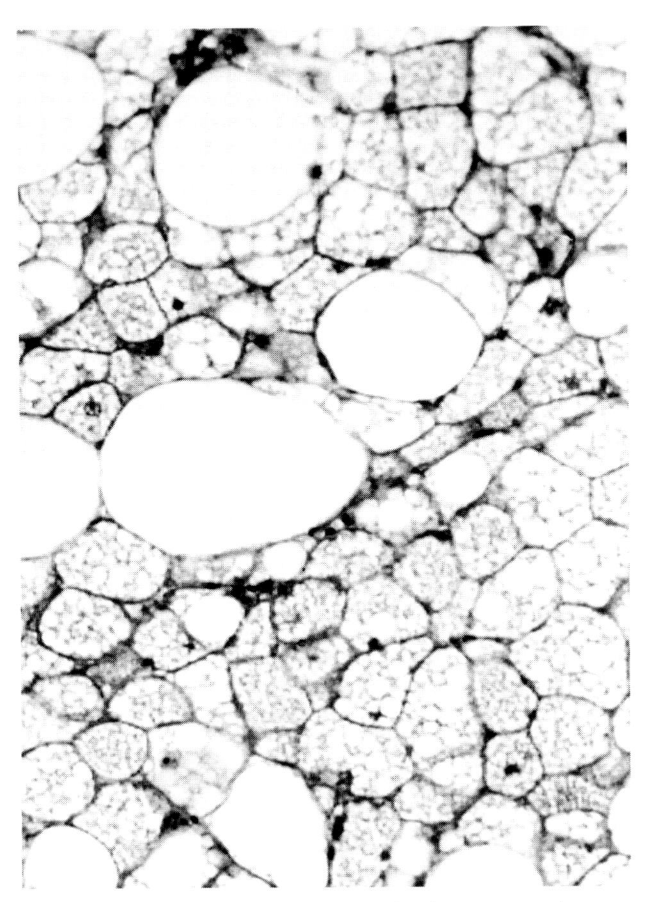

Abb. 23.15: Univakuoläres und plurivakuoläres Fettgewebe.

Charakteristika der wichtigsten Lipoproteine
Die Transportmenge an Nahrungsfetten beträgt pro Tag etwa 100 g Triglyzeride und 1 g Cholesterin.

Chylomikronen
Die Chylomikronen entstehen bei der Fettresorption in der Darmwand. Sie enthalten 85 % Triglyzeride und 7 % Cholesterin, gelangen auf dem Lymphweg ins Blut und geben infolge Abspaltung durch eine Lipoproteinlipase die Triglyzeride an das Fettgewebe (zur Speicherung) und an die Muskulatur (als Brennstoff) ab. Die verbleibenden Überreste, „remnants" genannt, sind nun relativ cholesterinreich und werden in Leberzellen eingeschleust. Das Cholesterin wird einerseits in Gallensäuren umgewandelt, andererseits mittels VLDL wieder in den Kreislauf abgegeben. Der Chylomikronentransport besteht in einer Triglyzerid-Lieferung an das Fettgewebe als Depot und an die Muskulatur als Betriebsstoff, sowie einer Nahrungs-Cholesterin-Belieferung der Leber.

---

102 ptosis (griech.), Fall, Sturz.

103 In den Tropen lebende Völker haben ein Depotfett von gelb-oranger Farbe, weil mit dem Nahrungsfett auch z. B.: der Farbstoff des Palmöls abgelagert wird.

104 Plurivakuoläres Fettgewebe = sogenanntes embryo-fötales Fettgewebe. Kommt in nennenswertem Ausmaß nur bei Neugeborenen vor, wird bis zum Erwachsenenalter stark reduziert.

VLDL

Very-low-density-Lipoproteine werden in der Leber gebildet bei Engergiestoff-Bedarf von dort in das Blut sezerniert. Sie enthalten 50 % Cholesterin (endogen synthetisiert). Das Fett- und Muskelgewebe nimmt (wie bei den Chylomikronen) die Triglyzeride auf, die „remnants" gelangen in die Leberzellen zurück und werden dort mit Cholesterin angereichert. Es entstehen die cholesterinreichen LDL.

LDL

Low-density-Lipoproteine bestehen aus 45 % Cholesterin und 10 % Triglyzeriden. Etwa drei Viertel totalen Serumcholesterins ist in den LDL-Partikeln enthalten. Die Funktion der LDL besteht darin, Cholesterin den extrahepatischen Zellen zur Verfügung zu stellen. Das Cholesterin wird für die Membransynthese und als Vorläufer des Steroidhormonaufbaues verwendet. Bei sehr hohen Plasmakonzentrationen von LDL wird dasselbe durch Phagozyten abgebaut, ein Cholesterinüberschuß bleibt jedoch bestehen. Das überschüssige Cholesterin kann von HDL aufgenommen werden.

HDL

High-density-Lipoproteine bestehen aus 20 % Cholesterin und 8 % Triglyzeriden. Die Aufgaben des HDL sind die Entfernung des Cholesterins aus den extrahepatischen Geweben und dessen Rücktransport zur Leber, sogenannter umgekehrter Cholesterintransport.

Patienten mit *hoher LDL-Konzentration* haben eine *Hypercholesterinämie.*
Patienten mit *hoher VLDL-Konzentration* haben eine *Hyperglyzeridämie.*

Das Risiko für Atherosklerose nimmt mit steigendem LDL-Spiegel zu!
HDL hat eine potentielle Schutzwirkung bezüglich des Atherosklerose-Risikos, da es als „Cholesterinabräumfaktor" wirkt.

Im klinischen Sprachgebrauch wird HDL als *„gutes Blutfett"* und LDL als *„böses Blutfett"* bezeichnet.

Cholesterin wird entweder exogen (tierische Nahrungsmittel) aufgenommen, aber auch endogen in der Leber synthetisiert.

Durchschnittswert:
500 mg Cholesterin täglich aus der Nahrung; 500–1000 mg Cholesterin täglich aus der endogenen Synthese.

Primäre Hyperlipoproteinämien

- **Hyperlipoproteinämie Typ I:** selten. Enzymdefekt verzögert Chylomikronenabbau, daher **Hyperchylomikronämie** und **Hyperglyzeridämie**
- **Hyperlipoproteinämie Typ II:** häufig. Mangel an LDL-Rezeptoren, daher **Hypercholesterinämie**

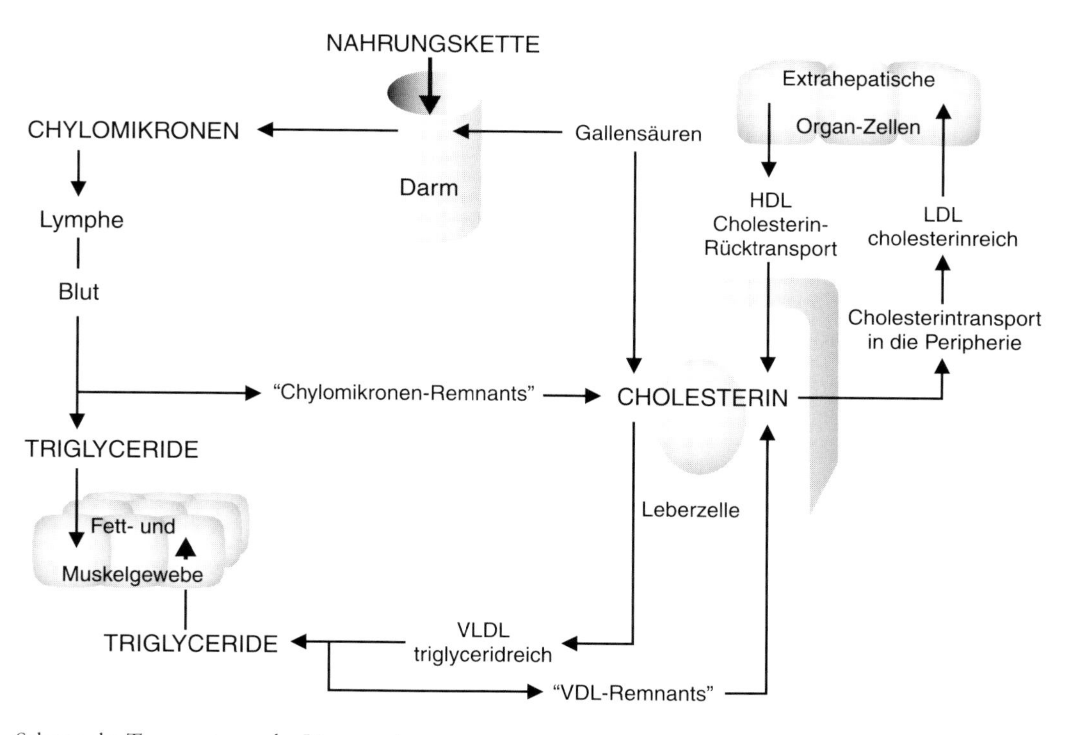

Abb. 23.16: Schema der Transportwege der Lipoproteine.

- **Hyperlipoproteinämie Typ III:** häufig. Apolipoproteinstörung mit **Erhöhung der VLDL- und Chylomikronen-remnants**
- **Hyperlipoproteinämie Typ IV:** häufig. Defekter VLDL-Abbau, daher **Hypertriglyzeridämie**
- **Hyperlipoproteinämie Typ V:** selten. **Hyperchylomikronämie** kombiniert mit **Erhöhung von VLDL**

Sekundäre Hyperlipoproteinämien
Auftreten im Gefolge einer Grundkrankheit
- **Diabetes mellitus:** verminderte Lipoproteinlipaseaktivität → Hyperchylomikronämie, Hypertriglyzeridämie
- **Alkoholismus:** Hypertriglyzeridämie
- **Nephrotisches Syndrom:** Hypercholesterinämie
- **Hypothyreose:** Hypercholesterinämie

23.12.2 Verfettung von Parenchymzellen = fettige Dystrophie (siehe 23.8.2)

Ätiologie und Pathogenese
1. **Hypoxische Verfettung:** gestörte Fettsäureoxidation → Abbau der Fettsubstanzen gehemmt → Anhäufung.
2. **Infektiös-toxische Verfettung:** gestörte Fettsäureoxidation → Abbau der Fettsubstanzen gehemmt → Anhäufung (analoger Mechanismus bei fieberhaften Erkrankungen).
3. **Verfettung bei Stoffwechselstörungen:** Zuckerkrankheit, Glukokortikoideffekt.
4. **Verfettung bei Ernährungsstörungen:** Fettangebot im Überschuß = quantitative und qualitative Überernährung. Eiweißmangelernährung = Lipoproteindefizit bedeutet verringerte Transportkapazität, d. h. die Fettsubstanzen bleiben in den Zellen liegen.

Beispiel für Verfettung von Parenchymzellen

Fettleber = Steatosis[105] hepatis
Die Leberzelle steht im Zentrum des Fettmetabolismus. Daher ist eine Leberzellverfettung die Folge einer Störung zwischen Lipidaufnahme und Abgabe von Lipoproteinen durch die Leber.

Häufigste Ursachen:
- Alkohol schädigt direkt den Leberzellmetabolismus
- übermäßige Fettaufnahme (Mast)
- verminderte Oxidation der Fettsäuren infolge Sauerstoffmangel
- verminderte Synthese von Apoproteinen infolge Eiweiß-Mangel
- gestörter Fettabbau bei Diabetes mellitus.

Eine geringe Verfettung stört den Betrieb der Leberzellen kaum, höhergradige Verfettung führt zu Funktionseinschränkungen. Bei einer totalen Verfettung (chronischer Alkoholismus) werden Leberzellen nach und nach nekrotisch: die Folge ist ein Umbau der Leberstruktur, es kann eine Leberzirrhose entstehen (siehe 41.6 und 41.11, Spezielle Pathologie).

Die Leber ist bei einer Steatose groß, schwer, plump, buttergelb und weich; mikroskopisch sind die Hepatozyten großtropfig verfettet. Kommt es zur Ruptur nebeneinanderliegender Zellen, vereinigen sich die Fetttropfen zu „Fettzysten“ oder „Ölzysten“.

Fettige Dystrophie des Myokards = tropfige Verfettung von Herzmuskelzellen

Diffus: allgemeine Gelbfärbung des Myokards, verbunden mit Ausweitung der Herzkammern → morphologisches Zeichen einer Herzmuskelinsuffizienz. Ursache meist toxisch (Bakterientoxine, z. B. Diphtherie; Urämie) oder hypoxisch (Mangeldurchblutung).

Partiell: streifige Gelbfärbung = „Tigerung“, am ehesten an den Papillarmuskeln erkennbar. Ursache meist eine chronische Anämie.

Verfettung der Tubulusepithelien der Niere
Die funktionell hochspezialisierten Tubulusepithelien sind besonders störungsanfällig. Gelbfärbung der Rindenregion durch Fetteinlagerung in den Parenchymzellen der proximalen Tubuli. Da die Ursache meist eine venöse Stauung mit Sauerstoffmangelangebot ist, kontrastiert deutlich die gelbe Rinde gegen das venös-blaue Mark: sogenannte Fettniere des Herzkranken.

Beachte: Es gibt auch eine fettige Dystrophie = degenerative Verfettung außerhalb von Parenchymzellen: z. B.: als Degenerations- bzw. Abnützungserscheingung im Sehnengewebe (Gefahr des Einreissens der Achillessehne) oder in einem Meniskus.

23.12.3 Fettphagozytose

Fettsubstanzen können:
1. anläßlich eines lokalen Gewebsunterganges aus abgestorbenen Zellen vermehrt freigesetzt werden,

105 steatos (griech.), Fett.

2. bei allgemeinen Fettstoffwechselstörungen (Hyperlipidämie) vermehrt auffallen.

Dieses vermehrte Angebot an Fettsubstanzen wird durch Mikrophagen oder Makrophagen aufgenommen, wobei sich diese dann in charakteristischer Weise umwandeln → die Fette werden in Form kleiner Tropfen im Zytoplasma angehäuft: feinvakuoläres, „schaumiges" Zytoplasma.

Merke: Fettspeichernde Zellen zeigen im Paraffinschnitt optisch leere Vakuolen, d. h. die Fettsubstanzen sind durch den technischen Vorgang der histologischen Verarbeitung herausgelöst worden und können nicht direkt nachgewiesen werden. Intrazellulär gespeichertes Fett ist nur mittels Gefrierschnitt und anschließender Fettfärbung (siehe Tab. 21.2) direkt darstellbar.

Mikrophagen: neutrophile Granulozyten, d. h. im Blut mobile Phagozyten.

Makrophagen: Zellen des Monozyten-Makrophagen-Systems „Mononuclear Phagocyte System". Dies ist das klassische Retikulo-histiozytäre System (RHS) ohne das retikuläre Grundgerüst und ohne die faserbildenden Zellen. Das System umfaßt im Gewebe sessile, aber aktivierbare und mobilisierungsfähige Phagozyten (siehe 26.1.1.2).

Die **fettspeichernden Makrophagen** werden – je nach Lokalisation – bezeichnet als:

Lipophagen
- im Fettgewebe und im Fettmark des Knochens. Es handelt sich um phagozytierende Histiozyten.

Fettkörnchenzellen
- im Bereich des Zentralnervensystems. Es handelt sich um phagozytierende Mikrogliazellen.

Schaumzellen
- im übrigen Gewebe; diese Schaumzellen werden auch Pseudoxanthomzellen genannt; ihr Kennzeichen ist ein feinvakuoläres „schaumiges" Zytoplasma.

„Pseudo"-Xanthomzellen heißen sie deshalb, weil sie den Zellen der fettspeichernden Geschwulst *Xanthom*[106] sehr ähnlich sehen (siehe 23.12.6).

Die **fettspeichernden Makrophagen** = Granulozyten, werden als Eiterkörperchen bezeichnet und treten hauptsächlich bei eitrigen Entzündungen auf.

Die wichtigste Art einer Fettspeicherung in Form von Schaumzellen ist die atherosklerotische Herdbildung! Zur Phagozytosefähigkeit modifizierte glatte Muskelzellen in der Arterienintima nehmen einsickernde Fettsubstanzen auf und wandeln sich in myogene Schaumzellen um; daneben entstehen auch histiozytäre Schaumzellen und mit Fortschreiten des Prozesses vermehren sich diese Zellen zu einem Fettherd = **lipoide Plaque.** Dies ist der Beginn einer Atherosklerose.

Fettphagozytierende Zellen finden sich besonders im Grenzgebiet von Nekrosen.

Beispiele:

1. *Eitrige Entzündung mit lokaler Gewebsnekrose = Abszeß*
   Die Eiterflüssigkeit in der Abszeßhöhle enthält massenhaft Mikrophagen in Form von Eiterkörperchen, in der umgebenden Abszeßmembran befinden sich reichlich Makrophagen in Form von Schaumzellen = Pseudoxanthomzellen.
2. *Gewebsnekrose als Folge von Durchblutungsstörungen = Infarkt*
   Zur Abgrenzung eines Infarktgebietes gegen das erhaltengebliebene Gewebe treten zunächst Mikrophagen – *leukozytäre Demarkation* – auf, später Makrophagen – *phagozytierendes Granulationsgewebe.*
3. *Hirngewebsnekrose, Hirnerweichung = Enzephalomalazie*
   Im Bereich des Zentralnervensystems treten Makro- und Mikrophagen in den Hintergrund, dagegen finden sich reichlich Fettkörnerzellen, d. h. phagozytierende Mikroglia.
4. *Fettgewebsnekrose → lipophage Granulome*
   Die bei Zerstörung von Fettgewebe – sei es durch Trauma oder Nekrose – freigesetzten Fettsubstanzen werden phagozytiert. Die Menge des zu phagozytierenden Materials erfordert meist nicht nur das Einwandern von Histiozyten, sondern auch das Nachwuchern von Blutgefäßen und Bindegewebe – es entsteht eine gemischte Zellwucherung, ein sogenanntes Granulom: *lipophages Granulom* (Vorkommen nicht selten im Fettgewebe der weiblichen Brust).

23.12.4 Vergrößerung (Hypertrophie) sowie Wucherung (Hyperplasie) von präexistenten Fettzellen

Die Vermehrung des präexistenten Fettgewebes wird in unterschiedlicher Bedeutung mit verschiedenen Bezeichnungen belegt.

1. Adipositas[107]: Fettsucht. Meist in der Bedeutung allgemeine Fettsucht = Übergewichtigkeit. Überschußfett wird geschlechtsunterschiedlich angehäuft. *Weiblicher Typ:* Hüften, Gesäß, Oberschenkel, Oberarme. *Männlicher Typ:* vordere Bauchwand, Rücken, Nacken.

Die Anzahl der Fettzellen steigt lediglich in der kindlichen Wachstumsperiode; bei Erwachsenen bleibt die Zellzahl ziemlich konstant, die Fettzellen werden aber größer.

Merke: Adipositas = wichtigste Wohlstanderkrankung der Gegenwart. Die Lebenserwartung sinkt mit zunehmender Dicke der Fettpolster! Folgen der Adipositas sind Herz- und Kreislaufbelastung,

---

106 xanthos (griech.), gelb.
107 adeps (lat.), fettig.

Hochdruck, Atherosklerose, Bewegungsmangel, Gelenkserkrankungen und allgemeine Herabsetzung der Widerstandsfähigkeit gegenüber Krankheiten.
Adipositas ist keine Krankheit, sondern ein Symptom mit verschiedenen Ursachen.

Schematischer Überblick

Hormonelle Faktoren:
vor allem bei Überproduktion von Nebennierenrindenhormonen bzw. bei Mangelproduktion von Geschlechtshormonen.

Genetische Faktoren:
konstitutionell bedingte Ausnutzung der Nahrung = sogenannter „guter Nahrungsverwerter".

Psychosoziale Faktoren:
verhaltensbedingte Überernährung; auch Alkohol ist kalorienreich. Die Verhaltensstörung liegt im Unvermögen des „Verlassen-Könnens": 1. Unfähigkeit, rechtzeitig den Eßtisch zu verlassen; 2. Faulheit, den Sessel zu verlassen, um sich körperlich zu betätigen.

Eine klinisch typische Erscheinungsform ist das **PICKWICKIER-Syndrom:** Fettsucht, Hypoventilation (Zwerchfellhochstand, Behinderung der Brustwandbewegung durch das Fettgewebe), Schlafneigung, Polyglobulie = Vermehrung der Erythrozyten, Drucksteigerung im Lungenkreislauf, Belastung der rechten Herzkammer. Benannt nach der Romanfigur „Little Joe" in Charles DICKENS „Die Pickwickier".

2. Obesitas[108]. Fettsucht. Meist in der Bedeutung lokaler Organverfettung.

Obesitas cordis = starke Vermehrung des subepikardialen Fettgewebes führt zu einer *Fettumwachsung* und *Fetteinhüllung* des Herzens; die sogenannten fettfreien Dreiecke an der Vorder- und Hinterwand des Herzens sind verschwunden.

Obesitas cordis ist meist mit allgemeiner Adipositas vergesellschaftet.

3. Lipomatose: *Fettdurchwachsung* eines Organs infolge Wucherung und Umwandlung von Bindegewebszellen zu Fettzellen; in einem parenchymatösen Organ ist dieser Vorgang der Fettdurchwachsung praktisch immer mit einem Schwund der Parenchymzellen gekoppelt.

Lipomatosis pancreatis: Schwund des Drüsengewebes und Durchwachsung des Restparenchyms mit Fettzellen.
Bei überschießender Fettgewebswucherung kann trotz realem Parenchymschwund rein äußerlich das Volumen des Organs erhalten bleiben oder sogar vergrößert erscheinen → sogenannte *Pseudohypertrophie.*

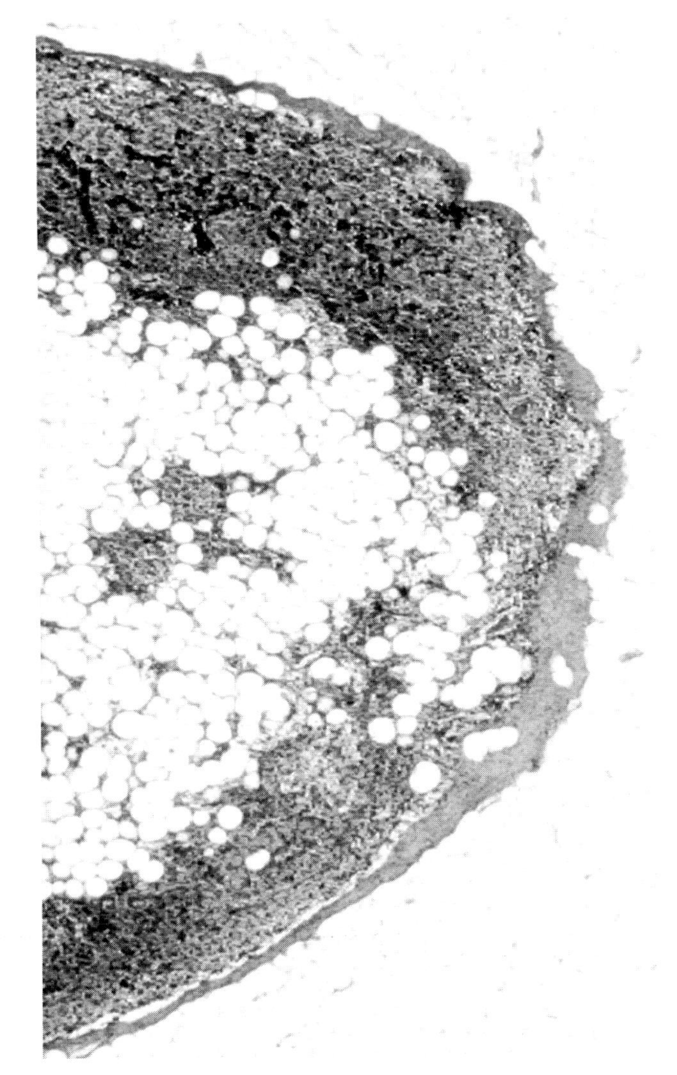

Abb. 23.17: Lipomatose in einem Lymphknoten. Fettzellen sind nach Schwund des lymphatischen Gewebes in den Lymphknoten hineingewachsen: Vakatwucherung.

Lipomatose von Lymphknoten: Schwund des lymphatischen Gewebes (im Alter oder konstitutionell) und Ersatz durch Fettgewebe.
Durch eine Lipomatose und Pseudohypertrophie kann bei der klinischen Untersuchung eines Patienten der fälschliche Eindruck von krankhaft vergrößerten Lymphknoten entstehen, und damit die Verdachtsdiagnose in eine völlig falsche Richtung (z. B. tumoröse Lymphknotenschwellung) gelenkt werden.

Lipomatosis cordis: streifenförmige Fettdurchwachsung der Herzmuskulatur, fast ausschließlich auf den rechten Ventrikel beschränkt. Das normale Gefüge der Herzmuskelfasern wird dadurch auseinandergedrängt und gelockert, in stark ausgeprägten Fällen auch Schwund von Herzmuskelzellen.
Unter normalen Kreislaufbedingungen kommt der Lipomatosis cordis keine krankhafte Bedeutung zu. Allerdings kann unter folgenden Umständen ein Versagen der rechten Herzkammer mitverursacht werden:

---

108 (lat.), Verfettung (Fettleibigkeit).

1. bei akuter Druckbelastung des rechten Ventrikels (körperliche Anstrengung, peripherer Lungenarterienverschluß durch ein Blutgerinnsel = Lungenembolie).
2. Herzmuskelentzündung = Myokarditis.
3. Kreislaufbelastung bei allgemeiner Fettsucht.

Die Lipomatosis cordis kann klinisch nicht diagnostiziert werden.

Unterscheide die **„Fetterkrankungen des Herzens“:**

1. *Fettige Dystrophie:*
   partiell – Tigerung, diffus – Degeneration } Parenchymverfettung
2. *Lipomatosis cordis:*
   Fettdurchwachsung des Myokards
3. *Obesitas cordis:*
   Fettumwachsung des Herzens durch starke Vermehrung des subperikardialen Fettgewebes.

4. **Vakatwucherung**[109] **von Fettgewebe:** Vordringen und Einwachsen von Fettgewebe an Körperstellen, an denen Organteile vorher zugrunde gegangen sind, d. h. wo Platz geworden ist.

Beispiele:
Vakatwucherung des Nieren-Hilusfettgewebes bei Schrumpfnieren bzw. Parenchymatrophie. Lipomatosis pancreatis und Lipomatose von Lymphknoten können auch als Vakatwucherung aufgefaßt werden.

23.12.5 Geschwülste des Fettgewebes

Gutartige Tumoren

1. **Lipom**
   Aufgebaut aus reifem Fettgewebe: weich, gelb, lappig gebaut, bindegewebig abgekapselt. Vorkommen besonders subkutan, intramuskulär, Magen-Darmtrakt, Retroperitoneum, Mediastinum. Gelegentlich mit anderen mesenchymalen Geweben gemischt (Fibrolipom, Angiolipom, usw.). Maligne Entartungen praktisch nie.
2. **Hibernom**[110]
   Gutartiger Tumor aus dem braunen Fettgewebe. Meist in der Schulter- und Nackenregion junger Erwachsener. Histologisch charakterisiert durch plurivakuoläre Fettzellen.

Maligne Tumoren

Liposarkome
Entstehen nicht durch maligne Entartung eines gutartigen Lipoms, sondern sind primär maligne Neoplasmen, die mit besonderer Bevorzugung an den Extremitäten und bei älteren Patienten im Retroperitoneum und im Mediastinum auftreten.

23.12.6 Sonderformen lokaler Fettgewebswucherungen

Pygopegie[111]: Fettvermehrung in der Sakralregion = sogenannter Fettsteiß bei Frauen mancher afrikanischer Eingeborenenstämme (Hottentotten).

MADELUNGscher[112] **Fetthals:** symmetrische Fettgewebswucherung am Hals, vom Mastoid bis in die Gegend der Schulterblätter reichend. Fast ausschließlich bei Männern zwischen dem 20. und 40. Lebensjahr.

Adipositas dolorosa DERCUM[113]: schmerzhafte, knotige Fettgewebswucherungen am Stamm und Extremitäten. Bei Frauen im Klimakterium[114], d. h. in den sogenannte Wechseljahren bis zum völligen Aufhören der Geschlechtshormonproduktion.

Xanthome, Xanthelasmen: tumorartige Wucherungen fetthaltiger, histiozytärer Zellen. Das Plasma erscheint feingranulär-schaumig.
Xanthome treten knotig oder streifig an der Haut auf; als Xanthelasmen bezeichnet man dieselbe Veränderung an den Augenlidern.

Praktisch immer kombiniert mit einer Fettstoffwechselstörung, d. h. einer Hyperlipoproteinämie, meist einer Hypercholesterinämie. Xanthome und Xanthelasmen sind histiozytäre Tumoren, welche Fett speichern – keine Fettgewebsgeschwülste.

23.12.7 Fettspeicherkrankheiten

Es handelt sich um angeborene Stoffwechselstörungen, charakterisiert durch bestimmte Enzymdefekte. Dadurch können einzelne Lipidsubstanzen nicht abgebaut werden, und es kommt zur pathologischen Speicherung. Synonyma: Lipid-Speicherkrankheiten, Lipoid-Speicherkrankheiten, Lipoid-Thesaurismosen[115].

109 vacat (lat.), es steht frei (es ist frei/es ist leer).
110 hibernus (lat.), winterlich. Diese Bezeichnung deshalb, da das braune Fettgewebe – wie erwähnt – bei winterschlafenden Tieren vorkommt.
111 pyge (griech.), Steiß.
112 Otto Wilhelm MADELUNG (1846–1926), Chirurg in Deutschland.
113 Francois-Xavier DERCUM (1856–1931), Neurologe in Philadelphia.
114 klimakter (griech.), Leitersprosse. Gemeint ist damit die Übergangsphase von der Geschlechtsreife zum Alter.
115 thesaurismos (griech.), gespeicherter Vorrat.

Morbus NIEMANN-PICK[116]

Autosomal-rezessiv vererbt, es fehlt die Sphingomyelinase. Sämtliche Zellen des Makrophagensystems, aber auch Ganglienzellen speichern Sphingomyelin und wandeln sich in Schaumzellen um.

Vergrößerung von Leber und Milz (= Hepatosplenomegalie[117]) und Lymphknoten; Gedeihstörung mit Minderwuchs; Degeneration der Hirnrinde; evtl. Erblindung.

Familiäre Häufung besonders bei Ostjuden: Dies geht darauf zurück, daß innerhalb der chassidischen Glaubensgemeinschaft geheiratet wird und so das Zusammentreffen von zwei Erbträgern an Wahrscheinlichkeit gewinnt. Gleiches gilt auch für die Krankheiten Morbus TAY-SACHS und Morbus GAUCHER (siehe unten). Durch Gen-Analysen kann bei heiratswilligen Paaren das Risiko getestet werden.

Morbus TAY-SACHS[118]

Autosomal-rezessiv vererbt, es fehlt die β-N-Acetylgalaktosaminidase; als Folge davon wird in Glia- und Ganglienzellen Gangliosid gespeichert. Die extrazerebralen Makrophagen sind nicht beteiligt. Es kommt zur amaurotischen Idiotie: Ganglienzellnekrosen; Degeneration der Retina, die blutreiche Chorioidea schimmert durch → charakteristischer kirschroter Fleck.

Morbus GAUCHER[119]

Autosomal-rezessiv vererbt, es ist die Aktivität der Cerebrosidhydrolase stark reduziert; daher wird Cerebrosid vor allem in den Zellen der RHS gespeichert: ballonartig aufgetriebene Zellen mit „wolkig-knittrigem" Plasma[120].

Starke Vergrößerung von Leber, Milz und Lymphknoten. Herde von Speicherzellen auch im Knochenmark und in der Lunge.

- Chronische Erwachsenenform: langsam verlaufend, führt infolge einer sogenannten splenomegalen Markhemmung zur Anämie und Thrombozytopenie. Todesursache ist häufig eine Blutung.
- Akute, juvenile Form: Befall des Zentralnervensystems bedingt den Tod innerhalb der ersten Lebensjahre.

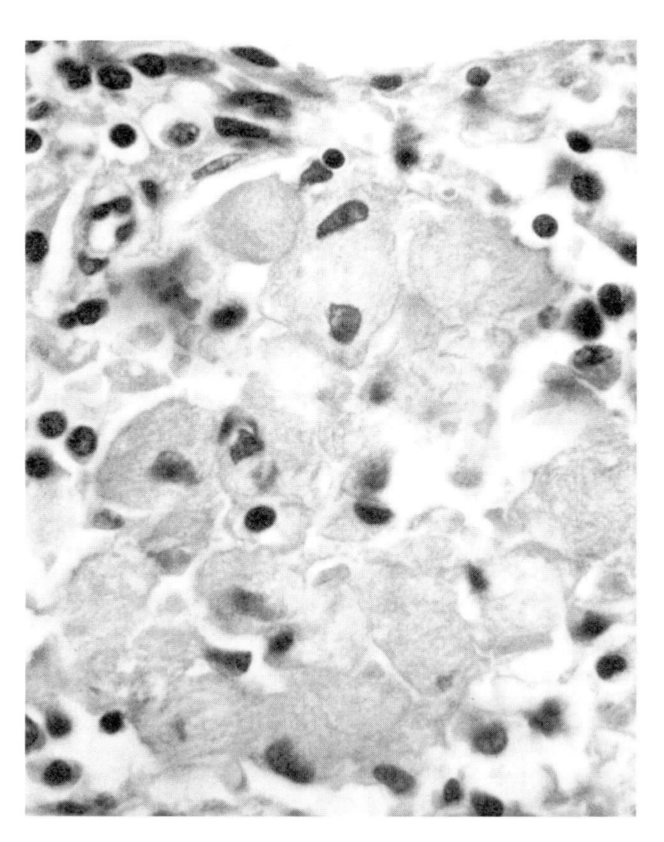

Abb. 23.18: Morbus GAUCHER. Cerebrosidspeicherung in Makrophagen führt in denselben zu einem „wolkig-knittrigen" Zytoplasma. Die Lipidsubstanz selbst wurde bei der histotechnischen Prozedur herausgelöst.

Morbus FABRY[121]

An das X-Chromoson gebundener Mangel an Ceramid-Trihexosidase mit entsprechender Speicherung von Ceramid in Gefäßwänden, Myokard, Niere und Gehirn. Todesursache ist meistens ein Nierenversagen. Die Speicherkrankheit ist gekoppelt mit dem Auftreten multipler kavernöser Hämangiome unter einer verdickten, stark verhornten Epidermis: **Angiokeratoma corporis diffusum.**

Je nach der biochemischen Charakteristika der gespeicherten Lipidsubstanz lassen sich noch zahlreiche weitere „Fettspeicherkrankheiten" abgrenzen. Nur der Vollständigkeit halber seien beispielhaft genannt:

Morbus WOLMAN[122]: Cholesterin-Speicherung, oft kombiniert mit Verkalkung der Nebennierenrinde.

Morbus KRABBE[123]: Globoidzellige Leukodystrophie. Der Myelinbestandteil Galaktosylceramid wird in Form

---

116 Albert NIEMANN (1880–1921), deutscher Pädiater; Ludwig PICK (1868–1944), Pathologe in Berlin, im KZ Theresienstadt ermordet.
117 megalos (griech.), groß.
118 Warren TAY (1843–1927), Ophthalmologe in London; Bernard SACHS (1858–1944), Neurologe in New York.
119 Philippe Charles Ernest GAUCHER (1854–1918), Dermatologe in Paris.
120 anderer Vergleich: wie „zerknittertes Seidenpapier".
121 Johannes FABRY (1860–1930), Dermatologe in Dortmund.
122 zeitgenössischer amerikanischer Pädiater.
123 Knud KRABBE (1885–1965), Neurologe in Kopenhagen.

kugeliger = globoider Ablagerungen in mesenchymalen Zellen im Gehirn gespeichert. Die Folge ist eine Entmarkung des Groß- und Kleinhirns.

Übersicht

Verfettung

Definition:	Vermehrung von Fettsubstanzen, ausgelöst durch pathogenetisch völlig verschiedene Ursachen.
Pathogenese:	1. Fettige Dystrophie bzw. Verfettung von Parenchymzellen in unterschiedlicher Quantität 2. Fettphagozytose durch Leukozyten bzw. Zellen des RHS 3. Hypertrophie sowie Hyperplasie präexistenter Fettzellen 4. Geschwülste des Fettgewebes 5. Fettspeicherkrankheiten
Morphologie:	Fettsubstanzen werden bei histologischen Routinemethoden aus dem Zytoplasma herausgelöst, es bleiben nur wechselnd große, optisch leere Vakuolen.
Verlauf:	Eine Zellverfettung kann ein Degenerationsprozeß, ein Abräumvorgang oder ein Speicherungsprozeß sein. Weiters gibt es reaktive bzw. autonome Wucherungen verfetteter Zellen.
Komplikationen:	Zellverfettungen sind zu einem gewissen Grad der Organellenstörung prinzipiell reversibel; exzessive ungebremste Verfettungen gehen bis zum Zelltod.

Metachromatische Leukodystrophie: Der Myelinbestandteil Cerebrosidsulfat wird in Gliazellen, SCHWANN-Zellen[124] und Ganglienzellen gespeichert; die Folge ist eine Entmarkung. Unter Metachromasie[125] versteht man das Phänomen, wenn bei einer Färbung für lichtmikroskopische Betrachtung (siehe Tab. 4.1) das Ergebnis einen anderen Farbton zeigt, als es der benutzten Farblösung entspricht: z. B. die normalerweise rote PAS-Färbung wird braun.

Achtung!
Früher wurde auch der **Morbus-HAND-SCHÜLLER-CHRISTIAN**[126] zu den Fettspeicherkrankheiten gerechnet. Es handelt sich aber um eine besondere Manifestation der Histiozytosis X, wobei LANGERHANS[127]-Zellen tumorös proliferieren und „auch" Cholesterin speichern. Diese LANGERHANS-Zellen sind im Prinzip Immunmakrophagen.
Eine Zuordnung dieser Krankheit mit zwar Cholesterinspeicherung zu den Fettspeicherkrankheiten ist nicht mehr üblich!
(Ausführliche Darstellung der Histiozytosis X siehe 37.3, Spezielle Pathologie).

REKAPITULATION

1. Entstehungsbedingungen für pathologische Fettansammlungen? (23.12)
2. Erläutere den Unterschied zwischen weißem und braunem Fettgewebe. (23.12.1)
3. Charakterisiere die wichtigsten Lipoproteine. (23.12.1)
4. Erkläre die unterschiedliche Wertigkeit von LDL und HDL. (23.12.1)
5. Nenne die Ursachen für eine Verfettung von Parenchymzellen. (23.12.2)
6. Steatosis hepatis? (23.12.2)
7. Fettige Dystrophie des Myokards? (23.12.2)
8. Verfettung der Tubulusepithelien der Niere? (23.12.2)
9. Ursachen für eine Fettphagozytose? (23.12.3)
10. Unterscheide zwischen Makro- und Mikrophagen. (23.12.3)
11. Was sind Pseudoxanthomzellen? (23.12.3)
12. Nenne Beispiele für Fettphagozytose im Grenzgebiet von Nekrosen. (23.12.3)
13. Was ist ein lipophages Granulom? (23.12.3)
14. Unterscheide die Begriffe Adipositas und Obesitas. (23.12.4)
15. Welche Faktoren führen zur Adipositas? (23.12.4)
16. Was ist das PICKWICKIER-Syndrom? (23.12.4)
17. Was ist das Wesen einer Lipomatose? Nenne Beispiele. (23.12.4)
18. Erläutere die krankhafte Bedeutung einer Lipomatosis cordis. (23.12.4)
19. Unterscheide die verschiedenen Fetterkrankungen des Herzens. (23.12.4)
20. Was ist eine Vakatwucherung? (23.4.4)
21. Wie heißen die gutartigen bzw. die bösartigen Geschwülste des Fettgewebes? (23.12.5)
22. Was ist ein Hibernom? (23.12.5)
23. Mit welcher Stoffwechselstörung sind Xanthome bzw. Xanthelasmen kombiniert? (23.12.6)
24. Worin besteht die grundlegende Störung bei Lipid-Thesaurismosen? (23.12.6)
25. Erkläre die jeweils wesentlichen Veränderungen bei folgenden Krankheiten: NIEMANN-PICK; TAY-SACHS; GAUCHER; FABRY. (23.12.7)
26. Was versteht man unter Metachromasie? (23.12.7)

124 Friedrich Theodor SCHWANN (1810–1882), Anatom in Lüttich. Nach ihm sind die Neurolemmzellen benannt, die der Myelinoberfläche anliegen und die Markscheide bilden.

125 meta- (griech.), kann auch „Umwandlung" bedeuten.

126 Alfred HAND (1868–1949), Kinderarzt in Philadelphia; Arthur SCHÜLLER (1874–1958), Neurologe in Wien und Melbourne; Henry CHRISTIAN (1876–1951), Arzt in Boston.

127 Paul LANGERHANS (1847–1888), Pathologe in Berlin; er entdeckte auch das Inselsystem im Pankreas.

23.13 Schwund des Fettgewebes

23.13.1 Allgemeine Verminderung des Fettgewebes

Nach funktionellen Gesichtspunkten ist zu unterscheiden:

Baufett: Erhaltung der Organlage, z. B. Niere; Polstermaterial, z. B. Gesäß, Wange, subepikardiales Fett; Ersatzgewebe; z. B. nach Rückbildung des Thymus als retrosternaler Fettkörper und im Knochenmark als Ersatz für das schwindende blutbildende Zellmark; Baumaterial für die Zellstruktur.

Speicherfett: Energiespeicher und thermische Isolation.

Im Hungerzustand wird zuerst das Speicherfett und erst dann das Baufett des Stütz- und Polstermaterials reduziert. Das Baumaterial der Zellstrukturen wird nicht angegriffen.

Das mobilisierte und reduzierte Fettgewebe wird durch eine gallertige Flüssigkeit ersetzt: sogenannte seröse oder gallertige Atrophie.

Ursachen (siehe 23.11.2.1)

1. Hunger
2. Resorptionsstörungen im Darm = Malabsorptionssyndrom
3. Kachexie bei konsumierenden Erkrankungen
4. Marasmus bei allgemeiner Stoffwechselreduktion im Senium.

23.13.2 Lokalisierter Schwund des Fettgewebes

Lipogranulome: lipophage Granulome als Folge von Fettgewebsnekrosen (siehe 23.12.3). In der Mamma posttraumatisch, aber auch spontan; bei Pankreatitis; am Ort der Injektion öliger Medikamente.

Insulin-Lipodystrophie: reaktionsloser Fettgewebsschwund an Stelle von Insulin-Injektionen. Ursache unbekannt.

Progressive partielle Lipodystrophie = Lipodystrophia paradoxa: Fettgewebsschwund an Gesicht und Oberkörper bei Frauen; die untere Körperhälfte zeigt oft Vermehrung des Fettgewebes.

Adiponecrosis subcutanea infantum: Druckverletzung des subkutanen Fettgewebes während der Geburt (zu großes Kind, zu enger Geburtskanal).

Sklerema[128] adiposum neonatorum: wachsartige Verhärtung des subkutanen Fettgewebes wenige Tage nach der Geburt. Auskristallisation von Triglyzeriden innerhalb der Fettzellen. Meist tödlicher Verlauf.

Panniculitis nodularis non-suppurativa febrilis recidivans Morbus Pfeifer-Weber-Christian[129]: Fettgewebsnekrosen mit Lipogranulomen im subkutanen Gewebe. Dazu Fieber und „rheumatische“ Beschwerden (siehe 69.10.1, Spezielle Pathologie).

Analoge Veränderungen sind auch im Fettgewebe des großen Netzes, des Retroperitoneums, des Epikards und im Fettmark des Knochens möglich.

REKAPITULATION

1. Was versteht man unter gallertiger Atrophie? (23.13.1)
2. Welche Ursachen gibt es für eine allgemeine Verminderung des Fettgewebes? (23.13.1)
3. Was ist ein Lipogranulom? (23.13.2)
4. Nenne Beispiele für lokalisierten Fettgewebsschwund. (23.13.2)

Aufgabe:
Informiere dich über die sogenannten Malabsorptionssyndrome (39.5.2, Spezielle Pathologie).

23.14 Die mukoide[130] Dystrophie und das abnorme Auftreten von Schleimsubstanzen

Muzin bzw. Mucin ist eine alte Bezeichnung für „Schleimstoff“. Seit der Strukturaufklärung werden diese „Stoffe“ biochemisch charakterisiert.

Es handelt sich um **Proteoglykane:** zentrales Proteinskelett mit Seitenketten aus Glykosaminglykanen (Mukopolysaccharide) sowie Hyaluronate.

Was ist Schleim?
Schleim ist ein wässrig gelöster, zähflüssiger Komplex von Proteoglykanen.
Der Schleim der verschiedenen Gewebe und Lokalisationen unterscheidet sich durch die chemische Struktur des Proteinzentrums und der Glykosaminglykan-Seitenketten. Man nennt diese Substanzen auch Mukoproteine.

Wo werden die Schleimsubstanzen gebildet?
Die Biosynthese der Proteoglykane beginnt mit dem intrazellulären Aufbau des Proteinskeletts an den Riboso-

128 skleros (griech.), hart, trocken.
129 Viktor Pfeifer (1846–1921), deutscher Arzt; Frederick Parkes Weber (1863–1962), Arzt in London; Henry Christian (1876–1951), Arzt in Boston: Seinen Namen trägt auch eine besondere Verlaufsform der Histiozytosis X (siehe 23.12.7).
130 mucus (lat.), Schleim; mukoid = schleimähnlich, schleimartig.

men. Im endoplasmatischen Retikulum und im GOLGI-Apparat werden dann die Aminozucker = Glykosaminglykane angehängt. So können die Substanzen sezerniert werden.

1. **Von Becherzellen:** in schleimgefülltem Zustand faßförmig aufgetriebene Epithelzellen, die Kerne liegen vertikal.
2. **Von Zylinderepithelien:** hochprismatische Epithelzellen, gegen die Oberfläche mit Schleim gefüllt; die Kerne liegen basal und horizontal.
3. **Von mesenchymalen Zellen:** aus dem Binde- und Stützgewebe.

Die Proteoglykane werden entweder von Schleimhäuten und Schleimdrüsen an Oberflächen und in Lichtungen sezerniert, oder sie gelangen in den Extrazellularraum, wo sie mit Hyalorunaten und Kollagenfasern sowie dem Fibronektin dreidimensionale Strukturkomplexe bilden.
Proteoglykane = Schleim können also sowohl von epithelialen als auch von mesenchymalen Zellen gebildet werden.

Funktion der Proteoglykane
Die Proteoglykanmoleküle bilden ein extrazelluläres, dreidimensionales Netzwerk mit zwei Funktionsbereichen:

1. Molekularsieb, d. h. Filterfunktion vor allem für Eiweißkörper (darauf beruht z. B. die Permeabilität der Gefäßwände).
2. Viskoelastisches Auffangsystem bei mechanischer Zug- und Druckbelastung.

Der komplexe Aufbau der Proteoglykane bringt mit sich, daß viele **Störmöglichkeiten der Proteoglykanbildung** bestehen:

1. gestörte Zusammensetzung der Glykosaminglykane,
2. gestörte Sekretion der Proteoglykane,
3. gestörte Vernetzung der Proteoglykane,
4. gestörter Abbau der Proteoglykane.

Färberische Darstellung der Schleimsubstanzen

1. Bei HE-Färbung reagiert Schleim basophil → Blaufärbung,
2. PAS-Reaktion → positiv, d. h. Rotviolettfärbung.

Merke: PAS bedeutet periodic acid SCHIFF (Perjod-Säure-Reagens nach SCHIFF[131]). Mit der PAS-Reaktion werden ganz allgemein Polysaccharide angefärbt, daher auch Glykogen.

23.14.1 Mukoide Dystrophie bzw. Degeneration

Die mukoide Dystrophie = Degeneration ist extrazellulär-interstitiell lokalisiert und somit unabhängig von Parenchymzellen. Es erfolgt eine „schleimartige Umwandlung" des Interstitiums bzw. der Grundsubstanz durch eine strukturelle Veränderung der dort befindlichen Proteoglykane.
Zwei qualitative Veränderungen sind von Bedeutung:

1. die chemische Zusammensetzung der Proteoglykane ist abnorm,
2. die strukturelle Zusammenlagerung der Proteoglykane ist geändert.

Die fehlerhaft zusammengesetzten Proteoglykane binden vermehrt Wasser → der Flüssigkeitszustrom führt zu einer Verquellung und Auflockerung der Interzellularsubstanz. Es entstehen Mukopolysaccharidseen, die kollagenen Fasern werden getrennt; die Bindegewebszellen selbst erscheinen sternförmig, es kommt zu Ähnlichkeiten mit dem embryonalen Gallertgewebe (z. B.: WHARTONsche[132] Sulze): Hohlraumbildung und schleimige Umwandlung sind die Hauptveränderungen.

Ganglion[133] = Überbein
Prall-elastischer, subkutaner Knoten mit gallertigem Inhalt. Vor allem an der Streckseite des Handgelenkes und am Fußrücken. Wahrscheinlich posttraumatisch initiierte, schleimige Umwandlung des Gewebes um Sehnenscheiden oder Gelenkskapseln → bindegewebig abgekapselter, schleimgefüllter, zystischer Hohlraum.

Unterscheide vom Ganglion das Hygrom: zystische Ausstülpung einer von Synovialis ausgekleideten Gelenkskapsel bzw. eines Schleimbeutels. Wird, wenn besonders groß, in der Kniekehle als BAKER-Zyste[134] bezeichnet.

Meniskusdegeneration, Knorpeldegeneration
Mukoide Dystrophie, mukoid-zystische Dystrophie: schleimige Umwandlung. Asbestartige Degeneration: Vernetzungsstörung zwischen Proteoglykanen und kollagenen Fasern; es entstehen abnorm dicke Kollagenfasern innerhalb des Knorpels.

Mukoide Degeneration von Herzklappen
Meist Mitralklappe betroffen: glasig-schleimige Verquellung; die verdünnten und gedehnten Klappensegel schlagen beim systolischen Klappenschluß mit einer

131 Hugo SCHIFF (1834–1915), deutscher Biochemiker, der in Florenz arbeitete.
132 Thomas WHARTON (1614–1673), Anatom in London.
133 ganglion (griech.), Geschwulst, Überbein; später auch im Sinne von Nervenknoten.
134 William M. BAKER (1839–1896), Chirurg in London.

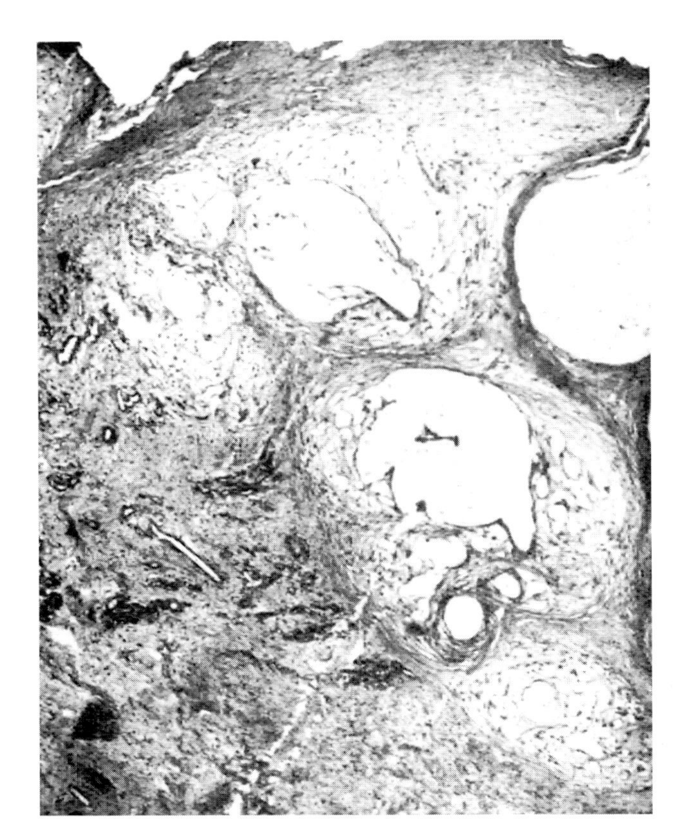

Abb. 23.19: Ganglion als Beispiel einer mukoiden Degeneration. Durch mukoide Umwandlung des Bindegewebes entsteht ein schleimgefüllter, manchmal polyzystischer Hohlraum; sieht makroskopisch wie ein gallertiger Knoten aus.

ballonartigen Wölbung in den Vorhof zurück → Klappenschlußunfähigkeit = Klappeninsuffizienz. Die Veränderung wird als „ballooning" bzw. „floppy valve"[135] bezeichnet.

Popliteale Adventitiazyste
Mukoid-zystische Degeneration in der Adventitia der A. poplitea. Einengung der Gefäßlichtung.

Mukoid-zystische Degenerationsherde in der Aorta bei Medianekrose ERDHEIM[136]-GSELL[137], siehe 33.2, Spezielle Pathologie.

Regressive Umwandlungen in Geschwülsten
Im Zentrum von Tumorknoten, sowohl bei Primärtumoren als auch Metastasen kommt es infolge Ernährungsmangels häufig zu degenerativen Veränderungen = Metamorphosen.

Eine unter mehreren Erscheinungsformen ist dabei eine schleimige Umwandlung.

23.14.2 Abnorme Vermehrung von Schleimsubstanzen

Die mukoide Dystrophie ist keine vermehrte Produktion von Schleim, sondern die Folge einer strukturellen Veränderung der Proteoglykane. Im Gegensatz dazu gibt es Erkrankungen mit abnorm vermehrter Schleimbildung sowie geänderter Schleimzusammensetzung.

Beispiele für Schleim im mesenchymalen Gewebe

- **Myxom**[138]: gutartiger mesenchymaler Tumor mit einem von Schleimsubstanzen dominierten, „myxoiden" Interstitium (Vermehrung der Proteoglykane).
- **Myxosarkom:** bösartiger mesenchymaler Tumor mit einem an Schleimsubstanzen reichen Interstitium.
- **Generalisiertes Myxödem:** Bei Unterfunktion der Schilddrüse = Hypothyreose, werden im Unterhautbindegewebe vermehrt Proteoglykane abgelagert: schleimig-wässerige Durchtränkung; teigig geschwollene Haut.
- **Prätibiales und retrobulbäres Myxödem:** Bei Überfunktion der Schilddrüse = Autoimmun-Hyperthyreose = Morbus BASEDOW kommt es zur vermehrten Proteoglykansynthese unter der Haut an der Vorderfläche beider Unterschenkel (symmetrische Schwellung), und im retrobulbären Bindegewebe der Orbita (Exophthalmus, d. h. die Augäpfel werden nach vorne herausgedrängt).

Beispiele für Schleim im epithelialen Gewebe

- **Katarrhalische**[139] **Entzündung:** Der Reizzustand einer Entzündung kann an einer Schleimhaut zur vermehrten Schleimproduktion führen, z. B. Schnupfen, Bronchitis.
- **Asthma**[140] **bronchiale:** Von den Bronchialdrüsen wird vermehrt ein abnormer, sehr zäher Schleim produziert; dieser verlegt ventilartig das Bronchialsystem und behindert so vor allem die Ausatmung.
- **Mukoviszidose**[141] **= zystische Fibrose:** Die schleimbildenden Drüsen des Pankreas, der Gallenwege,

135 floppy (engl.), schlaff.
136 Jakob ERDHEIM (1874–1937), siehe 33.2.
137 Otto GSELL (1902–1991), Internist in Basel.
138 myxa (griech.), Schleim.
139 katarrhein (griech.), herabfließen.
140 asthma (griech.), Atemnot.
141 viscum (lat.), Vogelleim; bedeutet klebrig, zähflüssige Beschaffenheit.

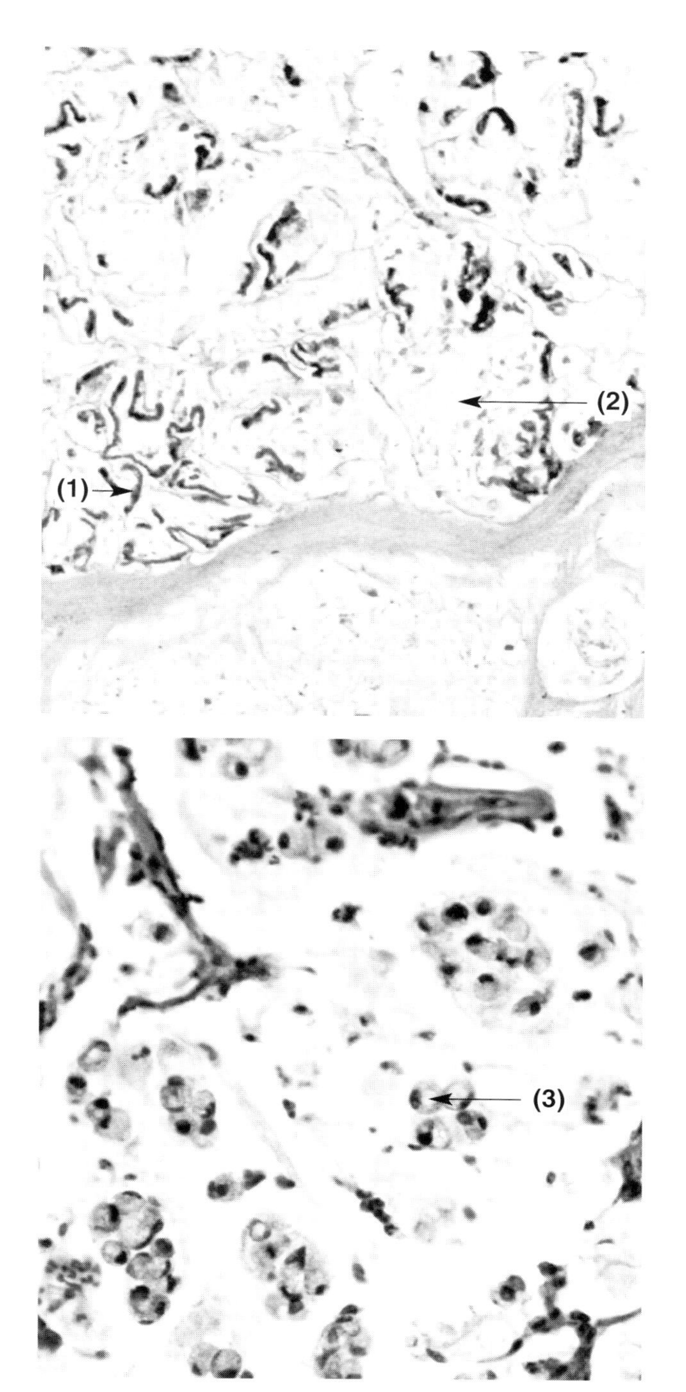

Abb. 23.20: Schleimbildende Karzinome.
Oben: ein wenig differenziertes, drüsenbildendes Karzinom (1) produziert reichlich Schleim (2).
Unten: undifferenzierte Karzinomzellen bilden Schleim in ihrem Zytoplasma, sodaß der Zellkern an der Peripherie plattgedrückt wird: Siegelringzellen (3).

der Bronchien und des Dünndarmes produzieren ein abnorm visköses Sekret; es kommt zu einem Schleimstau in den zystisch-dilatierten[142] Ausführungsgängen. Chronische Entzündungen führen schließlich zur Fibrosierung = Bindegewebsvermehrung (siehe 28.2.3 und 43.3).

- **Schleimbildende Karzinome:** Bösartige epitheliale Tumoren = Karzinome[143] können auf zweierlei Weise Schleim bilden.
  1. Die Tumorzellen produzieren und sezernieren Schleim: schleimbildende Karzinome verschiedener Differenzierung, z. B. Adenokarzinom = drüsenbildendes Karzinom.
  2. Die Tumorzellen verschleimen selbst, sodaß das Plasma nur mehr aus Schleim besteht und der Kern an der Zellwand plattgedrückt wird: Siegelringzellen.
- **Muzinöses Zystadenom bzw. Zystadenokarzinom:** meist mehrkämmerige, zystische Tumoren vor allem im Ovarium; der Zysteninhalt ist Schleim.
- **Mukozele**[144]: aufgetriebenes, schleimgefülltes Hohlorgan bei Verengung oder Blockade der Abflußwege, z. B. Appendix.
- **Pseudomyxoma peritonei:** Absiedelung schleimbildender Zellen am Bauchfell. Diese Zellen stammen von einer geplatzten Mukozele oder der Ruptur eines muzinösen Zystadenoms. Obwohl es sich um keinen bösartigen Tumor handelt, setzen die freigewordenen Zellen nach ihrem Anwachsen am Bauchfell die Schleimbildung fort → Gallertbauch.
- **Schleimgranulom:** Der mesenchymale Schleim wird im allgemeinen vom umgebenden Gewebe reaktionslos toleriert. Gelangt allerdings epithelialer Schleim ins Bindegewebe (aus einer verletzten oder geplatzten Drüse), so entsteht eine entzündliche Reaktion unter Bildung von Granulationsgewebe: sogenanntes Schleimgranulom, etwa im Mundbereich.

23.14.3 Störung beim Abbau der Proteoglykane

Der Proteoglykanabbau erfolgt im normalen Metabolismus durch enzymatische Spaltung innerhalb von mesenchymalen Zellen. Bei einem Enzymdefekt bleibt der Abbau stecken, und die Spaltprodukte werden gespeichert. Es entstehen verschiedene Typen von **Mukopolysaccharid-Speicherkrankheiten,** sogenannte **Mukopolysaccharidosen.** Bekanntestes Beispiel ist das PFAUND-

142 dilatare (lat.), ausdehnen, erweitern.
143 karkionos (griech.), Krebs.
144 kele (griech.), Geschwulst; mit der besonderen Bedeutung „krankhaftes Hervortreten von inneren Organen".

LER-HURLER-**Syndrom = Gargoylismus** (siehe 23.11.4). Von eminenter Bedeutung für die Ausbreitung einer bakteriellen Entzündung ist das Enzym **Hyaluronidase.** Dieses, vorwiegend von Streptokokken gebildete Enzym führt zur Proteoglykanolyse. Das interstitielle Netzwerk wird abgebaut, Filterfunktion und viskoelastische Statik brechen zusammen → die Entzündung kann sich rasch und ungehemmt ausbreiten. Deshalb entstehen bei Streptokokkeninfektionen oft diffuse Gewebseiterungen = Phlegmone.

Übersicht

Schleimsubstanzen

Definition:	„Schleim" = Mukoproteine sind Proteoglykane, d. h. Polymere mit einem Eiweiß-„Kern" und Mukopolysaccharid-„Seitenketten"; hohe Wasserbindungskapazität.
Pathologische Manifestationen:	1. Mukoide Dystrophie: extrazellulär-interstitielle, „schleimartige Umwandlung" mit Zerstörung der Gewebsstruktur und häufiger Hohlraumbildung 2. „Schleimvermehrung" bei Stoffwechselerkrankungen 3. „Schleimproduktion" bei Entzündungen an Schleimhäuten 4. Produktion abnormer Schleimsubstanzen durch Epithelzellen 5. Produktion von „Schleim" in mesenchymalen und epithelialen Tumoren 6. Mukopolysaccharidosen

REKAPITULATION

1. Definiere biochemisch den Begriff „Schleim". (23.14)
2. Definiere strukturell die Proteoglykane als polymere Moleküle bzw. als intrazelluläre Gerüstsubstanz. (23.14)
3. Was sind Becherzellen? (23.14)
4. Welche Störmöglichkeiten der Proteoglykanbildung gibt es? (23.14)
5. Was ist das Prinzip einer mukoiden Dystrophie? (23.14)
6. Was ist ein Ganglion bzw. eine BAKER-Zyste? (23.14.1)
7. Nenne Beispiele für Knorpeldegenerationen. (23.14.1)
8. Welche Veränderung wird „floppy valve" bezeichnet? (23.14.1)
9. Nenne Beispiele für Schleimvermehrung im mesenchymalen Gewebe. (23.14.2)
10. Nenne Beispiele für Schleimvermehrung im epithelialen Gewebe. (23.14.2)
11. Nenne Beispiele für die Produktion eines abnormen Schleimes durch Epithelzellen. (23.14.2)
12. Was ist ein Schleimgranulom? (23.14.2)
13. Erkläre das Prinzip der Mukopolysaccharidosen. (23.14.3)
14. Charakterisiere das PFAUNDLER-HURLER-Syndrom. (23.14.3 bzw. 23.11.4)
15. Erläutere die Bedeutung der Hyaluronidase. (23.14.3)

23.15 Hyalin[145]

Hyalin ist eine Sammelbezeichnung für Veränderungen mit ähnlichen optischen Eigenschaften; d. h. die „hyaline Substanz" ist unterschiedlich nach Ursache und Lokalisation, jedoch frappant ähnlich aussehend.

Histo: homogen-strukturlose Ablagerung bzw. Gewebsveränderung: in der **HE-Färbung eosinophil,** bei **van** GIESON[146]**-Färbung leuchtend rot** (siehe Tab. 21.2).

Makro: **weiße, porzellanartige, derbe Verdickungen.** An der Milzkapsel etwa „Zuckerguß" genannt, an der Pleura „Hühnerauge"; eine schwielig-weiße Gallenblasenwand heißt „Porzellangallenblase".

Hyalin hat keinen einheitlichen chemischen Aufbau, es dominieren jedoch Proteinstrukturen; häufig ist es ein kompakter, praktisch zellfreier Kollagenfaserfilz.

23.15.1 Bindegewebiges Hyalin

1. Im mesenchymalen Stroma kann es zu einer Hyalinisierung der Kollagenfasern kommen → plumpe, balkige, leuchtend eosinophile Massen; die kollagenen Fasern verlieren ihre Strukturen und werden homogen.

   Beispiele: schwieliges Narbengewebe; im Interstitium des Mammaparenchyms; als regressive Umwandlung in Geschwülsten (vgl. 23.14.1); bei Sklerodermie.

2. An serösen Häuten, vor allem Pleura und Milzkapsel, erscheint das Hyalin als plattenartige, weiße Verdickung. Ursache sind meist ein mechanischer Reibereiz an der Oberfläche oder eine Narbe.

23.15.2 Vaskuläres Hyalin

1. Ablagerung von Basalmembransubstanzen, gemischt mit Plasmaproteinen unter dem Endothel kleiner Blutgefäße, meist Arteriolen: **Gefäßwandhyalinose.**

   Beispiele: Altersveränderung an Milz- und Pankreasgefäßen; bei Diabetes an Arterien des Augenhintergrundes und in Nierenglomerula: Reaktion der Arteriolen auf Bluthochdruck.

145 hyalos (griech.), glasartig.
146 Ira van GIESON (1866–1913), Pathologe in New York.

2. Der hyaline Intimaplaque[147] ist eine der wesentlichen Veränderungen bei der Atherosklerose.

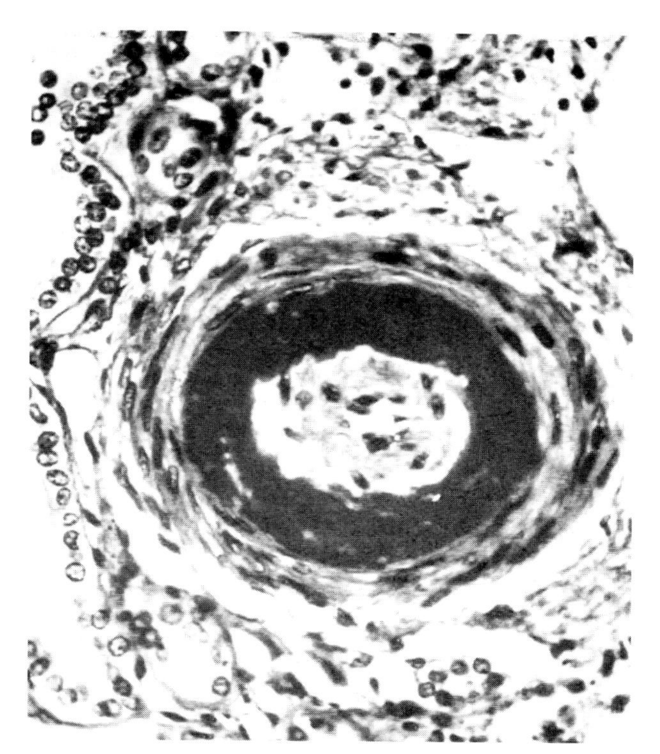

Abb. 23.21: Gefäßwandhyalinose.
Hyaline Arteriolosklerose bei Bluthochdruck. Die Gefäßwand ist homogen-verdickt und färbt sich mit Eosin dunkelrot.

23.15.3 Hyaline Mikrothromben

Homogen-eosinophile Blutgerinnsel in kleinen Gefäßen und Kapillaren, überwiegend zusammengesetzt aus Fibrin und Thrombozyten (fast keine Erythrozyten und Leukozyten). Hyaline Mikrothromben sind charakteristisch bei Schock: Es kommt zum sogenannten **DIC-Syndrom = disseminierte[148], intravasale Koagulation;** dadurch rascher Verbrauch von Gerinnungssubstanzen (Fibrinogen, Fibrin, Thrombozyten), sodaß ein Defizit derselben entsteht mit der Folge einer Blutgerinnungsstörung. Man nennt diesen Mechanismus **Verbrauchskoagulopathie.**

23.15.4 Hyaline Zylinder

Homogene Eiweißzylinder innerhalb der Lichtung von Nierenkanälchen und damit auch im Harn. Ausdruck einer Proteinurie.

23.15.5 Hyalines-Membran-Syndrom

Die Innenwände der Lungenalveolen sind tapetenartig von einer homogenen eosinophilen Membranschicht ausgekleidet (wie „austapeziert"), diese Substanz besteht überwiegend aus Fibrin.

Vorkommen: als Atemnotsyndrom der Neugeborenen wahrscheinlich Folge einer Unreife und Hypoxie; Schocklunge des Erwachsenen; maschinelle endotracheale Druckbeatmung; bei allen Lungenerkrankungen, die zu einer Durchlässigkeitssteigerung der Blutgefäße führen (siehe 34.3.9.4 und 67.7.3, Spezielle Pathologie).

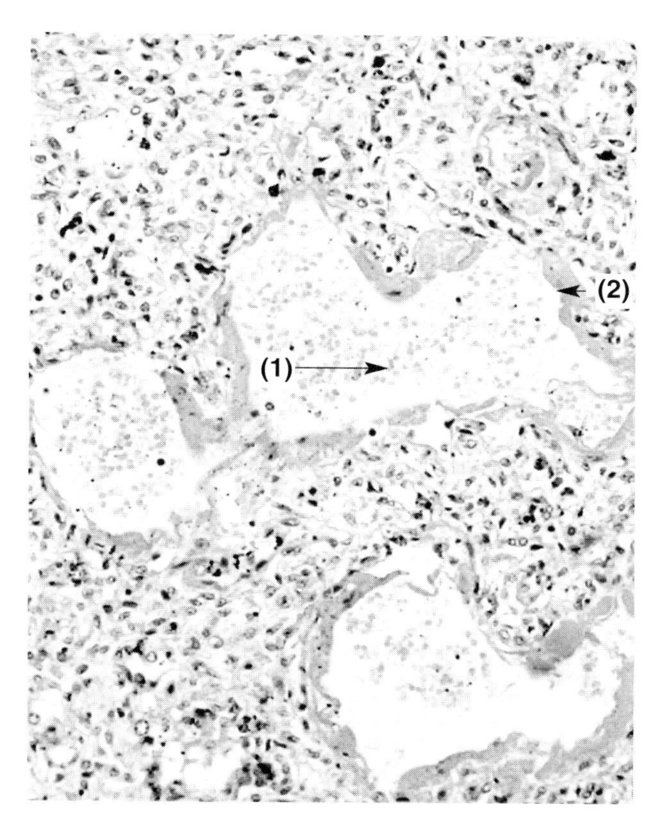

Abb. 23.22: Hyalines Membran-Syndrom.
Neugeborenenlunge. Die nur vereinzelt aufgeschlossenen Alveolen (1) sind tapetenartig von eosinophilen Membranen ausgekleidet (2). Dadurch ist der alveolokapilläre Sauerstoffaustausch blockiert.

23.15.6 Intrazelluläres Hyalin

Es handelt sich um eine historische Bezeichnung mit rein deskriptivem Charakter. Die Phänomene haben nichts mit den bisher beschriebenen Eigenschaften und Ursachen des Hyalins zu tun → mit der Ausnahme, daß histologisch homogen-eosinophile Strukturen auftreten.

147 plaque (franz.), Platte, Fleck.
148 disseminare (lat.), verstreuen, aussäen.

- **Hyalintrophige Eiweißspeicherung:** Bei vermehrtem Übertritt von Eiweiß durch die Glomerula in den Primärharn erfolgt eine Rückresorption in die Tubulusepithelien → kugelige, bis mehrere µm große, eosinophile Gebilde treten im Zytoplasma auf (Eiweißspeicherung in Phagolysosomen).
- MALLORY[149] **Körperchen:** Bandförmige oder hirschgeweihartig verzweigte, eosinophile Gebilde finden sich im Zytoplasma alkoholgeschädigter Leberzellen, daher auch als sogenanntes „alkoholisches Hyalin“ bezeichnet. Tatsächlich bestehen diese Gebilde aus keratinhältigen Intermediärfilamenten, also Bestandteilen des Zytoskeletts (siehe 41.7.1, Spezielle Pathologie).
- **Rote Körper:** Umwandlung von Hepatozyten in kleine, kugelige, eosinophile Gebilde, welche in die Radiärkapillaren abgestoßen werden. Es handelt sich um eosinophile (hyaline) Einzelzellnekrosen, die vor allem bei der Virushepatitis vorkommen.
  Beim Gelbfieber heißt diese Sonderform der Leberzellnekrose **COUNCILMAN[150]-Körperchen.**
- **Alpha$_1$-Antitrypsin-Mangel:** Bei dieser genetischen Erkrankung wird der Alpha$_1$-Proteinaseinhibitor nicht aus den Leberzellen sezerniert, die Syntheseprodukte bleiben in Form hyaliner Plasmaeinschlüsse liegen. Die Folge ist ein vermehrter Kollagen- und Elastinabbau, der mit Leberzirrhose, Lungenemphysem sowie Haut- und Gelenkserkrankungen einhergeht.
- **ZENKERsche[151] wachsartige Degeneration:** Homogenisierung und scholliger Zerfall von Zellen der Skelettmuskulatur bei schweren, hochfieberhaften Infektionskrankheiten, z. B. Typhus abdominalis. Dies sind Nekrosefolgen im Sarkoplasma mit einer Verplumpung der zerfallenden, kontraktilen Fibrillen.

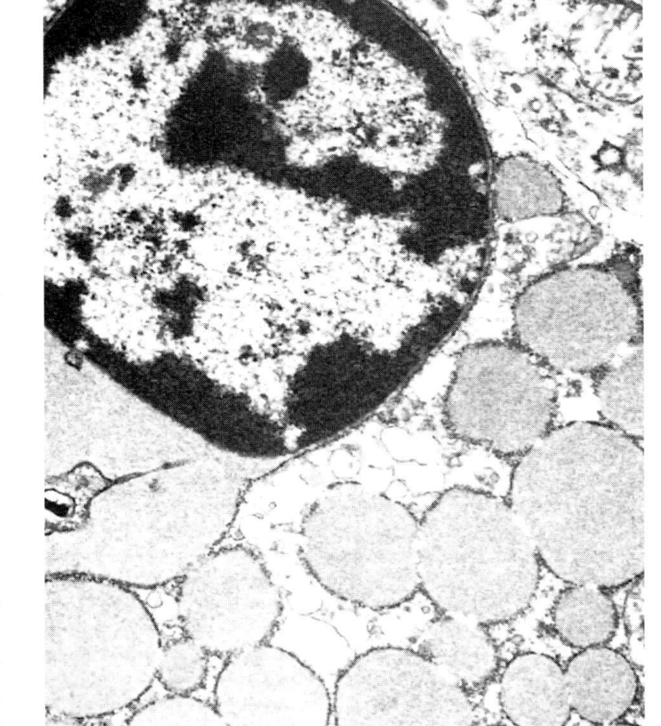

Abb. 23.23: RUSSEL-Körperchen in Plasmazellen.
Oben: RUSSEL-Körperchen als solitäre Kugel (1) oder maulbeerartige Bildung (2).
Unten: die kugeligen Einschlüsse sind Proteinansammlungen innerhalb des rauen endoplasmatischen Retikulums. Elektronenoptische Aufnahme, Vergr. 16.000fach.

149 Frank Burr MALLORY (1862–1941), Pathologe in Boston.
150 William COUNCILMAN (1854–1933), amerikanischer Pathologe.
151 Friedrich v. ZENKER (1825–1898), Pathologe in Erlangen.

Übersicht

Hyalin

Definition: Es gibt keine Definition einer einheitlichen Substanz bzw. krankhaften Entität namens Hyalin. Hyalin entspricht nur einer histologisch-färberischen Eigenschaft bzw. einem makroskopischen Erscheinungsbild.

Pathogenese: Die Eigenschaft „hyalin" ist verschiedensten Zell- und Gewebsveränderungen gemeinsam, stellt aber kein krankheitsspezifisches Substrat dar. Die Ursachen für das Auftreten von Hyalin sind völlig unterschiedlich.

Morphologie: Histologisch: homogen-strukturlos, bei HE-Färbung eosinophil; bei van GIESON-Färbung leuchtend rot. Makroskopisch: porzellanweiße, derbe Verdickungen, Stichwort „Zuckerguß".

Versuch einer Einteilung

Extrazelluläres Hyalin Substanz- bzw. Strukturvermehrung	**Intrazelluläres Hyalin** Speicherung
1. Hyaline Umwandlung von Kollagenfasern	1. Hyalintropfig in Tubulusepithelien
2. Verdickung der Serosa: Zuckerguß	2. Maulbeerartig in Plasmazellen (RUSSEL)
3. Gefäßwandhyalinose	3. Perinukleär in basophilen Hypophysenvorderlappenzellen (CROOKE)
4. Intimaplaque bei Atherosklerose	4. Alpha$_1$-Antitrypsin-Retention in Leberzellen
5. Hyaline Mikrothromben in kleinen Gefäßen	5. Zellschaden a) Bandförmig oder verzweigt in Leberzellen (MALLORY) b) Hyaline Leberzellnekrosen c) Wachsartige Degeneration der Skelettmuskulatur (ZENKER)
6. Hyaline Zylinder in Nierenkanälchen	
7. Hyaline Membranen in Lungenalveolen	

- CROOKE[152]**-Zellen:** Vergrößerte, basophile Hypophysenvorderlappenzellen weisen eine hyaline, perinukleäre Zone auf und gleichzeitig Verdrängung der Granula an die Peripherie. Dies ist Ausdruck einer Drosselung der ACTH-Produktion bei Hypercortisolismus (Rückkoppelungseffekt: Überschuß an Nebennierenrinden-Hormon supprimiert die Hypophysenzellen).
- RUSSEL[153]**-Körperchen:** Oft maulbeerartig gelagerte, eosinophile Kugeln, welche Plasmazellen stark auftreiben und den Kern verdrängen. Es handelt sich um Ansammlungen von Immunglobulinen im erweiterten rauhen endoplasmatischen Retikulum.

REKAPITULATION

1. Was ist Hyalin? Was ist Hyalin nicht? (23.15)
2. Nenne die makroskopischen und histologischen Charakteristika von Hyalin. (23.15)
3. Versuche eine Einteilung der hyalinen Veränderung. (23.15.1 bis 23.15.6 bzw. Übersicht)
4. Was ist eine Gefäßwandhyalinose? (23.15.2)
5. Wann entstehen hyaline Mikrothomben und was ist die Folge? (23.15.3)
6. Charakterisiere das Hyaline-Membran-Syndrom der Lunge. (23.15.5)
7. Nenne Beispiele für das sogenannte intrazelluläre Hyalin. (23.15.6)

23.16 Amyloid[154]

Amyloid ist ein chemisch nicht einheitlicher Protein-Kohlenhydratkomplex mit charakteristischen Färbeeigenschaften. Die Substanz wird **extrazellulär** abgelagert. Die Definition Amyloid ist daher zunächst optisch-morphologisch-deskriptiv.

Makroskopisch:
Dünnes Organscheibchen (Briefmarkengröße) in eine PETRI[155]-Schale mit **LUGOLscher**[156] **Lösung** bringen → nach 1 Minute: **Braunfärbung;** danach in eine Schale mit **Schwefelsäure** übertragen → Farbumschlag nach **blauviolett.**

Histologisch:
HE-Färbung → die scholligen und streifigen Amyloidablagerungen sind **eosinophil.**

152 Arthur CROOKE (geb. 1905), Pathologe in London.
153 William RUSSEL (1852–1940), Internist in Edinburgh.
154 amylon (griech.), Stärke; – oides (griech.), ähnlich. Rudolf VIRCHOW bezeichnete damit die Ähnlichkeit der Substanz in ihren färberischen Eigenschaften mit pflanzlicher Stärke.
155 Julius PETRI (1852–1921), Bakteriologe in Berlin; runde Schalen mit Deckel für Bakterienkolonien.
156 Jean LUGOL (1786–1851), Arzt in Paris; Jod-Jodkaliumlösung.

Färbung mit **Kongorot** → **rot;** im polarisierten Licht **grünleuchtende Doppelbrechung.**
Färbung nach VAN GIESON → uncharakteristisch **gelbbraun** (zum Unterschied: Hyalin → rot).

Amyloid kommt unter normalen Bedingungen im Organismus nicht vor!

Die **Amyloidproduktion** beruht auf einer fehlerhaften Proteinsynthese und einem komplexen Zusammenbau einzelner Bestandteile. Die Grundbausteine werden immer intrazellulär gebildet, das Amyloid selbst jedoch extrazellulär abgelagert. Alle Amyloidarten bestehen aus einer Mikrofibrillenstruktur: um ein röhrenförmiges Glykoproteinkernstück = Amyloid-P-Komponente, sind jeweils zwei Proteinfibrillen spiralig herumgedreht; die Fibrillen sind in sich ziehharmonikaartig gefaltet.

Diese β-**Faltblattstruktur** (kurz: β-Fibrillen) ist charakteristisch für Amyloid und verantwortlich für die besonderen Färbeeigenschaften: Hier liegt die Bindungsstelle für das Kongorot, und die Regelmäßigkeit der Fibrillenaggregate bedingt die Doppelbrechung.

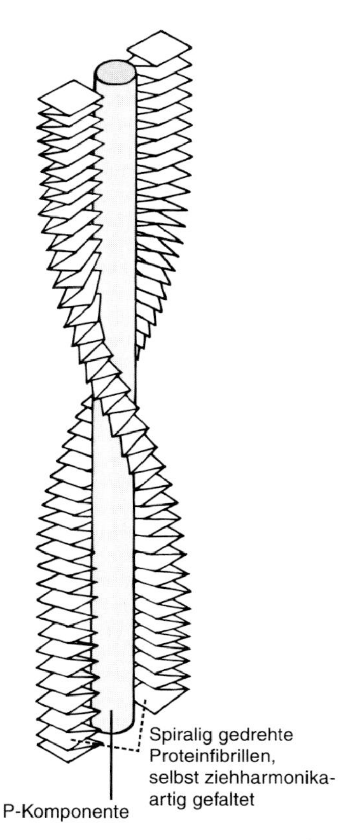

Abb. 23.24: Fibrillenstruktur des Amyloids. Die P-Komponente ist das Kernstück, um welches je zwei ziehharmonikaartig gefaltete Proteinfibrillen spiralig gedreht sind: dies wird β-Faltblattstruktur genannt.

23.16.1 Amyloidarten

Klassisches Amyloid = AA-Amyloid
Leitet sich von einem Vorläuferprotein, dem sogenannten A-Protein (Alpha-Globulin, also kein Immunglobulin) her, welches **im Rahmen von Entzündungen** vermehrt in der Leber gebildet wird. Amyloidogene Fragmente davon (SAA-Protein = „serum amyloid associated") lagern sich mit der P-Komponente und Proteoglykanen zu β-Fibrillen zusammen.

Es besteht folgender Reaktionsablauf: Eine längerdauernde Entzündung mit Eiweißzerfall geht mit einer Makrophagenaktivierung einher. Diese Makrophagen sezernieren Interleukin-1 (IL-1), letzteres bewirkt in den Leberzellen die Produktion des A-Proteins, im Serum ist SAA erhöht. Nur wenn SAA nicht abgebaut werden kann – Proteolysedefekt? – kommt es zur Verbindung von P-Kernstücken mit SAA, und es resultiert AA-Amyloid.

AA-Amyloid ist typisch für die Amyloidose nach Vorkrankheiten. Warum es nicht bei jeder Entzündung zu einer AA-Amyloidose kommt, ist nicht geklärt; wahrscheinlich liegt es an der Fähigkeit oder Unfähigkeit, SAA abzubauen.

Immunamyloid = AL-Amyloid
Dieser Amyloidtyp stammt von Teilen der Leichtketten (L-Ketten) der Immunglobuline. Ein Überschuß solcher Immunglobulin-Vorläufermoleküle kann zu β-Fibrillen aggregieren, allerdings nur, wenn die L-Ketten völlig identisch aufgebaut sind; dies ist der Fall bei sogenannten **monoklonalen Gammopathien,** d. h. abnorm proliferierenden Klonen[157] von Zellen, welche Gamma-Globuline synthetisieren (immunkompetente[158] Zellen vom B-Zell-Typ).

Beispiel: Das Amyloid im medullären Schilddrüsenkarzinom der C-Zellen leitet sich von Calcitoninbausteinen ab bzw. in Pankreastumoren von Insulinvorstufen.

Familiäres Amyloid = AF-Amyloid
Das normale Transportprotein des Blutes für Thyroxin und Retinol ist *Trans-thy-retin.* Durch Austausch einer einzigen Aminosäure, d. h. durch **Punktmutation,** wird dieser Eiweißkörper amyloidogen, er bildet β-Fibrillen und damit die Substanz Amyloid.

Altersamyloid = AS-Amyloid
Im Herzen ist dies eine weitere Transthyretin-Variante, im Gehirn aber ein ganz anderes Protein, genannt A_4 bzw. $β_2$-Amyloidprotein.

Hämodialyse-Amyloid = AH-Amyloid
Die Vorstufe sind $β_2$-Mikroglobuline, das Amyloid entsteht bei Patienten mit **Langzeithämodialyse.**

157 clone (engl.), genetisch idente Nachkommengruppe einer Stammzelle.
158 alle Zellen des Immunsystems, die auf einen antigenen Angriff reagieren können.

Hautamyloid = AD-Amyloid
Die Vorstufe besteht aus Präkeratin, welches zu β-Fibrillen transformiert wird.

23.16.2 Morphologische Befunde bei Amyloidablagerung

Geringgradige Amyloidablagerungen sind makroskopisch kaum zu erkennen, allerdings an der eigentümlich erhöhten Konsistenz = Steifigkeit der Organe, zu vermuten. Im ausgeprägten Fall kommt es zu einer Gesamtvergrößerung des Organs, aber zu einer Druckatrophie des Parenchyms und Durchblutungsstörung infolge Gefäßkompression. Die Organe sind **hart** und **starr, brüchig,** dabei leicht schneidbar. Die Schnittränder imponieren scharfkantig, die Schnittfläche besitzt einen **trockenen, wachsartigen Glanz.**

Dünne Gewebsscheiben sind glasig durchscheinend.

Makroskopischer Nachweis des Amyloids durch die LUGOL-Probe, histologisch durch Kongorot-Färbung und Doppelbrechung oder immunhistochemisch mit Antikörpern.

Typische Organbefunde

- **Milz:** zwei Varianten:

  Sagomilz: Ablagerung von Amyloid in den MALPIGHIschen Körperchen. Auf der Schnittfläche sind dieselben als glasige, transparente, wachsartige, sagoähnliche[159] Körnchen sichtbar.
  Schinken- bzw. Speckmilz: Amyloidablagerungen diffus in der roten Pulpa, MALPIGHIsche Körperchen ausgespart.
  Schnittfläche glasig-matt und je nach Blutgehalt wachsgelb (= Speckmilz) bis rosafarben (= Schinkenmilz).

- **Nieren:** Amyloidablagerung zunächst im Glomerulum, später auch an Basalmembranen der Tubuli und in der Wand kleiner Gefäße. Im Extremfall Glomerula völlig verödet, Tubuli atrophisch oder geschwunden: Amyloid-Schrumpfniere.
  Makro: zuerst vergrößert, glatt, Rinde verbreitert, graugelb, wachsartig glänzend, Pyramiden bläulichrot (sogenanntes „hortensienrot"). Später im Schrumpfungsstadium ist das Organ verkleinert und granuliert.
- **Nebennieren:** Beginn der Amyloidablagerung in der Zona fasciculata, dann markwärts fortschreitend.
  Makro: Nebennieren vergrößert, hart, Rinde delipoidotisch.
- **Leber:** Amyloidablagerung im DISSÉschen[160] Raum der intermediären Zone beginnend, dann gegen die Läppchenperipherie und das Läppchenzentrum fortschreitend. Leberzellen zunehmend atrophisch, evtl. völlig durch Amyloid verdrängt.
  Makro: Leber vergrößert, hart, brüchig, gelblichbräunlich, wachsartig glänzend.
- **Magen-Darmtrakt:** Amyloidablagerungen vor allem in der Wand kleiner Arterien.

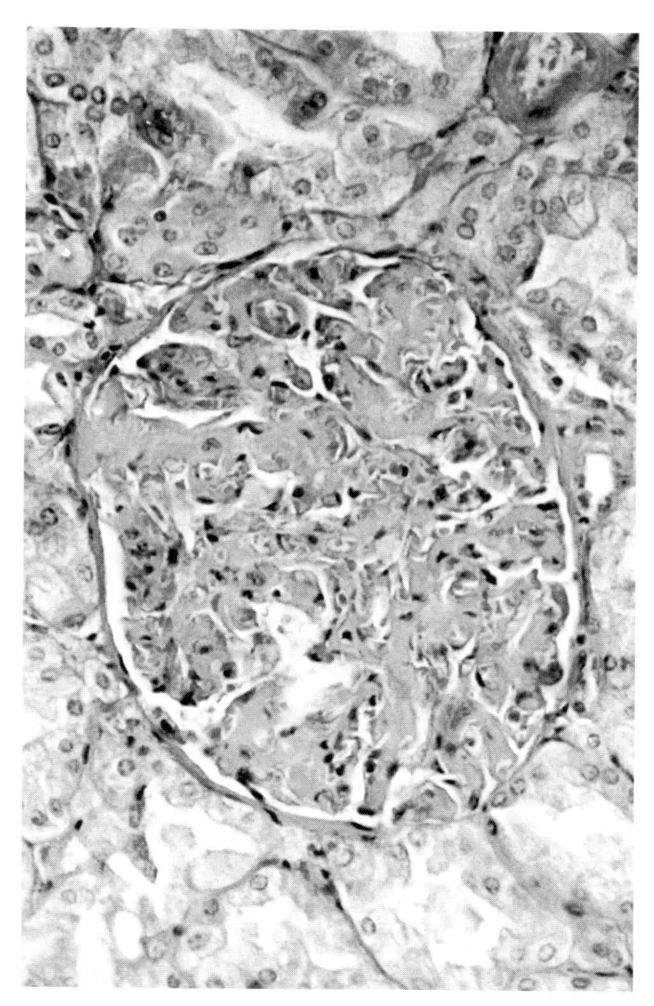

Abb. 23.25: Amyloidablagerung in der Wand in Glomerulokapillaren. Diese im HE-Präparat eosinophilen Massen führen schließlich zum Verschluß der Kapillarlichtung und damit zur Verödung der Glomerula.

23.16.3 Einteilung der Amyloidose nach ätiologischen Gesichtspunkten

Mit dem Begriff Amyloidose wird nicht eine einheitliche Krankheit gekennzeichnet, sondern eine Gruppe ätiologisch unterschiedlicher Erkrankungen zusammengefaßt.

159 sago (engl., niederländisch, indonesisch), Mark. Sago ist eigentlich ein aus dem Mark der Sagopalme gewonnenes, feinkörniges, stärkehaltiges Nährmittel; heute durch ein entsprechendes Erzeugnis aus Kartoffelstärke ersetzt.
160 Joseph DISSÉ (1852–1912), Anatom in Göttingen, Halle und Marburg.

23.16.3.1 Amyloidose nach Vorkrankheiten = Begleitamyloidose = sekundäre Amyloidose

Häufigste Form. Entsteht im Gefolge verschiedener Grundkrankheiten, bei denen jeweils ein Eiweißzerfall stattfindet. Dies ist der initiale Stimulus für die letztendliche Ablagerung von AA-Amyloidose; betroffen sind vor allem: Milz, Nieren, Leber, Nebennieren, Verdauungstrakt.

1. **Chronische, infektiös-entzündliche Erkrankungen**
   - **Tuberkulose**, und zwar länger dauernde Organtuberkulosen, wie z. B. Knochen-Tbc, Urogenital-Tbc, Lungen-Tbc.
   - **Osteomyelitis** (chronische Knochenmarkseiterung).
   - **Eitrige Bronchiektasien** (sackförmig ausgeweitete Bronchien mit ständig eitriger Entzündung wegen Sekretretention infolge erschwerten Aushustens).
   - **Chronische Haut-Subkutis Entzündungen** bei Drogenabhängigen mit subakuter Injektionspraxis.
   - **Lepra**
2. **Chronische, nicht-infektiös entzündliche Erkrankungen**
   - **Primär-chronische Polyarthritis (PCP)** = rheumatoide Arthritis (durch Immunvorgänge ausgelöste, progrediente Destruktion der Gelenke).
   - **Colitis ulcerosa** (Dickdarmentzündung mit Nekrosen und Geschwürsbildung).
   - **Ileocolitis regionalis CROHN**[161] (segmental lokalisierte, durch entzündliche Granulome charakterisierte Dünn- und Dickdarmerkrankungen).
   - **Sarkoidose BOECK**[162] (tuberkuloide Granulomatose vorwiegend in Lymphknoten, aber auch in anderen Organen).
3. **Maligne Tumoren**
   - **Malignes HODGKIN[163]-Lymphom = Lymphogranulomatose**
   - **Maligne Non-HODGKIN-Lymphome**

23.16.3.2 Amyloidose ohne Vorkrankheiten = primäre Amyloidose

Keine Grundkrankheit, kein familiär gehäuftes Vorkommen. Es wird AL-Amyloid abgelagert, daher vermutet man als Ursache eine funktionelle Störung Immunglobulin-produzierender Zellen. Die Amyloiddepots zeigen ein geändertes Färbeverhalten, z. B. nur eine schwache Reaktion mit Kongorot; daher auch die alte Bezeichnung „Paramyloid"[164]. Die Hauptbefallslokalisationen sind ebenfalls „atypisch": Blutgefäßwände, Herz, Zunge, Verdauungstrakt, Nervenscheiden. Dieser Typ der Amyloidose ist selten.

23.16.3.3 Amyloidose bei monoklonalen Gammopathien

Es handelt sich um neoplastische Erkrankungen des B-Zellen-Systems. Dabei werden von den Tumorzellen monoklonale Gammaglobuline produziert. AL-Amyloid wird abgelagert, im Gegensatz zur sekundären Amyloidose aber in „atypischen" Organen: Myokard, Skelettmuskulatur, glatte Muskulatur des Verdauungstraktes, in der Wand von Blutgefäßen sowie im Respirationstrakt.

Dies kann auf zwei verschiedenen Wegen erfolgen:

1. Produktionsstörung: Synthese abnormer Immunglobuline sowie auch isolierter Leichtketten → die Proteinstrukturen aggregieren zu β-Fibrillen = Amyloid. Ein Überschuß an isolierten Leichtketten wird (wegen der geringen Molekülgröße) im Harn ausgeschieden: sogenanntes BENCE-JONES-Protein[165].
2. Abbaustörung: Übermengen von produzierten Immunglobulinen werden nur bruchstückhaft abgebaut, die Reststrukturen aggregieren zu β-Fibrillen.

Die häufigste monoklonale Gammopathie mit Amyloidbildung ist das **plasmozelluläre Myelom = Plasmozytom:** neoplastische Plasmazellproliferation mit jeweils spezifischer (monoklonaler) Globulinproduktion. Es gibt verschiedene morphologische Typen, je nach Lokalisation, Multiplizität und evtl. Ausschwemmung der Plasmazellen ins Blut (siehe 36.6.9, Spezielle Pathologie).

Weitere Krankheiten mit monoklonaler Gammaglobulinbildung sind: lymphoplasmozytoides Immunozytom mit IgM-Gammopathie = Morbus WALDENSTRÖM[166], immunoblastisches Lymphom, Schwer-Ketten-Krankheit = heavy chain disease u. a. (siehe 36.6.9, Spezielle Pathologie).

161 Burill Bernard CROHN (1884–1956), amerikanischer Kliniker.
162 siehe 37.1.2, Spezielle Pathologie.
163 Thomas HODGKIN (1798–1866), Arzt in London.
164 para (griech.), neben.
165 Henry BENCE-JONES (1813–1873), Arzt in London. Das nierengängige Leichtkettenprotein kann nachgewiesen werden durch: 1. Ausflockung bei Erhitzen des Harnes auf 60° C und erneute Auflösung bei weiterem Erhitzen. 2. Immunelektrophorese des Harnes.
166 Jan Gösta WALDENSTRÖM (geb. 1906), Internist in Schweden.

23.16.3.4 Heredofamiliäre[167] Amyloidose

Diese sehr seltenen Krankheiten sind meist auf geographisch eng umschriebene Gebiete beschränkt.

Familiäres Mittelmeerfieber: Fieberschübe, Entzündung seröser Oberflächen (Pleura, Peritoneum, Synovialis), AA-Amyloid vor allem in der Niere. Es ist nicht auszuschließen, daß die Entzündungsattacken eine Grundkrankheit darstellen und die Amyloidose „sekundär" damit zusammenhängt.

Das Leiden wird fast ausschließlich bei Menschen armenischer, sephardisch-jüdischer[168] oder arabischer Abstammung beobachtet und ist autosomal-rezessiv erblich.

Weiters: **Hereditäre Amyloidosen** (autosomal-dominant) mit Polyneuropathien, Kardiomyopathien und Nephropathien. Abgelagert wird AF-Amyloid.

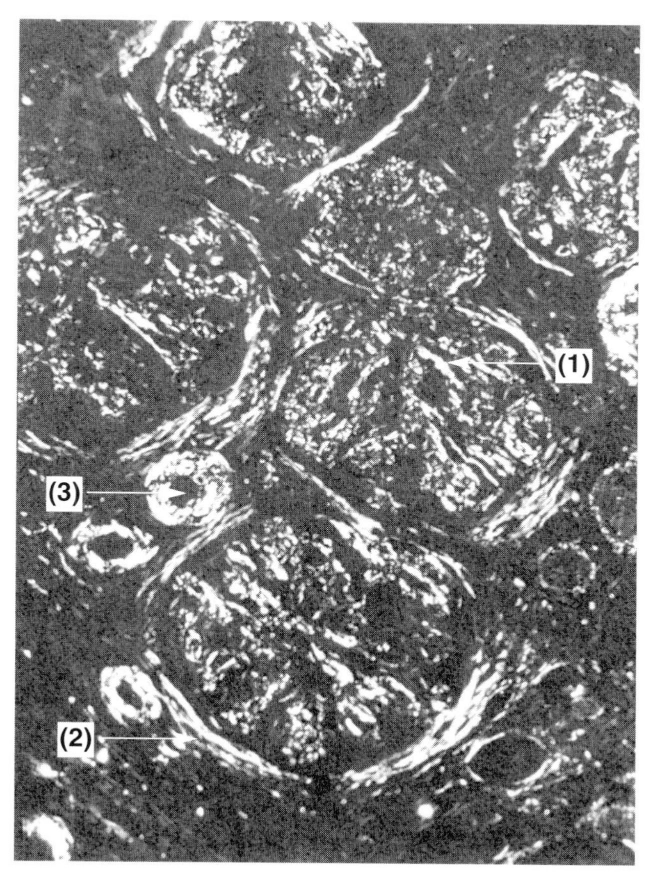

Abb. 23.26: Nach Kongorot-Färbung leuchten die Amyloidablagerungen im polarisierten Licht hellgrün auf: Glomerulumkapillaren (1), BOWMAN'sche Kapsel (2), Arteriolen (3), Basalmembranen (4) von Nierenkanälchen.

23.16.3.5 Hämodialyse-assoziierte Amyloidose

Die Vorläuferproteine sind β_2-Mikroglobuline, die nicht durch die üblichen Dialysemembranen herausgefiltert werden. In bis zu 70 % der Dialysepatienten findet man AH-Amyloid in Synovialis, Sehnenscheiden und gelenksnahen Knochen: Typisch ist die Lokalisation im Karpaltunnel sowie als zystischer Knochendefekt.

23.16.3.6 Lokale Amyloidablagerungen

Die Amyloiddepots sind herdförmig auf ein einziges Organ beschränkt, ein Befall weiterer Körperteile bleibt aus. Es können mikroskopisch kleine, aber auch große, tumorförmige Ablagerungen vorkommen.

In **endokrinen Tumoren:**

- medulläres Schilddrüsenkarzinom
- Phäochromozytom[169]
- Inselzelltumor im Pankreas

In **endokrinen Organen:**

- Amyloid in LANGERHANSschen Inseln beim Altersdiabetes (Diabetes Typ II)

In der **Haut**, im **Augenlid**, in der **Konjunktiva.**

Altersamyloid:

- subendokardial im Herzen, vorwiegend linker Vorhof,
- in der Wand von Blutgefäßen im Gehirn,
- ALZHEIMERsche[170] Neurofibrillendegeneration: knäuelartige, intrazytoplasmatische Einschlüsse.

Amyloidtumoren:

- oder multipel auftretende, knotig-knollige Amyloidablagerungen ohne ersichtliche Grundkrankheit; auffällig ist jedoch, daß die Amyloidmassen von einem plasmazellreichen Granulationsgewebe umgeben sind, und die abgelagerten Substanzen überwiegend aus abnormen Immunglobulinen bestehen.
  Lokalisation: Larynx, Pharynx, Trachea, Lunge, Harnblase.

23.16.4 Welche krankhaften Auswirkungen hat eine Amyloidose?

Je nach Lokalisation und Schweregrad sind die Folgen verschieden.

167 heredium (lat.), Erbe.

168 Sephardim = Bezeichnung für die Nachkommen jener Juden, die 1492 in Spanien vertrieben wurden und sich dann in Nordafrika, Italien und in orientalischen Ländern ansiedelten.

169 phaios (griech.), grauschwarz. Das Phäochromozytom ist ein endokrin aktiver Tumor des Nebennierenmarkes und der Paraganglien.

170 Alois ALZHEIMER (1864–1915), Neurologe in München und Breslau. Die ALZHEIMERsche Krankheit ist eine präsenile Großhirnrindenatrophie mit zunehmender Verblödung.

Nierenfunktionsstörungen: Ein Befall der Glomerula führt zum fortschreitenden Nierenversagen mit nephrotischem Syndrom, d. h. Proteinurie.

Störungen der Darmfunktion: Obstipation und/oder Durchfälle; Resorptionsstörungen.

Funktionsstörungen des Herzens: Rhythmusstörungen, Kontraktionsinsuffizienz, Herzversagen.

Verlust von Plasmaeiweißkörpern über Nieren und Darm: Globulinmangel führt zu Abwehrschwäche bei Infektionskrankheiten.

Übersicht

Amyloid

Definition:	Amyloid ist ein Protein-Kohlenhydratkomplex mit β-Fibrillenstruktur, positiver Kongorot-Färbung und optischer Doppelbrechung. Amyloid ist keine chemisch einheitliche Substanz, Amyloid wird nicht von einem einheitlichen, bestimmten Zelltyp produziert und die Amyloidosen sind keine pathogenetisch einheitlichen Erkrankungen.
Ursache:	Amyloidosen sind Krankheiten, bei deren Entstehung Immunmechanismen eine dominierende Rolle spielen. Die häufigste Form = sekundäre Amyloidose, entsteht im Gefolge einer längerdauernden Stimulierung des Immunsystems durch Antigene; die Amyloidose bei monoklonalen Gammopathien geht direkt auf neoplastische Erkrankungen immunkompetenter Zellen zurück.
Morphologie:	Amyloid kann lokal isoliert oder systemisch abgelagert werden. Die typischen Lokalisationen wechseln mit den ätiologischen Erkrankungstypen.
Makroskopisch:	hart, brüchig, wachsartig.
Histologisch:	charakteristische Färbereaktionen.
Verlauf:	Eine Amyloidose ist unheilbar, der Schweregrad des jeweiligen Organbefalls bestimmt die klinische Manifestation.

Sekundäre Amyloidose nach Vorkrankheiten
Primäre Amyloidose ohne Vorkrankheiten
Amyloidose bei monoklonalen Gammopathien
- **Heredofamiliäre Amyloidosen**
- **Hämodialyse-assoziierte Amyloidose**
- **Lokale Amyloidablagerungen**

Verdickung von Gelenkskapseln: Schwellung und Schmerzen in Gelenksnähe.

Einengung und Verschluß von Blutgefäßen.

Makroglossie.

Nach Stellung der Diagnose schwankt die Überlebenszeit um einen Mittelwert von etwa 5 Jahren, die Prognose wird von einer evtl. vorhandenen Grundkrankheit natürlich entscheidend beeinflußt. Eine Amyloidose kann mit Sicherheit nur histologisch diagnostiziert werden. Am besten eignet sich dazu eine **Biopsie aus der Rektumschleimhaut**, weil leicht zugänglich: das Amyloid findet sich in der Wand von Blutgefäßen, daher Biopsie bis in die Submukosa!

Eine Nierenbiopsie ist manchmal nötig, jedoch nicht ohne Risiko. Von einer Leberpunktion sollte Abstand genommen werden, da die Gefahr einer Blutung aus dem harten, brüchigen Organ sehr groß ist.

REKAPITULATION

1. Definiere die Eigenschaften der Substanz Amyloid. (23.16)
2. Wie verläuft im Prinzip die Amyloidproduktion? (23.16)
3. Was sind β-Fibrillen? (23.16)
4. Zähle die verschiedenen Amyloidarten auf, nenne ihre Eigenheiten und Unterschiede. (23.16.1)
5. Was ist eine monoklonale Gammopathie? (23.16.1)
6. Charakterisiere die morphologischen Eigenschaften von Amyloid makroskopisch und histologisch. (23.16.1)
7. Welche Organe sind typischerweise Ort einer Amyloidablagerung? (23.16.2)
8. Wie unterscheidet sich eine Sagomilz von einer Schinken- bzw. Speckmilz? (23.16.2)
9. Was versteht man unter Amyloidose? (23.16.3)
10. Wie erfolgt die Einteilung der Amyloidosen nach ätiologischen Gesichtspunkten? (23.16.3)
11. Nenne Ursachen für eine sekundäre Amyloidose. (23.16.3)
12. Was ist eine primäre Amyloidose und wie stellt man sich deren Ursache vor? (23.16.3)
13. Welche Organe sind atypische Orte einer Amyloidablagerung? (23.16.3)
14. Wie entsteht eine Amyloidose bei monoklonaler Gammopathie? (23.16.3)
15. Was ist das BENCE-JONES-Protein und wie kann man es nachweisen? (23.16.3)
17. Charakterisiere die Hämodialyse-assoziierte Amyloidose. (23.16.3)
18. Nenne Beispiele für lokale Amyloidablagerungen. (23.16.3)
19. Wie kann sich eine Amyloidose als Krankheit äußern? (23.16.4)
20. Wie kann man eine Amyloidose am Patienten diagnostizieren? (23.16.4)

23.17 Fibrinoid

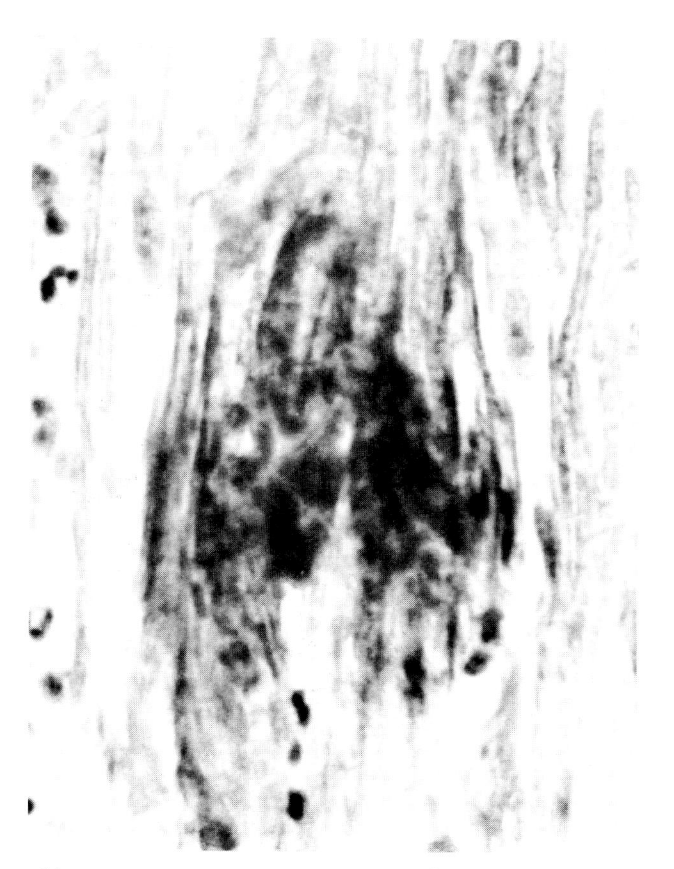

Abb. 23.27: Fibrinoide Verquellung mit Übergang in fibrinoide Nekrose an kollagenen Bindegewebsfasern. Im HE-Präparat erscheint das Fibrinoid eosinophil und unscharf begrenzt.

> Fibrinoid ist ein optisches Phänomen der faserigen Interzellularsubstanz, dort vorwiegend an kollagene Fasern gebunden.
> Es tritt eine färberische Veränderung auf, wobei die betroffenen Areale sich wie Fibrin anfärben: **HE-Färbung** → homogen, rot; VAN GIESON → gelb; **Kongorot** → keine Anfärbung.

Wegen dieser Ähnlichkeit zum Fibrin wurde die Endsilbe „-oid" angefügt, was ja „fibrinähnlich" bedeutet.

Beachte: Amyloid und Hyalin sind sowohl makroskopisch als auch histologisch charakterisiert und erkennbar. Fibrinoid ist lediglich mikroskopisch zu identifizieren.

Es gibt keine Substanz Fibrinoid; die entsprechend veränderten Gewebsbezirke enthalten in granulärer bis homogener Form geschädigtes Kollagen, Proteinbestandteile, Proteoglykane, Fibrinfragmente, Lipide und Zelltrümmer.

Die Fibrinoid-Manifestation geht meistens mit einem lokalen Gewebsuntergang einher, d. h. es gibt fließende Übergänge von fibrinoider Verquellung zu fibrinoider Nekrose.

- **Quellungsfibrinoid:** homogene Verbreiterung der denaturierten kollagenen Fasern, die Konturen sind unscharf.
- **Präzipitationsfibrinoid:** Die Fasern sind durch Ablagerung von Immunkomplexen bedeckt sowie auseinandergedrängt.
- **Nekrosefibrinoid:** Das nekrotische Material der präexistenten Strukturen liegt in einer Fibrinmasse eingebettet als „Schutt" vor (siehe 23.9.4.4).

Fibrinoid ruft im Gewebe meist eine zelluläre (entzündliche) Reaktion hervor, d. h. es kommt zu einer vorwiegend aus Histiozyten bestehenden Defensivreaktion.

23.17.1 Beispiele für das Auftreten von Fibrinoid

1. **Im Bindegewebe vorwiegend perivaskulär bzw. in der Synovialis:** bei den Bindegewebserkrankungen vom Typ der Kollagenosen[171] bzw. des rheumatischen[172] Formenkreises.
   - Rheumatisches Fieber
   - Chronische Polyarthritis
   - Lupus erythematodes[173] disseminatus und viele andere.

   Im Frühstadium tritt Quellungsfibrinoid auf, später Präzipitationsfibrinoid als Zeichen eines Immundepots.
2. **In der Wand von Blutgefäßen:** bei Arterienentzündungen im Rahmen von Immunerkrankungen, z. B. allergische Vaskulitis[174], Panarteriitis nodosa[175] u. a., sowie bei schweren Formen des Bluthochdrucks: fibrinoide Arteriolonekrose bei maligner Hypertonie. Es handelt sich um Präzipitationsfibrinoid und Nekrosefibrinoid.

171 Die Sammelbezeichnung Kollagenosen ist ein Oberbegriff für Bindegewebserkrankungen, welche durch Autoimmunphänomene ausgelöst werden (siehe 26.7.4.3).

172 rheuma (griech.), das Fließende (nach antik-medizinischen Vorstellungen wird der Rheumatismus durch im Körper herumfließende Krankheitsstoffe verursacht). Rheumatismus ist eine Gruppenbezeichnung für unterschiedliche Krankheiten, deren Gemeinsamkeiten lediglich im Symptom „schmerzhafte Funktionsbeeinträchtigung im Muskel-Skelettsystem" besteht.

173 lupus (lat.), Wolf; erythema (griech.), Rötung: „*fressende Rötungskrankheit*" (der Haut und innerer Organe).

174 allergisch ausgelöste Blutgefäßentzündung.

175 knotenförmige Entzündung aller Arterienwandschichten.

3. **Am Ulkusgrund**[176]: Bei progredienten Magen- und Zwölffingerdarmgeschwüren bildet eine fibrinoide Nekrose den Boden der fortschreitenden Geschwürsausbreitung. Das Nekrosefibrinoid entsteht durch Einwirken von Magensäure und besteht aus einem Gemisch von Eiweißgerinnungsprodukten und nekrotischem Detritus.

   Achtung: Das sogenannte Fibrinoid in der Plazenta besteht ausschließlich aus zusammengesintertem Fibrin, ist also echtes Fibrin; die Bezeichnung Fibrinoid sollte hier unterbleiben.

REKAPITULATION

1. Was versteht man unter Fibrinoid? (23.17)
2. Nenne die drei Typen von Fibrinoid. (23.17)
3. Nenne Beispiele für Fibrinoid (1.) im Bindegewebe, (2.) in der Wand von Blutgefäßen und (3.) am Ulkusgrund. (23.17.1)
4. Korrigiere diese falsche Aussage: „Fibrinoid am Grund eines Magengeschwüres spricht für ein stationäres Verharren der Geschwürsausdehnung". (23.17.1)

23.18 Ödem

Eine das normale Ausmaß überschreitende Ansammlung von Flüssigkeit im Extrazellularraum wird im klinischen Sprachgebrauch als **Ödem** bezeichnet.

Achtung! Nomenklaturschwierigkeiten: Es gibt auch ein *intrazelluläres Ödem* (siehe 23.8.1).

23.18.1 Bemerkungen zur Regulation des Flüssigkeitshaushaltes

Wasser macht etwa 60 % des Körpergewichtes eines schlanken Erwachsenen aus: davon sind zwei Drittel intrazellulär, ein Drittel der Flüssigkeit extrazellulär.

Beispiel: 70 kg schwerer Erwachsener
42 Liter Körperwasser: 28 Liter intrazelluläre Flüssigkeit; 14 Liter extrazelluläre Flüssigkeit: 4 Liter intravasal und 10 Liter interstitiell.

Die Verteilungsräume der Flüssigkeiten nennt man *Kompartimente* oder *Kompartments*[177]. Das Volumen hält sich in jedem Kompartiment in definierten Grenzen, die Regulation erfolgt über osmotisch-onkotische Mechanismen. Die wesentlichen Substanzen dabei sind: Plasmaproteine für das intravasale Kompartiment; Natrium für den extrazellulären Raum und Kalium für das intrazelluläre Milieu.

Die Trennung der Flüssigkeitskompartimente erfordert **Austauschmechanismen** zur Aufrechterhalten einer gehörigen Balance zwischen den einzelnen Verteilungsräumen.

1. Austauschmechanismus intrazellulär ↔ interstitiell: da fast alle Zellen osmotisch hyperton gegenüber dem Interstitium sind, erfolgt der **Flüssigkeitseinstrom passiv** (osmotisch). Dagegen muß der **Flüssigkeitsabtransport aktiv** durch eine energetische Leistung erfolgen (Natrium-Pumpe).
   Folge eines gestörten Zellstoffwechsels ist demnach u. a. die Steigerung des Wassergehaltes → Zellschwellung (siehe 23.8.1). Absinken des intrazellulären Wassers wird dagegen sofort durch Zustrom aus der Umgebung ausgeglichen.
2. Austauschmechanismus interstitiell ↔ intravasal: Der extrazelluläre Flüssigkeitsraum ist die Transportstrecke, über welche alle Stoffwechselprodukte die Zelle erreichen oder verlassen: ein ständiger Flüssigkeitsstrom führt von der Kapillare zum Gewebe und umgekehrt.
   a) intravasal → interstitiell:
      – hoher hydrostatischer Druck des Blutes
      – hohe osmotisch-onkotische Konzentration der interstitiellen Flüssigkeit.
   b) interstitiell → intravasal:
      – hohe osmotisch-onkotische Konzentration des Blutplasmas
      – hoher hydrostatischer Druck der interstitiellen Flüssigkeit.

Der Flüssigkeitsaustritt aus den Gefäßen in das Interstitium heißt **Transsudation**[178], der umgekehrte Weg wieder in die Gefäßlichtungen hinein **Rückresorption.**

Dehydratation = Exsikkose (Austrocknung)
Der Verlust von Wasser führt zu einer proportionalen Verminderung der intra- und extrazellulären Flüssigkeit mit einem Anstieg des osmotischen Druckes. Es resultiert eine **hypertone Dehydratation** oder **Durst-Exsikkose:** z. B. bei mangelhafter Wasserzufuhr (bei Bewußtlosen), starkem Schwitzen, Diabetes insipidus[179].
Der Verlust von Wasser und Natrium im gleichen Verhältnis bewirkt eine Abnahme der extrazellulären Flüssigkeit ohne Änderung der osmotischen Verhältnisse: **isotone Dehydratation:** Erbrechen, Diarrhoen, Ileus[180] (große Mengen Flüssigkeit im Darm sind dem Extrazellularraum entzogen).

176 ulcus (lat.), Geschwür. Ein Geschwür ist ein Defekt an einer Oberfläche (Haut, Schleimhaut) und hat nichts mit einer Geschwulst = Tumor = Neoplasma zu tun.
177 compartment (engl.), Abteil, Abschnitt.
178 transsudare (lat.), ausschwitzen.
179 diabetes (griech.), „Harnruhr" = übermäßige Harnflut; insipidus (lat.), ohne Geschmack. Dies ist im Gegensatz zum Diabetes mellitus zu verstehen, der „süßschmeckenden Harnflut" = Zuckerkrankheit.
Diabetes insipidus ist die Folge eines ADH-Mangels.
180 eilos (griech.), Darmverschluß.

Bei Wasserverlust mit relativ hohem Verlust von Natrium kommt es neben einer Verminderung des extrazellulären Volumens auch zu einem Absinken des osmotischen Druckes im extrazellulären Raum. Wasser strömt in die nunmehr hypertonen Zellen ab, das extrazelluläre Flüssigkeitsvolumen wird vermindert, das intrazelluläre nimmt dagegen zu: **hypotone Dehydratation** oder **Salzmangelexsikkose:** Störung der renalen Natriumrückresorption bei akuter Niereninsuffizienz (z. B. Schock), Nebenniereninsuffizienz mit Hypoaldosteronismus.

Hyperhydratation = Überwässerung (Wasservergiftung)
Nach übermäßiger Wasserzufuhr (Polydipsie[181], ungeeignete Infusionen), wenn gleichzeitig die Wasserausscheidungsfähigkeit gestört ist: z. B. postoperativ, bei Nierenerkrankungen oder Herzinsuffizienz.
Symptome: Erbrechen, Durchfälle, Koma, Lungenödem.

23.18.2 Definition

Flüssigkeitsvermehrung in einem Gewebe, einem Organ oder innerhalb von Zellen nennt man Ödem.

Ödematöse Gewebe sind geschwollen, nach Einschneiden quillt wäßrige Flüssigkeit vor. An der Haut bleibt nach Fingerdruck eine Delle bestehen. Das Ödem parenchymatöser Organe verursacht prall-feste Konsistenz, feuchten Glanz und verwischte Struktur der Schnittfläche.
Synonyma mit geringer Bedeutungsdifferenz sind:

Ödem: wäßrige Durchtränkung des Gewebes.

Anasarka[182]: wäßrige Durchtränkung speziell des Unterhautzellgewebes.

Hydrops[183]: Flüssigkeitsansammlung in präformierten Höhlen.
Hydrocephalus externus: Flüssigkeitsanreicherung im erweiterten äußeren Liquorraum zwischen den Leptomeningen und der Gehirnoberfläche.
Hydrocephalus internus: Erweiterung des Ventrikelsystems.
Hydrothorax: Flüssigkeitsansammlung in der Pleurahöhle.
Hydroperikard: ausgeweiteter, flüssigkeitsgefüllter Herzbeutel.
Aszites: Flüssigkeitsvermehrung in der Bauchhöhle.
Hydrops universalis congenitus: generalisierte Flüssigkeitsdurchtränkung von Haut und inneren Organen; Flüssigkeitsergüsse in Körperhöhlen; Vorkommen bei Morbus hämolyticus neonatorum = Rhesusunverträglichkeit.
Hydrosalpinx; Hydrometra: Erweiterung und Flüssigkeitsansammlung im Eileiter, bzw. in der Uteruslichtung.
Hydronephrose: erweitertes Nierenbecken.
Hydroarthros: Gelenkswassersucht.

23.18.3 Formen und Ursachen der Ödeme

Man unterscheidet generalisierte und lokalisierte Ödeme.

23.18.3.1 Hämodynamische Stauungsödeme

Bei Blutstauungen (Anstieg des venösen Blutdruckes) steht das Kapillarsystem unter einem zu hohen hydrodynamischen Druck. Es überwiegt die Transsudation, die Rückresorption ist erschwert, bzw. bleibt aus. Interstitielle Flüssigkeit kann nur noch durch den Lymphstrom abtransportiert werden, die Lymphgefäße allein bewältigen die Menge jedoch nicht. Dazu kommt von Seiten des stagnierenden Blutes ein hypoxischer Kapillarwandschaden mit Durchlässigkeitssteigerung.

Ursachen sind:
Allgemeine, kardial bedingte Abflußbehinderung, d. h. die Herzleistung zum Weitertransport des Blutes ist vermindert.
Insuffizienz des linken Ventrikels: Stauung und Ödem im Lungenkreislauf; bei Flüssigkeitsdurchtritt in die Pleurahöhle → Hydrothorax.
Insuffizienz des rechten Ventrikels: Stauung und Ödem im Körperkreislauf, besonders im Bereich der unteren Extremitäten → Knöchelödem, Stauung der Pleuradrainage → Hydrothorax.

Örtliche Behinderung des Blutflusses
- Einengung der Venenlichtung durch Venenwanderkrankungen oder Thrombosen.
- Kompression der Venen von außen (Druck eines raumfordernden Prozesses oder Narbenzug: z. B.

181 dipsa (griech.), Durst, hier in der Bedeutung von „zuviel trinken".
182 (griech.), über dem Fleisch, d. h. Flüssigkeit zwischen Muskel und Haut.
183 (griech.), Wassersucht.

wird bei einer Leberzirrhose der Abfluß des Pfortaderblutes behindert, und es kommt zu Ödemen im Einzugsgebiet der Vena portae sowie Aszites).
- Strömungsverlangsamung in Varizen: in ausgeweiteten Venen sind Venenklappen derart insuffizient geworden, daß sich Blut rückstaut.

23.18.3.2 Lymphödeme

Proteine, welche aus dem Blut in das Interstitium übertreten, können nur lymphogen abtransportiert werden; sie gelangen via Ductus thoracicus und Venenwinkel wieder in das Blut zurück. Ist dieser Abtransport behindert, so bleiben die Eiweißkörper im Interstitium liegen, der onkotische Druck wird erhöht und Flüssigkeit strömt ein.

1. **Sekundäre, mechanische Lymphödeme**
   Blockade größerer Lymphgefäße bzw. Lymphknoten:
   Peripherwärts der Blockade Ausweitung der Lymphgefäße und massive ödematöse Durchtränkung des Gewebes → führt an den Extremitäten zur sogenannten **Elephantiasis**[184].
   Ursachen sind:
   - Tumormetastasen in Lymphknoten
   - Tumorausbreitung in Lymphgefäßen
   - (Lymphangiosis carcinomatosa)
   - radikale chirurgische Lymphadenektomie
   - Obliteration nach Lymphangitis
   - Fibrose und Verödung nach Bestrahlung
   - Filariasis[185]
2. **Primäre Lymphödeme**
   Angeborene Lymphgefäßveränderungen mit Abflußbehinderung: entweder Aplasie bzw. Hypoplasie der Lymphwege oder erweiterte, klappeninsuffiziente Lymphgefäße mit gesteigerter Wandpermeabilität. Meist an Extremitäten.
   a) **Familiäres, konnatales Lymphödem Nonne-Millroy**[186]**:**
   Schon bei der Geburt manifest. Progredientes, bis zur Elephantiasis führendes Ödem an den unteren Extremitäten, manchmal doppelseitig. In schweren Fällen trophische Störungen der Haut mit Ekzembildung, Ulzerationen, Infektanfälligkeit.
   b) **Familiäres, nicht konnatales Lymphödem Meige**[187]**:**
   Beginn in der Pubertät (Lymphoedema praecox) oder später (Lymphoedema tardum). Fast nur Frauen, meist einseitig am Bein, entweder nur in umschriebener Zone oder über die ganze Extremität ausgebreitet.
   c) **Sporadisches primäres Lymphödem:**
   Nicht familiär, Beginn meist in der Pubertät, Frauen stark überwiegend betroffen.

23.18.3.3 Onkotische Ödeme

Eine Verminderung der Eiweißkörper im Blut hat eine Senkung des onkotischen Druckes zur Folge. Flüssigkeit strömt aus den Gefäßen in die Interstitien.
Proteinmangelödeme:
- Hunger
- Fehlernährung
- Eiweißverlust durch Proteinurie (siehe 56.4)
- Eiweißverlust bei Morbus Menetrier (39.4.9) sowie Maldigestions- und Malabsorptionssyndrom (39.5.2)
- Eiweißmangel durch Synthesestörung (z. B. Leberzirrhose).

23.18.3.4 Osmotische Ödeme

Für die Entstehung solcher Ödeme ist vor allem eine Konzentrationsänderung der Natrium-Ionen von Bedeutung. Natrium bindet eine bestimmte Menge Wasser; kommt es zu einer Natriumvermehrung im Blut (Hypernatrinämie) wird sich diese sehr schnell auch auf den Extrazellularraum übertragen und dementsprechend Flüssigkeit „mitnehmen".
Hypernatriämie:
- übermäßige Kochsalzzufuhr
- mangelhafte Natriumausscheidung bei Nierenerkrankungen,
- vermehrte Natriumrückresorption bei Hyperaldosteronismus.

Hypervolämie:
- exzessive Wasserzufuhr (Hyperhydratation), Schwartz-Bartter[188]-Syndrom: Übersekretion von Adiuretin (ADH) = Vasopressin.

23.18.3.5 Renale Ödeme

Ätiologische Faktoren sind Nierenerkrankungen mit verstärkter NaCl- und Wasserretention sowie Hypoproteinämie als Folge einer Proteinurie.

---

184 (griech.), elephantenhautähnliche Hautverdickung.
185 Filarien sind fadenförmige, innerhalb von Lymphgefäßen parasitierende, exotische Würmer.
186 Max Nonne (1861–1959), Neurologe in Hamburg; William Forsyth Millroy (1855–1942), Internist in Nebraska.
187 Henry Meige (1866–1940), Arzt in Paris.
188 Siehe 56.8.3.5, Spezielle Pathologie.

1. **Nephritisches Ödem** bei Glomerulonephritis[189] Verminderung des Glomeruluminfiltrates mit NaCl- und Wasserretention. Verminderung der Zahl funktionsfähiger Nephrone. Daneben auch Proteinurie → Hypoproteinämie.
2. **Nephrotisches Ödem** bei nicht-entzündlichen Nierenerkrankungen. Ganz im Vordergrund steht die Proteinurie mit entsprechender Hypoproteinämie. Renale Ödeme beginnen charakteristischerweise im Gesicht: Lidödem.

23.18.3.6 Kapillartoxische Ödeme

Angriffspunkt des schädigenden Agens (Bakterientoxine, toxische Zellzerfallsprodukte, urämische Stoffwechselprodukte, Insektenstiche, Schlagenbisse, Sonnenbrand, Antigen-Antikörper-Reaktionen) ist – über eine primäre Freisetzung vasoaktiver Amine – die Kapillarwand. Infolge Vasodilatation und Permeabilitätssteigerung treten Eiweiß und Flüssigkeit in großer Menge durch. Permeabilitätssteigerung bedeutet: Die Struktur der Kapillarwand wird verändert, dadurch die Basalmembran durchlässiger, und ein erhöhter Flüssigkeitsaustritt ist möglich. Charakteristisch ist der Eiweißreichtum solcher Ödeme, wodurch auch die Rückresorption durch die Lymphkapillaren erschwert wird.

23.18.3.7 Angioneurotisches Ödem QUINCKE[190]

Anfallsweise, schon auf leichteste unspezifische Reize auftretendes, örtlich umschriebenes, rasch reversibles Ödem; häufig im Gesicht, aber auch im oberen Respirationstrakt möglich.
Ursache ist ein Defekt des C1-Inhibitors im Komplementsystem, daher kommt es episodenhaft zur Aktivierung von Komplement, welches die Gefäßpermeabilität steigert (siehe Tab. 26.7).

Wichtig: Unterscheidung zwischen **Transsudat** und **Exsudat**
Pathogenetisch muß zwischen einem *nicht entzündlichen* (Transsudat) und einem *entzündlichen* (Exsudat) Flüssigkeitsaustritt ins Gewebe unterschieden werden:

Transsudat: klar, farblos, zell- und eiweißarm, niedriges spezifisches Gewicht. Entspricht weitgehend dem Blutplasma.
Merke: um jeden Entzündungsherd entsteht ein kollateral[191]-entzündliches Ödem. Dies ist ein Teilfaktor bei der entzündlichen Schwellung des betreffenden Gewebes.

Transsudat: nicht-entzündliches Ödem
Exsudat: entzündliches Ödem

23.18.4 Folgen und Komplikationen der Ödeme

Die Folgen der Ödeme sind vor allem mechanische Behinderungen der Organfunktion durch den Flüssigkeitsstau.

Lungenödem: intraalveoläre und interstitielle Flüssigkeitsvermehrung → hochgradige Erschwerung bis völlige Blockade des Gasaustausches.

Hirnödem: vor allem interstitielle, aber auch intrazelluläre Flüssigkeitsansammlung mit dementsprechender Volumenvermehrung des Gehirns = Hirnschwellung. Die Folgen sind sogenannte Hirndruckschäden, da sich das Gehirn innerhalb der Schädelkapsel nur beschränkt ausdehnen kann: Nekrosen; Hirnkompression mit Atemlähmung.

Glottisödem: Ödematöse Schwellung der aryepiglottischen Falten führt zur Einengung des Luftweges im Kehlkopf → Erstickungsgefahr.

Hydrothorax: Flüssigkeitsansammlung in Pleurahöhlen komprimiert die Lunge und beeinträchtigt dadurch die Atmung.

Chronisches Ödem: Längerbestehende Ödeme rufen im Interstitium eine Reaktion von phagozytierenden Histiozyten und faserbildenden Fibroblasten hervor. Resultat ist eine Umwandlung des feucht-weichen Gewebes in ein faserig-hartes Areal: *Induration*[192].

Dadurch wird ein gehöriger Flüssigkeitsaustausch völlig unmöglich gemacht, die Veränderung ist irreversibel, und es entstehen weitere Komplikationen.

189 Nierenentzündung mit Hauptsitz der Läsion im Glomerulum.
190 Henrik Irenaeus QUINCKE (1842–1922), Kliniker in Kiel.
191 collateralis (lat.), benachbart.
192 indurare (lat.), hart machen.

Übersicht

Ödem

Definition: Flüssigkeitsvermehrung = Wasservermehrung in einem Gewebe bzw. Organ. Der Begriff wird auch verwendet für Flüssigkeitsansammlungen in einem Hohlraum sowie innerhalb von Zellen.

Ursachen:
- *nicht entzündlich*
  hydrostatische Drucksteigerung
  osmotisch/onkotische Druckänderung
  Permeabilitätssteigerung
- *entzündlich*
  Vasodilatation
  intravasale Druckerhöhung
  Permeabilitätssteigerung

Morphologie: Organ ist vergrößert, prall-fest; auf der Schnittfläche feucht-glänzend, wäßrige Flüssigkeit nimmt ab.

Verlauf, Komplikationen: Lungenödem, Hirnödem und Glottisödem sind akut lebensbedrohlich! Chronische Ödeme führen zur Gewebsinduration, Ernährungsstörung und Entzündungsneigung.

Kausale Einteilung

1. Hämodynamische Stauungsödeme:
   zentrale kardiale Stauung
   lokale periphere Stauung
2. Lymphödeme:
   sekundär: erworben, mechanisch-obstruktiv
   primär: konnatale Lymphgefäßanomalien
3. Onkotische Ödeme:
   Verminderung der Eiweißkörper im Blut
4. Osmotische Ödeme:
   Hypernatriämie
   Hypervolämie
5. Renale Ödeme:
   nephritische Ödeme
   nephrotische Ödeme
6. Kapillartoxische Ödeme:
   Vasodilatation und Permeabilitätssteigerung
7. QUINCKE-Ödem

Entzündungsneigung: Flüssigkeitsstau ist ein guter Nährboden für Bakterien, die Hemmung der Zirkulation verhindert das rechtzeitige Eintreffen von Leukozyten und Lymphozyten am Entstehungsort einer durch Bakterien inszenierten Entzündung.

Ernährungsstörungen: Der Flüssigkeitsstau hemmt den Antransport von Energieträgern, die betroffenen Organe werden mangelversorgt. Besonders deutlich ist dies an der Haut, etwa bei chronischen Beinödemen zu bemerken: Die Epidermis wird dünner, evtl. aber die Hornschicht verdickt; entstehen Hautdefekte, so nennt man dies **Ulcus cruris.** Solche sind besonders schwer zu behandeln, da die Zirkulation kaum mehr richtig in Gang zu bringen ist.

REKAPITULATION

1. Erkläre die Flüssigkeit-Kompartments des menschlichen Körpers und mache dazu quantitative Angaben. (23.18.1)
2. Erläutere das Prinzip der Austauschmechanismen zwischen den Kompartments. (23.18.1)
3. Was ist Transsudation? (23.18.1)
4. Nenne die drei verschiedenen Typen der Dehydratation. (23.18.1)
5. Was ist eine Hyperhydratation? (23.18.1)
6. Definiere den Begriff „Ödem". (23.18.2)
7. Was ist der makroskopische Befund eines ödematösen Organs? (23.18.2)
8. Definiere folgende Begriffe: Hydrocephalus, Hydrothorax, Aszites, Hydrops universalis congenitus, Hydrosalpinx, Hydronephrose und Hydroarthros. (23.18.2)
9. Zähle die sieben verschiedenen Formen der Ödeme auf. (23.18.3)
10. Was ist der Unterschied zwischen kardial und örtlich bedingten Stauungsödemen? (23.18.3)
11. Unterscheide zwischen primären und sekundären Lymphödemen. (23.18.3)
12. Erkläre die Entstehung osmotischer bzw. onkotischer Ödeme. (23.18.3)
13. Nenne die zwei Unterformen der renalen Ödeme. (23.18.3)
14. Nenne Ursachen für „kapillartoxische Ödeme". (23.18.3)
15. Was ist ein QUINCKE-Ödem? (23.18.3)
16. Erkläre im Detail den Unterschied zwischen Transsudat und Exsudat. (23.18.3)
17. Erkläre stichwortartig: Lungenödem, Hirnödem, Glottisödem. (23.18.4)
18. Was sind die Folgen eines chronischen Ödems, besonders an der Haut? (23.18.4)

23.19 Änderungen des Blutgehaltes

Die quantitative Blutverteilung im Körper korreliert beim Lebenden weitgehend mit dem Funktionszustand und Aktivitätsgrad der einzelnen Organe, z. B. bewegter Muskulatur, sezernierender Drüsen, Uterus während der Gravidität, sogenannter Verdauungshyperämie u. dgl.

Der Blutgehalt von Leichenorganen entspricht nur unvollkommen der Blutmenge, die die betreffenden Organe im Leben enthielten. Sobald die Zirkulation sistiert, verteilt sich das Blut nur noch entsprechend der Schwerkraft und dem Druck, welchen die elastischen Gefäßwände ausüben: *Hypostase* (siehe 14.4 und 34.3.9.1).

23.19.1 Hyperämie

Hyperämie ist eine lokale Blutfülle

- entweder durch vermehrten aktiven Blutzustrom
- oder durch gehemmten passiven Blutabfluß.

Unterscheide: Vermehrung der zirkulierenden Gesamtblutmenge nennt man **Plethora**[193].

Aktive arterielle Hyperämie

Hellrotes Blut in einem Netzwerk feinster Gefäßreiserchen: sogenannte „Injektion" (vergleiche mit dem klinischen Begriff etwa der „Injektion der Bindehaut"). Mit der aktiven Hyperämie kommen größere Mengen rasch fließenden Blutes in das betroffene Areal. Die Folgen sind:

- helle Rötung,
- Erwärmung,
- Anschwellung.

Passive venöse Hyperämie

Blaurotes Blut in ausgeweiteten und daher deutlich sichtbaren Venen. Durch die passive Hyperämie können große Blutmengen nicht entsprechend abfließen.

Die Folgen sind:

- dunkle, blaurote Verfärbung,
- Temperaturverminderung,
- Anschwellung,
- Sauerstoff-Mangel infolge verzögerten Kreislaufs und dementsprechenden Nachschubproblemen.

Ursachen der aktiven arteriellen Hyperämie

1. *Entzündliche Hyperämie* als Teilphänomen im Rahmen des Entzündungsgeschehens.
2. *Funktionelle Hyperämie,* z. B. Dünndarm während der Verdauung; Uterusschleimhaut prämenstruell sowie während der Gravidität.
3. *Kollaterale Hyperämie* in der Umgebung eines durch Gefäßverschluß ischämisch-nekrotischen Bezirkes: sogenannter hyperämischer Randsaum (siehe 23.9.1 bzw. 23.9.7). Die kollaterale Hyperämie wird auch Afflux arteriosus genannt (siehe 23.9.6).
4. *Sonnenbestrahlung* bzw. *Verbrennung I. Grades.*
5. *Mechanische Reizung:* Dermographismus (bei entsprechend empfindlichen Personen ruft eine leichte mechanische Berührung der Haut, etwa mit einer Nadel, an der betreffenden Stelle eine Hyperämie hervor; d. h. man „kann auf der Haut schreiben"); Schlag, Stoß, Ohrfeige.
6. *Psychisch-nervale Reizung:* Erröten der Gesichtshaut bei Aufregung.

Ursachen der passiven venösen Hyperämie

1. *Allgemeine Stauungshyperämie* bei kardialer Insuffizienz. Versagen der linken Herzkammer → venöse Lungenstauung; Versagen der rechten Herzkammer → venöse Stauung im großen Kreislauf.
2. Örtliche venöse Hyperämie *durch lokale Blutabflußbehinderung.*
3. Kollaterale venöse Hyperämie *bei einer venösen Abflußstörung, z. B. werden infolge einer Leberzirrhose venöse Kollateralen von der Pfortader zur Vena cava aktiviert, ausgeweitet und sind strotzend blutgefüllt: Umgehungskreislauf.*

23.19.2 Anämie

Anämie = Verminderung der Erythrozytenzahl und der Hämoglobinmenge in der Volumseinheit des strömenden Blutes.

Normalwerte:
Erythrozyten 4,5 bis 5,5 Millionen/mm^3
Hämoglobin 14–16 g% bzw. 140–160 g/l

Achtung: Anämie ist nicht gleichzusetzen mit Blutarmut, sondern mit (roter) Blutkörperchenarmut!
Unterscheide: Verminderung der zirkulierenden Gesamtblutmenge nennt man **Oligämie**[194].

Allgemeine morphologische Befunde bei Anämie

1. Blässe (Blutfarbstoff-Armut) der Organe und der Haut.
2. Anämie → Sauerstoffmangel = Hypoxie → Dystrophie der parenchymatösen Organe: meist Verfettung.
3. Bei Erythrozytenzerstörung (Hämolyse) → Anstieg des indirekten Bilirubins → Ikterus.
4. Infolge Eisenfreisetzung aus zerstörten Erythrozyten → Hämosiderose: Eisenablagerung in phagozytie-

193 plethos (griech.), voll sein.
194 oligos (griech.), wenig.

renden, histiozytären Zellen und auch in Parenchymzellen.
5. Trophische Störungen durch O_2- und Eisenmangel: Atrophie von Haut und Schleimhäuten, Haarausfall, Hohlnägelbildung.

23.19.2.1 Akute Anämie

Es erscheint die Eigenfarbe des Gewebes: meist blaßgrau-bräunlich bis blaßgrau-gelblich (je nach Gehalt an braunem Pigment bzw. Fett). Die Konsistenz ist durch die Blutverarmung relativ erhöht, die Struktur verwischt, das Volumen vermindert, eine evtl. Kapsel gerunzelt (z. B. bei der verkleinerten Milz).

Beispiele für herdförmige, akute Anämie:
1. zirkumskripte, anämische Stellen an der Oberfläche eines Organs durch Druck von außen;
2. sogenannte spastisch-anämische Flecken durch agonale Gefäßkontraktion; entsprechen in ihrer Form Gefäßversorgungsbezirken;
3. fließende Übergänge zu akuter Ischämie und frischen (makroskopisch noch nicht sicher feststellbaren) ischämischen Infarkten.

23.19.2.2 Chronische Anämie

Hypoxische Dystrophie (siehe 23.8.2 sowie 23.12.2) zeigt sich in graugelber Verfettung der Organparenchyme.

Organverkleinerung durch Parenchymverlust, Konsistenzerhöhung durch relative Bindegewebsvermehrung.

23.19.2.3 Besondere klinisch-pathogenetische Typen von Anämien im Überblick

1. **Blutungsanämien**
   Rascher Blutverlust: Blutverluste bis 500 ml werden bei sonst gesunden Personen anstandslos ertragen, z. B. Blutspender; Blutverluste über 500 ml führen zu Blutdruckabfall, Tachykardie und Sauerstoffmangel. Blutverluste über ein Drittel der Gesamtblutmenge bewirken einen Blutungsschock.

   Beispiele: innere und äußere Verletzungen, Ruptur von Varizen oder Aneurysmen, akute Blutungen aus Magen- und Duodenalgeschwüren.

   Langsamer Blutverlust: Das intravasale Volumen wird durch Flüssigkeitseinstrom und dementsprechende Blutverdünnung wieder ersetzt; der Erythrozytennachschub dauert zwangsläufig länger.

   Beispiele: chronische Blutungen aus Magen- und Duodenalgeschwüren, Blutungen aus Dickdarmkarzinomen, verlängerte und verstärkte Menstruationsblutungen.
2. **Hämolytische Anämie**
   Verursacht durch gesteigerten Erythrozytenzerfall = Hämolyse. Die Ursache kann sein:
   a) in den Erythrozyten selbst gelegen, deren Lebenszeit verkürzt ist: meist genetisch bedingte Defekte – Zellmembranschäden, Enzymdefekte, Synthesestörungen des Häm, Abnormitäten am Globin.
   b) Von außen wirkende Schädigungen: Malariaerreger, Schlangengifte, Verbrennungen, Antikörper gegen Erythrozyten.
3. **Reifungsstörungen der Erythrozyten**
4. Eine große Zahl reifender Erythroblasten geht bereits im Knochenmark zugrunde.

   Beispiele: Vitamin B_{12}-Mangel stört die DNA-Synthese → es entsteht die sogenannte *perniziöse*[195] *Anämie.*
   Störung des Eiseneinbaues in das Häm → es entsteht die sogenannte *sideroblastische = sideroachrestische*[196] *Anämie.*
   Sideroblasten sind Erythroblasten mit einigen spärlichen Eisengranula in den Mitochondrien.
5. **Bildungsstörungen der Erythrozyten**
   Proliferationshemmung der Erythroblasten.

   Beispiele: Eisenmangel = Baustoffmangel.
   Globale Knochenmarksschädigung → *aplastische Anämie, Panmyelophtise*[197].
   Verdrängung des blutbildenden Knochenmarks durch Tumorgewebe oder Speicherkrankheiten.

23.19.2.3 Alternativer Begriff: Polyglobulie

Das Gegenteil einer Anämie ist eine **abnorme Erythrozytenvermehrung = Polyglobulie**[198], wird auch besser **Erythrozytose** genannt.
Jede Hypoxie stimuliert die Erythropoetinproduktion der Niere → Steigerung der Erythropoese.

Beispiele:
Herz- und Kreislaufinsuffizienz mit dementsprechendem Sauerstoffmangel im Blut,
Störung der Atmung bzw. der Sauerstoff-Aufnahme in der Lunge,
verminderter atmosphärischer Sauerstoff-Druck in großen Höhen,
Erythropoetin-Überproduktion in Nierenzelltumoren und Zystennieren.

195 perniciosus (lat.), bösartig.
196 sideros (griech.), Eisen; achrestos (griech.), ungebraucht, unnütz.
197 phthisis (griech.), Schwund, Auszehrung.
198 globulus (lat.), Kügelchen.

Übersicht

Hyperämie

Definition: **Hyperämie** ist eine lokale Blutfülle. **Plethora ist eine allgemeine Vermehrung der Gesamtblutmenge.**

Ursachen:

Arterielle Hyperämie	**Venöse Hyperämie**
1. Entzündung	1. Kardiale Stauung
2. Funktioneller Mehrbedarf	2. Lokale Abflußbehinderung
3. Kollateraler Zustrom	3. Kollateraler Abstrom
4. Strahlen, Hitze	
5. Mechanischer Effekt	
6. Psychisch-nervaler Reiz	

Anämie

Definition: **Anämie** ist eine Verminderung der Erythrozytenzahl.
Oligämie ist eine allgemeine Verminderung der Gesamtblutmenge.

Besondere Typen:
1. Blutungsanämie
2. Hämolytische Anämie
3. Reifungsstörung der Erythrozyten
4. Bildungsstörung der Erythrozyten

REKAPITULATION

1. Unterscheide die Begriffe Hyperämie und Plethora. (23.19.1)
2. Nenne die Ursachen einer arteriellen bzw. venösen Hyperämie. (23.19.1)
3. Nenne die Folgen einer arteriellen bzw. venösen Hyperämie. (23.19.1)
4. Unterscheide die Begriffe Anämie und Oligämie. (23.19.2)
5. Erläutere die allgemeinen morphologischen Befunde bei Anämien. (23.19.2)
6. Wesentliche morphologische Befunde bei akuter Anämie? (23.19.2.1)
7. Wesentliche morphologische Befunde bei chronischer Anämie? (23.19.2.2)
8. Erkläre kurz die vier pathogenetischen Haupttypen der Anämien. (23.19.2.3)
9. Was ist eine Polyglobulie? (23.19.2.3)

23.20 Thrombose[199] und Embolie[200]

23.20.1 Zirkulationsstillstand, Stase

Die großen *Leukozyten* werden in der Mitte des Blutstromes transportiert (Achsenstrom), mehr peripher liegen die *Erythrozyten* und am nächst der Gefäßwand die *Thrombozyten*, die jedoch vom Endothel durch einen *Plasmafilm* (plasmatischer Randstrom) getrennt werden.

Dieser Plasmafilm am Rande der Strombahn verhindert, daß unter normalen Bedingungen Blutzellen und vor allem Thrombozyten mit dem Gefäßendothel in Berührung kommen.

Einfacher, lokaler Zirkulationsstillstand

Kontraktion der Arteriolen (direkter Reiz oder nervaler Reflex) führt zum Stillstand der Blutsäule im zugehörigen Kapillargebiet: *Physiologischer Regulationsmechanismus der Organdurchblutung.* Nach Aufhebung der Blockade gerät die in ihrer Zusammensetzung unveränderte Blutsäule wieder in Bewegung, die ursprüngliche Strömung wird hergestellt.

Stase

Eine Permeabilitätssteigerung der Gefäßwand führt zum Austritt von Plasma ins Gewebe. Erhöhung der Viskosität des Blutes sowie Strömungsverlangsamung sind die Folge. Die eingedickte Blutsäule kann nicht mehr in Bewegung gehalten werden. Durch anhaltenden Zufluß von der Arteriole füllen sich die Kapillaren prall auf: **Stase im engeren Sinne.** Letztere wird nicht durch vasomotorische Einflüsse allein, wie sie zum einfachen Zirkulationsstillstand führen, ausgelöst. Entscheidend ist die Steigerung der Gefäßwandpermeabilität und die Eindickung des Blutes.

Erst wenn diese Ursache der Stase wegfällt, trennen sich die verplumpten Erythrozyten voneinander, und sobald das Blut schneller fließt, stellt sich die normale laminäre Strömung wieder her. Es handelt sich also um einen im Prinzip reversiblen Vorgang. Bleibt die Stase dagegen dauernd bestehen, so kann sie durch Gerinnung des stagnierenden Blutes irreversibel werden: Es entsteht ein Thrombus.

23.20.2 Thrombus

Für die Entstehung einer **intravitalen, intravasalen Blutgerinnung = Thrombose** sind als Ursache drei Faktoren von Bedeutung:

1. Änderung der Wandbeschaffenheit des Gefäßes = **Gefäßwandfaktor (Läsion des Endothels bzw. der Gefäßwand),**
2. Änderung der Blutströmung = **Zirkulationsfaktor (Strömungsverlangsamung, Strömungsturbulenzen).**

199 thrombosis (griech.), Blutgerinnung.
200 embolos (griech.), Keil, Pfropf.

3. Änderung der Blutzusammensetzung = **Humoralfaktor (gesteigerte Gerinnungsfähigkeit).**

Diese drei Faktoren stehen in wechselseitiger Beeinflussung und lösen in engem Zusammenwirken die Entstehung einer Thrombose aus, wobei meist einer dieser Faktoren ursächlich in den Vordergrund tritt (siehe 23.20.2.2).

Thrombus: intravital entstandenes Blutgerinnsel.
Thrombose: der Vorgang der Entstehung eines Thrombus.

Die Folge eines (intravasalen) ortsständigen Thrombus ist eine teilweise oder vollständige Unterbrechung des Blutdurchflusses.

Von einer Thrombose ist die postmortale Bildung von Leichengerinnsel streng zu unterscheiden (siehe 14.3.1, Einführung). Gleichfalls etwas ganz anderes ist die Gerinnung in einer Eprouvette nach einer Blutentnahme. Letztendlich gerinnt das Blut auch dort, wo es sich außerhalb von Gefäßen ansammelt, also etwa in Hämatomen.

Löst sich ein (ortsständiger) Thrombus oder zumindest Teile von ihm und werden diese im Blutstrom weiterverschleppt bis sie kalibermäßig steckenbleiben, nennt man dies Embolie, exakter Thromboembolie.

23.20.2.1 Prinzipielle Mechanismen der Thromogenese

Der beste Schutz gegen eine Thrombose ist ein normales, unversehrtes Gefäßendothel. Jede Endothelschädigung wirkt dagegen in hohen Maße thrombosefördernd.

Die wichtigsten antithrombotischen Eigenschaften der Endothelzellen sind:

1. Das Oberflächenprotein Thrombomodulin: bindet Thromin und aktiviert dadurch Protein C, welches als Protease Gerinnungsfaktoren im Blutplasma zerstört.
2. Heparinartige Moleküle inaktivieren Thrombin.
3. Hemmung der Thrombozytenaggregation durch Bildung von Prostacyclin PG I_2. Endothelzellen können allerdings auch thrombosefördernde Wirkungen entfalten:
   a) durch Freisetzung von Thromboplastin aus geschädigten Endothelzellen,
   b) durch Synthese und Sekretion des von Willebrand[201]-Faktors (vWF), welcher die Thrombozytenadhäsion fördert,
   c) durch Ausscheidung des plättchenaktivierenden Faktors PAF, der die Aggregation fördert. Das subendotheliale Bindegewebe, wenn es – von den Endothelien entblößt – mit dem Blut in direkten Kontakt kommt, wirkt exquisit thrombogen. Basalmembranbestandteile, Elastin und vor allem Kollagen sind die stärksten Aktivierungsreize für Gerinnungsfaktoren.

Jede Verletzung der Endothelzellbarriere mit Freilegung des hochgradig thrombogenen Subendothels löst eine Thrombose aus.

Eine zentrale Rolle bei der Thrombusentstehung spielen die Blutplättchen. Am Ort einer Endothelläsion werden die Thrombozyten

1. an den subendothelialen Strukturen haften (Adhäsion),
2. gerinnungsfördernde Substanzen freisetzen (Sekretion) und
3. sich zu größeren Konglomeraten verbinden (Aggregation).

Es entsteht eine thrombozytäre Kettenreaktion: Thrombozyten heften sich fortlaufend an die bereits an der Gefäßwand adhärenten Plättchen an, die haftenden Thrombozyten werden aktiviert und sezernieren gerinnungsfördernde Substanzen (z. B. ADP, Thromboxan = TXA-2, Plättchenfaktor 4 usw.) Die Thrombozytenaktivierung bewirkt letztendlich eine Thrombinbildung: thrombininduziert entsteht aus Fibrinogen → Fibrin. Dieses Fibrin liefert die Kittsubstanz für die Thrombozyten sowie andere Blutzellen als Bausteine des entstehenden Thrombus. Der auf diese Weise zusammengebaute Thrombus wird durch Fibronektin am Ort seiner Entstehung verankert.

Der wesentliche Teil der Thrombusentstehung ist die Bildung von unlöslichen, polymerisierten Fibrinfäden aus dem löslichen Plasmaeiweiß Fibrinogen. Dieser Vorgang ist das Resultat der kaskadenartigen Aktivierungssequenz eines Multienzymsystems unter Mitwirkung von Thrombozyten.

Der Start dieser **Gerinnungskaskade** kann erfolgen:

1. Gefäßwandzerstörung bis in tiefere Schichten, d. h. Freilegen der tiefen, bindegewebigen Faserstrukturen. **Gewebsthromboplastin = Gewebefaktor III** wird freigesetzt und reagiert mit den Gerinnungsfaktoren des Plasmas. Dieser Mechanismus wird *exogenes Gerinnungssystem* genannt.
2. Gefäßwandschädigung, d. h. Endothelzelluntergang mit Entblößung der Basalmembran als innere Oberfläche. Es erfolgt eine Kontaktaktivierung des **Faktor XII-Systems = Hageman[202]-Faktor,** wodurch letztendlich Plasmathromboplastin wirksam wird. Dieser Mechanismus heißt *endogenes Gerinnungssystem.*

201 Erik von Willebrand (1870–1949), Internist in Helsinki.
202 Die Bezeichnung stammt von dem Patienten John Hageman, bei dem 1955 eine Blutgerinnungsstörung durch Mangel dieses Faktors beschrieben wurde.

Thrombozytäres Gerinnungssystem

Normale Thrombozyten haften nicht am intakten Gefäßendothel. Bei Kontakt mit endothel-entblößten Oberflächen beginnt ein Reaktionsablauf.

↓

Adhäsion

Haften an nicht-endothelialen Strukturen, z. B. Basalmembranen.

↓

Sekretion

Substanzen, welche die Verklebung von Thrombozyten fördern, werden abgegeben, z. B. Thomboxan A_2.

↓

Aggregation

Verklumpung zu größeren Konglomeraten = Plättchenthrombus. Gleichzeitig weitere Freisetzung von Plättchenaggregationsfaktoren, d. h. der **Plättchenthrombus** wächst.

Plasmatisches Blutgerinnungssystem

Blutgerinnung ist die Umwandlung des Plasmaproteins Fibrinogen in Fibrin. Der Gerinnungsmechanismus besteht aus einer stufenweisen Aktivierung verschiedener Proteine. Diese Gerinnungskaskade kann über einen endogenen und einen exogenen Weg eingeleitet werden, mündet jedoch in eine gemeinsame Endstrecke.

Exogener Weg	**Endogener Weg**
Ausgelöst durch tiefer als die Basalmembran reichende Gefäßwandschädigungen	Ausgelöst durch Endothelzelluntergang mit Entblößung der Basalmembran
Verletzungsaktivierung des Faktor III-Systems	Kontaktivierung des Faktors XII-Systems
Gewebsthromboplastin	**Plasmathromboplastin**

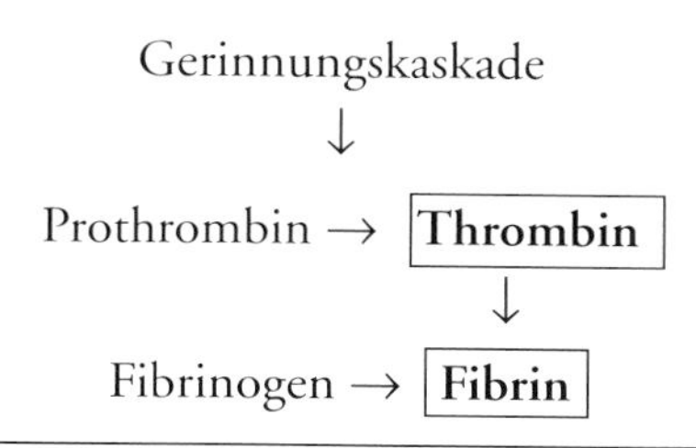

Gewebsthromboplastin sowie Plasmathromboplastin bewirken die Überführung von Prothrombin in Thrombin. Letzteres induziert die Umwandlung von Fibrinogen in Fibrin.

Die an der Blutgerinnung beteiligten Proteine werden mit wenigen Ausnahmen (Gewebsthromboplastin; VON WILLEBRAND-Faktor) in der Leber synthetisiert. Daher führt eine Schädigung des Leberzellmetabolismus zu einer Blutgerinnungsstörung (siehe 23.1.2)!

23.20.2.2 Die VIRCHOWsche[203] Trias

Rudolf VIRCHOW hat eine „thrombogene Trias" erkannt:

I. Gefäßwandläsion = Gefäßwandfaktor,
II. Hämodynamikstörung = Zirkulationsfaktor,
III. Steigerung der Gerinnungsfähigkeit = Humoralfaktor.

I. Gefäßwandfaktor

Tritt an einer Stelle der Strombahn (Arterie, Vene, Herz) – aus welcher Ursache immer – eine **Endothelläsion** auf, so wird der Mechanismus der Blutgerinnungskaskade (siehe oben) gestartet. *Thrombozyten* heften sich an der Stelle der Endothelläsion an. Es entstehen zuerst *lamellenartige Leisten,* wobei immer neue Absinterungen von Thrombozyten zu *korallenstockartigen Bildungen* führen. Darauf werden Leukozyten abgelagert, wodurch der Anbau fortschreitet. Thrombin wandelt Fibrinogen in *Fibrin* um, welches nun zwischen den Lamellen des thrombozytären Korallenstockes ein dichtes Netz- und Faserwerk bildet, aus dem die Ränder der Lamellen kammartig vorragen. Diese Bildung entspricht dem klassischen **„weißen" Thrombus:** *trocken, grau-*

203 Rudolf VIRCHOW (1821–1902), Ordinarius in Würzburg und Berlin.

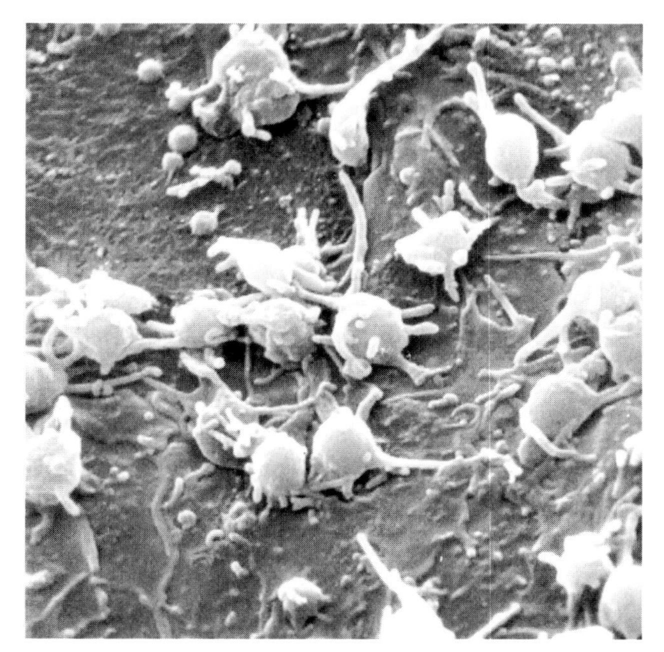

Abb. 23.28: Beginn einer Abscheidungsthrombose. Thrombozyten haften an der Stelle einer Endothelläsion. Aufsicht mittels Elektronenrastermikroskop, Verg. 9800fach.

weiß, oberflächlich geriffelt. Lagern sich in diese Fibrinfasernetze *Erythrozyten* ein, so gewinnt der Thrombus ein gebändertes Aussehen, wobei die kammartig vorragenden Lamellen grauweiß, die dazwischen gelegenen Felder durch den Gehalt an Erythrozyten rot erscheinen: **„gemischter" Thrombus.**

Weil am Beginn der Blutgerinnung durch den auslösenden Endothelschaden eine Abscheidung von Blutelementen – nämlich Thrombozyten – stand, bezeichnen wir dies als **Abscheidungsthrombus.** Seine Kennzeichen sind: *an der Gefäßwand haftend, geriffelt, matt, trocken und brüchig, grauweiß oder graurot* (Tafel 7).

Typisches Vorkommen von Abscheidungsthromben:

1. Herz
   a) Am Klappenendokard als verruköse oder polypöse **endokarditische Auflagerungen.**
   b) Im Gefolge einer sekundären Endokardläsion, wie sie bei Myokardinfarkt oder bei der Myokarditis entstehen kann. Parietale Thromben im Herzen bezeichnet man als **globulöse Vegetationen,** wenn sie durch die besonderen Strömungsbedingungen innerhalb der Herzhöhlen halbkugelig, trocken, grauweiß und nicht selten völlig glatt sind.
   c) In den **Herzohren** als gemischte Abscheidungsthromben. Werden solche Thromben abgerissen,

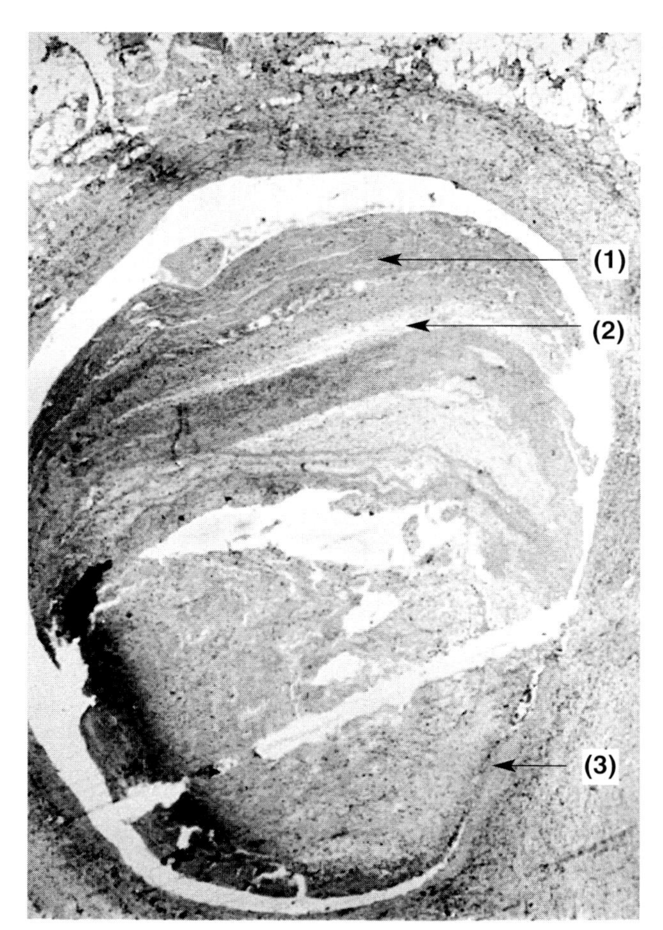

Abb. 23.29: Ein gemischter Thrombus verschließt eine Arterienlichtung. Lamellen von Thrombozyten (1) und Fibrin (2) wechseln einander schichtweise ab; dazwischen liegen reichlich Erythrozyten. An einer Stelle (3) haftet der Thrombus an der Gefäßwand.

   so können sie bei Mitralstenose durch Strömungswirbel zu kugeligen Gebilden umgeformt werden, die durch Anlagerung von Fibrin und Blutelementen weiter wachsen: **Kugel-Thrombus.** Sie können das stenosierte Mitralostium verlegen und zum Sekundenherztod (plötzliche Blockade der Zirkulation) führen.
2. Arterien
   a) In **arteriosklerotisch veränderten Gefäßen** und häufig in **Aneurysmen.**
   b) Bei entzündlichen Gefäßwanderkrankungen: **Thrombangititis.**
   c) Bei **traumatischen Gefäßläsionen.**
3. Venen
   Vor allem bei entzündlichen Veränderungen der Venenwand: **Thrombophlebitis.**
   Ein **Abscheidungsthrombus = wandständiger = parietaler**[204] **Thrombus** kann sein:

204 paries (lat.), Wand.

a) **obturierend**[205], d. h. die Gefäßlichtung verschließen und damit den Blutstrom blockieren;
b) **nicht obturierend**, d. h. die Gefäßlichtung nur einengen und damit den Blutstrom behindern.

Auch bei Strömungsverlangsamung – wie sie ja gerade in den herzfernen Venen häufig ist – kann durch örtlichen Sauerstoffmangel ein Endothelschaden entstehen, der dann zur Ursache einer Abscheidungsthrombose wird. Dies leitet zum zweiten wesentlichen Faktor für die intravitale Thrombusentstehung über:

II. Zirkulationsfaktor

Hämodynamische Störungen können einerseits Strömungsverlangsamungen bis zur Stase (in Venen) oder Strömungsturbulenzen (in Arterien bzw. im Herz) sein. Durch Stase und/oder Turbulenzen werden vier für eine Thrombose entscheidende Mechanismen in Gang gesetzt:

1. Thrombozyten kommen mit dem Endothel in Kontakt,
2. die Verdünnung und der Weiter- bzw. Abtransport aktivierter Gerinnungsfaktoren ist verlangsamt,
3. der Nachschub von Gerinnungsinhibitoren[206] ist behindert,
4. eine langsame bzw. turbulente Strömung schädigt die Endothelzellen.

Erfährt die Blutströmung eine Verlangsamung oder treten Turbulenzen auf, so verbacken die Thrombozyten miteinander und heften sich am Endothel an. Diese Anlagerung wird durch **hypoxisch bedingte Endothelschäden** ausgelöst. Zunächst bildet sich ein Abscheidungsthrombus, der wachsen und die Lichtung schließlich völlig verlegen kann. Als Resultat einer solchen Gefäßverlegung tritt in der distal gelegenen Strombahn Stase und Hypoxie auf. Thromboplastin wird aktiviert, es entsteht ein Fibrinnetz, welches die stehende Blutsäule verfestigt. Durch das Überwiegen der Erythrozyten ist dieser Thrombus **rot.** Er wird, weil durch Stagnation der Strömung entstanden, **Stagnationsthrombus** genannt.

Im Augenblick der Bildung ist der Stagnationsthrombus rot, glatt, feucht und haftet nur an einer kleinen Stelle an der Gefäßwand. Der Unterschied gegenüber dem postmortal entstandenen Cruorgerinnsel[207] liegt darin, daß der Stagnationsthrombus während seines Entstehens die Gefäßwand überdehnt; dies bewirkt, daß die in Längsrichtung eröffnete Gefäßwand über dem Thrombus nicht mehr geschlossen werden kann. Der rote Stagnationsthrombus, der primär die Venenlichtung völlig ausgießt, wird in der Folge durch Fibrinretraktion und Serumabpressung eingedickt, trocken und brüchig. Dadurch wird er verkleinert, und es kann zwischen Gefäßwand und dem retrahierten Thrombus wieder eine Blutströmung zustande kommen. Entsprechend dem sogenannten Uferphänomen werden an der Oberfläche des Stagnationsthrombus Thrombozyten und Leukozyten abgesintert, die dem roten Thrombus eine weiße Bänderung = Riffelung verleihen.

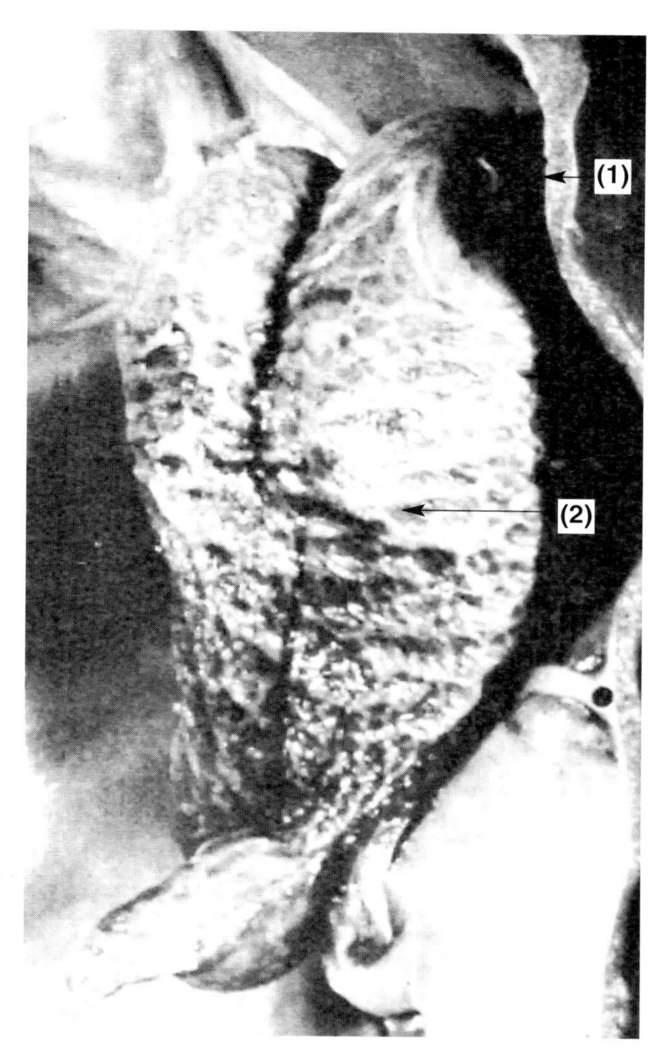

Abb. 23.30: Charakteristisches Aussehen eines Abscheidungsthrombus. Haftet an der Gefäßwand (1), oberflächlich geriffelt (2), die vorragenden Lamellen sind durch Fibrin und Thrombozyten grau-weiß, die dazwischen liegenden Felder durch Erythrozyten rot.

Typisches Vorkommen von Stagnationsthromben in Venen:

Vena femoralis (der Druck des Leistenbandes kann bei Bettlägerigen die Vene komprimieren);

tiefe Wadenvenen (Wegfall der muskulären Venenpumpe bei Bettlägerigkeit oder Gipsverband);
Varizen = Krampfadern (Strömungsverlangsamung in ausgeweiteten Gefäßen).

205 obturare (lat.), verstopfen.
206 inhibere (lat.), hemmen.
207 cruor (lat.), eingedicktes Blut.

III. Humoralfaktor

Die Entstehung der Thrombose kann durch **Hyperkoagulabilität** begünstigt werden:

1. Wenn Gerinnungsfaktoren nach Gewebeschädigungen in das Blut eingeschwemmt werden: posttraumatisch, postoperativ, Tumornekrosen.
2. Vermehrung der Blutzellen: Polyglobulie, Polyzythämie, Thrombozytose, Beginn einer Leukämie.
3. Abnorm starre, wenig deformierbare Erythrozyten können Kapillaren verstopfen: z. B. bei der Sichelzellerkrankung.
4. Bluteindickung durch Flüssigkeitsverlust: Exsikkose, Verbrennungen.
5. Einwirkung von Bakterientoxinen.
6. Nach fettreichen Mahlzeiten bzw. bei Hyperlipidämie.
7. In der Kombination: adipöse Frau, Raucherin, Ovulationshemmer.
8. Während der Schwangerschaft.
9. Mangel an Antithrombin III oder Protein C, z. B. bei schweren Lebererkrankungen und beim nephrotischen Syndrom.
10. Thromboseeinengung bei Karzinomen als sogenanntes paraneoplastisches Syndrom (siehe 25.6.1).

Die wichtigste und häufigste Ursache für eine Thrombose ist und bleibt eine **Endothelläsion.**

Für die Entstehung eines Thrombus ist nicht die Ursache der Endothelschädigung entscheidend, sondern der Endothelschaden selbst.

Trotzdem: *Häufige spezielle Ursachen für Endothelläsionen sind:*

- Arteriosklerose,
- hypoxisch inszenierte, metabolische Störungen der Endothelzellen,
- hypoxisch inszenierter Endothelzelluntergang (Einzelzellnekrosen),
- Gefäßwandverletzungen (evtl. chirurgisch), Gefäßwandnekrosen, Myokardinfarkt mit Einbeziehung des Endokards,
- Gefäßwandentzündungen (Venenentzündungen!) Endomyokard- und Herzklappenentzündungen,
- verstärkte hämodynamische Belastung bei Bluthochdruck,
- exogene Schäden: Rauchen, ionisierende Strahlen, Bakterientoxine,
- immunologische Reaktionen.

23.20.2.3 Einteilungsvarianten bei Thrombosen

1. Nach dem *makroskopischen Aussehen*
   a) *weiße Thromben:* Abscheidungsthromben,
   b) *rote Thromben:* Stagnations- oder Gerinnungsthromben,
   c) *gemischte Thromben:* weiße und rote Anteile gemischt.
2. Nach der *Lokalisation*
   a) *Arterien und Herz:* Abscheidungsthromben oder gemischte Thromben,
   b) *Venen:* Stagnationsthromben, evtl. mit Abscheidungsthrombus als Kopf,
   c) *Kapillaren:* überwiegend Plättchen- und Fibrinthromben (*sogenannte hyaline Thromben,* da histologisch: homogen-eosinophil).
3. Nach *Form* und *Größe* der Thrombose
   a) *parietale oder wandständige Thromben,*
   b) *obturierende* bzw. *nicht obturierende Thromben,*
   c) *Kugelthromben* im Vorhof,
   d) *globuläre Vegetationen.*
4. Mit oder ohne *bakterielle Infektion*
   a) *blande*[208] *Thromben:* ohne Bakterien, ohne Entzündungszeichen,
   b) *septische*[209] *Thromben:* bei bakterieller Infektion; die Thromben sind von Bakterien überzogen bzw. durchsetzt.

23.20.2.4 Schicksal eines Thrombus

1. **Alterung:** Infolge Flüssigkeitsabgabe wird der Thrombus trocken und brüchig, sowie durch eisenhaltiges Pigment aus den Erythrozyten bräunlichrostfarben. Nach einem Tag wird die Oberfläche eines kleinen, parietalen Thrombus wieder mit Endothel überzogen, nach drei Tagen erfolgt eine hyaline Umwandlung durch Homogenisierung von Thrombozyten und Fibrin. Gleichzeitig beginnt von der Gefäßwand das Einsprossen von Granulationsgewebe, welches den Thrombus fest an die Gefäßwand bindet.

Achtung: verwechsle nicht die frischen hyalinen Thromben in Kapillaren und die spätere hyaline Umwandlung eines alternden Thrombus.

208 blandus (lat.), freundlich; im medizinischen Sprachgebrauch entweder „nicht-infektiös" oder „ruhig, reizlos" (z. B.: eine Wunde).
209 sepsis (griech.), Fäulnis; im medizinischen Sprachgebrauch wird „septisch" grob vereinfachend mit „bakteriell-infektiös" gleichgesetzt (siehe 31.5.3).

Klinisch wichtig: sowohl frische als auch alte Thromben sind einer Lyse-Therapie (Fibrinolyse) zugänglich.

2. **Organisation:** Einsprossen und Durchwachsen von Granulationsgewebe.
3. **Rekanalisation:** Die Kapillaren des organisierenden Granulationsgewebes gewinnen an der Thrombusoberfläche Anschluß an den Blutstrom und ermöglichen so Strombahnen durch den Thrombus hindurch. Unter dem Einfluß der Strömung können sogar Gefäßwände entwickelt werden, d. h. Arterien oder Venen, je nach Art des verschlossenen Stammgefäßes.
4. **Puriforme**[210] **Erweichung:** Durch Leukozytenzerfall werden proteolytische Fermente frei, die zur Auflösung des Fibrins und damit zur *„eiterähnlichen"* Einschmelzung führen können.

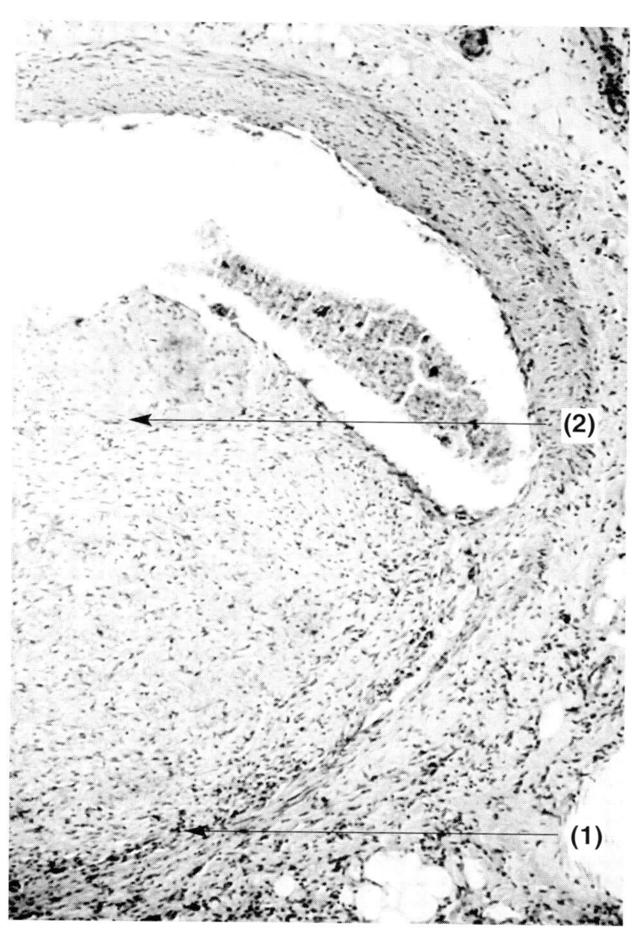

Abb. 23.31: Ein wandständiger Thrombus wird durch einsprossendes Granulationsgewebe (1) von der Intima her organisiert, d. h. in zellreiches, fibröses Bindegewebe umgewandelt (2).

5. **Purulente**[211] **Erweichung:** Durch bakterielle Besiedelung ist eine *echte* eitrige Einschmelzung möglich.

Merke: „Puriform" sieht nur aus wie Eiter, *„purulent"* ist tatsächlich Eiter!

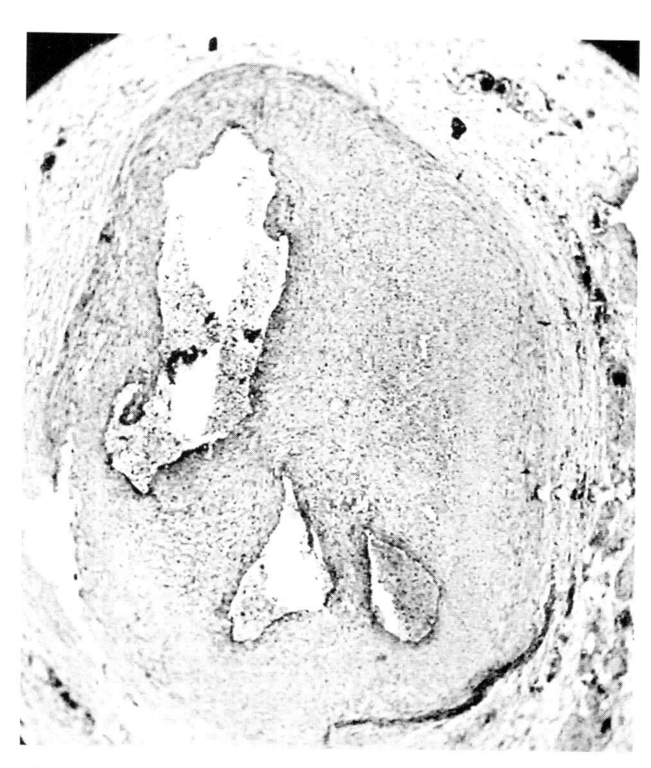

Abb. 23.32: Rekanalisierter Thrombus: im organisierenden Granulationsgewebe sind neue Blutstrombahnen entstanden. Auf diese Weise kann ein zunächst vollständig verschlossenes Gefäß zumindest minimal wieder durchströmt werden.

6. **Phlebolithen:** Besonders innerhalb des Plexus venosus im Mesovar und periprostatisch kann es durch Kalkeinlagerungen in alte Thromben zur Entstehung von Venensteinen kommen.
7. **Thromboembolie:** In frischem bzw. nicht organisiertem Zustand kann ein Thrombus losgerissen und mit dem Blutstrom verschleppt werden. Ist der Thrombus bereits fest mit der Gefäßwand verbunden (Organisation), kann allerdings jederzeit ein Teilstück von seiner Oberfläche gelöst werden und mit dem Blut wegschwimmen.
8. **Postthrombotisches Syndrom:** Venenklappeninsuffizienz bei Vernarbung und Gefäßobliteration durch organisierte Thromben führt zu venösen Stauungen, Phlebektasien, sekundären Varizen und chronischem Ödem (siehe 23.18.4).

210 pus, puris (lat.), Eiter; forma (lat.), Gestalt.
211 purulentus (lat.), eitrig.

23.20.3 Embolie

Unter Embolie versteht man die Verschleppung („Mitschwimmen") von korpuskulären Elementen = Embolus, auf dem Blut- oder Lymphweg. Die bei weitem häufigste Form ist die Thromboembolie, d. h. ein Thrombus oder ein Teil desselben wird mit dem Blutstrom verschleppt.

Folge: Steckenbleiben des Embolus in einem Gefäß kleineren Kalibers → Gefäßverschluß.

23.20.3.1 Arten und Ursachen

I. Wegrichtung des Embolus in der Strombahn

1. **Orthograde Embolie:** in der Strömungsrichtung, d. h. arteriell → peripherwärts; venös → zentralwärts.
2. **Retrograde Embolie:** entgegen der Strömungsrichtung. Beim Prostatakarzinom Tumorzellverschleppung retrograd (Husten, intraabdominelle Druckerhöhung) aus prävertebralem Venenplexus in die Wirbelsäule möglich.

   Extrem seltenes Beispiel: eitrige Mittel- oder Innenohrerkrankung, Thrombophlebitis des Sinus sigmoideus und Bulbus venae jugularis. Bei Hustenstoß mit Pendelblut kann ein septischer Embolus via Vena cava superior und inferior bis in die Lebervenen gelangen → retrograd entstandener Leberabszeß.
3. **Paradoxe Embolie:** gekreuzte Embolie bei Scheidewanddefekten im Herzen oder offenem Foramen ovale und gleichzeitig bestehender Drucksteigerung im rechten Herzabschnitt → Übertritt des Embolus vom kleinen in den großen Kreislauf möglich. Weg des Embolus: Beinvenen → untere Hohlvene → rechter Vorhof → linker Vorhof → linker Ventrikel → Aorta → großer Kreislauf.

II. Benützte Gefäßstrecke

1. **Arterielle Embolie in den Körperkreislauf**
   Quellen der arteriellen Embolie:
   - Lungenvenen
   - linker Vorhof und Herzohr
   - Mitralklappe
   - linker Ventrikel
   - Aortenklappe
   - Aorta
   - paradoxe Embolie

   Häufigste **Zielorgane** der arteriellen Embolie sind:
   - Hirn
   - Milz
   - Nieren
   - Mesenterialarterien
   - Arterien der unteren Extremitäten
2. **Venöse Embolie in den Lungenkreislauf**
   Häufigste **Quellen** der venösen Embolie sind:
   - Venen der unteren Extremitäten
   - Venen des kleinen Beckens
   - Vena cava inferior
   - rechter Vorhof und Herzohr

   Zielort in der Arteria pulmonalis (je nach Größe des Embolus):
   - Tuncus pulmonalis
   - „reitender" Embolus an der Teilungsstelle beider Hauptäste
   - Hauptast
   - Pulmonalarterienäste mittleren Kalibers innerhalb der Lunge
   - periphere kleine Äste, sogenannte Mikroembolien.

III. Art des verschleppten Materials

1. **Thromboembolie**
   Losgelöste Thromben oder Thrombenteile werden verschleppt, der Effekt einer embolischen Arterienverstopfung ist in der Regel ein Infarkt.
   Bevor aber der Embolus als Ganzes steckenbleibt, kann er gegen die Teilungswinkel der Gefäße geschleudert werden und zersplittern: multiple Embolien – *Schrapnellschußembolie.*
2. **Fettembolie**
   Verschleppung tröpfchenförmig suspendierter Fettsubstanzen auf dem Weg des venösen Kreislaufschenkels in die Lungenkapillaren.

   Auslösende Ursachen
   - **Traumen:**
     a) Zerstörung insbesonders langer Röhrenknochen. Die gleichzeitige Zertrümmerung des Fettmarkes bringt den Übertritt von Fetttröpfchen in die venöse Blutbahn mit sich.
     b) Quetschungen und stumpfe Traumen des subkutanen Fettgewebes (hierher gehören auch die durch Krämpfe ausgelösten Läsionen bei Tetanus und Eklampsie, sowie das seltene Ereignis einer Fettmobilisation aus dem kleinen Becken während des Geburtsaktes).
     c) Verbrennung.
     d) Caisson-Krankheit: bei plötzlicher Dekompression Ruptur der Fettzellen durch den freiwerdenden Stickstoff (siehe 30.2.2).
     e) Zwar nicht-traumatisch, aber hierher gehörend: Fettmobilisation durch enzymatische Fettgewebsnekrosen, z. B. bei Pankreatitis.
   - **Im Schock wird die Löslichkeit der Fette im Blut geändert:**
     Zusammenfließen der Lipide aus den Chylomikronen zu Fettropfen. Daneben als Katecholamineffekt zunächst

allgemeine Aktivierung der Mobilisation von Depotfett und Einschwemmung in die Blutbahn. Im weiteren Zusammenfließen der Lipide zu größeren Fettropfen. Gleichzeitig wird im Schock die Gerinnungskaskade ausgelöst, und es entstehen periphere Mikrothrombosen. Letztendlich bestehen die Emboli aus Fettsubstanzen, Fibrin und Thrombozyten.

Bei der massiven tödlichen Fettembolie treffen meist zwei pathogenetische Faktoren zusammen:

a) *traumatische Zerstörung und Freisetzung von Fett auf Zellen* und
b) *Störung des Plasmaklärmechanismus im Schock.*

Wird das Blut akut mit Fettsubstanzen überschwemmt, so fehlen die für die Löslichkeit notwendigen, entsprechenden Apolipoproteine (siehe 23.12.1). Das unlösliche Fett konfluiert zu Tropfen („Fettaugen auf der Suppe"), welche kleine Gefäße verstopfen können.

Folge der Fettembolie ist eine mechanische Verstopfung der Lungenkapillaren mit akuter Rechtsherzüberlastung durch Blockade der Lungenstrombahn und Störung des alveolokapillaren Gasaustausches. Der Tod kann, besonders bei Kombination mit Schock, innerhalb kürzester Zeit auftreten, aber auch nach einer Latenzzeit von Stunden bis Tagen: posttraumatisches Fettembolie-Syndrom.

Bei Passage des Lungenfilters oder bei offenem Foramen ovale können Fetttröpfchen in den Körperkreislauf übertreten: **Fettembolie im großen Kreislauf.** Von wesentlicher Bedeutung ist dabei der Verschluß kapillarer Hirn- und Nierengefäße. Hirn: petechiale perivaskuläre Blutungen, Mikroinfarkte. Niere: Verstopfung der Glomerulumkapillaren (Abb. 23.33). Nachweis einer **Fettembolie in der Lunge:** histologischer Gefrierschnitt (denn bei Praffineinbettung werden die Fettsubstanzen durch den verwendeten Alkohol herausgelöst) → spezielle Fettfärbung, z. B. Sudanrot.

3. **Luftembolie**

Verschleppung von in die Blutbahn gelangter Luft und Gefäßverschluß durch Luftblasen.

a) Diese oftmals tödliche Komplikation ist besonders gefürchtet bei Operationen, wo herznahe Venen eröffnet werden:

- Sinus sigmoideus bei Otitis media-Operation,
- Halsvenen bei Strumektomie,
- Lungenvenen bei Pulmonektomie,
- metrane Gefäße bei artefiziellem Abortus, vorzeitiger Plazentalösung oder Atonia uteri post partum,
- weiters iatrogene Luftembolie: Infusionsfehler.

Es wird in die klaffenden Venen Luft angesaugt; tödlich, wenn mindestens 100 bis 150 cm^3 Luft

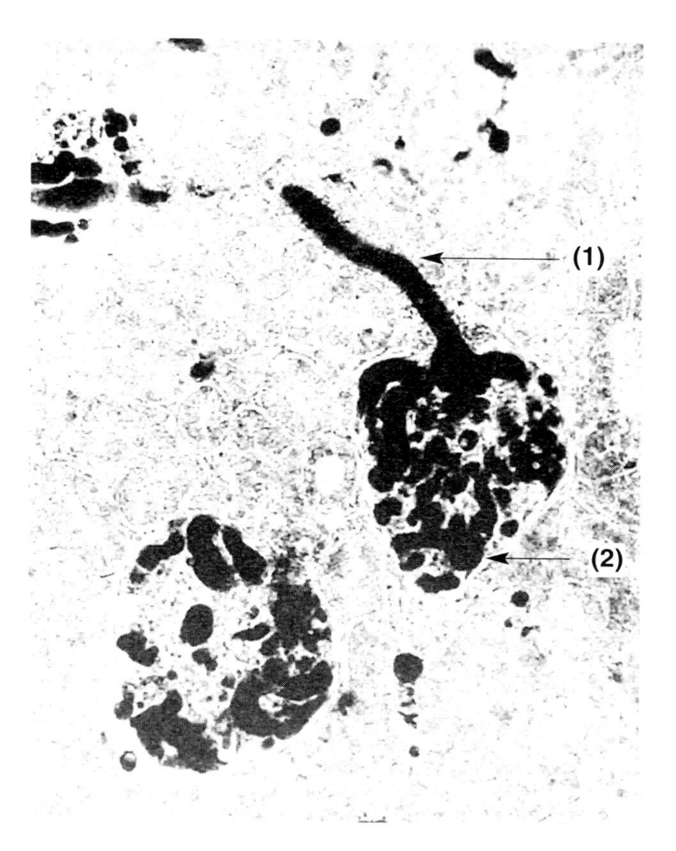

Abb. 23.33: Fettembolie in Niere. Vasa afferentia (1) und Glomerulumkapillaren (2) sind durch Fettropfen verschlossen. Gefrierschnittpräparat; Sudan-Färbung, d. h. die Fettsubstanzen färben sich rot.

eindringen: schaumige Mischung von Blut und Luft in der rechten Herzkammer; Strömungsblockade in der Lungenzirkulation. Rechter Ventrikel und Vorhof werden dabei ballonartig aufgetrieben (akute Dilatation).

Nachweis durch besondere Sektionstechnik: Schädel nicht eröffnen, um Durasinus nicht zu verletzen, Durchtrennung des Sternums in Höhe der 2. Rippe, um Vena anonyma zu schonen, eröffneter Herzbeutel wird mit Wasser gefüllt und der rechte Ventrikel durch Einstechen unter Wasser eröffnet → Aufsteigen von Luftblasen.

b) Seltener ist die Luftembolie im großen Kreislauf: Primär: Anstechen von Lungenvenen bei Thoraxpunktionen, Zerreißung von Alveolarwänden und Gefäßen durch die Druckwelle von Explosionen. Sekundär: offenes Foramen ovale mit Rechtslinks-Shuntmöglichkeit. Die Luftembolie manifestiert sich dann vor allem in Hirngefäßen, Koronararterien, aber auch in der Niere und Retina.
c) Eine besondere Form der Gasembolie findet man beim *Dekompressionssyndrom im Rahmen der Caisson-Krankheit* (siehe 30.2.2).

Plötzliche Druckentlastung führt zum Freiwerden des physikalisch (entsprechend dem Partialdruck) gelösten Stickstoffes im Blut.

4. **Fruchtwasserembolie**
Besonders wenn der Geburt starke Wehentätigkeit vorausgeht. Der genaue Weg des Übertrittes von Amnionflüssigkeit in die mütterliche Blutbahn ist nicht geklärt; wahrscheinlich kommt es zu Einrissen der Eihäute, das austretende Fruchtwasser wird zwischen Chorion und Dezidua durch die Uteruskontraktionen weiterbefördert und in die intervillösen Räume der Plazenta (bereits mütterlicher Kreislauf) hineingepreßt. Die Einschwemmung von Fruchtwasserbestandteilen (Vernix caseosa, Mekonium, Plattenepithelien der Epidermis, Schleim, Lanugohaare) in das Blut hat ausgesprochene Thrombosebereitschaft zur Folge, da im Fruchtwasser Thromboplastin und Kalzium erhalten sind: Thrombenbildung in uterinen Venen → Gefahr von Thromboembolien.

Todesursachen:
Verlegung zahlreicher Lungengefäße durch das verschleppte Material. Durch den starken Fibrinogenverbrauch bei umfänglicher Thrombenbildung kommt es zur Verbrauchskoagulopathie mit schwerer hämorrhagischer Diathese (siehe 23.23.1.4).
5. **Zellembolie**
Hämatogene Verschleppung von Zellen oder Zellverbänden.
   a) *Knochenmark:* Die Emboli bestehen aus Markfragmenten, ihr Eindringen in die Blutbahn erfolgt traumatisch (Frakturen, Sternalpunktionen), evtl. mit Fettembolie kombiniert.
   b) *Plazenta:* Schon unter physiologischen Bedingungen, besonders aber bei Krampfanfällen bei einer Eklampsie[212] können während der Geburt Plazentazellen über die uterinen Venen verschleppt werden.
   c) *Geschwülste:* Einbruch von Tumorgewebe in Venen oder Lymphgefäße, Verschleppung in das nächstliegende Kapillargebiet bzw. regionäre Lymphknoten. Absiedelung der Tumorzellen bei verminderter Abwehrkraft des Organismus, Ausbildung von Tochtergeschwülsten = Metastasen[213].
6. **Bakterienembolie**
Verschleppung von Mikroorganismen, insbesondere Bakterien, auf dem Blut- und Lymphweg. Bricht ein Eiterherd in ein Gefäß ein oder veranlaßt er die Entstehung einer septischen Thrombose, so erhalten die Bakterien Zugang zum strömenden Blut und werden an typischen Stellen zu bakteriellen Sekundärabsiedelungen führen:

Übersicht

Thrombose

Definition:	Ein Thrombus ist das Produkt einer intravitalen, intravasalen Blutgerinnung.
Pathogenese:	Der **Beginn** einer Thrombose ist der Start der Gerinnungskaskade 1. Gewebsverletzung → Gewebsthromboplastin 2. Kontaktaktivierung an fremden Oberflächen → Plasmathromboplastin. Das **Resultat** ist die Bildung von polymerisierten Fibrinfäden. Die thrombogene Trias nach VIRCHOW faßt zusammen: 1. Endothelläsionen, 2. Hämodynamikstörungen, 3. Steigerung der Gerinnungsfähigkeit. Dies sind die Hauptfaktoren der Thrombusentstehung.
Morphologie:	Abscheidungsthrombus Stagnationsthrombus Die entscheidende Konsequenz ist die Einengung bzw. der Verschluß einer Blutgefäßlichtung. Es resultieren folgenschwere Zirkulationsstörungen.

Embolie

Definition:	Der Embolus ist ein schwimmendes oder steckengebliebenes „korpuskuläres" Element in der Strombahn.
Morphologie:	Arterielle Embolien in den Körperkreislauf Venöse Embolien in den Lungenkreislauf
Einteilung:	1. Thromboembolie 2. Fettembolie 3. Luftembolie 4. Fruchtwasserembolie 5. Zellembolie 6. Bakterienembolie 7. Fremdkörperembolie

212 eklampsis (griech.), Aufblitzen. Damit wurden unvermutet blitzartig auftretende Krampfanfälle am Ende der Schwangerschaft bzw. bei der Geburt bezeichnet. Die Krankheit wird im Kapitel „EPH-Gestose" (50.6.1) behandelt.
213 metastasis (griech.), Wanderung, Umstellung auf einen anderen Ort.

- in der Lunge subpleural,
- in der Niere im Rindenbereich,
- in der Metaphyse der langen Röhrenknochen.

Darüber hinaus kann aber eine solche Absiedelung prinzipiell in jedem anderen Organ erfolgen. Es entstehen dabei kleine, stecknadelkopf-große Abszesse: *metastatisch-pyämische Abszesse.*

7. **Fremdkörperembolie**
Durchwegs seltene Vorkommnisse: z. B. die *Pigmentembolie,* wobei anthrakotisches Pigment nach Einbruch in die Lungenvenen in die Körperperipherie (Milz) gelangen kann; die embolische Verschleppung abgebrochener Teile von Venenkathetern; die *Geschoßembolie* mit Transportierung eingedrungener Projektile auf dem Gefäßweg.

REKAPITULATION

1. Definiere den Unterschied zwischen Zirkulationsstillstand und Stase. (23.20.1)
2. Was ist eine Thrombose, was ein Thrombus? (23.20.2)
3. Welche drei Faktoren sind für eine Thrombose ausschlaggebend? (23.20.2)
4. Was ist die Folge eines ortsständigen Thrombus und was passiert, wenn ein Teil desselben weiterverschleppt wird? (23.20.2)
5. Erkläre die wichtigsten antithrombotischen Eigenschaften der Endothelzellen. (23.20.2.1)
6. Erkläre die wichtigsten thrombosefördernden Eigenschaften der Endothelzellen. (23.20.2.1)
7. Was hat eine Verletzung der Endothelbarriere zur Folge? (23.20.2.1)
8. Erkläre die wesentlichen Schritte der „thrombozytären Kettenreaktion" von der Endothelläsion bis zum Fibrin. (23.20.2.1)
9. Welches sind die prinzipiellen Mechanismen des exogenen bzw. endogenen Gerinnungssystems? (23.20.2.1)
10. Welches ist der letzte und wesentliche Schritt der Thrombusentstehung? (23.20.2.1)
11. Was versteht man unter VIRCHOWscher Trias? (23.20.2.2 bzw. siehe oben 3.)
12. Wie entsteht ein Abscheidungsthrombus? (23.20.2.2)
13. Nenne typische Beispiele für Abscheidungsthromben. (23.20.2.2)
14. Was ist der Unterschied zwischen einem obturierenden und einem nicht obturierenden Thrombus? (23.20.2.2)
15. Wie entsteht ein Stagnationsthrombus? (23.20.2.2)
16. Nenne typische Beispiele für Stagnationsthromben. (23.20.2.2)
17. Bei welchen Gelegenheiten nimmt die Gerinnungsbereitschaft zu? (23.20.2.2)
18. Was ist die wichtigste und häufigste Ursache für eine Thrombose? (23.20.2.2)
19. Nenne häufige Ursachen für Endothelläsionen und damit für Thrombosen. (23.20.2.2)
20. Was sind blande bzw. septische Thromben? (23.20.2.3)
21. Gib einen Überblick des möglichen Schicksals eines Thrombus. (23.20.2.4)
22. Was ist Organisation und Rekanalisation eines Thrombus? (23.20.2.4)
23. Worin besteht der Unterschied zwischen puriformer und purulenter Erweichung? (23.20.2.4)
24. Was sind Phlebolithen? (23.20.2.4)
25. Was ist ein Embolus, was eine Embolie? (23.20.3)
26. Nenne Beispiele für eine retrograde Embolie. (23.20.3)
27. Erkläre den Begriff „paradoxe Embolie". (23.20.3)
28. Häufige Quellen der arteriellen Embolie in den Körperkreislauf? (23.20.3)
29. Häufige Zielorgane der arteriellen Embolie? (23.20.3)
30. Quellen und Zielorte einer Pulmonalarterienembolie? (23.20.3)
31. Erkläre den Mechanismus und die Folgen einer Fettembolie. (23.20.3)
32. Erkläre Entstehungsmöglichkeiten und Folgen einer Luftembolie. (23.20.3)
33. Was ist eine Fruchtwasserembolie? (23.20.3)
34. Nenne Beispiele für Zellembolie? (23.20.3)
35. Was sind metastatisch-pyämische Abszesse? (23.20.3)
36. Nenne Beispiele für eine Fremdkörperembolie. (23.20.3)

23.21 Lokale Durchblutungsstörungen

Zu unterscheiden sind Störungen des arteriellen Zustromes und des venösen Abstromes.

Die Einschränkung des arteriellen Zustromes führt in dem betroffenen Organteil zu einer **Mangeldurchblutung = Mißverhältnis zwischen Blutzufuhr und Bedarf.**

Ist die arterielle Blutzufuhr völlig gesperrt, liegt eine **Ischämie = Blutleere** vor. Diese führt (je nach Empfindlichkeit des Organs gegen ein O_2-Defizit) in unterschiedlicher Zeit zu einer ischämischen Nekrose.

Beachte: Eine „ischämische Blutleere" kann einige Zeit toleriert, ja genützt werden; z. B. erlaubt das Abklemmen der Arterien in einem Operationsgebiet (etwa an den Extremitäten) für den Chirurgen ein übersichtlicheres Arbeiten.

Ist der venöse Abstrom behindert, kommt es zur **Rückstauung von venösem Blut = Stauungshyperämie.** Der Effekt ist wiederum eine Mangeldurchblutung, da die Zirkulation enorm verlangsamt ist.

Bei völliger Sperre des Blutabflusses resultiert eine **hämorrhagische Infarzierung = hämorrhagische Nekrose.**

23.21.1 Prinzipien der arteriellen Gefäßversorgung einzelner Organe

Die Differenzierung der Blutversorgung einzelner Organe ist deren Funktion jeweils optimal angepaßt – solange keine Störung auftritt. Alle Gefäßerkrankungen – an Arterien wie auch Venen – haben am Ort die gleichen Folgen: quantitativer Mangel an Sauerstoff- und Substratzufuhr → Gewebeschädigungen, welche bis zur Nekrose reichen.

1. **Typus der einfachen arteriellen Versorgung:** Eine einzelne Arterie tritt als Stammgefäß in das Organ ein und versorgt mittels baumartig verzweigter Äste die Gewebe. Zwischen den einzelnen arteriellen Ver-

zweigungen bestehen keine nennenswerten Anastomosen. Die nennt man **Endarterien:** Der Verschluß eines arteriellen Astes führt zwangsläufig zur totalen Blockade des arteriellen Zustromes. Hierher gehören die Gefäße von Niere, Milz, Gehirn und funktionell auch die Koronararterien.

2. **Typus der doppelten Gefäßversorgung:** Die Blutzufuhr zum Organ erfolgt durch zwei getrennte Strombahnen.
   Lunge: Arteria pulmonalis und Arteria bronchialis.
   Leber: Vena portae und Arteria hepatica.
   Die Unterbrechung jeweils einer der beiden Zustrombahnen hat einen unterschiedlichen Effekt, z. B. Verschluß des Stammes der Arteria pulmonalis → Zirkulationszusammenbruch. Verschluß der Arteria bronchialis → geringer Schaden, da viele Kollateralen vorhanden. Verschluß der Vena portae → Ausfall der Leber als Stoffwechselorgan. Verschluß der Arteria hepatica → ischämische Lebernekrosen.
3. **Typus der anastomosierenden[214] Gefäßversorgung:** Die Blutzufuhr erfolgt zunächst durch ein einzelnes Stammgefäß, dessen weitere Verzweigungen jedoch durch ein dichtes Anastomosen-Netzwerk untereinander in Verbindung stehen. Bei Verschluß des Stammgefäßes erfolgt eine akute Zirkulationsstörung, der Verschluß peripherer Äste kann jedoch durch die Anastomosen ausgeglichen werden. Hierzu gehören die Gefäße des Darmtraktes sowie die von Skelettmuskulatur, Haut, innersekretorischen Drüsen und Uterus.

Für den Schweregrad einer Durchblutungsstörung nach Verlegung eines Blutgefäßes ist die *Schnelligkeit der Gefäßobstruktion* entscheidend. Die plötzlich eintretende Blockierung eines Gefäßes wird stets von schweren Schäden gefolgt sein. Tritt das Hemmnis für die Blutströmung aber langsam ein, so ist mit der Benützung von Nebenstrom- und Umgehungsbahnen die Möglichkeit eines Ausgleiches gegeben. Voraussetzung bleibt allerdings, daß der Typus der Gefäßversorgung durch das Vorhandensein von **Anastomosen** einen solchen Ausgleich gestattet.
Dies ist nicht möglich, wenn sogenannte **Endarterien,** (also ohne Seitenverbindungen) vorliegen. Auch bei sogenannten **funktionellen Endarterien** (Koronararterien!), die zwar Seitenverbindungen haben, deren Größe und Dichte aber für eine Ausgleichsversorgung nicht ausreichen, führt der akute Verschluß zu einem Stop der Zirkulation; langsame Einengung kann allerdings die Querverbindungen in Betrieb nehmen.
Werden solche Seitenbahnen zur Umgehung eines Hindernisses der Blutströmung benützt und dementsprechend ausgeweitet, so entsteht ein **Kollateralkreislauf.** Für Kollateralen ist entscheidend, daß es niemals neue, sondern stets schon vorhandene Gefäße (Anastomosen) sein müssen, die zu solchen erweiterten Strombahnen umgebildet werden.

Klinische Krankheitsbeispiele, wo Kollateralkreisläufe eine Rolle spielen:

Oberes Hohlvenen-Syndrom = Einengung oder Verschluß der Vena cava superior.

Ursachen: Thrombosen in der Vena cava superior (Venenkatheter, Herzschrittmacher u. dgl. inszenieren durch Endothelschädigung einen Thrombus); Einengung der Vene von außen: Geschwülste (Bronchuskarzinom, Lymphknotenmetastasen, maligne Lymphome, Mediastinaltumoren), Aortenaneurysma, massiv vergrößerte Schilddrüse, Entzündungen im Mediastinum.

Folgen: venöse Stauung im Kopf-Halsbereich und in den oberen Extremitäten. Der klinische Terminus heißt „obere Einflußstauung": Zyanose und Ödem von Gesicht und Hals = STOKES[215]scher Kragen.

Kollateralen: über Vena thoracica interna → Vena epigastrica-System.

Unteres Hohlvenen-Syndrom = Einengung oder Verschluß der Vena cava inferior.

Ursachen: Thrombose in der Vena cava inferior (Venenkatheter); Kompression durch Geschwülste oder chronische Entzündungen im Retroperitoneum.

Folgen: Schwellung und Stauung an den Beinen; evtl. Verschluß der Einmündung der Nierenvenen in die Vena cava.

Wenn eine hochschwangere Frau eine flache Rückenlage einnimmt (z. B. gynäkologische Untersuchung, wobei noch dazu das Becken hochgelagert wird), kann der zurücksinkende Uterus die Vena cava inferior plötzlich komprimieren und die Zirkulation dramatisch stören: Lebensgefahr für Mutter und Kind! Rasche Hilfe durch Positionsänderung in Seitenlage.

Kollateralen: über Vena epigastrica-System → Vena thoracica interna.

Pfortader-Syndrom
Ursachen: Kompression der Vena portae durch vergrößerte Lymphknoten oder Geschwülste; bei Leberzirrhose.

Folgen: Akute Pfortaderthrombose → hämorrhagische Infarzierung des Dünndarmes; Ausfall der Leber als Stoffwechselorgan.
Langsam entstehende Pfortaderthrombose → portale Hypertension mit Aszites und Splenomegalie.

Kollateralen: über Verbindungen zwischen Pfortader- und Hohlvenen-System (Ösophagusvenen, Hämorrhoidalvenen, Paraumbilikalvenen (sogenannter Caput Medusae), parakolische Venen.

---

214 anastomoun (griech.), eine Schleuse öffnen. Medizinisch gebraucht im Sinne einer „Querverbindung".
215 Sir William STOKES (1839–1900), Chirurg in Dublin.

23.21.2 Arterielle Durchblutungsstörungen

23.21.2.1 Arterielle Mangeldurchblutung

1. **Chronische arterielle Mangeldurchblutung**
   Es liegen chronisch entwickelte Arterienveränderungen zugrunde, die eine Einengung der Gefäßlichtung hervorrufen: weitaus am häufigsten Arteriosklerose, selten entzündliche Arterienerkrankungen. Da sich die Arterienstenose und damit die Mangeldurchblutung allmählich entwickelt, werden **keine Nekrosen, sondern Parenchymatrophien** entstehen: numerische Atrophie (Schwund) der empfindlichen Parenchymzellen, relative Bindegewebsvermehrung.

   Gehirn: chronische Mangeldurchblutung führt im Kortex zu elektivem Ganglienzellschwund, während Glia- und Gefäßbindegewebe erhalten bleiben. Daher keine völlige Zerstörung des Gewebsverbandes; der Parenchymdefekt wird durch Gliawucherung gedeckt. Es resultieren kleine, dellenförmige Glianarben: *kortikale Granularatrophie* (morphologisches Äquivalent der arteriosklerotisch bedingten Verblödung = Demenz[216]);

   Niere: Atrophie der Tubuli, Verödung von Glomerula, Vermehrung des bindegewebigen Interstitiums: *Granularatrophie bzw. arteriosklerotische Schrumpfniere.*
   Die Bezeichnung Granularatrophie bezieht sich auf die feinhöckrig-granulierte Oberfläche des Organs; diese entsteht durch die eingesunkenen Areale des Parenchymschwundes.

2. **Akute arterielle Mangeldurchblutung**
   Entweder handelt es sich um Arterienwandveränderungen, die in kurzer Zeit hochgradige Stenosen entwickeln, oder es sind chronische Arterieneinengungen, wo bei akuter Organbelastung der Blutbedarf dermaßen ansteigt, daß er infolge der Stenose nicht mehr regulatorisch gedeckt werden kann. Da die Mangeldurchblutung akut einsetzt, treten **Parenchymnekrosen** auf.

   Gehirn: Akute Mangeldurchblutung führt im Stammganglienbereich zu kleinen Nekrosen, die in Form von Glianarben und Zystchen abgeräumt werden: *Status lacunaris*[217] als morphologisches Äquivalent des arteriosklerotischen Parkinsonismus.

   Beinarterien: Claudicatio intermittens[218] bei Mangeldurchblutung der Beinmuskulatur während Gehbelastungen.

   Darmarterien: während der Verdauung erhöhte Durchblutung nötig; bei Mesenterialarterienstenose Durchblutungsinsuffizienz möglich: *ORTNER*[219]*sche* Krankheit.

   Herz: akute Koronarinsuffizienz als Ausdruck eines akuten Mißverhältnisses zwischen Blutbedarf und Blutangebot im Myokard.

Mangeldurchblutung bei notwendigem Bedarf → relatives Sauerstoffdefizit: Der Organismus versucht eine Rettungsaktion durch Umstellung von aerober auf anaerobe Glykolyse. Dies führt aber u. a. zu Milchsäureakkumulation und ATP-Mangel. Soweit es Muskulatur betrifft, sind dies schmerzauslösende Faktoren: Herz, Darm und untere Extremität signalisieren Schmerzsymptome.

Tab. 23.2: Klinisch-pathologische Korrelation zwischen akuten Mangeldurchblutungen und Organsymptomen

Arterienstenose	Ursache von Blutbedarf bzw. Mehrbelastung	Krankheitssymptom
Koronararterien	körperliche Anstrengung, Rauchen, sonstige Herz-Kreislaufbelastungen	**Angina pectoris**
Beinarterien	Marschieren, Treppensteigen	**Claudicatio intermittens**
Mesenterialarterien	übermäßige Verdauungsarbeit	**Angina abdominalis ORTNER**
Hirnarterien	z. B. Blutdruckabfall im Schlaf	**Mikroinfarkte** (keine Schmerzen)

23.21.2.2 Arterieller Durchblutungsstop

Ursachen eines Arterienverschlusses:
1. **Organisch-strukturell**
   Thrombose
   Embolie
   Ligatur, Kompression
2. **Funktionell**
   Spasmus[220]**:** mechanisch, medikamentös, entzündlich, allergisch oder durch andere Ursachen ausgelöste Arterienkontraktion.

Der Arterienverschluß hat nur dann absolute Blutleere = Ischämie des Versorgungsgebietes zur Folge, wenn ein ausreichender Blutzustrom aus anderen Gefäßen der Umgebung (doppelte Gefäßversorgung, Anastomosen) unmöglich ist, wenn also echte Endarterien oder, wie bei den Koronargefäßen, funktionelle Endarterien vorliegen.

216 dementia (lat.), Unsinn, Wahnsinn.
217 lacunaris (lat.), lückenartig.
218 claudicare (lat.), hinken; intermittere (lat.), eine Zeit verstreichen lassen. Das Symptom wird als „zeitweiliges Hinken“ bezeichnet.
219 Norbert ORTNER (1865–1935), Ordinarius für Innere Medizin in Wien.
220 spasmos (griech.), Krampf.

Längerdauernde Ischämie im Versorgungsgebiet einer verschlossenen Arterie hat einen ischämischen Infarkt = Nekrose zur Folge.

Von der Art des Gewebes hängt es ab, ob die Nekrose eine Koagulations- oder Kolliquationsnekrose sein wird (siehe 23.9.4.1 bzw. 23.9.4.5). Ein evtl. „Hineinbluten" in die Nekrose bestimmt, ob ein ischämischer oder ein hämorrhagischer Infarkt entsteht (siehe 23.9.6).

Entsprechend der unterschiedlichen Gefäßversorgung werden wir an einzelnen Organen verschiedenen Typen eines Infarktes begegnen:

1. *Herz:* ischämischer Infarkt,
2. *Milz:* ischämischer und hämorrhagischer Infarkt,
3. *Niere:* ischämischer und hämorrhagischer Infarkt,
4. *Hirn:* ischämischer und hämorrhagischer Infarkt,
5. *Lunge:* hämorrhagischer Infarkt,
6. *Darm:* hämorrhagischer Infarkt.

23.21.3 Venöse Durchblutungsstörungen

23.21.3.1 Abflußbehinderung = venöse Stauung

Die venöse Stauung ist ein behinderter Abstrom des Blutes aus den Geweben; dies äußert sich in einer Blutüberfüllung: *passive venöse Hyperämie* (siehe 23.19.1). Diese *Stauungshyperämie* kann allgemein (generalisiert) oder örtlich begrenzt sein, je nachdem, ob das Abflußhindernis den gesamten venösen Rückstrom oder nur umschriebene Venenbereiche umfaßt.

Das Herz als Zentrum der Zirkulation nimmt den venösen Rückfluß beider Kreisläufe auf. Die Folge einer kardialen Insuffizienz wird eine **allgemeine Stauungshyperämie** sein, welche sich – je nach dem insuffizienten Herzabschnitt – im Körperkreislauf oder im Lungenkreislauf manifestiert.

Die prinzipiellen hämodynamischen Veränderungen sind dabei stromabwärts ein ungenügender Abfluß = Auswurf (Output) des Blutes aus dem insuffizienten Herzabschnitt und stromaufwärts ein Aufstau des Blutes vor dem insuffizienten Herzabschnitt.

Die **örtliche venöse Hyperämie** kann als Ursache einmal die Einschränkung einer Venenlichtung durch Venenwanderkrankungen (z. B. Venenentzündungen) oder Thrombosen, oder zum anderen die Kompression der Venen von außen her durch Druck eines raumfordernden Prozesses (Geschwulst, Entzündung in der Umgebung) oder Zug eines schrumpfenden Narbenherdes haben.

Die venöse Blutstauung ist an den betroffenen Organen morphologisch folgendermaßen gekennzeichnet:

1. Organ vergrößert, blutreich, schwer, *Konsistenz*[221] erhöht, Kapsel gespannt.
2. *Zyanotisch-dunkelblaurote Farbe:* Durch die Strömungsverlangsamung und durch das lange Verweilen des Blutes in den Kapillaren vermehrte Sauerstoffabgabe und demnach vermehrt reduziertes Hämoglobin im Organblut.
3. *Durch örtliche Hypoxie* dystrophische Veränderungen *an den Parenchymen:* vor allem Verfettung.
4. Ausweitung und strotzende Blutfülle der Venen.
5. Überdehnung der Venolen und Kapillaren → Durchtritt von Erythrozyten durch die Kapillarwand: Diapedeseblutungen (siehe 23.22).
   Bei chronischer venöser Stauung kommt noch hinzu:
6. Bindegewebszunahme durch Vermehrung der retikulären und kollagenen Fasern wie auch durch Kollagenisierung der Kapillarwände: *Stauungsinduration* (vgl. Induration eines chronischen Ödems, siehe 23.18.4).
   Schließlich resultiert bei langdauernder Stauung:
7. Atrophie des Parenchyms, einerseits durch Mangelversorgung, andererseits durch Druck der ausgeweiteten Venen. Dadurch in Endstadien Verkleinerung des Organs, unterstützt durch Schrumpfung des vermehrten Bindegewebes: *zyanotische Atrophie.*

23.21.3.2 Abflußblockade = hämorrhagische Infarzierung (siehe 23.9.10)

Bei plötzlicher totaler Verlegung einer großen Organvene kommt es zu maximaler Rückstauung des Blutes, zu Blutaustritten und Nekrosen des Gewebes: *hämorrhagische Destruktion.* Die betreffenden Organe bzw. Organteile sind vergrößert, blutreich, dunkelrot, die jeweilige Struktur ist durch Gewebsblutungen zerstört.

Beispiele:
Gehirn: Thrombose der Sinus durae matris und/oder der leptomeningealen Venen.
Milz: isolierte Milzvenenthrombose oder im Rahmen einer Pfortaderthrombose.
Niere: Nierenvenenthrombose oder Übergreifen eines Thrombus aus der Vena cava inferior.
Ovarium, Hoden, Gallenblase, Appendix epiploica: Stieldrehung.
Darm: Verschluß von Mesenterialvenen.

221 Konstistenz ist die „Festigkeit" eines Organs; stammt von consistere (lat.), sich hineinstellen, einen festen Platz gewinnen.

Übersicht

Arterielle Durchblutungsstörungen
Mangeldurchblutung:
Akut: Parenchymnekrosen
Chronisch: Numerische Atrophie
Durchblutungsstop:
Ischämie
Ischämische Nekrose

Venöse Durchblutungsstörungen
Abflußbehinderung:
Venöse Stauung
Abflußblockade:
Hämorrhagische Infarzierung

23.21.4 Kompartment[222]-Syndrom

Das Kompartment-Syndrom ist eine, meist posttraumatische, ischämische Durchblutungsstörung an den Extremitäten durch kritischen Anstieg des Gewebedruckes innerhalb geschlossener Faszienräume (Kompartments) mit Kompression der Kapillaren.
Verursacht wird dieses Syndrom durch:

- posttraumatische und postoperative Hämatome,
- Ödem,
- venöse Abflußbehinderung,
- Frakturen,
- äußere Kompression (Verband, Gips).

Symptome: brennende Schmerzen, Parästhesien, Funktionsverlust.

Pathogenese
Hämatome und Kompressionen steigern den örtlichen Druck innerhalb traumatisch geschädigter, geschlossener Faszienräume. Der Kompressionsdruck auf die Kapillaren erzeugt Ischämie. Jegliche Ischämie führt zu Kapillarwandschädigungen und Permeabilitätssteigerung mit der Folge eines extravasalen Ödems. Dies führt letztendlich zu Mikrozirkulationsstörungen mit der Gefahr ischämischer Muskelnekrosen.

Durch den Abstrom größerer Mengen intravasaler Flüssigkeit in den extrazellulären Raum entsteht eine Hypovolämie und ein Schockzustand. Der Zerfall nekrotischer Muskelzellen führt zur Myoglobinurie, Hyperkaliämie und metabolischen Azidose.

Die lebensbedrohlichen Gefahren des Kompartment-Syndroms sind:

1. *Nierenversagen* (Myoglobinzylinder verstopfen die Tubuli; Hypovolämie und Schock stören die Nierenfunktion).
2. *Herzversagen* (infolge Hyperkaliämie und Hypovolämie).
   Die Diagnosesicherung erfolgt intravital durch Messung des subfaszialen Gewebedruckes, der von normal 0–5 mm Hg auf 40–60 mm Hg ansteigt. Starke Druckerhöhung ist eine dringende Indikation zur Fasziotomie: dadurch fällt die Druckspannung innerhalb des Kompartments weg.
   Das Kompartment-Syndrom ist die häufigste Komplikation in der Extremitätentraumatologie!

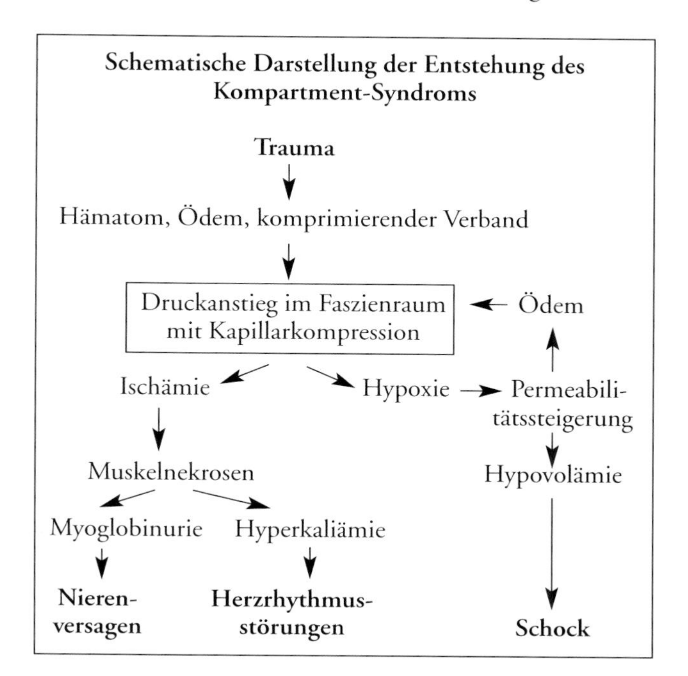

REKAPITULATION

1. Definiere die Begriffe: Mangeldurchblutung, Ischämie, venöse Stauung und hämorrhagische Infarzierung. (23.21)
2. Erkläre die drei Typen der arteriellen Gefäßversorgung. (23.21.1)
3. Was sind Endarterien und wo kommen diese vor? (23.21.1)
4. Worin besteht der Unterschied zwischen Anastomosen und Kollateralen? (23.21.1)
5. Erläutere die klinisch bedeutsamen „Venen-Syndrome". (23.21.1)
6. Erkläre die unterschiedlichen Folgen chronischer und akuter arterieller Mangeldurchblutung. (23.21.2)
7. Warum schmerzt eine Mangeldurchblutung an den Beinen? (23.21.2)
8. Erkläre im Überblick die klinischen Krankheitssymptome: Angina pectoris, Claudicatio intermittens, Angina abdominalis Ortner, Mikroinfarkte im Gehirn. (23.21.2)
9. Erläutere Ursachen und Folgen eines Arterienverschlusses. (23.21.2)
10. Unterscheide das Auftreten ischämischer bzw. hämorrhagischer Infarkte je nach Organ. (23.21.2)
11. Erkläre die Ursachen sowie die morphologischen Veränderungen bei einer venösen Stauung. (23.21.3)
12. Nenne Beispiele für eine hämorrhagische Infarzierung. (23.21.3)
13. Was ist das Kompartment-Syndrom und dessen Folgen? (23.21.4)

222 Kompartment siehe auch 23.18.1.

23.22 Hämorrhagie = Blutung

Unter **Hämorrhagie** versteht man den

Austritt von Blut aus Gefäßen in Körperhöhlen, Gewebsspalten oder auf die freie Körperoberfläche.

Nach dem Ursprung können es arterielle, venöse und kapillare Blutungen sein.

1. ein Gefäß zerreißt = **Rhexisblutung**
2. ein Gefäß wird undicht = **Diapedeseblutung**
3. eine Blutungsneigung besteht = **hämorrhagische Diathese**

Morphologie der Blutungen

- **Petechien**[223] = **Ekchymosen**[224]: eindimensional, punktförmig.
- **Suffusionen**[225] = **Sugillationen**[226]: zweidimensional, flächenhaft ausgebreitet.
- **Hämatom:** dreidimensionale, geschlossene Blutmassen im Gewebe oder in einem präformierten Hohlraum.
- **Extravasat:** (histologische) Bezeichnung für aus Gefäßen in geringer Menge ausgetretenes Blut.
- **Purpura**[227]: disseminiert-generalisierte, punktförmige Blutungen.

Blutungen ins Gewebe scheinen durch die Haut als *„blauer Fleck"* durch. Später geht die Farbe durch das Freiwerden von Blutpigment in gelblich-bräunlich über. Das zuerst feuchte Hämatom wird durch Flüssigkeitsverarmung trocken und braunrot. In der weiteren Folge teils Resorption, teils Organisation durch Granulationsgewebe.

Komplikationen von Blutungen

Verblutung, Infektion des Hämatoms, Druck der ausgetretenen Blutmasse auf die Umgebung, Zerreißung des umliegenden Gewebes durch das unter Druck sich fortwühlende Blut.

23.22.1 Zerreißungsblutung = Rhexisblutungen

1. **Druckänderungen im Gefäßsystem:**
   a) *Drucksteigerung innen, Gefäßwandveränderungen:* bei Blutdruckanstiegskrisen, wenn gleichzeitig die Gefäßwand verändert ist: z. B. Hirnblutung bei arteriosklerotisch veränderten Gefäßen; Ruptur eines Aneurysmas oder von Varizen.
   b) *Drucksteigerung innen, Druckverminderung (Sog) außen:* z. B.: bei brüsker Katheterisierung entstehen Blutungen aus gestauten Venen in die Harnblase hinein; Blutungen in die Lungenalveolen bei raschem Ablassen eines Pleuraergusses. Blutungen infolge Druckverminderung werden *e vacuo-Blutungen* genannt.

2. **Direkte Läsionen der Gefäßwand:**
   a) *Traumatisch:* Schnitt, Stich, Riß.
   b) *Übergreifen ulzerös-nekrotisierender Prozesse aus der Nachbarschaft auf die Gefäßwand:* z. B. Magengeschwür, käsige tuberkulöse Nekrose, maligne Geschwülste.
   Solche Ereignisse werden *Arrosionsblutung*[228] genannt.

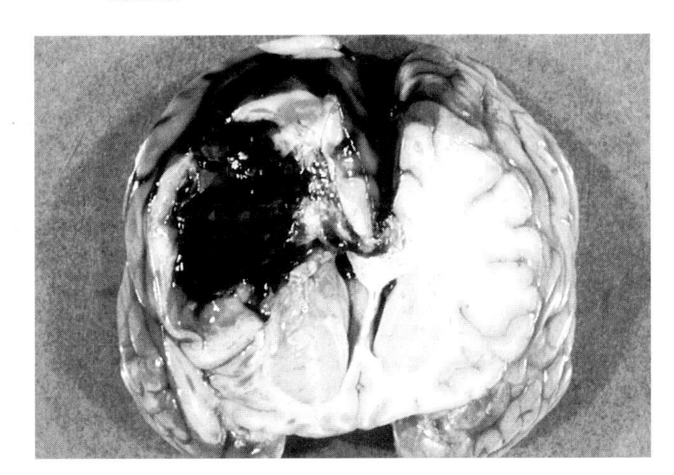

Abb. 23.34: Hirnblutung = intracerebrales Hämatom. Ursache ist meist die Zerreißung eines arteriosklerotisch veränderten Gefäßes bei gleichzeitigem Bluthochdruck; es entsteht eine blutgefüllte, raumfordernde Höhle. Beachte, daß die betroffene Hemisphäre daher voluminöser ist.

23.22.2 Durchtrittsblutungen = Diapedeseblutungen

Das Blut gelangt aus Kapillaren und Venolen ohne eigentliche Verletzung ihrer Wand nach außen. Im rasch strömenden Blut verhindert der plasmatische Randstrom den Austritt der Erythrozyten, bei Stase sind dagegen die Erythrozyten zusammengeballt (sludge[229]),

223 petecchie (ital.), punktförmige Blutung.
224 chymos (griech.), Flüssigkeit; ek- (griech.), heraus.
225 suffundere (lat.), untergießen, unterlaufen lassen.
226 sugillare (lat.), schlagen, quetschen.
227 (lat.), Purpurfarbe; im übertragenen Sinn: Blutfleckenkrankheit.
228 arrodere (lat.), annagen, anfressen.
229 sludge (engl.), Schlamm.

sodaß eine Durchpressung einzelner Elemente nicht möglich ist. Es ist also ein Strömungszustand nötig, der knapp vor Eintritt oder nach Lösung der Stase liegt: *peristatischer Zustand.* Es werden daher alle Wirkungen auf die Gefäßwand, die im weiteren Verlauf zu einer Stase (siehe 23.20.1) führen, auch Diapedeseblutungen hervorrufen können.

Der prinzipielle Mechanismus liegt in einer Durchlässigkeitssteigerung der Gefäßwand:

1. Alle Möglichkeiten der Hypoxie.

   Klassisches Beispiel ist der Erstickungstod: punktförmige Blutungen an serösen Häuten = sogenannte TARDIEUsche[230] Flecken.

2. Im Rahmen des Entzündungsgeschehens.
3. Infektiös-toxische, etwa bei einer Sepsis.
4. Allergische Reaktionen.

23.22.3 Sitz und Ursachen typischer Blutungen

Epistaxis = Nasenblutung:

1. Traumatische Verletzung
2. Polypen der Nasenschleimhaut
3. Hämorrhagische Diathese
4. Venöse Stauung
5. Hypertonie
6. Vikariierende[231] Menses
7. Rasche Druckänderungen (Flieger, Hochgebirgsseilbahn)

Hämoptoe[232] = Blutspucken; Hämoptysen = Bluthusten:
Blutung aus den Atemwegen, hellrot, mit Luft gemischt, schaumig.

1. Lungeninfarkt
2. Lungentuberkulose
3. Bronchuskarzinom
4. Tumormetastasen in der Lunge
5. Bronchiektasien

Hämatemesis[233] = Bluterbrechen:
Blutung aus dem oberen Verdauungstrakt (Ösophagus, Magen, Duodenum). Das Blut aus dem Ösophagus ist blaurot, aus dem Magen bzw. Duodenum dagegen schwarzbraun, kaffeesatzartig.

1. Ulcus ventriculi (Tafel 6)
2. Magenkarzinom
3. Gastritis erosiva
4. Ösophagusvarizen
5. Ulcus duodeni

Meläna[234]:
Blutbeimengung zum Stuhl, wodurch dieser schwarz und teerartig wird.

1. Darmkarzinom
2. Magenkarzinom
3. Ulcus duodeni, Ulcus ventriculi
4. Gastritis erosiva
5. Melaena neonatorum

> Achtung: Unterscheide zwischen „*Blut im Stuhl*" = schwarz und „*Blut am Stuhl*" = rotes Blut liegt darauf. Im letztgenannten Fall liegt die Blutungsquelle nahe dem Anus (z. B. Hämorrhoiden).

Hämaturie:
Bluthaltiger Harn. Die Farbe des Harnes ist bräunlich-rötlich.

1. Ruptur von Varizen der Harnblasenschleimhaut
2. Maligne, aber auch benigne Tumoren der Harnblasenschleimhaut
3. Plötzliche Entleerung einer gestauten Harnblase
4. Verletzungen der Urethra
5. Entzündliche Nierenerkrankungen
6. Nierenbeckensteine, Harnblasensteine
7. Niereninfarkt
8. Nierenkarzinom
9. Nierentuberkulose

Menstruelle Zyklusstörungen:

1. Polymenorrhoe (gehäuftes Auftreten der Blutungen)
2. Oligomenorrhoe (seltene Blutungen)
3. Menorrhagie[235] (zu lange dauernd und zu stark)
4. Metrorrhagie[236] (Blutung außerhalb der Regel)
   Bei verstärkten Regelblutungen wird der Blutverlust meistens unterschätzt; es kommt häufig zu einer Eisenmangelanämie.

Blutungen in präformierte Hohlräume:

1. Hämatothorax: Blutungen in die Pleurahöhle
2. Hämaskos[237]: Blutungen in die Bauchhöhle
3. Hämatoperikard: Blutung in den Herzbeutelraum
4. Hämatocephalus:
   Hämatocephalus internus: Blutung in das Ventrikelsystem
   Hämatocephalus externus: Blutung in den Subarachnoidalraum
5. Intrakranielle Blutung: entweder subdural oder epidural
   Achtung: unterscheide davon die intrazerebrale Blutung = in die Gehirnsubstanz hinein
6. Hämarthros: Blutung in Gelenkshöhlen

230 Ambroise Auguste TARDIEU (1818–1879), Gerichtsmediziner in Paris.
231 vicarius (lat.), stellvertretend. Hier ist Nasenbluten in menstruationsähnlichen Zyklen gemeint.
232 ptyein (griech.), spucken.
233 emeein (griech.), erbrechen.
234 melanos (griech.), schwarz.
235 men (griech.), Monat; rhegnunai (griech.), hervorbrechen.
236 metra (griech.), Gebärmutter.
237 aksos (griech.), Unterleib.

7. Hämatosalpinx: Blutung in den Eileiter
8. Hämatometra: Blutung in die Uteruslichtung

REKAPITULATION

1. Definiere „Hämorrhagien". (23.22)
2. Welche ursächliche Typen von Blutungen gibt es? (23.22.)
3. Welche morphologische Typen von Blutungen gibt es? (23.22)
4. Wie verändert sich ein Hämatom im Laufe der Zeit? (23.22)
5. Was sind TARDIEUsche Flecken? (23.22)
6. Nenne jeweils Beispiele für „Epistaxis", „Hämoptoe", „Hämatemesis", „Meläna", „Hämaturie", „menstruelle Zirkulationsstörungen" sowie „Blutungen in präformierte Körperhöhlen". (23.22)

23.23 Hämorrhagische Diathese[238]

Hämorrhagische Diathese bedeutet Blutungsneigung, wobei *entweder* ohne adäquate Ursache generalisierte Blutungen auftreten *oder* beliebig verursachte Blutungen wesentlich verstärkt bzw. verlängert sind.

Hämorrhagische Diathesen können als eigene Erkrankung oder als Symptom einer besonderen Grundkrankheit auftreten.
Blutungsneigungen sind ein Problem gestörter Blutungsstillung. Eine normale Blutungsstillung hat zur Voraussetzung, daß alle Gerinnungsfaktoren bereitstehen, die Blutgerinnung normal abläuft, daß ausreichend Material zur Blutbildung vorhanden ist, und die Thromben beständig, sowie die Gefäße intakt sind.

Dementsprechend unterscheidet man folgende Störungen:

1. **Koagulopathien:** gerinnungsfördernde Substanzen vermindert oder gerinnungshemmende Substanzen vermehrt: *Defekte im plasmatischen Gerinnungssystem.*
2. **Thrombozyopathien:** Mangel bzw. funktionelle Veränderung der Thrombozyten: *Defekte im thrombozytischen Gerinnungssystem.*
3. **Fibrinolytische Zustände:** Auflösung des Fibrins bzw. Zerstörung des Fibrinogens.
4. **Vasopathien:** Gefäßwandschädigung bzw. Gefäßwandschwäche führen zu abnormer Durchlässigkeit oder Brüchigkeit.

23.23.1 Koagulopathien

Meist flächenhafte Hautblutungen, umfängliche Weichteilhämatome, Zahnfleischbluten, Gelenksblutungen und Blutungen in Körperhöhlen.

23.23.1.1 Angeborene Defektkoagulopathien

1. **Hämophilie[239] A**

   Defekte Struktur des Faktors VIII (antihämophiles Globulin), dadurch Thromboplastin-Aktivierung gestört.

   Geschlechtsgebundener, an das X-Chromosom gekoppelter, rezessiver Erbgang: *Nur Männer erkranken manifest, phänotypisch gesunde Frauen fungieren als Konduktorinnen.*

   Das Hämophilie-Gen wird X^+ bezeichnet. Gesunder Mann: XY, gesunde Frau XX, Konduktorin XX^+, hämophiler Mann X^+Y. Die Söhne eines Hämophilen und einer gesunden Frau sind stets gesund, die Töchter sind stets Konduktorinnen.

   Von den Söhnen einer Konduktorin mit einem gesunden Mann sind 50 % Bluter, die andere Hälfte ist gesund, 50 % der Töchter sind Konduktorinnen, die andere Hälfte ist gesund.

   Die englische Königin Viktoria (1819–1901) war Konduktorin. Durch sie wurde die Hämophilie infolge der vielen Verwandtenehen in die Familie der spanischen Könige, der Prinzen von Hessen-Darmstadt und des letzten Zaren Nikolaus II. hineinvererbt.

   Eine echte weibliche Hämophilie X^+X^+ könnte nur aus der Ehe einer Konduktorin mit einem Bluter entstehen.

   Symptome: Muskel- und Gelenksblutungen: schmerzhafte Schwellung der Gelenke mit Bewegungseinschränkungen, Schädigung des Knorpels, deformierende Arthropathie mit starker Blutpigmentspeicherung in der proliferierten Synovia, evtl. bindegewebige oder knöcherne Ankylose[240]: *Blutergelenk.* Durch die massiven Blutungen in Knochen und Weichteilen entstehen Pseudotumoren, denn die Ungerinnbarkeit des Blutes verzögert bzw. verhindert die Organisation.

   Die spezifische Therapie besteht in der Substitution von Faktor VIII. Zwischen 1978 und 1983 wurden dabei über 50 % der Hämophilen mit HIV (Erreger von AIDS) infiziert, da die Plasmafraktion verseucht war.

2. **Hämophilie B**

   Durch einen Defekt am Faktor IX (CHRISTMAS[241]-Faktor) ausgelöst, gleicht sonst völlig der Hämophilie A.

238 diathesis (griech.), Zustand, Verfassung.
239 philos (griech.), lieb; Freund.
240 ankylos (griech.), krumm. Gemeint ist eine Gelenksversteifung.
241 1952 bei einem Patienten mit Namen CHRISTMAS erstmals nachgewiesen.

3. **Pseudohämophilie** = VON WILLEBRAND-JÜRGENS-**Syndrom**[242]
Autosomal-dominant vererbter Mangel des VON WILLEBRAND-Faktors, daher nicht geschlechtsgebunden. Sonst der Hämophilie sehr ähnlich.
4. **Afibrinogenämie**
Vollkommenes Fehlen von Fibrinogen (Faktor I). Manifestiert sich in den ersten Lebenstagen, nimmt aber einen eher leichten Verlauf, da die Bildung eines Plättchenthrombus möglich ist.

23.23.1.2 Erworbene Defektkoagulopathien

Prothrombinmangel (Faktor II):
1. Vitamin-K-Mangel bei Neugeborenen infolge noch unvollkommener Darmflora (siehe Vitamin K, 29.2).
2. Vitamin-K-Mangel durch Resorptionsstörungen im Darm.
3. Leberparenchymschädigungen führen zu einer verminderten Prothrombinsynthese.
4. Medikamentös: Blockierung der Vitamin-K-Wirkung, z. B. durch Cumarin-Präparate.

Alle Gerinnungsfaktoren I bis XIII können entweder angeboten oder erworben defekt sein und somit eine „Defektkoagulopathie" auslösen.

Blutgerinnungsstörungen bei Lebererkrankungen
Da die meisten Gerinnungsfaktoren in der Leber gebildet werden, verursacht eine Leberzellschädigung eine verminderte oder abnorme (funktionell minderwertige) Produktion der Gerinnungsproteine.

23.23.1.3 Koagulopathien durch Hemmstoffe

1. **Hyperheparinämie:** iatrogene Überdosierung.
2. **Immunkoagulopathien:** Hemmstoffe, z. B. Autoantikörper, können gegen jeden beliebigen Gerinnungsfaktor gerichtet sein.

23.23.1.4 Verbrauchskoagulopathien

Durch Eindringen gerinnungsauslösender Substanzen in das zirkulierende Blut kommt es disseminiert an vielen Stellen zur massiven intravasalen Gerinnung mit Bildung von zahlreichen Mikrothromben in kleinen Gefäßen: **DIC-Syndrom = disseminated intravascular coagulation** bzw. **DIG = disseminierte intravaskuläre Gerinnung.** Durch diese Koagulation werden Gerinnungssubstanzen rasch verbraucht, der Nachschub bricht zusammen, und es resultiert eine Gerinnungsfähigkeit.

I. SANARELLI-SHWARTZMAN[243]-Versuch
Die zweimalige i.v. Injektion von Endotoxin GRAM-negativer Bakterien führt im Tierversuch innerhalb von 24 Stunden zu schwerer Schockreaktion mit intravasaler Gerinnung und Verbrauchskoagulopathie.

Mechanismus der SANARELLI-SHWARTZMAN-Reaktion:
Endotoxine werden (im Unterschied zu Exotoxinen) nicht von Bakterien ausgeschieden, sondern erst nach deren Zerfall frei. Sie bestehen überwiegend aus Lipopolysacchariden, kommen fast nur in GRAM-negativen Bakterien (z. B. Coli-Bakterien, Meningokokken, Salmonellen) vor und haben zahlreiche biologische Wirkungen, darunter auch eine Aktivierung des Gerinnungssystems sowie die Auslösung eines Schocks.

Erste Endotoxininjektion: Es erfolgt eine verstärkte Blutgerinnung, die zahlreichen Einzelproteine der Gerinnungskaskade werden jedoch von den Zellen des RHS phagozytiert, desgleichen die Endotoxine.

Folge: Das RHS ist überladen und kurzfristig funktionsunfähig, die Gerinnungsproteine sind mengenmäßig reduziert.

Zweite Endotoxininjektion: Das Endotoxin trifft auf ein funktionsunfähiges RHS, keine Phagozytose: 1. Die Endotoxinwirkung zur Auslösung der Blutgerinnung setzt voll ein, 2. Die entstehenden Gerinnungsprodukte (Fibrin- und Plättchenthromben) verbrauchen die verbliebenen Gerinnungsfaktoren.

Folge: Disseminierte Blutgerinnung verbraucht zu rasch die Gerinnungsfaktoren, und es entsteht aus deren Mangel eine hämorrhagische Diathese.

Daher: Nach vorheriger Blockade des MMS (RHS) durch z. B. Überangebot von Tusche zur Phagozytose, genügt schon die erste Endotoxininjektion, um den Mechanismus in Gang zu setzen. Aber bei graviden Versuchstieren reicht eine Injektion, da während der Schwangerschaft die MMS-Aktivität und Kapazität eingeschränkt ist. Die Auslösung des Gerinnungsablaufes durch Endotoxine erfolgt über die Aktivierung von Faktor II und Faktor XII.

In der menschlichen Pathologie kennen wir drei, dem **SANARELLI-SHWARTZMAN-Phänomen äquivalente Krankheitsbilder.** Die Analogie besteht darin, daß als auslösender Faktor Infektionen und Toxinwirkungen auftreten.
1. **Sepsis mit GRAM-negativen Bakterien in der Schwangerschaft:** Durch Endotoxinwirkung wird während einer Gravidität der Mechanismus einer Verbrauchskoagulopathie sehr leicht in Gang gesetzt, da (siehe Versuchstier) die MMS-Aktivität eingeschränkt ist.
2. **WATERHOUSE-FRIDERICHSEN[244]-Syndrom:** Perakut verlaufende Sepsis mit GRAM-negativen Erregern

242 WILLEBRAND (siehe 23.20.2.1), Rudolf JÜRGENS (1898–1961), Hämatologe in Basel.
243 Guiseppe SANARELLI (1864–1940), Serologe in Rom; Gregory SHWARTZMAN (1896–1965), Serologe in New York.
244 Rupert WATERHOUSE (1873–1958), britischer Arzt; Carl FRIDERICHSEN (1886–1961), dänischer Pädiater.

(Meningokokken, Coli u. a.) → Endotoxinschock → kapillare Stase mit Thromboplastinaktivierung → periphere intravasale Mikrothrombenbildung (DIC) → Gefäßverschlüsse führen zu Nekrosen, gleichzeitig entsteht eine Verbrauchskoagulopathie → Blutungen: Haut- und Nebennierenblutungen, evtl. Nebennierenrindennekrosen, evtl. bakterielle Meningitis.

3. **Purpura fulminans:** Als Zweiterkrankung im Anschluß an Infektionskrankheiten jeglicher Art kann es zum Auftreten symmetrischer, flächenhafter Hautblutungen kommen, die zur Blasenbildung und Nekrose Anlaß geben. Pathogenese: MMS-Überlastung bzw. -Blockade, Aktivierung der intravasalen Blutgerinnung.

Achtung: Änderung der Nomenklatur von RHS in MMS bzw. M-PIRE (siehe 26.1.1.2).

II. Geburtshilfliche Defibrinierungssyndrome

Durch Einströmen von thromboplastinhaltigem Fruchtwasser (Fruchtwasserembolie) oder von retroplazentarem, gerinnungsaktivem Blut bei vorzeitiger Plazentalösung kann der Mechanismus der Verbrauchskoagulopathie im mütterlichen Blutkreislauf in Gang gesetzt werden.

III. Maligne Tumoren

Können gerinnungsaktivierende Faktoren, vor allem Thromboplastin, produzieren und dadurch disseminierte Thrombosen sowie eine Verbrauchskoagulopathie auslösen. Diese gehören zu den sogenannten **paraneoplastischen Syndromen**[245] und sind charakteristisch für Karzinome von Lunge, Pankreas, Darm, Ovarien und Prostata.

Vor allem bei Operationen solcher Tumoren ist das Eindringen thromboplastischer Substanzen in die Blutbahn möglich, und dies kann noch während der Operation eine Verbrauchskoagulopathie auslösen.

IV. Thrombotisch-thrombozytopenische Purpura Moschcowitz[246]

Aus nicht näher geklärten Ursachen (infektiös-toxisch? Allergisch?) entsteht als erstes eine Gefäßwandschädigung mit subendothelialer Ablagerung eines homogenen Eiweißmaterials; danach entstehen dort disseminierte Thromben, wobei vor allem das Gehirn betroffen ist: Deshalb endet die Erkrankung tödlich.
Der Name erklärt sich aus den Symptomen der Verbrauchskoagulopathie (Abb. 23.35).

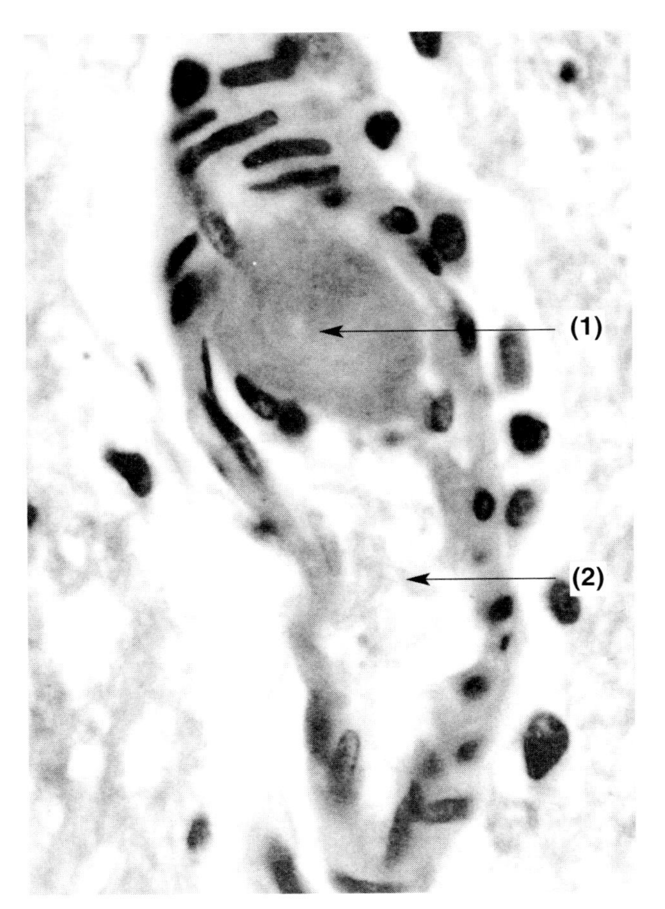

Abb. 23.35: Subendothelial abgelagertes Eiweißmaterial (1) sowie Fibrinschlieren (2) als Beginn eines Thrombus beim Moschcowitz-Syndrom.

V. Schock (siehe 27.5)

Während des Ablaufes eines Schockgeschehens kann es auch zu einer DIG kommen.

23.23.2 Thrombozytopathien

Durch petechiale Blutungen an Haut, Schleimhäuten, Serosa und in parenchymatösen Organen charakterisiert.

23.23.2.1 Thrombozytopenien

Die untere Grenze der Thrombozytenzahl, bei der noch eine Blutgerinnung möglich ist, liegt bei etwa 50.000/mm^3.

1. **Idiopathische thrombozytopenische Purpura Werlhof**[247]
   Autoimmunerkrankung, wobei die Thrombozyten durch IgG-Autoantikörper zerstört werden.

245 Dies sind Symptome, welche durch vom Tumor produzierte „Wirkstoffe“ ausgelöst werden (siehe 25.6.1).
246 Eli Moschcowitz (1879–1964), Arzt in New York.
247 Paul Gottlieb Werlhof (1699–1767), Arzt in Hannover.

Schubweises Auftreten flohstichartiger[248] Blutungen an Haut und inneren Organen; bei Purpura cerebri letal. Die Megakariozyten sind im Knochenmark vermehrt, aber unreif, nicht plättchenbildend.

2. **Thrombozytopenien nach unspezifischen AG-AK-Reaktionen mit sekundärer Plättchenschädigung**
   Medikamentös induziert; postinfektiös nach Viruserkrankungen; auch nach Bluttransfusionen bei unterschiedlichen Plättchenantigenen.
3. **Verminderte Thrombozytenbildung im Knochenmark**
   Verdrängung der Thrombopoese durch maligne Zellen, z.T. Leukämie, Karzinommetastasen oder Gesamtschädigung (Panmyelopathie) des Knochenmarkes durch Strahlenwirkung oder durch medikamentös-toxische bzw. infektiös-toxische Ereignisse.
4. **Splenomegalie – Hypersplenismus**
   Etwa ein Drittel der Thrombozyten wird schon normalerweise in der Milz festgehalten, sogenanntes Plättchenpooling, während zwei Drittel zirkulieren. Bei jeder Milzvergrößerung steigt die Anzahl der dort befindlichen Plättchen, wo sie auch zerstört werden (siehe 38.1.2).

23.23.2.2 Thrombasthenie

Es handelt sich um Störungen der Thrombozytenfunktion. Die in normaler Zahl vorhandenen Thrombozyten vermögen nicht mehr an Oberflächen zu haften und zu Aggregaten zusammenzutreten. Die Krankheit kann angeboren oder erworben sein.
Die häufigsten erworbenen Ursachen sind:

1. Wirkung der Azetylsalizylsäure = Aspirin. Dies wird als medikamentöse Prophylaxe einer Thrombose genützt.
2. Toxische Plättchenschädigung bei Urämie.

23.23.3 Aktivierung der Fibrinolyse

Eine intravasale Aktivierung des fibrinolytischen Systems (Plasmin) erfolgt bei Freisetzung von Gewebeaktivatoren, z.B. bei Operationen an der Prostata. Ein ähnlicher Mechanismus wie bei der Verbrauchskoagulopathie führt dann zur **Purpura fibrinolytica.**

23.23.4 Vasopathien

23.23.4.1 Umschriebene Gefäßwandveränderungen

Hämorrhagische hereditäre Teleangiektasien RENDU-OSLER[249]:
Multiple, venöse und kapilläre Teleangiektasien mit stark verdünnter Wand. Dementsprechend erhöhte Blutungsbereitschaft an Haut, Schleimhäuten und inneren Organen. Autosomal dominant vererbt, manifestiert sich oft erst im dritten oder vierten Lebensjahrzehnt.

23.23.4.2 Diffuse Schädigungen der Gefäßpermeabilität

1. **Skorbut und** MOELLER-BARLOW**sche Krankheit**
   Siehe Vitamin C-Mangel, 29.2. Da die Ascorbinsäure für die Kollagensynthese wesentlich ist, kommt es bei C-Hypovitaminose zu einer abnormen Schwäche der Gefäßwände.
2. **Purpura anaphylactoides** SCHOENLEIN-HENOCH[250]
   Allergisch-toxische Gefäßschädigung, die oft mit anderen Überempfindlichkeitsreaktionen (Urtikaria[251], Erytheme) kombiniert ist.
   Sensibilisierende und auslösende Ursachen: Streptokokkeninfekte, Arzneimittel, Nahrungsmittelallergene.
   Zirkulierende Immunkomplexe lagern sich in der Wand kleiner Gefäße ab, es entsteht eine sogenannte *leukozytoklastische Vaskulitis*[252]: Granulozyteninfiltrate zerstören die Gefäßwände → Nekrosen der Arteriolen → Blutungen (überwiegend an den Beinen, aber auch gastrointestinal sowie in Gelenken). Die Gefäße der Nierenglomerula reagieren ebenfalls: Glomerulonephritis.
3. **Purpura senilis**
   Altersbedingte Gefäßwandschäden führen bei Bagatelltraumen zu Rhexisblutungen.

248 Flöhe haben einen Stechrüssel und bohren damit die Haut an; sie besitzen keinen Stachel.
249 Henri Jules RENDU (1844–1902), französischer Internist; Sir William OSLER (1849–1919), kanadischer Internist.
250 Johann Lukas SCHOENLEIN (1793–1864), deutscher Internist; Eduard Heinrich HENOCH (1820–1910), Pädiater in Berlin.
251 urtica (lat.), Brennessel; medizinisch handelt es sich um das Auftreten juckender Quaddeln und Bläschen.
252 -klasis (griech.), das Zerbrechen; gemeint ist hier eine Gefäßwandentzündung (Vaskulitis), wobei die Leukozyten eine zerstörende Funktion haben.

Übersicht

Hämorrhagische Diathesen

1. **Koagulopathien**
   Defektkoagulopathien:
   Angeboren: Hämophilie A
   Hämophilie B
   Pseudohämophilie
   Afibrinogenämie
   Erworben: Prothrombinmangel
   Koagulopathien durch Hemmstoffe:
   Hyperheparinämie; Immunkoagulopathien
   Verbrauchskoagulopathien:
   Sepsis mit GRAM-negativen Bakterien in der Schwangerschaft
   WATERHOUSE-FRIDERICHSEN-Syndrom
   Purpura fulminans
   Geburtshilfliche Defibrinierungssyndrome
   Paraneoplastisches Syndrom
   Thrombotisch-thrombozytopenische Purpura MOSCHCOWITZ
   Schock
2. **Thrombozytopathien**
   Thrombozytopenien:
   Morbus WERLHOF
   Unspezifische AG-AK-Reaktionen
   Verminderte Thrombozytenbildung
   Thrombasthenie
3. **Aktivierung der Fibrinolyse**
4. **Vasopathien**
   Umschrieben: Morbus RENDU-OSLER
   Diffus: Vitamin C-Mangel
   Morbus SCHOENLEIN-HENOCH
   Purpura senilis

REKAPITULATION

1. Definiere detailliert „hämorrhagische Diathesen". (23.23)
2. Welche vier unterschiedlichen Arten von hämorrhagischen Diathesen gibt es? (23.23)
3. Erkläre die Krankheit „Hämophilie A" und deren Erbgang. (23.23.1)
4. Was ist eine Defektkoagulopathie und nenne Beispiele. (23.23.1)
5. Warum kommt es bei Lebererkrankungen zur Störung der Blutgerinnung? (23.23.1)
6. Was ist eine Verbrauchskoagulopathie? (23.23.1)
7. Erkläre den Mechanismus der SANARELLI-SHWARTZMAN-Reaktion. (23.23.1)
8. Nenne Beispiele für Krankheitsbilder, welche ähnlich dem SANARELLI-SHWARTZMAN-Phänomen ablaufen. (23.23.1)
9. Was ist das WATERHOUSE-FRIDERICHSEN-Syndrom? (23.23.1)
10. Nenne Beispiele für eine Verbrauchskoagulopathie als paraneoplastisches Syndrom. (23.23.1)
11. Wie unterteilt man die Thrombozytopathien? (23.23.2)
12. Nenne Beispiele für Thrombozytopenien. (23.23.2)
13. Was hat Plasmin mit Operationen an der Prostata zu tun? (23.23.3)
14. Nenne Beispiele für Vasopathien als Ursachen einer hämorrhagischen Diathese. (23.23.4)

23.24 Pigmente[253]

Pigmente sind Stoffe mit *charakteristischer Eigenfarbe* und daher ohne spezielle Färbeprozedur im lebenden und toten Organismus erkennbar.

Endogene Pigmente = metabolische Pigmente: spezifische Zellprodukte aus körpereigenen Stoffen.
Beispiel: Hämoglobin (rot)
Myoglobin (braun)

Exogene Pigmente = häufig Schadstoffe: von außen eingedrungenes bzw. vermehrt aufgenommenes, gespeichertes und nicht weiter metabolisiertes Material.
Beispiel: kohlenstoffhaltiger Ruß und Staub (schwarz).

Die Eigenfarbe des betroffenen Organs wird verändert. Pigmente können intra- oder extrazellulär, amorph, gelöst oder in Körnchenform abgelagert sein. Viele dieser Stoffe sind unschädlich, manche können allerdings Zell- oder Gewebsschäden bewirken.

Pigmente sind bei geringer Konzentration nur histologisch (evtl. sogar nur histochemisch), in höherer Konzentration auch makroskopisch erkennbar.

Haupttypen der Pigmente

1. **Hämo-/myoglobinogene Pigmente**
   Teils eisenhältige, teils eisenfreie Farbstoffe. Die einzelnen Pigmentarten haben unterschiedliche chemische Struktur und unterschiedliche Entstehungsmechanismen.
   Grundfarbton: rot bis braun.
2. **Melanin-Pigmente**
   Gruppe gering variierter Farbstoffe, deren Gemeinsamkeit in der Herkunft vom Thyrosin besteht = *tyrosinogene Pigmente.*
   Grundfarbton: dunkelbraun.

253 pigmentum (lat.), Farbstoff.

3. **Lipopigmente**
   Enthalten Lipidsubstanzen, die gegen Fettlösungsmittel widerstandsfähig sind, jedoch Fettfärbestoffe annehmen.
   Grundfarbton: gelb bis braun.
4. **Exogene Pigmente**
   Fremdstoffe mit einer bestimmten Eigenfarbe.

23.24.1 Hämo-/myoglobinogene Pigmente

23.24.1.1 Hämoglobin

Kommt als Pigment nur dann in Betracht, wenn es nach Auflösung von Erythrozyten (= *Hämolyse)* über die Niere ausgeschieden wird (Hämoglobinurie):

1. Speicherung als rotbraune Granula in den Hauptstückepithelien,
2. Hämoglobin-Zylinder in den Tubuluslumina, d. h. kompakte Ausgüsse der Kanälchenlichtungen.

Makro: streifige, rotbraune Verfärbung, im Mark deutlicher als in der Rinde: sogenannte *hämoglobinurische Nephrose*, d. h. degenerative Nierenschädigung durch Hämoglobinurie.

Beispiele:
Toxisch (Schlangengift), Blutgruppenunverträglichkeit (Transfusionszwischenfall), Kältehämolysine (Autoantikörper gegen Erythrozyten, welche bei der Temperaturabsenkung aktiv werden) und alle Formen der hämolytischen Anämien.

23.24.1.2 Myoglobin

Wird nach ausgedehnter Muskelzerstörung = *Myolyse* freigesetzt (Quetschung, Verschüttung, Stromnekrose).

Die Folgen massiver traumatischer Muskelzerstörungen werden als **Crush[254]-Syndrom** bezeichnet. Myoglobin wird analog wie Hämoglobin in der Niere abgelagert: sogenannte *myoglobinurische Nephrose* (kann in Zusammenhang mit dem Schock des ursächlichen Traumas bis zum Nierenversagen eskalieren).

23.24.1.3 Methämoglobin

Methämoglobin (auch Hämiglobin genannt) entsteht durch Oxidation des zweiwertigen Hb-Eisen zum dreiwertigen Eisen, welches molekularen Sauerstoff nicht binden kann, und dieser für die Atmung verloren geht. Methämoglobinämie = wenn mehr als 10 % des Gesamtblutfarbstoffes in Methämoglobin umgewandelt wurde. Eine letale Methämoglobin-Konzentration ist bei 70–80 % erreicht.

Pathogenes der Methämoglobinämie:
1. Angeborene, dominant erbliche Hämoglobinopathie M.
2. Rezessiv erbliche Enzymopathie: Reduktion von Methämoglobin zu normalem Hämoglobin gestört.
3. Methämoglobin-bildende Gifte: Arsen-Wasserstoff, Kalium-Chlorat, Nitrat-Verbindungen (Pökelfleisch, Brunnenwasser), Nitrosegase, Sulfonamidderviate, Anilin, Chinin.

Klinisch: Zyanose, Dyspnoe, Hepatosplenomegalie und Methämoglobinurie: Methämoglobin wird in Form brauner Körnchen in der Niere abgelagert bzw. mit dem Harn ausgeschieden.

23.24.1.4 Sulfhämoglobin/Sulfmyoglobin

Postmortale Verbindung von Schwefelwasserstoff (H_2S) mit Hämo-/Myoglobin oder Bildung von Schwefeleisen durch Reaktion von H_2S mit Hämosiderin (siehe 14.7).

Es entsteht eine schmutzig-blaugrüne Verfärbung vorwiegend an Bauchdecken und Leberunterfläche, d. h. dort wo H_2S durch Diffusion aus dem Dickdarm mit Myoglobin (Bauchmuskulatur) und Hämosiderin (in der Leber) in Kontakt kommt.

Diese postmortale Verfärbung wird **Pseudomelanose** genannt.

23.24.1.5 Hämosiderin/Siderin[255]

Intrazelluläre, körnige, braungelbe Pigmentpartikel; enthalten neben organischen Trägersubstanzen (Proteinen, Mukopolysacchariden, Lipiden) vor allem dreiwertiges Eisen und geben eine positive Berliner-Blau-Reaktion[256].

Stammt das Eisen nicht vom Häm, spricht man nur von Siderin. Hämosiderin entsteht durch Abbau von Hämoglobin und Myoglobin (letzteres ist nomenklatorisch dann allerdings falsch), Siderin entsteht bei Freiwerden von Eisen aus Atmungsfermenten (z. B.: Zytochromen) oder exogener Zufuhr. Das Eisenpigment wird grundsätzlich intrazellulär gelagert – Leberzellen, Nierenepithelien, Myokardzellen, Phagozyten, Zellen des MMS.

Die Hämosiderinbildung aus zerfallenen Erythrozyten dauert etwa fünf Tage.

254 (engl.), Quetschung.
255 sideros (griech.), Eisen.
256 Siehe 21.2.1, Tab. 21.2.

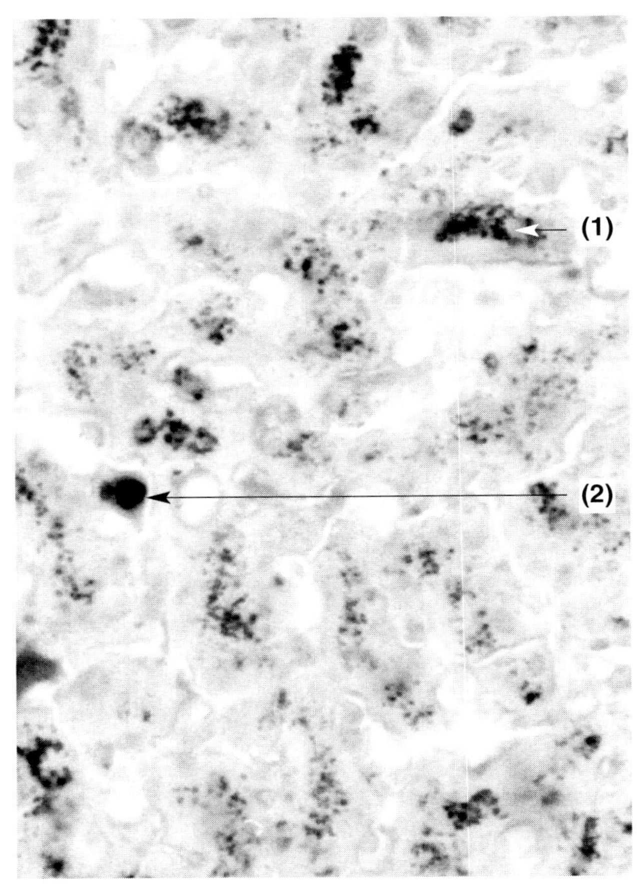

Abb. 23.36: Körnige intrazelluläre Eisenpigmentspeicherung in Leberzellen (1) und KUPFFERschen Sternzellen (2). Berliner-Blau-Färbung (siehe auch Tafel 17).

Pathogenetische Typen der Hämosiderin/ Siderin-Ablagerung

I. Lokale Eisenpigmentablagerungen
1. Blutungen → Erythrozytenzerfall
2. Venöse Stauung → Erythrozytenzerfall
3. Zottenmelanose des Dünndarms (nach Blutungen)
4. Eisenfreisetzung aus Fremdkörpern

II. Generalisierte Eisenpigmentablagerungen
1. Idiopathische Hämochromatose RECKLINGHAUSEN[257]
2. Sekundäre Hämosiderose/Siderose
   a) genetische Hämoglobinanomalien mit gesteigertem Erythrozytenzerfall
   b) hämolysierende Faktoren im Serum
   c) toxische Hämolyse
   d) ohne Hämolyse entstehende Siderose

I. Lokale Eisenpigmentablagerungen

1. Im Gefolge örtlicher Blutungen: Erythrozytenzerfall → Phagozytose → Umbau zu Hämosiderin: Diese pigmenttragenden, mesenchymalen Zellen heißen **Siderophagen** bzw. **siderofere Zellen.**
2. Bei venöser Stauung im Lungenkreislauf werden Erythrozyten durch den Stauungsdruck aus den Kapillaren in die Alveolarlichtungen gepreßt → Phagozytose durch die Alveolarmakrophagen und Verarbeitung zu Hämosiderin: Diese eisenpigmenthaltigen Makrophagen werden **Herzfehlerzellen** genannt (wegen der kardial bedingten Lungenstauung), können ausgehustet werden und das Sputum braun färben.
3. **Zottenmelanose des Dünndarmes:** Nach Blutungen im oberen Verdauungstrakt (z. B. Ulcus duodeni) kommt es zu Eisenpigmentablagerungen im Zottenstroma des Dünndarmes → feingetüpfeltes, schiefergraues Aussehen der Zottenspitzen.

(Die Bezeichnung „Melanose" ist in diesem Zusammenhang selbstverständlich völlig falsch, es handelt sich ja nicht um Melanin, sondern um Hämosiderin).

4. Aus eisenhaltigen Fremdkörpern (Splittern, Nägeln, Geschoßen) kann Eisenoxid in Lösung gehen und von Makrophagen aufgenommen werden.

II. Generalisierte Eisenpigmentablagerungen

Überladung des Organismus mit Eisen, welches in Form von Pigmentgranula in zahlreichen Organen abgelagert wird.

1. **Idiopathische Hämochromatose (Morbus RECKLINGHAUSEN)**
   Grundlegender Störmechanismus ist eine gesteigerte enterale Eisenaufnahme; der genaue Sitz der Störung ist nicht geklärt.
   Da es sich aber um eine Eisen-Resorptionskrankheit und nicht um Häm-Eisen handelt, sollte der eingebürgerte alte Name aufgegeben und durch **primäre idiopathische Siderose** bzw. **Siderophilie** ersetzt werden. Durch die Eisenpigmentablagerung sind die Organe schon makroskopisch rostbraun bis bronzefarben: Haut, Leber, Milz, Myokard, Lymphknoten, Pankreas usw.
   In der Leber entwickelt sich ein zirrhotischer Umbau: die Leberstruktur wird knotig → siderotische Pigmentzirrhose.
   Im Pankreas tritt eine schwere Fibrose auf, das Parenchym geht zugrunde → Diabetes ist die Folge.
   Das Vollbild der Krankheit wird „*Bronzediabetes*" genannt (siehe 27.9.2).

257 Friedrich v. RECKLINGHAUSEN (1833–1910), Pathologe in Strassburg; nach ihm sind weiters benannt die *Neurofibromatose* und der *primäre Hyperparathyreoidismus.*

2. **Sekundäre Hämosiderose/Siderose**
   a) **Hämogloinpathien**
   Genetisch bedingte Störungen der Hämoglobinbildung; diese pathologischen Hämoglobinarten führen zu einem gesteigerten Erythrozytenzerfall. Aus dieser chronischen Hämolyse entsteht eine Eisenüberladung des Organismus mit Eisenpigmentdeposition.
   Beispiele:
   Sichelzellanämie = **Hämoglobin-S-Krankheit** (siehe 36.1.2.3)
   Thalassämie (siehe 36.9.1.4)
   b) **Hämolysierende Faktoren im Serum**
   Beispiele:
   Morbus haemolyticus neonatorum = **Rhesus-Inkompatibilität**[258]
   Rh-negative Mütter bilden durch den Übertritt Rh-positiver kindlicher Erythrozyten ins mütterliche Blut (während der Geburt bzw. Plazentalösung) Antikörper gegen Rh-positive Erythrozyten. Bei einer neuerlichen Schwangerschaft passieren diese Antikörper die Plazentarschranke und verursachen in einem Rh-positiven Kind eine Hämolyse.
   Transfusionssiderose: Bei jeder Bluttransfusion zerfallen Erythrozyten. Eine kritische und lebensbedrohliche Hämolyse tritt allerdings nicht nur bei Blutgruppenunverträglichkeit auf.
   c) **Toxische Hämolyse**
   Beispiele:
   Arsenwasserstoff, Kaliumchlorat, Seife (wurde in früheren Zeiten zum Zwecke eines artifiziellen Aborts in den Uterus instilliert), Sulfonamide, Chinin, Phenacetin, Schlangengifte.
   d) **Nicht durch Hämolyse bedingte Siderose**
   Beispiele:
   Sideroachrestische Anämie[259]: Einbaustörung des Eisens in das Häm → ineffektive Erythropoese → es entstehen *Sideroblasten* = Erythroblasten mit Eisengranula im Zytoplasma (das Eisen kann nicht in das Häm eingebaut werden und bleibt im Zytoplasma liegen) sowie ein Eisenüberschuß im Blutplasma (das Eisen wird nicht in normaler Menge gebraucht und zur Erythropoese verbraucht).
   Verstärkte, unkontrollierte Eisenresorption im Darm im Zusammenhang mit einer Grundkrankheit, z. B. Lebererkrankungen (diese Grundkrankheit bedingt den Unterschied zur idiopathischen Hämochromatose RECKLINGHAUSEN). Das überschüssige, resorbierte Eisen kann nicht gebunden werden und führt zur Siderose.

23.24.1.6 Hämatin

Salzsaures Hämatin entsteht, wenn Hämoglobin mit HCI zusammentrifft → daraus resultiert ein schwarzbraunes Pigment.

Beispiel:
Blutung im Magen, z. B. Magengeschwür → „kaffeesatzartiges" Erbrechen (Hämatemesis), teerfarbiger Stuhl (Meläna).

23.24.1.7 Hämatoidin

Im Zentrum größerer Blutungen, wo es keine Phagozyten mit der Fähigkeit zur Hämosiderinbildung gibt, wird das Eisen aus dem Hämoglobin abgespalten und der den Pyrolring enthaltende Rest kristallisiert in Form eines eisenfreien, braunroten Pigmentes = Hämatoidin aus.

23.24.1.8 Gallefarbstoff als Pigment

Der Gallefarbstoff *Bilirubin*[260] ist ein normales Abbauprodukt des Häm. In Phagozyten wird aus dem Hämoglobin das Globin und Eisen abgespalten → es entsteht zunächst das *grüne Biliverdin*[261] → dieses wird dann zum *gelben Bilirubin* reduziert.

Letzteres ist das *wasserunlösliche, nicht konjugierte, indirekte Bilirubin,* welches an Albumin gekoppelt zur Leber transportiert und durch einen speziellen Carrier[262]-Mechanismus in die Leberzellen geschleust wird. In den KUPFFERschen Sternzellen und im glatten endoplasmatischen Retikulum der Hepatozyten erfolgt die Konjugation[263] des Bilirubins → es entsteht *wasserlösliches, konjugiertes (= an Diglukoronid gekoppeltes) direktes Bilirubin,* welches über die Gallenwege ausgeschieden wird.

Ein erhöhter Bilirubinspiegel im Blut (über 2 mg%) führt zu einer Gelbfärbung von Haut, Schleimhäuten und inneren Organen: *Ikterus* (siehe 23.25).

Farbänderung eines Hämatoms unter der Haut: 1. Trauma → frisches Blut = dunkelrot, schimmert durch die Epidermis als sogenannter „blauer Fleck" durch. 2. Alterung des Hämatoms = braunrot, schimmert braunviolett

258 inkompatibilis (lat.), unverträglich.
259 Siehe 23.19.2.3.
260 bilis (lat.), Galleflüssigkeit; ruber (lat.), rot.
261 viridis bzw. verdis (lat.), grün.
262 (engl.), Träger, Transporteur.
263 conjugare (lat.), „ehelich" vereinigen.

durch. 3. Beim Abbau des Hämoglobins in Phagozyten entsteht das grüne Biliverdin und danach durch Reduktion das gelbe Bilirubin. *Auf diese Weise wechselt ein „blauer Fleck" seine Farbe über violett und grün zu gelb.*

23.24.1.9 Malariapigment

Das graubraune Malariapigment wird von den in den Erythrozyten lebenden Malariaerregern = *Plasmodien*[264] direkt aus dem Hämoglobin gebildet. Der Farbstoff entspricht nicht einer normalen Abbaustufe des Hämoglobins, sondern ist ein pathologisches Produkt, welches nicht weiter metabolisiert wird. Bei chronischer Malaria bleibt das Pigment in Makrophagen viele Jahre erhalten und führt zu einer sogenannten „rauchgrauen" Verfärbung der Organe.

23.24.1.10 Porphyrine[265]

Porphyrine sind Zwischenprodukte bei der Synthese des Häm.

Bei Störungen der Porphyrin-Synthese (durch angeborene Enzymdefekte oder toxische Einwirkungen) treten atypische Porphyrine auf, welche Haut, Knorpel, Knochen und Leber rotbraun färben. Überdies geben die Porphyrine eine Rot-Fluoreszenz im UV-Licht und können somit leicht im Harn nachgewiesen werden.

Die Krankheitsgruppen nennt man **Porphyrien.** Die molekularen Störungen bei der Biosynthese des Häm haben ihren Hauptsitz im erythrozytenbildenden Knochenmark oder in der Leber. Demzufolge werden die Porphyrien in *„erythropoetische"* und *„hepatische"* eingeteilt. Dazu kommen noch *„sekundär erworbene"* Porphyrien.

Die Ablagerung der atypischen Porphyrine führt zu schweren Schädigungen der betroffenen Organe:

- **Photosensibilität[266] der Haut:** Blasenbildung, Gewebezerstörungen, Verstümmelungen, deformierende Narben; Hyperpigmentierung, Hypertrichose.
- **Knorpel- und Knochengewebe:** Deformierungen vor allem im Gesicht, z. B. Nase, Ohrmuschel.
- **Zähne:** Rotfärbung.
- **Hämolytische Anämie:** Durch die atypischen Porphyrine ist die osmotische Resistenz der Erythrozyten erniedrigt.
- **Leber:** Verfettung bis herdförmige Zellnekrosen; Narbenbildungen, evtl. Leberzirrhose.

Die klinischen Symptome einer unbehandelten, vollmanifesten Porphyrie könnten mit den Gruselgeschichten von Vampiren (Dracula) und Werwölfen in Zusammenhang stehen. *Dracula:* Lichtscheu, Verschwinden bei Tag – Photosensibilität; blutige Zähne, Blutbiß – Rotfärbung der Zähne; Totenblässe – hämolytische Anämie. *Werwolf:* dichte Behaarung des Gesichtes – Hypertrichose; blutige Zähne; fingerlose Tatzen und nasenloses Gesicht – Verstümmelungen.

I. Übersicht der wichtigsten Porphyrien

1. **Erythropoetische Porphyrien**
   a) **Konnatale, erythropoetische Porphyrie GÜNTHER**[267]: massive Ausbildung aller Symptome; die autosomal-rezessiv vererbte Krankheit endet tödlich.
   b) **Erythropoetische Protoporphyrie:** autosomal-dominant erblich; im Vordergrund stehen Photosensibilität und Leberveränderungen.
2. **Hepatische Porphyrien**
   a) **Akute hepatische Porphyrie:** Abdominalschmerzen und neurologisch-psychiatrische Symptome stehen im Vordergrund; sie werden durch „toxische" Metaboliten hervorgerufen.
   b) **Chronische hepatische Porphyrie = Porphyria cutanea tarda:** häufigster Typ einer Porphyrie! Befallen sind meist Männer im fünften bis sechsten Lebensjahrzehnt. Charakteristisch ist eine braun pigmentierte, verletzliche, atrophe Haut, besonders mit Blasen- und Narbenbildungen an den Händen sowie Hypertrichose im Gesicht. Es besteht eine genetische Disposition, wobei zusätzlich toxische Faktoren wie Leberschädigung durch Alkohol oder Arzneimittel von besonderer Bedeutung sind.
3. **Erworbene sekundäre Porphyrien**
   Es handelt sich um Mitreaktionen des Porphyrinstoffwechsels bei verschiedenen Grundkrankheiten:
   - Alkohol; Leber- und Pankreaserkrankungen,
   - Arzneimittelnebenwirkungen,
   - Schwermetallvergiftungen usw.

23.24.2 Melanin[268]-Pigmente

„Melanin" ist der Sammelbegriff für eine Gruppe gering unterschiedlicher Pigmente, charakterisiert durch

264 plasmodion (griech.), kleines Gebilde; Plasmodien sind als intraerythrozytäre Parasiten die Erreger der Malaria.
265 porphyria (griech.), Purpur.
266 Überempfindlichkeit der Haut gegen Licht.
267 Hans GÜNTHER (1884–1956), Internist in Bonn und Leipzig.
268 melas, m., melaina, f., melan, n. (griech.), schwarz.

die Menge und Anordnung von Indolchinon-Polymerisaten an Trägerproteinen.

Melanine sind eisenfrei, fettfrei, durch Wasserstoffperoxid ausbleichbar (z. B. in den Haaren!).

Melanine sind histochemisch mit der MASSONschen[269]-Methode nachweisbar: Man gibt den Schnitt in eine ammoniakalische Silbernitratlösung → durch die Reduktion zu metallischem Silber werden die Melanin-Granula schwarz.

Ausgangspunkt der Melaninsynthese ist das Tyrosin. Eine von der Phenoloxidase = Tyrosinase katalysierte Reaktion führt über Dihydroxiphenylalanin = DOPA zu Indolchinon, durch dessen Polymerisation die Melanine entstehen.

Bildungsort des Melanins sind *Melanozyten* (neuroektodermalen Ursprungs[270]), das Pigment liegt in membranbegrenzten Granula = *Melanosomen* und kann durch dendritische Zellfortsätze auf Nachbarzellen übertragen werden, z. B. in der Epidermis auf Basalzellen sowie Haarfollikel. Wird Melanin von Phagozyten aufgenommen, nennt man dieselben dann *Melanophoren.*

Verschiedene Typen des Melanins

Eumelanin: braunschwarz; wirkt als UV-Schutz in der Epidermis.

Phäomelanin: gelbrot; wird durch UV-Strahlen zerstört, daher die hohe Sonnenlichtempfindlichkeit der „Rothaarigen".

Die Hautfarbe ist nicht von der Melanozytenzahl abhängig, sondern von der Menge der Pigmentgranula in den Zellen. Die Farbe der Haare hängt von Typ und Qualität des Melanins ab; Grauwerden ist die Folge von Pigmentschwund und Auftreten von Luftbläschen in den Haaren.

Neuromelanin: Wird in Pigmentzellen des Gehirns, Auges und Innenohres gebildet. Stammt zwar auch vom Tyrosin ab, gehört aber als Nebenprodukt in den Katecholamin-Metabolismus.

Vorkommen: Ganglienzellen der Substantia nigra, Locus coeruleus, Areal postrema des Hypothalamaus, Trigonum nervi vagi, Pigmentzellen der Chorioidea und Retina, Epithelien der Stria vascularis des Innenohres, Leptomeninx über der Medulla oblongate.

Verschiedene Erkrankungen des zentralen Nervensystems, z. B. Morbus PARKINSON[271], des Auges (Retinitis pigmentosa) und des Innenohres (WAARDENBURG[272]-Syndrom), gehen mit einer Depigmentierung der entsprechenden Zellen einher; dies scheint ein Indikator für Störungen der Erregungsübertragung im katecholaminergen (adrenergen) Nervenzellsystem zu sein.

23.24.2.1 Generalisierter Melaninmangel = Albinismus[273]

Erblicher Defekt der Melaninbildung. Pigmentfreie Haut, weißgelbes Haar, rote Pupillen mit hellblauer Iris (kein Pigment in Chorioidea und Retina). Von Bedeutung ist eine mögliche frühzeitige Entwicklung maligner Hauttumoren wegen des Fehlens der Melanozytenschutzfunktion. Neuromelanin von Substantia nigra und Locus coeruleus ist vorhanden!

23.24.2.2 Lokalisierter Melaninmangel

- **Vitiligo**[274]: landkartenartig begrenzte, oft symmetrisch gelegene, pigmentfreie Areale der Haut.
  Angeboren: bestimmte Hautgebiete werden nicht von Melanoblasten besiedelt und bleiben folglich melanozyten- und pigmentfrei.
  Erworben: Auto-Antikörper gegen Melanozyten, letztere werden dadurch zerstört.
- **Depigmentation von Hautnarben durch Zerstörung der Melanozyten**
- **Depigmentation der Substantia nigra bei Morbus PARKINSON:** Neuromelanin enthaltende Nervenzellen gehen zugrunde, das freiwerdende Pigment wird abtransportiert.
- **Dermatopathische Lymphadenitis:** Bei entzündlichen Hautveränderungen und auch kutanen Lymphomen mit Freisetzung von Melanin aus der Epidermis werden die Pigmentgranula phagozytiert und in die regionären Lymphknoten transportiert: dort liegen dann melaninhaltige (oft auch lipidspeichernde) Histiozyten. Eine frühere Bezeichnung dieser Reaktion war „lipomelanotische Retikulohistiozytose".

---

269 Pierre MASSON (1880–1959), Pathologe in Montreal.
270 Melanoblasten, die aus der Neuralleiste stammen, wandern (8. Schwangerschaftswoche) in die Epidermis und später in die Haarfollikel. Störungen dieses Besiedelungsvorganges rufen Anomalien der Pigmentierung hervor. Melanoblasten differenzieren zu Melanozyten.
271 James PARKINSON (1755–1824), Arzt in London.
272 Petrus van WAARDENBURG (1886–1979), Augenarzt in Holland.
273 albus (lat.), weiß.
274 (lat.), Hautausschlag.

23.24.2.3 Generalisierter Melaninüberschuß

- **Bräunung der Epidermis nach Sonnenbestrahlung:** UV-Licht ist ein Stimulus der Melaninsynthese. Bei der Sonnenbräunung handelt es sich teilweise um ein Dunklerwerden des Melanins, teilweise um eine Vermehrung der Melaningranula (reversibel!). Eumelanin wirkt schützend gegen schädliche Strahlen, das Phäomelanin der „Rothaarigen" wird durch die UV-Wirkung zerstört → hohe Sonnenempfindlichkeit.
- **Arsen-Melanose:** flächenhafte Pigmentation der Haut bei chronischer Arsenvergiftung. Gleichzeitig Verdickung der Hornschicht und gesteigerte Neigung zur Bildung von Epidermis-Tumoren.
- **Morbus ADDISON**[275]: Hyperpigmentierung von Haut und Schleimhäuten bei Nebennierenrinden-Insuffizienz: vermehrte Ausschüttung von MSH (Melanozyten-stimulierendes-Hormon[276]) und ACTH durch den Hypophysenvorderlappen infolge Mangels an Kortikoiden (Ausfall des negativen „feed-back"-Mechanismus).

23.24.2.4 Lokalisierter Melaninüberschuß

- **Hyperpigmentierung bei Gravidität**
  1. *Chloasma*[277] *uterinum:* unregelmäßig gestaltete, gelbbraune Flecken im Gesicht, an der Brust und den Genitalen.
  2. *Linea fusca*[278]: Braunfärbung der Linea alba zwischen Nabel und Symphyse.
  3. Vergrößerung und Dunkelfärbung der Areola mammae. Ursache aller dieser Veränderungen ist eine hormonelle (Östrogen) Melanozytenstimulation während der Gravidität; die Veränderung kann auch bei Einnahme oraler Kontrazeptiva auftreten.
- **Hyperpigmentierung bei östrogenproduzierenden Ovarialtumoren**
- **Xeroderma**[279] **pigmentosum:** autosomal-rezessiv vererbte Lichtüberempfindlichkeit. Durch den Effekt des Enzyms Endonuklease können vom UV-Licht verursachte DNA-Schäden in den Epidermiszellen nicht repariert werden → somatische Mutationen durch fehlerhafte DNA → Pigmentverschiebung (fleckförmige Hyper- und Depigmentierung), frühzeitiges Auftreten maligner Epidermistumoren und Melanome.
- **Lokale Hyperpigmentierung bei Neurofibromatose RECKLINGHAUSEN:** sogenannte „Café au lait-Flecken" (Milchkaffee-Flecken) in der Haut.
- **Acanthosis nigricans**[280]: braunschwarze Verfärbung und feinwarzige Wucherung der Haut, meist in den Gelenksbeugen (Achselhöhlen).
  1. *Benigner Typ:* unregelmäßig dominant vererbt, tritt schon bei Kindern auf; harmlose Hautveränderung.
  2. *Maligner Typ:* manifestiert sich in Kombination mit Karzinomen des Verdauungstraktes. Es handelt sich um ein kutanes, paraneoplastisches Syndrom (siehe 25.6), welches sich nach Entfernung des Primärtumors zurückbildet (siehe 69.8.2.1).
- **Lokale Hyperpigmentierung bei chronischen Reizen der Haut:** Röntgenbestrahlungen, chronische Hautentzündungen, venöse Durchblutungsstörungen an den Beinen führen häufig zu pigmentierten Narben. (Achtung: Bei allen diesen Prozessen kommt es auch zum Erythrozytenzerfall und daher zur Hämosiderinbildung mit dementsprechender Eisen-Pigment-Ablagerung!)
- **Epheliden**[281] = kleinfleckige Sommersprossen: verstärkte Pigmentierung, Zahl der Melanozyten nicht vermehrt.
- **Lentigo**[282] **simplex, Lentigo senilis:** brauner Fleck, Vermehrung der Melanozyten in der Epidermis.
- **Nävuszell-Nävus**[283] = *Muttermal* = *Leberfleck:* gutartiger Nävuszelltumor in der Haut. Nävuszellen sind morphologisch umgewandelte Melanozyten: Sie können Melanin synthetisieren, haben aber keine Zellausläufer und liegen oft in Nestern beisammen.
- **Naevus coeruleus** = *blauer Nävus:* gutartiger Melanozytentumor im Korium.
- **Melanom:** maligner Melanozytentumor.

---

275 Thomas ADDISON (1793–1860), englischer Arzt; nach ihm ist noch eine weitere Krankheit, die „perniziöse Anämie" benannt.
276 wird manchmal auch Melanotropin genannt. Die Wirkung ist eine Steigerung der Melaninsynthese und Vermehrung der Melanozyten. Gegenspieler ist das Melatonin aus der Epiphyse, welches die Melaninsynthese hemmt.
277 chloazein (griech.), Aussprossen junger Keime, d. h. gelbgrün aussehen.
278 fuscus (lat.), dunkelbraun.
279 xeros (griech.), trocken.
280 akantha (griech.), Stachel; niger (lat.), schwarz.
281 ephelis (griech.), Sommersprossen.
282 lentigo (lat.), linsenförmiger Fleck.
283 naevus (lat.), Muttermal.

23.24.2.5 Ochronose[284]

Das ochronotische Pigment ist eine Variante des Melanins (ebenfalls von Tyrosin abgeleitet) und tritt bei der *Alkaptonurie*[285] auf: autosomal-rezessives Fehlen der Homogentisinsäureoxidase. Die als Zwischenstufe des Tyrosin-Abbaues gebildete Homogentisinsäure wird dadurch vermehrt im Harn ausgeschieden und oxidiert an der Luft zu einem braunschwarzen Farbstoff.

Im Körper entsteht dieses Pigment durch Einwirkung einer p-Diphenoloxidase auf die Homogentisinsäure und verfärbt vor allem Knorpelgewebe (Ohrknorpel, Kehlkopf, Trachea u. a.), Sehnen und Bänder sowie die Sklera und die Gefäßintima braunschwarz. Die schollige Pigmentablagerung geht mit einer Degeneration dieser Gewebe einher.

Beachte: Eine „Pseudo-Ochronose" kommt bei Phenacetinabusus[286] vor: beim Phenacetinabbau entsteht ein Farbstoff, welcher Knorpelsubstanz braun färbt.

23.24.2.6 Melanosis coli

Im Zusammenhang mit chronischer Obstipation und übermäßigem Abführmittelgebrauch treten bräunlich-schwärzliche Pigmentschollen in Makrophagen des Schleimhautstromas im Dickdarm auf. Dieses ebenfalls tyrosinogene Pigment führt zu einer charakteristischen Krokodilleder-ähnlichen (= gitterartigen) Zeichnung und Verfärbung der Dickdarmschleimhaut, welche scharf an der BAUHINschen[287] Klappe endet.

23.24.3 Lipopigmente

Lipopigmente sind mit Fettfärbestoffen (z. B. Sudan III → rot) anfärbbare Partikel oder Tropfen, die jedoch gegen organische Lösungsmittel (Alkohol, Xylol) widerstandsfähig sind, nicht aus dem histologischen Präparat herausgelöst werden, wie etwa gewöhnliche Lipide und eine bräunliche Eigenfarbe besitzen.

23.24.3.1 Lipofuszine = sogenannte Abnützungs- und Alterspigmente

Lipofuszine sind braune, in Lysosomen angereicherte, nicht mehr abbaubare Stoffwechselrückstände → sogenannte *lysosomale Residualkörper.* Sie entstehen bei *autophagischen* Vorgängen, d. h. der Verdauung zelleigener Substanzen und stellen Stoffwechselschlacken dar. Es handelt sich um Oxidations- und Polymerisationsprodukte ungesättigter Fettsäuren.

Vorkommen:
Leberzellen (nahe den Gallekapillaren), Herzmuskel (an die Kernpole anschließend), Ganglienzellen (im Ursprungskegel des Neuriten), Nebennierenrinde (in der Zona reticularis), Hoden, Samenbläschen, Skelett- und glatte Muskulatur.

Dem Lipofuszin kommt gemeinhin keine besondere pathologische Bedeutung zu; erfahrungsgemäß ist es eine Begleiterscheinung des Alterungsprozesses, kommt aber auch bei konsumierenden Erkrankungen vor.

Eine gesteigerte Pigmenteinlagerung heißt *Lipofuszinose;* die betroffenen Organe erscheinen schokoladebraun. Wenn dies in Kombination mit Atrophie des Organs auftritt = *braune Atrophie.*

23.24.3.2 Ceroid[288]

Vorwiegend in Makrophagen bei der Resorption von fetthaltigem, nekrotischem Material. Entsteht also im Gegensatz zum Lipofuszin bei *heterophagischen* Vorgängen.

23.24.3.3 Lipochrome

Gelbe bis braune Pflanzenfarbstoffe aus der Nahrung (Karotten, Tomaten, Orangen). Färben das Fettgewebe, die Nebennierenrinde und die Corpora lutea. Das subkutane Fettgewebe des Kindes ist zunächst fast weiß, erst später wird es gelb. Beim Verzehr von Palmöl nimmt das Fett einen rötlichen Farbton an, z. B. bei Schwarzafrikanern.

23.24.4 Exogene Pigmente

Kleinpartikuläres Material, welches überwiegend durch den Respirationstrakt, aber auch über die Verdauungswege in den Körper gelangt. Fremdstoffe können auch traumatisch bei Unfällen, iatrogen oder im Rahmen der Kosmetik zugeführt werden.

---

284 ochros (griech.), gelblich.
285 (griech.), Ausscheidung von „Alkali erfassendem", d. h. saurem Harn.
286 abusus (lat.), übermäßiger Gebrauch, Mißbrauch; Phenacetin ist ein Anti-Schmerzmittel.
287 Caspas BAUHIN (1560–1624), Anatom in Basel.
288 cereus (lat.), wachsartig.

23.24.4.1 Anthrakotisches[289] Pigment

Überwiegend aus Kohlenstoff bestehende, inerte[290] Partikel im *Staub, Ruß, Asche, Abgasen* u. dgl. Bei einer Partikelgröße von 1–3 µm gelangt das Material aerogen in die Alveolen und wird von Alveolarmakrophagen aufgenommen → *Staubzellen* (verleihen in größerer Menge dem Sputum eine graue Farbe).

Staubzellen können:

a) wieder ausgehustet werden,
b) lymphogen abtransportiert werden: Entsprechend den Lymphbahnen kommt es zu einer Anthrakose der Lungensepten, der pulmonalen Lymphknoten und der Pleura: Hier liegt das schwarze Pigment entweder netzförmig unter der Serosa oder bildet kleine Knötchen, sogenannte *„Hühneraugen der Pleura"*.

Wenn anthrakotisches Pigment in die Blutbahn gelangt → Pigmentembolie. Das anthrakotische Pigment allein hat keine krankheitsauslösende Wirkung. Die manchmal zu beachtende Bindegewebsvermehrung (sogenannte anthrakotische Induration) geht auf den meist gleichzeitig eingeatmeten Steinstaub (Silikate) zurück.

23.24.4.2 Iatrogene Pigmente

Graufärbung des umgebenden Gewebes einer Metallendoprothese (z. B. künstliches Hüftgelenk) = *Metallose*. Entweder freiliegendes oder phagozytiertes, amorphes Abriebmaterial.

Gelbfärbung des wachsenden Zahn- und Knochengewebes von Kindern durch *Tetrazykline*[291]: Es entsteht eine Xanthodontie durch Einlagerung der Tetrazykline während der Mineralisationsperiode. Auch die wachsenden Knochen werden gelb gefärbt.

Dunkelgraufärbung von Haut, Schleimhäuten und Nieren durch Ablagerung feiner Silberkörner → *Argyrose*. *Beispiel:* Längerdauernde, therapeutische Gabe von Silbernitratpräparaten.

23.24.4.3 Schwermetalle

Grauschwarzer *Bleisaum* (Bleisulfid) am Zahnfleisch bei chronischen gewerblichen Bleivergiftungen. Gegenwärtig selten.

Bräunlich-grünlicher Ring durch Kupferablagerungen an der Korneo-Skleral-Grenze = *KAYSER-FLEISCHER-scher*[292] *Kornealring* bei der Kupferspeicherkrankheit: Hepatolentikuläre Degeneration WILSON[293] (siehe 27.10).

Grünfärbung der Haare durch die Abgase in der Umgebung einer kupferverarbeitenden Industrie. Kupferablagerungen im Körper nennt man *Chalkosis*[294].

Übersicht

Hämo- und Myoglobinogene Pigmente

Hämoglobin:	Bei Hämolyse
Myoglobin:	Bei Myolyse
Methämoglobin:	Dreiwertiges Eisen im Häm
Sulfhämoglobin/ Sulfmyoglobin:	*Verbindung mit H_2S*
Hämosiderin/ Siderin:	Eisenpigment Lokale Eisenpigmentablagerungen Generalisiert im Rahmen von Systemerkrankungen
Hämatin:	Verbindung mit HCI
Hämatoidin:	Eisenfreies Pigment
Gallefarbstoffe:	Als Abbauprodukte des Häm
Malariapigment	
Porphyrie	

Melanin-Pigmente

Eumelanin; Phäomelanin; Neuromelanin
Ochronotisches Pigment bei Alkaptonurie
Pigment der Melanosis coli

Lipopigmente

Lipofuszin:	In Lysosomen deponierte, metabolische Restkörper
Ceroid:	In Makrophagen deponiertes Aufräummaterial
Lipochrome:	Pflanzenfarbstoffe mit Fettaffinität

Exogene Pigmente

Anthrakotisches Pigment
Iatrogene Pigmente, z. B. Metallose, Argyrose, Xanthodontie
Schwermetalle: z. B. Blei, Kupfer
Kosmetische Pigmente

289 anthrax (griech.), Kohle.
290 iners (lat.), untätig; chemisch nicht reagierend.
291 Tetrazykline sind Breitbandantibiotika.
292 Bernhard KAYSER (1869–1954), Bruno FLEISCHER (1874–1965), deutsche Augenärzte.
293 James WILSON (1765–1822), englischer Chirurg.
294 chalkos (griech.), Erz, Kupfer.

23.24.4.4 Kosmetische Pigmente

Lippenstift, Schminke, Nagellack, Haarfärbemittel.

Tätowierung: Tusche und/oder Zinnober werden unter die Epidermis gebracht. Nach der Phagozytose bleibt das Material entweder stationär im Bindegewebe oder wird in die Lymphknoten abtransportiert.

REKAPITULATION

1. Definiere den Begriff „Pigmente". (23.24)
2. Was ist der Unterschied zwischen endogenen und exogenen Pigmenten? (23.24)
3. Charakterisiere die vier Haupttypen der Pigmente. (23.24)
4. Nenne Beispiele für das Auftreten von Hämoglobin als Pigment. (23.24.1.1)
5. Was ist eine hämoglobinurische Nephrose? (23.24.1.1)
6. Was versteht man unter CRUSH-Syndrom? (23.24.1.1)
7. Erkläre die Entstehung und die Folgen der Bildung von Methämoglobin. (23.24.1.3)
8. Was ist Pseudomelanose? (23.24.1.4)
9. Was ist Hämosiderin? (23.24.1.5)
10. Gib einen Überblick der lokalen Eisenpigmentablagerungen. (23.24.1.5)
11. Was sind sogenannte Herzfehlerzellen? (23.24.1.5)
12. Gib einen Überblick der generalisierten Eisenpigmentablagerungen. (23.24.1.5)
13. Charakterisiere kurz folgende Krankheiten: idiopathische Hämochromatose, Morbus haemolyticus neonatorum, sideroachrestische Anämie. (23.24.1.5)
14. Wie entsteht salzsaures Hämatin? (23.24.1.6)
15. Wie entsteht Hämatoidin? (23.24.1.7)
16. Wie entsteht der Gallefarbstoff Bilirubin? (23.24.1.8)
17. Erkläre die Farbänderung eines Hämatoms im Laufe der Zeit. (23.24.1.8)
18. Was ist das sogenannte Malariapigment? (23.24.1.9)
19. Wie entstehen atypische Porphyrine und welche Wirkung haben sie? (23.24.1.10)
20. Definiere die „hepatischen" und die „erythropoetischen" Porphyrien. (23.24.1.10)
21. Welche Organschäden rufen die Porphyrine hervor? (23.24.1.10)
22. Gib einen systematischen Überblick der wichtigsten Porphyrien. (23.24.1.10)
23. Was ist „Melanin", wie entsteht es und wie kann man es nachweisen? (23.24.2)
24. Charakterisiere die verschiedenen Typen von „Melanin". (23.24.2)
25. Was ist Albinismus? (23.-24.2.1)
26. Nenne Beispiele für lokalisierten Melaninmangel. (23.24.2.2)
27. Welche makroskopisch erkennbare Veränderung im Gehirn findet man bei Morbus PARKINSON? (23.24.2.2)
28. Nenne Beispiele für generalisierten Melaninüberschuß. (23.24.2.2)
29. Nenne Beispiele für lokalisierten Melaninüberschuß. (23.24.2.4)
30. Welche diagnostische Bedeutung hat die Acanthosis nigricans? (23.24.2.4)
31. Erkläre den prinzipiellen Unterschied zwischen: Epheliden, Nävuszell-Nävus, Naevus coeruleus, Lentigo simplex und Melanom. (23.24.2.4)
32. Was ist Alkaptonurie und Ochronose? (23.24.2.5)
33. Was versteht man unter Melanosis coli? (23.24.2.6)
34. Erkläre die Entstehung von Ceroid. (23.24.3.2)
35. Wo kommt Lipofuszin vor und welche Bedeutung haben diese Substanzen? (23.24.3.1)
36. Erkläre die Entstehung von Ceroid. (23.24.3.2)
37. Was sind Lipochrome? (23.24.3.3)
38. Welche Bedeutung hat das anthrakotische Pigment? (23.24.4.1)
39. Was sind Staubzellen? (23.24.4.1) Vgl. Herzfehlerzellen! (23.24.4.1)
40. Nenne Beispiele für iatrogene Pigmente? (23.24.4.2)
41. Was ist eine Metallose? (23.24.4.2)
42. Unter welchen Bedingungen gibt es einen grünen Ring um die Hornhaut des Auges? (23.24.4.3)
43. Wie entsteht eine Grünfärbung der Haare? (23.24.4.3)
44. In welcher Hautschicht liegt das Pigment bei einer Tätowierung? (23.24.4.4)

23.25 Ikterus[295]

Ikterus = Gelbsucht
Eine Vermehrung des Bilirubins im Serum über 2 mg% (= Hyperbilirubinämie) führt zu einer sichtbaren Gelbfärbung der Haut, der Schleimhäute und der inneren Organe.

Ikterus ist ein Symptom, d. h. Gelbfärbung, und weist auf eine Störung des Bilirubinstoffwechsels hin.
Ikterus kann ein wichtiges klinisches Leitsymptom einer gestörten Leberfunktion sein.

Rekapitulation
Beim Abbau der Erythrozyten werden zunächst aus dem Hämoglobin das Eisen und der Proteinanteil in den Stoffwechsel zurückgeführt, danach wird das Häm zum Gallefarbstoff Bilirubin metabolisiert (wiederhole „Physiologie").

23.25.1 Einteilung des Ikterus nach der Lokalisation der Störung

Eine Hyperbilirubinämie kann prinzipiell durch Störungen auf jeder Stufe zwischen Bilirubinproduktion und Bilirubinausscheidung in den Darm entstehen.

23.25.1.1 Prähepatischer Ikterus

Überproduktion und Überangebot von Bilirubin übersteigt die metabolische Kapazität der Leber. Anstieg des unkonjugierten, indirekten Bilirubins im Serum.

295 ikterus (griech.), gelber Vogel, im übertragenen Sinn „Gelbsucht".

- **Gesteigerter Erythrozytenzerfall = Hämolyse**
- **Dyserythropoese** = vorzeitige Zerstörung abnormer Erythroblasten bereits im Knochenmark beim sogenannten myelodysplastischen Syndrom; wird auch *Shunt-Hyperbilirubinämie* genannt.

Störung der Aufnahme des unkonjugierten Bilirubins

- Konstitutionell: **Morbus** GILBERT[296]-MEULENGRACHT[297] = **familiäre, intermittierende Hyperbilirubinämie:** autosomal dominant erblich, Erhöhung von unkonjungiertem Bilirubin im Serum.
- Verminderung der Bindungsproteine Ligandin und Z-Protein.
- Kompetitive Aufnahmebehinderung durch Medikamente und Drogen.

Störung der Konjugation des Bilirubins

- CRIGLER[298]-NAJJAR[299]-**Syndrom:** Mangel an Glucuronyltransferase bedingt ein Unvermögen der Konjugation mit Glukuronsäure.
- **Physiologischer Neugeborenen-Ikterus** bei Leberunreife mit dementsprechendem Glucuronyltransferase-Mangel.

Störung der Ausscheidung des konjugierten Bilirubins

- DUBIN[300]-JOHNSON[301]-**Syndrom:** autosomal-rezessiv vererbt. Exkretionsschwäche für Bilirubin und andere Metaboliten. Charakteristisch ist neben dem allgemeinen Ikterus die Ablagerung eines grobscholligen, dunkelbraunen Pigments in den Leberzellen; dadurch wird die Leber selbst makroskopisch dunkelgrün bis schwarzbraun.
- ROTOR[302]-**Syndrom:** Variante des DUBIN-JOHNSON-Syndroms; Leber makroskopisch und histologisch jedoch unverändert.
- Ausscheidungsstörung durch **anabole** und **kontrazeptive Steroide,** während der **Gravidität** und bei Leberentzündung =**Hepatitis.**

Die häufigsten Ursachen eines hepatischen Ikterus sind infektiöse Lebererkrankungen, z. B. Virushepatitis, sowie toxische bzw. medikamentöse Leberparenchymschädigungen z. B. Knollenblätterpilzvergiftung, Alkohol, Drogen, diverse Medikamente.

23.25.1.3 Posthepatischer Ikterus

Abflußstörungen im Verlauf der Gallenwege. Es resultiert eine **Gallestauung = Cholestase.**

Intrahepatische Cholestase

1. *Mechanisch*
   Der Galleabfluß ist in den intrahepatischen Gallenwegen behindert. Entweder durch eine Gallengangszerstörung im Rahmen einer destruktiven Cholangitis = Gallenwegsentzündung oder bei einem zirrhotischen Leberumbau.
2. *Nicht-mechanisch*
   Multifunktionelle Störungen des Ausscheidungsmechanismus.
   Cholestase ist eine häufige Reaktionsform der Leber auf verschiedenste Ursachen, z. B.: Medikamente, Drogen, postoperativ, cholestatische Verlaufsform einer Virushepatitis u. a.
   Zwischen einer nicht-mechanischen, intrahepatischen Cholestase und einem hepatischen Ikterus bestehen vielfache, pathogenetische Überschneidungen, sodaß Mischformen sehr häufig sind.
   Weiters, aber selten: angeborene Stenosen oder Atresien[303].

Extrahepatische Cholestase

Verschluß der ableitenden Gallenwege durch Gallensteine, Narbenschrumpfung oder Tumoren: z. B. Karzinom des Ductus choledochus oder des Pankreaskopfes, Druckkompression durch Tumorabsiedelungen in Lymphknoten an der Leberpforte oder im Ligamentum hepatoduodenale. Gallerückstau in der Leber; zunächst konjugiertes, später aber auch unkonfugiertes Bilirubin im Blut erhöht.

23.25.2 Morphologie des Ikterus

Gelbfärbung der Haut und der Schleimhäute (Bindehäute der Augen, Mundschleimhaut).

Gelbfärbung des Blutplasmas.

Gelb- und Gelbgrünfärbung aller inneren Organe, besonders deutlich an den Parenchymen.

Niere: Rinde gelblich-grünlich, Pyramiden dunkelgrün.

296 Nicolas Augustin GILBERT (1858–1927), Internist in Paris.
297 Einar MEULENGRACHT (geb. 1887), Internist in Kopenhagen.
298 John Fielding CRIGLER (geb. 1919), amerikanischer Pädiater.
299 Victor Assad NAJJAR (geb. 1914), amerikanischer Pädiater. Erstbeschreibung des Syndroms 1952.
300 Nathan DUBIN (1913–1980), Pathologe in Washington.
301 Frank JOHNSON (geb. 1919), amerikanischer Pathologe. Erstbeschreibung des Syndroms 1954.
302 Arturo B. ROTOR, zeitgenössischer Internist in Manila.
303 tresis (griech.), Loch; Atresie ist das Fehlen einer Lichtung.

Myokard: diffus gelblich-grünlich.

Leber:

1. Prähepatischer und hepatischer Ikterus: diffus gelblich-grünlich, immer mit dystroph-degenerativen Veränderungen gekoppelt.
2. Posthepatischer Ikterus. Netzwerk grüner Striche, entsprechend dem Muster der gestauten Gallenwege. Achtung: bei extrahepatischer Cholestase besteht ein hellgrauer (acholischer) Stuhl.

Histologie:
Bei Ikterus feinkörnige, gelbgrüne Gallepigmentablagerungen in Parenchymzellen sowie in Makrophagen.
Bei Cholestase grünliche Gallezylinder in erweiterten Gallekanälchen: sogenannte Gallethromben.

Sonderform: Kernikterus.
Neben allgemeinem Ikterus intensive Gelbfärbung der Stammganglien, des Thalamus, des Kleinhirns, der Hirnnervenkerne und der grauen Rindensubstanz.
Vorkommen bei Ikterus gravid neonatorum als Folge einer Rhesusfaktor-Unverträglichkeit.

Übersicht

Ikterus = Hyperbilirubinämie über 2 mg%.

Prähepatischer Ikterus
Überproduktion von Bilirubin

Hepatischer Ikterus
Störung der Aufnahme des unkonjugierten Bilirubins
Störung der Konjugation des Bilirubins
Störung der Ausscheidung des unkonjugierten Bilirubins

Posthepatischer Ikterus
Intrahepatische Cholestase:
1. mechanisch
2. nicht-mechanisch

Extrahepatische Cholestase: immer mechanisch

REKAPITULATION

1. Definition des Ikterus. (23.25)
2. Erläutere die einzelnen metabolischen Schritte vom Häm beginnend bis zum enterohepatischen Kreislauf (Wiederholung „Physiologie").
3. In welche drei Haupttypen wird der Ikterus pathogenetisch eingeteilt? (23.25.1)
4. Was versteht man unter „prähepatischem" Ikterus? Nenne Beispiele. (23.25.1)
5. Erkläre die Störungsmechanismen bei „hepatischem" Ikterus und nenne beispielhafte Krankheitsbilder. (23.25.1)
6. Welches sind die häufigsten Ursachen eines hepatischen Ikterus? (23.25.1)
7. Was ist Cholestase? (23.25.1)
8. Erkläre den Unterschied zwischen intrahepatischer und extrahepatischer Cholestase. (23.25.1)
9. Wie sehen die einzelnen Organe bei Ikterus aus? (23.25.2)
10. Was ist der „Kernikterus"? (23.25.2)

23.26 Prinzipielle Möglichkeiten von Abwehrreaktionen

Der menschliche Organismus ist zur Bewahrung seiner Unversehrtheit zu einer ständigen Auseinandersetzung mit der Umwelt gezwungen. Lebenswichtig sind:

1. **Erhaltung der Unversehrtheit des „Selbst";**
2. **Erkennen von eingedrungenen Fremdstrukturen und schädigenden Einwirkungen.**

Fremdstrukturen:
Lebend = Krankheitserreger wie z. B. Bakterien, Viren u. dgl.
Nicht lebend = Fremdkörper: vom Schmutz in der Atemluft (Staub und Asbest) bis zum gewaltsam durch die Haut eingedrungenen Material (injiziertes Medikament bis abgebrochener Holzspan).

Schädigende Einwirkung:
Physikalisch-chemische Traumen, von der Verletzungswunde bis zur Strahlenschädigung.
Für die Abwehr von artfremden Substanzen bzw. Krankheitserregern stehen verschiedene Barrieren und Reaktionen zur Verfügung.

23.26.1 Undurchdringlichkeit von Oberflächen sowie dort befindliche Schutzsubstanzen

- Intaktheit der Haut, besonders der Hornschicht,
- Saures Sekret von Talg- und Schweißdrüsen,
- Intaktheit der Schleimhäute, schützende Schleimschicht.

In den meisten Sekreten befindet sich Lysozym, ein Ferment, welches die Außenmembran von Bakterien zerstört.

23.26.2 Unspezifische zelluläre Abwehrmechanismen

Mikrophagen: Granulozyten.

Makrophagen: Zellen des **Monozyten-Makrophagen-Systems,** d. h. Blutmonozyten, Gewebshistiozyten, freie und fixierte Makrophagen des lymphatischen Systems, KUPFFERsche[304] Sternzellen in der Leber, Alveolarmakrophagen, Pleura- und Peritonealmakrophagen, Mikroglia, Osteoklasten.

Die Phagozytose ist bei weitem der wichtigste, unspezifische Abwehrmechanismus: Abtötung von Bakterien, Abbau von Antigenen, Eliminierung von Tumorzellen, Inkorporation von Fremdstoffen.

Bei Agranulozytose (Granulozyten 500–0/µl Blut) hat der Organismus keine Chance für eine erfolgreiche Abwehr.

Natürliche Killerzellen: Die sogenannten NK-Zellen sind große granulierte Lymphozyten, die reichlich Hydrolasen enthalten, welche Proteine spalten. Sie dienen hauptsächlich der Vernichtung von Tumorzellen.

23.26.3 Unspezifische humorale Abwehrmechanismen

Opsonine[305]: Eiweißkörper mit phagozytosefördern-dem Effekt. Sie lagern sich z. B. an Oberflächen von Bakterien an und erleichtern deren Phagozytose.

Komplementsystem: Nach Aktivierung des Komplementsystems entsteht eine Reihe von Komponenten, welche folgende Funktionen ausüben: Stimulation von Makrophagen, Kontaktvermittlung zur Einleitung der Phagozytose, Lyse von Zellen, Freisetzung von Entzündungsmediatoren[306].

Interferon: Polypeptide, die von Leukozyten, Lymphozyten und Fibroblasten produziert werden und unter anderem die Eigenschaft haben, die Virusvermehrung in Zellen zu hemmen.

Akute-Phase-Proteine: In der Leber synthetisierte Plasmaproteine mit verschiedenen Wirkungen, z. B. Komplementaktivierung, Opsonisierung und andere Mediatorfunktionen. Die bekannteste Substanz ist das C-reaktive Protein.

23.26.4 Spezifische zelluläre Abwehrmechanismen

T-Lymphozyten-System: zellgebundene Immunität, z. B. direkte zytotoxische Wirkung von T-Zellen.

23.26.5 Spezifische humorale Abwehrmechanismen

Träger der humoralen Immunität sind Antikörper; sie werden vom **B-Lymphozyten-System** gebildet und exprimiert.
Fehlfunktionen oder Ausfall der spezifischen Abwehrmechanismen nennt man Immundefekte.

23.26.6 Entzündliche Gewebsreaktionen

Entzündung ist die Antwort = Reaktion des Gewebes auf einen Reiz, mit dem Ziel, die Schädlichkeit zu beseitigen oder zu vernichten.

23.26.7 Adaptationssyndrom nach SELYE[307]

Reaktive, unspezifische Anpassungsvorgänge des Organismus auf Reizeinwirkungen (in diesem Zusammenhang *„Streß"* genannt):

1. *Alarmreaktion:* erhöhte Sekretion von ACTH und Glukokortikoiden → die Nebenniere ist vergrößert.
2. *Widerstandsstadium:* erhöhte Sekretion von Mineralokortikoiden und STH, Leukozyten → Entzündungsreaktion.
3. *Erschöpfungsstadium:* Tritt dann ein, wenn im Widerstandsstadium keine Heilung erfolgt → Zusammenbruch der Nebennierenrindenfunktion.

Tab. 23.3: Beispiele für Abwehrmechanismen bei verschiedenen Noxen

Art der Schädigung	Abwehrreaktion unspezifisch	Abwehrreaktion spezifisch
physikalisch-chemisch		
z. B. Verletzung, Strahlen, Verbrennung u. dgl.	Entzündung Wundheilung	humorale Abwehr
Krankheitserreger		
z. B. Bakterien, Viren u. dgl.	Phagozytose Entzündung	humorale und zelluläre Immunabwehr
Fremdkörper	Entzündung	zelluläre Abwehr

Erkennung der Fremdstrukturen auf zellulärer Ebene und die weiteren Folgen: Die Unterscheidung zwischen *„Selbst"* und *„Feind"* ist lebenswichtig und erfolgt durch das Immunsystem. Eigenstrukturen müssen erhalten werden, für den Umgang mit Fremdstrukturen gibt es verschiedene Möglichkeiten:

304 Karl von KUPFFER (1829–1902), deutscher Anatom.
305 opson (griech.), Zutat zu einer Speise.
306 mediator (lat.), Mittler; Wirkstoffe, die Reaktionen vermitteln bzw. steuernd beeinflussen.
307 Hans SELYE (1907–1982), gebürtiger Österreicher, Experimentalmediziner in Montreal.

1. Können die Fremdstrukturen *„gefressen"* und metabolisiert werden, dann heißt das *Ernährung.*
2. Müssen die Fremdstrukturen *„gefressen"* und eliminiert werden, dann heißt das *Abwehr* und *Verteidigung.*
3. Kann man sich mit der Fremdstruktur *„arrangieren"* und zusammenleben, dann heißt das *Gast-Wirt-Verhältnis* (etwa gegenüber harmlosen Bakterien an der Körperoberfläche oder im Verdauungstrakt).

Übersicht

Spektrum der Abwehrreaktionen

1. **Schutzmechanismen an äußeren und inneren Körperoberflächen**
2. **Unspezifische zelluläre Abwehrmechanismen:** Mikrophagen, Monozyten-Makrophagen-System, natürliche Killerzellen
3. **Unspezifische humorale Abwehrmechanismen:** Opsonine, Komplementsystem, Interferon, Akute-Phase-Proteine
4. **Spezifische zelluläre Abwehrmechanismen:** T-Lymphozyten-System
5. **Spezifische humorale Abwehrmechanismen:** Antikörper aus dem B-Lymphozyten-System
6. **Entzündliche Gewebsreaktionen**
7. **Adaptationssyndrom**

REKAPITULATION

1. Wozu Abwehrreaktionen und wogegen sind diese gerichtet? (23.26)
2. Nenne die sieben Möglichkeiten der Abwehr. (23.26)
3. Nenne Beispiele für unspezifische humorale Abwehrmechanismen. (23.26)
4. Nenne Beispiele für Abwehrmechanismen bei verschiedenen Noxen. (Tab. 23.3)

23.27 Regeneration und Reparation

23.27.1 Möglichkeiten des Gewebsersatzes

Ein Gewebsersatz ist notwenig bei:

1. Wiederersatz von normalen Geweben im Rahmen der Abnützung und des Verschleißes (Zellmauserung), also dem programmierten Zelltod = Apoptose (siehe 23.9).

Eine solche **physiologische Regeneration** führt zum vollwertigen und vollständigen Ersatz.

Einmalige Regeneration: Ersatz des Milchgebisses durch das endgültige Gebiß.

Zyklische Regeneration: hormonell gesteuerte Erneuerung des Endometriums.

Permanente Regeneration: Epidermis, Haare, Schleimhautepithelien, Hämatopoese, Spermiogenese.
Beachte: Die permanente Regeneration wird z. B. durch Zytostatika empfindlich gestört!

Bei der physiologischen Regeneration erfolgt ein Ersatz durch Zellen der ursprünglichen Art.

2. Wiederersatz von normalen Geweben, die unter der Einwirkung endo- oder exogener Schädigungen zerstört wurden: **Reparation.**
   Eine solche Reparation kann zu zweierlei Ergebnissen führen:
   Vollständige reparative Regeneration: Die Reparation ist eine gewebsspezifische Regeneration und endet mit einer Restitutio ad integrum.
   Voraussetzungen:
   a) Es ist ein regenerationsfähiges Gewebe betroffen (Wechselgewebe oder stabiles Gewebe, siehe unten),
   b) Lediglich die organspezifischen Zellen sind zugrunde gegangen,
   c) Bindegewebige Strukturgerüste, z. B. in der Leber die Wand der Sinusoide oder die Basalmembranen der Epithelschicht von Schleimhäuten sind erhalten geblieben.

   Unvollständige reparative Regeneration: Die Reparation ist ein Ersatz durch Bindegewebe = Narbe, daneben kann es zu Regenerationsversuchen der Parenchymzellen kommen, oder diese bleiben auch völlig aus.

   Beispiele: Bei Totalnekrose praktisch immer Narbenbildung (siehe 23.9.5), aber z. B. in der Leber kann es zu knotiger Parenchymregeneration kommen → Übergang in eine Leberzirrhose.

   Die unvollständige, reparative Regeneration ist eine Defektheilung (funktionell minderwertiger Gewebsersatz).

Regenerationsfähigkeit und Gewebedifferenzierung verhalten sich meist umgekehrt proportional.

Regeneratorische Unterschiedlichkeit der Gewebe

23.27.2.1 Das sogenannte Wechselgewebe = Erneuerungsgewebe = labiles Gewebe

Besteht aus Zellen, die ihre ursprüngliche Fähigkeit zur Teilung uneingeschränkt während des gesamten Lebens beibehalten. Die Zellen sind eigentlich dauernd in Teilung begriffen, kurzlebig, und sorgen auf diese Weise für einen kontinuierlichen Ersatz.

1. Deckepithel der äußeren und inneren Oberfläche: Plattenepithel von Haut, Mundhöhle, Vagina, Zervix; Zylinderepithelien im Magen-Darmtrakt, Endocervix, Endometrium, Tuben, Drüsenausführungsgänge, ableitende Gallenwege; Übergangsepithelien im harnableitenden System.
   Zugrundegehende Zellen werden von den „Indifferenzzonen" wieder ersetzt (Basalzellen des Plattenepithels, Reservezellen des Zylinderepithels, Drüsenhalszellen der Magenschleimhaut).
2. Zellen des Blutes und des lymphatischen Systems.
   Diese Zellen haben eine sehr beschränkte Lebensdauer und müssen laufend ersetzt werden.
   Regenerationsstätten: Knochenmark und lymphoretikuläres Gewebe.

23.27.2.2 Das sogenannte Dauergewebe = stabiles Gewebe

Die Zellen besitzen nur noch eine potentielle Fähigkeit zur mitotischen Teilung; diese wird nur bedarfsweise, im Rahmen einer Reparation, aktiviert. Die Zellen sind potentiell teilungsfähig, langlebig, reagieren aber eher mit Hypertrophie und Hyperplasie und nur bei massiver Stimulation mit Regeneration.

1. *Parenchymzellen:* Leber, Pankreas, Speicheldrüsen und endokrine Drüsen, Drüsen der Haut, Tubulusepithelien der Niere. Voraussetzung für eine vollständige reparative Regeneration ist, daß das bindegewebige Strukturgerüst des Organs erhalten geblieben ist; es muß also gleichsam der ursprüngliche Bauplan noch vorhanden sein.
2. *Bindegewebe:* Die Mesenchymzellen, Fibroblasten und deren Vorstufen sind Zellen mit multipotenter Proliferationsfähigkeit. Eine Mesenchymproliferation läuft praktisch bei allen Heilungsprozessen ab, da das bindegewebige Stroma ja fast immer mitreagiert.
3. *Knorpel:* Hyaliner und Faser-Knorpel haben eine gute Tendenz zur Wiederherstellung.
4. *Knochen:* Knochenneubildung geht von der Kambiumschicht des Periosts und/oder vom Endost aus, wobei der Neubildungsvorgang den gleichen Bedingungen wie bei normaler Knochenbildung folgt. Bleibt das Periost erhalten, so kann ein Knochendefekt voll regeneriert werden.
5. *Glatte, quergestreifte und Herzmuskulatur:* Die Regeneration von Muskelfasern ist abhängig vom Erhaltenbleiben des Sarkolemm-Schlauches. Umfaßt der Gewebsuntergang die Myofibrillen, Sarkolemm-Schläuche und das vaskularisierte, bindegewebige Stroma, so können die betroffenen Gewebsabschnitte nur durch Narbengewebe ersetzt werden und verlieren endgültig ihre funktionelle Leistungsfähigkeit.
   Eine Narbe im Myokard ist ein funktionell minderwertiges Gewebe, da keine Kontraktion erfolgen kann, und darüber hinaus der rhythmische Ablauf von Systole und Diastole empfindlich gestört wird.

23.27.2.3 Das sogenannte permanente Gewebe = Ruhegewebe

Permanente Gewebe bestehen aus Zellen, die schon vor der Geburt ihre Teilungsfähigkeit verloren haben. Solche Zellen können überhaupt nicht ersetzt werden: *Nervenzellen.* Es können nur Glia- bzw. Bindegewebs-Narben entstehen. An peripheren Nerven führt der Untergang der Nervenzellen zum Schwund des peripheren Axons.

Bei erhaltener Nervenzelle kann ein partiell zugrundegegangenes Axon von der Nervenzelle her regeneriert werden. Nach z. B. traumatischer Unterbrechung sprossen Axone aus dem proximalen Nervenfaserstumpf aus und können → vorausgesetzt die ursprüngliche Nervenscheide aus SCHWANNschen Zellen ist intakt → das Zielorgan wieder erreichen.

Finden die aussprossenden Axone keinen Anschluß → durch Interponierung von Muskeln, durch Blutung im Wundgebiet oder bei Amputation der Gliedmaßen → so bilden die Nervenfasern einen wirren Knäuel, der als Amputationsneurom bezeichnet wird (oft sehr schmerzhaft!).

> Je höher die Spezialisierung = Differenzierung eines Gewebes, desto geringer die Regenerationsmöglichkeit.

23.27.3 Steuerung einer Regeneration

Regeneration ist eine Gewebsvermehrung, d. h. es müssen Zellteilungen stattfinden. Ein Wechselspiel mehrerer Faktoren wirkt regulierend:

23.27.3.1 Zellkontaktmechanismen

In Zellverbänden sind die Einzelzellen durch besondere Kontaktvorrichtungen miteinander verbunden.

Gap junction[308]: interzelluläre Verbindungsstelle ohne Verschmelzung der Zellmembranen, aber mit feinsten Poren, welche einen Stoffaustausch ermöglichen.
Tight[309] *junction:* interzelluläre Verbindung mit reißverschlußähnlicher Verschmelzung der äußersten Schichten der Zellmembranen, dadurch keine Permeabilität möglich.

Die vorübergehende Auflösung des Zellkontaktes ist eine Voraussetzung für die Proliferation, für den Teilungsablauf ist daher eine freie Beweglichkeit der Zelle entscheidend und sobald sich die Zellen wieder berühren, stellt eine sogenannte Kontakthemmung die Proliferation wieder ein. Maligne Tumorzellen haben diese Eigenschaft einer selbstlimitierenden Proliferation nicht!

308 gap (engl.), Lücke; junction (engl.), Verbindung.
309 tight (engl.), dicht, undurchlässig.

23.27.3.2 Proliferationsstimulatoren

Wachstumsfaktoren sind Peptidhormone, welche die Proliferation anregen; es gibt viele verschiedene Wachstumsfaktoren (WF), welche jeweils spezifisch auf bestimmte Zellen wirken, z. B. Fibroblasten-WF, Epidermis-WF, Endothel-WF u. dgl.

Der normale Zyklus wird durch **Zykline** gesteuert. Dies sind Regulatorproteine, wie z. B. cAMP (Cycloadenosinmonophosphate) oder CGMP (Cycloguanosinmonophosphat). Diese Substanzen stimulieren den Übergang zwischen den einzelnen Phasen des Zellzyklus und sie induzieren schließlich den Eintritt in die Mitose.

Eine Störung im Zusammenwirken der Zykline kann die Zellproliferation enthemmen; solche Vorgänge sind auch für das Tumorwachstum von Bedeutung.

Es existieren normalerweise vorkommende Gensequenzen (c-onc), welche sogenannte *Protoonkogene*[310] darstellen. Nach Aktivierung steigern sie die Zellproliferation, können aber auch eine maligne Zelltransformation auslösen.

Dies ist die Erklärung, daß es bei Regenerationsvorgängen manchmal zu einem malignen Fehlregenerat kommen kann (siehe 25.8).

> Achtung: Eine Regeneration kann wieder normale Zellen hervorbringen, es kann aber auch zur Produktion abnormer = maligner Zellen kommen.

23.27.3.3 Proliferationsinhibitoren

Sie wirken einer unkontrollierten Zellproliferation entgegen. Teilweise sind es Gegenspieler der Protoonkogene und werden deshalb auch *Suppressorgene* genannt; teilweise fungieren sie als Differenzierungsfaktoren und fördern somit die Ausreifung der regenerierten Zellen. Diese differenzierten Zellen stellen dann ihre Teilung ein. Das bewirken die sogenannten *Chalone*[311], das sind Glykoproteine, welche die Mitosen blockieren.

23.27.4 Ablauf der Wundheilung am Beispiel einer Hautwunde

> Eine Wunde (lat. vulnus) ist eine Zusammenhangstrennung des Gewebes; meist mit Substanzverlust, aber auch ohne (glatter Schnitt) möglich.

23.27.4.1 Die exsudative (Latenz-)Phase: 1.–3. Tag

Die frische Wunde füllt sich rasch mit Blut, welches koaguliert und den Defekt provisorisch schließt.

Besonders bei Hautwunden macht sich – neben der **Frühretraktion des Gerinnsels** (Kondensation von Fibrin) – oft die **Verdunstung des Wassers** aus dem Wundkoagulum bemerkbar, die zum Volumenverlust und somit zu einer starken Zusammenziehung der oberflächlich gelegenen Wundränder führt. Unter der als mechanischer Schutz und zur Abdichtung dienenden **Blutkruste** bleibt das Wundbett jedoch so feucht, daß die zellulären Vorgänge nicht gestört werden.

Von der Wundperipherie her treten im Verlauf von Stunden in größerer Zahl neutrophile Granulozyten sowie Histiozyten/Makrophagen im Wundspalt auf. Das nekrotische Gewebe wird durch eine Granulozyten-Front vom gesunden Gewebe getrennt = **demarkiert.** Zugrundegehende Blutzellen, Bruchstücke von Fibrin wie auch Abbauprodukte des Hämoglobins werden vor allem von den Makrophagen aufgenommen. Nach wenigen Stunden hat sich im Wundgebiet ein ziemlich dichtes, **zelliges Infiltrat** angesammelt. Auf die Permeabilitätserhöhung der Blutgefäße ist das in zunehmendem Maß erkennbare **Wundödem** (Schwellung) zurückzuführen.

Schon während der Wegräumung des Blutpfropfs sowie der Zelltrümmer, d. h. gegen Ende des ersten Tages, schieben sich Fibroblasten ins Wundbett vor. Im Verlauf des 2. Tages verstärkt sich die proliferative Tätigkeit, insbesondere der Fibroblasten, Histiozyten/Makrophagen, der lymphoiden Zellen und auch der Gefäßendothelien. Es entsteht ein **Granulationsgewebe,** dessen erste Leistung die Phagozytose zugrundegegangener Strukturen ist.

23.27.4.2 Die proliferative (fibroblastische) Phase: 3.–10. Tag

Vom 3.–7. Tag sprossen von den Wundrändern Kapillaren in das Wundgebiet ein. Diese **Gefäßsprossen** wachsen bis zu 0,6 mm am Tag. Die neugebildeten, kleinen Blutgefäße gehen durch Zellteilung und Migration aus den Endothelzellen eines vorbestehenden Gefäßes hervor; eine Kalibrierung der Kapillarsprossen erfolgt innerhalb von wenigen Stunden.

Diese Kapillarsprossen sieht man an der Oberfläche als kleine Körnchen = Granula = „Fleisch-Wärzchen". Daher leitet sich der Terminus „Granulationsgewebe" ab, ein von BILLROTH[312] 1865 geprägter Begriff.

---

310 protos (griech.), erster; onkos (griech.), Geschwulst, Tumor; -genes (griech.), hervorbringend.
311 chalein (griech.), nachlassen.

Im Verlauf des Heilungsprozesses bilden die Fibroblasten kollagene Fibrillen, die sich mit der Zeit entsprechend der allgemeinen Zugrichtung im Wundgebiet ausrichten. Deutlich nachweisbare, **kollagene Fasern** finden sich in der Regel etwa sechs Tage nach Erscheinen der ersten Fibroblasten im Wundbett.

Die Fibroblasten produzieren auch das Glykoprotein *Fibronektin,* welches die reparativen Funktionen steuert: Anheftung von Fibroblasten an Gerüstproteine im Interstitium, Verbindung von Zellen untereinander, Festigung des Fasergerüstes etwa im Sinne eines Molekülklebers.

Das neugebildete Granulationsgewebe wird, abgesehen von den Fasern, auch durch **neugebildete Grundsubstanz,** d. h. vor allem Proteoglykane zusammengehalten.

Ist der Defekt durch Granulationsgewebe ausgefüllt, so erfolgt auch die Regeneration des Oberflächenepithels.

Nach etwa einer Woche beginnen sich die primären Kapillaren teilweise in **Arteriolen, Venolen** oder **endgültige Kapillaren** zu differenzieren. Die Zahl der Gefäße im Wundgebiet wechselt recht erheblich, in vielen Fällen bleibt nur eines von 10 ursprünglich gebildeten erhalten.

Bei Heilungsprozessen an serösen Häuten könnten durch Verklebung der beiden Blätter Verwachsungen (Adhäsionen) entstehen, bei denen ein ähnliches Granulationsgewebe gebildet wird wie bei der Wundheilung an der Körperoberfläche.

Nach etwa 10 Tagen kann man an neugebildeten Gefäßen die ersten rhythmischen Kontraktionen beobachten. Diese sind offenbar nur möglich, wenn ein neugebildeter Nerv die mit einer Muskelschicht umgebenen Gefäße erreicht hat.

Die **Neubildung von Lymphgefäßen** erfolgt ähnlich wie diejenige von Kapillaren, aber einige Zeit später, langsamer und in der Anordnung unregelmäßiger.

Im Verlauf der zweiten Woche werden die kollagenen Fasern dicker und lagern sich enger aneinander. Damit erhöht sich auch die **Reißfestigkeit** des Gewebes, so daß die Fäden von chirurgischen Nähten zwischen dem 8. und 10. Tag entfernt werden können.

23.27.4.3 Die Phase der Narbenbildung

Eine komplikationslos heilende, gut adaptierte (evtl. chirurgisch versorgte) Wunde der Haut wandelt sich im Verlauf von zwei Wochen in eine dünne, oft kaum erkennbare junge Narbe um.

Frische Narben sind infolge ihres großen Blutgefäßgehaltes rötlich, alte Narben werden weiß, da sie fast nur mehr aus Bindegewebsfasern bestehen.

Hautanhangsgebilde (Haare, Talg und Schweißdrüsen) werden im Narbenbereich nicht ersetzt, häufig bleibt auch die Melanozytenregeneration aus, und die Hautnarbe ist weiß. Die Kollagenfasern des Narbengewebes sind kaum elastisch, sondern neigen zur Schrumpfung (Hauteinziehung).

23.27.5 Sonderform: Mechanismus und Morphologie der Heilung von Knochenbrüchen

Liegen die Frakturränder wieder vollkommen angepaßt aneinander, so erfolgt eine **Kontaktheilung:** Osteoklasten schaffen „Bohrlöcher“, in welchen gefäßreiches Mesenchym mit Osteoblasten die Kontinuitätstrennung wieder reparieren.

Besteht zwischen den Frakturenden ein Spalt, so geschieht die Heilung in verschiedenen Stadien:

1. **Frakturhämatom** mit Fibrinabscheidung (1–2 Tage).
2. **Organisation** des Frakturhämatoms durch Granulationsgewebe, Bildung eines bindegewebigen Kallus[313]: kollagenes Bindegewebe, das die beiden Frakturenden miteinander verbindet, Abbau nekrotischer Knochenreste (1 Woche).
3. **Provisorischer knöcherner Kallus:** Knochenneubildung im bindegewebigen = fibrösen Kallus → es entsteht Faserknochen, indem sich Fibroblasten in Osteoblasten umwandeln und Osteoid produzieren, welches verkalkt (3. Woche).
4. **Definitiver Kallus:** Resorption des provisorischen Kallus und Ersatz durch normales lamelläres Knochengewebe; die allmähliche Restitution der Form dauert Wochen bis Jahre (Abb. 23.37).

Wurden die Frakturenden nicht ruhiggestellt oder kommt es zur Interposition von Weichteilen zwischen die Knochenstücke, so ist die Umwandlung des bindegewebigen in den knöchernen Kallus gestört. Es entsteht nur ein narbiges Ersatzgewebe mit Knorpel- und Knochenteilen, außerdem bleibt eine restliche Beweglichkeit: **Pseudoarthrose.**

23.27.6 Die „p.p.“- und die „p.s.“-Heilung

Seit GALEN wird eine **Heilung per primam intentionem** und **per secundam intentionem** unterschieden.

312 Theodor BILLROTH (1829–1894), gebürtiger Norddeutscher; später bedeutender Chirurg in Zürich und Wien.
313 callus (lat.), Schwiele.

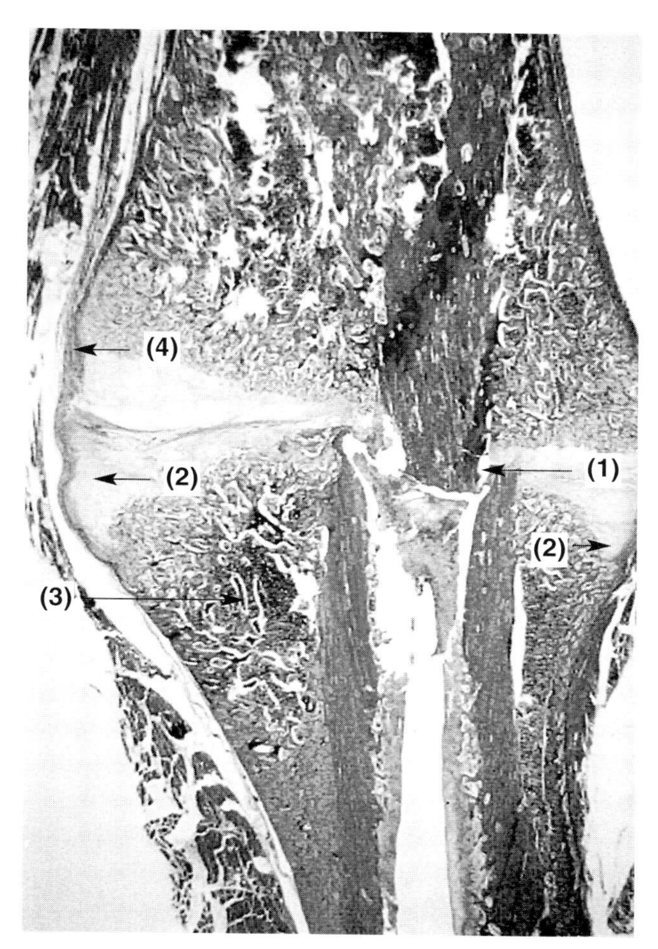

Abb. 23.37: Heilungsphase einer Knochenfraktur. Um die Bruchenden (1) wurde nach etwa 3 Wochen aus dem zunächst bindegewebigen Kallus (2) ein knöcherner Kallus (3) gebildet. Das Periost (4) ist bereits wieder intakt.

Diese alten Begriffe haben lediglich „quantitative Bedeutung", denn es **besteht kein grundsätzlicher Unterschied,** da die Reparationsprozesse die gleichen sind. GALEN meinte auch nicht die Intentio[314] der Natur, sondern er wollte die Intentio des Arztes ansprechen; dessen Absicht müßte jedesmal auf die Erreichung einer primären Wundheilung orientiert sein.

Legen sich zwei Wundränder wieder aneinander und verschmelzen sie mit minimalem Aufwand an Neubildung von Geweben (Granulationsgewebe), spricht man von einer **Heilung per secundam intentionem.** Bei einem Überschießen der Granulation erhebt sich „*Caro luxurians*"[315] über die Hautoberfläche; dies kann zur tumorartigen Bildung eines Granuloma teleangiectaticum[316] führen.

314 intentio (lat.), Anstrengung, Absicht.
315 caro (lat.), Fleisch; luxurians (lat.), überschüssig wachsend.
316 Bindegewebswucherung, reich an weitlumigen Kapillaren.

23.27.6.1 Primäre Wundheilung (Heilung per primam intentionem)

Eine primäre Wundheilung ist möglich:
1. Bei *oberflächlichen Wunden,* wenn nur das Epithel betroffen ist.
2. Bei *glatten Schnittwunden:* Durch geringen Blutaustritt verkleben die Wundflächen, es bleibt eine Retraktion der Wundränder aus.
3. Bei Schnittwunden mit Retraktion der Wundränder (z. B. bei Zerstörung von elastischen Fasern und Muskelfasern im Rahmen einer chirurgischen Bauchwanderöffnung) ist eine primäre Wundheilung nur dann möglich, wenn *die Wundränder durch chirurgische Naht wieder aneinander fixiert werden.*

Die Verklebung der Wundflächen erfolgt innerhalb weniger Stunden, die Herstellung einer zellulären Kontinuität des subkutanen Gewebes ist in drei Tagen vollendet. Die Kollagenbildung, ebenso wie die Reepithelialisierung ist etwa in sieben bis acht Tagen abgeschlossen. Daher dauert die postoperative Wundbehandlung bis zur Heilung etwas sechs bis acht Tage.

23.27.6.2 Sekundäre Wundheilung (Heilung per secundam intentionem)

Eine sekundäre Wundheilung entsteht bei *größeren Gewebsdefekten, wo reichlich nekrotisches Gewebe beseitigt werden muß.* Der Ersatz des zerstörten Gewebes durch Granulationsgewebe erfolgt langsamer und führt zur Bildung von Narbengewebe. Auch die Anwesenheit von Fremdkörpern oder eine Wundinfektion führt immer zu einer sekundären Wundheilung.

Dies kann den Heilungsprozeß wesentlich verzögern. Das Granulationsgewebe ist bei der sekundären Wundheilung überdies meist dicht leukozytär durchsetzt, d. h. es erfolgt eine entzündliche Reaktion.

Die Ziele eines Wundheilungsvorganges sind:
1. Beseitigung des nekrotischen Materials durch Phagozytose.
2. Möglichst weitgehende Regeneration des spezifischen Gewebsparenchyms.
3. Neubildung von Bindegewebe (Fibroblasten und Kapillaren) bzw. von Granulationsgewebe, um einen evtl. größeren Gewebsdefekt auszufüllen.
4. Narbenbildung, wenn eine vollständige reparative Regeneration nicht möglich ist.

23.27.7 Lokale Störungen und Komplikationen der Wundheilung

23.27.7.1 Wundinfektion

Die Verhütung einer Infektion hängt zu einem guten Teil von der aseptischen Disziplin der Ärzte und des Pflegepersonals ab. Sehr oft gelangen gefährliche Keime (hospitalisierte Erreger!) erst im Spitalmilieu in die Wunde!

Im Gegensatz zu frischen Wunden sind ältere Defektwunden mit geschlossener Granulationsfläche kaum mehr infektanfällig. Sie sind zwar immer von verschiedensten Keimen besiedelt, aber diese Kontamination[317] führt nicht zu einer Infektion. Gelegentlich wirken allerdings die lokalen Keime der Granulationsoberfläche hemmend auf die Epithelisierung.

Die Entstehung einer Wundinfektion wird durch folgende Bedingungen gefördert:

- **Anzahl sowie Art der Bakterien:** In vielen Fällen handelt es sich um Mischinfektionen. Lokale Wundpflege und Säuberung ist die wichtigste Maßnahme.
- **Zeitfaktor:** Die Gefahr einer Wundinfektion hängt wesentlich vom Zeitpunkt ab, in dem der Arzt eingreift.
  Meistens enthält die Wunde sofort nach der Verletzung nur wenige Erreger; Ausnahmen bilden etwa Verletzungen, die sich ein Chirurg anläßlich der Operation an eitrigem Gewebe oder der Pathologe bei der Sektion infizierter Organe zuzieht. Die ganz frische Wunde ist gegenüber dem Eindringen der Erreger und hinsichtlich der Ausbreitung bakterieller Toxine schutzlos, da sich noch kein Abwehrmechanismus gebildet hat. Gut vaskularisiertes Granulationsgewebe, das reichlich Mikro- und Makrophagen enthält und das auch die Voraussetzung für den Einsatz der spezifischen humoralen und zellulären Abwehr erfüllt, bietet den Erregern erheblichen Widerstand. Aus diesen Gründen und auch deshalb, weil die spezifischen und unspezifischen Abwehrmechanismen einige Zeit benötigen, um sich voll zu entfalten, verbessern sich im Wundgebiet mit der Zeit die Abwehrleistungen.
  Ältere Wunden mit reichlich Granulationsgewebe zeigen erfahrungsgemäß eine eher geringe Infektanfälligkeit.
- **Nekrosen im Wundbereich:** Liegen ausgedehnte Nekrosen vor, werden dadurch bakterielle Infektionen gefördert. Daher sind Wunden mit Gewebsquetschungen, Zerreißungen und Taschenbildungen besonders gefährdet. Solche Wunden werden daher nie primär geschlossen, ohne daß eine umfassende Wundexzision stattgefunden hätte.
- **Durchblutung des Gewebes:** Eine Wundinfektion entsteht leichter, wenn eine Durchblutungsstörung in der Umgebung der Wunde besteht (z. B. arteriosklerotische oder diabetische Angiopathien).
- **Fremdmaterial:** Experimentell wurde nachgewiesen, daß für die Erzeugung eines subkutanen Abszesses 1 Million Keime eingebracht werden müssen. Werden die Keime zusammen mit einem ungeknoteten Faden eingebracht, sind nur 10.000 erforderlich (zusätzlicher Fremdkörperreiz). Bei Instillation der Keime mittels eines geknoteten Fadens (Fremdkörperreiz und lokale Ischämie) sind sogar nur 100 Keime für die Erzeugung eines subkutanen Abszesses, d. h. einer Eiterung, notwendig.

23.27.7.2 Wundruptur = Wunddehiszenz[318]

Man bezeichnet als Wundruptur das Aufgehen einer Wunde, die vorher durch eine chirurgische Naht verschlossen worden ist.

23.27.7.3 Serombildung

Bleibt im Wundbereich ein größerer Hohlraum bestehen, füllt er sich mit Blut, Plasma und Lymphe an. Dies stört den Ablauf der Wundheilung. Die Blutzellen zerfallen, es entsteht eine gelbliche oder gelblichbraune Flüssigkeit. Der Hohlraum wird durch Bindegewebszellen, die sich zu einer Art Mesothelzellen transformieren, abgegrenzt. Man bezeichnet diesen mit Flüssigkeit gefüllten Hohlraum im Wundgebiet als **Serom.**

23.27.7.4 Fremdkörpergranulom

Um nicht resorbierbare Fremdkörper (Nahtfäden, Bestandteile von Handschuhpuder, kristallinische Substanzen) bilden sich chronisch entzündliche Fremdkörpergranulome, welche die Wundheilung verzögern und noch lange Zeit in der Narbe bestehen bleiben und Beschwerden hervorrufen können.

317 contaminare (lat.), berühren, beflecken.
318 dehiscere (lat.), auseinanderklaffen.

23.27.7.5 Traumatische Epidermoidzysten

Bei Hautverletzungen können kleinere Teile der Epidermis in die Tiefe der Wunde verlagert werden. Dies kommt manchmal auch bei chirurgisch gesetzten Wunden vor. Die verpflanzten Epidermisanteile wachsen im Inneren der Wundzone weiter, bilden Hornmassen und führen so zur Entstehung einer **Epidermoidzyste = Epidermiseinschlußzyste.**

Fistelbildungen sind auf solchen Wegen ebenfalls nicht selten.

23.27.7.6 Narbenneurome

Nach Durchtrennung peripherer Nerven entwickeln sich im Verlauf der Wundheilung oft **Narbenneurome,** die aus gewucherten SCHWANNschen Scheiden, teilweise darin enthaltenen, regenerierten Achsenzylindern und ziemlich reichlich umgebendem Narbengewebe bestehen.

23.27.7.7 Hyperplastische Narben und sogenannte Keloide

Die Entwicklung ungewöhnlich großer Narben hat nicht nur ästhetische Folgen, sondern kann auch erhebliche funktionelle Behinderungen mit sich bringen, vor allem durch sogenannte **Narbenkontrakturen.**

Hyperplastische Narben bilden sich, wenn die Wunde besonderen Zugkräften ausgesetzt ist. Wunden, deren Längsrichtung quer zu den Spannungslinien der Haut verläuft, neigen zur Bildung hyperplastischer Narben. Eine öfters wiederholte Zugwirkung wirkt offenbar stärker im Sinne der vermehrten Produktion von Narbengewebe als ein Dauerzug. Die Fibrillentopographie hyperplastischer Narben läßt erkennen, daß die vorherrschende Faserrichtung mit der auf die Narbe ausgeübten Zugrichtung übereinstimmt.

Darin unterscheiden sich hyperplastische Narben vom **Keloid,** das auch ohne ungewöhnliche mechanische Einflüsse, teils konstitutions-, teils rassebedingt, auftreten kann. Ein Keloid ist oft tumorartig vorspringend, an der Haut entstellend und besteht aus hyalinisierten Kollagenfasern. Keloidbildungen in besonderem Ausmaß zeigen beispielsweise Afrikaner. Bei jüngeren Individuen ist dies stärker ausgeprägt als bei älteren. Wird bei hyperplastischen Narben die Zugrichtung, z. B. durch Anlegung einer Z-Plastik, um 90° gedreht, kommt es innerhalb kürzester Zeit zu einem erheblichen Bindegewebsabbau. Diese Erfahrung hat in der plastischen Chirurgie weite Anwendung gefunden.

23.27.7.8 Chronische Wunden

Zuweilen scheinen Wunden über viele Wochen keine Heilungstendenz zu haben. Meist liegt eine der folgenden Ursachen vor:

- *Arterielle oder venöse Zirkulationsstörung,*
- *Fremdkörper in der Wunde,*
- *Tuberkulose,*
- *Tumoren,*
- *Mißbildungen, welche die Wundheilung stören,*
- *„Trophische Geschwüre" an denervierten Körperteilen,*
- *Geschwüre nach ionisierender Bestrahlung,*
- *Selbstverstümmelungsartefakte psychisch abnormer Patienten.*

23.27.8 Spätphänomene der Wundheilung

Eine p.p. geheilte, chirurgisch versorgte Wunde wird etwa nach zwei Wochen eine strichförmige, wenig sichtbare Narbe zurücklassen. Im Verlauf der nächsten Woche tritt dann diese Nahtstelle wieder deutlicher hervor, weil sich oft noch eine Verbreiterung und Rötung einstellt, die dann normalerweise im Verlauf von 2–3 Monaten wieder zurückgeht.

23.27.8.1 Allgemeine Faktoren, die sich auf die Wundheilung störend auswirken

1. **Alter**
   Die Erfahrung, wonach bei alten Menschen häufiger Wundheilungsstörungen auftreten als beim Kleinkind, beruht vor allem auf Unterschieden in der Dichte des Kapillarnetzes und der arteriellen Versorgung. Organe, die bei jung und alt gleich gut mit Blut versorgt werden, wie beispielsweise der Darm, heilen auch beim alten Menschen in erstaunlich kurzer Zeit.
   Das Alter an sich hat auf die Wundheilung einen geringen Einfluß; lediglich über den Weg zusätzlicher Veränderungen, wie Arteriosklerose, Diabetes mellitus u. a. kann es zu einer Störung der Wundheilung erheblichen Maßes kommen. Weitere Ursachen betreffen vor allem Mangelzustände.
2. **Unterernährung und Mangelzustände**
   - **Schwere Hungerzustände** können die Wundheilung erheblich oder fast gänzlich hemmen. Zumindestens wird der Aufbau des Granulations- und Narbengewebes verzögert.
     Einflüsse eines lediglichen **Proteinmangels** auf die Wundheilung spielen offenbar eine gerin-

gere Rolle. Übermäßige Proteinzufuhr scheint die Wundheilung auch nicht im günstigen Sinn beeinflussen zu können.
- **Ascorbinsäure (Vitamin C)** spielt für die Bildung von kollagenen Fasern eine wichtige Rolle. Besteht ein Vitamin-C-Mangelzustand, erfährt die Neubildung kollagener Fasern eine Verzögerung oder findet überhaupt nicht statt. Als Folge einer solchen Störung resultiert eine ungenügende Reißfestigkeit der Wundnarbe, sodaß Wunddehiszenzen auftreten können.
- **Mangel an weiteren Vitaminen:** Störungen der Wundheilung sind bei verschiedenen Hypovitaminosen beobachtet worden. Von Wichtigkeit ist **Vitamin K,** das für die Bildung von Gerinnungsfaktoren benötigt wird. Bei Hypovitaminose K oder bei versehentlicher Überdosierung von Dicumarolen können gefährliche Wundblutungen zustandekommen.
- **Mangel an Spurenelementen:** Beobachtungen aus der Veterinärpathologie lassen vermuten, daß ein **Zinkmangel** die Wundheilung beeinträchtigt. Nachteilig wirkt sich auch ein **Mangel an Eisen** aus.

3. **Allgemeine Anämie**
   Anämische Zustände, gleichgültig welcher Genese, wirken sich auf die Wundheilung hemmend aus. Neben dem **Sauerstoffmangel** ist zu bedenken, daß auch ein **Eisenmangel** die Wundheilung stört.
4. **Medikamentös und hormonal bedingte Verzögerungen der Wundheilung**
   - Alle sogenannten **Antiphlogistika**[319], d. h. Medikamente, die einen entzündungshemmenden Effekt erzielen, können grundsätzlich auch die Wundheilung verzögern. Von besonderer Bedeutung sind die Glukokortikosteroide, die – in therapeutischen Dosen verabreicht – eine gewisse Hemmung der Wundheilung mit sich bringen. Bei lokaler Applikation tritt diese Eigenschaft noch deutlicher hervor als bei systemischer Einwirkung.
   - Schwere Störungen im Aufbau von Granulations- und Narbengewebe werden während einer **zytostatischen Behandlung** beobachtet, ebenso bei **leukopenischen Zuständen anderer Genese.**
   - Hormone, die die Ansprechbarkeit der Erfolgsorgane, insbesondere der Blutgefäße auf **Katecholamine** erhöhen, hemmen die Wundheilung. Dasselbe gilt für eine länger dauernde Verabreichung höherer Dosen von Noradrenalin oder Adrenalin.
     Merke: Vasokonstriktion hemmt die Wundheilung.
     Umgekehrt kann durch hyperämisierende Mittel eine Beschleunigung der Wundheilung erzielt werden.
5. **Auswirkungen von Allgemeinerkrankungen auf die Wundheilung**
   Häufig bemerkt man bei **herabgesetzter Resistenz** auch eine gewisse Verlangsamung der Wundheilung. Gut bekannt ist die verzögerte Wundheilung bei **Diabetes mellitus, Adipositas, Überproduktion von Nebennierenrindenhormonen u. dgl.**

23.27.9 Beurteilung einer Wunde

Beachte stets vier Fragen!

1. **Wo ist die Wunde lokalisiert?**
   Hier ist die Möglichkeit einer Verletzung tiefer liegender Strukturen, wie Gefäße, Nerven, Knochen und Hohlorganen mit bakterienhaltigem Lumen zu berücksichtigen. Der Sitz der Verletzung beeinflußt auch den Heilungsvorgang, indem Körperteile mit dichtem terminalem Blutstromnetz, wie der Kopfbereich, die Hände oder das Bauchfell, bessere Aussichten auf rasche Reparation bieten also solche mit geringer Blutversorgung, z. B. die unteren Extremitäten.
2. **Wie ist die Beschaffenheit der Wundränder?**
   Dieses Kriterium ist von großer Wichtigkeit, geht es doch darum, ob die Wundränder scharfrandig und damit gut durchblutet oder gequetscht mit schlechter Blutversorgung vorliegen. Weiters ist auf mikrobielle Kontamination zu achten.
3. **Wie alt ist die Wunde?**
   Das Alter einer Wunde sollte mindestens auf Stunden genau bekannt sein, da die Beurteilung der Infektionsgefahr, allenfalls stattgehabter Blutungen im Inneren der Wunde sowie die Möglichkeit von Gefäß-, Nerven- und anderen Nähten wesentlich vom Zeitfaktor abhängen.
4. **Welche Begleitverletzungen liegen vor?**
   Der äußere Aspekt einer Wunde täuscht manchmal über die Tatsache hinweg, daß in der Tiefe weitere, für die spätere Heilung und Wiedererlangung der Funktionstüchtigkeit wichtige Strukturen mitverletzt wurden, z. B. Gefäße, Nerven, Teile des knöchernen Skeletts, Sehnen, bakterienhaltige Hohlorgane u. dgl.

319 phlogosis (griech.), Entzündung.

Aufgrund dieser Kriterien verschafft sich der Arzt ein Bild über die Dringlichkeitsordnung der zu treffenden Maßnahmen.

Übersicht

Vollständige reparative Regeneration: Gewebsspezifische Wiederherstellung mit *Restitutio ad integrum*
Unvollständige reparative Regeneration: Gewebsunspezifischer Ersatz durch Bindegewebe = *Narbenbildung*

Wechselgewebe besitzen eine ausgezeichnete Regenerationsfähigkeit.
Dauergewebe haben nur noch eine potentielle Regenerationsfähigkeit.
Ruhegewebe sind nicht regenerationsfähig.
Wundheilung per primam oder per secundam intentionem
Normaler Verlauf:
1. Exsudative Phase 1.–3. Tag
2. Proliferative Phase 3.–10. Tag
3. Narbenbildung 2. Woche

Störungen:
1. Wundinfektion
2. Wundruptur, Wunddehiszenz
3. Serombildung
4. Fremdkörpergranulom
5. Traumatische Epidermoidzyste
6. Narbenneurome
7. Hyperplastische Narben, Keloide
8. Chronische Wunden

REKAPITULATION

1. Definiere die *„physiologische Regeneration"*. (23.27.1)
2. Unterscheide zwischen *„vollständiger"* und *„unvollständiger reparativer Regeneration"*. (23.27.1)
3. Definiere *„Wechselgewebe", Dauergewebe"* und *„Ruhegewebe"*, nenne Beispiele. (23.27.2)
4. Nenne die drei wichtigsten Steuerungsmechanismen einer Regeneration. (23.27.3)
5. Kann aus einer Regeneration ein maligner Tumor hervorgehen? (23.27.3)
6. Was ist eine Wunde? (23.27.4)
7. Erläutere die Geschehnisse während der drei Phasen der Wundheilung. (23.27.4)
8. Was ist ein Granulationsgewebe? (23.27.4)
9. Erläutere den Ablauf der Heilung von Knochenbrüchen. (23.27.5)
10. Worin besteht der Unterschied zwischen *„p.p."*- und *„p.s."*-Heilung? (23.27.6)
11. Was versteht man unter Caro luxurians bzw. Granuloma teleangiectaticum? (23.27.6)
12. Nenne Störungen und Komplikationen der Wundheilung. (23.27.7)
13. Was ist ein Serom? (23.27.7)
14. Wie entsteht eine traumatische Epidermoidzyste? (23.27.7)
15. Was ist eine hyperplastische Narbe bzw. ein Keloid? (23.27.7)
16. Welche Ursachen gibt es für *„chronische Wunden"?* (23.27.7)
17. Nenne allgemeine Faktoren, welche sich auf die Wundheilung störend auswirken. (23.27.8)
18. Nach welchen Kriterien beurteilt der Kliniker eine Wunde? (23.27.9)

23.28 Fibrose[320]

Unter Fibrose versteht man eine Vermehrung kollagener Fasern im Gewebe.

Besteht dabei auch eine Zunahme der elastischen Fasern, wird von **Fibroelastose** gesprochen.

Die Ursachen dieser Aktivität im Bindegewebe sind weitgehend unklar. Einerseits handelt es sich um immunologische Mechanismen, d. h. von immunkompetenten Lymphozyten werden Lymphokine freigesetzt, welche die Fibroblastenfunktionen modulieren; andererseits ist es die Wirkung von sogenannten Wachstumsfaktoren, welche von den verschiedensten Stellen produziert werden können. Letztendlich geht es darum, daß eine erhöhte Proliferation von Fibroblasten mit einer vermehrten Synthese von Kollagen Hand in Hand geht.

Sklerose ist eine quantitativ gesteigerte Fibrose.

Narbe ist der Ersatz zugrundegegangenen Gewebes durch Bindegewebsfasern.

Schwiele ist eine quantitativ gesteigerte Narbe.

Keloid[321] ist eine überschießende Narbenbildung, die sich über den ursprünglichen Wundbereich hinaus erstreckt (23.27.7.7).

Makroskopisch erkennt man eine **Fibrose** aufgrund der faszikulären[322] (bündelförmig durchflochtenen) Faserstruktur des Bindegewebes und der grau-weißen Farbe; das Areal ist deutlich verhärtet: **Induration**[323].

Histologisch finden sich vermehrt kollagene Fasern, die sich zu dicken, scholligen, hyalinen (siehe 23.15) Balken vergrößern können. Je nach Aktivitätsgrad des faserbildenden Prozesses schwankt der Zellgehalt an Fibroblasten: viele Zellen → Aktivität → die Faserbildung geht weiter.

Achtung: **Fibrom** ist ein gutartiger, mesenchymaler Tumor; in wechselnder Zusammensetzung aufgebaut aus Fibroblasten, vor allem Fibrozyten und kollagenen Fasern.

320 fibra (lat.), Faser.
321 kele (griech.), Geschwulst, Keloid = geschwulstähnlich.
322 fasciculus (lat.), kleines Bündel.
323 indurare (lat.), hart machen.

Desmoid[324] ist ein Fibroblastentumor mit hoher Rezidivneigung.

23.28.1 Pathogenetische Typen einer Fibrose

1. Perikapilläre Faservermehrung bei chronischer, venöser Blutstauung: **Stauungsinduration** (siehe 23.21.3). Besonders markant an Leber, Lunge und Milz zu erkennen.
2. **Induration eines chronischen Ödems** (siehe 23.18.4).
3. Interstitielle Bindegewebsvermehrung bei **Atrophie des Parenchyms** (siehe 23.11.1).
4. Interstitielle Fibrose und Bildung kleiner Narben **bei Insuffizienz der Blutversorgung:** Herzmuskelhypertrophie jenseits des kritischen Herzgewichtes (siehe 23.10.1).
5. **Reparation** zugrunde gegangener Parenchymbezirke: Ersatz durch Bindegewebe.
6. **Abheilung chronischer Entzündungen:** Das Granulationsgewebe geht in faserbildendes Bindegewebe über.
7. Bindegewebige Verdickung der Arterienintima: **Frühveränderung der Arteriosklerose.**
8. Bindegewebige Verdickung von Venenwänden: **Phlebosklerose** bei Blutstromverlangsamung und erhöhtem Innendruck, z. B. Varizen.
9. **Fibröse Verdickung von serösen Häuten** (Pleura, Perikard u. dgl.): entweder Folge einer mechanischen Reizung oder Zustand nach Entzündung.
10. **Chronischer mechanischer Reiz an Schleimhäuten,** z. B. Gingiva-Fibrose bei Zahnprothesen-Trägern.

    Gingivawucherungen sind auch eine bekannte Nebenwirkung bei der Behandlung von Epileptikern mit Hydantoinderivaten.
11. **Strahlenfibrose:** nach Einwirkung ionisierender Strahlen.
12. **Lungenfibrose** als Endstadium einer Vielzahl von Lungengerüsterkrankungen (siehe 34.3.13).
13. **Endokardfibrose, Endomyokardfibrose, Fibroelastose des Endokards** (siehe 32.12).
14. **Pannusbildung**[325]: aggressiv und destruierend wachsendes Granulationsgewebe mit Übergang in ein faserreiches Bindegewebe; z. B. bei Hornhautentzündung am Auge sowie bei rheumatischen Gelenksentzündungen.
15. **Sklerodermie:** Autoimmunerkrankung mit Fibrose und Sklerose im subepidermalen Gewebe (Corium[326]). Bei generalisiertem Befall des Gefäßbindegewebes auch an inneren Organen: sogenannte **progressive, systemische Sklerose.**

In Analogie zur Fibrose wird eine Vermehrung und Verdickung des Stützfasergerüstes im Zentralnervensystem als **Fasergliose** bezeichnet.

23.28.2 Verlaufsform einer Fibrose

1. **Rückbildung** mit Abbau des Bindegewebes ist möglich, d. h. eine Fibrose kann reversibel sein. Dies geschieht allerdings *sehr selten* und nur, wenn die auslösende Ursache ein einmaliges, zeitlich beschränktes Ereignis war.
2. **Fortschreiten** der Fibrosierung ist *häufig,* vor allem wenn die stimulierenden Ursachen nicht beseitigt werden.
3. Eine **unkontrollierte, hyperaktive Kollagensynthese** führt zu übermäßiger und überschießender Proliferation von Bindegewebe. Es entstehen sogenannte **idiopathische Fibrosen** und **Fibromatosen.**

   Die Ursachen sind weitgehend unklar, nur einige Faktoren sind bekannt:
   a) Fibroblasten werden zu erhöhter Proliferation angeregt. Stimulierenden Einfluß haben Wachstumsfaktoren, z. B. der Fibroblastic-Growth-Factor (FGF) aus Makrophagen und T-Lymphozyten, der Platelet-Derived-Growth-Factor (PDGF) aus aggregierten Thrombozyten, Interleukon 1 (IL-1) aus Makrophagen und Leukozyten und andere mehr.
   b) Es findet eine ungebremste Synthese von Kollagen statt.
   c) Immunkompetente Zellen wirken durch sezernierende Mediatorsubstanzen, z. B. Lymphokine, auf den progredienten Fibroseprozeß ein.

      Beispiele:
      - **Palmare Fibromatose = DUPUYTRENsche**[327] **Kontraktur:** Narbenbildung der Kontraktion an der Palmaraponeurose der Finger. Eine genetische Komponente ist vorhanden, Beziehung zu Alkoholismus ist wahrscheinlich.
      - **Pseudosarkomatöse Fibromatose = noduläre Fasziitis:** subkutan und im Bereich der

324 desmos (griech.), Band, Bindemittel.
325 pannus (lat.), Lappen, ein Stück Tuch.
326 corium (lat.), feste Haut, Balg.
327 Guillaume Baron de DUPUYTREN (1788–1835), Chirurg aus Paris.

Faszien wächst zellreiches Bindegewebe und erstreckt sich mit zahlreichen, unscharf begrenzten Ausläufern in die Umgebung. Benigne Fibroblastenwucherung, von den oberflächlichen Faszien ausgehend.

Übersicht

Fibrose

Definition:	Überschußproduktion von kollagenen Fasern, dadurch Störung der normalen Architektur des befallenen Organs wie auch Funktionseinschränkungen.
Pathogenese:	1. Vermehrung der Zahl an Fibroblasten im betroffenen Gebiet 2. Steigerung der Kollagen-Synthese 3. Stimulierung von 1. und 2. durch sogenannte Wachstumsfaktoren
Morphologie:	Die gestaltliche Manifestation einer Fibrose reicht von einer diskreten, perikapillären Faservermehrung über die Induration und Sklerose bis zur schwieligen Narbe.
Verlauf:	Spontane Rückbildung einer Fibrose ist sehr selten, zumindest resultiert ein stationäres Verhalten, häufig ist allerdings ein progressiver Verlauf. Unterscheide die Fibrosen und Fibromatosen von den mesenchymalen Tumoren!
Komplikationen:	1. Verlängerung und Erschwerung der interstitiellen Wegstrecke zwischen Blutgefäß und metabolischem Terrain; z. B. Störung des alveolo-kapillären Gasaustausches bei chronischer Stauungsinduration der Lunge. 2. Kompression des Organparenchyms oder dgl. durch das raumfordernde Bindegewebe; z. B. Einengung der Ureteren bei Retroperitonealfibrose. 3. Narbige Schrumpfung des Bindegewebes; z. B. DUPUYTRENsche Kontraktur.

- **Retroperitoneale Fibrose ORMOND**[328] sowie **idiopathische Mediastinalfibrose:** lebensbedrohlich durch Umwachsung und Einengung etwa der Ureteren oder der Vena cava. Solche Veränderungen wurden auch nach längerer Medikation von Methysergid, einem Migränemittel, beobachtet.
- **Fibromatosis penilis PEYRONIE**[329]: umschriebene oder diffuse Fibrose und Sklerose der Corpora cavernosa des Penis. Der Penisschaft wird hart, oft verkrümmt, die Erektion schmerzhaft. Letztendlich kann eine knorpelartige Platte entstehen, deshalb wird die Krankheit auch **Induratio penis plastica** genannt.

23.28.3 Folgen der Fibrosen und Fibromatosen

1. Durch die interstitielle Faservermehrung wird die Transitstrecke zwischen Blutgefäßen und den zu versorgenden Zellen länger; auch der alveolo-kapilläre Gasaustausch in der Lunge ist erschwert. Als Folge kommt es zu einer erheblichen *Beeinträchtigung des Stoffaustausches* in den betroffenen Organen.
2. Das wachsende, raumfordernde Bindegewebe *komprimiert* und *verdrängt* das spezifische und spezialisierte Parenchym.
3. Flächenhafte, voluminöse Fibrosen umscheiden Hohlorgane, komprimieren sie von außen und *imponieren oft ähnlich einem malignen Tumor.*

REKAPITULATION

1. Definiere den Begriff „*Fibrose*" und nenne die grundsätzlichen Entstehungsbedingungen. (23.28)
2. Unterscheide und definiere: Sklerose, Narbe, Schwiele, Keloid sowie Fibrom und Desmoid. (23.28.)
3. Nenne Beispiele für „*pathogenetische Typen*" einer Fibrose. (23.28.1)
4. Was ist eine Stauungsinduration? (23.28.1)
5. Was versteht man unter Pannus? (23.28.1)
6. Wie nennt man die Fibrose im Gehirn? (23.28.1)
7. Ist eine Fibrose reversibel? (23.28.2)
8. Erkläre die „*idiopathischen Fibrosen und Fibromatosen*". (23.28.2)
9. Definiere die DUPUYTRENschen Kontrakturen. (23.28.2)
10. Was versteht man unter Morbus ORMOND? (23.28.2)
11. Warum werden manche Fibromatosen „*pseudosarkomatös*" genannt? (23.28.2)
12. Was ist eine Induratio penis plastica? (23.28.2)
13. Nenne Komplikationen und Folgen der Fibrosen. (23.28.3)

328 John Kelso ORMOND, zeitgenössischer Urologe in Detroit.
329 Francois de la PEYRONIE (1678–1747), Chirurg in Montpellier und Paris.

23.29 Verkalkung

Pathologische Verkalkungen sind heterotope Kalkablagerungen, d. h. an Stellen, wo normalerweise Kalk nicht vorkommt.
Es erfolgt eine Deposition von Kalziumphosphat und Kalziumkarbonat mit evtl. Überführung derselben in Hydroxylapatit[330].

23.29.1 Dystrophische Verkalkungen

Verkalkung eines stark geschädigten, entweder dystroph-degenerativ veränderten oder nekrotischen Gewebes. Keine Veränderung des Kalzium- oder Phosphatstoffwechsels.

Dystrophes Gewebe: Arteriosklerose, Herzklappensklerose, chronische Entzündungen und Narben (z. B. verkalkte Pleuraschwielen, verkalkte Herzbeutelentzündung), alte Thromben und Hämatome (Abb. 23.38).

Nekrotische Gewebe: vor allem charakteristisch für die tuberkulöse Nekrose = Verkäsung.

Weiters: Nekrosen in Tumoren (z. B. Schilddrüsenadenomen), Fettgewebsnekrosen, intrauteriner Fruchttod → Lithopädion[331], Verkalkung nekrotischer Tubulusepithelien in der Niere bei Sublimatvergiftung, Verkalkung abgestorbener Parasiten (z. B. Echinokokken, Trichinen).

Verkalkungen sind ein morphologisches Leitsymptom für Tuberkulose.

23.29.2 Metastatische = metabolische Verkalkungen

Verkalkungen in gesunden Geweben bei Hyperkalzämie, besonders dort wo wegen Abgabe saurer Valenzen ein alkalisches Milieu herrscht: es kommt zur Ausfällung von Kalziumsalzen.
Saurer pH-Bereich: Kalk wird aufgelöst (vgl. Haushaltsreiniger), Kalziumionen werden frei.
Alkalischer pH-Bereich: Kalziumionen fallen als Karbonat oder Phosphat aus.
Daher kommt es an jenen Stellen des Körpers leicht zu Verkalkungen, wo Säuren ausgeschieden werden:

Niere (Harnsäure) → Nephrokalzinose: Verkalkung beginnt an den Basalmembranen der Kanälchen.
→ Kalkinfarkt: Kalkausfällung im Interstitium der Markkegel → Lunge (Kohlensäure)
→ Bimssteinlunge: Verkalkung im Alveolargerüst
Magenschleimhaut (Salzsäure)
Haut, Subkutis (saurer Schweiß)

Die wichtigsten Ursachen von metastatischen Verkalkungen sind:

Gesteigerte Knochendemineralisierung; z. B. Hyperparathyreoidismus, Knochenzerstörung durch Tumoren, paraneoplastisches Syndrom.

Verstärkte Vitamin-D-Wirkung; z. B. längerdauernde Überdosierung.

Exzessive Kalziumaufnahme bzw. verminderte Kalziumausscheidung: *Milchtrinker-Syndrom* = *Milch-Alkali-Syndrom:* Hyperkalzämie als Folge übermäßiger Zufuhr von Milch (Kalzium) kombiniert mit leicht resorbierbaren Alkalien (Antazida[332], besonders $NaHCO_3$ oder $CaCO_3$); die Alkalose hemmt die renale Kalziumausscheidung. Dieses Syndrom kann bei der Therapie von Magen- bzw. Zwölffingerdarmgeschwüren auftreten.

In allen Verkalkungsherden kann metaplastisch Knochengewebe entstehen.

23.29.4 Kalziphylaxie[333]

Es handelt sich um eine gestörte Reaktion im Kalziumstoffwechsel.

Modell-Tierversuch: Ein erster Reiz steht mit dem Kalziumstoffwechsel in Beziehung, z. B. Gabe von Parathormon oder Vitamin D (sogenannter Sensitizer[334]); dies bewirkt eine Kalziummobilisierung aus dem Skelett. Ein zweiter unspezifischer Reiz, z. B. Gabe von Metall-Salzen (sogenannter Challenger[335]) oder mechanische Provokation, z. B. Ausreißen der Haare beim Versuchstier, führt zu Kalkablagerungen. Letztere können lokalisiert an der Stelle der Provokation sein oder auch generalisiert auftreten. Die Kalziphylaxie wird als Sonderform eines Abwehrmechanismus angesehen.

Nicht verwechseln! Kalziphylaxie: siehe oben. Kalzifikation[336]: allgemeine Bezeichnung für Verkalkung.

330 komplexe, kristallinische Kalziumverbindung; Hauptbestandteil der Hartsubstanz von Knochen und Zähnen.
331 lithos (griech.), Stein; paidion (griech.), kleines Kind. Verkalkung eines abgestorbenen Fetus.
332 acidus (lat.), sauer. Antazida sind Arzneimittel gegen Übersäuerung des Magensaftes.
333 calx (lat.), Kalkstein; phylax (griech.), Wächter.
334 (engl.), Empfindlichmacher.
335 (engl.), Herausforderer.
336 calx und facere (lat.), machen.

23.29.5 Konkremente[337]

Kalk ist praktisch immer ein Bestandteil (unter mehreren anderen) von Steinbildungen: Gallensteine (Cholelithiasis), harnableitende Wege (Urolithiasis), Speicheldrüsenausführungsgänge (Sialolithiasis), Prostatakonkremente, Kotsteine.

Morphologie der Verkalkung

Histologisch erscheinen Kalkablagerungen granulär bis blumig-schollig und färben sich mit Hämatoxylin dunkelblau.

Eine morphologische Eigenheit sind die *Psammomkörper*[338] = *Corpora arenacea* oder *arenosa*[339]*;* konzentrisch geschichtete Kalkkörnchen (etwa in der Größe einer Arteriole) in alternden Geweben (Plexus chorioideus, Epiphyse, Prostata) sowie in Geschwülsten (Meningeom, papilläres Ovarialkarzinom und Schilddrüsenkarzinom). Die Kalkkörperchen entstehen anscheinend durch Verkalkung untergehender Zellen oder hyaliner Massen.

Makroskopisch sind die Verkalkungsherde rauh bis bröckelig oder überhaupt steinhart. Reiner Kalk ist weiß.

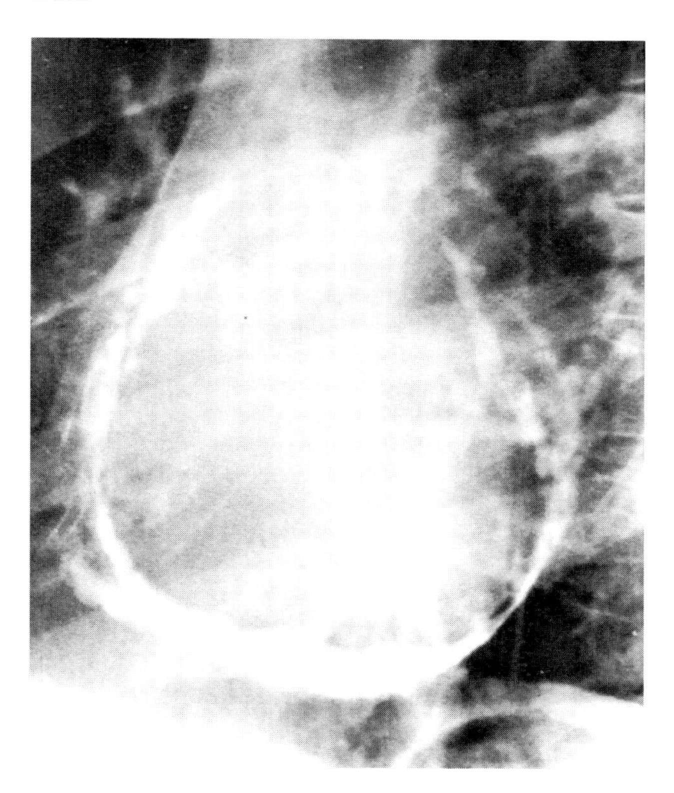

Abb. 23.38: Schalenartige Verkalkungen einer abgelaufenen Herzbeutelentzündung: Panzerherz.

337 concrementum (lat.), Zusammenhäufung.
338 psammos (griech.), Sand.
339 arenosus (lat.), sandig.

Diskrete Verkalkungen sind an den betroffenen Organen leichter tastbar als sichtbar.

Verkalkungen können leicht im Röntgenbild erkannt werden.

Übersicht

Verkalkung = Kalzifikation

Physiologisch: Verkalkung von Osteoid und damit Umwandlung in Knochengewebe; Kalk in der Hartsubstanz der Zähne; Verkalkung von Knorpel (z. B. Kehlkopf) im Alter;

Pathologisch: Heterotope Kalkablagerung.

Zwei pathogenetische Hauptformen:

1. **Dystrophische Verkalkungen** (keine Kalziumstoffwechseländerung)
2. **Metastatische Verkalkungen** (bei Hyperkalzämie)

REKAPITULATION

1. Unterscheide zwischen physiologischen und pathologischen Verkalkungen. (23.29)
2. Definiere die dystrophischen Verkalkungen. (23.29)
3. Definiere die metabolischen Verkalkungen. (23.29)
4. Erläutere das Milch-Alkali-Syndrom. (23.29)
5. Welche Beziehung gibt es zwischen Verkalkung und Tuberkulose? (23.29)
6. Erläutere den Mechanismus der Kalziphylaxie. (23.29)
7. Was sind Konkremente, nenne Beispiele? (23.29)
8. Schildere die histologischen und makroskopischen Charakteristika von Verkalkungen. (23.29)
9. Was sind Psammomkörper? (23.29)

24. Allgemeine Entzündungslehre

Entzündungen[1] sind komplexe Abwehrmechanismen gegen schädigende Einwirkungen, welche den Körper treffen.

Der in einem Organ ablaufende Entzündungsvorgang wird im medizinischen Sprachgebrauch meist mit der Endsilbe „*itis*" bezeichnet.

Beispiele:

Endokarditis – Herzinnenhautentzündung, meist Herzklappenentzündung

Myokarditis – Herzmuskelentzündung

Perikarditis – Herzbeutelentzündung

Pankarditis – Entzündung aller Schichten der Herzwand

Ausnahme:

Pneumonie – Lungenentzündung

Phlegmone – diffuse Weichteilentzündung

Nicht entzündliche, überwiegend degenerative Gewebsschädigungen tragen meist die Endsilbe „ose".

Beispiele:

Arteriosklerose (im Gegensatz zu „Arteriitis"), Nekrose, Amyloidose, Nephrose u. dgl.

Da jede Entzündung zwangsläufig mit einer Gewebsschädigung einhergeht (entweder als auslösende Ursache oder als Folge), gilt der Merksatz: „*Keine -itis ohne -ose!*"

24.1 Das Wesen einer Entzündung

Die Entzündung ist eine Reaktion (Antwort) des Gewebes auf eine Alteration (Reiz bis Schädigung). Der auslösende Reiz muß am Einwirkungsort einen gewissen Schwellenwert überschreiten.

Das Streicheln der Haut ist ein angenehmer, nicht schädigender Reiz. In bestimmten Situationen erfolgt aber auch dabei eine Antwort des Gewebes, z. B. erhöhte Blutzufuhr: Das kann von der „Errötung der Haut" bis zur erregten Blutüberfüllung reichen.

Das Einstechen eines Holzsplitters in die Haut ist ein unangenehmer, schädigender Reiz. Die Gewebsantwort wird eine Verteidigungsreaktion, eine Entzündung sein.

Die Entzündung ist eine Verteidigungsreaktion.

Primärer Sitz der entzündlichen Gewebsreaktion ist das Gefäß-Bindegewebe des Interstitiums; das dem Entzündungsherd zugeordnete Organparenchym wird sekundär in den Entzündungsvorgang einbezogen. Da die Entzündung eine Auseinandersetzung zwischen gesunden und geschädigten Körperteilen darstellt, kann es keine „allgemeine Entzündung", sondern lediglich veränderte Organe geben.

Zweck der Entzündung ist die Beseitigung bzw. Vernichtung des ursächlichen Entzündungsreizes sowie der Ersatz des zugrundegegangenen Gewebes. Obwohl die Entzündung in „guter Absicht" als Abwehrreaktion abläuft, kann es infolge von Gewebszerstörungen und Parenchymschäden zu schweren Erkrankungen kommen.

Januskopf[2] der Entzündung, d. h. es gibt zwei Seiten:

1. die Entzündung ist ein lebenswichtiger Abwehrmechanismus;
2. es besteht ein Risiko einer vorübergehenden oder dauernden Gewebeschädigung bzw. -zerstörung.

Die Entzündungsreaktion ist ein komplex-vernetzter Prozeß, wobei folgende Faktoren hauptsächlich beteiligt sind:

- *Blutgefäße:* mit der Möglichkeit durch Kontraktion und Dilatation die Durchblutung zu verändern.
- *Blutzellen:* Leukozyten, Lymphozyten, Monozyten mit ihren jeweiligen Funktionsmöglichkeiten.
- *Bioaktive Eiweißkörper:* Als Mediatorsubstanzen steuern sie die mannigfaltigen Facetten des Entzündungsablaufes.
- *Zellen des Interstitiums:* Mastzellen, Plasmazellen, Fibroblasten u. a. m.
- *Strukturen des Interstitiums:* Der Aufbau des Terrains einer Entzündung beeinflußt den morphologischen Ablauf. Beispiel: Ein Entzündungsprozeß verhält sich anders in den Hohlräumen der Lungenalveolen als im soliden Gewebe der Leber.
- *Immunologische Mechanismen:* AG-AK-Reaktio-

1 (lat.), inflammatio, eigentl. das Anzünden, der Brand.

2 Janus, römischer Gott der Türen und Tore, deren zwei Seiten man in der Doppelgesichtigkeit des „Januskopfes" darstellte.

nen spielen in der Mehrzahl der Entzündungen eine wesentliche Rolle.

Während eines Entzündungsgeschehens laufen zwei Ereignisse parallel ab:

1. **Lokale Reaktionen** am Gefäß-Bindegewebe mit den Phänomenen Schmerz = **Dolor**, Rötung = **Rubor**, Schwellung = **Tumor**, Erwärmung = **Calor** sowie Funktionsbeeinträchtigung = **Functio laesa**[3].

> **Rubor – Calor – Tumor – Dolor – Functio laesa** kennzeichnen klinisch das Entzündungsgeschehen und werden als **Kardinal-Symptome der Entzündung** bezeichnet.

2. **Allgemeine reaktive Phänomene,** wie z. B. **Krankheitsgefühl, Fieber, Leukozytose** (Vermehrung der Leukozyten im peripheren Blut), **Vermehrung der Immunglobuline im Blut, Erhöhung der Blutsenkungsgeschwindigkeit** u. a.

   Jede Entzündung ist ein dynamisch[4] **ablaufender Prozeß zwischen Anfang und Ende,** kein stationärer Zustand. Da sich mit der Dynamik des Geschehens auch das morphologische Erscheinungsbild laufend ändert, ist eine allgemein gültige, morphologische Definition der Entzündung unmöglich. Die histologischen Gewebeveränderungen zu Beginn, Höhepunkt und Ende der Entzündung zeigen ein völlig unterschiedliches Bild.

   Bei einer *akuten Entzündung* stehen die hämodynamischen Veränderungen und die Reaktion der Blutzellen im Vordergrund, bei einer *chronischen Entzündung* dagegen die Veränderung im bindegewebigen Interstitium und die Reaktion von Makrophagen, Lymphozyten, Plasmazellen und Mastzellen.

24.2 Ursachen einer Entzündung

Alle Einwirkungen, die zu einer Zell- oder Gewebeschädigung führen, kommen als Ursachen einer Entzündung in Betracht. Es ist daher unmöglich, die Vielzahl dieser Ursachen aufzulisten.

In erster Annäherung sind **drei Gruppen von Entzündungsursachen** zu unterscheiden:

1. **Lebende Organismen**
2. **Unbelebte Faktoren**
3. **Andere Ursachen** (siehe Tabelle 24.1).

Die schädigende Einwirkung = das schädliche Agens kann:

1. **Direkt die Entzündungsreaktion auslösen,** z. B. durch eine primäre Gewebsnekrose. Es kommt zur direkten Auseinandersetzung zwischen dem ursächlichen Ereignis und der Abwehrreaktion. Die Art der Entzündung wird von der Ursache bestimmt.

   Beispiel: Bakterielle Infektion durch Eitererreger → eitrige Entzündung infolge Granulozytenakkumulation.

2. **Zunächst die Mediatorsubstanzen aktivieren** (siehe 24.4), welche dann den Entzündungsprozeß in Gang bringen. Die Art der Entzündung wird von der Aktivität der Mediator-Substanzen bestimmt.

   Beispiel: Allergische Entzündung, z. B. Heuschnupfen → Freisetzung von Histamin aus Mastzellen → detaillierte Histaminwirkung mit dem Effekt einer serös-schleimigen Entzündung.

24.3 Die Zellen der Entzündungsreaktion

Jene Entzündungszellen, die aus dem strömenden Blut kommen, wandern durch die Gefäßwand der Kapillaren und Venolen, also transmural[5], in das Entzündungsfeld ein.

Am Beispiel der Granulozyten lassen sich dabei vier Phasen unterscheiden:

1. **Randständigerwerden der Leukozyten = Margination**[6]

> *Die Granulozyten bewegen sich aus dem zentralen Achsenstrom an den Rand der Strömung.*

Ursachen: Erythrozyten- und Thrombozytenaggregate beanspruchen infolge ihrer Größe aus hämodynamischen Gründen den Axialstrom, die kleinen Einzelzellen werden an den Rand geschwemmt. Endothelzellen exprimieren unter dem Einfluß von Entzündungsmediatoren, die sogenannten Leukozyten-Adhäsionsmoleküle ELAM-1 und VCAM-1 (siehe 24.3.1), und fördern das „Klebenbleiben" der Granulozyten.

---

3 laedere (lat.), verletzen.
4 dynamis (griech.), kräftig, stark, wirksam.
5 arthron (griech.), Gelenk; pous, podos (griech.), Fuß; Gliederfüßer.
6 virulentes (lat.), giftig. Virulenz ist der Grad der Aggressivität von Krankheitserregern.

Tab. 24.1: Entzündungsursachen und pathogenetische Prinzipien

Ursache	Wirkung
Lebende Organismen	
1. Bakterien	Toxine, Antigene, lytische Fermente
2. Besondere Bakterien: Ricksetten, Chlamydien, Mykoplasmen	Zytotoxizität
3. Viren	Organotrope Zellschädigung (z. B. Hepatitisviren → Leber)
4. Pilze	Gewebsnekrosen, Granulombildung
5. Protozoen	Zellparasiten
6. Würmer	Organparasiten, Immunreaktion
7. Arthropoden[7]: z. B. Flöhe, Wanzen, Zecken, Läuse, Fliegen	Blutsauger, dadurch Überträger diverser spezieller Erreger
Unbelebte Faktoren	
1. Mechanisch	Traumatische Zerstörung, Fremdkörper, Druck, Reibung
2. Chemisch	Säuren, Laugen, Metalle → Nekrosen
3. Thermisch	Hitze, Kälte → Eiweißdenaturierung, Nekrose
4. Aktinisch	Ionisierende Strahlen → toxische Peroxidradikale → Nekrosen; DNA-Schäden
5. Elektrisch	Nekrosen
Andere Ursachen	
1. Allergene	AG-AK-Reaktionen
2. Fremdantigene, z. B. Transplantat	AG-AK-Reaktionen
3. Autoantigene	AG-AK-Reaktionen
4. Pathogene Stoffwechselprodukte, z. B. Urämie	Zellschädigung am Ausscheidungsort, z. B. Gastroenterocolitis uraemica
5. Nekrosen verschiedener Ursachen, z. B. Ischämie	Abräumreaktion

Die häufigsten Ursachen sind lebende Mikroorganismen.

2. Durchwanderung der Gefäßwand = Migration, Transmigration, Emigration[9]

Die Granulozyten kriechen zwischen den auseinandergerückten Endothelzellen mit aktiver, amöboider Beweglichkeit hindurch.

Die Basalmembran wird bei Bedarf durch Proteasen gelöchert. Dies ist der Weg für Granulozyten, Lymphozyten und Monozyten/Makrophagen, lediglich Erythrozyten werden passiv und nur bei massiver Gefäßwandschädigung durchgepreßt.

Tab. 24.2: Faktoren, welche Art und Ablauf einer Entzündung beeinflussen

Bestimmender Faktor	Effekt
1. Intensität und Einwirkungsdauer des Reizes	Quantitatives Ausmaß der Gewebeschädigung a) Je kompakter = faserreicher das Gefäßbindegewebe ist, um so größer ist der Widerstand gegenüber der Entzündungsausbreitung: z. B. Faszien, Sehnen b) Je lockerer ein Bindegewebe ist und je größer die interzellulären Räume sind, um so rascher und leichter breitet sich die Entzündung aus, z. B. Lungenalveolen
3. Durchblutung	Störungen der Blutversorgung begünstigen die Entstehung einer schweren entzündlichen Reaktion, z. B. Hypostase
4. Alter, Ernährungszustand, konsumierende Begleiterkrankungen	Abnahme der Reaktionsfähigkeit für Abwehrmaßnahmen
5. Eiweißmangel sowie Immunglobuline	Mangel an Mediatorsubstanzen
6. Störung der Immunabwehr	Eitererreger: normale Abwehr → eitrige Entzündung; defekte Abwehr → nekrotisierende Entzündung
7. Mangel an Leukozyten, z. B. bei Knochenmarksschädigungen oder Leukämien	Weitgehende Reduktion der Abwehrfähigkeit
8. Bei Infektionen: Virulenz[8] des Erregers	Je virulenter der Erreger, um so stärkere Abwehrreaktionen

3. Gerichtete Wanderung auf das Zentrum des Entzündungsgeschehens zu = Chemotaxis[10]

Chemotaxis bedeutet, daß die Zelle unter dem Einfluß eines bestimmten Stimulus eine entsprechende Wanderungsrichtung einschlägt.
Chemokinese[11] bedeutet die Wanderungsgeschwindigkeit bzw. das Haltmachen am Zielort.

Chemotaktische und chemokinetische Faktoren sind „Lockstoffe“.
Woher stammen diese?
Exogene Faktoren: Peptide aus Mikroorganismen, Fremdproteine, andere Fremdsubstanzen.
Endogene Faktoren: Fragmente des Komplementsy-

7 murus (lat.), Mauer.
8 margo (lat.), Rand.
9 migrare (lat.), auswandern.
10 taxis (griech.), Aufstellung, Anordnung.
11 kinesis (griech.), Bewegung.

stems, des Kininsystems, Zytokine, Prostaglandine (siehe 24.4) sowie denaturierte Proteine.
Wie wirken die chemotaktischen Faktoren?
Die Erkennung des Signals erfolgt durch spezifische Rezeptoren an der Zellmembran, die Umwandlung in eine Zellbewegung geschieht mittels des Zytoskeletts.

4. **Akkumulation am Entzündungsort**

Die Art des Stimulus beeinflußt die Art der angelockten Zellen.

Beispiel: Bakterien → neutrophile Granulozyten; Entzündungen bei Immunreaktion → Lymphozyten; Parasiten → eosinophile Granulozyten.
Entscheidend ist die zahlenmäßige Verfügbarkeit der Zellen, ihre Lebensdauer und eine negativ-chemotaktische Wirkung am Entzündungsort, damit die Zellen nicht wieder davonwandern.

24.3.1 Charakteristik der wesentlichen Entzündungszellen

Endothelzellen
Die wesentlichen physiologischen Eigenschaften der Endothelien sind: Regulation der kapillären Permeabilität und des Gefäßtonus, Erhaltung einer nicht-thrombogenen Oberfläche.

Bei einer Entzündungsreaktion werden die Endothelzellen **aktiviert** und übernehmen besondere Funktionen. Ausgelöst wird dieser Vorgang durch Mediator-Substanzen, aber z. B. auch durch Bakterientoxine.

In den Endothelzellen wird Stickstoffmonoxid = NO gebildet, welches eine **Verminderung des Gefäßtonus** und damit **Vasodilatation** hervorruft; daher frühere Bezeichnung EDRF = endothelial derived relaxation factor. Als Antagonist wirkt **Endothelin,** welches die glatte Gefäßmuskulatur kontrahiert.

NO wurde 1992 vom Wissenschaftsmagazin „Science" zum „Molekül des Jahres" erklärt.
NO ist für die erektile Vasodilatation im Corpus cavernosum penis verantwortlich (siehe Pharmakologie, Wirkungsmechanismus von Viagra).

An der Oberfläche der Endothelzellen werden **spezifische Adhäsionsstrukturen** (Tab. 24.3, Abb. 24.1) exprimiert[12], so daß Blutzellen hier haften bleiben = andocken. Zwei wichtige Beispiele sind:

ELAM-1 = Endothel-Leukozyten-Adhäsionsmolekül als spezifische Erkennungsstruktur für neutrophile Granulozyten;

VCAM-1 = Vaskuläres-Zell-Adhäsionsmolekül als Erkennungsstruktur für Lymphozyten.

Mit Hilfe des aktinhaltigen Zytoskeletts **können sich Endothelzellen kontrahieren** und machen dadurch **Zwischenräume** auf, wo Blutzellen und Bluteiweißkörper aus der Gefäßlichtung in das Interstitium übertreten können.

Endothelzellen produzieren auch selbst **Entzündungsmediatoren** (siehe 24.4) und sind damit in einen Rückkoppelungsmechanismus eingebunden.

Tab. 24.3: Adhäsionsmoleküle vermitteln interzelluläre Bindungen (Auswahl)

Name	Funktion
ELAM-1 (Endothel-Leukozyten Adhäsionsmolekül)	Verbindung von Neutrophilen mit Endothelzellen
VCAM-1 (Vaskuläres Adhäsionsmolekül)	Verbindung von Endothelzellen mit Lymphozyten/Monozyten
VLA-4 (very large antigen)	Bindung an VCAM-1 der Endothelzellen
Sialyl-Lewis-X	Bindungen an ELAM-1 der Endothelzellen
ICAM-1 (Interzelluläres Adhäsionsmolekül)	Bindung an LFA von Monozyten und Granulozyten
LFA (leukozytenfunktions-assoziiertes Molekül)	Bindung an ICAM-1

Es existieren eine Vielzahl weiterer Adhäsionsmoleküle, welche Andockmanöver, Zellerkennungssignale sowie Zellstimulationen indizieren.
Eine besondere Bedeutung haben gewisse Adhäsionsmoleküle – wie z. B. **E-Cadherin** – bei der Ausbreitung und Metastasierung maligner Tumoren (siehe Tab. 25.3.3.1, Tab. 25.2).

Ein wesentliches Ereignis im Ablauf einer länger dauernden Entzündung ist die **Neubildung von Blutkapillaren = Angiogenese.** Dies beginnt mit einer Prolifera-

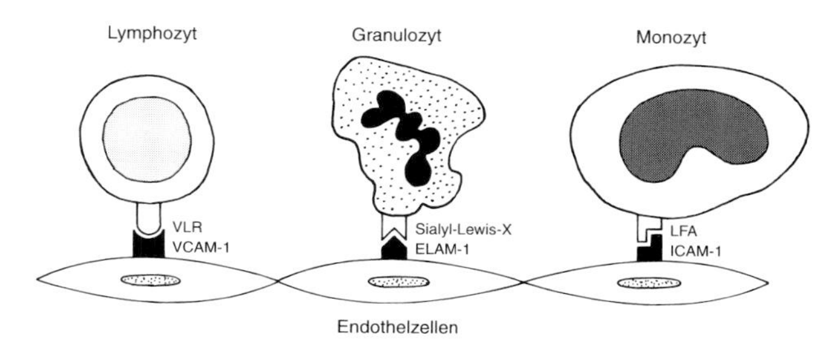

Abb. 24.1: Beispiele für Adhäsionsmoleküle. Ihre Expression an die Zelloberfläche wird durch Entzündungs- und Immunmediatoren induziert, z. B. Interleukin-1 und Tumor-Nekrosefaktor.

12 exprimere (lat.), ausdrücken, herausdrücken.

tion von Endothelzellen und danach Lumenbildung zu anastomosierenden Röhren. Gefäßneubildung wird durch Wachstumsfaktoren aus Makrophagen, Mastzellen, Thrombozyten, aber auch Tumorzellen gefördert, sogenannter **Angiogenese-Faktor: VEGF = vascular endothelial growth factor.**

Thrombozyten
Da es im Entzündungsgebiet häufig zu Mikrothrombosen kommt, sind die Thrombozyten als korpuskuläre Komponente des Gerinnungssystems daran beteiligt. Weiters werden in Thrombozyten gebildet: Kinine, Prostaglandine; Wachstumsfaktoren für Fibroblasten, glatte Muskelzellen und Endothelien = **PDGF = platelet derived growth factor.**

Neutrophile Granulozyten
Sie sind **amöboid beweglich** und kriechen – nach **aktiver Durchquerung der Gefäßwand** – auf den Ort der Entzündung zu. Bei einer massiven Entzündungsreaktion ist vermehrter Nachschub aus dem Knochenmark in die Blutbahn nötig; es kommt zur **Leukozytose** = Vermehrung der Anzahl sowie zum Auftreten noch nicht voll ausgereifter, stabkerniger Zellen = **Linksverschiebung.**

Funktion der neutrophilen Granulozyten:
1. **Freisetzung wichtiger Substanzen für die Abwehrreaktion**
   - **Proteolytische Fermente:** Überführen der Koagulationsnekrose im Entzündungszentrum in eine Kolliquation → diese Verflüssigung nennt man **eitrige Einschmelzung.**
   - **Histiolytische Fermente:** Der nekrotische Gewebsanteil wird aus dem erhalten gebliebenen Gewebsverband herausgelöst → zunächst **Demarkation**[13] = Abgrenzung, dann **Sequestration** = Heraustrennung.
   - **Mediatorsubstanzen:** Interferon, Plättchen-aktivierender Faktor = PAF, Komplement-aktivierende Substanzen, zytotoxische Sauerstoffradikale (H_2O_2, HOCl).
   - **Bakterizide Lysozyme**
2. **Als Mikrophagen sind sie die rasche Eingreiftruppe der Phagozyten.**

Die neutrophilen Granulozyten sind die wichtigsten Abwehrzellen im akuten Entzündungsgeschehen.

Eosinophile Granulozyten
Sie treten bei eitrigen Entzündungen erst **im Stadium der Abheilung** in Erscheinung („Morgenröte der Heilung"), werden aber **bei parasitären Erkrankungen** (Würmer, Protozoen) und **allergisch-hyperergischen Gewebsreaktionen bereits frühzeitig** im Entzündungsbereich in großer Zahl angetroffen. Dies deshalb, da sie einerseits spezielle kationische Proteine bilden, welche verschiedene Parasiten zerstören können; andererseits besitzen sie Rezeptoren für IgG und IgA, und somit wird ihr Mitwirken bei Immunreaktionen verständlich.

Basophile Granulozyten
Sie produzieren **diverse Mediator-Substanzen,** wie z. B. Heparin, Histamin, Plättchenaggregationsfaktoren sowie Lockstoffe für Eosinophile und Neutrophile.

Mastzellen
Ähnlich den Basophilen besteht ihre Funktion in der Freisetzung von **Mediator-Substanzen**, vor allem Heparin, Histamin, Prostaglandine, Zytokine u. a.

Lymphozyten und Plasmazellen
Immunkompetente Zellen, welche einerseits die **immunologische Abwehrreaktion** tragen, andererseits **Mediator-Substanzen** produzieren. Sie treten im allgemeinen erst mit längerer, zeitlicher Verzögerung im Entzündungsareal auf und sind daher für längerdauernde bzw. chronische Entzündungen charakteristisch.

Erythrozyten
Bei hochgradiger Gefäßwandschädigung treten Erythrozyten **passiv** in das Gewebe über und verleihen dem entzündlichen Exsudat einen blutigen = **hämorrhagischen Charakter.**

Monozyten/Makrophagen

1. *Monozyten im strömenden Blut* (stammen aus dem Knochenmark, transmigrieren aktiv durch die Gefäßwand) und
2. *Monozyten des Bindegewebes* (gleichen morphologisch und funktionell den Blutmonozyten).

Nach Austritt von Monozyten aus dem Blut in das Gewebe erfolgt eine Reifung und Transformation zu Makrophagen des **„Mononuclear-Phagocyte-Systems"** = **MPS** bzw. des gleichbedeutenden **Monozyten-Makrophagen-Systems = MMS** (früher als RES bzw. RHS bezeichnet). Zu diesem System gehören verschieden spezialisierte Zellen (siehe 26.1.1.2), jeweils mit einem hohen Grad an Phagozytosefähigkeit. Frei im interstitiellen Gewebe liegend werden die Zellen traditionell als Histiozyten bezeichnet.

13 démarcation (frz.), Abgrenzung.

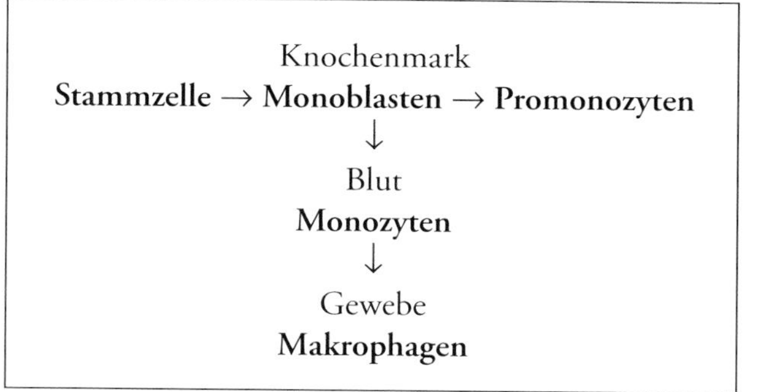

Die meisten Makrophagen in einem Entzündungsherd sind also transformierte Monozyten. Aktivierende Makrophagen besitzen die Fähigkeit, eine Fülle von Substanzen mit Mediator-Effekt freizusetzen.

Die **wichtigsten Makrophagenprodukte** sind:

1. *Kollagenasen* und *Elastasen* für den Abbau von Bindegewebsbestandteilen;
2. *Plasminogenaktivator* zur Bildung des fibrinolytisch wirkenden Plasmins;
3. *Chemotaktische Substanzen,* welche die Zuwanderung von Leukozyten fördern;
4. *Zytokine,* das sind verschiedene Aktivatoren und Mediatoren (siehe 24.4).

Die wichtigste Makrophageneigenschaft ist die Phagozytosefähigkeit. Die aufzunehmenden Partikel lagern sich, begünstigt durch Adhäsionsfaktoren, elektrische Oberflächenspannungsdifferenzen und Opsoninwirkung (siehe 23.9.26.3) der Zelloberfläche an, werden von Zytoplasmafortsätzen umflossen und in das Zytoplasma inkorporiert. Die Phagozytose betrifft sowohl belebte Strukturen (z. B. Bakterien, Viren u. dgl.) als auch unbelebte Partikel (z. B. Fremdmaterial, Abbau- und Zerstörungsreste).

Die Fähigkeit des Systems, die zu eliminierenden Substanzen zu erkennen, ist enorm. Es reicht dies von eingedrungenen Krankheitserregern über geschädigte, körpereigene Zellen und Strukturen bis zu Gerinnungsprodukten und AG-AK-Komplexen.

24.4 Die Mediatoren der Entzündungsreaktion

Mediatoren bilden ein wichtiges Bindeglied zwischen dem entzündungsauslösenden Ereignis und der Reaktion der Gewebselemente. Diese Entzündungsmediatoren induzieren jeweils bestimmte Teilvorgänge des Geschehens, ihre Wirkung kann aber durch natürlich vorkommende Antagonisten = Inhibitoren unterdrückt werden.

Die Mediatoren werden auf verschiedene Weise aktiv:

1. Gespeichert in zytoplasmatischen Granula, werden sie bei bestimmten Stimuli freigesetzt, z. B. Histamin aus Mastzellen und basophilen Granulozyten.
2. Die Substanzen werden während des Entzündungsvorganges neu synthetisiert, z. B. Prostaglandine.
3. Inaktive Vorstufen werden in wirksame Formen übergeführt, z. B. Komplementsystem, Kinin-System.

Eine Entzündung wird durch einen Reiz bzw. eine Schädigung ausgelöst. Die Reaktion wird durch Mediatorsubstanzen zum Ablaufen gebracht. Dadurch wird verständlich, daß ungeachtet der Vielzahl unterschiedlicher Ursachen, die Entzündungsreaktion in wenigen Varianten abläuft.

Die Anzahl der entdeckten Entzündungsmediatoren wird laufend größer, ihre Auflistung daher in jeder Auflage eines Lehrbuches länger. Ein gleiches gilt für die Modulatoren[14] der Immunreaktionen.

24.4.1 Histamin

Die Histaminfreisetzung erfolgt in Form einer Degranulierung der Mastzellen und basophilen Granulozyten. Spezielle Ursachen sind Antigene (allergische Reaktionen!), Komplement sowie chemische und physikalische Reize.

Wirkung im Rahmen der Entzündungsreaktion:

- **Vasodilatation,**
- **Permeabilitätssteigerung,**
- **Erregung der Schmerzrezeptoren; Juckreiz an der Haut,**
- **Hemmung der Immunantwort durch Behinderung der Lymphozytenproliferation wie auch der Antikörperbildung.**

24.4.2 Serotonin

Serotonin wird durch Komplementeinwirkung aus Thrombozyten freigesetzt.

Wirkung im Rahmen der Entzündungsreaktion:

- **Vasodilatation,**

14 modulare (lat.), Takt und Rhythmus abmessen.

- **Permeabilitätssteigerung,**
- **Verstärkung der Wirkung anderer Mediatoren.**

24.4.3 Das Kinin-System

Das biologisch wirksame **Bradykinin** entsteht im Blutplasma durch enzymatische Spaltung des Vorläufermoleküls Kininogen; das spaltende Enzym heißt Kallikrein, welches wiederum durch Gerinnungsfaktoren, Zellzerfall, Traumen und nervale Reizung aktiviert wird.

Wirkung des Kinin-Systems:

- **Vasodilatation,**
- **Permeabilitätssteigerung,**
- **Erregung der Schmerzrezeptoren,**
- **Chemotaxis,**
- **Hemmung der Immunantwort durch Behinderung der Lymphozytenproliferation und Störung der Produktion von MIF = Interleukin** 4 (siehe unten).

Als wichtige Allgemeinwirkung von Bradykinin erfolgt ein **Blutdruckabfall und Anstieg der Herzfrequenz.**

Beachte: Ein rascher Abbau des Bradykinins geschieht durch die Kininase II = Angiotensin I-converting Enzyme = ACE. Dieses ACE aktiviert einerseits Angiotensin I zu Angiotensin II → Vasokonstriktion mit Blutdruckanstieg, andererseits inaktiviert es Bradykinin → Wegfall der Vasodilatation und des Blutdruckabfalles. Therapeutische Anwendung: ACE-Hemmer werden als blutdrucksenkende Medikamente verwendet.

24.4.4 Zytokine[15]

Faktoren und Mediator-Substanzen, welche vor allem die Wechselwirkung zwischen den „Entzündungszellen" steuern, werden mit der Sammelbezeichnung **Zytokine** zusammengefaßt (Tab. 24.4). Es sind durchwegs niedrigmolekulare Proteine, deren Hauptfunktion es ist, Interaktionen = wechselseitige Beeinflussungen zu regulieren. Die Funktionsabläufe sind komplex vernetzt – das gilt für alle beteiligten Zellarten, insbesondere für die immunkompetenten Zellen.

Zytokine sind Botenstoffe, die von Blut- und Gewebszellen produziert werden und der Übermittlung biologischer Signale dienen.

24.4.4.1 Interleukine

IL-1 = Interleukin 1: Stammt aus Granulozyten, Monozyten/Makrophagen und Fibroblasten. Stimuliert die Bildung zahlreicher anderer Zytokine, aktiviert das Kinin-System, fördert allgemein die Zellproliferation und induziert Fieber.

IL-2 = Interleukin 2: Stammt aus Lymphozyten und wirkt als Proliferationsfaktor.

IL-4 = Interleukin 4: Stimulation und Modulation von Immunvorgängen.

24.4.4.2 Tumor-Nekrosefaktoren

TNF-α = Tumor-Nekrosefaktor α: Stammt aus Makrophagen und Lymphozyten. Wirkt zytotoxisch, steigert die Gefäßpermeabilität, initiiert die Blutgerinnung und stimuliert die Produktion zahlreicher anderer Zytokine.

TNF-β = Tumor-Nekrosefaktor β: Stammt aus Lymphozyten und induziert die Bildung von Akute-Phase-Proteinen sowie zahlreichen anderen Zytokinen; weiters Aktivierung von Phagozyten sowie antivirale und antiparasitäre Aktivität.

Tab. 24.4: Übersicht der wichtigsten Zytokine

Beachte: Zytokine sind sowohl für die Entzündung als auch für die Immunantwort (siehe 26.4) von eminenter Bedeutung.

Name	Hauptproduzent	Hauptwirkung
Interleukine		
IL-1	Makrophagen, Monozyten	Entzündungs- und Immunreaktionen
IL-2	Lymphozyten	Lymphozytenproliferation TCGF = T-cell growth factor BCGF = B-cell growth factor
IL-4	Lymphozyten	Immunstimulation
Derzeit sind mindestens 20 verschiedene Interleukine bekannt.		
Kolonie-stimulierende Faktoren		
GM-CSF	Lymphozyten, Endothelzellen	Granulozyten- und Monozyten/Makrophagen-Proliferation
Erythropoetin	Nierenepithelzellen	Erythropoese
Tumor-Nekrose-Faktoren		
TNF α	Lymphozyten, Makrophagen	Entzündungs- und Immunreaktionen: zytotoxisch

15 Die Zahl der entdeckten Zytokine wächst fast täglich. Jede Einteilung in einem Lehrbuch kann daher nur ausgewählte Beispiele bringen. Versuche Dich über den jeweils aktuellen Stand in Vorlesungen, Seminaren und Spezialliteratur zu informieren.

Fortsetzung Tab. 24.4: Übersicht der wichtigsten Zytokine

TNF β	Lymphozyten	Stimulation zytotoxischer Aktivität
Interferone		
IFN α	Granulozyten	Antiviral
IFN β	Fibroblasten	Antiviral
IFN γ	Lymphozyten	MAF = macrophagen activating factor
Andere		
TGF β	Lymphozyten, Makrophagen	Teils Pro-, teils Anti-Wachstumsfaktor

Die Anzahl der identifizierten und in ihrer Wirkung charakterisierten Zytokine nimmt laufend zu: Kein Lehrbuch kann daher auf dem jeweils aktuellen Stand der Forschung sein.

24.4.4.4 Interferone

IFN-γ = Interferon γ: Stammt aus Lymphozyten und wirkt auf Makrophagen, welche angelockt und aktiviert werden, sogenannter **macrophage activating factor** (MAF). Weiters **Immunmodulation** sowie **Hemmung der Virusreplikation.**

24.4.4.5 Andere

TGF-β = transforming growth factor β: Stammt aus Lymphozyten und Makrophagen und stimuliert Fibroblastenproliferation sowie Bildung von Kapillarsprossen. Gleichzeitig jedoch auch Hemmung der Hämopoese sowie Proliferationshemmung an Parenchymzellen.

24.4.5 Proteasen und Hydrolasen

Werden von neutrophilen Granulozyten und Monozyten/Makrophagen gebildet. Die Proteasen **Elastase, Kollagenase** und **Plasmin** lösen elastische und kollagene Fasern, Basalmembranen sowie Fibrin auf und aktivieren das Gerinnungs- und Komplementsystem. Die **sauren Hydrolasen** zerstören Zellmembranen und Strukturproteine.

24.4.6 Leukotriene

Stammen aus Granulozyten und Mastzellen.
LT-B_4 = Leukotaxin wirkt als chemotaktischer Lockstoff für Leukozyten;
SRS = slow reaction substances bestehen aus LT-C_4 und LT-D_4 und erhöhen die Gefäßpermeabilität bei gleichzeitiger Vasokonstriktion.

24.4.7 Prostaglandine

Die chemisch unterschiedlichen Einzelsubstanzen der Sammelgruppe Prostaglandine haben verschiedene, oft antagonistische Wirkungen. Bezüglich der Steuerung der Entzündungsreaktion bilden sie ein abgestimmtes System.
PG-E_2: Vasodilatation, Permeabilitätssteigerung, Anstieg der Körpertemperatur (Fieber), Erregung von Schmerzrezeptoren.
PG-F_{2a}: chemotaktischer Effekt für Leukozyten.
Prostazykline: Thrombozytenaggregationshemmer, Vasodilatation.
Thromboxane: Thrombozytenaggregationsförderer, Vasokonstriktion.

Leukotriene und **Prostaglandine** sind Oxidationsprodukte der **Arachidonsäure** (ungesättigte Fettsäure). Man kann diese Stoffe als auf kurze Distanz wirkende Gewebehormone auffassen, die rasch produziert werden, nahe am Bildungsort wirken und dann wieder zerfallen.

Die entzündungshemmende Wirkung von bestimmten Medikamenten wird verständlich:

Kortikosteroide: blockieren die Bildung der Arachidonsäure,

Aspirin: hemmt die Synthese der Prostaglandine.

24.4.8 Plättchenaktivierungsfaktor

PAF wird von Thrombozyten, Granulozyten, Makrophagen und Endothelzellen gebildet.

Wirkung: **Plättchenaggregation, Permeabilitätssteigerung** sowie **Induktion eines perivaskulären Zellinfiltrates** aus Granulozyten, Lymphozyten und Histiozyten.

24.4.9 Akute-Phase-Proteine

Sammelbezeichnung für verschiedene Plasmaproteine, die beim akuten Entzündungsgeschehen neu bzw. vermehrt produziert werden. Es handelt sich um eine unspezifische Antwort des Organismus auf Entzündungen, Nekrosen wie auch maligne Tumoren.

Wichtigste Substanz ist das **C-reaktive Protein = CRP**, welches in Leberzellen gebildet wird.

Wirkungen des CRP:
Aktivierung der Phagozytose, des Komplementsystems und der Thromboxanbildung.

Rekapitulation: Dem CRP-Molekül sehr ähnlich ist das Vorläufermolekül des AA-Amyloid (siehe 23.16.1).

24.4.10 Komplementsystem (siehe Abb. 26.6)

Besteht aus etwa 20 Proteinkomponenten, die kaskadenartig aktiviert werden: C1, C2, C3 oder C 2a usw. Das System ist maßgeblich an der Abwehr von Bakterien beteiligt.

Wirkung der Komplementkomponenten:

- **Permeabilitätssteigerung** (C 3a),
- **Chemotaxis** (C 5a),
- **Opsonisierung in Vorbereitung der Phagozytose** (C 3b),
- **Lyse der Zellmembran von Bakterien** (C 5b-9).

24.4.11 Freie Sauerstoffradikale

Reaktive Sauerstoffmetaboliten werden in neutrophilen Granulozyten und Makrophagen gebildet. Als Sauerstoffradikale haben sie folgende *Wirkungen:*

- **Schädigung der Endothelzellen** mit entsprechender Permeabilitätssteigerung.
- **Direkte zytotoxische Wirkung,** d. h. Zerstörung von Erythrozyten, Parenchymzellen oder auch Tumorzellen.
- **Inaktivierung von Antiproteasen,** z. B. von α-I-Antitrypsin; es könnte zu einer unkontrollierten Proteasenaktivität führen, wenn keine Antagonisten vorhanden sind.

Beachte: Sauerstoffradikale haben grundsätzlich eine zell- und fermentschädigende Wirkung (siehe 23.7.2).

Es müssen *Antioxidantien* als Schutzmechanismen zur Verfügung stehen (z. B. Coeruloplasmin, Transferrin, Superoxid-Dismutase, Katalase, Peroxidasen). Daraus folgt, daß sich der Einfluß der Sauerstoffradikale auf eine Entzündungsreaktion aus der Bilanz von Produktion und Inaktivierung dieser Metaboliten ergibt.

Aus diesem Überblick der Wirkungen von Entzündungsmediatoren (Tab. 24.5) ist ersichtlich, wie sehr die Biochemie und Molekularbiologie zur Erklärung des Ablaufes morphologischer Reaktionen notwendig wurde. Eine rein deskriptive Darstellung ist nicht mehr aktuell und von keiner klinischen Bedeutung. Kennen wir dagegen die steuernden „Wirkstoffe“, so ist es möglich, durch Medikamente in den Prozeß einzugreifen und den Effekt ursächlich zu verstehen.

Tab. 24.5: Die Wirkung der wichtigsten Entzündungsmediatoren

Vasodilatation	**Aktivierung der Phagozytose**
Histamin, Serotonin	IFN-γ
Kinin-System	TNF-β
PG-E_2, NO	CRP
Erhöhte Gefäßpermeabilität	**Chemotaxis**
Histamin, Serotonin	Kinin-System
Kinin-System	LT-B_4
C 3a, SRS, PAF	C 5a
Zellproliferation	**Gewebeschädigung**
IL-1, IL-2	Proteasen, Hydrolasen
GM-CSF, TGF-β	Sauerstoffradikale
PAF	C 5b-9
Schmerz	**Fieber**
Histamin	IL-1
Kinin-System	PG-E_2
PG-E_2	

24.5 Ablauf der akuten unspezifischen Entzündungsreaktion

Die Entzündungsreaktion beginnt in der terminalen Strombahn (Abb. 24.2). Diese liegt zwischen den Arteriolen und den postkapillären Venolen; der jeweilige Blutdurchfluß – die sogenannte **Mikrozirkulation** – kann durch Kontraktion und Dilatation der Gefäße gestaltet werden; das bewirken die Mediatorsubstanzen.

24.5.1 Veränderungen der Mikrozirkulation

1. Phase: Im Augenblick der Reizeinwirkung beginnt eine kurzfristige **Kontraktion der Arteriolen.** Diese Mangeldurchblutung unterstützt die Entstehung einer lokalen Gewebsnekrose.

2. Phase: Bereits wenige Minuten später erfolgt eine **Dilatation der Arteriolen, Kapillaren und Venolen.** Die Folgen davon sind eine stärkere Blutfülle mit dementsprechender hellroter Verfärbung = **Rubor,** eine Steigerung der Stoffwechselvorgänge mit Wärmeentwicklung = **Calor,** eine Anschwellung des Areals = **Tumor** infolge Flüssigkeitsaustritts durch die Gefäßwände sowie eine Erregung der Schmerzrezeptoren an den sensiblen Nervenendstellen = **Dolor.**

3. Phase: Nach einigen Stunden kommt es zu einer länger dauernden **Venolenkontraktion.** Dies ruft in der terminalen Strombahn eine **Strömungsverlangsamung, Filtrationsdruckerhöhung** und **Permeabilitätssteigerung** hervor.

Die verstärkte Durchblutung und bessere örtliche Gewebsversorgung mit Sauerstoff und Nährstoffen stärkt den Widerstand des Gewebes gegenüber dem Aggressor. Wird auf diese Weise der Entzündungsreiz unwirksam gemacht, so erlischt damit die entzündliche Gewebsreaktion, und es tritt eine Restitutio ad integrum ein. Es ist somit in diesem Stadium die entzündliche Gewebsreaktion noch reversibel.

Gelingt die Neutralisation der entzündungsauslösenden Noxe nicht, so geht die zunächst nur verlangsamte Blutströmung fließend in den **totalen Strömungsstillstand** über. Dies bedeutet völlige Unterbrechung der Sauerstoff- und Nährstoffzufuhr.

Die bisher auf das interstitielle Bindegewebe beschränkten Veränderungen erfassen jetzt sekundär auch das zugeordnete Parenchym und können dort zunächst eine Dystrophie, später eine Nekrose auslösen.

24.5.2 Steigerung der Gefäßpermeabilität

Es kommt zum **Austritt von Flüssigkeit, Bluteiweißkörpern sowie Blutzellen** durch die Gefäßwand in das Interstitium. Die Erhöhung der Gefäßwandpermeabilität ist eine Folge der Mediatoren-Wirkung und erfolgt im Gebiet der postkapillären Venolen. Die Wirkung der vasoaktiven Mediatoren (z. B. Histamin, Serotonin, Kinin-System, PG-E_2) beruht auf einer **Öffnung der Endothelzellverbindungen:** die Endothelzellen enthalten kontraktile Eiweiße (Aktin) und können sich dadurch in ihrer gesamten Größe kontrahieren. Dadurch entstehen Lücken zwischen den Zellkontakten wie auch in der Basalmembran, und durch diese Öffnungen gelangen Plasmaproteine, Wasser, Elektrolyte und Blutzellen in das Interstitium.

Die mediatorbedingte Permeabilitätserhöhung ist kurzfristig, d. h. sie beginnt sofort, aber dauert nicht lange. Führt das schädigende Agens zu einer Endothelzellnekrose, so hält die Permeabilitätsstörung wesentlich länger an.

Die Gesamtheit – wie auch die Einzelkomponenten – der aus dem Blut ausgetretenen **Flüssigkeit, Eiweißkörper** und **Zellen** wird als **entzündliches Exsudat** bezeichnet.

Seröses[16] **Exsudat:** entspricht hauptsächlich dem Blutserum. Albumine etwas vermehrt, Globulingehalt niedriger, Elektrolyse gleich wie im Blut. Spezifisches Gewicht größer als 1015.

Serös-katarrhalisches[17] **Exsudat:** kommt ausschließlich an schleimbildenden Schleimhautoberflächen vor (Respirationstrakt, Gastrointestinaltrakt; z. B: aber an der Harnblasenschleimhaut unmöglich). Besteht aus Serum, Schleim und abgeschilferten Epithelien.

Fibrinöses Exsudat: besteht aus Blutplasma, wobei das Fibrinogen außerhalb der Gefäße zu Fibrin gerinnt.

Leukozytär-eitriges Exsudat: Jedes Exsudat wird hämorrhagisch, wenn größere Mengen von Erythrozyten beigemischt sind.

Lympho-plasmozelluläres Exsudat: Es dominieren Lymphozyten und Plasmazellen.

Zwischen allen Exsudattypen gibt es Mischformen, z. B. serofibrinöses, fibrinös-eitrig u. dgl.

24.5.2.1 Die Exsudation von Flüssigkeit und Eiweißkörpern

Die Folge der erhöhten Gefäßpermeabilität ist der Austritt von Blutserum und Plasmabestandteilen in das Interstitium → **flüssige, entzündliche Exsudation.** Die austretenden Proteine nehmen aufgrund ihrer Wasserbindungskapazität Flüssigkeit mit. Es entsteht ein *entzündliches Ödem,* d. h. *eine Gewebeschwellung = Tumor.* Begünstigend auf den Flüssigkeitsaustritt wirkt der durch die Hyperämie erhöhte, intravasale Druck; als entgegengesetzte Kraft baut sich eine Spannung der festen extravasalen Strukturelemente auf (denke an einen prall gefüllten Badeschwamm!); Druck und Spannung im Gewebe sowie die Wirkung der Mediatoren führen zu einer Erregung der als Schmerzrezeptoren[18] fungierenden, sensiblen Nervenendstellen; so entsteht der *Entzündungsschmerz = Dolor.*

Tumor und Dolor führen zur Einstellung der Mobilität bzw. zur Funktionsstörung des betroffenen Organs = *Functio laesa.*

Der Abtransport von Flüssigkeit, Proteinen, Zellen und Zelltrümmern erfolgt über interstitielle Gewebespalten in das Lymphsystem. Der Lymphfluß nimmt im Entzündungsgebiet um das 20fache zu. Diese *Lymphdrainage* hat eine gute und eine schlecht Seite: *Schlecht* ist, daß über die Lymphe ein ungehinderter Weg für die Ausbreitung der Entzündung besteht – *Lymphangitis; gut* ist, daß der Antigentransport zur regionalen Lymphknotenstation eine spezifische Immunantwort simuliert.

16 serosus (lat.), abgeleitet von Serum = wässeriger Teil der geronnenen Milch.
17 katarrhein (griech.), herabfließen; im medizinisch übertragenen Sinn häufig „schleimartig“, d. h. das Herabfließen von Schleim und Exsudat an der Oberfläche einer Mukosa.
18 sogenannte „Nozirezeptoren“, von (lat.) „nocere“, schaden und „recipere“, aufnehmen.

Wenn man versucht, die Exsudation im Sinne einer **Nutzen-Schaden-Kalkulation** zu bewerten, so ergibt sich folgende Bilanz:

Gut ist, daß das Exsudat die auslösende Schädlichkeit (Tab. 24.1) lokal verdünnt und durch rasche Zuführung von Gegenmitteln (Antikörpern) neutralisiert bzw. phagozytiert (Mikro- und Makrophagen). Gut ist, wenn das im Gewebe geronnene Fibrin das entzündlich geschädigte Areal abgrenzt und die auslösenden Ursachen (z. B. Bakterien u. dgl.) in den Fibrinfäden fixiert. Gut ist, daß ein eiweißreiches Exsudat ein optimales Milieu für Zellen ist – solange es sich um Abwehrzellen handelt (Leukozyten, Lymphozyten, Makrophagen u. dgl.).

Schlecht ist, daß dieses eiweißreiche Exsudat genauso für die entzündungsauslösenden Bakterien ein ideales Vermehrungsmilieu darstellt. Schlecht ist, daß ein länger bestehendes, proteinreiches, entzündliches Ödem die Entstehung einer Fibrose begünstigt.

24.5.2.2 Transmigration von Blutzellen

Bereits 10 Minuten nach dem Einsetzen der Mikrozirkulationsstörung erfolgt der aktive Austritt neutrophiler Granulozyten aus den Gefäßen. Mediatorsubstanzen, Chemokinese und Chemotaxis sind die steuernden Faktoren.

Das **zelluläre, entzündliche Exsudat** liegt zunächst perivaskulär; von dort wandern die Entzündungszellen an die Stellen des eigentlichen Abwehrkampfes. Daß dabei auch umfangreiche Schäden angerichtet werden können, ist verständlich: zytotoxische Wirkung von freien Sauerstoffradikalen, Hydrolasen, Proteasen u. dgl.; Zerstörung der Strukturproteine durch Elastasen, Kollagenasen und Hydrolasen.

Die Ansammlung von Zellen am Entzündungsort verstärkt die *Schwellung = Tumor.*

24.5.3 Die Zellwirkung im Entzündungsareal

Der Haupteffekt am Entzündungsort ist **Phagozytose** und **Freisetzung von Enzymen** durch Granulozyten und Makrophagen.

Die Phasen der Phagozytose:

1. *Erkennen der Fremdsubstanz:* Die meisten entzündungsauslösenden Partikel und Substanzen müssen, um von den Phagozyten als fremd erkannt zu werden, mit natürlich vorkommenden Serumfaktoren, den Opsoninen (siehe 23.26.3), beladen sein. Die wichtigsten Opsonine sind Antikörper der IgG-Klasse und das Komplementfragment C 3b.
   Opsonisierte Teilchen binden sich an entsprechende Rezeptoren auf der Oberfläche von Granulozyten und Makrophagen.
2. *Partikelaufnahme:* Zytoplasmaausläufer umfließen das zu phagozytierende Material, was schließlich mit einem vollständigen Einschluß in einem sogenannten *Phagosom* endet. Die Membran des Phagosoms verschmilzt mit den *Lysosomen-Granula* der neutrophilen Granulozyten, und der Inhalt der Granula entleert sich in das neuentstehende *Phagolysosom.* Dabei kommt es während der Phagozytose zur Degranulierung der Granulozyten: Es werden hydrolytische Enzyme (Lysozyme), kationische Proteine und Sauerstoffradikale freigesetzt.
3. *Abtöten und/oder Abbau des aufgenommenen Materials:* Die aus den Granula stammenden Substanzen haben bakterizide Wirkung. Der Abbau phagozytierter Strukturen erfolgt durch eiweißspaltende Fermente.

   Achtung: Manchen Mikroorganismen, z. B. den Erregern der Tuberkulose, gelingt es innerhalb von Makrophagen am Leben zu bleiben; sie können daher mit den Phagozyten über Lymph- und Blutbahnen weiter verschleppt werden.

Die Hauptaufgaben der zum Entzündungsherd gewanderten Blutzellen (neutrophilen Granulozyten und Monozyten/Makrophagen) besteht in:
- Identifikation der Fremdsubstanzen,
- Phagozytose,
- Abtöten und Abbau.

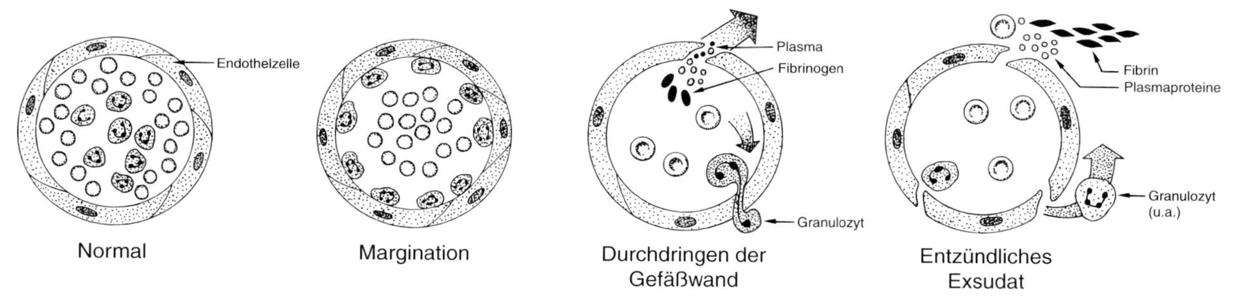

Abb. 24.2: Schematischer Ablauf der akuten Entzündungsreaktion.

24.5.4 Die Abheilung der unkomplizierten Entzündung

Die Entzündung wird abklingen, wenn die Abwehrreaktion erfolgreich war. Die anwesenden Granulozyten und Makrophagen sterben nach Erledigung ihrer Aufgabe ab, der *„Schutt der Entzündung" = nekrotisches präexistentes Material, zugrundegegangene Entzündungsstellen, Fibrin, koaguliertes Blut u. dgl.* wird abgeräumt. Diese **Säuberungsaktion** erfolgt durch eine zweite Welle von Makrophagen, welche das Entzündungsareal durchwandert. Gleichzeitig wachsen Gefäßsprossen aus dem unversehrten Randgebiet vor, und Fibroblasten füllen die freigewordenen Räume mit Fasern auf.

Diese Zellproliferation – Makrophagen, Fibroblasten, Gefäßsprossen – ist das **organisierende Granulationsgewebe.** Aus demselben wird durch Verödung der neugebildeten Gefäße und ersatzloses Zugrundegehen der Zellen ein gefäß- und zellarmes, faserreiches **Narbengewebe.** Den definitiven Abschluß des Entzündungsvorganges bildet die **Reparation** und **Regeneration** (23.27).

24.5.5 Die Ausbreitung = Propagation[19] einer Entzündung

Wird eine entzündliche Reaktion, d. h. die Auseinandersetzung mit dem auslösenden Agens, nicht an einer Abwehrfront stabilisiert, sondern *die Entzündung breitet sich aus*, so gibt es dafür formal vier Wege.
Zum leichteren Verständnis sei als Beispiel eine bakteriell ausgelöste, z. B. eitrige Entzündung, herangezogen.

1. **Einbruch der Bakterien in Blutgefäßlichtungen und Verschleppung auf dem Blutweg = hämatogene Streuung**
   Es entsteht zuerst eine **Bakteriämie** = kurzfristiges Kreisen von Bakterien im Blut, keine Krankheitssymptome. Meist werden die Erreger in diesem Stadium durch Phagozytose eliminiert.
   Vermehren sich die Bakterien allerdings, bilden sie Toxine und es kommt dadurch zu Organschädigungen und allgemeinen Krankheitssymptomen; so liegt eine **Sepsis** vor. Kommt es darüber hinaus zur Absiedelung von Eitererregern in verschiedenen anderen Organen und entstehen dort Eiterherde, nennt man diesen Vorgang **Septikopyämie** und die sekundären Eiterungen **metastatisch-pyämische Abszesse.**
2. **Einbruch der Bakterien in Lymphgefäßlichtungen und Verschleppung auf dem Lymphweg = lymphogene Propagation**
   Es entsteht eine **Lymphangitis** und anschließend eine (regionäre) **Lymphadenitis.** Aus den Lymphwegen ist ein Einbruch in Blutgefäße leicht möglich → die Streuung geht hämatogen weiter.
3. **Ausbreitung per continuitatem[20] bzw. per contingentatem[21]**
   Beide Bezeichnungen meinen eigentlich dasselbe: **kontinuierliche Vergrößerung und Ausdehnung des Entzündungsareals,** auch direktes Übergreifen auf ein unmittelbar benachbartes Organ; z. B. eitrige Mediastinitis greift auf den Herzbeutel über und schließlich auf das Myokard.
4. **Ausbreitung kanalikulär bzw. duktogen**
   Nur in Organen mit einem **Gangsystem** möglich, z. B. Propagation über die Gallenwege (eitrige Cholangitis), die ableitenden Harnwege (eitrige Zysto-Pyelo-Nephritis), die Bronchien, die Harnröhre usw.

24.6 Einteilungsprinzipien der Entzündung

24.6.1 Einteilung nach Dauer und Verlauf

Je nach *Aggressivität der Ursache* bzw. *Effektivität der Abwehrmechanismen* kann eine Entzündung rascher oder langsamer ablaufen.

24.6.1.1 Perakute Entzündung

Schlagartiger Beginn → kurzer Verlauf → meist tödlicher Ausgang

Beispiele: Leukozytenmangel (Agranulozytose), defekte Immunabwehr oder allgemeine Abwehrschwäche (z. B. Leberzirrhose).

Meist nekrotisierende Entzündung, im Vordergrund steht die Gewebszerstörung, während die zelluläre Reaktion minimal ist: z. B. rasche Generalisation einer Tuberkulose bei fehlender Abwehrreaktion, sogenannte „Sepsis miliaris acutissima tuberculosa" = Typhobazillose LANDOUZY[22]; fulminante Hepatitis.

19 propagare (lat.), fortpflanzen, erweitern.
20 continuus (lat.), ununterbrochen, fortlaufend.
21 contingere (lat.), berühren.
22 Louis Theophil Joseph LANDOUZY (1845–1917), Internist in Paris.

24.6.1.2 Akute Entzündung

Rascher Beginn → symptomreicher Verlauf → kurze Dauer → häufig Heilung (oft mit Restitutio ad integrum), aber auch Übergang in sekundär-chronische Entzündung möglich.

Meist exsudative Entzündung, d. h. es wird reichlich flüssiges und zelluläres Exsudat produziert und zur Abwehr eingesetzt.

Beispiele: eitrige Entzündungen, z. B. Abszeß; Pneumonie, Zahnfleischentzündungen und vieles andere mehr.

24.6.1.3 Subakute Entzündung

Langsamer, oft schleichender Beginn → am Anfang meist nur schwach manifeste Symptome → verzögerter Ablauf → Ausheilung, wenn überhaupt, nur mit Defekten und Narben möglich.

Achtung: Eine subakute Entzündung ist heimtückisch und gefährlich; wird wegen der schwachen Anfangssymptomatik oft zu spät richtig diagnostiziert und demzufolge zu spät richtig behandelt.

Beispiel: Endokarditis lenta (subakut verlaufende, durch Bakterien verursachte Herzklappenentzündung).

24.6.1.4 Chronische Entzündung

Es kommen zwei pathogenetisch völlig unterschiedliche Typen vor:

1. **Primär-chronische Entzündung**
   Beginn meist nicht sicher feststellbar → langsamer, schleichender Verlauf über Monate bis Jahre → nur Defektheilung und Narbenbildung möglich.

   Beispiele: proliferativ-granulomatöse Entzündungen, z. B. Knochentuberkulose, Lepra, chronische Polyarthritis u. v. a.

   Der chronische, progrediente Verlauf wird bei Infektionskrankheiten durch Erregerpersistenz, bei nicht-infektiösen Krankheiten durch Immunvorgänge aufrechterhalten.
2. **Sekundär-chronische Entzündung**
   Übergang einer akuten oder subakuten Entzündung in eine chronische Verlaufsform.

   Beispiele: chronische Pneumonie, chronische Nebenhodenentzündung, chronische Eierstockentzündung.

   Eine sekundär-chronische Entzündung kommt dann zustande, wenn der Entzündungsablauf in irgendeinem Stadium aufgehalten wurde.
   Achtung: Unterscheide zwischen *chronischem Verlauf* und *chronischem Zustand* (siehe 21.4.1).

24.6.1.5 Rezidivierende Entzündung

Entweder Ablauf in Schüben mit symptomfreien Intervallen = Remission oder Wiederaufflackern = Exazerbation des Entzündungsgeschehens nach einer Scheinheilung.

Beispiele: rheumatische Erkrankungen; exazerbierte Tuberkulose.

24.6.1.6 Die sogenannte zweite Krankheit

Infektionskrankheit → etwa 14 Tage später → typische Zweitkrankheit in einem anderen Organ.
Es handelt sich um immunologisch ausgelöste Phänomene. Während des zeitlichen Intervalls wurden Antikörper gebildet, welche nun reagieren: entweder reine Antikörper-Reaktionen gegen körpereigene Strukturen mit ähnlichem Antigenmuster oder Bildung und Ablagerung von AG-AK-Komplexen (Immunkomplexen) mit Komplementaktivierung und dadurch Auslösung einer Entzündung. Solche Zweitkrankheiten werden auch als **infekt-allergische Erkrankungen** bzw. **Immunkomplex-Krankheiten** bezeichnet.

Beispiele: Streptokokkeninfekt, z. B. Tonsillitis → zweite Krankheit: Poststreptokokken-Glomerulonephritis oder Myokarditis.

24.6.2 Einteilung nach der Reaktionslage des Organismus

- **Normergisch:** ungestörte Reaktionsbereitschaft und dementsprechend regelrechte Entzündungsantwort auf einen Reiz.
  Dies ist der *Normalfall der Entzündung!*
- **Hyperergisch:** gesteigerte Empfindlichkeit gegenüber der auslösenden Ursache; überstarke Entzündungsantwort eines sensibilisierten[23] Gewebes.
  Dies ist der typische Fall einer *allergischen Entzündungsreaktion:* Der erste Antigen-Kontakt führt zur „Sensibilisierung"; auf den zweiten Kontakt reagiert das Gewebe anders = „allergisch" und zwar im Sinne einer Überempfindlichkeit.
- **Hypergisch** (eigentlich hypo-ergisch): verminderte Reaktionsfähigkeit gegenüber der auslösenden Ursache. Geringe Abwehrreaktion, daher Abwehrschwäche.
  Biologisch gesehen, bedeutet dies eine *große Gefahr, von der Schädigung überwältigt zu werden.*

---

23 sensibilis (lat.), empfindlich.

Tab. 24.6: Morphologische Einteilung der Entzündungen

Exsudative Entzündungen	*Alterativ-nekrotisierende Entzündungen*
Seröse E.	Nekrotisierende E.
Serös-katarrhalische E.	Gangräneszierende E.
Fibrinöse E.	
Eitrige E.	
Hämorrhagische E.	
Lympho-plasmozytäre E.	
Proliferative Entzündungen	
Granulierende E. = chronisch-proliferative E.	
Granulomatöse E.	

- **Anergisch:** Praktisch keine Abwehrreaktion, d. h. die durch die auslösende Ursache inszenierten Schäden – meist Gewebsnekrosen – dominieren. Biologisch ist in solchen Fällen *der Organismus hilflos* und kann sich überhaupt nicht wehren.

24.6.3 Einteilung nach der Art des vorherrschenden Entzündungsgeschehens

Es wird zwischen (vorwiegend) exsudativen, alterativen und proliferativen Entzündungsformen unterschieden:

1. Die **Exsudation** ist das Austreten von flüssigen und zellulären Blutbestandteilen in das umgebende Gewebe.
2. Die **Alteration** ist die Schädigung des betroffenen Gewebes, d. h. Dystrophie bis Nekrose.
3. Die **Proliferation** ist eine entzündungsbedingte, lokale Vermehrung mesenchymaler Strukturen = **Granulationsgewebe.**

In der Regel steht im speziellen Fall einer entzündlichen Gewebsreaktion *eine dieser drei Komponenten im Vordergrund* und wird dann bestimmend für Art, Ausmaß und Schwere des Entzündungsablaufes.

Durch die vorwiegend exsudativen, vorwiegend alterativen und vorwiegend proliferativen Entzündungsformen wird die Morphologie des Entzündungsgeschehens entscheidend modifiziert.

24.7 Exsudative Entzündungsformen

24.7.1 Rein seröse Entzündung

Das entzündliche Exsudat besteht aus einem gering veränderten Blutserum: Der Albumingehalt ist erhöht, die Globuline sind vermindert, Fibrinogen fehlt praktisch; spezifisches Gewicht größer als 1018 (siehe Abb. 24.3).

Seröse Entzündungen sind:

1. häufig Anfangs- bzw. Durchgangsstadien zu anderen Entzündungsformen,
2. kommen aber auch als selbständige Entzündungstypen vor.

Pathogenetischer Hauptfaktor ist eine Gefäßwandschädigung mit akuter massiver Permeabilitätssteigerung:

- **Überempfindlichkeitsreaktionen:** Blasen- und Quaddelbildung an der Haut, z. B. bei *Urtikaria*[24], *allergische Bindehaut- und Nasenschleimhautentzündungen,* d. h. die sogenannten *„tränenden"* Augen und *„rinnenden"* Nasen.
- **Mikrobiell-toxisch:** meist direkt durch *Bakterien* oder nur durch *Bakterientoxine* hervorgerufen, aber natürlich auch durch Viren und andere Krankheitserreger möglich.
  Bei einer *serösen Entzündung an einer serösen Haut,* z. B. *Pleuritis, Perikarditis,* entsteht zwar eine entzündliche Hyperämie der Serosa, die Oberfläche bleibt aber zart, glatt und glänzend. In der Pleurahöhle bzw. im Herzbeutel sammelt sich klares oder nur fein getrübtes, Bernstein-gelbliches, seröses Exsudat.
  Rhinitis[25] *acuta,* d. h. am Beginn eines Schnupfens.
  Leptomeningitis serosa: klinische Bezeichnung für eine leichte Form einer Hirnhautentzündung; meist eine andere Infektionskrankheit begleitend.
- **Physikalisch-chemisch:** Blasenbildung an der Haut nach:
  Bissen und Stichen von Insekten u. dgl.
  Sonnenbrand,
  Verbrennung und Erfrierung.

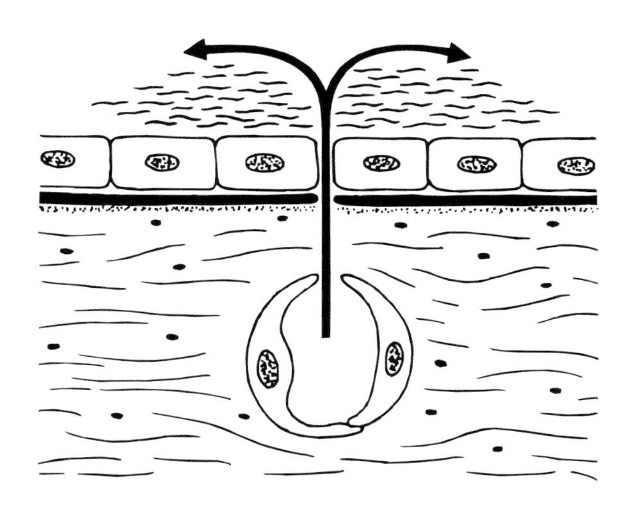

Abb. 24.3: Seröses Exsudat an einer Oberfläche (z. B. Nasenschleimhaut, seröse Häute).

24 urtica (lat.), Brennessel. Urtikaria = Nesselsucht; Blasen sind flüssigkeitsgefüllte Hohlräume in verschiedenen Schichten der Haut, Quaddeln nennt man umschriebene Serumansammlungen im subepidermalen Interstitium.

25 rhis (griech.), Nase.

Eine seröse Entzündung heilt in der Regel ohne bleibende Schäden ab, nur bei langdauerndem Verlauf wirkt das Exsudat stimulierend auf die Bildung bindegewebiger Fasern → Fibrose (siehe 23.28).

24.7.2 Serös-katarrhalische Entzündung

Das entzündliche Exsudat besteht aus Serum, abgeschilferten Epithelien und Schleim (Abb. 24.4).

Daher *kann* diese Entzündungsform *nur an tatsächlichen, schleimbildenden Schleimhäuten vorkommen,* d. h. im Respirations- und Verdauungstrakt, nicht aber in den harnableitenden Wegen.

Alter Merksatz des Wiener Jargons: „Mit der Harnblase kann man sich nicht schneuzen!".

Katarrhalische Entzündung der oberen Luftwege: *Rhinitis, Pharyngitis, Laryngitis, Tracheobronchitis; Nebenhöhlenentzündung.*

Katarrhalische Entzündung der Bindehaut: *Konjunktivitis.*

Katarrhalische Entzündung im Verdauungstrakt: milde Formen einer *akuten Appendizitis, Enterocolitis, Cholezystitis, Gastritis.* Eine lebensbedrohliche Erkrankung ist die *Cholera*[26].

Eine virusindizierte-serös-katarrhalische Entzündung etwa der oberen Luftwege klingt nach 4–6 Tagen wieder ab, gefährlich ist eine *Sekundärinfektion* der geschädigten Schleimhäute durch Bakterien (meist Eitererreger).

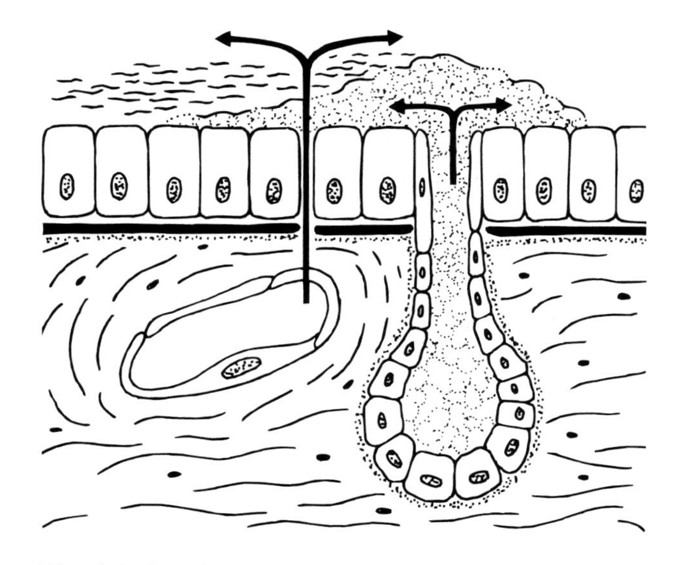

Abb. 24.4: Serös-katarrhalisches Exsudat ist nur an einer schleimbildenden Mukosaoberfläche möglich.

24.7.3 Fibrinöse Entzündung

Das entzündliche Exsudat besteht aus Blutplasma, dessen Fibrinogen-Komponente extravasal zu Fibrin präzipitiert; daneben Granulozyten und Lymphozyten (Abb. 24.5).

Fibrinöse Entzündungen entstehen bevorzugt an serösen Häuten (Pleura, Perikard, Peritoneum), Synovialis, in der Lunge (Lobärpneumonie) und an Schleimhäuten.

Die Fibrinniederschläge sind eine biologische Barriere gegen weitere Entzündungserreger bzw. die Ausbreitung des Entzündungsareals.

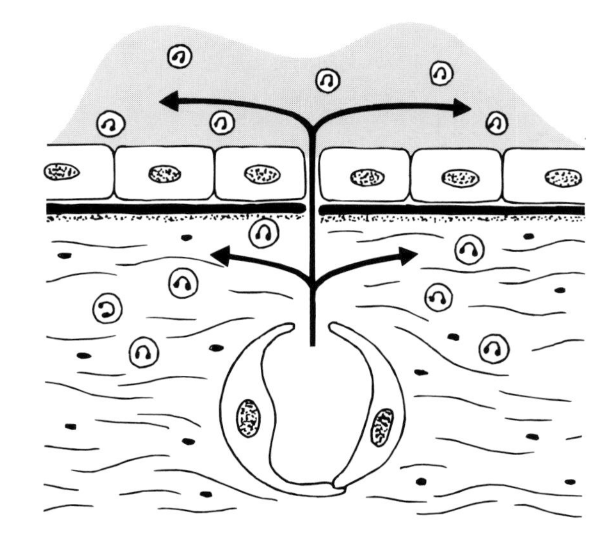

Abb. 24.5: Fibrinöses Exsudat an einer Oberfläche (z. B. seröse Häute).

24.7.3.1 Fibrinöse Entzündung an serösen Häuten

Typische Ursachen: bakterielle Entzündungen, rheumatische Gelenksentzündungen (betroffen ist die Synovialis), Urämie; Übergreifen von Entzündungen oder Nekrosen (= Infarkte) aus dem darunterliegenden Gewebe auf die Serosa: Lungeninfarkt, Myokardinfarkt.

Im akuten Stadium ist die Serosa von einem grau-gelblichen, leicht ablösbaren, matten **Fibrinbelag = Pseudomembran** bedeckt; die Mesothelzellen gehen zugrunde, die Basalmembran bleibt erhalten.

Sind bei Pleura oder Perikard gleichzeitig beide Blätter (viszerales und parietales) mit Pseudomembranen bedeckt, so entsteht bei Verschiebung der Blätter gegeneinander ein trockenes Reibungsgeräusch (= Pleuritis sicca): auskultatorisch am Patienten entsprechend den Atemexkursionen und den Herzkontraktionen hörbar.

26 Informiere Dich überblicksmäßig in einem medizinischen Lexikon oder klinischen Kurzlehrbuch.

Geht ein fibrinöses Exsudat zugleich mit seröser Exsudation einher (= entzündlicher Erguß), so tritt anstelle des Reibegeräusches eine perkutorisch nachweisbare Dämpfung.

Werden beide Blätter der serösen Haut erfaßt, so entstehen **Verklebungen** und später durch Organisation strangförmige oder flächenhafte **Verwachsungen** bzw. komplette **Verödungen** der betroffenen Körperhöhlen.

Pleuritis adhaesiva[27]: bindegewebige Verwachsung.

Concretio[28] *cordis cum pericardio:* Verwachsungen zwischen Epikard und Herzbeutel.

Peritonitis adhaesiva: Die fibrinösen Beläge werden häufig **nicht resorbiert**, sondern von den submesothelialen Schichten her durch Einsprossung eines Granulationsgewebes *„organisiert"*. Das Granulationsgewebe geht später in **Narbengewebe** über.
Es können dicke, weiße, später Hyalin umgewandelte oder verkalkte **Schwarten** entstehen.

Pleuritis callosa[29]: dicke Schwiele im Zug und Druck.

Pleuritis chronica constrictiva:[30] Durch Schrumpfung der narbigen Schwarten kann eine Organkompression resultieren.

Panzerherz: verkalkte, schwartige Einmauerung des Herzbeutels.

Unterscheide:
- Pleuritis **adhaesiva:** bindegewebige, eher lockere Verwachsung;
- Pleuritis **callosa:** schwielige Verdickung;
- Pleuritis **constrictiva:** Kompression und Einmauerung durch dickes, schrumpfendes Narbengewebe.

24.7.3.2 Fibrinöse Entzündung an Schleimhäuten

Auch hier erfolgt die Fibrinausscheidung *auf,* d. h. besser *über* die epitheliale Oberfläche, wobei sich graugelbliche Pseudomembranen bilden.

Je nach dem Verhalten unter diesen Fibrinauflagerungen werden **zwei Varianten** unterschieden:

1. **Pseudomembranös-fibrinös-croupöse**[31] **Entzündung**
   Dabei geht nur das Schleimhautepithel unter der Pseudomembran zugrunde, während die Basalmembran erhalten bleibt (Abb. 24.6). Die Auflagerungen sind daher leicht von der Oberfläche ablösbar, der reine Epitheldefekt heilt durch Reepithelialisierung mit *Restitutio ad integrum* ab.

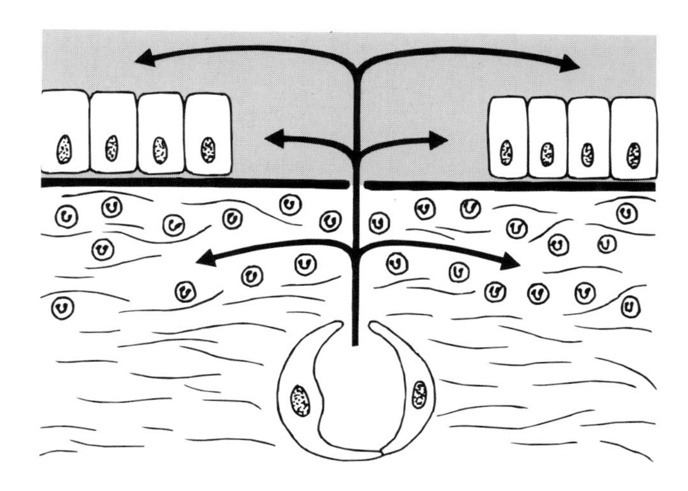

Abb. 24.6: Pseudomembranös-fibrinöses Exsudat an einer Oberfläche.

2. **Pseudomembranös-fibrinös-nekrotisierende Entzündung**
   Unter der Pseudomembran entsteht eine Gewebsnekrose, die neben dem Oberflächenepithel auch die Basalmembran und häufig auch noch tiefere Schichten des Schleimhautstromas erfaßt (Abb. 24.7). Eine Abstoßung dieser Pseudomembran hat daher die Entstehung von Substanzdefekten, d. h. Geschwüren = Ulzera zur Folge. Ein Gewebsdefekt, der hierbei entsteht, kann nur durch Granulationsgewebe ausgefüllt werden; die Oberfläche wird wieder mit einer einfachen Epithelzellschicht überzogen. Zugrundegegangene, spezifische Strukturen, wie z. B. Schleimdrüsen, werden nicht regeneriert = *Defektheilung.*

---

27 adhaesio (lat.), das Anhaften.
28 concretio (lat.), Verdichtung, Erstarrung.
29 callosus (lat.), dickhäutig, hartschalig.
30 constrictum (lat.), zusammengeschnürt, gefesselt.
31 Die Erklärung des Wortes *„croup"* (verdeutscht: Krupp) ist schwierig. *„Croup"* stammt aus dem Schottischen und heißt Krächzen bzw. heiseres Schreien. Angeblich bezeichnete man mit diesem Wort das charakteristische weiße Häutchen auf der Zunge junger Hühner. Der Terminus wurde im 18. Jh. in die Medizin aufgenommen und wird in mehreren Bedeutungen gebraucht.
1. *Croup = Krupp:* pseudomembranöse Kehlkopfentzündung bei Diphtherie; Atemschwierigkeiten bis Erstickung;
2. *Pseudo-croup:* Einengung des Kehlkopfes durch andere Entzündungen mit Schleimhautödem;
3. *Croupöse Pneumonie:* fibrinöse Lobärpneumonie.

Wie das alles nomenklatorisch zusammengehört, kann heute niemand mehr erklären!
Um die Verwirrung vollständig zu machen, sprechen die Kliniker von *„Croup"* bei der Diphtherie und von *„Pseudocroup"* bei einer stenosierenden Laryngitis.

Welche der beiden Formen der fibrinösen Entzündung im Einzelfall entsteht, hängt vom Verhältnis zwischen Aggressivität der Noxe und Widerstandskraft des betroffenen Organs ab. Einfach ausgedrückt heißt das: In *„leichten Fällen"* kommt es zur *pseudomembranös-croupösen Entzündung*, in *„schweren Fällen"* entsteht eine *pseudomembranös-nekrotisierende* Form.

Beispiele:
Diphtherie (Nasen-Rachen-Kehlkopfschleimhaut)
Grippe (Trachea, Bronchien)
Bazilläre Dysenterie = Ruhr (Dickdarm)
Antibiotika-Kolitis: Einnahme (oraler) Antibiotika schädigt massiv die normale Keimbesiedlung der Darmschleimhaut; das Bakterium Clostridium difficile überwuchert und löst die Entzündung aus.

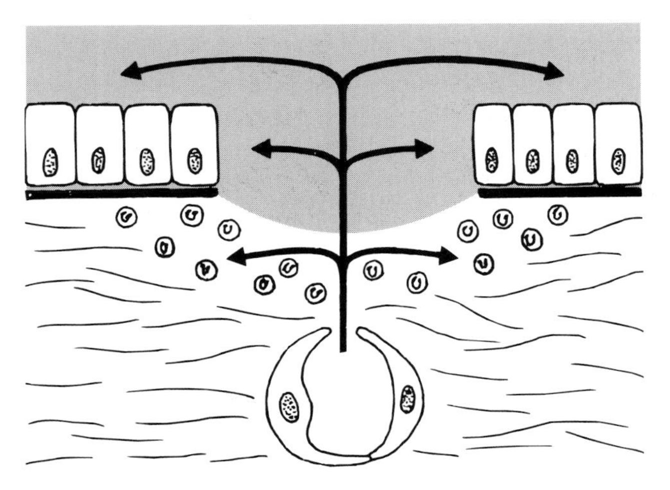

Abb. 24.7: Pseudomembranös-nekrotisierende Entzündung an einer Oberfläche.

24.7.3.3 Fibrinöse Entzündung in der Lunge

Die unspezifisch-bakterielle Pneumonie ist in den meisten Fällen eine fibrinöse Entzündung.

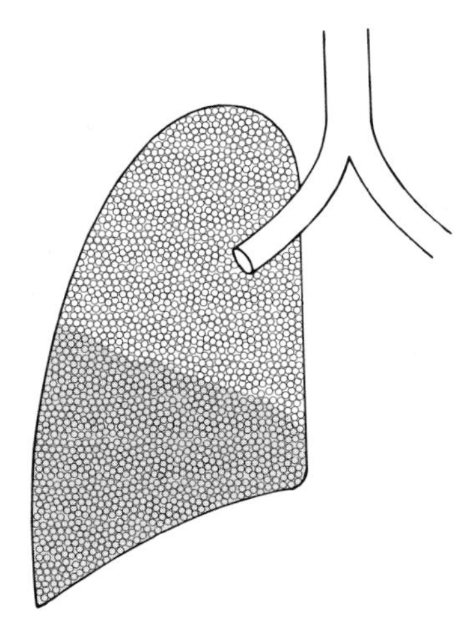

Abb. 24.8: Fibrinöse Entzündung in der Lunge: Pneumonie. Das fibrinöse Exsudat befindet sich in den Alveolen.

24.7.4 Eitrige (leukozytäre) Entzündung

Das entzündliche Exsudat ist Eiter = Pus.

Eine eitrige Entzündung wird hervorgerufen durch *Eitererreger = pyogene Bakterien,* aber auch durch *Fremdkörper, artfremdes Eiweiß* und *andere, exogen eingedrungene Substanzen* (z. B. Ölinjektion u. dgl.).
Die wichtigsten **pyogenen Bakterien** sind:

Staphylokokken:
Bilden ein nekrotisierendes Toxin sowie eine Koagulase, welche zur Entstehung intravasaler Thromben führt. Dies erklärt den lokal gewebseinschmelzenden Charakter einer eitrigen Entzündung.

Streptokokken:
Bilden ebenfalls nekrotisierende Toxine, dazu aber auch Streptokinase (ein Fibrinolysin!) und Hyaluronidase (löst interstitielle Strukturen auf, speziell Proteoglykane; siehe 23.5 und 20.7.4.3). Dies fördert die diffuse Ausbreitung einer eitrigen Entzündung.

Eiter ist verflüssigter Zell- und Gewebsdetritus + freigesetzte Fettsubstanzen + Granulozyten + lebende oder bereits abgestorbene Eitererreger.
Farbe: gelb bis grau-grünlich

Beachte: Es gibt auch einen nicht-infektiösen, sterilen[32] Eiter. Dieser enthält entweder abgestorbene Bakterien oder überhaupt keine mehr (da dieselben von den Granulozyten phagozytiert wurden).

24.7.4.1 Eitrige Entzündungen an Oberflächen

Das Exsudat ist eitrig; meist ist Fibrin dabei (Abb. 24.9).
Beispiele:
Wundeiterung,
eitrige Tracheobronchitis.

24.7.4.2 Eitrige Entzündungen in Hohlräumen

Eiteransammlungen *in präexistenten Hohlräumen* nennt man **Empyem.**

Empyem der Pleurahöhle = *Pyothorax*
Empyem des Herzbeutels = *Pyoperikard*
Empyem der Bauchhöhle = *Pyaskos = eitrige Peritonitis*
Weiters: Empyem der Gallenblase, der Eileiter *(Pyosalpinx)*, der Appendix, des Nierenbeckens *(Pyonephrose),*

32 sterilis (lat.), unfruchtbar.

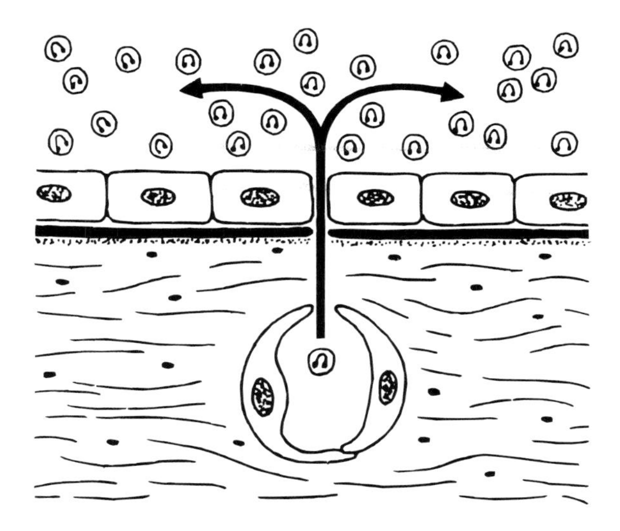

Abb. 24.9: Eitriges Exsudat an einer Oberfläche.

in Gelenkshöhlen *(Pyarthros)*, in den Hirnventrikeln *(Pyozephalus)*.

24.7.4.3 Phlegmonöse Entzündung

Diffus ausgebreitete, leukozytäre Durchsetzung des lockerfaserigen Interstitiums (Abb. 24.10); die Gewebsstrukturen bleiben lange Zeit erhalten, d. h. *keine Nekrosen.* Ursache sind meist Streptokokken: die Streptokinase baut die Fibrinbarrieren ab, die Hyaluronidase löst die Proteoglykane.
Phlegmonöse Appendizitis sowie Cholezystitis,
Mundbodenphlegmone,
Weichteilphlegmone, z. B. Haut, Muskulatur.

Eine Sonderform ist das *Erysipel*[33]: phlegmonöse Entzündung in Korium und Subkutis, Ausbreitung entlang der Lymphspalten, hervorgerufen durch β-hämolysierende Streptokokken (Tafel 9).

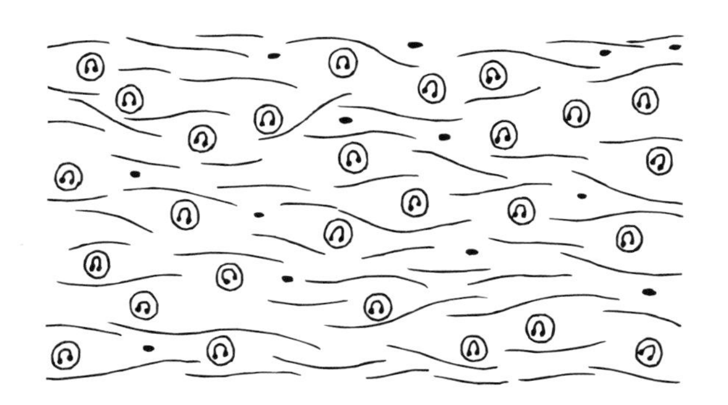

Abb. 24.10: Das phlegmonös-eitrige Exsudat durchsetzt diffus das Gewebe = **Phlegmone.**

24.7.4.4 Abszedierende Entzündung

Umschriebene, leukozytäre Einschmelzung, d. h. ein durch Nekrose entstandener Hohlraum ist mit Eiter gefüllt (Abb. 24.11). Primär ist die Gewebsnekrose, sekundär die eitrige Verflüssigung. Ursache sind meist Staphylokokken: Gefäßthrombosen (Koagulase!) führen zu Nekrosen, proteolytische Enzyme lösen das Gewebe auf.

Eiteransammlungen *in durch Nekrosen entstandenen Hohlräume* nennt man **Abszeß**[34].

Der Abszeß im zeitlichen Verlauf:
Er beginnt mit einer Akkumulation von neutrophilen Granulozyten in einem durch Verflüssigungsnekrose gebildeten Hohlraum. Die zentrale nekrotisch-flüssige Masse wird von einer Zone erhaltener Leukozyten umgeben.

Später entsteht eine Granulationsgewebezone mit neugebildeten Kapillaren und proliferierenden Fibroblasten, die allmählich eine stark vaskularisierte Bindegewebszone um den eitererfüllten Hohlraum bilden: sogenannte *pyogenetische Membran.* In dieser Zone treten dann zunehmend Makrophagen auf, die in den Abszeß einwandern. Solange das auslösende Agens seine Aktivität behält, emigrieren laufend weitere Leukozyten → neuerliche Eiterbildung. Die pyogenetische Membran wird im Laufe der Zeit durch Bindegewebsfasern immer mehr verdickt, es entsteht eine Kapsel = ein *Abszeßbalg.*

Durch die Aufsplitterung größerer Moleküle in kleinere steigt der osmotische Druck, Eindringen von Flüssigkeit aus dem umgebenden Gewebe steigert die Spannung innerhalb des Abszesses: er ist prall mit Eiter gefüllt und wirkt als raumfordernder Prozeß (denke z. B. an einen Hirnabszeß!).

Eine „Heilung" ist nur möglich, wenn das eitrige Exsudat entfernt wird: Ruptur des Abszesses oder chirurgische Inzision. Erfolgt keine Drainage des Abszesses, so kann später der Detritus in eine sterile Flüssigkeit umgewandelt werden, die resorbiert wird. Als Residuum bleibt dann eine *Pseudozyste*[35], oder wenn der Hohlraum kollabiert und verwächst, eine *Narbe* übrig.

33 erysipelas (griech.), Rose, Wundrose.
34 abscessus (lat.), Weggang.
35 Eine echte Zyste hat eine Epithel- bzw. Schleimhautauskleidung, eine Pseudozyste nicht. Diese Unterscheidung wird aber (leider) im alltäglichen, medizinischen Sprachgebrauch oft verwischt.

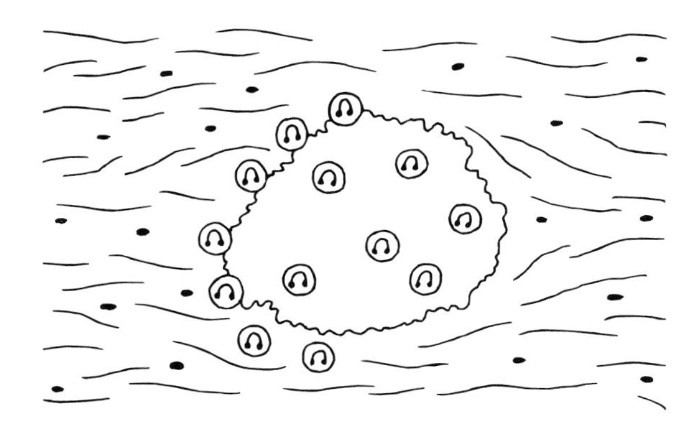

Abb. 24.11: Die eitrig-abszedierende Einschmelzung erzeugt einen eitergefüllten Hohlraum = **Abszeß.**

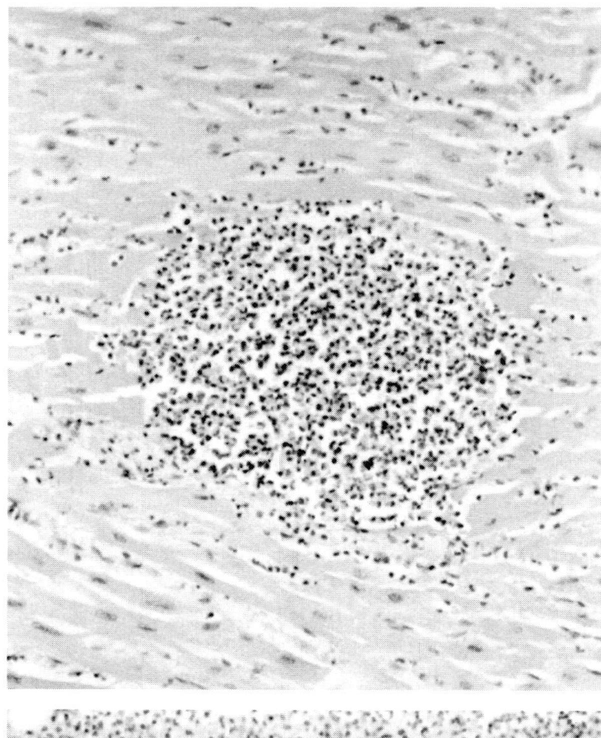

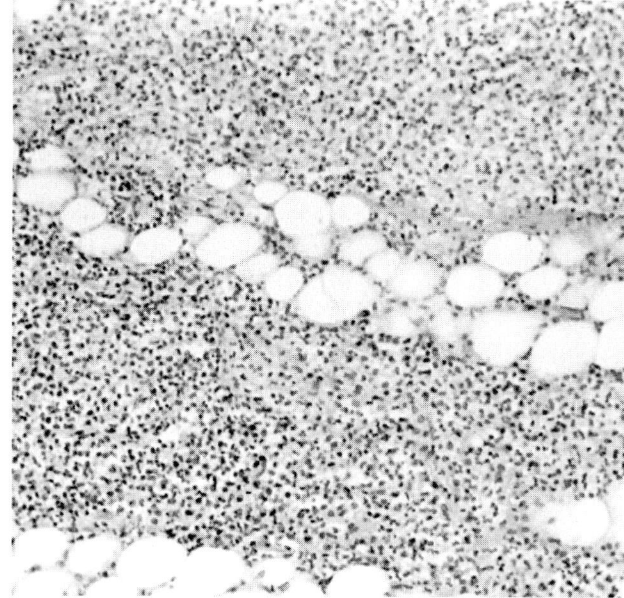

Die Resorptionsmöglichkeit ohne vorherige Drainage ist jedoch äußerst beschränkt (Tafel 8).

Sonderformen der Abszedierung in der behaarten Haut:
- **Furunkel:** abszedierende Entzündung der Haarfollikel und Talgdrüsen.
- **Karbunkel:** Konfluenz mehrerer Furunkel.

24.7.5 Hämorrhagische Entzündung

Das entzündliche Exsudat enthält reichlich Erythrozyten und erscheint daher „blutig“.

Ursache ist eine starke Gefäßwandschädigung, welche einen massiven Erythrozytenaustritt erlaubt (Abb. 24.13):
1. Erregertoxine zerstören die kleinen Gefäße der Endstrombahn → Blutungen.
2. Durch Erregertoxine wird eine Verbrauchskoagulopathie (siehe 23.23.1) inszeniert → Blutungen.
3. Enzymatische Gefäßwandschäden durch lysosomale Proteasen → Blutungen.

Jede Entzündung kann dann eine hämorrhagische Entzündung werden, wenn eine Blutungsneigung dazu kommt.

Typische klinische Krankheitsbilder, die als hämorrhagische Entzündung in Erscheinung treten:
Grippe = Influenza
Milzbrand = Anthrax
Pest
Papageienkrankheit = Ornithose
Krankheiten durch hämolysierende Streptokokken (Erysipel, Scharlach)
Pocken (lt. WHO weltweit ausgerottet; Erreger nur mehr in Laboratorien vorhanden)
Urämie: Ausscheidung toxischer Stoffwechselprodukte an serösen Häuten und Schleimhäuten, z. B. urämische Perikarditis, Gastroenterocolitis uraemica
Tumorabsiedelung plus Entzündung an serösen Häuten: z. B. Pleuritis carcinomatosa.

Abb. 24.12: Gegenüberstellung von Abszeß und Phlegmone. Oben: mit Eiter gefüllte, durch Nekrose entstandene, Abszeßhöhle im Myokard: abszedierende Myokarditis. Unten: diffuse, leukozytäre Durchsetzung subepikardialen Fettgewebes, keine Nekrose: phlegmonöse Entzündungsausbreitung.

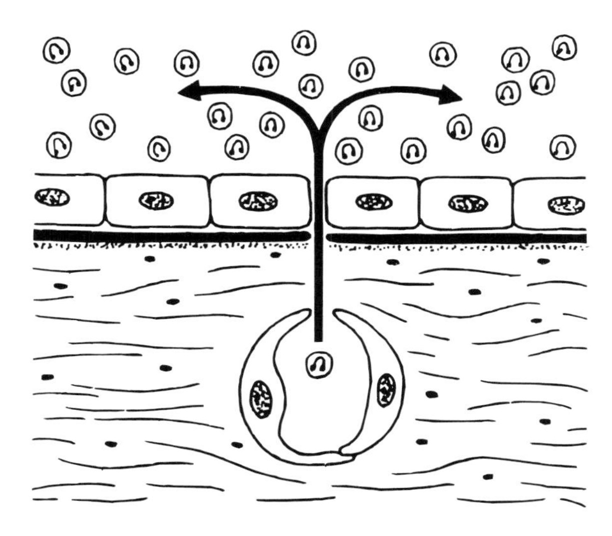

Abb. 24.13: Hämorrhagisches Exsudat an einer Oberfläche.

24.7.6 Lympho-plasmozytäre Entzündung

Das Auftreten von Lymphozyten und Plasmazellen spricht meistens für eine *chronisch verlaufende Entzündung.* Akute Entzündungen mit lympho-plasmozytärem Exsudat gibt es bei *allergischen Reaktionen, Autoimmunerkrankungen* sowie *Virusinfektionen.*

24.8 Alterativ-nekrotisierende Entzündungsformen

24.8.1 Nekrotisierende Entzündung

Kennzeichen ist eine Gewebsnekrose bei nur geringer Exsudation.

Bestimmend für das Zustandekommen dieser Entzündungsform ist eine schwere Durchblutungsstörung im Entzündungsgebiet oder der direkte, gewebsschädigende Effekt toxischer Substanzen bzw. immunologischer Reaktionen.
Schwere nekrotisierende Entzündungen treten daher bei Störungen der Abwehrreaktionen auf.

Beispiele:
Angina agranulocytotica (Granulozytendefizit, z. B. bei Leukämien oder Zytostatikabehandlung)
Immunopathien bzw. Immunschwächekrankheit
Nekrotisierende Überempfindlichkeitsreaktionen
Käsige Nekrose bei Tuberkulose (siehe 23.9.4.2)
Enzymatische Nekrose bei Pankreatitis (siehe 23.9.4.6)
Lokale Schleimhautnekrosen bei Colitis ulcerosa und Typhus
Pilzinfektionen = Mykosen
Säure- und Laugenverätzungen
Urämie: Manchmal dominiert die hämorrhagische Entzündung (24.7.5), manchmal die nekrotisierende Komponente.

24.8.1.1 Folgen einer nekrotisierenden Entzündung

1. Die an inneren und äußeren Oberflächen (Schleimhäuten, Haut) lokalisierten Nekrosen können durch leukozytäre Demarkation aus dem Gewebsverband herausgelöst und abgestoßen werden. Folge: **Substanzverlust der Oberfläche = Ulkus = Geschwür =** sogenannte **ulzerös-nekrotisierende Entzündung.** Abheilung nur durch Granulationsgewebs- bzw. Narbenbildung.

   Merke: Eine primär ulzeröse Entzündung gibt es nicht! Dem Ulkus geht stets ein primär exsudativer Entzündungsprozeß (pseudomembranös-nekrotisierend) oder eine primär nekrotisierende Entzündung voraus.

2. Betrifft die Nekrose ein solides Organ mit einem ableitenden Kanalsystem (z. B. Lunge, Leber, Nieren, Mamma, Drüsen), so kann sie fermentativ verflüssigt und über den präformierten Transportweg abgeräumt werden. Folge: **Kavernenbildung = kavernöse Entzündung.**
3. Betrifft die Nekrose ein solides Organ ohne ableitendes Kanalsystem (z. B. Milz, Weichteile), so wird die Nekrose entweder durch Granulationsgewebe organisiert oder – wenn sie zu groß ist – bindegewebig abgekapselt. Eine persistierende, entzündliche Nekrose mit einer bindegewebigen Kapsel ist z. B. das Tuberkulom bei der Tbc oder das Gumma bei der Syphilis.

24.8.2 Gangräneszierende Entzündung

Kennzeichen ist die durch Fäulnisbakterien hervorgerufene, feuchte Gangrän = jauchige Gewebseinschmelzung (siehe 23.9.4.3).

Es bestehen zwei pathogenetische Möglichkeiten:
1. *Primäre Nekrose mit sekundärer Infektion,* z. B. Dekubitus, Beingangrän.
2. *Primäre Entzündung → Gewebsnekrosen → durch den Entzündungsvorgang → Befall mit Fäulnisbakterien,* z. B. gangräneszierende Appendizitis.
   Bakterien, welche grangräneszierende Entzündungen verursachen, sind meist Anaerobier, d. h. sie wachsen und vermehren sich im O_2-armen, nekrotischen Gewebe besonders gut. Wichtige Bakterien sind, z. B. *Clostridien,* die Erreger von Gasbrand = Gasöden, sowie *Fusobakterien* und *Borrelia refringens.* Die beiden letzteren werden zusammen *fusospirilläres Gemisch* genannt und sind die häufigste Ursache für eine jauchig-gangräneszierende Entzündung.

Die gangräneszierende Entzündung entspricht weitgehend einer Kolliquationsnekrose plus jauchiger Entzündung.

Typisches Beispiel dafür ist die **Lungengangrän:**

1. *Pathogenetischer Weg:* Pneumonie oder Lungeninfarkt → Besiedelung mit Fäulniserregern → jauchige Entzündung.
2. *Pathogenetischer Weg:* Aspiration von Mageninhalt in die Lunge; Salzsäure und Fermente lösen das Gewebe auf, Fäulniserreger führen zur Entzündung.
   Lungengangrän ist eine jauchig-nekrotisierende-gangräneszierende Pneumonie mit Höhlenbildung, stinkendem, nekrotisch-flüssigem Material und braungrüner bis blaugrüner Verfärbung („mißfärbig") der großflächig betroffenen Areale.
   Nekrotisierende und gangräneszierende Entzündungen deuten meist auf eine miserable Abwehrfähigkeit des Patienten hin: Diabetes, Kachexie, Leberschädigung (Alkoholismus), Drogen, Immunschwäche, zytostatische oder immunsuppressive Therapie u. dgl.

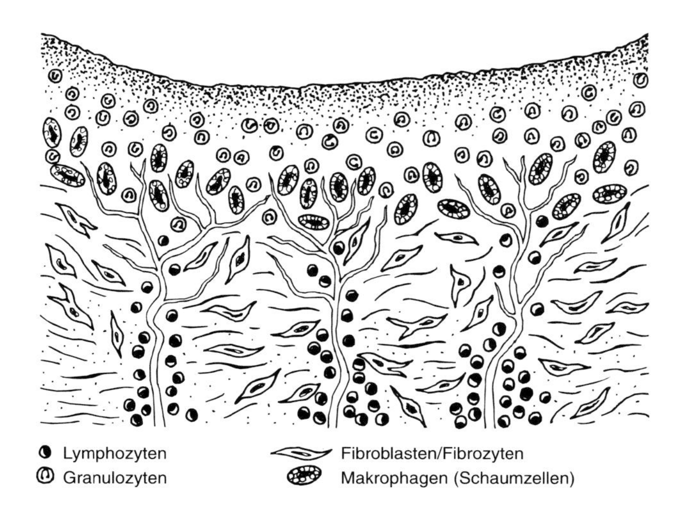

Abb. 24.14: Unspezifisches Granulationsgewebe mit charakteristischer Schichtenfolge.

24.9 Proliferative Entzündungsformen

24.9.1 Granulierende Entzündung

Kennzeichen ist die Bildung eines morphologisch unspezifischen Granulationsgewebes.

Diese Form wird auch als **proliferative Entzündung** bezeichnet. Die am Aufbau des Granulationsgewebes beteiligten Zellen und Faserstrukturen wechseln im Einzelfall qualitativ und quantitativ.

Allgemein sind folgende Merkmale (Abb. 24.14 und 24.15) für ein **Granulationsgewebe** charakteristisch:

1. *Innerste oder Front-Zone der Resorption:* grenzt unmittelbar an das zugrundegegangene Gewebe und besteht hauptsächlich aus abräumenden *Mikro- und Makrophagen.* Bei Aufnahme von lipoidreichem Material wandeln sich diese Zellen in *Schaumzellen* um.
2. *Granulationsgewebszone:* besteht aus proliferierendem, kapillar- und fibroblastenreichem Gewebe, welches resorptive und reparative Funktionen hat.
3. *Fibröse Außenzone:* Durch Fibroblastentätigkeit hat sich das Granulationsgewebe in ein faserreiches Bindegewebe umgestaltet.

Beispiele:
Alter Abszeß (siehe 24.7.4); *chronisch entzündete Fistel* (Analfistel, Hautfistel bei chronischer Osteomyelitis), *chronisch entzündetes Ulcus cruris* u. a. m.

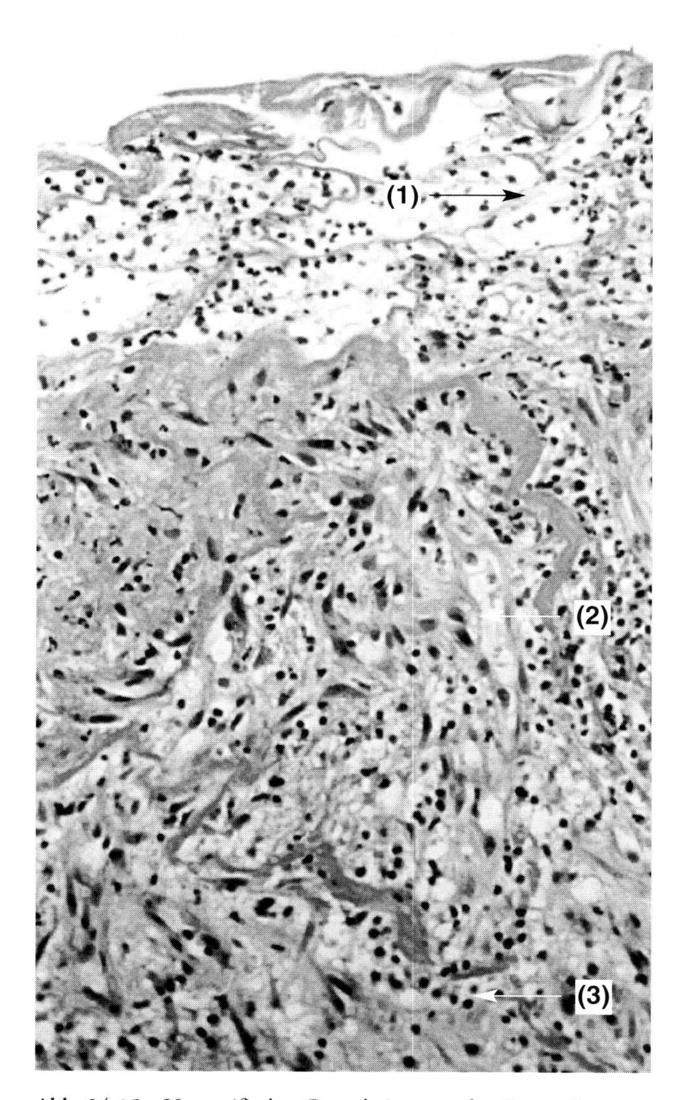

Abb. 24.15: Unspezifisches Granulationsgewebe. Resorptionszone (1), Bindegewebsneubildung (2), ausgereiftes Bindegewebe (3).

24.9.2 Was sind chronische Entzündungen?

Die akute Entzündung ist eine rasch einsetzende, gezielte Abwehrreaktion auf einen auslösenden Reiz. Sind diese Sofortmaßnahmen der Abwehr nicht erfolgreich, so kommt es zu einer *langdauernden Auseinandersetzung mit der Entzündungsursache.*

An die erfolglose akute Entzündung schließt sich eine **sekundär-chronische Entzündung** an.

Eine chronische Entzündung kann pathogenetisch allerdings auch ohne ein akutes Anfangsstadium entstehen, es handelt sich dann um eine **primär-chronische Entzündung** (siehe 21.4.1).

Nach überwiegend morphologischen Gesichtspunkten kann man folgende typisierende Einteilung treffen:

24.9.2.1 Chronisch-eitrige Entzündung

Immer *destruktiv,* d. h. gewebezerstörend; immer *proliferativ,* d. h. Bildung eines Granulationsgewebes; immer dominieren die *Granulozyten* als unspezifische Abwehrzellen.

Proliferativ-stenosierende Form: Es überwiegt die *Fibroblastenproliferation* und die *Narbenbildung.*

Beispiel: *Aktinomykose*[36].

Hyperplastische Form: Es überwiegt die *Granulationsgewebsbildung* zur ständigen Auffüllung der Gewebszerstörungen.

Beispiel: *chronisch vegetierende Pyodermie*[37].

Xanthomatöse Form: Es überwiegt die Phagozytose von lipidhaltigem Detritus, d. h. reichlich *fettspeichernde Makrophagen.*

Beispiel: *Schaumzellenpneumonie*[38].

24.9.2.2 Chronisch-nichteitrige Entzündung

Praktisch *keine Granulozyten;* dagegen reichlich *Lymphozyten* und *Plasmazellen* als spezifische Abwehrzellen, denn es handelt sich um *immunologische Reaktionen.*

Nicht-destruktive Form: Die *Entzündungszeichen bleiben am Ort des Geschehens,* keine Ausbreitung.
Der Prozeß geht eigentlich nur unterschwellig weiter; jedoch *keine Nekrosen, keine Gewebszerstörungen.*

Beispiel: *chronisch persistierende Hepatitis* (41.8.3).

Destruktive Form: Die *Entzündung bleibt sehr aktiv,* vor allem die Parenchymzellen werden zerstört, d. h. es kommt zu *Nekrosen und Narbenbildung.*

Beispiel: *chronisch-aktive Hepatitis* (41.8.3).

24.9.2.3 Chronisch-granulomatöse Entzündung

Ausbildung knötchenförmiger Zellproliferationen, sogenannter *Granulome,* welche meist eine für die jeweilige Krankheit ziemlich charakteristische Struktur und Zellzusammensetzung haben.

24.9.3 Granulomatöse Entzündung

Kennzeichen ist die Bildung von Granulomen entweder inmitten oder am Rande des Entzündungsareals.

Ein Granulom ist eine knötchenförmige, „mesenchymale" Zellproliferation unterschiedlicher Zusammensetzung. Praktisch immer finden sich dabei *Makrophagen,* sogenannte *Epitheloidzellen* und *Fibroblasten;* häufig auch *mehrkernige Riesenzellen* (Abb. 24.17).

Ein Granulom hat nichts mit einem Tumor zu tun, sondern ist **ein reaktiver Prozeß, ausgelöst durch entzündliche und/oder immunologische Ursachen.**

Granulome haben meist einen Durchmesser von 0,1–2 mm, können in Einzelfällen jedoch erheblich größer werden. Das Auftreten zahlreicher Granulome nennt man **Granulomatose.**

Spezifische Granulome sind solche, wo aus dem strukturellen Aufbau und der Art der beteiligten Zellen Rückschlüsse auf die Ätiologie möglich sind.

Achtung: Ein „Rückschluß" ist in diesem Sinne lediglich ein Indiz, ein *Hinweis,* aber *kein Beweis.*

Es gibt allgemein keine absolute Spezifität der morphologischen Veränderung, es gibt nur eine Spezifität der Ursache.

36 durch das Bakterium Actinomyces israeli hervorgerufene Entzündung.
37 Eiterung der Haut mit Ulzeration der Epidermis; die immer wieder neu entstehenden Ulzera werden durch Granulationsgewebe ausgefüllt.
38 charakteristischerweise in der Umgebung von Lungenkarzinomen.

Beispiele:
bei Infektionskrankheiten – die Erreger;
bei Verflüssigungsnekrosen – eitrige Einschmelzung oder ischämische Kolliquationsnekrose im Gehirn;
bei Narbengewebe – Narben nach Nekrosen oder idiopathischer Fibrose und Sklerose (siehe 23.2.8) usw.

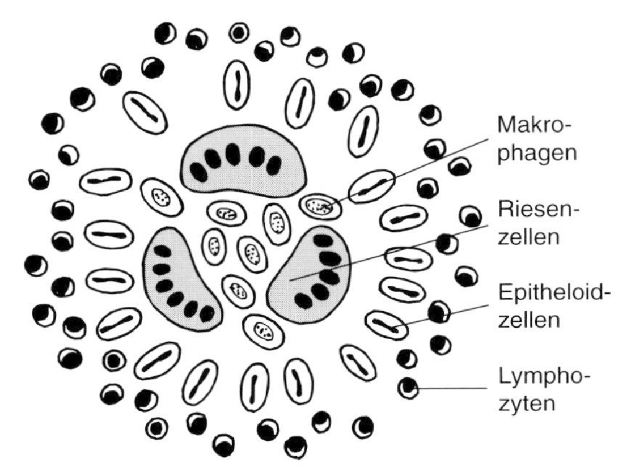

Abb. 24.16: Schematischer Aufbau eines Granuloms mit den beteiligten charakteristischen Zellen.

24.9.3.1 Granulomzellen

Monozyten/Makrophagen: werden durch Antigenkontakt oder Mediatoren stimuliert.

Epitheloidzellen: erscheinen *„wie epithelartig angeordnet"*, d. h. dicht nebeneinanderliegend, Zellmembran an Zellmembran, die Kerne oft gleichsinnig ausgerichtet = *„palisadenartig"*. Es handelt sich um modifizierte Histiozyten mit längsovalen, manchmal *„schuhsohlenartigen"*, chromatinarmen Kernen. Ihre Aufgabe ist, den Entzündungsherd wallartig abzuriegeln und Mediatoren sowie katabole Enzyme zu produzieren.

Lymphozyten: immunologisch aktive Zellen.

Mehrkernige Riesenzellen: entstehen durch Fusion von Makrophagen bzw. Epitheloidzellen; sie besitzen Phagozytosefähigkeit und scheinen langsam arbeitende Riesenmakrophagen zu sein.

Je nach Lagerung der multiplen Zellkerne sind zu unterscheiden:

Ungeordnete Riesenzellen, d. h. die Kerne sind ungleichmäßig im Plasma verstreut; Typ der Fremdkörperriesenzellen.

Geordnete Riesenzellen, d. h. die Kerne liegen ring- oder hufeisenförmig an der Zellperipherie; Typ der LANGHANS[39]-Riesenzelle.

Im Plasma der Riesenzellen gibt es manchmal *Einschlüsse,* welche Reste von Zellorganellen (z. B. Zytoskelett) darstellen, die bei der Zellfusion zugrunde gingen und übrig geblieben sind (Abb. 24.17). Man nennt diese Einschlußkörper auch Zytoplasmasequester. Zwei morphologisch differente Strukturen können unterschiedlich werden:

1. *Asteroidkörperchen:* sternförmig zusammengelagerte, oft kristallinisch imponierende Rosetten.
2. *Konchoidkörperchen* = SCHAUMANN[40]-Körperchen: konzentrisch geschichtete, schollige Kalkkörper.

Ob im Verlauf einer Entzündung Granulome gebildet werden oder nicht, hängt sowohl von der auslösenden Ursache als auch der Abwehrlage ab. Wird die Ursache beseitigt, verschwinden die Granulome wieder, allerdings unter Hinterlassung von Narbengewebe: eine Restitutio ad integrum gibt es nach einer granulomatösen Entzündung nicht!

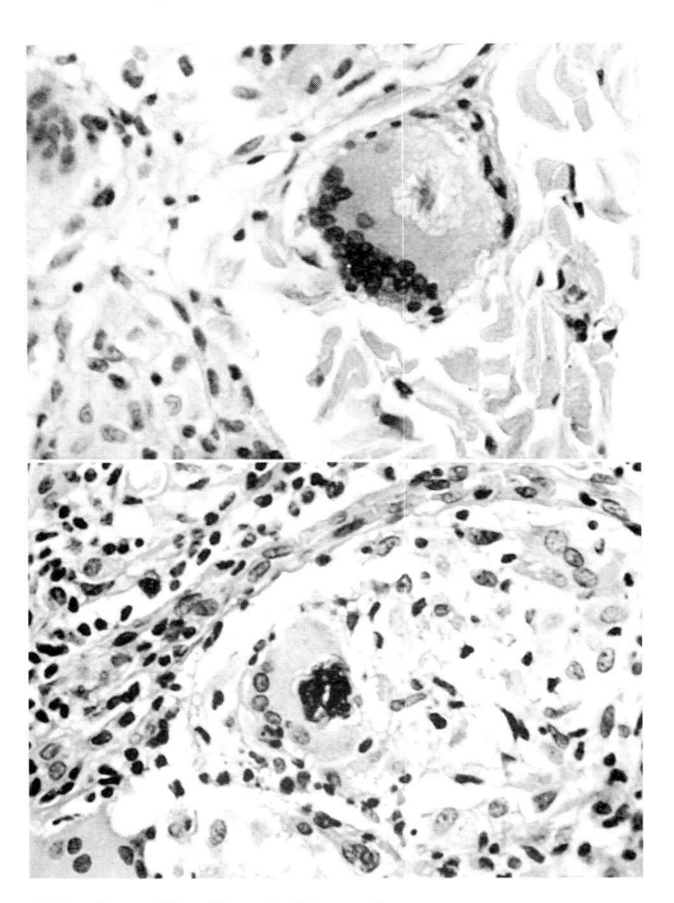

Abb. 24.17: Einschlüsse in Riesenzellen.
Oben: sternförmiges Asteroidkörperchen.
Unten: scholliges Konchoidkörperchen.

39 Theodor LANGHANS (1859–1915), Pathologe in Bern.
40 Jörgen SCHAUMANN (1879–1953), Dermatologe in Stockholm.

24.9.3.2 Granulomtypen

Aus der Vielzahl von Erkrankungen mit Granulombildung sind im folgenden einige, halbwegs abgrenzbare, morphologische Typen ausgewählt.

Es werden dabei zahlreiche spezielle Krankheiten genannt, aber hier und jetzt noch nicht näher erklärt. Die ausführliche Darstellung folgt in den entsprechenden Kapiteln der Bände „spezielle Pathologie". Informiere Dich aber dennoch bereits jetzt kurz über diese Krankheiten.

1. **Granulom vom Tuberkulosetyp = Tuberkel** (Abb. 24.18)
   Knötchen mit einem Wall von Epitheloidzellen um eine zentrale käsige Nekrose; dazwischen mehrkernige Riesenzellen vom LANGHANS-Typ; außerhalb der Epitheloidzellen ein schalenartiger Lymphozytensaum.
   Vorkommen: Tuberkulose; aber auch bei Lepra, Syphilis (das Granulom der Syphilis heißt Gumma).

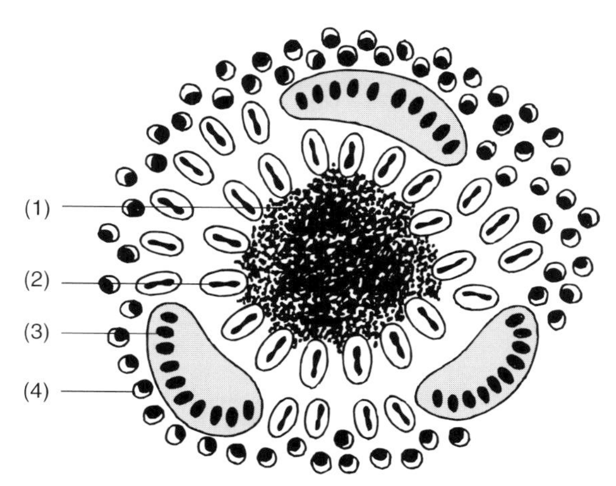

Abb. 24.18: Granulom vom Tuberkulosetyp.
Zentrale käsige Nekrose (1), Epitheloidzellsaum (2) mit Riesenzellen vom LANGHANS-Typ (3); äußere Begrenzung durch Lymphozyten (4).

2. **Granulom vom Sarkoidosetyp** (Abb. 24.19)
   Rein epitheloidzelliges Granulom, vereinzelt LANGHANSsche Riesenzellen und spärlich periphere Lymphozyten, jedoch keine zentrale Verkäsung. Zwischen den Epitheloidzellen zarte wie auch dickere Bindegewebsfasern. In den Riesenzellen manchmal Einschlüsse. Ausgeprägte Neigung der Granulome zu Fibrosierung und Hyalinose.
   Vorkommen: Sarkoidose = M. BOECK; granulomatöse Reaktion in den regionären Lymphknoten („sarcoid-like reaction") von Karzinomen; Enteritis regionals CROHN; Toxoplasmose; nicht verkäsende, reine Epitheloidzelltuberkel.
   Beachte: Bei der Krankheit Tuberkulose können Granulome vom Tuberkulosetyp (verkäsend), aber auch Granulome vom Sarkoidosetyp (nicht verkäsend) vorkommen!

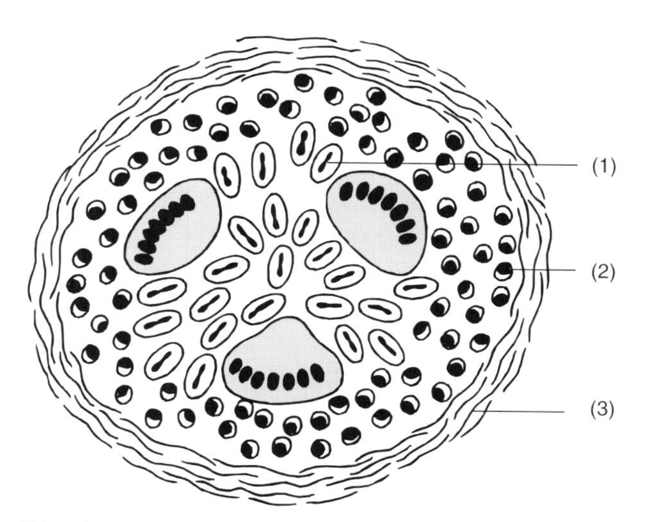

Abb. 24.19: Granulom vom Sarkoidose-Typ.
Keine zentrale Nekrose, nur Epitheloidzellproliferation (1) mit Riesenzellen; peripherer Lymphozytensaum (2) sowie bindegewebige Fibrose (3).

3. **Granulom vom retikulohistiozytär-abszedierenden Typ** (Abb. 24.20)
   Epitheloidzelliges Granulom mit zentraler, abszeßartiger, oft Y-förmiger Einschmelzung. Meist in Lymphknoten.
   Vorkommen: Lymphadenitis mesenterialis pseudotuberculosa (Infektionskrankheit durch Yersinien genannte Bakterien); Tularämie; Lymphogranuloma inguinale (venereum); Katzenkratzkrankheit; Pilzinfektionen.

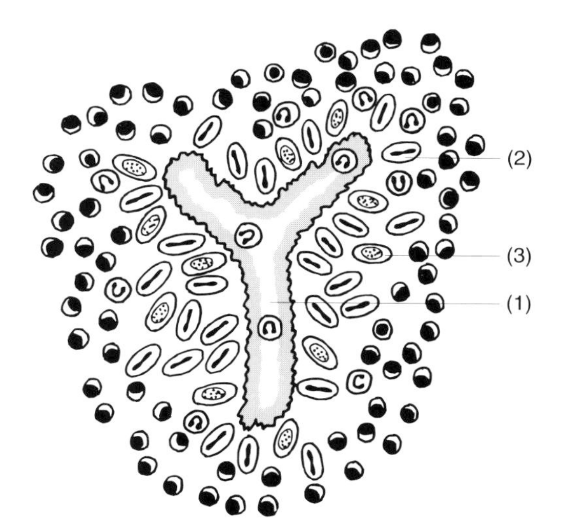

Abb. 24.20: Granulom vom retikulohistiozytär-abszedierenden Typ.
Häufig Y-förmige Nekrose (1), erfüllt von Granulozyten und Detritus. Um die abszeßartig eingeschmolzene Nekrose liegen Epitheloidzellen (2) und Makrophagen (3); peripherer Lymphozytensaum.

4. **Granulom vom Typ des rheumatischen Fiebers** (Abb. 24.21)
   Zentrale fibrinoide Nekrose, umgeben von großen, epitheloidzellähnlichen Histiozyten: typische Kerne

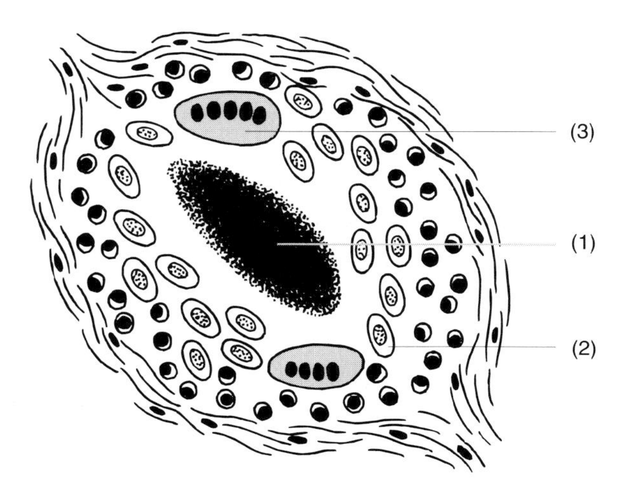

Abb. 24.21: Granulom vom Typ des rheumatischen Fiebers. Kleine, zentrale, fibrinoide Nekrose (1), umgeben von epitheloidzellähnlichen Histiozyten (2) und mehrkernigen Riesenzellen (3).

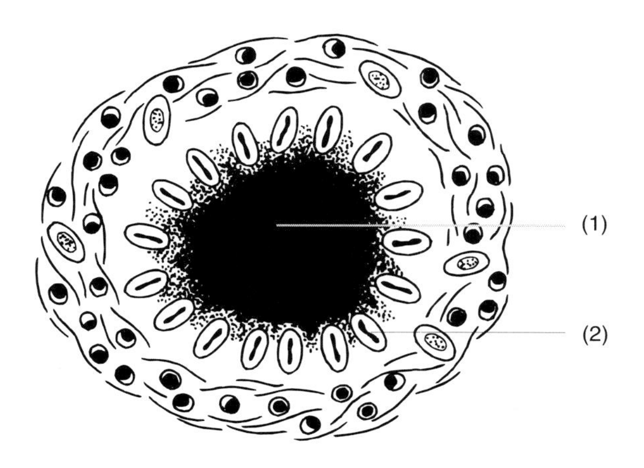

Abb. 24.22: Granulom vom Typ der rheumatoiden Arthritis. Große, zentrale, fibrinoide Nekrose (1), umgeben von radiär angeordneten, epitheloidzellähnlichen Histiozyten und Fibroblasten (2).

mit zentralem Chromatinstreifen und seitlichen segmentalen Ausläufern („caterpillar cells" = ANITSCHKOW[41]-Zellen). Weiters mehrkernige und großkernige Riesenzellen = ASCHOFF-GEIPELsche[42] Riesenzellen; schüttere periphere Infiltration mit Lymphozyten, Plasmazellen und eosinophilen Granulozyten. Abheilung mit Narbenbildung.
Vorkommen: rheumatisches Fieber = akuter Rheumatismus (die Granulome entstehen vor allem in einer rheumatischen Myokarditis und sind maximal 1 mm groß.)

5. **Granulom vom Typ der rheumatoiden Arthritis** (Abb. 24.22)
Zentrale, fibrinoide **Nekrose**, umgeben von palisadenförmig-radiär angeordneten Histiozyten und Fibroblasten. Das rheumatoide Granulom ist das Kennzeichen des Rheumatismus nodosus, wird mehrere Zentimeter groß und liegt meist in den Weichteilen in der Nähe von Gelenken.
Vorkommen: rheumatoide Arthritis = Chronische Polyarthritis = CP.

6. **Fremdkörpergranulome** (Abb. 24.23)
Körperfremde Stoffe (Kohlenstaub, Silikate, Silikon, Holzsplitter, Metall, Glas, chirurgische Nähte u. dgl.), aber auch körpereigene Substanzen (Harnsäurekristalle, Cholesterinkristalle, Amyloid, Gewebsnekrosen mit Verkalkung, Horn = Keration der Haare u. dgl.) werden je nach ihrer Größe und ihrem physikalisch-chemischen Verhalten entweder phagozytiert oder verursachen Entzündungsreaktionen.

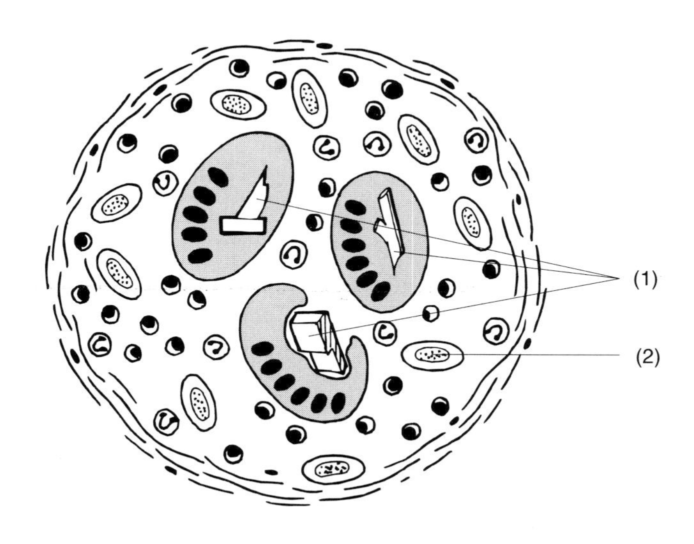

Abb. 24.23: Fremdkörpergranulom. Fremdkörper (1) mit anliegenden bzw. phagozytierenden Riesenzellen. In der Umgebung Granulationsgewebe mit Fibroblasten (2) sowie Lymphozyten und Plasmazellen.

Im letzteren Fall werden diese „Fremdkörper" von Granulationsgewebe umwachsen, das durch seinen Reichtum an Fibroblasten, Histiozyten und Fremdkörperriesenzellen gekennzeichnet ist. Zweck dieser Granulome ist die Abkapselung des Fremdkörpers und damit der Schutz des umgebenden, normalen Gewebes vor der mechanischen bzw. chemischen Fremdkörperwirkung.

41 Nikolai ANITSCHKOW (1885–1964), russischer Pathologe.
42 Paul Rudolf GEIPEL (1869–1956), Pathologe in Dresden; er beschrieb unabhängig vom Freiburger Pathologen ASCHOFF die Zellen der rheumatischen Granulome.

Übersicht

Entzündung

Definition: Abwehr- und Verteidigungsreaktion des Gewebes auf einen schädigenden Reiz.

Pathogenese: Eine Entzündung wird durch einen Reiz ausgelöst und durch Mediatorsubstanzen zum Ablaufen gebracht.
Die wesentlichen Ereignisse dabei sind:
- Vasodilatation und erhöhte Gefäßpermeabilität
- Flüssiges und zelluläres Exsudat
- Phagozytose
- Gewebeschädigung
- Zellproliferation

Einteilung nach der Art der dominierenden morphologischen Ereignisse:
1. Exsudative Entzündungen
2. Alterativ-nekrotisierende Entzündungen
3. Proliferative Entzündungen

Varianten des Exsudates:
rein serös
serös-katarrhalisch
fibrinös
eitrig
hämorrhagisch

Varianten der Zellproliferation:
unspezifische Granulationsgewebe
morphologisch charakterisierbare Granulome

REKAPITULATION

1. Was ist eine „-itis", was ist eine „-ose"? (24)
2. Definiere das Wesen einer Entzündung. (24.1)
3. Worin besteht der Zweck einer Entzündung, was ist das Risiko? (24.1)
4. Welches sind die Kardinalsymptome einer Entzündung? (24.1)
5. Nenne die drei Gruppen von Entzündungsursachen und gib möglichst viele konkrete Beispiele. (24.2 bzw. Tabelle 24.1)
6. Welche Faktoren beeinflussen Art und Ablauf einer Entzündung? (Tabelle 24.2)
7. Schildere die einzelnen Phasen des Auswanderns der Granulozyten aus dem Blut in das Entzündungsareal. (24.3)
8. Was ist Chemotaxis? (24.3)
9. Nenne die wesentlichen Entzündungszellen und charakterisiere ihre Funktion und Wirkung. (24.3.1)
10. Was versteht man unter *„Monozyten-Makrophagen-System"*? (24.3.1)
11. Definiere allgemein die Funktion der Entzündungs-Mediatoren. (24.4)
12. Nenne die wesentlichen Mediator-Substanzen und charakterisiere ihre Wirkung. (24.4 und Tabelle 24.3)
13. Worin bestehen die Veränderungen der Mikrozirkulation am Beginn einer Entzündung? (24.5.1)
14. Wie kommt die Steigerung der Gefäßpermeabilität zustande? (24.5.2)
15. Definiere das *„entzündliche Exsudat"* und nenne Beispiele. (24.5.2)
16. Erläutere die Exsudation von Flüssigkeit und Eiweißkörpern. (24.5.2.1)
17. Erläutere die Exsudation = Transmigration von Blutzellen. (24.5.2.2)
18. Wie verläuft der Mechanismus der Phagozytose? (24.5.3)
19. Wie erfolgt die Abheilung einer unkomplizierten Entzündung? (24.5.4)
20. Nenne die Wege für die Ausbreitung einer Entzündung und nenne Beispiele. (24.5.5)
21. Welche verschiedenen Einteilungsprinzipien der Entzündung gibt es? (24.6)
22. Wie kann der Verlauf einer Entzündung sein? (24.6.1)
23. Was ist die sogenannte zweite Krankheit? (24.6.1)
24. Nenne die Varianten der Reaktionslage des Organismus bei einer Entzündung. (24.6.2)
25. Welches ist die Einteilung nach der Art des vorherrschenden Entzündungsgeschehens? (24.6.3)
26. Nenne die exsudativen, alterativ-nekrotisierenden und proliferativen Erscheinungsformen. (Tabelle 24.4)
27. Charakterisiere die rein seröse Entzündung. (24.7.1)
28. Charakterisiere die serös-katarrhalische Entzündung. (24.7.2)
29. Charakterisiere die fibrinöse Entzündung. (24.7.3)
30. Erläutere das unterschiedliche Verhalten einer fibrinösen Entzündung an serösen Häuten bzw. Schleimhäuten. (24.7.3)
31. Was ist eine Pseudomembran? (24.7.3)
32. Was versteht man unter *„croup"* bzw. *„croupös"*? (24.7.3)
33. Nenne Beispiele für fibrinöse Entzündungen. (24.7.3)
34. Charakterisiere die eitrige Entzündung. (24.7.4)
35. Woraus besteht Eiter? (24.7.4)
36. Was ist eine Phlegmone, ein Abszeß sowie ein Empyem? (24.7.4)
37. Unterscheide die Begriffe Furunkel und Karbunkel. (24.7.4)
38. Charakterisiere die hämorrhagische Entzündung. (24.7.5)
39. Nenne Beispiele für hämorrhagische Entzündungen. (24.7.5)
40. Charakterisiere die lympho-plasmozytäre Entzündung und nenne Beispiele. (24.7.6)
41. Charakterisiere die nekrotisierende Entzündung und nenne Beispiele (24.8.1)
42. Charakterisiere die gangräneszierende Entzündung und nenne Ursachen. (24.8.2)
43. Worin besteht das Kennzeichen einer granulierenden Entzündung? (24.9.1)
44. Worin besteht das Kennzeichen einer granulomatösen Entzündung? (24.9.3)
45. Wie erfolgt die Einteilung der chronischen Entzündung? (24.9.2)
46. Was versteht man unter *„spezifischen Granulomen"*? (24.9.3)
47. Welches sind die wesentlichen Granulomzellen? (24.9.3.1)
48. Charakterisiere die verschiedenen Typen der mehrkernigen Riesenzellen. (24.9.3.1)
49. Welches sind die wesentlichen Granulomtypen, und worin bestehen ihre morphologischen Unterschiede? (24.9.3.2)
50. Nenne Krankheiten als Beispiele für das Vorkommen der einzelnen Granulomtypen. (24.9.3.2)

25. Neoplasmen

Neoplasma = Neubildung
Ist eine **irreversible, autonome Zellneubildung und Zellvermehrung**, entstehend aus körpereigenem Gewebe. Es handelt sich um eine *unkontrollierbare Proliferation von Tumorzellen,* denn bis auf die Blutversorgung und evtl. immunologische oder hormonelle Einflüsse ist das Tumorwachstum unabhängig von den Steuermechanismen des Organismus.
Auch nach dem Wegfall der auslösenden Ursache wird das Wachstum nicht eingestellt.

25.1 Begriffsbestimmungen

Im üblichen medizinischen Sprachgebrauch wird der Begriff *„Tumor“* dem einer *„Geschwulst“* gleichgesetzt, und beide Ausdrücke können *„Neoplasma“* bedeuten. „Tumor“ und „Geschwulst“ = „Schwellung“ gibt es aber auch bei der Entzündung (siehe 24.1). Dies ist aber nicht Nomenklatur, sondern sprachliche Schlampigkeit!

Versuch einer Klärung der Terminologie

- **Tumor** = *Schwellung.* Eine umschriebene Volumenzunahme im Gewebe, völlig unabhängig von der Ursache, z. B. ist Tumor ein Kardinalsymptom der Entzündung. Aber auch ein Karzinom ist ein Tumor!
- **Geschwulst** = *Schwellung* (siehe oben).

  Tumor sowie Geschwulst müssen daher bezüglich der Ätiologie näher bezeichnet werden: entzündlicher Tumor, Geschwulst nach Trauma (Ohrfeige); meist wird Tumor bzw. Geschwulst im Sinne eines Neoplasmas verstanden.
- **Neoplasma** = *Tumor im engeren Sinn* = *neoplastische Geschwulst* = *Gewebsneubildung.*
- **Autonom**[1] = *selbständiges, unabhängiges Wachstum* nach eigenen Gesetzen; unterliegt nicht der Steuerung und den Regulationsmechanismen des Organismus.
- **Irreversibilität:** *Die Gewebsneubildung ist progressiv,* ein spontaner Wachstumsstillstand ist sehr selten, eine Rückbildung kommt nur extrem selten vor.

  Im Unterschied zur Regeneration hält die Vermehrung der Tumorzellen auch nach Wegfall der Ursache an.
- **Dignität**[2]: Die Begriffe Tumor – Geschwulst – Neoplasma sagen nichts über das *biologische Verhalten* = Dignität des Geschwulstwachstums aus; man unterscheidet im Groben zwischen *gutartigen* und *bösartigen* Tumoren. (Beachte 25.2!)
- **Blastom**[3]: Ein nicht näher charakterisierbares und definierbares Neoplasma wird manchmal unverbindlich als „Blastom“ bezeichnet.
- **Onkologie:** Von *„onkos“* (griech.) = „Tumor“ abgeleitet; damit wird die Lehre von den Geschwülsten bezeichnet.
- **Tumorartig:** Mit der Bezeichnung tumorartig *(tumor-like)* werden Veränderungen zusammengefaßt, die klinisch oder/und pathoanatomisch den Aspekt eines neoplastischen Prozesses zeigen oder imitieren; es sind jedoch *keine Neoplasmen* und sie verhalten sich auch biologisch nicht wie autonome Geschwülste.

Die Zellproliferation bei Neoplasmen unterscheidet sich grundsätzlich von der Zellvermehrung bei Hyperplasien.
Das hyperplastische Wachstum ist abhängig vom auslösenden Reiz und prinzipiell reversibel, das neoplastische Wachstum ist irreversibel und hält auch nach Wegfall des auslösenden Reizes noch an.

25.2 Merkmale von gut- und bösartigen Tumoren

Die Begriffe **„gutartig = benigne“** und **„bösartig = maligne“** sind eigentlich klinische Bezeichnungen, welche erlauben, den Verlauf eines Tumorleidens hinsichtlich Prognose und Therapie abzuschätzen. Man kann tatsächlich oft nur „schätzen“, da es relative Begriffe

1 autos nomos (griech.), nach eigenen Gesetzen lebend.
2 dignitas (lat.), Bedeutung, Würde, Wertigkeit.
3 blastos (griech.), Sproß, Keim.

sind, und zwischen gutartigen und bösartigen Tumoren viele Übergangsformen existieren bzw. zunächst gutartige Geschwülste in bösartige Verlaufsformen übergehen können.

Gutartig heißt nicht: Dieser Tumor tötet nicht – z. B. eine gutartige Geschwulst der weichen Hirnhäute (Meningeom) kann durch Kompression des Gehirns, ein Angiom (gutartige Blutgefäßgeschwulst) durch Blutung in das Gehirn zum Tode führen.

Bösartig heißt nicht, daß dieser Tumor unbedingt tötet – z. B. rechtzeitige Operation, erfolgreiche Chemotherapie, ganz langsames Wachstum → Patient wird von seinem Tumor geheilt.

Die scharfe Grenzziehung und exakte, widerspruchsfreie Trennung zwischen gutartigen und bösartigen Neoplasmen ist im Einzelfall nicht immer möglich, denn man muß eine wesentliche Erkenntnis beachten:

> Die morphologischen Kennzeichen der Malignität oder Benignität müssen nicht immer mit der biologischen Dignität übereinstimmen.

Es gibt morphologische Kriterien, makroskopisch und histologisch, welche die Diagnose gutartiger oder bösartiger Tumor ermöglichen. Dies ist eine Nachricht an den klinischen Arzt, der nun die entsprechenden therapeutischen Maßnahmen zu setzen hat.

Grundsätzlich: Die pathologisch-anatomische Diagnose „bösartiger Tumor" ist noch lange kein Todesurteil für den Patienten!

Um aber nicht in totaler Verwirrung und Ratlosigkeit unterzugehen, existieren folgende, definitionsgemäß festgelegte Kriterien:

Benigne Neoplasmen

Nehmen nur dann *keinen wesentlichen Einfluß auf das weitere Leben des Erkrankten,* wenn sie nicht durch ihre besondere Lokalisation (z. B. intrakraniell) oder besondere Komplikationen (z. B. Blutung) sowie endokrine Funktionen (z. B. Katecholamie, Serotonin, Insulin u. a.) schwere Schäden verursachen.

Sie *wachsen langsam,* gewöhnlich *expansiv*[4], d. h. unter Verdrängung der umgebenden Gewebsstrukturen, die druckatrophisch werden, wobei das widerstandsfähigere Bindegewebe erhalten bleibt und in ihrem geweblichen Aufbau *dem Muttergewebe ähnlich,* die Zellen sind *reif, differenziert* – und zu *spezifischen Leistungen* (z. B. Hormonproduktion) fähig.

Beachte: Auch unscharf begrenzte Tumoren können benigne sein, z. B. Hämangiome, Lymphangiome, Fibrome.

Maligne Neoplasmen

Führen – wenn keine Behandlung durchgeführt wird – meist innerhalb relativ kurzer Zeit *zum Tode des Tumorträgers.*

Sie *wachsen rasch,* infiltrieren[5] das umliegende Gewebe unter Zerstörung desselben und berücksichtigen keine Organgrenzen = *infiltrierendes und destruierendes*[6] *Wachstum.* Sie dringen in Blut- und Lymphgefäße ein = *Gefäßinvasion*[7] und können sich auf dem Lymph- und Blutweg kontinuierlich oder diskontinuierlich ausbreiten. Auf diese Weise können Tochtergeschwülste, d. h. Absiedelungen = *Metastasen* entstehen.

Die bösartigen Tumoren sind in ihrem zellulären und geweblichen Aufbau *dem Muttergewebe nicht mehr ähnlich,* weiters *unreif* und *undifferenziert.*

Semimaligne Tumoren

Gibt es nicht. Die Bezeichnung *„halb-bösartig"* ist ja widersinnig. Früher wurde dieser Begriff verwendet, jetzt sollte er unterbleiben (siehe 25.3.5.3).

> Das entscheidende Kriterium eines malignen Neoplasmas ist nicht die Quantität der Zellen, d. h. es kommt nicht auf die Menge an, sondern die veränderte Zellqualität, d. h. die Zellen sind abnorm.

Was die qualitativen Störungen des Zellwachstums betrifft, so sind aus morphologischer Sicht die folgenden drei Begriffe klar zu unterscheiden:

Metaplasie

Mit Metaplasie bezeichnet man die *qualitative Umwandlung eines Zelltyps oder eines Gewebes in eine andere Zell- bzw. Gewebsart;* z. B. Zylinderepithelzellen in Plattenepithelien oder Bindegewebe in Knorpelgewebe.

Die prospektive Potenz, d. h. Differenzierungsfähigkeit von Zellen der Indifferenzzone[8] eines Gewebes ist größer als ihre prospektive Bedeutung, d. h. die tatsächlich realisierte Differenzierung.

Wenn eine Zellproliferation unter veränderten Bedingungen erfolgt, ist eine abgewandte Differenzierung der produzierten Ersatzzellen möglich. So kann z. B. aus den

4 expandere (lat.), sich ausdehnen.
5 infiltratio (lat.), das Hineinseihen einer Flüssigkeit; jetzige Bedeutung: durchdringen, durchsetzen.
6 destruere (lat.), vernichten.
7 invadere (lat.), gewaltsam eindringen.
8 Indifferenzzonen sind der Ort der jeweiligen Reservezellen bzw. der Stammzellen.

Reservezellen eines Zylinderepithels ein Plattenepithel gebildet werden. Ein hochdifferenziertes Gewebe (Zylinderepithel) wird auf diese Weise in ein anderes hochdifferenziertes Gewebe (Plattenepithel) umgewandelt. Da die Umwandlung nicht direkt erfolgt, sondern durch eine abgewandte Differenzierung der neugebildeten Ersatzzellen, spricht man von *indirekter Metaplasie = Reservezellmetaplasie = Stammzellmetaplasie.*

„*Direkte Metaplasie*" = eine direkte Umwandlung von reifen Zellen in andere reife Zellen ist nicht möglich!

Beispiele:
Plattenepithelmetaplasie im Bronchialepithel bei chronischer Reizung bzw. Entzündung.
Plattenepithelmetaplasie in der Cervixschleimhaut.
Intestinale Metaplasie (Bildung von Darmdrüsen) in der Magenschleimhaut.
Knorpel- und Knochenmetaplasie im Bindegewebe bzw. in Narben.
Knochenmetaplasie in der Skelettmuskulatur.

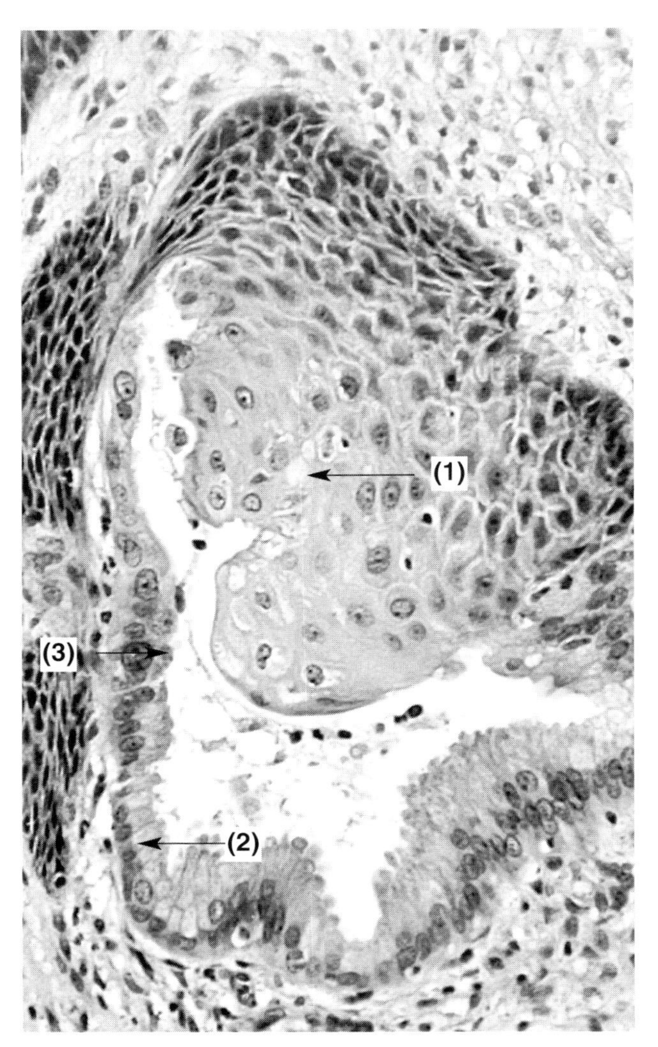

Abb. 25.1: Plattenepithelmetaplasie (1) in der Cervixschleimhaut (2). Die unterhalb der Zylinderepithelien gelegenen Reservezellen (3) bilden durch indirekte Metaplasie Plattenepithel.

Auf dem Boden von Metaplasien können Tumoren entstehen, die in ihrem geweblichen Aufbau nicht dem originären Muttergewebe entsprechen (z. B. Plattenepithelkrebs der Bronchialschleimhaut).

> Metaplasie ist die Umwandlung oder der Ersatz eines ausdifferenzierten Gewebes eines bestimmten Typs in ein ausdifferenziertes Gewebe eines anderen Typs.

Dysplasie

Mit Dysplasie bezeichnet man zelluläre und gewebliche Abweichungen von der Norm. Dies können sein:

1. *Entwicklungsbedingte Dysplasien,* d. h. angeborene Mißbildungen: Zystennieren, angeborene Arterienaneurysmen oder Strukturstörungen der Bronchialwände.
2. *Präneoplastische Dysplasien,* d. h. Störungen der Zelldifferenzierung und -reifung mit der Möglichkeit des Fortschreitens bis zur malignen Entartung. Solche Dysplasien kommen bei chronischen Reizen und Entzündungen vor, aber auch als atypische Regeneration. Dysplasien können reversibel sein.

   Beispiel:
   Dysplastisches Plattenepithel an der Cervix uteri: verbreitert, gestörte, ungeordnete Reifung von der Basis bis zur Oberfläche, Verlust der Orientierung der Zellen zueinander. Mitosen in allen Schichten. Form- und Größenvariation der Kerne (Dyskaryose, Anisokaryose). Mit zunehmendem Grad der Dysplasie überwiegen die unreifen Zellen mit hyperchromatischen Kernen und geänderter Kern-Plasma-Relation. Fließende Übergänge zur (irreversiblen) Anaplasie.

   Dysplasien des Epithels werden auch als intraepitheliale Neoplasie bezeichnet: CIN = cervikale intraepitheliale Neoplasie, damit meint man dysplastische Epithelveränderungen, welche noch in den Schwergrad I–III weiter unterteilt werden.

> Präneoplastische Dysplasie ist die stufenweise Umwandlung eines ausdifferenzierten Gewebes zu undifferenzierten Strukturen.

Anaplasie[9]

Mit Anaplasie bezeichnet man die fortgeschrittene bis völlige Entdifferenzierung der Zellen und Gewebe mit Verlust der gewebsspezifischen Formbesonderheiten. Die Zellen werden häufig embryonalen Zellen ähnlich.

> *Anaplasie ist irreversibel* und das *wichtigste morphologische Kennzeichen der Malignität.*

Zytoplasma vermindert;
meist basophil (vermehrter RNA-Gehalt);
Strukturverlust;

9 anaplassein (griech.), neubilden.

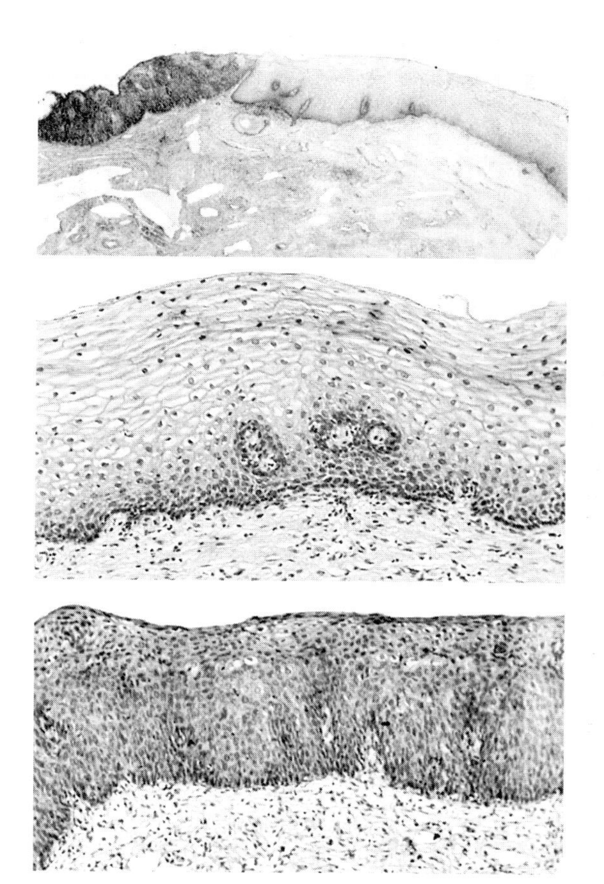

Abb. 25.2: Präneoplastische Dysplasie an der Cervix uteri.
Oben: normales Plattenepithel (rechts) geht abrupt in ein dysplastisches Plattenepithel über (links).
Mitte: normales Plattenepithel mit entsprechender Schichtenfolge.
Unten: dysplastisches Plattenepithel mit Verlust der normalen Schichtung und demzufolge abnormer Orientierung der Zellen zueinander.

Kern: relativ und absolut vergrößert, dadurch Verschiebung der Kern-Plasma-Relation zugunsten des Kerns; Mehrkernigkeit, dadurch auch Riesenzellbildung; Formvariationen Polymorphie, d. h. „Vielgestaltigkeit"; Größenvariationen = Anisokaryose, d. h. „Ungleichheit". Variation der Färbbarkeit (Polychromasie meist Hyperchromasie infolge DNA-Vermehrung);
irreguläres, grobkörniges oder verklumptes Chromatin; vergrößerte und/oder vermehrte Nukleolen;
atypische Mitosen, pluripolare Teilungsspindeln;
Aneuploidie und Variation der Chromosomenzahl.

> Anaplasie ist die Umwandlung eines differenzierten Gewebes in ein entdifferenziertes Tumorgewebe. Histologisch handelt es sich um hochgradige Kern- und Plasmaveränderungen.

Auf den morphologischen Merkmalen der Anaplasie basiert die histologische und zytologische Diagnose von malignen Zellen!

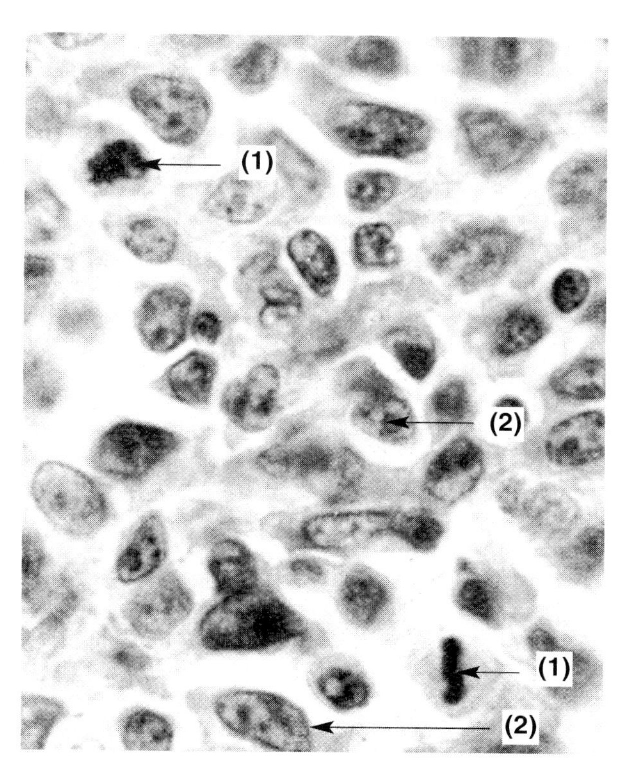

Abb. 25.3: Anaplastische, maligne Zellen. Große, polymorphe Kerne mit wenig Zytoplasma. Oft Mitosen (1), häufig vergrößerte Nukleolen (2). Stark unterschiedliches Färbeverhalten der Zellkerne.

Tab. 25.1: Differentialdiagnostische Kriterien der Dignität von Tumoren

Gutartig
Langsames Wachstum, wenige Mitosen;
Expansives = verdrängendes Wachstum;
Scharf begrenzt, bindegewebige Kapsel;
Organgrenzen werden respektiert, Nachbarorgane evtl. komprimiert;
Kein Eindringen in Gefäße;
Der „Tumor" ist gegen sein Umgebung gut verschiebbar;
Keine Kern- und Plasmaatypien;
Geweblich und zellulär differenziert;
Keine Metastasen;
Nach Operation kaum Rezidive.
Außer lokalen Drucksymptomen nur geringe Auswirkungen auf den Gesamtorganismus; wenn nicht außergewöhnliche Komplikationen eintreten, keine Lebensgefahr.
Bösartig
Rasche Größenzunahme, reichlich atypische Mitosen;
Infiltrativ-destruierendes Wachstum;
Unscharf begrenzt, zahlreiche Ausläufer;
Keine Rücksicht auf Organgrenzen;
Einwachsen in Nachbarorgane;
Gefäßinvasion;
Der „Tumor" ist unverschiebbar, fixiert;
Merkmale der Anaplasie, geweblich und zellulär undifferenziert;
Lymphogene und hämatogene Metastasen;
Rezidivneigung;
Deletäre Auswirkungen auf den Gesamtorganismus; hohe Lebensgefahr, ohne Behandlung fast immer tödlich.

Grundlegende Nomenklatur
Primärtumor: das initiale Neoplasma, nach dem die Krankheit benannt wird (z. B. Dickdarmkarzinom).
Metastasen: Tochtergeschwülste = Sekundärneoplasmen mit räumlicher Distanz zum Primärtumor.
Karzinom: maligner epithelialer Tumor.
Sarkom: maligner mesenchymaler Tumor.

25.3 Morphologie der Neoplasmen

Tumoren unterscheiden sich mehr oder weniger stark von ihrem Muttergewebe bezüglich Farbe, Konsistenz und Struktur. Sie bilden entweder umschriebene Knoten (expansiv wachsende, meist gutartige Tumoren) oder undeutlich begrenzbare Fremdgewebseinlagerungen (infiltrativ wachsende, meist maligne Neoplasmen). Bei den Ersteren wird das präexistente Gewebe der Umgebung verdrängt und dadurch druckatrophisch, bei den letzteren wird es zerstört.

Jedes Neoplasma besteht aus zwei Gewebskomponenten:

1. **Tumorparenchym** = Gesamtheit der proliferierenden, neoplastischen Zellen, die den Tumortyp bestimmen.
2. **Tumorstroma** = vom Mesenchym des Wirtsorganismus gebildetes, bindegewebiges, gefäßführendes Gerüst.

Das Wachstum des Gefäßbindegewebes in einem Tumor muß mit der Tumorwachstumsgeschwindigkeit korrelieren, sonst kommt es zu einer mangelhaften Versorgung, und im Geschwulstgewebe treten Nekrosen auf. Bei manchen Neoplasmen konnte ein *Tumor-Angiogenese-Faktor* (TAF bzw. Angiogenin) nachgewiesen werden, der das Wirts-Mesenchym dazu stimuliert, ein gefäßhältiges Tumorstroma zu bilden. Anti-Angiogenesefaktoren werden in der Tumortherapie eingesetzt.

In epithelialen Tumoren ist die Trennung von Parenchym und Stroma leicht durchführbar, in mesenchymalen aber oft nicht möglich, da beide Geschwulstkomponenten aus dem gleichen Muttergewebe gebildet werden.
Die Relation Tumorstroma zu Tumorparenchym ist fallweise sehr verschieden. Ein beträchtliches Überwiegen des Stromas, wobei dann die Tumorzellen nur mehr als Einzelzellen hintereinander liegen, trägt z. B. die Spezialbezeichnung Carcinoma scirrhosum bzw. desmoplastisches Karzinom.

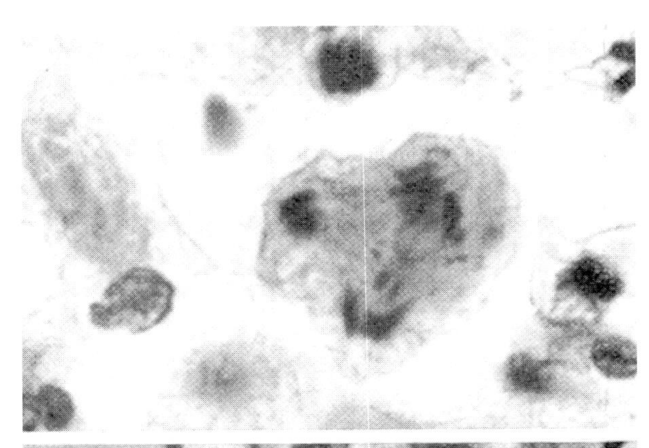

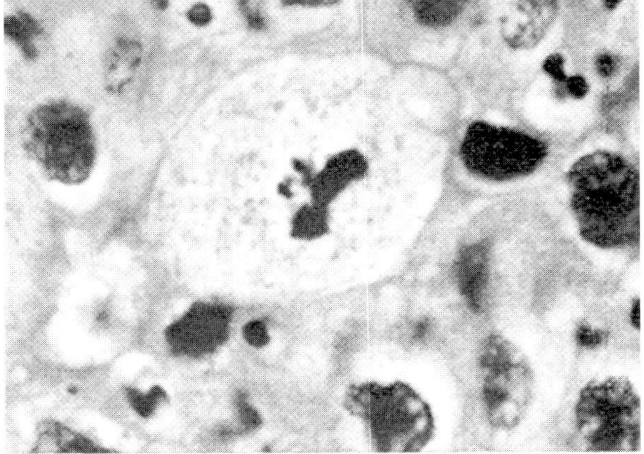

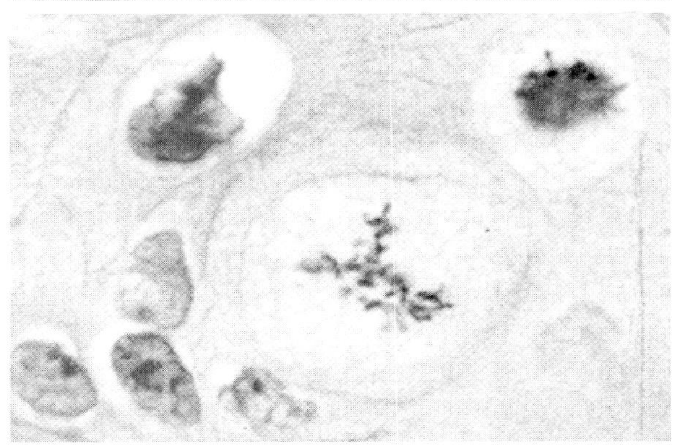

Abb. 25.4: Atypische Mitosen.
Oben: tripolare Mitose.
Mitte: Chromosomenabsprengung.
Unten: asymmetrische Mitose.

25.3.1 Makroskopische Kennzeichen der Neoplasmen

Liegt eine Geschwulst = umschriebene Volumenvermehrung vor, so ist zu entscheiden, ob dieselbe einem Neoplasma entspricht. Dies ist anzunehmen, wenn sich die anderen, *nicht-neoplastischen, raumfordernden Prozesse* ausschließen lassen:

- Entzündlicher „Tumor";
- Blutung, Hämatom;
- Sekretstauung (z. B. Speicheldrüse).

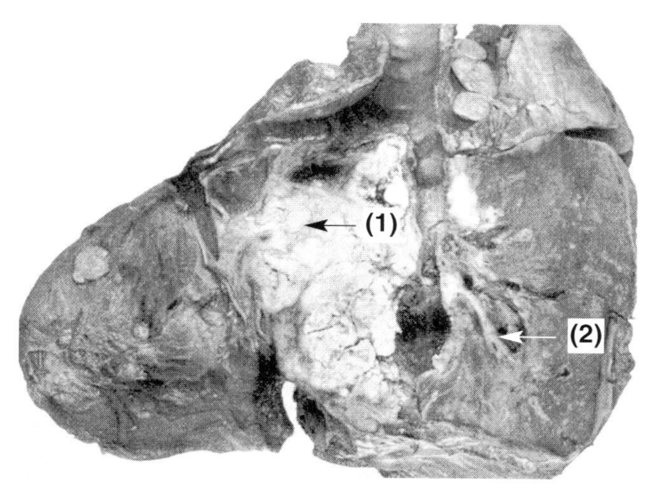

Abb. 25.5: Bösartiger Tumor, hier als Beispiel ein Bronchuskarzinom. Das Tumorgewebe ist unscharf begrenzt (1), zeigt Ausläufer in die Umgebung (2). Die präexistenten Organstrukturen sind zerstört.

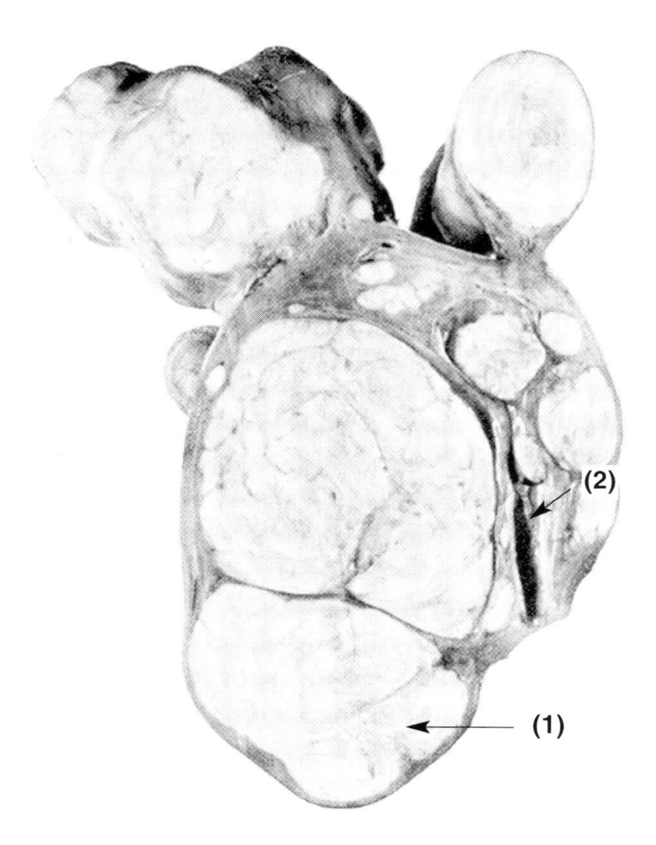

Abb. 25.6: Gutartige Tumoren, hier als Beispiel Myomknoten im Uterus. Die Tumoren sind scharf begrenzt (1), Cervikalkanal und Cavum uteri wurden komprimiert (2). Die präexistenten Organstrukturen sind verdrängt, aber nicht zerstört.

Mit den aktuellen, bildgebenden, diagnostischen Verfahren (Computertomographie u. dgl.) lassen sich Neoplasmen bis zur Größe von etwa 0,5 cm darstellen. Eine exakte Diagnose und Typisierung ist jedoch nur histologisch möglich.

Die scharfe oder unscharfe Begrenzung sowie ein evtl. Wachstum mit fingerförmigen Ausläufern ist vor allem für die chirurgische Exstirpation von Bedeutung, da eine unterschiedliche Operationstechnik und ein unterschiedlich großer „Sicherheitsabstand" zum gesunden Gewebe erforderlich sind.

Bei rasch wachsenden, größeren Tumoren kann die Neubildung des gefäßführenden Stromas mit der Vermehrung des Tumorparenchyms nicht mehr Schritt halten. Daher finden sich im Zentrum des Geschwulstgewebes infolge zu geringer Blutzufuhr **regressive Umwandlungen**: Nekrosen, Erweichungen bis Verflüssigungen, Hohlraumbildungen, schleimige Umwandlungen, Verfettung, Blutungen, Hyalinisierung und Verkalkungen.

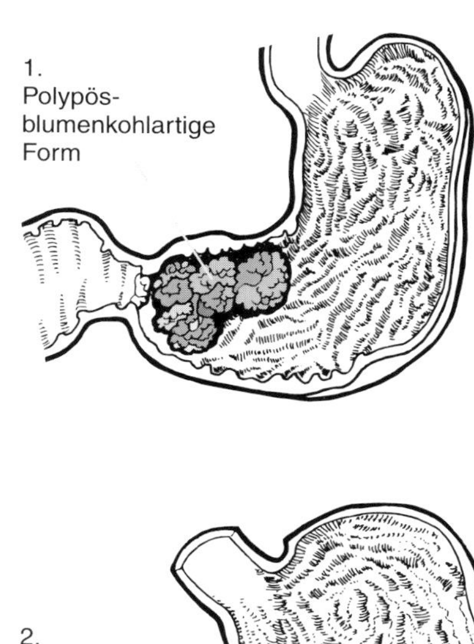

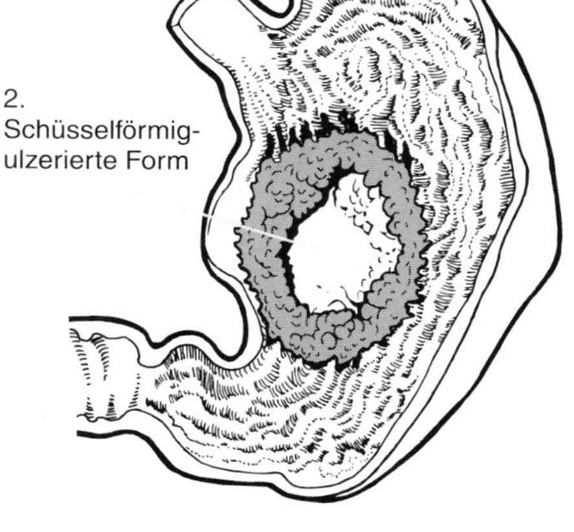

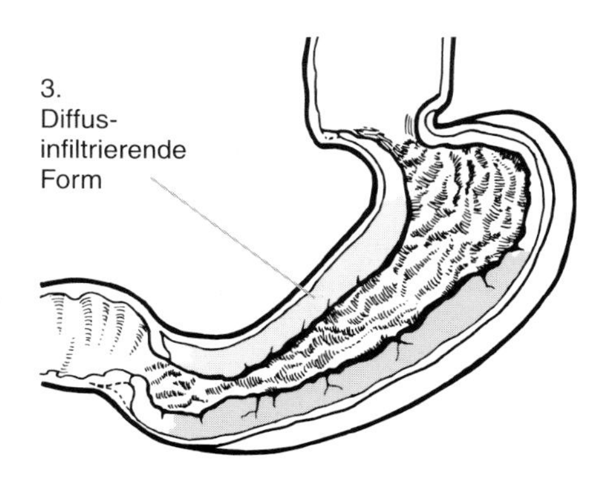

Abb. 25.7: Makroskopische Wuchsformen eines Magenkarzinoms.

25.3.1.1 Unterscheidung zwischen malignen Primärtumoren und Metastasen

Der **Primärtumor** kann im Vergleich zu den Metastasen unterschiedlich groß sein, z. B. sogenanntes Mikrokarzinom; trotzdem gilt als Faustregel: *„Von gleichartig geformten Tumoren ist wahrscheinlich derjenige primär, welcher durch Größe und regressive Umwandlungen der älteste zu sein scheint."*

Wichtige Kennzeichen für einen Primärtumor sind:

- unscharfe Abgrenzung gegen die Umgebung;
- bei Karzinomen direkter Zusammenhang mit dem Oberflächenepithel, z. B. Bronchuskarzinom entwickelt sich aus der Bronchialschleimhaut, Hautkarzinom aus der Epidermis u. dgl.;
- bei Sarkomen direkter Zusammenhang mit dem mesenchymalen Muttergewebe, z. B. Myosarkom entwickelt sich aus der Muskulatur u. dgl;
- Überschreiten der Organgrenzen;
- Einbruch in Blutgefäße.

Makroskopische Grundformen eines Primärtumors
In soliden Organen (z. B. Prostata, Pankreas u. dgl.): *Knotig-knollig,* evtl. gelappt, rundlich mit fingerförmigen Ausläufern, d. h. unscharf oder unregelmäßig begrenzt.
An Oberflächen:

1. kuppelförmig vorragend, zerklüftet – *„blumenkohlartig";*
2. im Zentrum kraterförmig zerfallen = *„schüsselförmig ulzeriert";*
3. *diffus-flächenhaft infiltrierend,* plattenförmig; in Hohlorganen oft zirkulär wachsend.

Makroskopische Grundformen der Metastasen (siehe 25.3.3)

- **Hämatogene Metastasen:** Verschleppung auf dem Blutweg, grundsätzlich in alle Organe möglich. Meist kleiner als der Primärtumor; selten solitär, meist multipel. Entweder alle annähernd gleich groß, oder kleinere (evtl. jüngere) und größere (wahrscheinlich ältere) Metastasen. Die Tumorknoten sind rund, scharf begrenzt, oft von einem blutroten = hyperämischen Saum umgeben; dieser Randsaum entsteht durch lokale Blutgefäßkompression mit entsprechender Stauung.
  Wenn es sich um eine Karzinom-Metastase handelt, ist das Zentrum durch regressive Umwandlungen oft dellenförmig eingesunken: sogenannter Krebsnabel.

Klinisch-pathologische Spezialbegriffe am Beispiel eines Karzinoms:

Manifestes Karzinom: Klinisch diagnostiziertes Karzinom, durch morphologische Untersuchungsmethoden (Histologie, Zytologie) bestätigt.
Der Primärtumor ist bekannt.

Okkultes[10] Karzinom: Primärtumor klinisch nicht lokalisiert, jedoch durch Metastasen als Tumorkrankheit manifest geworden: z. B. im Röntgen Knochenmetastasen entdeckt – Primärtumor?

Der Primärtumor ist unbekannt und muß gesucht werden.

Inzidentes[11] Karzinom: Karzinom ist klinisch unbekannt; wird zufällig in einem Exzisionspräparat anläßlich eines bioptischen oder chirurgischen Eingriffes entdeckt: z. B. Magenbiopsie wegen „Gastritis" – bei histologischer Untersuchung zeigt sich ein Karzinom.

Latentes[12] Karzinom: Ein Karzinom wurde zu Lebzeiten des Patienten mit klinischen Methoden nicht nachgewiesen, und es gab auch keine verdächtigen Symptome; erst anläßlich der Obduktion wurde der maligne Tumor entdeckt.

- **Lymphogene Metastasen:** Verschleppung auf dem Lymphweg, meist zuerst in regionäre Lymphknoten.
  1. *In Lymphknoten:* dieselben sind vergrößert, derb, grauweiß infiltriert (vom Rand her beginnend).
  2. *In Lymphgefäßen:* grauweiße, derbe, netzartig verzweigte Stränge an serösen Häuten oder manschettenförmig um präexistente Strukturen (Bronchien, Gallenwege u. dgl.) angeordnete Tumorgewebsinfiltrate.
     Die makroskopisch sichtbare Tumorinfiltration von Lymphgefäßlichtungen heißt *Lymphangiosis carcinomatosa.*

25.3.1.2 Makroskopische Unterscheidung zwischen Karzinom und Sarkom

Karzinomgewebe: meist *grauweiß bis weiß* (Stromafasern und kernhaltige Zellen sind weiß; wenig Blutgefäße), *derb bis weich* (je nach Menge des Stromas); von der Schnittfläche oft körnige, weißliche *„Krebsmilch"*

10 occultus (lat.), versteckt, unbemerkt.
11 incidere (lat.), unvermutet auf etwas stoßen.
12 latens (lat.), verborgen, heimlich.

mit der Messerschneide abstreifbar (es handelt sich um losgelöste Tumorzapfen).

Sarkomgewebe: meist *grauweiß*, häufig *weicher als Karzinomgewebe;* auf der Schnittfläche homogen bis faszikulär, d. h. streifige bis wirtelige Strukturen = *„fischfleischartiges"* Aussehen. Kein Abstrichsaft.

25.3.1.3 Charakteristische Farbvarianten

Nierenkarzinom: buntscheckig-weiß, gelb, rot;
Hepatozelluläres Karzinom: gelbgrün = ikterisch;
Melanom: schwarzbraun;
Xanthokarzinom der Prostata: gelb;
Choriokarzinom: dunkelrot.

25.3.1.4 Verhalten bei der Suche nach einem okkulten Primärtumor

Das Problem, bei bestehenden Metastasen den Primärtumor zu finden, trifft nicht nur den klinisch-diagnostisch tätigen Arzt, sondern auch den Pathologen anläßlich einer Obduktion. Was ist zu tun?

1. *Suche nach operativen Organdefekten,* d. h. anamnestisch unbekannte, frühere Tumorexstirpation: z. B. Mamma, Magen, Schilddrüse, weibliches inneres Genitale, Hoden, Prostata, Auge usw.
2. *Narben an der Haut bzw. inneren Organen nach früherer lokaler Tumorabtragung:* z. B. Polypabtragung aus dem Dickdarm, tatsächlich war dies ein Karzinom; Entfernung eines „Muttermals" an der Haut, tatsächlich war dies ein malignes Melanom.
3. *Zustand nach unbekannter Chemotherapie oder Bestrahlung:* In solchen Fällen kann der Primärtumor praktisch verschwunden sein.
4. *Gefrierschnittuntersuchung* – dauert wenige Minuten – einer Metastase (intraoperativ oder während der Obduktion), um den Charakter des Tumorgewebes eingrenzen zu können: z. B. Karzinom oder Sarkom oder Melanom oder malignes Lymphom.
5. *Suche nach einem Mikrokarzinom*
   a) Klinisch: Endoskopie, Computertomographie und andere bildgebende Verfahren; blutserologische Suche nach organspezifischen Tumormarkern (z. B. PSA = Prostata-spezifisches-Antigen).
   b) Obduktion: Lamellierung der Organe durch Anlagen dünner Schnittscheiben; Aufschneiden aller kanalikulären Systeme. Häufiger Sitz von Mikrokarzinomen: Lungenperipherie, Mamma, Pankreas, Schilddrüse, Cervix uteri, Prostata, Hoden.

Es ergeben sich folgende Schlußfolgerungen:
Jedes operativ entfernte Gewebsstück muß histologisch untersucht werden → es könnte ja ein Neoplasma enthalten.
Jedes operativ entfernte Neoplasma muß histologisch untersucht werden → Bestimmung der Art des Tumors und der Dignität.

25.3.2 Mikroskopische Kennzeichen der Neoplasmen

Die Umwandlung von normalen Zellen zu Tumorzellen erfolgt in mehreren Phasen, die im Einzelfall morphologisch meist nicht erfaßbar sind. Eine Ausnahme bilden die präneoplastischen Dysplasien (siehe 25.2).

Die einzelnen Schritte der formalen Onkogenese (siehe 25.8.1) sind Veränderungen auf molekularer Ebene, welche nicht unbedingt mikroskopisch erkennbare Zeichen manifestieren.
Bei der Umwandlung normaler Zellen zu malignen Tumorzellen treten Veränderungen auf, die als *„Transformationsphänomene"* bezeichnet werden: die Zellen erhalten eine reizunabhängige und praktisch unbegrenzte Wachstumsfähigkeit, die auch durch die Nachbarzellen nicht mehr gehemmt wird: Wegfall der Kontaktinhibition[13]. Das Wachstum der Tumorzellen erfolgt in der Gewebekultur – im Gegensatz zu normalen Zellen – dreidimensional[14]. Die Haftung der Zellen untereinander geht verloren: Verlust der interzellulären Verbindungen[15]. Durch den Verlust der physiologischen Wachstumskontrolle und die Störung der Koordination zur Umgebung erfolgt ein ungehemmtes und rücksichtsloses Wachstum.

Für die Vermehrung der Tumorzellen sind nicht alle Zellen des Tumorparenchyms gleich verantwortlich. Ein Teil der Zellen verliert ihre Wachstumsfähigkeit durch höhere Differenzierung, ein Teil geht durch Nekrose zugrunde. Das eigentliche Tumorwachstum erfolgt in der sogenannten Wachstumszone, die aus undifferenzierten, pluripotenten Zellen besteht. Dadurch ist es auch möglich, daß ein Tumor seinen Differenzie-

13 Kontaktinhibition ist die Eigenschaft normaler Zellen, ihre Teilungsaktivität einzustellen, sobald sie einander gegenseitig berühren.
14 Normale Zellen wachsen am Kulturmedium einschichtig = sogenannte Monolayer, d. h. eine Fläche mit einer Zellage.
15 Die Zellen stoßen sich gegenseitig sogar ab = Segregation (segregare [lat.], absondern).

rungsgrad und damit auch seinen histologischen Charakter ändert (z. B. aus einem hochdifferenzierten, verhornenden, epithelialen Tumor kann ein undifferenzierter Tumor werden).

25.3.2.1 Die Wachstumsmerkmale eines Tumors

I. Proliferation
Zellvermehrung in umschriebenen, von der Struktur des Muttergewebes mehr oder weniger deutlich abweichenden Zellverbänden. Expansives (gutartiges) oder infiltrativ-destruierendes (bösartiges) Wachstum.

Die tumoröse Zellproliferation äußert sich als: Zellvervielfältigung durch vermehrte Mitosen, Substanzvermehrung der Kerne (Kernvergrößerung und Vergrößerung der Nukleolen).

Die Tumorzellproliferation kann stark schwanken und sich im Ablauf der Zeit ändern; auch Effekte einer Chemotherapie sind von entscheidender Bedeutung. Die Proliferation ist prinzipiell beeinflußbar und reversibel.

II. Entdifferenzierung
Strukturverlust des Zytoplasmas mit Verminderung der zellulären und geweblichen Differenzierung (Spezialisierung).
Gutartige Geschwülste: Zeichen der Anaplasie = Kern-Plasma-Relation, regelrechte, isomorphe Kerne; Chromosomenzahl und DNA-Gehalt, Aneuploidie; Mitosen reichlich und atypisch. Bei Chromosomenanalysen maligner Tumorzellpopulationen ist meist eine zahlenmäßig überwiegende, aneuploide Zellrasse (Stammlinie des Tumors) nachweisbar.
Völlig entdifferenzierte = anaplastische Zellen werden einer embryonalen Zelle ähnlich.
Die Entdifferenzierung ist irreversibel und leitet über zum malignen Tumorwachstum.

III. Infiltration, Destruktion
Maligne Tumoren breiten sich zunächst in den Gewebsspalten der Umgebung aus und zerstören daraufhin das umgebende, präexistente Gewebe = infiltrierendes und destruierendes Wachstum.
Wächst ein aus dem Oberflächenepithel entstandener, maligner Tumor nach Durchbrechen der Basalmembran in das darunterliegende Stroma vor, so nennt man dies Stromainvasion bzw. Stromainfiltration.

IV. Invasion
Das infiltrierend-destruierende Wachstum maligner Tumorzellen macht auch vor den Gefäßwänden nicht halt. Die Tumorzellen dringen unter Zerstörung der Wände von Lymph- und Blutgefäßen in diese ein = *Gefäßinvasion.*
Damit ist die Voraussetzung zur Verschleppung von Tumorzellen auf dem Lymph- und dem Blutweg geschaffen. Während die Mehrzahl der in das Kreislaufsystem eingedrungenen Tumorzellen zugrunde geht, können sich – manchmal nach einer längeren Latenzzeit – vitale Tumorzellen in entfernten Organen und Geweben absiedeln und dort zur Bildung von Sekundärtumoren = Metastasen führen.
Die Gefäßinvasion ist somit Voraussetzung der Metastasierung.

Achtung Nomenklatur!
Der Begriff Invasion wird in zwei verschiedenen Bedeutungen verwendet:
1. **Gefäßinvasion** = Eindringen in die Lichtung von Blut- und Lymphgefäßen.
2. **Stromainvasion** = Eindringen in das Organstroma.
   Das Gegenteil zur „Stromainvasion" ist nicht-invasives Karzinom = Carcinoma in situ

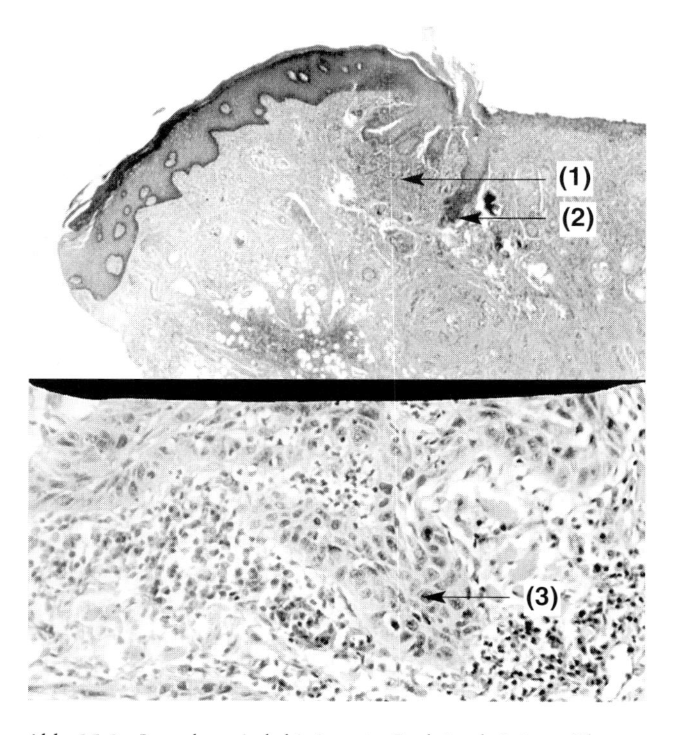

Abb. 25.8: Lymphozytisch-histiozytäre Reaktion bei einem Plattenepithelkarzinom mit Stromainvasion.
Oben: dichtes Zellinfiltrat (1) an der Stelle des zapfenförmig in die Tiefe wachsenden Karzinoms (2).
Unten: Lymphozyten, Makrophagen und Granulozyten umgeben als sogenannte „Stromareaktion" einen Zapfen des Karzinomgewebes (3).

V. Lymphozytisch-histiozytäre Reaktion

Der Ausbreitung des Tumorgewebes setzt der Organismus natürlich Abwehrmaßnahmen entgegen. Man sprach früher unverbindlich von der „*Stromareaktion*", jetzt kann man die beteiligten Zellen näher charakterisieren.

An der vordersten Front, d. h. dort, wo das Tumorgewebe infiltriert und destruierend vordringt, kann es kommen zu:

1. einer *Entzündungsreaktion* als Antwort auf die Gewebedestruktion,
2. einer *immunologisch gesteuerten Reaktion* (siehe 26.6.3).

Es treten Lymphozyten mit zytotoxischen Eigenschaften, Makrophagen, aber auch vereinzelt Granulozyten und Mastzellen auf. Je stärker ein solches Zellinfiltrat ist, desto intensiver reagiert der Körper auf das Tumorwachstum. Vielfach wird daher die Massivität der lymphozytisch-histiozytären Reaktion als Hinweis auf die Abwehrintensität bewertet, jedoch ist dies kein allgemeingültiges Kriterium, und die Details sind keineswegs geklärt.

25.3.3 Metastasierung

Räumlich vom Primärtumor getrennte Tochtergeschwülste werden als Metastasen bezeichnet und können selbst wieder Ausgangspunkt einer weiteren Metastasierung sein.

Die Metastasierung erfolgt am häufigsten auf dem Lymphweg und durch den Blutstrom. Auf dem Lymph- oder Blutweg verschleppte, vitale Tumorzellen bleiben zunächst am Endothel haften, meist entsteht dabei auch ein Thrombus. Die Tumorzellen entfalten nun ihre Wachstumsfähigkeit, durchdringen die Gefäßwand nach außen ins umgebende Gewebe und bilden dort zunächst einen nur aus Parenchym bestehenden Zellverband. Schließlich wird das lokale Mesenchym zur Ausbildung eines vaskularisierten Tumorstromas induziert.

Die Metastasierung eines Tumors ist ein eindeutiges Malignitätszeichen.

25.3.3.1 Pathogenese der Metastasenbildung

Das *Metastasierungspotential* eines Tumors ist *zumindest teilweise genetisch gesteuert*. Es entstehen Zellklone, welche alle zur Metastasierung nötigen Eigenschaften in besonderem Ausmaß besitzen:

- *Tumorzellen müssen sich aus dem kompakten Verband der Primärgeschwülst lösen und gelangen in Gefäßlichtungen.* Dies kann spontan erfolgen, durch Organbewegungen (z. B. Peristaltik), begünstigt werden oder auch durch iatrogene Manipulation erfolgen (z. B. Punktion, Probeexzision eines Tumorteiles, Zug und Druck anläßlich einer Operation).

  Die iatrogene „Schuld" für das Einbringen von Tumorzellen in Gefäßlichtungen sollte nicht unterschätzt werden!
- *Die Tumorzellen dürfen in Blut und Lymphe nicht vom Immunsystem zerstört werden.* Es schützt sie meist eine Fibrin-Thrombozytenschicht, sodaß ein sogenannter Tumorzellembolus entsteht.
- *Oberflächenstrukturen der Tumorzellen können mit entsprechenden Rezeptoren an Endothelzellen reagieren* → die Tumorzellen bleiben haften, die Endothelien kontrahieren sich ähnlich wie bei der Entzündung. Durch so entstandene Lücken ist eine Auswanderung möglich, die Basalmembran wird dabei proteolytisch zerstört.
- *Membran-Rezeptoren an den Tumorzellen müssen zu Rezeptoren der betroffenen Organzellen passen,* um eine Ansiedlung in bestimmten Organen zu ermöglichen. Dieser „Terrainfaktor" erklärt das Phänomen, daß bestimmte Tumoren ihre Metastasen meist nur in bestimmte Organe setzen.

  Beispiele: Nieren-, Schilddrüsen- und Prostatakarzinome metastasieren häufig in Knochen; Bronchuskarzinome häufig in das Gehirn und die Nebennieren. Gliome, also bösartige Tumoren des Gehirns, metastasieren fast nur hämatogen. Metastasen in der Milz und in der Skelettmuskulatur sind äußerst selten.
- Haben die Tumorzellen ihr Zielorgan erreicht, so können sie *sofort mit der Proliferation beginnen* und Tochtergeschwülste bilden. Es ist jedoch auch möglich, daß die Tumorzellen ruhen = *schlafende Tumorzellen* und erst nach Jahren mit dem Wachstum beginnen.

  Dementsprechend werden *Frühmetastasen* (bei hochmalignen Tumoren) und *Spätmetastasen* (manchmal erst nach 20 Jahren) unterschieden.

  Daraus ergibt sich, daß die statistisch verwendete sogenannte „5-Jahresheilung" (siehe 25.7.2) im Einzelfall völlig unbrauchbar ist.

Tab. 25.2: Faktoren, welche die Metastasierung von Tumorzellen begünstigen

Faktoren
Zunehmende Tumorgröße, starkes Tumorwachstum
Ausbildung von Zellklonen mit hohem Metastasierungspotential
Tumornekrosen mit Eröffnung von Blutgefäßen
Gefäßreichtum des Tumors
Verminderte Kohäsivität = Zusammenhalt der Tumorzellen infolge von Membranänderungen
Bildung chemotaktischer Faktoren für Mobilität und Migration
Bildung von strukturauflösenden Substanzen

I. Lymphogene Metastasierung
Die Ausbreitung erfolgt über die Lymphwege zunächst in die *regionären Lymphknoten:* erste lymphogene Metastasenlokalisation; dann in *weitere Lymphknotengruppen* und schließlich über den *Ductus thoracicus* in das Blutgefäßsystem. Bei der lymphogenen Metastasierung können Lymphknoten übersprungen werden.
Die Tumorzellen können in den Lymphgefäßen auch kontinuierlich weiterwachsen und so zu einer netzartigen Durchsetzung von Organen führen: *Lymphangiosis carcinomatosa.*
Eine lymphogene Metastasierung ist deshalb frühzeitig und häufig möglich, da sich einerseits die Lymphbahnen in der Peripherie praktisch aus Gewebsspalten ohne Wand entwickeln, andererseits die Lymphkapillaren keine Basalmembran besitzen; daher kann das Eindringen der Tumorzellen sehr leicht und ohne Widerstand erfolgen (Tafel 10).
Der Lymphabfluß kann mittels einer in den Primärtumor injizierten, radioaktiven Substanz, z. B. Technetium (Tc^{99}), markiert werden. Dadurch läßt sich der erste eingeschaltete Lymphknoten lokalisieren: **sentinel lymph node**, d. h. „Wächter-Lymphknoten". Ist der sentinel lymph node metastasenfrei, so kann man damit rechnen, daß auch in den weiteren Lymphknotenstationen keine Metastasen vorliegen. Es wird daher z. B. beim Mammakarzinom oder Melanom die Haut in solchen Fällen auf eine radikale Lymphknotenentfernung verzichtet.

II. Hämatogene Metastasierung
Die mit dem Blutstrom verschleppten Tumorzellen bleiben zunächst als *Embolus* in engen Gefäßlichtungen stecken, wo sie am Endothel haften und von einem kleinen *Thrombus* bedeckt werden. Dann erst *durchdringen sie die Gefäßwand* und bilden eine Metastase mit einem vaskularisierten Stroma. Der Einbruch in die Blutbahn kann direkt in Venolen und Kapillaren erfolgen (selten in Arterien), oder die Blutbahn wird erst sekundär auf dem Lymphweg (Ductus thoracicus) erreicht.

Es können vier Grundtypen der hämatogenen Metastasierung unterschieden werden:

1. *Arterieller Typ:* Von der Lunge ausgehend (Bronchuskarzinom) gelangen Tumorzellen über den linken Herzabschnitt in das arterielle System des großen Kreislaufes und führen zu Metastasen in Gehirn, Knochen, Leber, Nebennieren etc.
2. *Hohlvenen-Typ:* Der Primärtumor liegt im Einstromgebiet der Vena cava superior oder inferior (Nierenkarzinom, Leberkarzinom, Schilddrüsenkarzinom, Mammakarzinom, Extremitätensarkome), und die Tumorzellen gelangen über den rechten Herzabschnitt in die Lunge → Lungenmetastasen.
3. *Pfortadertyp:* Primärtumoren im Zustromgebiet der Pfortader (Magen-Darm-Trakt, Pankreas) metastasieren über die Pfortader in die Leber, dann – meist nach einer Latenz und Einbruch in die Lebervenen – weiter entsprechend dem Hohlvenentyp.
4. *Vertebraler Venentyp:* Über das stark ausgebildete Anastomosennetz der prävertebralen Venen können Tumorzellen in das Achsenskelett (Wirbelsäule, Beckenknochen) verschleppt werden. Dies wird ermöglicht durch eine häufige Strömungsumkehr infolge von intraabdominellen Druckschwankungen: damit ist z. B. die Häufigkeit von Knochenmetastasen in der Lendenwirbelsäule beim Prostatakarzinom erklärt.

Kenntnisse über **Knochenmetastasen** sind wichtig, da dieselben durch röntgendiagnostische Verfahren am Patienten relativ leicht nachweisbar sind.

Verschiedene Typen von Knochenmetastasen:

a) *Indifferente Knochenmetastasen:* Die Tumorzellen siedeln im Markraum, ohne den Knochen zu zerstören oder eine Knochenneubildung zu induzieren.
b) *Osteoklastische (osteolytische) Knochenmetastasen:* Das Tumorgewebe zerstört unter Aktivierung von Osteoklasten den präexistenten Knochen (Metastasen von Schilddrüsen- und Nierenkarzinomen).
c) *Osteoblastische Knochenmetastasen:* Die Tumorzellen induzieren durch Osteoblastenstimulation eine starke Knochenneubildung und dadurch eine Verdichtung der Knochenstruktur (Metastasen von Prostatakarzinomen).

Die wichtigsten, in das Skelett metastasierenden Neoplasmen sind:

- Mammakarzinom, Bronchuskarzinom (alle Formen von Knochenmetastasen);
- Schilddrüsenkarzinom, Nierenkarzinom (vorwiegend osteolytische Metastasen);
- Prostatakarzinom (vorwiegend osteoblastische Metastasen);
- EWING[16]-Sarkom (*Beachte:* dies ist das einzige Beispiel, wo ein maligner Knochentumor osteoklastisch in das Knochengewebe selbst metastasiert);
- Neuroblastom: ein maligner Tumor aus undifferenzierten Ganglienzellvorstufen (osteoklastische Metastasen).

16 James EWING (1866-1943), Pathologe in New York.

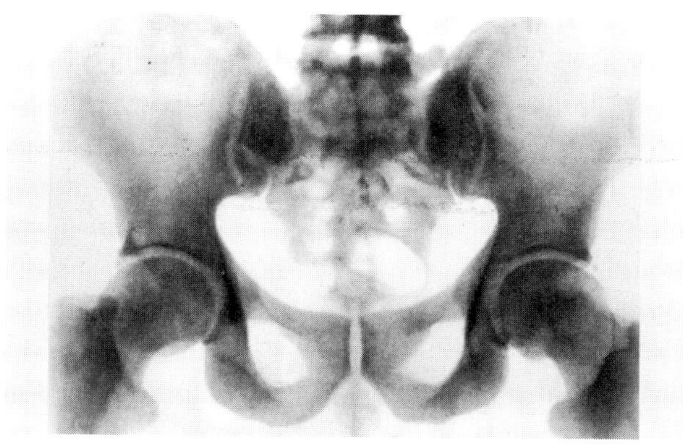

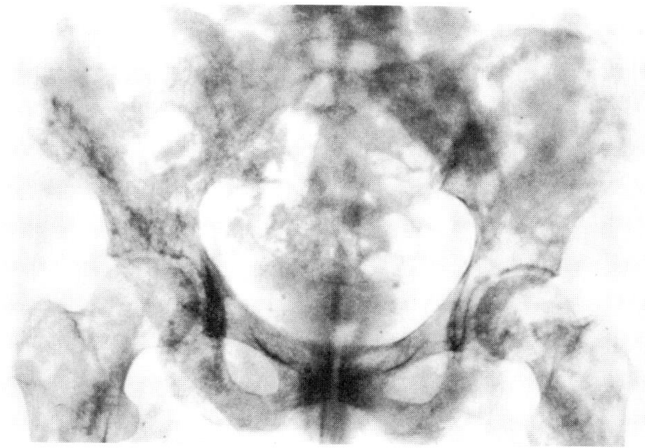

Abb. 25.9: Knochenmetastasen.
Oben: osteoblastische Metastasen (dunkle, strahlendichte Areale) in den Beckenknochen sowie im Femur. Primärtumor: Prostatakarzinom.
Unten: osteoklastische Metastasen (helle, strahlendurchlässige Areale). Primärtumor: Nierenkarzinom.

III. Metastasierung in Körperhöhlen
In die serösen Hohlräume eingedrungene Tumorzellen siedeln sich herdförmig an der Serosa an: *Carcinosis pleurae, peritonei, pericardii.* Im Abdomen entstehen oft sogenannten *Abtropfmetastasen* im kleinen Becken: SCHNITZLER[17]-Metastasen. Durch Wachstum und Konfluenz können schließlich dicke Tumorplatten gebildet werden. Für die Entstehung solcher Metastasen ist meist auch eine besondere Affinität der Tumorzellen zur Serosa mitverantwortlich (z. B. Ovarialkarzinome, Karzinome von Magen und Pankreas; dagegen selten Dickdarmkarzinome).

Metastasen an den serösen Häuten können auch als Implantationsmetastasen betrachtet werden.

Unterscheide zwei spezielle Metastasentypen im Unterbauch:

SCHNITZLER-*Metastasen im kleinen Becken, Cavum* DOUGLASI[18]; d. h. im sogenannten „Schlammfang des Peritoneums". Entstehung meist durch Abtropf, aber auch hämatogen oder lymphogen möglich. Z. B. Magenkarzinom → Peritonealmetastasen.
KRUKENBERG[19]-*Metastasen in den Ovarien,* d. h. Durchsetzung der Eierstöcke mit Tumorgewebe. Entstehung hämatogen oder lymphogen. Z. B. Magenkarzinom → KRUKENBERG-Metastase.

Beachte: Nicht alle Ovarialmetastasen sind KRUKENBERG-Metastasen; letztere bedeuten exklusiv eine diffuse Tumorinfiltration mit gleichzeitiger Stromavermehrung.

IV. Kanalikuläre Metastasierung
Eine analoge Ausbreitung wie in den Körperhöhlen kann auch in den Hohlorganen des Körpers (z. B. Magen-Darm-Trakt) erfolgen: *Implantationsmetastasen* in der Schleimhaut, *Kontaktmetastasen* an der dem Primärtumor gegenüberliegenden Wand, Propagation in submukösen Lymphgefäßen.

Karzinome metastasieren primär häufig *lymphogen, Sarkome* überwiegend *hämatogen.*

Je nach Lokalisation der Metastasen wird zwischen *regionalen Metastasen* (in den regionären Lymphknoten) und *Fernmetastasen* in entfernten Organen und in Lymphknoten jenseits der regionären Lymphstationen unterschieden.

Primärtumor und Metastasen zeigen meist den gleichen histologischen Tumortyp, jedoch oft eine unterschiedliche Parenchym-Stroma-Relation. *Es ist daher keineswegs immer möglich, aus dem histologischen Bild einer Metastase auf Lokalisation und Typ des Primärtumors rückzuschließen.*

25.3.4 Tumor-Rezidiv

Bei bösartigen Tumoren bleiben infolge der Ausbreitung des Tumorgewebes in den Lymphspalten oft auch bei scheinbarer Entfernung des Tumors im Gesunden noch viele vitale Tumorzellen zurück, aus denen dann nach einem unterschiedlich langen Zeitraum an der Stelle des seinerzeitigen Primärtumors ein neuer Tumor – *Lokalrezidiv, Rezidivtumor,* entstehen kann. Meist treten derartige Rezidive nach mehreren Monaten bis wenigen Jahren auf. Da für das Tumorwachstum aber auch sein Umfeld mitbestimmend ist, können Rezidive auch noch nach 10 und mehr Jahren klinisch manifest werden (z. B. bei Mammakarzinomen).

Es können selbstverständlich auch gutartige Tumoren rezidivieren, wenn sie nicht total entfernt wurden. Dies

17 Julius SCHNITZLER (1865-1939), Chirurg in Wien; Bruder des Arztes und Dichters Arthur SCHNITZLER.
18 James DOUGLAS (1675-1742), Anatom in London.
19 Friedrich KRUKENBERG (1871–1946), Pathologe in Halle.

kann z. B. bei solchen mesenchymalen Geschwülsten der Fall sein, die nicht scharf begrenzt sind.

Zu beachten ist, daß sich bei einem Rezidiv der Charakter des Tumorgewebes ändern kann: (mehrere) aufeinanderfolgende Rezidive können eine zunehmende Entdifferenzierung aufweisen, und so kann aus einem zunächst gutartigen Tumor schließlich ein bösartiges Neoplasma entstehen.

Unterscheide:
Rezidivtumor = entsteht aus liegengebliebenen Zellen eines unvollständig entfernten Primärtumors.
Neuentstandener zweiter Primärtumor = entsteht bei entsprechender Disposition evtl. im gleichen Organ wieder.

25.3.5 Klassifikation der Neoplasmen

Die klassifizierende Beurteilung eines Neoplasmas umfaßt 1. die morphologische Typisierung, 2. die Beurteilung des Malignitätsgrades = Grading und 3. die Bestimmung der Tumorausbreitung, d. h. des Stadiums der Tumorkrankheit = Staging.

1. **Typing:** Um welchen Tumor handelt es sich?
2. **Grading:** Wie maligne ist dieser Tumor?
3. **Staging:** Wie ausgebreitet ist dieser Tumor?

25.3.5.1 Beurteilung der Malignität – Malignitätsgrade – „grading[20]“

Die Beurteilung der Malignität erfolgt nach morphologischen Merkmalen. Meist werden drei (selten vier) Malignitätsgrade unterschieden, wobei G1 die niedrigste, G3 (oder G4) die höchste Malignität bezeichnet (Tab. 25.3). Dabei sind die folgenden Kriterien zu berücksichtigen.

1. *Grad der gewerblichen Entdifferenzierung*
   Ausbildung von reifen, organoiden Strukturen (z. B. Drüsen) oder nur solide Zellverbände.
2. *Grad der zellulären Entdifferenzierung = Anaplasie*
   Zell- und Kernveränderungen (siehe 25.2).
3. *Wachstumstendenz*
   Erkennbar an der Zahl der Mitosen und der – besonders bei überstürztem Wachstum häufigen – atypischen, d. h. pathologischen Mitosen.
   In Kernen von aktiven Zellen (G_1, S, G_2 und Mitose) ist das Ki-67 Antigen immunhistochemisch darstellbar. Dasselbe ist ein Proliferationsmarker und kennzeichnet in der prämitotischen und mitotischen Phase.

Tab. 25.3: Malignitätsgrade

G1	hochdifferenzierter Tumor, meist mit geringer Malignität (Tafel 11)
G2	mitteldifferenzierter Tumor, meist mittlere Malignität
G3	wenig- bis undifferenzierter Tumor, meist hohe Malignität (Tafel 12)

Diese Kriterien gelten nicht bei allen Tumoren in gleicher Weise und Zuverlässigkeit, wohl aber bei den meisten Karzinomen. Bei Leiomyosarkomen ist dagegen die Mitosenanzahl das wichtigste Malignitätskriterium.

Die Beurteilung der Malignität bildet eine wichtige Grundlage für die weitere Therapie und für die Prognose der Erkrankung und ist daher eine der wesentlichsten Aufgaben des diagnostisch tätigen Pathologen. In den meisten Fällen ist die histologische Malignitätsbeurteilung sehr verläßlich. In Grenzfällen kann dies jedoch sehr schwierig oder unmöglich sein, sodaß keine sichere Entscheidung zwischen „gutartig“ oder „bösartig“ getroffen werden kann. Überdies sind bei manchen Tumoren (Geschwülste der endokrinen Drüsen, Tumoren des Kindesalters) die morphologischen Malignitätskriterien weniger verläßlich und korrelieren nicht mit dem biologischen Verhalten des jeweiligen Neoplasmas.

25.3.5.2 Tumorstadien-„staging“[21]

Die Stadieneinteilung beruht auf der Feststellung der Ausbreitung des Tumorgewebes am primären Entstehungsort und des Befalls anderer Organe.

Für verschiedene Tumorlokalisationen existieren z.T. verschiedene Stadieneinteilungen (siehe Tab. 25.4; T1–T4).

Die Feststellung des Tumorstadiums zum Zeitpunkt der Erstdiagnose ist das entscheidende Kriterium für die Beurteilung der Prognose und auch wichtig für die Wahl der Therapie.

Um eine standardisierte Methoden- und Vergleichbasis zu haben, wird das **TNM-System** verwendet.

T = Tumor = Primärtumor
N = Noduli = Regionäre Lymphknoten
M = Metastasen = Fernmetastasen

Dabei kann zwischen einer klinischen (präoperativen) TNM-Klassifizierung und einer postoperativen, histopathologischen **pTNM-Klassifizierung** unterschieden werden. Die postoperative Stadieneinteilung hat selbst-

20 (engl.), einteilen, abstufen, ordnen.
21 stage (engl.), bedeutet neben Podium, Bühne und Haltestelle auch Stadium.

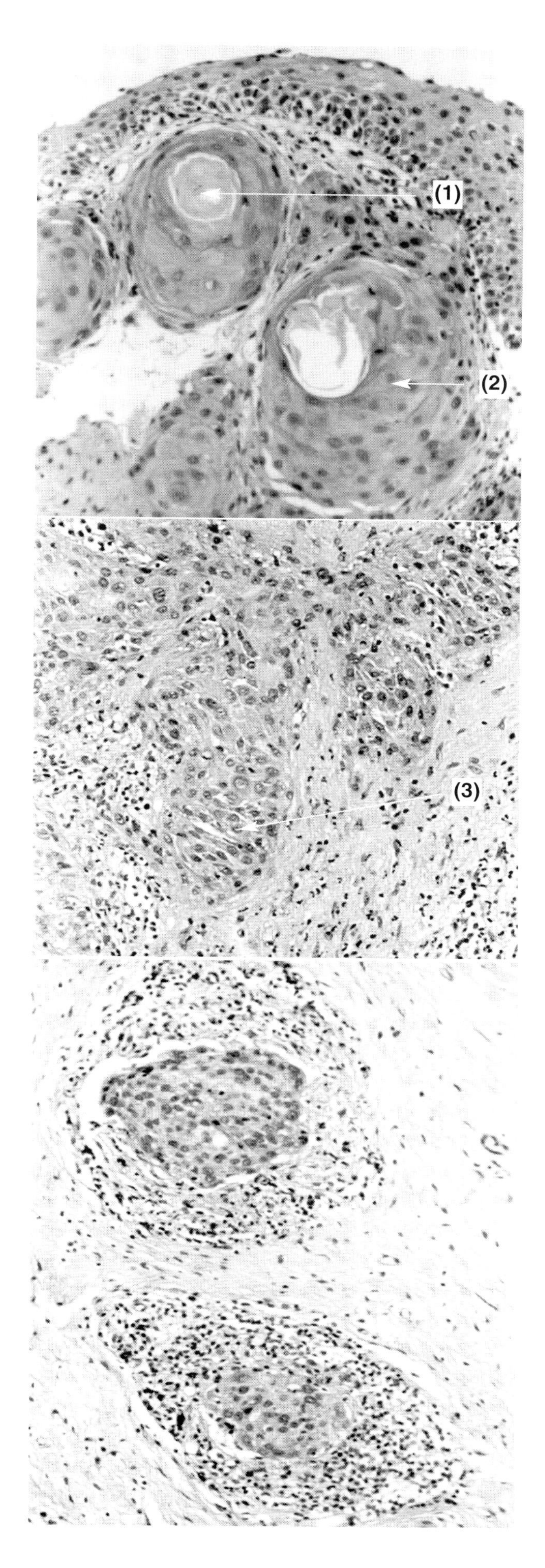

verständlich einen höheren Sicherheitsgrad und dient zur Komplettierung der klinischen Stadienbeurteilung. Manchen invasiven, malignen Neoplasmen gehen nicht-invasive Frühstadien/Vorstadien voraus: z. B. Carcinoma in situ oder präinvasives Karzinom; intraepitheliale Neoplasie.

Tab. 25.4: Tumorstadien nach dem TNM-System

T =	Primärtumor	
	T0	kein Primärtumor nachweisbar
	Tis	nicht-invasives Karzinom (Carcinoma in situ)
	T1–T4	verschiedene Ausbreitungsstadien des Primärtumors, teils auf Grund der Tiefenwachstums, teils auf Grund des Tumordurchmessers und des Verhaltens zur Umgebung
	TX	Primärtumor nicht bestimmbar
N =	Lymphknoten (regionär)	
	N0	keine Lymphknotenmetastasen
	N1–N3	verschiedene Grade des Lymphknotenbefalls
	NX	Lymphknoten nicht beurteilbar
M =	Fernmetastasen	
	M0	keine Fernmetastasen nachweisbar
	M1	Fernmetastasen nachweisbar
	MX	Fernmetastasen nicht beurteilbar

25.3.5.3 Weitere Begriffsbestimmungen zur Klassifikation

I. Präkanzerose

Den Begriff Präkanzerose gleichzusetzen mit Vorstadium oder Vorläufer eines malignen Neoplasmas ist *nicht* richtig. Es wird in der Nomenklatur differenzierter vorgegangen.

Präkanzerose ist eine Gewebeveränderung, die statistisch mit einem erhöhten Risiko zur malignen Entartung verbunden ist.

Erste Unterscheidung:
Precancerous conditions: Allgemeine Bedingungen, auf deren Boden vermehrt maligne Neoplasmen auftreten. Beispiele:

Abb. 25.10: Malignitätsgrade, dargestellt am Beispiel eines Plattenepithelkarzinoms.
Oben: G I – hochdifferenziertes, verhornendes Plattenepithelkarzinom mit Hornperlen (1) und epidermisähnlichem Aufbau (2) der Tumorstränge.
Mitte: G II – mitteldifferenziertes Plattenepithelkarzinom, keine Verhornung; nur mehr andeutungsweise geschichtete Tumorstränge (3).
Unten: G III – undifferenziertes Plattenepithelkarzinom; solide Tumorstränge ohne organoide Strukturen.

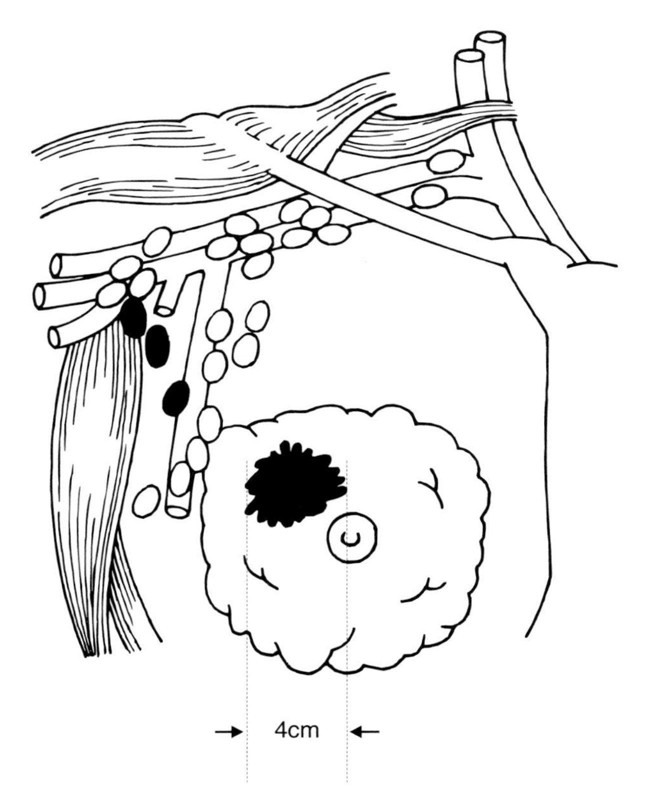

Abb. 25.11: Beispiel zur TNM-Klassifizierung eines Mammakarzinoms.
T 2, da die Tumorgröße zwischen 2–5 cm liegt,
N 1, da Metastasen in den regionären, axillären Lymphknoten,
M 0, da keine Fernmetastasen nachweisbar.

- Neurofibromatose → neurogenes Sarkom
- Osteodystrophie deformans PAGET[22] → Osteosarkom
- Xeroderma pigmentosum → maligne Hauttumoren

Precancerous lesions: Bestimmte Zell- und Gewebeveränderungen, die in ein malignes Neoplasma übergehen können.

Beispiele sind die präneoplastischen Dysplasien:

- Cervikale, intraepitheliale Neoplasien und analoge Epitheldysplasien etwa in Mundhöhle, Larynx sowie Magen- und Darmschleimhaut.

Zweite Unterscheidung:
Fakultative Präkanzerose: Das Risiko einer malignen Entartung ist gering, und es besteht ein langes Zeitintervall.

Obligate Präkanzerose: Das Entartungsrisiko ist hoch, das Zeitintervall kurz.

Achtung! Da es nicht nur Präkanzerosen = Präkarzinome gibt, sondern auch Präsarkome, ist auch der allgemeine Begriff *Präblastomatose* gebräuchlich.

Tab. 25.5: Beispiele für Präkanzerosen[23]

Fakultative Präkanzerosen	Obligate Präkanzerosen
Entartungsrisiko:	Entartungsrisiko :
weniger als 20 %	mehr als 20 %
Dauer: mehr als 5 Jahre	Dauer: weniger als 5 Jahre
Alle epithelialen Hyperplasien mit Dysplasiezeichen und Anaplasietendenz[24]:	
Colitis ulcerosa	Dickdarm-Adenomatose
Chronische Antrumgastritis-Typ B	Xeroderma pigmentosum
Leberzirrhose	Adenomatöse Hyperplasie des Endometriums
Kraurosis vulvae	Aktinische Keratose

II. Intraepitheliale Neoplasie
Auf das Epithel beschränkt, nicht invasive neoplastische Veränderungen, wobei Grad 1 bis 3 zu unterscheiden sind.
Grad 1 entspricht noch einer Dysplasie, Grad 3 ist bereits ein Carcinoma in situ.
Der Begriff intraepitheliale Neoplasie wird vor allem für Veränderungen an der Cervixschleimhaut verwendet:
CIN = cervikale intraepitheliale Neoplasie.

III. Carcinoma in situ (Cis)
Es handelt sich um ein Karzinom, nicht um irgendeine Vorstufe.
Das entscheidende Kriterium ist ausschließlich: *karzinomatöse Epithelbelag, aber kein invasives Wachstum in das Stroma.*
Ein Carcinoma in situ kann grundsätzlich an allen Epithelstrukturen vorkommen.

Beispiele:
- Cervixschleimhaut,
- Lobuläre Neoplasie der Brustdrüse.

IV. Intermediäre Veränderungen = borderline lesions[25]
Mit *intermediär* werden jene neoplastischen Veränderungen bezeichnet, die eine *Mittelstellung zwischen benigne und maligne* einnehmen. Dies ist deshalb gerechtfertigt, da die Übergänge von gutartig zu bösartig fließend sind.

22 James PAGET (1814-1899), Chirurg in London.
23 Der Begriff Präkanzerose ist nicht als absolut zwingend anzusehen, da die individuell sehr unterschiedlichen Dispositionsfaktoren für eine Tumorentstehung im Einzelfall entscheidend sind.
24 Für genaue Angaben über die einzelnen Krankheitsbilder siehe die entsprechenden Kapitel der „Organpathologie".
25 borderline (engl.), Grenzlinie.

Unter dem Begriff *„borderline malignancy"* der englischen Literatur sind Neoplasmen definiert, die einige, aber nicht alle morphologischen Kennzeichen der Malignität aufweisen: Mehrreihigkeit der Epithelzellen, vermehrte Mitosen, Kernabnormitäten. Eindeutige Invasionszeichen in das Stroma fehlen. Diese Tumoren können gelegentlich Implantationsmetastasen in das Peritoneum setzen (z. B. bei Ovarialtumoren) und in seltenen Fällen Fernmetastasen aufweisen.

Mit gleicher Bedeutung wird verwendet: *Neoplasma mit niedriger Malignität* bzw. von *niedrig maligner Potenz.*

Beispiele:
Epitheliale, zystische Ovarialtumoren. Dabei werden 3 Grade der Dignität unterschieden:
1. Benignes Zystadenom
2. Zystadenokarzinom mit niedriger, maligner Potenz = borderline malignancy
3. Malignes Zystadenokarzinom

Basaliom der Epidermis: lokal invasiv und destruierend wachsender Tumor, keine Metastasen.

In früherer Zeit wurde auch die Bezeichnung *„semimaligner Tumor"* verwendet; einen Tumor als halb-maligne zu bewerten, bringt aber weder für Kliniker, noch für den Patienten eine brauchbare Information und sollte unterlassen werden.

> Borderline lesions sind Grenzfälle morphologisch feststellbarer Malignität.

V. Frühkarzinom = early cancer
Frühstadien eines bereits invasiv wachsenden Karzinoms werden in bestimmten Organen gesondert klassifiziert.

Magenfrühkarzinom: Karzinom des Magens, wobei die Stromainvasion entweder auf die Mukosa = *Mukosatyp* beschränkt ist oder maximal bis in die Submukosa reicht = *Submukosatyp.* Der Begriff bezieht sich lediglich auf die Invasionstiefe; Flächenausdehnung, multizentrisches Auftreten oder eine bereits erfolgte, lymphogene Metastasierung bleiben unberücksichtigt.

Frühkarzinom des Endometriums: herdförmige Übergänge in ein Karzinom innerhalb einer adenomatösen Hyperplasie der Uterusschleimhaut.

VI. Unklassifiziert
Als unklassifiziert werden solche Tumoren angesehen, bei denen eine Einordnung in eine bestimmte Kategorie nach dem heutigen Wissensstand nicht möglich ist. Für diese Tumoren wird die Bezeichnung unklassifizierbar deshalb abgelehnt, weil für die Feststellung „unklassifizierbar" nicht überall und zu jeder Zeit die gleichen objektiven Voraussetzungen und subjektiven Bedingungen bestehen. Das heißt nichts anderes, als daß ein schlechter Histopathologe einen Tumor unter Umständen nicht klassifizieren kann (für ihn unklassifizierbar), während hingegen ein gut ausgebildeter Diagnostiker eine Klassifizierung vornehmen kann.

25.3.6 Stukturelle und biochemische Besonderheiten maligner Tumorzellen

25.3.6.1 Zellkern

Die Kerne maligner Tumorzellen zeichnen sich durch eine starke Variation in ihrer Größe = *Anisokaryose*[26], ihrer Form = *Pleomorphie*[27], *Polymorphie* und durch ihren meist vermehrten Gehalt an Kernchomatin = *Hyperchromasie* aus. Die *Kern-Plasma-Relation ist zugunsten des Kerns verschoben.* Die Struktur des Kernchromatins ist vergröbert mit Verklumpungen und atypischer Verteilung im Kern. Diesen Chromatinveränderungen liegen meist eine abnorme Zahl von Chromosomen und eine Vermehrung der DNA zugrunde = *Polyploidie, Aneuploidie.* Häufig kommen Chromosomenbrüche, Deletionen[28] und abnorme Chromosomenformen = sogenannte *Marker-Chromosomen*[29] vor.

Die *Nukleolen* sind oft vermehrt, vergrößert und in ihrer Form verändert. Manchmal können im Kern abnorme Strukturen gefunden werden, wie z. B. Viruseinschlußkörper, Kristalloide u. a.

25.3.6.2 Zytoplasma

Wesentliche Veränderungen finden sich im Aufbau der Zellmembran.

Es kommt zu Strukturveränderungen und damit zur Expression = Neuauftreten antigener Eigenschaften. Folgen davon sind eine Verminderung der Haftung der Zellen aneinander, ein Verlust der Wachstumskontrolle (durch Verlust der Kontaktinhibition). Diese Änderung der Eigenschaften der Zelloberfläche bewirkt, daß die Tumorzellen der neuroendokrinen Kontrolle entgleiten.

26 wörtlich: „Nicht gleiche Kerne".
27 pleon (griech.), mehr, d. h. „Mehrgestaltigkeit"; Polymorphie = „Vielgestaltigkeit".
28 delere (lat.), zerstören; Deletion ist der Verlust eines abgetrennten Fragmentes eines Chromosoms = inkomplettes Chromosom.
29 marker (engl.), Zeichen.

Die Zellorganellen können bei verschiedenen Neoplasmen ebenfalls verändert werden, die Zytoskelettstrukturen bleiben aber auch in Tumorzellen weitgehend erhalten, sodaß deren immunhistochemische Darstellung eine histogenetische Zuordnung des Tumors erlaubt. Z. B. beim Mammakarzinom lassen sich in einem Teil der Fälle Steroidhormonrezeptoren (Östrogen, Progesteron) nachweisen; dies ist auch ein wichtiger Ansatzpunkt für eine entsprechende Hormontherapie.

25.3.6.3 Tumormarker

Die sogenannten Tumormarker sind unterschiedlich aufgebaute Proteinsubstanzen, die entweder direkt von Tumorzellen produziert werden oder vom gesunden Gewebe indirekt als Reaktion auf ein malignes Neoplasma gebildet werden und jeweils an die Körperflüssigkeiten abgegeben und in diesen nachgewiesen werden können.

Tumormarker sind meßbare Substanzen, die mit malignem Geschwulstgewebe korrelieren.

Bei keinem der Marker handelt es sich um tumorspezifische Substanzen in dem Sinne, daß sie nur von Tumorzellen produziert werden. Ihr Nachweis ist also bis zu einem jeweiligen quantitativen Grenzwert (sogenanntem „cut off") normal und erst darüber diagnostisch brauchbar. Keiner der bisher bekannten Tumormarker ist absolut organspezifisch.

Was können Tumormarker? Warum sind sie von diagnostischem Nutzen?

Eine allgemeine Tumorsuche (screening) ist wegen der geringen Spezifität nur bei Risikogruppen – z. B. Dickdarmadenomatose – sinnvoll; sonst bringen die Ergebnisse nur Verwirrung. Bei begründetem Tumorverdacht ist eine Erhöhung der Serumkonzentration bestimmter Tumormarker eine Hilfe für weitere diagnostische Maßnahmen.

Sehr wertvoll sind die Tumormarker für eine postoperative Verlaufskontrolle: z. B. spricht ein kontinuierlicher, flacher Anstieg eher für ein Lokalrezidiv, ein steiler Anstieg für Metastasen.

Es können verschiedene Arten von Tumormarkern unterschieden werden:

1. Tumor-assoziierte Antigene,
2. Hormone,
3. Enzyme.

1. Tumor-assoziierte Antigene

Hierbei handelt es sich generell um Glykoproteine der Zellmembran. Sie können chemisch oder viral induziert sein, und es kann zu einer Resynthese fetaler Strukturen kommen, die im Laufe der Entwicklung verschwunden waren: onkofetale Antigene.

Solche embryonalen oder onkofetalen Antigene sind also Zellmembranstrukturen, die während des fetalen Lebens exprimiert wurden, dann verloren gingen und bei der malignen Entartung wieder in Erscheinung treten können. Sie sind nicht absolut spezifisch, aber für manche Neoplasmen sehr charakteristisch.

Die beiden wichtigsten sind:
das Alpha-Fetoprotein (AFP) und
das Carcinoembryonale Antigen (CEA).

AFP ist bei etwa 70 % der Leberzellkarzinome und bei gonadalen Tumoren mit Dottersackanteilen nachweisbar. CEA wurde zuerst bei Dickdarmkarzinomen gefunden, später aber auch bei einer Reihe anderer Neoplasmen.

2. Hormone als Tumormarker

Von Tumorzellen produzierte Hormone (ACTH, Insulin, Glukagon, Gastrin, Calcitonin, Parathormon, Erythropoetin) können sogenannte Paraneoplastische Syndrome verursachen, die wichtige diagnostische Hinweise auf eine neoplastische Erkrankung geben können.

Ein wichtiger Tumormarker ist das humane Choriogonadotropin HCG, wenn es beim Mann erhöht gefunden wird; dann zeigt dies einen Hodentumor mit choriokarzinomatösen Anteilen an. Ein erhöhter Calcitonin-Spiegel korreliert ziemlich gut mit einem bestehenden, medullären Schilddrüsenkarzinom.

3. Enzyme als Tumormarker

Hierher gehören zwei wichtige Marker-Substanzen.
Saure Prostata-Phosphatase = prostatic acid phosphatase (PAP).

Prostata-spezifisches Antigen (PSA): charakteristisch für das Prostatakarzinom, aber auch erhöhtes Vorkommen bei Entzündungen und Nekrosen in der Prostata.

Neuronen-spezifische Enolase (NSE): erhöhtes vorkommen bei kleinzelligen Bronchuskarzinomen und Tumoren des disseminierten, neuroendokrinen Systems (siehe 60.5, Spezielle Pathologie).

Tumormarker können auch histochemisch in Operationspräparaten nachgewiesen werden. Wird z. B. eine solitäre Metastase eines unbekannten Primärtumors entfernt und ist im Tumorgewebe PSA vorhanden, so spricht dies für ein Prostatakarzinom.

Tab. 25.6: Auswahl wichtiger Tumormarker

Marker	Tumor
Antigene	
Carcinoembryonales Antigen CEA	Drüsenbildende Karzinome
Alpha-Fetoprotein AFP	Hepatozelluläre Karzinome Keimzelltumoren der Gonaden
Gastrointestinal cancer antigen CA 19-9	Magen- und Pankreaskarzinom
Hormone	
Humanes Choriogonadotropin HCG	Keimzelltumoren der Gonaden
Calcitonin	Medulläres Schilddrüsen-karzinom
ACTH	Bronchuskarzinom
Parathormon	Bronchuskarzinom, Nieren-karzinom u. a.
Enzyme	
Prostata-spezifisches Antigen PSA	Prostatakarzinom
Neuronen-spezifische Enolase NSE	Kleinzelliges Bronchuskarzinom Tumoren des APUD-Systems

25.4 Nomenklatur der Neoplasmen

25.4.1 Allgemeine Begriffsbestimmungen

Im allgemeinen werden neoplastische Erkrankungen mit dem Suffix „-om" bzw. „-oma" bezeichnet. Ferner wird ihr biologisches Verhalten – gutartig oder bösartig – sowie ihre histogenetische Abstammung – epithelial, mesenchymal – bei der Namensgebung berücksichtigt.

Gutartige, epitheliale Tumoren werden nach ihrer Bauart (z. B. Papillom, Adenom), gutartige, mesenchymale Tumoren nach ihrem Muttergewebe (z. B. Fibrom, Angiom etc.) bezeichnet. Bösartige, epitheliale Tumoren heißen **Karzinome;** bösartige, mesenchymale Tumoren werden **Sarkome** genannt. Maligne Tumoren mit epithelialen und mesenchymalen Tumorzellen nennt man **Karzinosarkome.** Neoplastische Wucherungen des blutbildenden Knochenmarkes werden **Leukämien,** solche des lymphatischen Gewebes **Lymphome** bezeichnet.

Pseudotumoren sind tumorförmige Gewebsproliferationen, die jedoch keinen neoplastischen Charakter haben.

Hamartome sind tumorähnliche Fehlbildungen aus ortsständigen Gewebsbestandteilen. Es besteht eine fehlerhafte Gewebezusammensetzung, etwa in der Weise, daß eine Gewebskomponente fehlt und/oder eine andere Komponente überschießend vorhanden ist.

Chondrom der Lunge: An einer Stelle ist nur tumorartiges Knorpelgewebe (vom Bronchialknorpel stammend) vorhanden, die übrigen Bronchusstrukturen fehlen oder sind nur rudimentär entwickelt.

Kavernom der Leber: kavernöses Hämangiom; dadurch entstanden, daß nur die Bluträume, nicht aber die Parenchymstrukturen ausgebildet wurden.

Choristome sind tumorartige Fehlbildungen aus ortsfremden, während der Entwicklung verlagertem Gewebe, z. B. ektopisches Nebennierenrindengewebe in der Niere oder im Hoden, Knochen oder Knorpel in der Zunge.

Teratome sind Tumoren, die aus pluripotenten Zellen (z. B. Keimzellen) hervorgegangen sind und dementsprechend verschiedenartige Gewebsstukturen und Differenzierungen aufweisen.

Die Teratome haben ihren Hauptsitz zwar in den Keimdrüsen, sind aber selten auch mediastinal, retroperitoneal und intrakraniell anzutreffen.
Je nach Ausreifung der am Tumoraufbau beteiligten Gewebe unterscheidet man folgende Formen:
Reife Teratome mit ausdifferenzierten Geweben aller drei Keimblätter. Unreife Teratome mit wenig differenzierten, embryonal anmutenden, epithelialen und mesenchymalen Geweben.
Einige Teratome können derart ausgereifte Gewebe enthalten, daß sie manchmal schwierig von parasitären Doppelbildungen abzugrenzen sind.

Embryonale Tumoren sind Geschwülste, die zwar aus noch nicht differenzierten Zellen einer Organanlage hervorgehen, aber (im Gegensatz zu den Teratomen) nicht mehr pluripotent sind. Diese Tumoren entstehen während der Embryogenese und sind daher bei der Geburt bereits angelegt. Aus diesem Grund werden embryonale Tumoren meist innerhalb der ersten fünf Lebensjahre manifest. Zu den embryonalen Tumoren gehören folgende Geschwülste:

Nephroblastom = WILMS[31] *Tumor:* Dieser maligne Tumor geht von der Nierenlage aus und besteht aus epithelialen und mesenchymalen Anteilen.
Neuroblastom: maligner Tumor aus Anteilen des sympathischen Nervensystems, meist im Nebennierenmark gelegen.
Medulloblastom: häufigster Hirntumor im Kindesalter.
Retinoblastom: häufigster Augentumor im Kleinkindesalter.
Embryonales Rhabdomyosarkom: maligner Tumor der quergestreiften Muskulatur; häufigstes Weichteilsarkom im frühen Kindesalter.

Sogenannte **embryonale Restgewebstumoren** gehen aus Überresten embryonaler Gewebe hervor, welche nicht zurückgebildet wurden.

Chordom: seltener Tumor, ausgehend von Resten der nicht zurückgebildeten Chorda dorsalis; besteht aus großblasigen, hellen Zellen in einer gallertigen Grundsubstanz.

Kraniopharyngeom: Dieser Tumor leitet sich von Resten der RATHKEschen[32] Tasche her; dies ist eine Ausstülpung des Dachteiles der ek-

31 Max WILMS (1867–1918), Pathologe und Chirurg in Deutschland.
32 Martin Heinrich RATHKE (1793–1860), Anatom in Königsberg.

todermalen Mundbucht, daraus entsteht der Hypophysenvorderlappen.

Ameloblastom: Dieser Tumor geht zurück auf liegengebliebene Reste des undifferenzierten Zahnschmelzorgans.

Bezeichnung	Muttergewebe
Karzinom	Epithelgewebe
Sarkom	Mesenchymales Gewebe
Leukämie	Blutbildendes Knochenmark
Lymphom	Lymphetisches Gewebe
Karzinosarkom	Mischtumor mit epithelialen und mesenchymalen Anteilen
Teratom, Teratokarzinom	Tumoren mit Anteilen der drei primitiven Keimblätter

Tab. 25.7: Beispiele zur Nomenklatur der Neoplasmen

Muttergewebe	Gutartiger Tumor	Bösartiger Tumor
Mesenchymale „Stammzelle“		
z. B. fibrohistiozytäre Differenzierung	Histiozytom	Malignes Histiozytom
Myxoide Differenzierung	Myxom	Myxosarkom
Fibroblast	Fibrom	Fibrosarkom
Univakuoläre Fettzelle	Lipom	Liposarkom
Multivakuoläre Fettzelle	Hibernom	
Knorpelgewebe	Chondrom	Chondrosarkom
Knochengewebe	Osteom	Osteosarkom
Glatte Muskulatur	Leiomyom	Leiomyosarkom
Quergestreifte Muskulatur	Rhabdomyom	Rhabdomyosarkom
SCHWANN-Zelle	Neurinom = Schwannom	Neurogenes Sarkom
SCHWANN-Zelle + Fibroblasten	Neurofibrom	Neurogenes Sarkom
Oberflächenepithel	Papillom, Epitheliom	Karzinom
Drüsenepithel	Adenom	Karzinom
Neuroektoderm	Naevus	Melanom
Trophoblastepithel	Blasenmole	Choriokarzinom
Pluri- bzw. totipotente Zellen	Reifes Teratom	Teratokarzinom
Hämatopoetische Zellen		Leukämien
Lymphopoetische Zellen	„Pseudolymphom“	Maligne Lymphome

25.4.2 Polypen, Papillome, Adenome

Als „*Polypen*“ werden Vorwölbungen an einer Schleimhautoberfläche bezeichnet, die in ihrem makroskopischen Aspekt entweder gestielt, breitbasig oder rasenförmig sein können. Dieser Begriff wird gewöhnlich in klinischem Sinne gebraucht und ist keine morphologische Entität.

Ein Gebilde, welches klinisch als „*Polyp*“ imponiert, kann sein:
1. eine echte Geschwulst (epithelial oder mesenchymal),
2. eine Hyperplasie,
3. ein entzündlicher Prozeß.

Es gibt demnach *neoplastische Polypen* (1.) und *nicht-neoplastische Polypen* (2. und 3.).

Wegen eines möglicherweise neoplastischen Charakters eines „*Polypen*“ muß immer eine bioptisch-histologische Abklärung durchgeführt werden!

25.4.2.1 Neoplastische „Polypen“

I. Mesenchymale oder neurogene Geschwülste
Diese gutartigen Tumoren (Lipom, Fibrom, Myom, Neurinom u. dgl.) liegen unter der Schleimhaut, wölben dieselbe jedoch „*polypenartig*“ vor. Das Epithel hat demnach mit diesen Bildungen nichts zu tun.

II. Epitheliale Geschwülste
Es handelt sich um epitheliale Neoplasmen, ausgehend von der Schleimhaut.
Zwei Begriffe sind auseinanderzuhalten:

1. **Papillom**
   Gutartig, meist verästelte Struktur mit reichlich gefäßhaltigem Stroma und einem Oberflächenüberzug von Epithelzellen.
   Beispiele:
   - *Plattenepithelpapillom der Mundschleimhaut,*
   - *Milchgangspapillom der Mamma,*
   - Übergangszellpapillom der Harnblase (siehe 58.10.1)

   Sonderform: Papillomatose, d. h. primär multiple Papillome (z. B. Mundschleimhaut).
2. **Adenom**
   Gutartig; drüsige oder solide Strukturen. Die epitheliale Komponente überwiegt meistens das Stroma.
   Beispiele:
   - Adenome der Magen-Darmschleimhaut.
     Sonderform: Adenomatose, d. h. primär multiple Adenome (z. B. Dickdarmschleimhaut).
     Die wichtigste Lokalisation von epithelialen, neoplastischen Polypen im Sinne von Adenomen ist der Magen-Darmtrakt (siehe 39.5.13). Dabei werden unterschieden:

- **Tubuläres Schleimhaut-Adenom**
  Neubildung drüsenartiger Schläuche, welche gegenüber dem Stroma meist deutlich überwiegen. Die normale Schleimhautstruktur ist aufgehoben.
  Eine maligne Entartung ist prinzipiell möglich, und ihre Wahrscheinlichkeit steigt mit dem Vorkommen von Zelldysplasien und mit der Zunahme der Mitosen; die maligne Entartung ist jedoch seltener als bei den villösen Adenomen.
- **Villöses Schleimhaut-Adenom (Papillom)**
  Oft rasenförmige, an der Oberfläche zottige Neubildungen; die Zotten verursachen eine feinpapilläre Oberfläche. Die Epithelproliferation geht im Magen-Darmtrakt weniger von den Drüsen, sondern vom Oberflächenepithel aus, wobei das mitwachsende, gefäßführende Stroma deutlich in den Hintergrund tritt. Die Zotten sind von der Basis der Neubildung her astförmig verzweigt. Eine oft gesteigerte Epithelzellproliferation mit Mehrschichtigkeit der Zellagen, verbunden mit Zeichen der Entdifferenzierung, sind bei diesen Neoplasien die ersten Zeichen einer karzinomatösen Entartung.
  Villöse Adenome werden wesentlich häufiger als tubuläre Adenome zu Karzinomen!
- **Tubulovillöses Schleimhaut-Adenom**
  Mischform aus tubullären und villösen Adenomteilen.

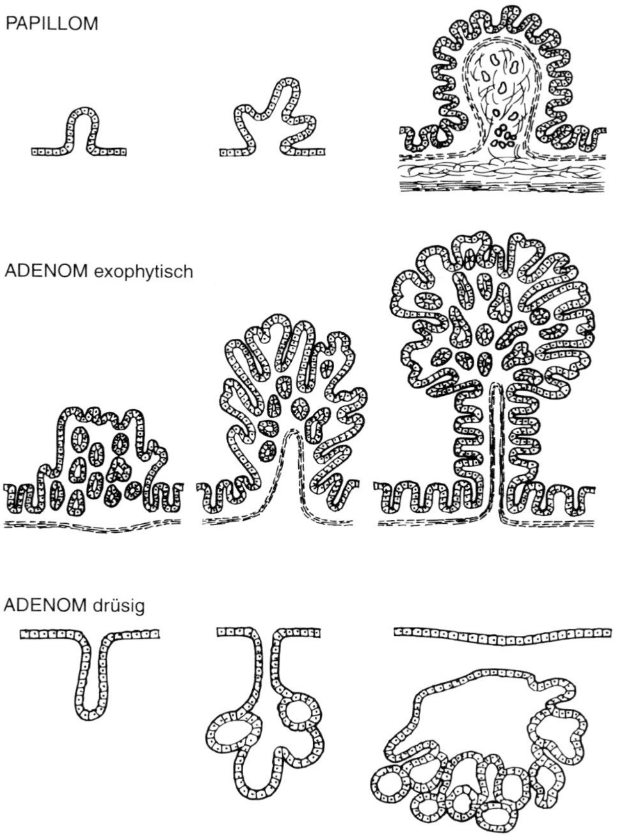

Abb. 25.12: Typische Wachstumsformen gutartiger, epithelialer Tumoren.
Papillom: mesenchymales Stroma als Grundstock einer verästelten Struktur; nur oberflächlich von Epithelzellen überzogen.
Exophytisches Adenom: nach außen wuchernde, drüsig horizontal-trabekuläre Epithelstrukturen; nur spärlich Stroma.
Drüsige Adenome: nach innen wuchernde, drüsenartige Schläuche.

25.4.2.2 Nicht-neoplastische Polypen

1. *Entzündlicher Polyp*
   Darunter versteht man eine „polypöse Wucherung", die aus entzündlichem Granulationsgewebe aufgebaut ist und die deckende Schleimhaut vorwölbt.
   Beispiele:
   - entzündliche Polypen im Magen-Darm-Trakt,
   - entzündliche Polypen im Larynx,
   - Granulom im Vaginalstumpf nach Hysterektomie.
2. *Fibrovaskulärer Polyp*
   Diese polypöse Bildung wird durch eine fibrovaskuläre Proliferation des subepithelialen Bindegewebes verursacht. Solche „Polypen" sind meist gestielt.
   Beispiele:
   - manche (aber nicht alle!) Cervixschleimhautpolypen,
   - manche Larynxpolypen,
   - manche Dickdarmpolypen.
3. *Lipomatöser Polyp*
   Polypöse Vorwölbung (meistens der Darmschleimhaut) durch eine lipomartige Wucherung des submukösen Fettgewebes; auch als „Lipom" der Darmwand bezeichnet. Es handelt sich jedoch meist nicht um eine Neoplasie, sondern um ein Hamartom. In ähnlicher Weise können auch an der Haut lipomartige oder fibrolipomartige Wucherungen zu papillomartigen Bildungen führen.
4. *Hyperplastischer Polyp*
   Meist halbkugelige Schleimhautvorwölbung, vorwiegend im Gastronintestinaltrakt. Die Grundarchitektur der Schleimhaut ist im wesentlichen erhalten. Durch eine Proliferation des Drüsenepithels entstehen verlängerte und geschlängelte, manchmal auch zystisch erweiterte, drüsige Strukturen; es handelt sich um eine Schleimhauthyperplasie ohne neoplastischen Charakter.
   Beispiele:
   - hyperplastische Polypen der Magenschleimhaut (39.4.9),
   - polypenartige Schleimhauthyperplasien im Dickdarm (39.5.16),
   - polypenartige Hyperplasie des Endometriums (47.8.4).

Solche Schleimhauthyperplasien können manchmal präkanzerösen Charakter besitzen: z. B. bei Colitis ulcerosa bzw. bei adenomatöser Hyperplasie des Endometriums.

25.5 Systematische Übersicht speziell ausgewählter Neoplasmen

Die morphologische Geschwulstsystematik ist eine histogenetische Klassifikation, d. h. die Tumoren werden nach dem Gewebe, aus dem sie hervorgegangen sind = Muttergewebe, benannt. Dazu kommt als wesentliches biologisches Merkmal die Unterscheidung in gutartig oder bösartig.

Schwierigkeiten entstehen dann, wenn an verschiedenen Lokalisationen praktisch analoge Tumoren eine unterschiedliche Dignität zeigen, bzw. die Dignität aus dem (histo-)morphologischen Bild allein überhaupt nicht abzulesen ist.

Eine biologische Systematik mit 100%iger Exaktheit gibt es nicht.
Ausnahmen bestätigen immer die Regel.

Es werden im folgenden nur die wesentlichen Geschwulstarten besprochen. Die große Anzahl der organtypischen Neoplasmen wird in der Organpathologie dargestellt.

Aus dem Ektoderm und Entoderm gehen hervor:
Epitheliale Tumoren
Sonderformen:

- Neuroektodermale Tumoren;

  z. B. Geschwülste der Gliazellen, des Ependyms u. dgl.

Aus den Abkömmlingen des Mesoderms entstehen:
Mesenchymale Tumoren
Sonderformen:

- Tumoren des Mesothelgewebes,
- Tumoren des lymphatischen Gewebes.

  Die wichtigsten, hierher gehörigen Neoplasmen sind die malignen Lymphome. Dieselben werden in zwei Gruppen unterteilt:
  1. Morbus HODGKIN-Lymphome
  2. Non-HODGKIN-Lymphome.

- Neoplasien der Knochenmarkszellen
- Neoplastische Erkrankungen des blutbildenden Systems heißen Hämoblastosen, die wichtigsten Vertreter sind die Leukämien.

25.5.1 Gutartige, epitheliale Tumoren

25.5.1.1 Wachstumsmuster

Exophytisch – über die Oberfläche hinaus; breitbasig bis gestielt. Aspekt eines „Polypen".
Endophytisch – von der Oberfläche in die Tiefe.

Aufbau
Kompakt-solid: knotig, knollig; überwiegend scharf begrenzt, meist Kapsel.
Zystisch: mit Hohlräumen.

25.5.1.2 Typ des Adenoms

Knotig innerhalb eines Organs; „polypenartg" an einer Oberfläche.
Adenom: Der epithelial-parenchymatöse Anteil überwiegt bei weitem.
Zystadenom: z. B. des Ovariums: von Hohlräumen durchsetzt, welche Sekretionsprodukte (Schleim, seröse Flüssigkeit) enthalten.
Fibroadenom, z. B. der Brustdrüse: reichlich faseriges Stroma.

Histologie
Solid: die Geschwulstepithelien liegen ohne Zwischenräume gleichmäßig nebeneinander; nesterförmig, inselartig, flächenhaft oder balkenförmig-trabekulär;
tubulär: epithelausgekleidete Kanäle;
follikulär: schilddrüsenartige Follikelbildung;
azinär: Imitation von Drüsenläppchen;
drüsig: Imitation von Drüsenkanälchen;
alveolär: entfernte Drüsenähnlichkeit,
papillär: verzweigte Papillen mit gefäßhaltigem Stroma.

25.5.1.3 Typ des Papilloms

Meist exophytisch. Ausnahmen: das *invertierte Papillom* wächst endophytisch in die Tiefe; das *intraduktale (Milchgangs-)Papillom* wächst intrakanalikulär.

25.5.2 Bösartige, epitheliale Tumoren = Karzinome

25.5.2.1 Wachstumsmuster

- **Papilläre-polypöse, exophytische Karzinome;** wenn halbkugelig und stark zerklüftet, auch als „blumenkohlartig" bezeichnet.

- **Ulzerierte Karzinome;** Wenn ein zentraler Geschwürskrater von einem ringförmigen Tumorwall umgeben wird, so nennt man dies *„schlüsselförmig ulzieriert"*.
- **Diffuse Karzinome;** flächenhafte, plattenförmige oder in Hohlorganen zirkulär stenosierende Infiltrate.
- **Knotig-solide Karzinome;** Tumoren ohne strukturelle Besonderheiten.
- **Zystische Karzinome;** entstehen entweder durch maligne Entartung eines Zystadenoms → Zystadenokarzinom oder durch regressiv-zystische Veränderungen innerhalb eines soliden Tumors → zystisch-nekrotisierendes Karzinom.

25.5.2.2 Histologie

Differenzierte Karzinome – lassen ihr Muttergewebe noch erkennen.

- **Plattenepithelkarzinome:** verhornend; nicht-verhornend (Tafel 11);
- **Adenokarzinome:** drüsenartige Strukturen mit Lichtungsbildung;

Sonderform: verschleimende Adenokarzinome.

Undifferenzierte Karzinome – keine Merkmale des Muttergewebes erkennbar.

- **Solide Karzinome:** Stränge und Nester eines epithelialen Tumorverbandes.
- **Solid-anaplastische Karzinome:** Aufsplitterung in meist einzelne oder in kleinsten Gruppen liegende, hochgradig anaplastische Tumorzellen.

Sonderform: **Siegelringzellkarzinom:** Schleimbildung, aber keine Drüsenstrukturen; der Schleim liegt in großen Vakuolen im Zytoplasma und drängt den Kern an den Rand, sodaß histologisch das Bild eines „Siegelringes" entsteht. (Tafel 12)

Szirrhöses[33] Karzinom: Die Tumorzellen liegen einreihig hintereinander („gänsemarschartig" bzw. „Indian file pattern"), zwischen diesen schmalen Strängen reichlich bindegewebiges Stroma.

Beachte: doppelte Bedeutung des Begriffes „solid[34]:

1. Wachstumsmuster – solider Knoten;

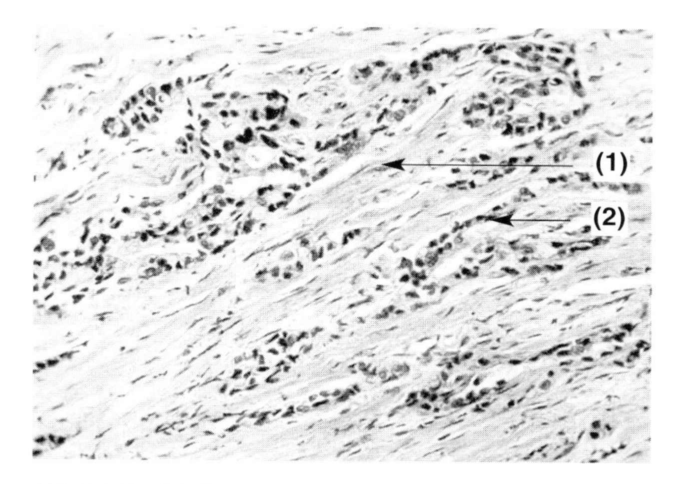

Abb. 25.13: Szirrhöses Karzinom. Zwischen reichlich Stroma (1) liegen schmale, oft einzeilige Tumorstränge in „gänsemarschartiger" Anordnung (2).

2. Histologie – Tumorparenchym und Stroma gleichmäßig verteilt, die Tumorverbände zeigen keine organoide Differenzierung und sind als Inseln in das Stroma eingebettet.

Die vier häufigsten Karzinome

Männer:	Frauen:
1. **Lungenkarzinom**	1. **Mammakarzinom**
2. **Dickdarmkarzinom**	2. **Dickdarmkarzinom**
3. **Prostatakarzinom**	3. **Uteruskarzinom (Zervix + Korpus)**
4. **Harnsystem (Niere + Harnblase)**	4. **Lungenkarzinom**

25.5.3 Ubiquitär vorkommende, mesenchymale Tumoren

Diese Neoplasmen kommen – wie ihr Muttergewebe – in allen Organen vor, sind daher nicht organspezifisch.

Die Bindegewebszellen erhalten das ganze Leben hindurch ihre Proliferationstendenz und ihre Pluripotenz aufrecht. Daher ist eine Differenzierung zu verschiedenen Gewebsarten (faserbildendes Bindegewebe, histiozytäre Differenzierung) möglich. Ausführliche Darstellung in Kapitel 66., „Spezielle Pathologie". Lernhinweis: Verschaffe Dir beim supthematischen Studium jetzt schon einen Überblick, vor allem der Nomenklatur.

33 skirrhose (griech.), hart.
34 solidus (lat.), massiv, fest, vollständig.

25.6 Folgen maligner Neoplasmen für den Patienten

Die meisten malignen Tumoren verursachen keine Frühsymptome und führen oft erst in fortgeschrittenen Stadien zu manifesten Krankheitserscheinungen. Eine Frühdiagnose, die für einen Behandlungserfolg von entscheidender Bedeutung ist, erscheint nur bei gezielter Tumorsuche (Risikopersonen, Gesundenuntersuchung) möglich.

25.6.1 Allgemeine Folgeerscheinungen maligner Tumoren

1. **Tumorkachexie,** meist verbunden mit einer **allgemeinen Schwäche.**
   Ursachen:
   - Appetitlosigkeit,
   - Behinderung der Nahrungsaufnahme bei Tumoren im oberen Verdauungstrakt,
   - Behinderung der Nahrungsverwertung bei Tumoren im unteren Intestinaltrakt,
   - Tumorzellen bilden autotoxische Substanzen, die den Stoffwechsel anderer Körperzellen schädigen bzw. entgleisen lassen,
   - Makrophagen bilden Tumor-Nekrosefaktor α (siehe 24.4): wirkt zytotoxisch, greift als Entzündungsmediator in den Stoffwechsel ein und stört den Fettmetabolismus.
2. **Fieber** durch Resorption von nekrotischem Tumorgewebe sowie auch durch die Mediatorwirkung des Tumor-Nekrosefaktors.
3. **Tumoranämie** infolge Zerstörung des Knochenmarks durch Metastasen, durch chronischen Blutverlust oder infolge ungenügender Blutneubildung durch Mangel an Reifungsaktivatoren.
4. **Erhöhte Infektanfälligkeit** und **Herabsetzung der Immunabwehr** infolge metastatischem Befall des lymphatischen Gewebes.
5. **Endokrine Effekte** bei endokrin aktiven Tumoren.
6. **Paraneoplastische Syndrome:** Darunter versteht man Symptome und Symptomenkomplexe (= Syndrome), die nicht durch eine lokale Wirkung des Tumors erklärt werden können, aber wahrscheinlich durch Wirkstoffe mit hormonähnlichem Charakter verursacht werden. Da Tumorzellen genetisch verändert sind, ist es möglich, daß sie Substanzen produzieren, deren Bildung vom Muttergewebe nicht vorgesehen ist. Daher auch die Bezeichnung „para" (griech.) = daneben, darüberhinaus.
   - **Blutbildungsveränderungen**
     Leukozytose, Anämie, Polyglobulie (bei Nierenzellkarzinomen infolge von Erythropoetinbildung), beschleunigte Blutsenkung (Serumproteinveränderungen).
   - **Kardiovaskuläre Syndrome**
     Thromboseneignung infolge Produktion von Thromboplastin (bes. bei schleimproduzierenden Tumoren in Bronchien, Pankreas, Darm, Ovarien).
   - **Endokrine Wirkungen**
     Bei Tumoren, die an und für sich nicht als endokrine Tumoren gelten, wie z. B. kleinzelliges Bronchuskarzinom. Hyperkalzämie, sonstige Elektrolytstörungen, Hypoglykämie, CUSHING[36]-Syndrom, Serotonineffekte).
   - **Neuromuskuläre Syndrome**
     Neuropathien, Myopathien.
   - **Hautveränderungen**
     Acanthosis nigricans (grau-bräunliche Hyperpigmentierung und Papillomatose der Haut, vorwiegend in der Achselgegend), siehe 69.8.2.1.

   Das Auftreten von Symptomen entsprechend paraneoplastischen Syndromen erfordert sofort eine klinische Tumorsuche! Der Patient ist so lang als Träger eines malignen Neoplasmas anzusehen bis das Gegenteil bewiesen ist!
   Paraneoplastische Symptome kommen bei etwa 15 % der Karzinompatienten vor.

Das wichtigste laborchemische, paraneoplastische Syndrom ist eine Hyperkalzämie.

25.6.2 Lokale Auswirkungen eines malignen Tumors

1. **Stenosen** oder **Verschluß** von Hohlorganen: Larynx, Bronchien (Folge ist eine chronische Lungenentzündung), Ösophagus (Schluckbeschwerden), Magenausgang (Erbrechen), Darm (Ileus), Harnwege (Harnstauung, aufsteigende Harnwegsinfektion), Gallenwege (Ikterus) u. a.
2. **Ulzeration** und **Nekrose** mit der Gefahr einer **Organperforation** oder **Fistelbildung** (Magen-Darmtrakt) oder einer **Arrosionsblutung.**

36 Harvey CUSHING (1869-1939), amerikanischer Neurochirurg.

25.6.3 Todesursachen bei malignen Tumoren

Die Ursache der Lebensbedrohung bösartiger, neoplastischer Erkrankungen kann außerordentlich verschieden sein. Oft ist letzten Endes das Zusammenwirken verschiedener direkter und indirekter Folgen der Tumorkrankheit und anderer Erkrankungen, die eine Folge der gestörten Abwehr und gestörten Reaktionsbereitschaft des Wirtsorganismus sein können, für den Eintritt des Todes verantwortlich.

Wichtige, unmittelbare Todesursachen bei Tumoren:
Zerstörungen lebenswichtiger Organe und Gewebe (z. B. Störung vitaler Stoffwechselfunktionen);
Blutungen (z. B. massive Blutungen durch Gefäßarrosion oder chronischen Blutungen mit nachfolgender Anämie);
Verschluß wichtiger Hohlorgane (Luftwege, Darmtrakt, Harnwege);
Infektion (Abszeß im Tumorbereich oder Infektionskrankheiten infolge gestörter Infektabwehr);
Metastasierung (Befall lebenswichtiger Organe);
Herzversagen infolge vermehrter Belastung des Kreislaufes;
Tumorkachexie.

25.7 Inzidenz[38] neoplastischer Erkrankungen

Inzidenz ist die jeweilige Anzahl neuer Erkrankungsfälle.
Im allgemeinen steigt die Inzidenz neoplastischer Erkrankungen mit zunehmendem Alter an. Daher kommt es bei höherer Lebenserwartung der Bevölkerung zwangsläufig auch zu einer Zunahme der neoplastischen Erkrankungen. Allerdings sind bestimmte Tumoren mit bestimmten Altersgruppen in enger Korrelation. So gibt es einerseits für das jugendliche Alter typische Tumoren, andererseits sind im höheren Lebensalter wieder andere Neoplasmen häufig (siehe Tab. 25.8). Besonders kraß ist diese Altersabhängigkeit beim Prostatakarzinom, welches vor dem 50. Lebensjahr eher selten vorkommt, bei 70- bis 80jährigen Männern allerdings das häufigste Karzinom darstellt.

Jegliche **Statistik** über die Häufigkeit von malignen Neoplasmen ist von mehreren **Unsicherheitsfaktoren** geprägt:

1. *Der Vollständigkeitsgrad der Erfassung von Tumorpatienten:* Trotz Meldepflicht ist jede Erwartung einer kompletten Übersicht eine Illusion, d. h. es existiert eine „Informationslücke".
2. *Keineswegs jedes Neoplasma wird zu Lebzeiten diagnostiziert:* Die Häufigkeit klinisch nicht erkannter, maligner Neoplasmen beträgt etwa 10–20 %, d. h. es existiert eine „Dunkelziffer".
3. Der Aussagewert von Sektionsstatistiken hängt von der *Obduktionsfrequenz* ab. Wird z. B. ein Drittel aller Verstorbenen obduziert, so weiß man über zwei Drittel nichts Genaues.
4. *Gravierende Unterschiede in der Altershäufung:* Manche Tumoren kommen fast nur in der Jugend vor, andere dagegen im höheren Lebensalter, damit wird die Gesamtstatistik verfälscht (z. B. Reihenuntersuchung im Seniorenheim → fast alle Männer haben ein Prostatakarzinom).
5. *Deutliche Unterschiede in der Geschlechtsverteilung.*

Seriöse Häufigkeitsangaben über maligne Tumoren betonen daher den Wahrscheinlichkeitscharakter der Aussagen bzw. schränken auch die untersuchten Personengruppen ein.

25.7.1 Wie häufig sind die einzelnen malignen Tumoren?

Tab. 25.8: Schätzungen der Inzidenz maligner Tumoren nach Lokalisation und Geschlecht

Lokalisation	Männer ungefähre Häufigkeit[39]	Lokalisation	Frauen ungefähre Häufigkeit
1. Lunge	20 %	1. Mamma	25 %
2. Dickdarm	15 %	2. Genitale (Uterus, Ovarien)	17 %
3. Prostata	14 %	3. Dickdarm	13 %
4. Harnsystem (Niere, Harnblase)	8 %	4. Lunge	5 %
5. Lunge	4 %	5. Magen	6 %
6. Leber-Gallenblase-Pankreas	4 %	6. Leber-Gallenblase-Pankreas	5 %
7. Maligne Lymphome	4 %	7. Maligne Lymphome	4 %
8. Leukämien	2 %	8. Leukämien	2 %
9. Melanome der Haut	2 %	9. Melanom der Haut	2 %
10. Sarkome	1 %	10. Sarkome	1 %

38 incidere (lat.), vorfallen, sich ereignen.
39 Angegeben ist der jeweilige Prozentsatz innerhalb der Gesamtzahl der Geschwülste.
40 Das Carcinoma in situ der Zervixschleimhaut ist hier nicht eingerechnet!

25.7.2 Wie „lebensgefährlich" sind die einzelnen malignen Tumoren?

Tab. 25.9: Schätzung der Todesfälle an malignen Tumoren, jeweils in absteigender Häufigkeit

Alter	Männer	Frauen
Alle Altersgruppen	1. Lunge	1. Mamma
	2. Dickdarm	2. Dickdarm
	3. Prostata	3. Uterus, Ovar
	4. Magen	4. Magen
Unter 15 Jahre	1. Leukämie	1. Leukämie
	2. Hirn	2. Hirn
	3. Maligne Lymphome	3. Maligne Lymphome
	4. Sarkome	4. Sarkome
35–55 Jahre	1. Lunge	1. Mamma
	2. Dickdarm	2. Dickdarm
	3. Hirn	3. Uterus, Ovar
	4. Maligne Lymphome	4. Magen
Über 75 Jahre	1. Lunge	1. Dickdarm
	2. Prostata	2. Mamma
	3. Dickdarm	3. Uterus, Ovar
	4. Magen	4. Magen

Um den Heilerfolg einer Tumortherapie objektivieren zu können, ist der Begriff der „Heilung für einen bestimmten Zeitraum" eingeführt worden. Gebräuchlich ist die sogenannte 5-Jahresheilung: Man versteht darunter, daß z. B. nach operativer Entfernung eines bösartigen Tumors 5 Jahre nach der Operation die betroffenen Personen subjektiv und objektiv symptomfrei sind.
Die 5-Jahresheilung ist ein statistischer Begriff und wird daher in Prozenten angegeben – z. B. 50% 5-Jahresheilungen bei diesem oder jenem Tumor mit dieser oder jener Therapie. Dies bedeutet, daß die Hälfte der Fälle symptomfrei ist; eine Aussage für den individuellen Patienten ist nicht möglich. Kritik an diesem Begriff: Es ist sehr problematisch von 5-Jahresheilung zu sprechen, wenn trotzdem schon im 6. Jahr oder später der Patient an seiner Grundkrankheit sterben kann. Daher wäre es besser von 5-Jahres-Überlebensrate zu sprechen und darunter nur die prozentuelle Erlebenschance dieses Zeitraums für ein statistisches Patientenkollektiv zu verstehen.

25.7.3 Welcher Trend läßt sich in den letzten 3 Jahrzehnten erkennen?

Die Häufigkeit der malignen Neoplasmen nimmt bei beiden Geschlechtern stetig zu. Die Reihenfolge hat sich in den letzten Jahren kaum verändert, außer einer deutlichen Abnahme der Sterblichkeit beim Magenkarzinom und Uteruskarzinom; hier haben Früherkennung und Therapieverbesserung entscheidend eingewirkt.

Innerhalb des Zeitraumes der vergangenen 30 Jahre ist erwiesen:

1. Nicht nur die Häufigkeit des Auftretens, sondern auch die Sterblichkeit an malignen Tumoren nimmt zu!
2. Die Sterblichkeit steigt bei Männern stärker an (schlechte Prognose des Lungenkarzinoms) als bei Frauen (gute Erfolge bei der Früherkennung des Uteruskarzinoms und der Behandlung des Mammakarzinoms).
3. Das Lungenkarzinom nimmt bei Frauen stark zu.
4. Die Häufigkeit von Mamma- und Prostatakarzinom hat sich verdoppelt, Tendenz weiter steigend.
5. Der Dickdarmkrebs ist stark angestiegen, hat aber anscheinend den Höhepunkt bereits erreicht.
6. Das Pankreaskarzinom nimmt stark zu, Harnblasen- und Nierenkarzinom steigen kontinuierlich an.
7. Das Auftreten eines malignen Melanoms hat sich verdreifacht!
8. Die therapeutischen Maßnahmen haben einen sehr hohen Standard erreicht, stagnieren aber zur Zeit; d. h. ein „Durchbruch" in der Tumorbehandlung fand nicht statt. Demzufolge kommt der Früherkennung bzw. einer Kontrolle der Risikogruppe erhöhte Bedeutung zu.

Ein bislang wenig beachtetes Problem stellen die sogenannten **Zweittumoren** dar, daß also geheilte Krebspatienten nach Jahren an einem zweiten, neuen Karzinom erkranken. Dies trifft vor allem bei Tumoren mit gemeinsamen Ursachen zu. Zum Beispiel haben langjährige Raucher, die an einem Rachen- oder Kehlkopfkrebs erkrankt waren und geheilt sind, ein relativ hohes Risiko, daß sich bei ihnen später andere, ebenfalls durch Rauchen begünstigte Tumoren entwickeln, etwa Lungen-, Speiseröhren- oder Blasenkrebs.

Verbesserte Heilungsraten oder längere Überlebenszeiten bei manchen Krebserkrankungen könnten deshalb durch neue Tumoren bei Geheilten wider Erwarten die Krebsinzidenz und vielleicht auch die Mortalität erhöhen.

Mortalitätsstatistiken eignen sich auch aus einem anderen Grunde nur bedingt, die Effektivität von Krebsbehandlungen zu beurteilen: Jeder Mensch stirbt; die Mortalität in einer Population beträgt also immer 100 %. Wenn es gelingt, eine Erkrankungsgruppe in der Todesursachenstatistik zurückzudrängen, geschieht dies zwangsläufig auf Kosten einer anderen.
Ein schwerer Raucher etwa, der mit 55 Jahren einen Herzinfarkt erleidet und mit 60 Jahren an einem Lungenkrebs erkrankt, kann nur dann in die Krebsstatistik eingehen, wenn er den Herzinfarkt überlebt hat.

Die Frage, woran wir sterben (die nach der Todesursache), ist deshalb weniger bedeutend als die Frage, wann und wie wir sterben (also die nach Lebenszeit und Lebensqualität).

Die großen statistischen Untersuchungen stammen aus den Vereinigten Staaten von Amerika, daher sind manche Ergebnisse stark USA-bezogen. Ein weltweiter Vergleich der Häufigkeit und der Todesraten spezieller Tumorformen deckt gewaltige Unterschiede auf. Die Wahrscheinlichkeit, an einem Magenkarzinom zu ster-

Frohberg: LO—taipan; P—rama

Google: B= pWerner.werner@googlemail.com

Abe-Books: P—mogli

Lidl: P—nc5ytDB5H1ss

ZVAB: P-- tabaluga

Springer-Verlag : B= lionel; P---panda oder aSrhbY2p

Secure-Code: duncan

My Care Apotheke: Colonia666

LOB: P= 48e161e4

Elsevier: B= taipan06022003 P-- W8zDZc7vry

Univadis: B= shirkan P---Bagira

DÄV: P= Shaolin

Yahoo: Coelho85

ben, ist beispielsweise in Japan siebenmal größer als in den USA. Demgegenüber sind Todesfälle an Lungenkarzinom in den USA etwa zweimal häufiger als in Japan, während sie in Schottland wiederum beinahe doppelt so häufig sind wie in den USA. In Neuseeland sterben sechsmal so viele Menschen an malignen Melanomen als in Island; dies ist sicherlich auf die unterschiedliche Sonnenexposition zurückzuführen.

Obwohl genetisch bedingte Prädispositionen nicht ausgeschlossen werden können, nimmt man allgemein an, daß die Ursache der meisten dieser geographischen Unterschiede auf Umwelteinflüsse zurückgehen. Dies wird am besten dadurch illustriert, daß sich bei japanischen Einwanderern in die USA die Raten der Krebsmortalität im Laufe einiger Generationen dem Durchschnitt des Einwanderungslandes angleichen.

Dennoch bleibt vieles unklar; in Dänemark sterben etwa doppelt so viele Frauen an Mammakarzinom als in Schweden, ohne daß offensichtlich Umweltunterschiede zwischen diesen beiden Nachbarländern bestehen.

Hier kommen sicherlich auch andere Faktoren ins Spiel: beispielsweise Unterschiede in der Zahl der durchgemachten Schwangerschaften, das Alter der Mutter bei der ersten Geburt und Stillgewohnheiten.

25.7.4 Disposition und Risikofaktoren für die Entstehung maligner Neoplasmen

Die Wahrscheinlichkeit an einem malignen Tumor zu sterben beträgt 1 : 5, d. h. jeder 5. Todesfall geht auf ein Neoplasma zurück.
Die Wahrscheinlichkeit an einem malignen Tumor zu erkranken, beträgt 1 : 3, d. h. einer von drei Menschen (Europa, Amerika) bekommt während seines Lebens ein malignes Neoplasma.

In der Bevölkerung Österreichs werden pro Jahr etwa 30.000 maligne Neoplasmen klinisch diagnostiziert. Aus der Bevölkerung Österreichs sterben pro Jahr etwa 18.000 Personen an malignen Neoplasmen.

25.7.5 Alter

Ein malignes Neoplasma kann in jedem Lebensalter auftreten.
Für die Mehrzahl der Tumoren nimmt das Risiko mit fortschreitendem Alter zu. Die frühe Kindheit bildet eine Ausnahme, in den ersten 5 Lebensjahren besteht ein Häufigkeitsgipfel (akute Leukämie, Tumoren des Zentralnervensystems u. a.), der danach abflacht. Die Altersstruktur der Bevölkerung beeinflußt entscheidend die „Karzinomhäufigkeit“: Wenn die Lebenserwartung in einem Land weniger als 50 Jahre beträgt, wird die Karzinomhäufigkeit relativ niedrig sein; wenn die Lebenserwartung über 70 Jahre beträgt, werden maligne Neoplasmen häufiger auftreten.

Ursachen der erhöhten Tumorinzidenz im Alter:
- Mehr somatische Mutationen im Laufe eines längeren Lebens,
- lange Expositionszeit gegenüber exogenen Schädigungen,
- Schwächerwerden des Immunsystems.

25.7.6 Geschlecht

Die durchschnittliche Inzidenz ist bei beiden Geschlechtern ungefähr gleich groß. In der Altersgruppe zwischen 35 und 50 Jahren erkranken häufiger Frauen (Mamma, Uterus, Ovar), bei den über 60jährigen ist die Häufigkeit bei Männern deutlich höher (Prostata).

25.7.7 Lebensweise und Umwelt

Die Umwelt birgt ihre Risiken, gewisse Berufe und Verhaltensweisen sind mit einem besonderen Tumorrisiko verbunden.

Die breite Palette der „Umweltfaktoren“ reicht von UV-Strahlen über chemische Einflüsse und Ernährung, bis zum sozialen Status und bis zu den Sexualpartnern. Bei der speziellen Besprechung der einzelnen Organtumoren werden solche ätiologischen Faktoren zur Sprache kommen; jetzt nur einige fragmentarische Beispiele.

Die Schadstoffexposition während eines langen Berufslebens ist von eminenter Wichtigkeit. Übergewicht erhöht das Risiko im Vergleich zu schlanken Personen; reichlicher Alkoholkonsum steigert die Häufigkeit von Karzinomen des Ösophagus und der Leber; das Zigarettenrauchen ist ursächlich für Karzinome der Mundhöhle und des Larynx sowie der Lunge, aber auch der Harnblase; die Kombination von Alkohol- und Tabakmißbrauch potenziert die Gefahren! Das Risiko, an einem Zervixkarzinom zu erkranken, steht in Beziehung zum Alter beim Beginn der sexuellen Aktivität und zur Anzahl der Sexualpartner.

Man gelangt zur trüben Erkenntnis, daß alles, was man unternimmt, um sich den Lebensunterhalt zu verdienen oder sich ein Vergnügen zu verschaffen, entweder dick und krank macht, als unmoralisch gilt oder sich im schlimmsten Fall als karzinomerzeugend erweist.

Tab. 25.10: Hierarchie exogener Tumor-Risikofaktoren

1. Ernährung, Alkohol
2. Rauchen
3. Sexualverhalten
4. Beruf
5. „Umweltschutz"

25.7.8 Ethnische Herkunft

Für die USA wurden erhoben:
Krebs bekommen generell Schwarze häufiger als Angehörige der weißen Bevölkerung.

Farbige Männer haben ein höheres Risiko für Neoplasmen von Ösophagus, Magen, Pankreas, Lunge und Prostata sowie für Myelome.

Weiße Männer dagegen für Dickdarm- und Harnblasenkarzinome, Melanome sowie für maligne Lymphome und Leukämien.

Farbige Frauen zeigen ein höheres Risiko für Karzinome von Ösophagus, Magen, Pankreas und Cervix uteri. Weiße Frauen dagegen für Neoplasmen an Mamma, Corpus uteri und Ovarium.

25.7.9 Geographische Verteilung

Jeder Tumortyp hat eine charakteristische geographische Verteilung. Dies hängt einerseits mit der regionalen Häufung ursächlicher Faktoren und andererseits mit der genetisch-konstitutionellen Disposition der Bevölkerung zusammen.

Tab. 25.11: Beispiele für signifikante Unterschiede der Krebsinzidenz bestimmter Organe in verschiedenen Teilen der Erde

Tumorbefall	Kommentar
Ösophagus	Ausgedehnte Zonen mit Ösophaguskrebs erstrecken sich über Zentralasien, von der Ost-Türkei bis nach Nord-China. Weiters starke Häufung bei Schwarzen in den Vereinigten Staaten.
Magen	In den USA und in West-Europa stark zurückgehend; stellt immer noch ein Hauptproblem in Ost-Europa, Rußland, Japan und Südamerika dar.
Dickdarm	Zunehmend in Industriegebieten.
Leber	Sehr häufig in Afrika und Südostasien; Zunahme in Europa (Korrelation mit Hepatitis-B-Infektion).
Pankreas	Zunahme in Industriegebieten.
Brust	Zunahme in den westlichen Industrieländern.
Cervix uteri	Sehr verbreitet in Asien, Latein-Amerika, Afrika.
Prostata	Gegenwärtig der häufigste Krebs in Schweden, noch selten in China und Japan; steigt mit höherer Lebenserwartung der Bevölkerung an.
Harnblase	Häufig in Ägypten sowie im Sudan und Irak; wahrscheinlich korreliert mit der Billharziose.

25.7.10 Tumor-Risiko, Risikogruppen

Unter bestimmten Bedingungen kann die Chance, an einem malignen Neoplasma zu erkranken, erhöht sein = *Risikogruppen.*

Dieses erhöhte Risiko kann genetisch, konstitutionelle Ursachen haben oder die Folge besonderer Umweltbedingungen, Lebensgewohnheiten und früherer oder noch bestehender Erkrankungen sein.
Die Erfassung der Risikogruppen spielt heute bei den Gesundenuntersuchungen zur Früherkennung bösartiger Tumoren eine wichtige Rolle.

Tab. 25.12: Risikosituationen für einige wichtige Neoplasien

Tumor	Risikosituation
Magen	Helicobacter[41]-assoziierte Gastritis (Typ B)
Dickdarm, Rektum	Familiäre Polyposen des Dickdarms
	Kohlenhydrat- und fett-reiche, aber ballaststoff-arme Nahrung
	Colitis ulcerosa
Lunge und Bronchien	Zigarettenrauchen
	Bergwerksarbeiter
	Industriearbeiter mit Asbestexposition
Brustdrüse	Nulliparität, späte Gravidität
	Familiäres Risiko, d. h. Mammakarzinom in der engen Verwandtschaft
Gebärmutterhals	Früher Geschlechtsverkehr, häufiger Partnerwechsel
	Virusinfektionen: humane Papilloma-Viren (HPV)
	Niederer sozio-ökonomischer Status
Haut	UV-Exposition
Pleuramesotheliom	Asbest-Exposition
Leberkarzinom	Leberzirrhose
	Hepatitis-B- und C-Infektion
Harnblase	Zigarettenrauchen
	Arbeiter in chemischer Industrie
Leukämien	Strahlenexposition

Eine Reihe von kanzerogenen Umweltfaktoren wäre rasch durch Änderung der Lebensführung zu beseitigen; hierzu zählen Rauchen, Alkoholkonsum und Exposition gegenüber Sonnenlicht.

25.8 Pathobiologie der malignen Tumoren

Die Pathogenese maligner Tumoren = **Karzinogenese = Kanzerogenese** ist noch weitgehend ungeklärt.
Eine Fülle von Beobachtungen weist darauf hin, daß physikalisch/chemische Einwirkungen einerseits und Viren andererseits krebserzeugend bzw. krebsfördernd

41 Helicobacter ist ein erst seit kurzem in seiner Pathogenität erkanntes Bakterium.

sind. Solche Noxen werden als **karzinogene = Kanzerogene** bezeichnet.

Alle Vorgänge in einer Zelle, die bei der Entstehung maligner Tumoren ablaufen, werden mit dem Begriff Karzinogenese zusammengefaßt.

Die Entartung einer normalen Zelle zur Tumorzelle heißt **maligne Transformation.**
Eine große Zahl von **Noxen** ist imstande, Zellen zur malignen Transformation zu veranlassen. Diese Agentien gliedern sich in drei Gruppen:

1. **Chemische Karzinogene**
2. **Strahlenenergie**
3. **Onkogene Viren.**

Die Wirkung aller ätiologischen Agentien trifft und verändert den genetischen Apparat der Zellen.

Das gemeinsame Charakteristikum von malignen Zellen sind chromosomale Veränderungen, welche eine unkontrollierte Vermehrung ermöglichen. Die Zellen reagieren hinsichtlich ihrer Proliferation nicht mehr auf „Stop-Signale".

Die meisten Zellen des erwachsenen Organismus besitzen noch die gesamte Erbinformation: komplettes Genom. Dennoch führen diese „alleswissenden" Zellen nur einen kleinen Teil des Programms aus, nämlich denjenigen, der ihrer Spezialaufgabe entspricht; es werden nur bestimmte Genomabschnitte = Gene in den Zellen der einzelnen Organe exprimiert. Die Genaktivierung besteht in der Aktivierung eines Regulatorproteins oder der Inaktivierung eines Repressorproteins. So erfüllt etwa eine Epithelzelle der Dickdarmschleimhaut ihre Funktion und gibt die Information über diese beschränkte Aufgabe auch an ihre Tochterzelle weiter: Aus einer Darmzelle entsteht wieder eine Darmzelle, wenn sich diese normal teilt. Eine Darmkrebszelle entsteht dagegen, wenn bei der Kopie des Erbmaterials Fehler = Mutationen gemacht werden, welche die normale Regulation durcheinanderbringen und eine maligne Transformation induzieren.

Eine Mutation ist die Änderung der Basensequenz bzw. die Änderung der Struktur innerhalb der DNA. Die meisten Mutationen kommen aber nicht zur Wirkung, da sie repariert werden, bevor sie Schaden anrichten können. Pro Genom und Tag treten etwa 5000 Änderungen auf, welche durch den zelleigenen **DNA-Reparatur-Mechanismus** korrigiert oder eliminiert werden. Daß sich eine Mutation durchsetzt, ist die rare Ausnahme!

Malignität ist ein genetisches Problem. Die maligne Tumorzelle ist ein veränderter Genotyp.

Ein Karzinom-induzierendes Gen = transformierendes Gen wird als **Onkogen** bezeichnet.

Was machen Onkogene?
Sie kodieren Proteine, die auf verschiedenen Stufen der Zellphysiologie Fehlregulationen verursachen bzw. biochemische Abläufe verändern: z. B. zuviel Wachstumsfaktoren, Änderungen an Rezeptoren, Generierung falscher Signale innerhalb der Zelle u. dgl.

Es wird zwischen zellulären (*c-onc's*) und viralen (*v-onc's*) Onkogenen unterschieden.

Die **v-onc's** sind kleine Abschnitte im Genom von Tumorviren und besitzen starke genexpressorische Eigenschaften.

Die **c-onc's** heißen auch **Proto-Onkogene** (inaktive Vorstufen), da sie meist reprimiert, d. h. abgeschaltet sind; sie können auf unterschiedliche Weise durch chemische Agentien, Strahlentherapie und onkogene Viren aktiviert werden.

Es sind etwa 60 Genloci = Nukleotidsequenzen in normalen Zellen bekannt, deren Veränderung Tumor-induzierende Gene, d. h. Onkogene entstehen läßt. Es muß sich nicht ausschließlich um qualitative Veränderungen an den Genen handeln, auch quantitative Veränderungen (Über-Expression = Gen-Amplifikation) haben denselben Effekt.

Wie entsteht aus einem normalen Gen ein Tumor-Gen?

1. Zufallsereignis bei der normalen Zellteilung, d. h. spontane somatische Mutation.
2. Chemische Karzinogene und Strahlen greifen direkt und indirekt die DNA an, d. h. induzierte somatische Mutation.
3. Einwirkung onkogener Viren.

1960 wurde erstmals eine Chromosomenanomalie bei einer malignen Neoplasie entdeckt, das *Philadelphia-Chromosom.* Da ist an einem Chromosom Nr. 22 ein Teil des langen Armes abgebrochen und auf ein Chromosom Nr. 9 transloziert; so entsteht ein aktives Onkogen, welches die Entwicklung einer chronisch-myeloischen Leukämie begünstigt.
Die morphologischen Veränderungen an den Chromosomen 22 und 9 sind an Präparationen von Knochenmarkszellen deutlich zu sehen.

Was passiert, wenn Onkogene aktiv werden, d. h. wenn molekulare Veränderungen an der DNA der betroffenen Zelle auftreten?
Das Kontroll- und Verteidigungssystem des Organismus eliminiert in den meisten Fällen die eingetretene Veränderung durch:

1. das Immunsystem,
2. zelleigene Reparatursysteme gegenüber geschädigter DNA

Dieser Mechanismus erfordert die Beteiligung von vier Enzymen:

a) Endonuklease, zum Durchtrennen der DNA an der lädierten Stelle;

b) Exonuklease, zum Entfernen des veränderten Segmentes;
c) DNA-Polymerase, zur Synthese eines neuen Segmentes;
d) Ligase, zum Einfügen des neuen DNA-Teils.

3. Anti-Onkogene, welche die Tumor-induzierende Wirkung der Onkogene unterdrücken können.

Anti-Onkogene heißen auch **Tumor-Suppressor-Gene**; sie sind den Onkogenen funktionell übergeordnet und hemmen diese. Ihr Verlust bzw. ihre Ausschaltung macht den Weg für die Onkogene und damit die maligne Transformation einer Zelle frei.

Die Entstehung einer malignen Zelltransformation bedarf zweier Voraussetzungen:
1. Auftreten und/oder Wirkungsentfaltung eines Onkogens.
2. Verlust einer effizienten Selbstverteidigung:
   durch das Immunsystem,
   durch die Reparatursystemkette,
   durch Anti-Onkogen-Wirkung.

Das Auftreten eines malignen Neoplasmas ist die Folge einer Entgleisung der Zellproliferation infolge von Veränderungen am genetischen Material der normalen Zellen, wobei diese Schädigung nicht beseitigt werden konnte.

Mehrmals kürte das amerikanische Wissenschaftsmagazin „Science" eine chemische Verbindung zum **„Molekül des Jahres"**.
1993: das **Tumor-Suppressor-Gen p53**
1994: das **DNA-Reparatursystem**

Normale Funktion des p53-Gens
- Steuerung des Zellzyklus
- Einleitung des DNA-Reparaturmechanismus
- Induktion der Apoptose von geschädigten Zellen

p53 wird guardian of the genome = „Schutzengel des Genoms" genannt.

25.8.1 Formale Onkogenese

Unabhängig von den speziellen kausalen Noxen entwickelt sich ein maligner Tumor dann, wenn ein (oder mehrere) Zelle(n) transformiert wurden und daher der Wachstumskontrolle des Organismus nicht mehr unterworfen sind. Die Zeitspanne von der Transformation einer Zelle bis zur Entstehung eines Tumors kann verschieden lang (unter Umständen sehr lang, d. h. viele Jahre) sind.

Es bedarf meist mehr als einer genetischen Veränderung, um aus einer normalen Zelle eine maligne Tumorzelle zu machen. In vielen Fällen tragen Tumorzellen mehrere, voneinander unabhängige Onkogene, die jedes für sich einen Teil zum gesamten malignen Phänotyp beitragen – sogenannte kooperierende Onkogene.

25.8.1.1 Die Karzinogene vollzieht sich in mehreren Stadien

I. Initiation[42]
Dies ist die Wechselwirkung zwischen einer karzinogenen Noxe und der zellulären DNA → es resultiert eine irreversible Veränderung des genetischen Materials, die Zellen sind zwar (schon) maligne transformiert, zeigen jedoch (noch) kein autonomes Wachstum. **Komplette Kanzerogene können ohne weitere Kofaktoren die Zelle transformieren.** Die Wirkung mehrerer: *Synkarzinogenese.* Schwache Kanzerogene müssen meist durch Kofaktoren erheblich verstärkt werden: *Kokarzinogenese.*

II. Promotion[43]
Tumorpromotoren sind Substanzen, die allein nicht in der Lage sind, Tumoren zu induzieren, aber als Kofaktoren wirken. Es handelt sich vor allem um:
- *Chronische Entzündungsreize,* d. h. der Dauerreiz unterhält eine dauernde Zellregeneration, und bei vielen Zellteilungen kann die karzinogene Noxe leichter die DNA verändern.
  Chronische Cholezystitis mit Gallensteinen ist ein Risikofaktor für Gallenblasenkarzinome; chronische Harnblasenentzündungen (vor allem durch die Parasiten-Infektionskrankheit Bilharziose) erhöhen das Risiko für Harnblasenkarzinome.
- *Hormonelle Einflüsse,* z. B. bei Mammakarzinomen, Endometrium- und Ovarialkarzinomen, Prostatakarzinomen.
- *Exogen zugeführte, chemische Substanzen* verschiedener Art.
- *Onkogene Viren.*

Tumorpromotoren leiten das autonome Wachstum der Geschwülste ein, d. h. die ungehemmte Proliferation. Ihre Wirkung ist prinzipiell dann reversibel, wenn der Promotor beseitigt wird, bevor das unkontrollierte Zellwachstum einsetzt. Durch die Promotion wird der Gen-Schaden in den Tochterzellen vervielfältigt.

III. Latenzphase
Zwischen der Initiation und dem Tumorwachstum bis zur klinischen Manifestation kann eine **unterschiedlich lange Zeitspanne** liegen.

42 initiare (lat.), einführen.
43 promovere (lat.), vorrücken, befördern.

IV. Progression

Proliferation der transformierten Zelle(n), d. h. *es kommt zu einer klonalen Vermehrung.*

Manche Tumoren sind monoklonal, entstehen aus einem einzigen Zellklon und sind somit aus nur einer Mutterzelle entstanden. Andere Tumoren sind von Beginn an polyklonal, aus mehreren Zellen herrührend (z. B. Mischtumoren, Karzinosarkome). Primär monoklonale Neoplasmen können im Zuge der Entdifferenzierung polyklonalen Charakter annehmen.

Beachte: Es gibt sowohl unizentrisch entstandene, maligne Tumoren, als auch solche, die multifokal, d. h. an mehreren Stellen gleichzeitig, auftreten (z. B. Harnblasenkarzinom, karzinomatös entartete Leberzirrhose).

Tumorprogression bedeutet autonome, maligne Zellproliferation, d. h. das weitere Fortschreiten des Tumorwachstums.

Die Progression wird durch verschiedene Faktoren beeinflußt:

1. *Wachstumskinetik:* die Anzahl der sich innerhalb einer bestimmten Zeit teilenden Zellen, d. h. die sogenannte Tumorverdoppelungszeit. Darunter versteht man jene Zeitspanne, die ein Tumor bis zur Verdoppelung seines Volumens braucht.
2. *Entdifferenzierungsgrad:* je undifferenzierter, (meist) umso schneller wachsend.
3. *Wachstumsfaktoren:* Von Proto-Onkogenen wird normalerweise die Bildung von Wachstumsfaktoren (z. B. EGF) induziert; Onkogene können diesen Vorgang ungebremst steigern, d. h. Tumorzellen produzieren die Wachstumsfaktoren selbst.
   Aktivierung des c-erb B-2 Gens führt zur Überexpression des Proteins p 185 erb B-2 (HER-2 neu). Dies ist ein Rezeptor für Wachstumsfaktoren.
4. *Blutversorgung:* Ein Tumor-Angiogenese-Faktor (TAF) stimuliert das Gefäßbindegewebe des Mutterbodens zur Bildung eines ausreichend vaskularisierten Tumorstromas. Bis zu einer Größe von maximal 1 mm kann ein Tumorzellhaufen durch Diffusion ernährt werden; alles was größer ist, braucht Blutgefäße.
5. *Zerstörung von Gewebsbarrieren:* Von Tumorzellen produzierte Proteasen und Kollagenasen lockern die Strukturen des Interstitiums, ein Plasminogen-Aktivator stimuliert die Plasminbildung und damit die Auflösung von Fibrin.
6. *Effektivität der Abwehrreaktionen.*

Die Entstehung eines malignen Tumors ist die Folge einer Schädigung des genetischen Apparates der Mutterzelle. Im formalen Ablauf der Kanzerogenese kommt es zu:

Die Eigenschaften der malignen Zellen:

- ungehemmte Proliferation,
- infiltrierend-destruierendes Wachstum,
- Gefäßinvasion,
- Metastasierung

werden stufenweise erworben.

Das akute Auftreten des Vollbildes einer Tumorkrankheit (wie es etwa bei Infektionskrankheiten vorkommt) gibt es nicht.

Zellkommunikationsstörungen

- Verlust der Kontaktinhibition
- Verlust der Bildungsmöglichkeit einer Organarchitektur
- Freiheit, den Zellverband zu verlassen (z. B. Verminderung des Adhäsionsmoleküls E-Cadherin, siehe 24.3.1 sowie Tab. 25.2)

Proliferationsenthemmung

- Bildung von Wachstumsfaktoren
- Gesteigerte Empfänglichkeit für Wachstumsfaktoren
- Ausfall von Suppressor-Genen

Differenzierungsstörungen

- Differenzierungsblockade (z. B. des blutbildenden Knochenmarkes bei Leukämie)
- Entdifferenzierung und Annäherung an Foetalgewebe

Immunologische Störungen

- Insuffizienz der Immunüberwachung

25.8.2 Reaktionen gegen einen malignen Tumor

1. Auf molekularer Ebene wirken einerseits die zelleigenen **Reparatursysteme** gegenüber geschädigter DNA, andererseits Anti-Onkogene = **Tumor-Suppressor-Gene.**
2. Auf zellulärer Ebene gibt es jeweils eine (wechselnd stark ausgebildete) entzündliche Reaktion und eine immunologische Reaktion: **lymphozytisch-histiozytäre Reaktion (Stromareaktion).**

25.8.2.1 Entzündliche Reaktion des Wirtsorganismus

Invasiv wachsendes Tumorgewebe ist oft von einem dichten, zellulären Infiltrat (Lymphozyten, Plasmazellen, Makrophagen) umgeben oder auch von einem solchen durchsetzt.

Diese Infiltrate werden als *„Stromareaktion"* bezeichnet und stehen manchmal in Korrelation zur Prognose des Geschwulstwachstums: Je stärker die Stromareaktion, desto heftiger im allgemeinen die Abwehr des Organismus und damit desto besser die Prognose.

25.8.2.2 Immunologische Reaktion des Wirtsorganismus

Als **Immunsurveillance**[44] bezeichnet man die Immunüberwachung der Tumorentstehung. Die Fähigkeit von Tumorzellen, trotz Immunsurveillance zu überleben und sich sogar durch Vermehrung auszubreiten, nennt man **Tumorenhancement**[45].

Nach der Immunüberwachungstheorie werden maligne Zellen, die während des Lebens gebildet werden, einerseits durch humorale Antikörper, andererseits durch zelluläre Immunabwehr beseitigt.

Diese Theorie wird durch eine Reihe von Beobachtungen gestützt. Die in den Membranen der Tumorzellen enthaltenen, „fremden" Antigene induzieren die Produktion humoraler Antikörper. Diese Antikörper bewirken gemeinsam mit Komplement und Makrophagen eine Auflösung der Tumorzellen. Andererseits können aber Antikörper die antigenen Loci an der Zellmembran besetzen und damit unangreifbar machen. Damit entsteht ein völlig konträrer Effekt, d. h. ein gesteigertes Tumorwachstum.

T-Lymphozyten können verschiedene Zytokine freisetzen, die entweder eine direkte, zytotoxische Wirkung gegenüber den Tumorzellen haben oder aber die Wirkung von Makrophagen steigern können. Auf diese Weise ist ebenfalls eine Zerstörung von Tumorzellen möglich. Wahrscheinlich geben manche Tumoren Membran-Antigene in freier Form an die Umgebung ab. Diese freien Antigene reagieren mit T-Lymphozyten (welche eigentlich gegen die Tumorzellen gerichtet wären); dadurch wird die zytotoxische Wirkung von T-Lymphozyten inaktiviert. Auf diese Weise kann somit die gegen die Tumorzellen gerichtete Immunabwehr unwirksam gemacht und ein Enhancement-Phänomen verursacht werden.

Die Bedeutung der Immunüberwachung wird auch durch das gehäufte Vorkommen von malignen Tumoren bei defektem Immunsystem gestützt. Bei Immuninsuffizienz kommt es zu einem signifikant erhöhten Vorkommen maligner Neoplasmen verschiedenster Art! Auch die zunehmende Inzidenz maligner Tumoren im höheren Lebensalter kann zumindest zum Teil als Folge der Schwächung der Kontrollmechanismen und des Immunsystems gedeutet werden.

25.9 Ätiologie maligner Neoplasmen

Die kausale Genese, d. h. die spezielle Ursache eines Tumors, ist im Einzelfall meist nicht geklärt. Dies deshalb, da die Entstehung eines Neoplasmas kaum jemals die Folge einer einzigen Ursache ist, sondern als Effekt des Zusammenwirkens verschiedener, initiierender und promovierender Faktoren aufzufassen ist. Jeder dieser Faktoren = Karzinogene kann eine nicht exprimierte, latente, im Genom der Zelle vorhandene Information aktivieren, welche schließlich zu einem schrankenlosen, unkontrollierten Wachstum führt.

Onkogene Faktoren

1. Angeboren	**2. Erworben**
Vererbte, genetisch determinierte Disposition	Chemische Faktoren, Strahlenenergie, onkogene Viren.

25.9.1 Angeborene, genetisch bedingte Veranlagungen für Tumorkrankheiten

Eine genetisch fixierte Disposition ist für die Entstehung einer ganzen Reihe maligner Neoplasmen von entscheidender Bedeutung. Keineswegs bedeutet dies aber: *„Krebs ist erblich"*, sondern *„das Risiko zu erkranken ist höher"*.

Die Wahrscheinlichkeit, am selben Tumor zu erkranken ist für nahe Verwandte eines Karzinompatienten auf das Dreifache erhöht!

Bestimmte Tumoren bergen für Familienmitglieder ein noch wesentlich größeres Risiko. Es wird geschätzt, daß etwa 5 % aller Neoplasien rein genetisch bedingt sind; beim Rest der Tumoren ist die genetische Komponente ein mehr oder weniger bedeutsamer Teilfaktor der Kausalität.

25.9.1.1 Beispiele für genetisch ausgelöste Krankheiten mit erhöhtem Tumor-Risiko

Xeroderma pigmentosum

Autosomal-rezessives Erbleiden mit Auftreten multipler Hautkarzinome an dem Sonnenlicht ausgesetzten Arealen. Ursache ist ein Defekt im DNA-Reparationssystem, sodaß durch UV-Licht ausgelöste DNA-Schäden nicht beseitigt werden.

44 surveillance (engl.), Kontrolle, Aufsicht.
45 enhancement (engl.), Vergrößerung.

Familiäre Dickdarm-Adenomatose
Autosomal-dominantes Auftreten multipler Adenome im Kolon. Es handelt sich um Verlust (Deletion) eines Teilstückes aus dem Chromosom 5. Gerade dort ist der Sitz eines Tumor-Suppressor-Gens, dessen Wirkung damit wegfällt. Ab dem 4. Lebensjahrzehnt erkranken die Betroffenen an oft multiplen Dickdarmkarzinomen.

Weitere Erkrankungen mit Verlust eines Suppressor-Gens sind:

- **Retinoblastom** – häufigster intraokulärer Tumor des Kindes.
- **WILMS-Tumor** – epithelial-mesenchymale Mischgeschwulst aus Zeilen der Nierenanlage.
- **Neurofibromatose**
- Familiär auftretendes, **medulläres Schilddrüsen-Karzinom**
- **Wegfall des p53-Gens.**

Tab. 25.13: Beispiele genetischer Störungen, die erhöht zu malignen Neoplasmen disponieren

Genetisch bedingte Erkrankung	Assoziierte Tumordisposition
Familiäre Dickdarm-Adenomatose	Kolorektale Karzinome
Hereditäre Form der Hämochromatose	Leberkarzinome
Neurofibromatose	Neurogene Sarkome
MEHA-Syndrome[46]	z. B. medulläres Schilddrüsenkarzinom
Erbliche Immundefekete[47]	Maligne Non-HODGKIN-Lymphome sowie Leukämien
Multiple Exostosen	Osteogene Sarkome
WERNER-Syndrom = adulte Progerie[48]	Weichteilsarkome
Xeroderma pigmentosa	Hautkarzinome
Hereditärer Defekt des p53-Suppressor-Gens (sog. LI-FRAUMENI-Syndrom)[49]	Verschiedene maligne Tumoren möglich

25.9.2 Chemische onkogene Faktoren

Die chemischen Karzinogene wirken als Auslöser der Initiation, für die Tumorentstehung sind dazu noch Promotions-Faktoren erforderlich.
Die Mehrzahl der chemischen Karzinogene wirken als Mutagene, d. h. sie verändern die DNA: Dabei erfolgt entweder eine Aktivierung von Proto-Onkogenen oder eine Inaktivierung von Tumor-Suppressor-Genen.

Einige chemische Substanzen greifen nicht am Genom an, sondern stören die Zellkommunikation, sodaß eine ungehemmte Proliferation erfolgen kann.

Die *karzinogene Wirkung chemischer Substanzen ist dosisabhängig,* kleine wiederholte Dosen können akkumulieren. Bei unterschwelliger Dosierung sind sehr lange, zeitliche Intervalle bis zum Auftreten des malignen Tumors möglich (bis zu 30 Jahre); dies geht zum Teil darauf zurück, daß für die chemische Karzinogenese zusätzlich Tumorpromotoren notwendig sind.

Strahlenexponierte Zellen sind chemischen Karzinogenen gegenüber empfindlicher als normale Zellen.

Chemische Karzinogene begünstigen eine durch onkogene Viren eingeleitete, maligne Transformation.

Historische Anmerkung:
Percivat POTT (1713–1788), ein Chirurg aus London, teilte 1775 folgende Beobachtung mit: Bei Kaminkehrern traten gehäuft Hautkarzinome am Skrotum auf; er führte dies auf die Rußexposition und nachlässige Reinigung zurück. Eine Kaminfegervereinigung veranlaßte daraufhin ihre Mitglieder, täglich ein Bad zu nehmen, die Skrotalkarzinome traten danach nicht mehr auf.
Keine Maßnahme des öffentlichen Gesundheitswesens hat seither auf ebenso durchschlagende Weise eine bestimmte Krebsart eliminieren können.

Tab. 25.14: Chemische Verbindungen mit kanzerogener Wirkung

Substanz	Tumorlokalisation
Polyzyklische Kohlenwasserstoffe, Benzpyren, Dimethylanthrazen	Lunge, Haut
Aromatische Amine, Benzidin, **Anilin**	Harnblase
Nitrosamine	Verdauungstrakt
Halogenierte Kohlenwasserstoffe, Vinylchlorid	Hämangiosarkom der Leber
Mykotoxine, Aflatoxin	Leber
Alkylierende Substanzen, Zystotatika: z. B. Cyclophosphamid	Leukämie
Hormone	
Diäthylstilböstrol pränatal	Adenokarzinome v. Vagina u. Zervix
Östrogene	Endometrium
Androgene, Anabolika	Leber
Arsenverbindungen	Haut, Lunge, Leber
Chromverbindungen	Lunge
Asbest	Pleuramesotheliom, Lunge
Nickelstaub	Lunge, Nasennebenhöhlen
Holzstaub	Nasennebenhöhlen

46 Multiple endokrine Hyperplasien und Adenome: autosomal-dominant erblich; gleichzeitiges Auftreten von (zunächst) Hyperplasien und Adenomen in endokrinen Organen, maligne Transformation möglich. Es gibt mehrere Sub-Klassifikationen (siehe Organpathologie, Pathologie der endokrinen Organe). Diese Syndrome werden auch MEN (multiple endokrine Neoplasien) genannt.

47 siehe Immunpathologie, 25.7.3.1.

48 Otto WERNER (1879–1936), praktischer Arzt in Deutschland. Die Krankheit besteht in einer postpubertalen, vorzeitigen „Alterung" einzelner Organe, z. B. Haut, Haare, Kehlkopf, Linsentrübung im Auge u. a.; pro (griech.), vor; geron (griech.), Greis.

49 Frederick P. LI und Joseph F. FRAUMENI, zeitgenössische Onkologen in Boston. Die autosomal-dominante Erbkrankheit wurde 1969 entdeckt.

Die chemischen Karzinogene sind die praktisch wichtigste Gruppe onkogener Faktoren; dies deshalb, da sie sowohl alimentär als auch berufsbedingt zugeführt werden können. Man mußte leider auch zur Kenntnis nehmen, daß manche Medikamente (z. B. solche mit zytostatischer oder immunsuppressiver Wirkung) kanzerogen sind.

Einige besondere ätiologische Aspekte seien noch hervorgehoben:

Für etwa 50 chemische Stoffe ist bisher beim Menschen eine kanzerogene Wirkung nachgewiesen worden. Im Tierversuch kann ein Vielfaches mehr an Chemikalien maligne Tumoren hervorrufen; die Bedeutung dieser Substanz ist für den Menschen (noch?) nicht schlüssig bewiesen.

Tabakrauchen ruft mehr Karzinomerkrankungen hervor als alle anderen bekannten Karzinogene zusammen. Zigarettenrauchen erhöht das Risiko für Lungenkarzinome sowie Krebserkrankungen der Mundhöhle, des Oropharynx und Larynx; bei Pfeifen- und Zigarrenrauchern verschiebt sich die Tumorlokalisation in Richtung Lippen und Mundhöhle. Die im Tabakrauch wirksamen Substanzen sind vor allem polyzyklische Kohlenwasserstoffe, Nirosamine, Nickel und radioaktive Substanzen. Ihre Ausscheidung im Harn begünstigt das Auftreten von Harnblasenkarzinomen.

Asbestinhalation führt zu Lungenkarzinomen und Pleuramesotheliomen; hier ist vor allem die berufliche Exposition von Bedeutung (Isoliermaterial im Bauwesen!).

Onkogene Ernährungs-Faktoren sind mit Sicherheit von großer Bedeutung; exakte und detaillierte Ursachen kennen wir jedoch nicht. Die starke Häufigkeitszunahme von Dickdarmkarzinomen wird auf eine verstärkte Einwirkung karzinogener Nahrungsmittelbestandteile zurückgeführt. Entscheidend ist auch die Dauer der Darmpassage, d. h. wie lange die schädlichen Substanzen auf die Darmschleimhaut einwirken können. Durch eine fett- und kohlenhydratarme, aber faserstoffreiche Nahrung wird die Darmpassage beschleunigt; die Nahrung in den westlichen Industrieländern ist aber meist gegenteilig zusammengesetzt. Aus Nitriten oder Nitraten, also aus natürlichen oder zur Konservierung beigegebenen Nahrungsbestandteilen können im Magen-Darmtrakt Nitrosamine entstehen; diese sind sehr stark karzinogen wirksam. Magenkarzinome sind besonders häufig in Ländern, in denen viel geräucherte Speisen gegessen werden (Japan, skandinavische Länder, Chile, Alpenländer).

Leberkarzinome werden durch die Aufnahme des, durch den Pilz Aspergillus flavus produzierten, *Aflatoxin* induziert. Aber auch bei verdorbenen (oft für das freie Auge nicht sichtbar verschimmelten) Speisen aus dem Kühlschrank ist die Aufnahme von Aflatoxin möglich.

Alkoholkonsum steigert das Risiko für Karzinome von Pharynx, Ösophagus und Leber. Die Kausalität ist jedoch kompliziert: Alkohol reizt die Schleimhäute, Alkoholtrinker rauchen auch häufig; Alkoholiker treiben eine schlechte Mundpflege und ernähren sich einseitig. Alkohol führt zur Leberzirrhose, diese wiederum neigt zu maligner Entartung.

Die Einnahme von **Androgenen** bzw. **anabolen Steroiden** (body-builder, Doping) kann Leberzellkarzinome verursachen, nach oralen Kontrazeptiva wurden Leberzelladenome beobachtet. Hormonabhängig entsteht in der Leber auch nicht selten eine fokale, noduläre Hyperplasie (siehe 41.12.2), dies ist jedoch kein Tumor.

Das Prostatakarzinom ist androgenabhängig, beim Endometriumkarzinom und beim Mammakarzinom wirken Östrogene begünstigend.

Ein transplazentar wirksames Karzinogen war das synthetische Östrogenpräparat Diäthylstilböstrol: Bei Töchtern von während der Schwangerschaft behandelten Müttern traten im Kindesalter Adenomkarzinome der Vagina auf.

25.9.3 Physikalische onkogene Faktoren

25.9.3.1 Ionisierende Strahlen

Alle elektromagnetischen (Röntgen- bzw. γ-Strahlen) wie auch korpuskuläre Strahlungen (μ-, β-Strahlen, Protonen, Neutronen u. dgl.) sind ausnahmslos karzinogen.

Beispiele aus der älteren und jüngeren Vergangenheit:
Schneeberger-Lungenkrebs: In Schneeberg und Joachimstahl (mitteldeutsches Erzgebirge) erkrankten zahlreiche Arbeiter des Uranbergbaues infolge Inhalation von Radiumemanation.

Pioniere der Röntgenologie, die noch ungeschützt arbeiteten, bekamen multiple, maligne Tumoren. Heinrich ALBERS-SCHÖNBERG (1865–1921) in Hamburg und Guido HOLZKNECHT (1872–1931) in Wien starben jeweils an strahleninduzierten Plattenepithelkarzinomen, welche an ihren besonders exponierten Händen begannen.

Überlebende der Atomangriffe auf Hiroshima und Nagasaki erkrankten nach einer Latenzzeit von mehreren Jahren signifikant häufiger an Leukämien, Schilddrüsenkarzinomen, Lungenkarzinomen sowie vielen anderen Tumoren.

Die Auswirkungen der *Reaktorkatastrophe von Tschernobyl* (1986) sind noch nicht zur Gänze absehbar; die

Häufung von malignen Neoplasmen ist in den direkt kontaminierten Gebieten der Ukraine eindeutig.

Nur mehr historische Bedeutung hat das schon längst nicht mehr verwendete Röntgenkontrastmittel „*Thorotrast*", welches ein radioaktives Thoriumisotop enthielt: es entstanden nach nur einmaliger Anwendung Angiosarkome.

Strahlenenergie verursacht Chromosomenbrüche, Translokation und Punktmutationen, verändert Proteine, inaktiviert Enzyme und schädigt Membranen.

Die karzinogene Wirkung ionisierender Strahlen beruht auf einer (direkten oder indirekten) DNA-Schädigung. Die Aktivierung von Proto-Onkogenen spielt dabei sicher eine bedeutsame Rolle.

Anfälligkeit gegenüber Strahlen-induzierten Neoplasien: Kleinkinder sind wesentlich empfindlicher als Erwachsene.

Rangliste der Häufigkeiten:
1. Leukämien (mit Ausnahme der chronischen, lymphatischen Leukämie);
2. Schilddrüsenkarzinome (allerdings nur bei Jugendlichen);
3. Mamma-, Lungen- und Speicheldrüsenkarzinome;
4. Verdauungstrakt, Skelett und Haut.

25.9.3.2 UV-Strahlen

Übermäßige Sonnenbestrahlung führt zu Plattenepithelkarzinomen, Basaliomen und Melanomen der Haut.

Auch die UV-Strahlen üben ihren karzinogenen Effekt durch DNA-Schädigung aus. Hinzu kommt noch, daß UV-Licht die zellulären Immunitätsvorgänge hemmt[50] (durch Hemmung der Aktivität der LANGERHANS-Zellen und Aktivierung von T-Suppressorzellen); dies stellt einen Promotoreffekt dar.

Bemerkung zur Häufigkeit: In Australien erkrankt bereits jeder 10. Weiße an einem malignen Melanom.

25.9.4 Viren als onkogene Faktoren

Viren sind nur selten die onkogenen Alleinfaktoren. Meistens verursachen sie nur einen Schritt in der Tumor-Genese. Viren können sowohl als Initiationsfaktor, als auch als Promotoren wirken.

Laufende Forschungsergebnisse weisen darauf hin, daß Viren eine zunehmende Bedeutung in der Onkogenese zukommt.

Bei der Wechselwirkung zwischen Virus und befallener Zellen sind grundsätzlich zwei Wege zu unterscheiden:
1. *Replikationszyklus* (häufig!): In der natürlichen Wirtszelle (permissive[51] Zelle) erfolgt die Virusvermehrung = Replikation; dies führt zur Zellzerstörung und Freisetzung zahlreicher, neuer Viren, die wiederum ihre Wirtszellen befallen.
2. *Transformationszyklus* (selten!): In einer nicht-natürlichen Wirtszelle (nicht-permissive Zelle) werden keine neuen Viruspartikel produziert, aber es kann zu Veränderungen der zellulären DNA, d. h. zur malignen Transformation, kommen.
   Die Mechanismen der Karzinogenese sind bei DNA- und RNA-Viren unterschiedlich.

25.9.4.1 Onkogene DNA-Viren

Die Virus-DNA gelangt in den Kern der Wirtszelle und wird dort in das Genom eingebaut. Dadurch entsteht ein Tumor-Gen, welches mit der zelleigenen DNA repliziert wird. Solche Tumor-Gene kodieren Mechanismen der malignen Transformation.
DNA-Viren, welche für den Menschen als Onkogen erkannt wurden, sind:

Humane Papilloma-Viren[52] (HPV):
- Warzen an Haut und Genitalien
- Papillome im Larynx
- Vulva- und Zervixkarzinome

Herpes simplex Viren (HSV Typ 2):
- Zervixkarzinome

EPSTEIN[53]-BARR[54]-Virus (EBV):
- lymphoblastisches BURKITT[55]-Lymphom
- verschiedene Typen von HODGKIN- und Non-HODGKIN-Lymphomen
- Nasopharynx-Karzinom (vorwiegend in China)

Am Beispiel des EBV wird eindeutig gezeigt, daß das Virus allein keine direkt tumorauslösende Wirkung hat; EBV ist nämlich der Er-

50 Es ist eine alte, ärztliche Erfahrung, daß Sonnenbestrahlung die Abwehrreaktionen einschränkt und dadurch etwa Infektionskrankheiten leichter auftreten oder exazerbieren können (z. B. Tuberkulose).
51 permissive (engl.), zulässig, gestattet; die Wirtszelle läßt die Virusvermehrung zu.
52 gehören zur Familie der PAPOVA-Viren, d. h. **Pa**pilloma-, **Po**lypoma-, **va**kuolisierende Viren.
53 Michael Anthony EPSTEIN (geb. 1921), englischer Pathologe und Virologe.
54 Siehe 23.3
55 Denis BURKITT (1911–1993), britischer Tropenarzt.

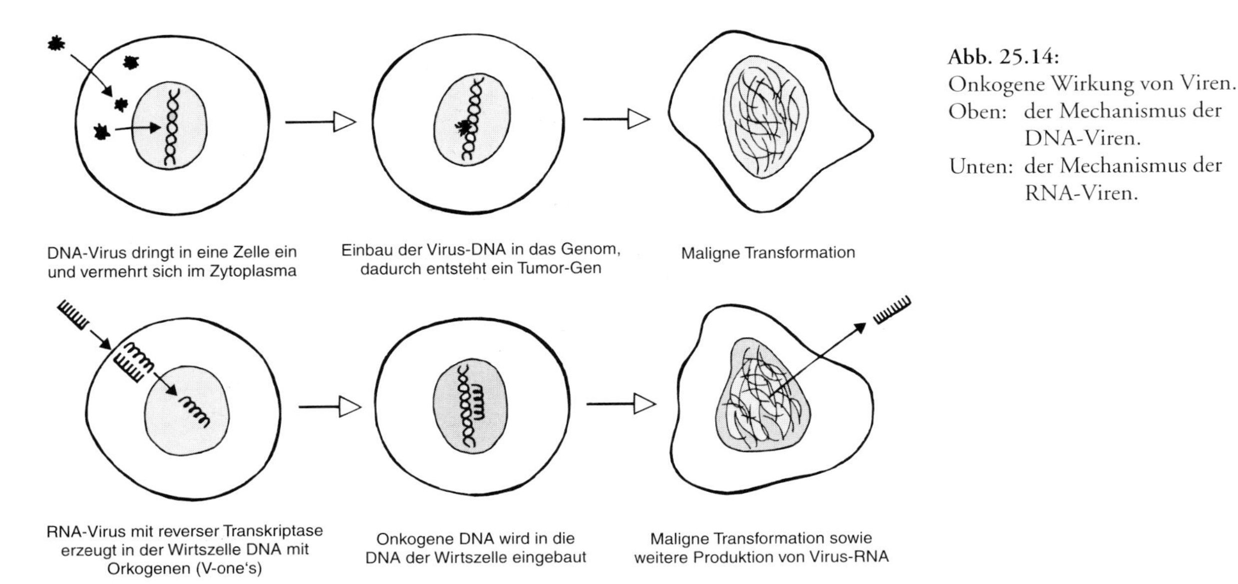

Abb. 25.14:
Onkogene Wirkung von Viren.
Oben: der Mechanismus der DNA-Viren.
Unten: der Mechanismus der RNA-Viren.

reger einer weitverbreiteten, eher harmlosen Infektionskrankheit, der Mononucleosis infectiosa = PFEIFFERSCHES[56] Drüsenfieber.

Hepatitis-B-Virus (HBV):

- Leberkarzinom

25.9.4.2 Onkogene RNA-Viren

Die RNA-Tumorviren werden auch *Oncornaviren* bezeichnet (*onco-rna); sie besitzen alle eine reverse Transkriptase* und gehören deshalb zu den *Retroviren (re-tro).* Die reverse Transkriptase kehrt die normale Richtung der Transkription (DNA in RNA) um und ermöglicht das Umschreiben von RNA in DNA.

Im Plasma der virusinfizierten Zelle entsteht durch die reverse Transkriptase eine DNA, welche das virale Genom, d. h. virale Onkogene = v-onc's enthält, wird diese virusspezifische DNA in unmittelbarer Nähe zelleigener Proto-Onkogen-Aktivierung und neoplastische Transformation erfolgen.

Die meisten malignen Neoplasmen entstehen monoklonal aus einer Mutterzelle, bei der aufgrund spontaner oder induzierter Mutationen Proto-Onkogene aktiviert und Tumor-Suppressor-Gene inaktiviert werden. Exogen einwirkende Karzinogene sind besonders effektvoll bei angeborenen oder erworbenen Schäden im genetischen Apparat. Dies erklärt die individuell unterschiedliche Bereitschaft zur Tumorentstehung.

Es ist bisher nur ein für den Menschen onkogenes RNA-Virus bekannt: **Humanes T-Zell-Leukämie-Virus 1 (HTLV-1):** T-Zell-Leukämie/Lymphom.

Die Erreger der erworbenen Immunschwächekrankheit AIDS sind ebenfalls Retroviren: human immunodeficiency viruses = HIV.

REKAPITULATION

1. Definiere ausführlich den Begriff „Neoplasma". (25.)
2. Erkläre folgende Termini: Tumor, Geschwulst, Blastom. (25.1)
3. Was versteht man unter autonomem Wachstum? (25.1)
4. Unterscheide zwischen Neoplasma und Hyperplasie. (25.1)
5. Erkläre die unterschiedlichen Merkmale benigner und maligner Neoplasmen. (25.2. bzw. Tab. 25.1)
6. Was ist der Unterschied zwischen biologischer Dignität und morphologischen Dignitätskriterien? (25.2)
7. Definiere die Begriffe „Metaplasie", „Dysplasie" und „Anaplasie". (25.2)
8. Welche diagnostische Wertigkeit haben die Merkmale der Anaplasie? (25.2)
9. Was ist der Unterschied zwischen Tumorparenchym und Tumorstroma? (25.3)
10. Nenne Beispiele für nicht-neoplastische, raumfordernde Prozesse. (25.3.1)
11. Die morphologischen Charakteristika eines Primärtumors. (25.3.1)
12. Nenne die makroskopischen Grundformen eines Primärtumors. (25.3.1)
13. Nenne die makroskopischen Grundformen von Metastasen. (25.3.1)
14. Makroskopische Unterscheidung zwischen Karzinom und Sarkom. (25.3.1)
15. Warum muß jedes operativ entfernte Gewebsstück histologisch untersucht werden? (25.3.1)
16. Wie geht man bei der Suche nach einem okkulten Primärtumor vor? (25.3.1)

56 Emil PFEIFFER (1846-1921), Internist in Wiesbaden.

Übersicht

Neoplasma = irreversible, autonome Zellvermehrung, d. h. unkontrollierte Proliferation von Tumorzellen. Grundsätzliche Unterscheidung zwischen malignen und benignen Neoplasmen!

Maligne Neoplasmen

Die Entartung einer normalen Zelle zur Tumorzelle heißt *maligne Transformation.*

Ursache:

Angeboren
genetisch determinierte Disposition

Erworben
1. Chemische Karzinogenese
2. Strahlenenergie
3. Onkogene Viren

Pathogenese: Änderung der DNA, d. h. Manifestwerden von Onkogenen. Die maligne Tumorzelle hat einen veränderten Genotyp.

Karzinogenese:
1. Initiation
2. Promotion
3. Latenzphase
4. Progression

Morphologie eines Primärtumors
1. knotig-knollig 1.
2. „blumenkohlartig"
3. „schüsselförmig" ulzeriert
4. diffus-infiltrierend

Morphologie der Metastasen
1. hämatogen – kugelig
2. lymphogen – knotig infiltrierend
   – streifen- bzw. netzförmig
   – manschettenförmig

Malignitätsgrade: „grading" grundsätzlich histologisch.
Tumorstadien: „staging" grundsätzlich klinisch-chirurgisch-histologisch, d. h. Gesamtbeurteilung.

17. Definiere folgende Begriffe, am Beispiel eines Karzinoms: manifest, okkult, inzident, latent. (25.3.1)
18. Was sind Transformationsphänomene? (25.3.2)
19. Erkläre die Wachstumsmerkmale eines Tumors. (25.3.2)
20. Was versteht man unter Entdifferenzierung? (25.3.2)
21. Charakterisiere das infiltrierend-destruierende Wachstum. (25.3.2)
22. Was ist der Unterschied zwischen „Gefäßinvasion" und „Strumainvasion"? (25.3.2)
23. Was bedeutet die „lymphozytisch-histiozytäre Reaktion"? (25.3.2)
24. Erkläre die Pathogenese der Metastasenbildung. (25.3.3)
25. Charakterisiere die lymphogene Metastasierung. (25.3.3)
26. Charakterisiere die hämatogene Metastasierung. (25.3.3)
27. Welche Typen von Knochenmetastasen gibt es? Nenne Beispiele. (25.3.3)
28. Charakterisiere die Metastasierung in die Körperhöhlen. (25.3.3)
29. Was ist der Unterschied zwischen SCHNITZLER-Metastasen und KRUKENBERG-Metastasen? (25.3.3)
30. Charakterisiere die kanalikuläre Metastasierung. (25.3.3)
31. Erkläre den Unterschied zwischen Lokalrezidiv und zweitem Primärtumor. (25.3.4)
32. Wie beurteilt man die Malignitätsgrade? (25.3.5)
33. Was versteht man unter Tumorstadien? (25.3.5)
34. Erkläre das TNM-System. (25.3.5)
35. Was ist eine Präkanzerose? (25.3.5)
36. Worin besteht der Unterschied zwischen „precancerous conditions" und „precancerous lesions"? (25.3.5)
37. Was ist der Unterschied zwischen einer fakultativen und obliganten Präkanzerose? (25.3.5)
38. Was versteht man unter CIN? (25.3.5)
39. Definiere das „Carcinoma in situ". (25.3.5)
40. Was sind „borderline lesions"? (25.3.5)
41. Was ist ein Frühkarzinom? (25.3.5)
42. Kernveränderungen bei malignen Zellen. (25.3.6)
43. Zytoplasmaveränderungen bei malignen Zellen. (25.3.6)
44. Was sind Tumormarker und was kann man damit anfangen? (25.3.6)
45. Welches sind die drei verschiedenen Arten von Tumormarkern? (25.3.6)
46. Was ist ein Hamartom? (25.4.1)
47. Was ist ein Choristom? (25.4.1)
48. Was sind Teratome? (25.4.1)
49. Was ist der Unterschied zwischen einem embryonalen Tumor und einerseits einem Teratom, andererseits einem embryonalen Restgewebstumor? (25.4.1)
50. Was bedeutet der Terminus „Polyp"? (25.4.2)
51. Definiere ein Papillom. (25.4.2)
52. Definiere ein Adenom. (25.4.2)
53. Wie ist die Dignität eines Urothelpapilloms der Harnblase? (25.4.2)
54. Charakterisiere die Adenome des Magen-Darmtraktes. (25.4.2)
55. Erkläre die „nicht-neoplastischen Polypen". (25.4.2)
56. Erläutere Wachstumsmuster und Aufbau gutartiger epithelialer Tumoren. (25.5.1)
57. Erläutere Wachstumsmuster und Histologie bösartiger epithelialer Tumoren. (25.5.2)
58. Was versteht man unter „ubiquitär" vorkommenden Tumoren. (25.5.3)
59. Gib Beispiele für Tumoren des Fasergewebes. (25.5.3)
60. Was sind fibrohistiozytäre Tumoren? (25.5.3)

61. Gib Beispiele für Tumoren des Fettgewebes. (25.5.3)
62. Gib Beispiele für Tumoren der Blutgefäße und Lymphgefäße. (25.5.3)
63. Erläutere die allgemeinen Folgeerscheinungen maligner Tumoren am Patienten. (25.6)
64. Was sind paraneoplastische Syndrome, gib möglichst viele Beispiele. (25.6)
65. Erläutere die lokalen Auswirkungen eines malignen Tumors. (25.6)
66. Unmittelbare Todesursache bei malignen Tumoren? (25.6)
67. Erkläre die Unsicherheitsfaktoren von Tumorstatistiken. (25.7)
68. Wie häufig sind die einzelnen malignen Tumoren? (Tab. 25.8)
69. Wie „lebensgefährlich" sind die einzelnen malignen Tumoren? (Tab. 25.9)
70. Welche epidemiologischen „trends" sind bei Tumorkrankheiten auffällig? (25.7)
71. Wie hoch ist die Wahrscheinlichkeit, an einem malignen Tumor zu erkranken? (25.7)
72. Gib Beispiele für Tumor-Risikofaktoren bezüglich Alter, Geschlecht, Umwelt, Rasse und geographischer Verteilung. (25.7)
73. Was versteht man unter Karzinogenese? (25.8)
74. Noxen zur Auslösung einer malignen Transformation? (25.8)
75. Was sind Onkogene und was machen diese? (25.8)
76. Was versteht man unter Proto-Onkogenese? (25.8)
77. Wie entsteht aus einem normalen Gen ein Tumor-Gen? (25.8)
78. Was ist das sogenannte Philadelphia-Chromosom? (25.8)
79. Was sind Tumor-Suppressor-Gene? (25.8)
80. Erkläre die einzelnen Stadien der formalen Karzinogenese. (25.8.1)
81. Welche Reaktionen des Organismus gegen einen malignen Tumor gibt es? (25.8.2)
82. Was ist „Immunsurveillance" bzw. „Tumorenhancement"? (25.8.2)
83. Onkogene Faktoren? (25.9)
84. Erläutere das Problem der genetischen Tumordisposition und nenne Beispiele. (25.9.1 bzw. Tab. 25.13)
85. Wie wirken chemische onkogene Faktoren? (25.9.2)
86. Nenne Beispiele für chemische Substanzen mit kanzerogener Wirkung. (Tab. 25.1.4)
87. Wie wirken physikalische onkogene Faktoren? (25.9.3)
88. Was sind onkogene Viren? (25.9.4)
89. Wie wirken onkogene DNA-Viren? (25.9.4)
90. Nenne Beispiele für onkogene DNA-Viren. (25.9.4)
91. Wie wirken onkogene RNA-Viren? (25.9.4)

26. Immunpathologie

Das Immunsystem erhält die Funktionstüchtigkeit und Unversehrtheit des individuellen Organismus durch seine Fähigkeit,

- **Selbst von Nicht-selbst zu unterscheiden,**
- **gegen Nicht-selbst zu reagieren**
- **und eine diesbezügliche Gedächtnisfähigkeit zu entwickeln.**

Nicht-Selbst muß keineswegs etwas exogen Zugeführtes oder Eingedrungenes sein, es kann sich auch um im Körper selbst abgewandelte Strukturen (z. B. abnorme Eiweißkörper) oder umgewandelte Zellen (z. B. Tumorzellen) handeln.

Die Leistungsträger des Immunsystems sind überwiegend, aber nicht ausschließlich Lymphozyten: Sie werden als **immunkompetente Zellen** bezeichnet.

Tab. 26.1: Abwehrmechanismen zur Erhaltung eines unversehrten Organismus (siehe 23.26)

Unspezifische Abwehr	Spezifische Immunabwehr
Zelluläre Komponente	**Zelluläre Komponente**
Mikrophagen = Granulozyten	B-Lymphozyten
Monozyten-Makrophagen-System	T-Lymphozyten
Natürliche Killer-Zellen	Natürliche Killer-Zellen
Intaktheit der äußeren und inneren Oberflächen	Killer-Zellen (ADCC)
Humorale Komponente	**Humorale Komponente**
Komplementsystem	Immunglobuline = Antikörper
Opsonine	Mediatorsubstanzen
Akute-Phase-Proteine	
Interferone	
Mediatorsubstanzen	

Abwehrsysteme:
Entzündung ← Kooperation der Systeme → **Immunreaktion.**

Der wichtigste unspezifische Abwehrmechanismus ist die Entzündung. Der wichtigste spezifische Abwehrmechanismus ist die Immunreaktion.

Die Aufgaben des Immunsystems sind Erkennung und gegebenenfalls Abwehr.
Zur Bewältigung dieser Aufgaben müssen sowohl die unspezifische Abwehr mit dem Immunsystem *kooperieren,* als auch die verschiedenen immunkompetenten Zellen untereinander Informationen und Signale austauschen, d. h. ebenfalls harmonisch zusammenarbeiten.

26.1 Das Immunsystem im Überblick

Aufbau und Funktion des Immunsystems werden in *„Physiologie"* und *„Pathophysiologie"* ausführlich besprochen. Wiederhole die entsprechenden Kapitel!

Der zelluläre Standort des Immunsystems ist das lymphoretikuläre Gewebe, die humorale Komponente des Immunsystems sind die Immunglobuline = Antikörper sowie die Zytokine = Mediatorsubstanzen.

26.1.1 Die zelluläre Grundausstattung

Das **lymphoretikuläre Gewebe** besteht aus dem lymphatischen System sowie den Zellen des Monozyten-Makrophagen-Systems. Beide Systeme sind anatomisch wie auch funktionell eng verflochten.

26.1.1.1 Lymphatisches System

Primäre = zentrale lymphatische Organe sind der **Thymus** und das **Knochenmark.** Dort werden *Prälymphozyten* für ihre immunologische Funktion vorbereitet, d. h. *geprägt.* Im Thymus sind dies T-Lymphozyten, im Knochenmark B-Lymphozyten; deshalb wird das Knochenmark als Bursa-Äquivalent[1] bezeichnet.

In den **sekundären lymphatischen Organen** siedeln sich die verschieden differenzierten und spezialisierten Lymphozyten an: **Lymphknoten, Milz, ubiquitäres lymphatisches Gewebe;** bestimmte Organsysteme, wie etwa der Gastrointestinaltrakt, und die Haut besitzen ein spezialisiertes lymphatisches Gewebe, das als mucosa- bzw. skin associated lymphoid tissue (**MALT** bzw. **SALT**) bezeichnet wird.

Es lassen sich drei Arten von Lymphozyten unterscheiden.

Die einzelnen Lymphozytentypen sind jeweils durch bestimmte Zelloberflächenmarker charakterisiert. Dies

1 Die Bursa FABRICII ist eine Ausstülpung des distalen Urdarmes und kommt nur bei Vögeln vor. Dort wurde die B-Zell-Prägung zuerst nachgewiesen. Beim Menschen übernimmt das Knochenmark die Funktion der Bursa. Hieronymus FABRICIUS (1533–1619) war Autonom und Chirurg in Padua.

sind Proteinstrukturen, welche mit Hilfe des CD-Systems (siehe 26.12.3) systematisch klassifiziert werden: CD1, CD2 usw.

1. **B-Lymphozyten,** d. h. *„Bursa-geprägte Lymphozyten"* bzw. beim Menschen korrekt *„bone marrow-geprägte Lymphozyten"* (Abb. 26.9).
2. **T-Lymphozyten,** d. h. *„Thymus-geprägte Lymphozyten"* (Abb. 26.9).
   Es existieren verschiedene, funktionell spezialisierte Subpopulationen:
   - **Zytotoxische T-Zellen** = T_c („cytotoxic"): Fremde Zellen oder veränderte (z. B. virusinfizierte), körpereigene Zellen werden mittels direktem Kontakt und durch Konjugatbildung von Rezeptoren und akzessorischen Molekülen (z. B. Klasse I-Molekülen, siehe 26.1.2.1) abgetötet. Dazu werden Perforine, proteolytische Enzyme und andere Substanzen eingesetzt.
   - **T-Helfer-Zellen** = T_H („**h**elper"): erkennen Antigene auf der Oberfläche von Antigen-präsentierenden Zellen und geben Signalstoffe für die Differenzierung von T- wie auch B-Zellen ab; sie sind daher für eine optimale Immunantwort unentbehrlich.
   - **T-Suppressor-Zellen** = T_S („**s**uppresor"): Sie sind in der Lage eine spezifische Immunantwort zu unterdrücken.
   - **T_{DTH}-Zellen** („**d**elayed **T**-cell **h**ypersensitivity"): Die Terminologie ist verwirrend, denn Überempfindlichkeitsreaktionen vom verzögerten Typ haben keine spezifischen T-Zellen. Die bei dieser Reaktion beteiligten Zellen erkennen fremde Proteinantigene an der Oberfläche von Antigen-präsentierenden Zellen und induzieren eine Lymphozytenproliferation sowie Zytokinproduktion (IL-2, TNF, IFN), daneben auch eine Endothelzellaktivierung und Makrophagenstimulation.

Jede Immunantwort führt bei der Erstauseinandersetzung sowohl bei den T-, als auch bei B-Lymphozyten zur Ausbildung von **Gedächtnis-Zellen = memory cells,** welche die Antigeninformation exakt speichern. Ohne Gedächtniszellen wäre eine schnelle Sekundärreaktion im Falle eines neuerlichen Kontaktes nicht möglich und damit z. B. auch kein Erfolg bei einer aktiven Impfung zu erzielen.

3. **Null-Zellen = Dritte-Population-Zellen = TCP,** („**t**hird **p**opulation **c**ells"):

Diese Zellen haben weder B- noch T-Charakteristika, sind aber durch große, azurophile[2] Granula ausgezeichnet. Man nimmt an, daß sie von der T-Zell-Reihe abstammen, denn Null-Zellen wirken **zytotoxisch.**

Zwei Untergruppen werden unterschieden:

- **Natürliche Killer-Zellen = NK-Zellen:** Mit Hilfe eines Rezeptors heften sich die NK-Zellen an ihre Zielzellen (z. B. Tumorzellen, Mikroben), um sie mittels eines Lyse-Prozesses zu töten: *Perforine* öffnen Poren in den Zellmembranen, proteolytische Enzyme und zytostatische Faktoren werden „injiziert". Dies erfolgt *antikörperunabhängig,* d. h. ohne Vermittlung spezifischer Antikörper und ohne Beteiligung von Klasse I-Molekülen. Die NK-Zellen werden daher auch als **spontan zytotoxische Zellen** bezeichnet.
- **Killer-Zellen = K-Zellen = ADCC-Killerzellen:** ADCC bedeutet „**a**ntibody-**d**ependent cellular **c**ytotoxi**c**ity" (antikörperabhängige zelluläre Zytotoxität).
  Achtung! Es handelt sich nicht um einen bestimmten Zelltyp, sondern um eine *Gruppe von Zellen mit gleichen Fähigkeiten.* Zellen der ADCC-Familie benötigen als Zielmarkierung und zum Andocken an die Zielzelle einen Antikörper auf der Zielzelle, d. h. ein Immunglobulin; dieser koppelt die Effektorzelle = Killer-Zelle über einen Rezeptor auf der Killer-Zelle an die Zielzelle, zytotoxische Faktoren werden dabei transportiert. Als **K-Zellen vom ADCC-Typ** können Makrophagen-Monozyten, neutrophile und eosinophile Granulozyten, T_c-Lymphozyten und vor allem NK-Zellen agieren. Die K-Zellen sind als „Funktionseinheit unterschiedlicher Zellen" aufzufassen. Der Unterschied zu den NK-Zellen besteht darin, daß sie für ihre Tätigkeit *Antikörper* benötigen. Es wird hier die enge Verschränkung zwischen der unspezifischen zellulären Abwehr und dem spezifischen Immunsystem deutlich. NK-Zellen benötigen keine Antikörper und keine Sensibilisierung, sie können demzufolge auch dem unspezifischen Abwehrsystem zugeordnet werden (siehe 23.26); andererseits kann eine NK-Zelle auch als ADCC-Killer-Zelle wirken und benötigt dazu aber dann Antikörper. Ähnliches gilt für das Monozyten-Makrophagen-System. Einerseits gehört dieses Zellsystem zu den unspezifischen Abwehrmechanismen, andererseits sind ohne funktionelle Hilfe aus diesem System viele Immunreaktionen unmöglich.

2 In der GIEMSA-Färbung werden durch die Azur-Erosion purpurrote Granula im Zytoplasma sichtbar.

26.1.1.2 Monozyten-Makrophagen-System und assoziierte Zellen

Die Wandlungen der Nomenklatur vom RES zum MMS

Aufgrund der Arbeiten von METSCHNIKOW[3] und ASCHOFF[4] wurde eine Gruppe von Zellen mit Phagozytosefähigkeit zum sogenannten *retikuloendothelialen System* (RES) erklärt. Später hat man das System erweitert und die Bezeichnung *retikulohistiozytäres System* (RHS) eingeführt. 1970 faßte man eine Anzahl funktionell ähnlicher, sonst aber völlig unterschiedlicher Zellen zum **Monozyten-Makrophagen-System (MMS) = mononukleäres Phagozyten-System (MPS)** zusammen.

Die Aufgaben dieses Zellsystems (siehe Tab. 26.2):

- **Phagozytose von körpereigenem Abräummaterial** = „Müllentsorgung".
- **Phagozytose von Fremdsubstanzen,** wie z. B. Bakterien, Tumorzellen, Fremdkörpern = „Selbstschutz" durch Vernichtung von Nicht-Selbst-Strukturen.
- **Phagozytose von Antigenen** und nach entsprechender, intrazytoplasmatischer Modellierung **Präsentation dieser Antigene an das Immunsystem.**

Damit ist das MMS „in die immunologischen Reaktionen eingebunden".
Reicht die einfache Phagozytose als Abwehrmechanismus zur Antigenvernichtung nicht aus, sind die Zellen des MMS in der Lage, über eine Verarbeitung (= *antigen processing)* und Präsentation des Antigens (= *antigen presentation)* eine spezifische Immunantwort auszulösen. Dabei phagozytieren die Makrophagen das Antigen, bauen es teilweise ab und exprimieren Teile des Antigens gemeinsam mit den körpereigenen Molekülen des Haupthistokompatibilitätskomplexes (MHC, siehe 26.1) an ihrer Zellmembran: Dies nennt man **Antigen-Präsentation.**

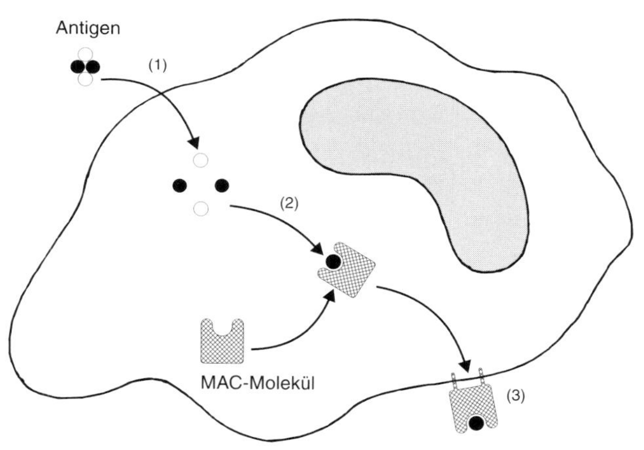

Abb. 26.1: Schema der Antigenpräsentation. Das Antigen wird durch eine Zelle des MMS phagozytiert (1). Das Antigen wird im Lysosomen-System in kleinere Fragmente zerlegt und an MHC-Moleküle gebunden: „Processing" (2). An der Zellmembran werden die Antigenbruchstücke mittels MHC exprimiert und den immunkompetenten Zellen „präsentiert".

Das Konzept der Retikulumzellen

Das Monozyten-Makrophagen-System steht in enger funktioneller Verbindung und morphologischer Verflechtung mit den sogenannten *Retikulumzellen.* Letztere sind nichtlymphatische Zellen mit unterschiedlichen Funktionen.

Von der Retikulumzelle leitet sich der klassische Begriff lymphoretikuläres Gewebe ab. Aus dem Stammwort „reticulum = kleines Netzwerk" rühren folgende Begriffe her: *retikulärer Zellverband* = *Maschenwerk* (siehe 23.1); *lymphoretikuläres Gewebe* = Grundstruktur eines Maschenwerkes, besetzt mit Lymphozyten; *Retikulumfasern* = zarte, durch Versilberung histologisch darstellbare Kollagenfasern Typ III als Gerüst des Maschenwerkes (siehe 23.5); *Retikulumzelle* = Zelle im Verband des faserigen Maschenwerkes.

Heute werden 4 Typen von Retikulumzellen unterschieden:

1. **Dendritische[5] Retikulumzellen:** in den B-Zell-Regionen (Primärfollikel, Sekundärfollikel) des lymphoretikulären Gewebes.
2. **Interdigitierende[6] Retikulumzellen:** in den T-Zell-Regionen (parakortikale Areale in Lymphknoten) des lymphoretikulären Gewebes gehäuft, aber prinzipiell ubiquitär vorkommend.
3. **Histiozytäre Retikulumzellen:** seßhafte Makrophagen.
4. **Fibroblastische Retikulumzellen:** Fähigkeit zur Bildung von sogenannten Retikulinfasern = Kollagen Typ III.

   Dendritische und interdigitierende Retikulumzellen sind Antigen-präsentierende Zellen, histiozytäre Retikulumzellen sind Phagozyten, fibroblastische Retikulumzellen bauen am Stützgerüst.

   Eine besondere Zellart sind die **LANGERHANS-Zellen:** Diese sind überwiegend in der Haut angesiedelt, können aber ubiquitär auswandern.

   Es sind *Immunmakrophagen,* d. h. Antigen-phagozytierende und Antigen-präsentierende Zellen. Ihre granulomartige Wucherung und gleichzeitige Cholesterinspeicherung heißt LANGERHANS-Zellen-Granulomatose (Histiozytosis X; siehe 23.12.7).

---

3 Ilja METSCHNIKOW (1845-1916), russischer Zoologe und Bakteriologe. Er arbeitete am Institut Pasteur in Paris und entdeckte 1883 die Phagozytose. 1908 erhielt er gemeinsam mit Paul EHRLICH den Nobelpreis für Medizin „in Anerkennung ihrer Arbeiten über die Immunität".
4 Ludwig ASCHOFF (1866-1942), Pathologe in Freiburg/Breisgau.
5 dendron (griech.), Baum; hier im Sinne von verzweigt, verästelt.
6 inter-digitus (lat.),, mit fingerförmigen Ausläufern zusammenstoßend.

Tab. 26.2: Das Monozyten-Makrophagen-System

Monozyten transformieren sich im extravasalen Gewebe in fixe sowie freie Zellen mit Phagozytosefähigkeit

Knochenmark	*Blut*	*Gewebe*
Stammzelle → Promonozyt →	Monozyt →	Makrophage

Ubiquitäres Interstitium	**Histiozyten = Gewebsmakrophagen**
Lymphoretikuläres Gewebe (Milz, Lymphknoten u. dgl.)	**seßhafte und mobile Makrophagen, Retikulumzellen Sinusendothelzellen**
Leber	**KUPFFERsche Sternzellen Endothelzellen der Sinusoide**
Lunge	**Alveolarmakrophagen**
Serosa	**Pleurale und peritoneale Makrophagen**
Synovia	**Synoviale Makrophagen**
Knochenmark	**Seßhafte Makrophagen**
Knochen	**Osteoklasten**[7]
Haut	**Histiozyten LANGERHANS-Zellen**
ZNS	**Mikrogliazellen**
Im Rahmen von granulomatösen Entzündungen	**Epitheloidzellen, Riesenzellen vom LANGHANS-Typ**[7]

26.1.2 Antigene und Antikörper

26.1.2.1 Antigene

Antigen ist ein Stoff, der eine spezifisch gegen ihn gerichtete Immunantwort auszulösen vermag. Es gilt die Abkürzung **AG.**

Nur Makromoleküle (Proteine, Proteoglykane, Polysaccharide u. dgl.) können allein eine Immunantwort bewirken. Man spricht dann von **Vollantigenen.** Die Reaktion wird von einer nur kleinen Struktureinheit im Antigen ausgelöst, der **antigenen Determinate = Epitop.** Ein Vollantigen besitzt mehrere Epitope am gleichen Molekül. Der Charakter des Epitops bestimmt, ob eine vorwiegend humorale oder zelluläre Immunreaktion erfolgt.

Das **Epitop** ist die als fremd erkannte Struktur, gegen welche sich die Immunantwort richtet.

Niedermolekulare Stoffe können allein keine Immunantwort bewirken. Man spricht von **Haptenen**[8]. Erst nach Bindung des kleinen Moleküls an ein Trägerprotein wird die Fähigkeit erlangt, eine Immunreaktion zu induzieren.

Die Erkennung von Fremd-Zellen erfolgt durch die Identifizierung von Zellmembranstrukturen. Es existieren charakteristische **Oberflächenantigene = Histokompatibilitätsantigene.** Beim Menschen heißen diese Zelloberflächenmarker **HLA,** d. h. „**h**uman **l**eukocyte **a**ntigen", da sie zuerst auf Leukozyten entdeckt wurden.

Was ist der HLA-Komplex?

Alle Körperzellen tragen auf ihren Zelloberflächen **HLA-Erkennungsmoleküle der Klasse I.** Makrophagen, B-Lymphozyten sowie interdigitierende Retikulumzellen tragen *zusätzlich* **HLA-Moleküle der Klasse II.**

Die HLA-Oberflächenantigene dienen zur Unterscheidung zwischen Fremd und Selbst. Sie sind daher einerseits für die Abwehr, andererseits für die Annahme eines Transplantates von entscheidender Bedeutung.

Der **HLA-Komplex** wird auch als **Haupthistokompatibilitätskomplex** bezeichnet: **MHC = major histocompatibility complex.** Die Gene, welche dieses System steuern, sitzen am Chromosom 6, d. h. ein dortiger Genlokus kodiert die Bildung der jeweiligen Zelloberflächenantigene.

Achtung Terminologie: MHC ist der eigentlich übergeordnete Begriff, da auch für Versuchstiere verwendet, HLA gilt nur für den Menschen. Aber: Für den Menschen ist sowohl die Bezeichnung MHC, als auch HLA gleichbedeutend und gleichwertig in Gebrauch.

Oberflächenmarker zur Identifikation von Zellen eines Individuums:

- **MHC-Klasse I = HLA-Klasse I** = HLA-A, HLA-B, HLA-C
- **MHC-Klasse II = HLA-Klasse II** = HLA-D (gnauer: -DP, -DQ, -DR).

Tab. 26.3: Unterscheidung von MHC-I bzw. -II.

Siehe Abb. 26.2 und 26.3

MHC-I	Polypeptidstruktur, wobei nur eine Kette durch die Zellmembran reicht. Bindet nur mit dem CD 8-Protein. An allen Körperzellen vorhanden.
MHC-II	Polypeptidstruktur, wobei zwei Ketten durch die Zellmembran reichen. Bindet nur mit dem CD 4-Protein. Nur an Zellen des MMS sowie an B-Lymphozyten vorhanden.

Die Anzahl der verschiedenen MHC = HLA-Oberflächenstrukturen ist gigantisch groß und beträgt etwa 16×10^9!

Interessant ist weiters die Assoziation einiger Krankheiten mit der Expression bestimmter HLA-Antigene.

7 Osteoklasten wie auch LANGHANS-Riesenzellen sind mehrkernig. Hier stimmt also die Bezeichnung „mononukleär" für dieses Zellsystem nicht!

8 haptein (griech.), haften.

Beispiel: Träger des Individual-Zell-Markers HLA-B 27 erkranken 80mal häufiger an dem Wirbelsäulenleiden Spondylarthrosis ankylopoetica BECHTEREW.

HLA = MHC sind Proteinstrukturen an Zellmembranen. Als Oberflächenmarker der Individualität = Selbst.

Die HLA- bzw. MHC-Strukuren werden deshalb Antigen genannt, da

- sie mit Antikörpern reagieren,
- sie als Bestandteile von Fremdzellen eine Antikörperbildung auslösen (z. B. bei Transfusionen ungleicher, mononukleärer Zellen und bei HLA-differenten Organtransplantaten),
- sie bei der Antigen-Präsentation durch Makrophagen entscheidend mitwirken: **Ein Antigen wird nur in Kombination mit MHC = HLA von den immunkompetenten Zellen als solches erkannt.**

Immunologische Bedeutung von HLA = MHC:
1. Charakterisierung von „Selbst" und „Fremd"
2. Antigenpräsentation

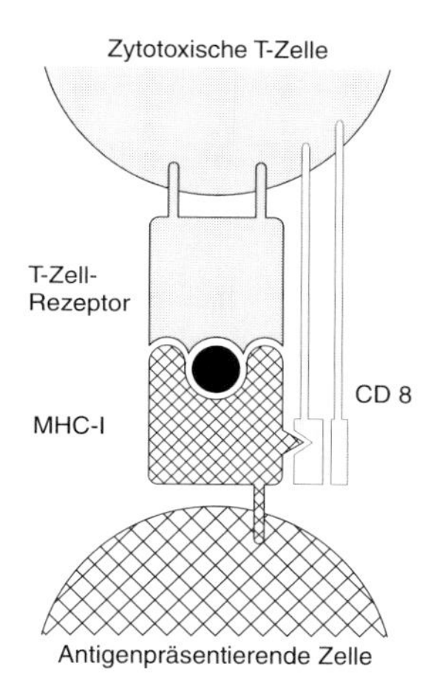

Abb. 26.2: Erkennung eines Antigens durch eine T_c-Zelle. Wenn der T-Zell-Rezeptor einen Antigen-MHC-I-Komplex auf einer anderen Zelle entdeckt, so erfolgt eine Bindung. Gleichzeitig dockt als Co-Rezeptor CD 8 an und aktiviert dadurch die T_c-Zelle.

26.1.2.2 Antikörper = Immunglobuline (Ig)

Dies sind symmetrisch aufgebaute Proteine und bestehen aus je zwei, identisch schweren und leichten Polypeptidketten. Sie werden von B-Zellen und ihren Endstufen (Plasmazellen) gebildet. Es gibt 5 Arten von **schweren Ketten** *(heavy chains, H-Ketten),* welche die Charakterisierung der 5 Immunglobulinklassen (Tab.

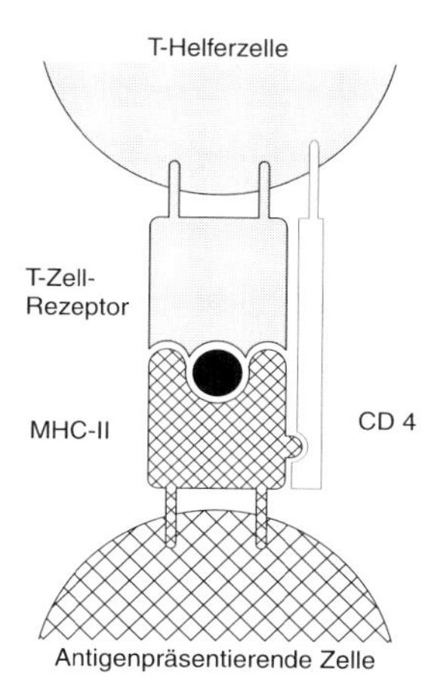

Abb. 26.3: Erkennung eines Antigens durch eine T_h-Zelle. Der T-Zell-Rezeptor bindet an den Antigen-MHC-II-Komplex. Die gleichzeitige Bindung von CD 4 setzt die Aktivität der Th-Zelle in Gang, d. h. es erfolgt die Produktion der Signalstoffe (Zytokine).

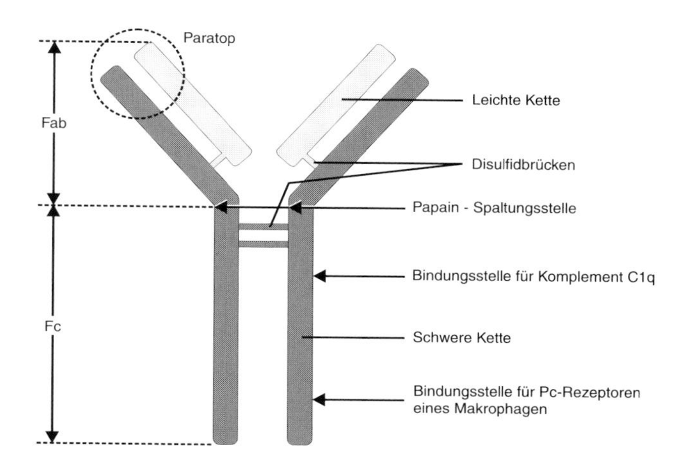

Abb. 26.4: Grundstruktur eines Immunglobulins.
Paratop ist das Areal für die AG-Bindung. Die Bindungsstelle für Fc-Rezeptoren ermöglicht eine Haftung an Zelloberflächen, die Bindung von C 1q aktiviert den klassischen Komplimentweg. An der Papain-Spaltungsstelle wird das Immunglobulin in zwei kleinere Teile (leichte Kette + Teil der schweren Kette) und einen größeren Teil (zwei Teilstücke der schweren Kette) aufgeteilt.

26.4) ermöglichen. Bei den **leichten Ketten** *(light chains, L-Ketten)* unterscheidet man 2 Arten:

Kappa- und *Lambda*-Ketten; ein Immunglobulin hat entweder zwei Kappa- oder zwei Lambda-Ketten, jedoch nie gemischt. Die Immunglobuline sind immunhistologisch an Paraffinschnitten nachweisbar. Dies kann von diagnostischer Wichtigkeit sein.

Beispiel: Differentialdiagnose „Tumor oder reaktive Lymphozytenproliferation". Das histologische Bild ist oft sehr ähnlich, aber z. B. ein monoklonaler B-Zell-Tumor besteht nur aus Zellen, die entweder Kappa- oder Lambda-Ketten bilden. Reaktive Lymphozytenproliferationen sind immer polyklonal, man wird also sowohl Kappa-produzierende, als auch Lambda-produzierende B-Zellen finden.

Die Antikörper haben die Symbole λ oder ⅄, desgleichen gilt die Abkürzung **AK.** Durch das proteolytische Enzym Papain werden die Immunglobuline in 3 Fragmente gespalten: in ein **Fc** und zwei **Fab-Fragmente.**

Fc-Fragment („fragment antigen crystallizable"): der konstante Teil des Immunglobulins, nicht an der Antigenbindung beteiligt. Dafür trägt es Bindungsstellen für „Fc-Rezeptoren", die sich an verschiedenen Zelloberflächen befinden (z. B. Makrophagen, B-Zellen) und ist an der Aktivierung des klassischen Komplementweges beteiligt.

Fab-Fragment („fragment antigen binding"): der variable Teil des Immunglobulins; hier findet die Antigenbildung statt. Eine hier vorhandene, große Variabilität schafft die Möglichkeit, die Vielzahl der möglichen Antigene spezifisch binden zu können.

Die AG-Bindungsstelle am Fab-Teil des Immunglobulins heißt **Paratop: dort findet die AG-AK-Verbindung statt.**

Der Fab-Teil (variabler Teil) hat selbst antigenen Charakter; diese antigenen Strukturen des Immunglobulins heißen **Idiotope,** ihre Gesamtheit **Idiotyp.**

Man kann prägnant formulieren: *der Idiotyp ist das Epitop am Immunglobulin.* Daraus ergibt sich folgende Konsequenz: Gegen Antikörper, speziell gegen der Idiotyp, können selbst wiederum Antikörper gebildet werden, sogenannte **Anti-Idiotypen;** dies sind also **Anti-Antikörper.** Letztere tragen aber neuerlich antigene Idiotope, sodaß neuerlich Antikörper produziert werden, sogenannte Anti-Anti-Idiotypen, als Anti-Anti-Antikörper; und das kann theoretisch so weiter gehen.

Entsprechend dieser Theorie besteht also eine netzartige Verbindung zwischen den Oberflächen-Idiotypen der T-Zellen: *immunologisches Netzwerk* nach JERNE[9]. Dieses Netzwerk beeinflußt *hemmend* oder *stimulierend* die Funktion der T-Zellen.

Ein Antigen initiiert nicht die Bildung eines „neuen" Antikörpers, sondern stimuliert lediglich eine Proliferation und Antikörperproduktion jener Immunzellen, die den passenden Antikörper bereits in ihrem Programm haben.

- **Sekretorische Form der Immunglobuline:** Immunglobuline, d. h. AK werden von reifen B-Lymphozyten und Plasmazellen gebildet und sezerniert, d. h. sie bilden den Pool der Plasma-Immunglobuline.
- **Membrangebundene Form der Immunglobuline:** Die Immunglobuline (AK) befinden sich ausschließlich an der Zellmembran der B-Lymphozyten.

Tab. 26.4: Wesentliche Eigenschaften der Immunglobulinklassen

Ig-Klasse	Halbwertszeit	Biologische Funktionen
IgM	5 Tage	**Makroglobulin,** d. h. Polymer aus 5 identischen IgM-Basismolekülen. IgM wird als erster Antikörper bei der humoralen Immunreaktion gebildet = **Primärantwort;** dementsprechend als *Markersubstanz für frische, virale und bakterielle Infektionen* diagnostisch verwertbar.
IgG	25 Tage	Treten zeitlich nach den IgM auf = **Sekundärantwort.** Bei einer Zweitinfektion massiver Sofortanstieg aufgrund der Gedächtnisfunktion der B-Zellen. *Einziges plazentadurchgängiges Immunglobulin, daher wichtiger Schutz für Neugeborene.* 4 Subtypen: IgG 1–4. Nur in monomerer Form vorhanden.
IgA	6 Tage	Besonders in den Schleimsekreten vorhanden: Speichel, Respirations- und Verdauungstrakt. *Schutz der Schleimhautoberflächen.* 2 Subtypen: IgA 1, IgA 2. In monomerer, dimerer oder trimerer Form vorhanden.
IgD	3 Tage	Zelloberflächen-Protein; Vernetzung führt (zusammen mit IgM-Vernetzung) zur Aktivierung und Reifung.
IgE	2 Tage	Hauptfunktion ist die *Aktivierung von Mastzellen* und damit die Ausschüttung vasoaktiver Amine.

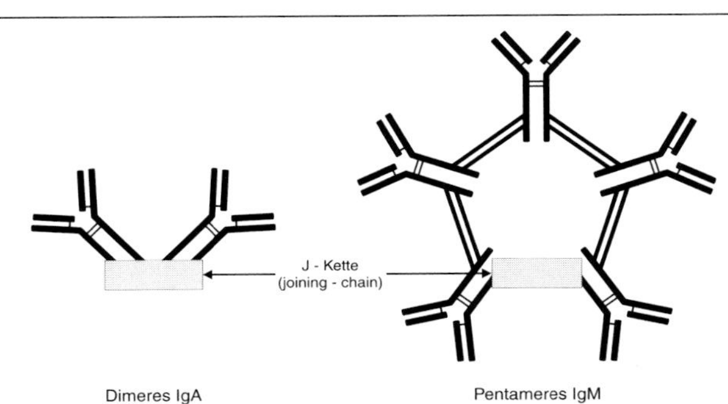

Abb. 26.5: Strukturbeispiele polymerer Immunglobuline.

Theorien der Antikörperbildung

1. **Historischer Beginn:** Seitenkettentheorien von Paul EHRLICH[10]: Ein Antigen bindet an Seitenketten = „Rezeptoren" der Zellmembran. Dadurch werden Rezeptoren verbraucht, ihr überschüssiger Ersatz und die Abgabe ans Blut stellen die freien Antikörper im Blutplasma dar.
2. **Klonale Selektionstheorie von BURNETT[11]:** Es existiert eine Unzahl genetisch determinierter, einmaliger Rezeptoren für praktisch alle denkbaren Antigene. Nach Antigenkontakt setzt eine Proliferation jeweils desjenigen Zellklons ein, der solche Antikörper produzieren kann, wie sie dem Rezeptor entsprechen: Klone mit Spezifität gegen körpereigene Substanzen („forbidden clones") werden eliminiert, denn da kämen ja Auto-Antikörper zustande.

9 Niels Kaj JERNE (1911–1994), dänischer Immunologe in Basel; Nobelpreis 1960.
10 Paul EHRLICH (1854–1915), experimentell tätiger Mediziner in Frankfurt.
11 Sir Frank MacFairlane BURNETT (1899–1985), Virologe in Melbourne; Nobelpreis 1960.

3. **Theorie des „immunologischen Netzwerkes“ von JERNE:** Ein Antigenkontakt stört die eingespielten Wechselbeziehungen, vor allem der T-Zellen-Subpopulationen; es kommt daher entweder zu einer Stimulierung und damit Antikörperproduktion oder zu einer Hemmung, und die Immunantwort bleibt aus.

26.1.2.3 Antigen-Antikörper-Reaktion

Die **Reaktion zwischen Antigen und Antikörper = AG-AK-Reaktion** ist eine physikochemische Bindung zwischen dem Epitop des Antigens und dem Paratop des Antikörpers. Die Verbindung erfolgt nach dem Prinzip der strukturellen Komplementarität, d. h. die räumlichen Strukturen müssen gegenseitig *„passen“* = **Schlüssel-Schloß-Beziehung.**

Achtung: Die AG-AK-Reaktion ist strukturspezifisch, aber wenn zwei Antigene ähnliche Epitope, oder sogar ein analoges Epitop tragen, kann es zu sogenannten Kreuzreaktionen mit den gleichen Antikörpern kommen.

Kreuzreaktion
Ist die Bindung eines AK mit einem AG, das dem „eigenen“ spezifischen Antigen zwar sehr ähnlich, aber nicht identisch ist.

Die AG-AK-Reaktion führt zur Bildung von **AG-AK-Komplexen = Immunkomplexen.**

Sind *Antikörper im Überschuß* vorhanden, so werden alle Epitope besetzt, und es kommt nicht zur Ausbildung eines netzwerkartigen Immunkomplexes; die Komplexe bleiben klein.

Sind *Antigene im Überschuß vorhanden,* so werden die wenigen Fab-Fragmente gebunden und die Komplexe bleiben ebenfalls klein.
Nur *wenn Antigene und Antikörper ungefähr in der gleichen Menge vorhanden sind* – was als Äquivalenzbereich bezeichnet wird – so kommt es zu weitläufigen, gitterartigen Großkomplexen. Ein solches Immunkomplex-Netzwerk kann nicht in Lösung bleiben, sondern fällt aus.

Durch eine AG-AK-Reaktion können folgende Ereignisse ausgelöst werden:

1. **Präzipitation**[12]: Gelöstes Antigen verbindet sich mit Antikörpern zu unlöslichen Komplexen, welche als Niederschläge ausfallen. Es entstehen also Immunkomplex-Netzwerke, die eine pathogene Wirkung enthalten können (siehe unten, Pkt. 9).
2. **Agglutination**[13]: Die Antigene sind Partikel, meistens Zellen, z. B. Erythrozyten. Durch Antikörper werden diese Partikel vernetzt und daher zusammengeballt; es entstehen klumpige Niederschläge.
3. **Antitoxischer Effekt:** Die Verbindung von Antikörpern mit Toxinen neutralisiert die toxische Wirkung. Die entstandenen Komplexe können phagozytiert, abgebaut und eliminiert werden.
4. **Opsonisierung = Phagozytoseerleichterung:** Der Antikörper bindet mit dem Fab-Fragment ein Antigen, das Fc-Fragment reagiert mit einem Fc-Rezeptor an der Oberfläche von Makrophagen; dadurch wird die anschließende Phagozytose des Antigens erleichtert.
5. **Zellzerstörung:** Es handelt sich um eine antikörperabhängige, zelluläre Zytotoxizität = ADCC (siehe 26.1). Der Antikörper reagiert einerseits mit einer Oberflächenstruktur der antigenen Zielzelle, andererseits mit der Killer-Zelle; dadurch wird die Killer-Zelle an die Zielzelle gekoppelt, und der zytotoxische Wirkungsmechanismus kann beginnen.
6. **Blockierung oder Stimulation von Zellfunktionen:** Wenn ein Antikörper mit einer wichtigen Zellmembranstruktur = Rezeptor reagiert, kann der Effekt völlig unterschiedlich sein. Je nach Rezeptorqualität kann es bei dieser Reaktion zu einer Stimulierung von Zellfunktionen oder zu einer Blockade derselben kommen.

   Beispiel: Antikörper besetzen die Azetylcholin-Rezeptoren von Muskelzellen; das Azetylcholin kann seine Transmitterfunktion der Impulsübertragung nicht ausführen → abnorme Muskelschwäche: Myasthenia gravis (siehe 26.7.4.2). Eine Stimulation einer endokrinen Funktion liegt bei der Immunhyperthupeose vor.

7. **AG-AK-Komplexe induzieren den klassischen Weg der Komplementaktivierung.**
8. **Auslösung von Überempfindlichkeitsreaktionen:** Wenn ein System *„überempfindlich“* reagiert, bedeutet dies, es reagiert *„anders“* als normal: Das nennt man **Allergie.**
9. **Auslösung von Immun-Komplex-Krankheiten:** AG-AK-Komplexe wirken selbst gewebeschädigend bzw. lösen durch Komplementaktivierung krankhafte Prozesse aus.
10. **Auslösung von Autoimmunerkrankungen:** Körpereigene Zellen bzw. Zellprodukte erlangen „antigenen“ Charakter und reagieren mit „Auto“-Antikörpern.
11. **Transplantatabstoßung:** Das **Komplementsystem**[14] besteht aus etwa 20 Serumproteinen, darunter 9 Hauptkomponenten (C1– C9), welche kaskadenartig aktiviert werden. Im Rahmen von unspezifischen Abwehr-, Entzündungs- und spezifischen Immun-

---

12 praecipitare (lat.), herabstürzen.
13 (lat.), ad, zusammen; glutinare, leimen.
14 Der Begriff *„Komplement“* entspringt der Beobachtung, daß Antikörper Bakterien nur in Gegenwart eines im Serum vorhandenen, unspezifischen Faktors abtöten können – also „komplettiert“ werden müssen. Die Numerierung der Komplementbestandteile erfolgte chronologisch nach ihrer Entdeckung und nicht nach der Abfolge ihrer Aktivierung. Spaltprodukte werden mit „a“ und „b“ bezeichnet.

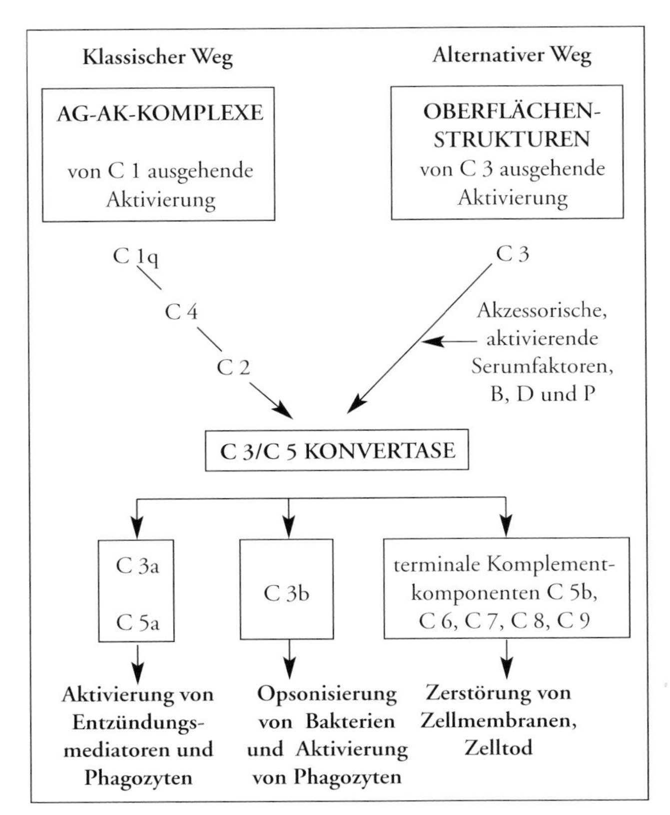

Abb. 26.6 : Schema der wichtigsten Komponenten und Wirkungen des Komplementsystems.
Der klassische Weg wird durch AK ausgelöst (C 1q-Bindung an ein Immunglobulin), der alternative Weg beginnt direkt an der Oberfläche eines pathogenen Agens (AG). Beide Wege enden mit der Bildung einer C 3/C 5-Konvertase, welche als Protease die C 3- und C 5-Komponenten spaltet. Die daraus entstehenden Spaltprodukte haben Effektoraktivität.

Reaktionen entfaltet das Komplementsystem folgende Hauptwirkungen:

- Erleichterung der **Phagozytose** (Opsonierung durch C3b, denn Makrophagen besitzen neben Fc- auch C3b-Rezeptoren).
- Freisetzung von **Entzündungsmediatoren** (siehe 24.4).
- Auslösung einer **Zytolyse** (die Komponenten C5–9 können Zellmembranen durchlöchern).

Die **Aktivierung des Komplementsystems** kann auf zwei Arten erfolgen, nämlich dem klassischen (zuerst entdeckten) und dem alternativen Weg:

1. **Klassischer Weg:** AG-AK-Komplexe binden ihr Fc-Fragment an die Komponente C1, und die Aktivierung läuft weiter. Der Prozeß ist antikörperabhängig (IgM, IgG1, IgG2, IgG3)!
2. **Alternativer Weg:** Mikroorganismen, Polysaccharide, Proteinasen und andere Substanzen aktivieren (auf kompliziertem Weg) C3. Der Prozeß ist antikörperunabhängig!

26.2 Entwicklung und Organisation des Immunsystems

Das Immunsystem ist eines der höchstentwickelten und damit auch entwicklungsgeschichtlich jüngsten Funktionssysteme des menschlichen Körpers. Die dringende Notwendigkeit für ein solches System ist durch die große Zellzahl, die Langlebigkeit und die hohe Zellteilungsrate im menschlichen Organismus begründet; dies will nämlich alles kontrolliert sein. Die größte Gefahr gegen die Integrität und Individualität geht nicht so sehr von äußeren Faktoren aus, sondern von Prozessen, die im Körperinneren ablaufen: Man denke an Fehler der Mitose!

Das Immunsystem wirkt direkt durch Zellaktionen, indirekt durch Antikörperbildung und ist in allen Organen präsent.

Faßt man alles zusammen, so ergeben sich beim Erwachsenen etwa 10^{10} immunkompetente Zellen sowie 10^{20} Antikörpermoleküle; Gesamtgewicht ungefähr 2 kg.

Das Gesamtsystem der immunkompetenten Zellen entsteht während der Embryonalentwicklung aus wenigen, **hämatopoetischen Stammzellen;** zunächst im Dottersack, dann in der fötalen Leber und Milz – nach der Geburt ausschließlich im Knochenmark. Im blutbildenden Knochenmark vermehrt sich in einem geschlossenen Zyklus der **Pool der lymphatischen Stammzellen.** Aus diesem **Reservoir** differenzieren sich Tochterzellen zu spezialisierten Zellinien: **B-Zellen, T-Zellen, Dritte Population** (siehe 26.1.1.1).

Die Entwicklung und Reifung der Zellen erfolgt unter dem Einfluß chemischer Signale von Stromazellen des Knochenmarkes. Dort lernen die B-Zellen die Erkennung des „Selbst" und „Nicht-Selbst".

Die Entwicklung und Differenzierung der T-Zellen geschieht im Thymus, ebenfalls durch (noch nicht definierte) humorale Faktoren, aber auch durch direkte Kontakte mit Thymusepithelien[15]. Der Thymus wird die „Schule der T-Zellen" genannt, da dort die Unterscheidung zwischen „Selbst" und „Nicht-Selbst = Fremd" erlernt wird.

Die Selbsterkennung funktioniert im Prinzip so: Zuerst wird überprüft, ob die T-Zellen überhaupt Antigene an der Oberfläche von Zellen erkennen können; wenn die Zellen die körpereigenen MHC-Moleküle erkennen, überleben sie, andernfalls gehen sie zugrunde. Im nächsten Ausleseschritt werden Zellen eliminiert, die mit körpereigenen Zellen allzu heftig reagieren. Sie werden als **„forbidden clones"** bezeichnet. So bleiben schließlich nur jene übrig, welche sowohl auf Fremd-Antigene, als auch auf körpereigene MHC-Moleküle ansprechen.

Die Unterscheidung zwischen Fremd-Antigen und MHC ist die Unterscheidung zwischen „Nicht-Selbst" und „Selbst". Das Ansprechen auf MHC ist deshalb

15 thymic nurse cells = „Thymus-Ammenzellen".

wichtig, da mit verschiedenen Antigenen nur dann reagiert wird, wenn sie von anderen Zellen (meist Makrophagen) an den MHC-Komplex gebunden, präsentiert werden.

Aus den primären = zentralen, lymphatischen Organen (Thymus und Knochenmark) wandern die nun **„ausgebildeten“ Lymphozyten** in die sekundären lymphatischen Organe, d. h. in die Orte, wo sie ihre erlernten Funktionen ausüben. Diese **Ansiedelung in den peripheren, sekundären lymphatischen Organen** bezeichnet man *„homing“*, d. h. Heimkehr.

T- und B-Lymphozyten haben im lymphatischen Gewebe topographisch unterschiedlich bevorzugte Gebiete.

Die territoriale Gliederung des lymphatischen Gewebes am Beispiel eines Lymphknotens sowie der Milz:

Lymphknoten sind in die Lymphbahnen eingeschaltete Ansammlungen des lymphoretikulären Gewebes. Sie haben die Aufgabe, Antigene zu filtrieren und eine Reaktion immunkompetenter Zellen mit diesen Antigenen zu ermöglichen. Antigene erreichen die Lymphknoten über afferente Lymphbahnen, welche nach Durchtritt durch die Lymphknotenkapsel in die Randsinus münden. Intermediärsinus ziehen radiär zu den zentralen Marksinus. Die Antigene treten mit einer Vielzahl von Makrophagen bzw. immunkompetenten Zellen in Wechselwirkung. Die meist rindennah gelegenen Follikel stellen die B-Zell-Areale dar. Sie sind rundlich konfigurierte Ansammlungen kleiner B-Lymphozyten *(Primärfollikel)* und lassen nach Antigenstimulation ein helles Keimzentrum erkennen, das von der dunkleren Mantelzone umgeben wird *(Sekundärfollikel)*. B-Zellen kommen außerdem noch in den Marksträngen der Pulpa vor.

Die Mehrzahl der T-Lymphozyten findet sich hingegen meist diffus verteilt in der Parakortikalregion, d. h. vor allem in den interfollikulären Räumen. Noduläre Ansammlungen von T-Zellen werden als *Tertiärknötchen* bezeichnet.

Zahlreiche Lymphozyten befinden sich in ständiger Zirkulation: periphere lymphatische Organe → efferente Lymphgefäße → Ductus thoracicus → Blut → periphere lymphatische Organe.

In der **Milz** gelangt das zuströmende Blut über Trabekelarterien in die Pulpa. Die Pulpaarterien verzweigen sich und werden von der *periarteriolären Lymphozytenscheide* (PALS) umgeben, der die Milzfollikel exzentrisch angelagert sind. Nach weiteren Verzweigungen verlaufen die arteriellen Gefäße nun wieder in der roten Milzpulpa als *Hülsenkapillaren*, die von Makrophagen, Lymphozyten und Plasmazellen umgeben sind. Die Hülsenkapillaren enden überwiegend (mehr als 90 %) offen in der roten Pulpa („offener Milzkreislauf“) oder gehen (weniger als 10 %) direkt in venöse Blutgefäße („geschlossener Kreislauf“) über. Das lymphatische Gewebe der Milz, die sogenannte **weiße Pulpa**, kann in bestimmte Zonen unterteilt werden. So ist die hülsenförmige PALS überwiegend ein T-Areal, während weitere T-Zellen diffus verstreut in der roten Pulpa vorkommen. Die Milzfollikel weisen eine wechselnd breite Marginalzone auf, die sich überwiegend aus B-Zellen zusammensetzt. Bei immunologischen Reaktionen nach Antigenkontakt entwickeln die Milzfollikel helle Keimzentren. Auch die Marginalzonen sind dabei meist verbreitert und zellreich. Die Mechanismen der Immunantwort laufen in der Milz ansonsten wie im Lymphknoten ab.

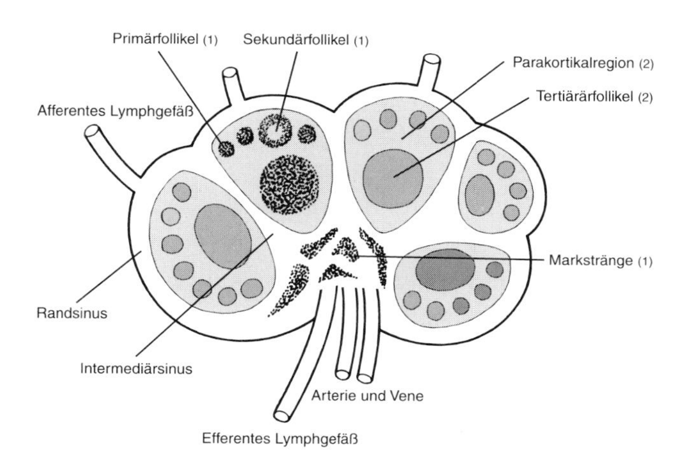

Abb. 26.7: Schematischer Aufbau eines Lymphknotens.
(1) vorwiegend B-Zell-Areale;
(2) vorwiegend T-Zell-Areale.

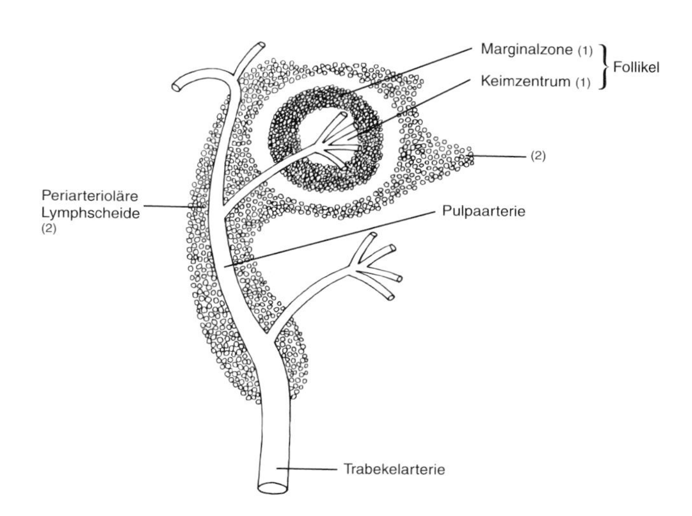

Abb. 26.8: Schema des lymphatischen Gewebes in der Milz.
(1) vorwiegend B-Zell-Areale;
(2) vorwiegend T-Zell-Areale.

26.3 Identifizierung und Charakterisierung der immunkompetenten Zellen

Lichtmikroskopisch sind B- und T-Lymphozyten in der HE-Färbung nicht zu unterscheiden; dazu sind immunhistochemische Methoden notwendig. Die Menge der Lymphozyten im zirkulierenden, peripheren Blut ist konstitutionell verschieden, nimmt mit dem Alter ab und wird entscheidend vom Aktivitäts- bzw. Alarmierungszustand des Immunsystems beeinflußt.

Annähernde Normalwerte sind:
2000–4000 Lymphozyten/ml Blut; das sind etwa 4 % der Gesamt-Lymphozytenmenge des Körpers, d. h. die überwiegende Mehrzahl befindet sich in den lymphatischen Organen.

In der Gesamtmenge verteilen sich 80 % T-Zellen, 15 % B-Zellen und 5% Null-Zellen.

Mittels monoklonaler Antikörper kann man **charakteristische Membranstrukturen der Lymphozyten** identifizieren. Die Terminologie lautet **CD**, d. h. „**clusters of differentiation**" = **Differenzierungsgruppen.** Die CD-Definition ist noch keineswegs abgeschlossen, dzt. sind über 130 CD-Antigenstrukturen bekannt.

CD-Antigene sind Zellmembran-Marker an weißen Blutkörperchen und anderen Zellen und werden zu deren Unterscheidung verwendet.

26.3.1 B-Zellen

Die reifen B-Lymphozyten besitzen komplexe, jedoch charakteristische Oberflächenstrukturen, an denen sie identifizierbar sind.

1. Das wichtigste sind die **Membran-Immunglobuline** (überwiegend IgM); sie stellen an die Zellmembran **gebundene Antigen-Rezeptoren** dar.
2. B-Zell-spezifische **CD-Antigene:** z. B. CD 19, CD 20.
3. Weiters: **Rezeptoren für die Fc-Fragmente** und **Komplement-Rezeptoren.**

Die **Reifung der B-Zellen,** ausgehend von **Stammzellen,** erfolgt über die Stadien **Prä-B-Zelle** und **B_1-Lymphozyt** im Knochenmark. Immunkompetent geprägt gelangen die B_1-Lymphozyten in die peripheren, lymphatischen Organe und liegen dort als kleine Lymphozyten, z. B. in den Primärfollikeln.

Nach **Antigenkontakt** wandeln sich diese B_1-Lymphozyten einerseits in große **B-Immunoblasten** um, andererseits entstehen im lymphatischen Gewebe Sekundärfollikel mit Keimzentren, und in denselben **Zentroblasten** und **Zentrozyten.** Der Differenzierungsweg hat sich also geteilt, wobei aber Querverbindungen im Sinne einer humoralen Beeinflussung und Stimulation durch Zytokine bestehen; insbesondere wird in die Differenzierung auch durch T-Zellen, d. h. T-Helfer-Zellen, eingegriffen. In den Keimzentren werden **B_2-Lymphozyten** gebildet, die das immunologische Gedächtnis der B-Zell-Reihe tragen: „**memory cells**".

Die B-Immunoblasten gehen mit Zwischenstadien in **lymphoide Plasmazellen** und **eigentliche Plasmazellen** über. Diese beiden Plasmazelltypen sind die Endzellen der B-Lymphozyten. Ihre Funktion ist das Produzieren von Immunglobulinen, sie können als Zeichen des Sekretionsverhalten kugelige, intrazytoplasmatische Einschlüsse aufweisen (RUSSELsche Körperchen, siehe 23.15.6). Eine einzelne B-Zelle kann pro Stunde mehr als 10 Millionen Antikörper-Moleküle bilden!

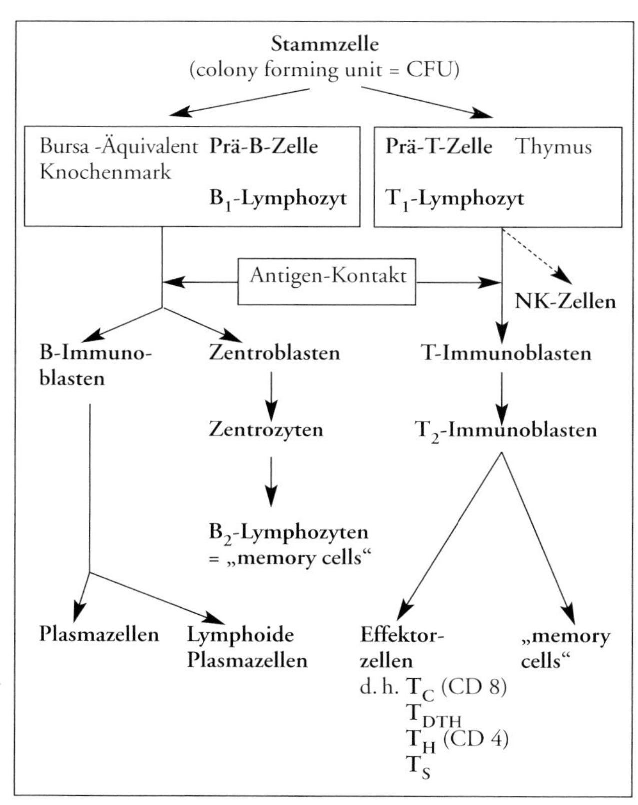

Abb. 26.9: Stark vereinfachtes Schema der Entwicklung und Reifung des B- und T-Zellen-Systems.

Übersicht

Immunsystem

Lymphoretikuläres Gewebe:
Lymphatisches System mit primären und sekundären

- **lymphatischen Organen**
  1. System der B-Lymphozyten
  2. System der T-Lymphozyten
  3. Dritte-Population-Zellen
- **Monozyten-Makrophagen-System**

Identifizierung von Fremd- bzw. Selbst-Zellen an Hand der **HLA-** bzw. **MHC-Marker**

Antigen-Antikörper-Reaktionen mit folgenden **Konsequenzen:**

1. Präzipitation
2. Agglutination
3. Antitoxischer Effekt
4. Opsonisierung
5. Zellzerstörung
6. Blockierung oder Simulation von Zellfunktionen
7. Komplementaktivierung
8. Auslösung von Überempfindlichkeitsreaktionen
9. Auslösung von Immunkomplexkrankheiten
10. Auslösung von Autoimmunerkrankungen
11. Transplantatabstoßung

26.3.2 T-Zellen

1. An der Oberfläche *aller* reifen T-Lymphozyten befindet sich der **T-Zell-Antigenrezeptor TCR;** der ist **der** allgemeingültige T-Zell-Marker.
2. Daneben gibt es eine Reihe von T-Zell-spezifischen **CD-Antigenen,** welche die Subpopulationen der T-Zell-Reihe charakterisieren. **CD 4** kommt an T-Helfer-Zellen (T_H), **CD 8** an zytotoxischen T-Zellen (T_c) vor, aber auch an T-Suppressor-Zellen (T_S). Das Verhältnis von CD 4 : CD 8-Zellen beträgt normalerweise 2 : 1.

Die CD_4-T-Zellen werden bei der HIV-Infektion (AIDS, siehe 26.7.5.2) massiv betroffen und zahlenmäßig reduziert; sie fallen damit als Helfer-Zellen aus, und es kommt zu einer Immuninsuffizienz.
Die **Reifung der T-Zellen,** ausgehend von **Stammzellen,** erfolgt über **Prä-T-Zellen** und **T_1-Lymphozyten** im Thymus. Immunkompetent geprägt gelangen die T_1-Lymphozyten in das Blut und in die peripheren lymphatischen Organe.
Nach **Antigenkontakt** wandeln sich die T_1-Lymphozyten in **T-Immunoblasten** um und in weiterer Folge in **T_2-Lymphozten,** die einerseits als **Gedächtniszellen** fungieren, andererseits die **Subpopulationen der Effektorzellen T_c, T_{DTH}, T_H** und **T_S** bilden.

26.4 Die Immunantwort

Die Immunantwort ist die Reaktion immunkompetenter Zellen auf Strukturen mit Antigencharakter.

Es handelt sich um Mechanismen von:

- **Antigenaufnahme:** Die Reaktionskette beginnt häufig mit der Phagozytose von Antigen;
- **Antigen-Präsentation:** Antigene Strukturen werden nach Expression an die Zellmembran der Phagozyten den immunkompetenten Zellen angeboten = präsentiert. Expression bedeutet dabei „ausdrücken" im Sinne von „erkennbar machen";
- **Transformation und Differenzierung:** Die Immunzellen reagieren mit einer Umwandlung in Subpopulationen von „Spezialisten";
- **Proliferation:** Die nötige Menge an Immunzellen wird bereitgestellt;
- **Produktion:** Antikörper werden synthetisiert, desgleichen zytotoxische Substanzen;
- **Kooperation:** Sowohl verschiedene Zellen (Makrophagen, B- und T-Zellen) wie auch humorale Botenstoffe (Zytokine) müssen aufeinander abgestimmt zusammenarbeiten;
- **Reaktion:** entweder humorale AG-AK-Reaktion oder AK gegen Zellen oder T-Zellen gegen Zellen.

Es ist zwischen einer **Erstantwort = Primärantwort** und einer **Zweitantwort = Sekundärantwort** zu unterscheiden, je nachdem, ob der Organismus zum erstem Mal oder zu einem wiederholten Mal mit einem Antigen in Kontakt gekommen ist.

Primärantwort

1. Zwischen dem ersten AG-Kontakt und einer Reaktion besteht eine **relativ lange Latenzzeit,** d. h. es vergehen 6–8 Tage bis zum Auftreten von humoralen AK und der Proliferation von Lymphozyten.
2. Es werden **zeitlich zuerst vor allem IgM-Antikörper** produziert, **später IgG;** die Menge = der sogenannte *„Titer"* ist nicht sehr hoch.
3. Der AK-Titer fällt nach einer **Plateauphase von 1–2 Wochen** wieder rasch ab.
4. Die proliferierenden Lymphozyten teilen sich in drei Gruppen:
   - **Effektor-Zellen:** differenzieren zu Plasmazellen → AK-Bildung sowie T_C-Zellen → zelltötende Wirkung.
   - **Gedächtnis-Zellen:** Sowohl für B- wie auch für T-Zellen entsteht ein *„memory-cell-pool"*, aus dem bei der Sekundärantwort rasch geschöpft werden kann.
   - **Helfer-Zellen:** Ohne die Mithilfe von T_H-Zellen ist eine Proliferation und Differenzierung von B-Lymphozyten und somit eine AK-Produktion durch die Plasmazellen gegen Protein-Antigene („T-abhängige Antigene") praktisch unmöglich.

Sekundärantwort

1. Zwischen dem ersten AG-Kontakt = Primärantwort und dem zweiten AG-Kontakt muß ein **Intervall von mindestens 3 Wochen** liegen.
2. Die **Latenzzeit** ist auf maximal **3 Tage** verkürzt.
3. Es werden vor allem **IgG-Antikörper** produziert, der *„Titer"* ist bis auf das Zehnfache erhöht: sogenannter **„Booster-Effekt"**[16].
4. Die **Plateauphase dauert wesentlich länger** als beim ersten Kontakt.
5. Sowohl die **Zahl der Effektor-Zellen,** als auch die **Zahl der Gedächtnis-Zellen nimmt zu.**

16 to boost (engl.), verstärken.

Das Prinzip von Primär- und Sekundärantwort wird bei der aktiven Schutzimpfung genützt (siehe 26.6.2.1).

Worauf ist der Unterschied zwischen Primär- und Sekundärantwort zurückzuführen?
Eine immunkompetente Zelle, die zum ersten Mal mit „ihrem“ Antigen in Kontakt kommt, wird dadurch zur Transformation und Proliferation stimuliert. Diese aktivierten Zellen werden sich zum Teil in Effektor-Zellen (z. B. AK-produzierende Plasmazellen) weiter differenzieren, z. T. werden sie in einen Ruhestand, in Gedächtniszellen, übergehen. Es entsteht somit eine größere Anzahl, ein Klon von Gedächtniszellen. Diese können sich bei erneutem Antigen-Kontakt direkt in Effektor-Zellen umwandeln. Da sie die Umschaltung von IgM- auf IgG-Produktion („Isotype-switch“) schon vollzogen haben, ist die Latenzzeit bis zur Synthese großer Mengen von IgG verkürzt.

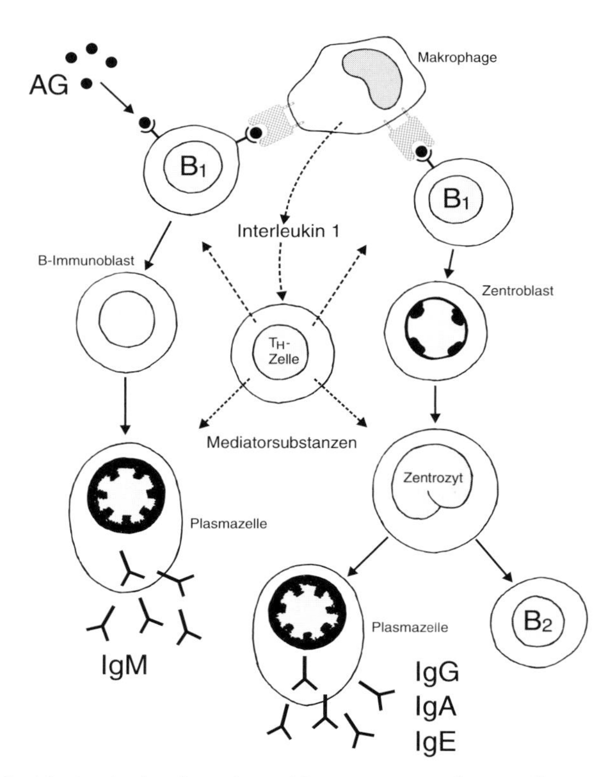

Abb. 26.10: Antigenkontakt und Immunantwort der B-Zellen.

26.4.1 Die Immunantwort der B-Zell-Reihe

1. **Direkte und unabhängige Aktivierung von B-Zellen**
   Dieser Weg bedeutet, daß Antigene direkt und vor allem unabhängig von mitwirkenden T-Helferzellen B_1-Lymphozyten aktivieren können; sehr viele Bakterien-Antigene sind dazu in der Lage.
   Das Antigen reagiert entweder allein und isoliert mit einem Rezeptor an der Oberfläche von B_1-Zellen, oder das Antigen wird durch Makrophagen den B_1-Zellen präsentiert. **Nach Antigenkontakt wandeln sich die B_1-Lymphozyten in B-Immunoblasten um, welche zu Plasmazellen differenzieren und klonal proliferieren. Auf diesem Wege entstandene Plasmazellen produzieren nur IgM-Antikörper.** Damit wird verständlich, daß die IgM-Produktion die rascheste Immunantwort darstellt.
2. **Aktivierung von B-Zellen durch Mitwirkung von T-Helferzellen**
   Die einzelnen Schritte auf diesem Weg sind – kurz zusammengefaßt – folgende:
   - Phagozytose des Antigens,
   - Präsentation des Epitops an der Oberfläche eines Makrophagen,
   - die AG-Präsentation muß in topographisch enger Beziehung zu MHC II erfolgen, denn das fremde Epitop wird nur in Assoziation mit einem MHC-Oberflächenmarker als fremd erkannt;
   - **der präsentierende Makrophage sezerniert Interleukin 1; dieses IL-1 stimuliert ruhende T_H-Zellen;**
   - das präsentierte Antigen tritt in Kontakt mit einer B_1-Zelle; diese transformiert zu einem Zentroblasten und weiter zu Zentrozyten;
   - **stimulierte T_H-Zellen sezernieren weitere Mediatorsubstanzen,** z. B. Interleukin 2 = IL-2 = TCGF = T-cell growth factor (zur Eigenaktivierung der T-Zellen) bzw. BCGF = B-cell growth factor (zur Proliferation der B-Zellen);
   - **Zentrozyten differenzieren zu Plasmazellen, welche IgG, IgA und IgE produzieren;**
   - aus den Zentrozyten werden aber auch B_2-Lymphozyten = Gedächtniszellen.
3. **Anamnestische Reaktion**
   Bei **erneutem Kontakt mit dem gleichen Antigen** transformieren B_2-Gedächtnis-Zellen zu Immunoblasten, welche rasch zu Plasmazellen differenzieren und mit einer spezifischen Immunglobulinproduktion antworten.

26.4.2 Die Immunantwort der T-Zell-Reihe

Die **Antigene müssen den T-Zellen in unmittelbarer Verbindung mit MHC-Oberflächenmarkern präsentiert werden.**

- **Exogene Antigene** werden von Makrophagen abgebaut und die jeweiligen Epitope an der Zellmembran präsentiert; dies erfolgt **in Assoziation mit MHC II.**

- **Endogene Antigene** sind meist virale Antigene, die durch virale Nukleinsäuren kodiert und vom Syntheseapparat der Zelle selbst hergestellt wurden; diese Antigene sind nach Exprimierung auf die Zelloberfläche **an MHC I gebunden.**
  Je nach dem, an welchen Oberflächenmarker die Antigene assoziiert sind, werden sie von verschiedenen T-Lymphozyten erkannt und akzeptiert.

AG-MHC I-Komplexe reagieren mit T_c-Lymphozyten, AG-MHC II-Komplexe mit T_H-Lymphozyten.
Die einzelnen Schritte kurz zusammengefaßt:

- Phagozytose und AG-Präsentation,
- **der präsentierende Makrophage sezerniert IL-1, welches die ruhenden T_H-Zellen stimuliert;**
- das präsentierte Antigen tritt in Kontakt mit einer T_1-Zelle; diese transformiert zu einem T-Immunoblasten und proliferiert weiter zu Effektorzellen;

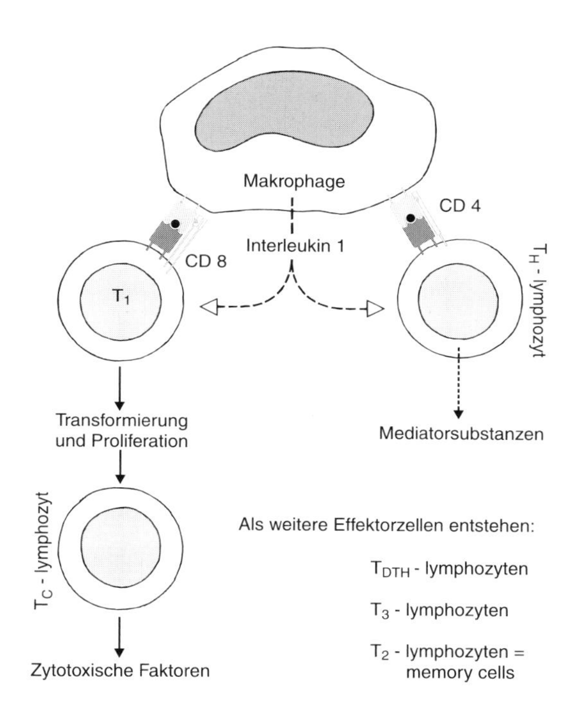

Abb. 26.11: Antigenkontakt und Immunantwort der T-Zellen.

- **stimulierte T_H-Zellen sezernieren Mediatorsubstanzen,** z. B. IL-2 (zur Eigenaktivierung der T-Zellen) sowie andere Zytokine;
- **die wichtigsten Effektorzellen sind T_c-Lymphozyten,** welche zytotoxische Faktoren produzieren, z. B. Perforine;
- als weitere Effektorzellen entwickeln sich T_{DTH}- und T_S-Lymphozyten;
- aus den T-Immunoblasten entsteht auch eine Gruppe von T_s-Lymphozyten = Gedächtnis-Zellen.

26.4.3 Zellkooperation und Regulation der Immunantwort

Die Immunantwort in der B- wie auch T-Zell-Reihe erfolgt vielfach in analogen Reaktionsschritten. B-Zellen, T-Zellen und Makrophagen **kooperieren** eng, d. h. beeinflussen gegenseitig den Ablauf der Reaktionen.

Für eine optimale Immunantwort ist immer das Zusammenwirken mehrerer, verschiedener Zellarten erforderlich; weiters greifen auch Antigene und Antikörper selbstregulierend ein.

- **AG-präsentierende Zellen treten in Kontakt sowohl mit B_1- als auch mit T_1-Zellen.**
- **T_H-Zellen stimulieren sowohl T- als auch B-Zellen.**
- **Mediatorsubstanzen, z. B. Interleukine und dgl. aktivieren verschiedene Zellen.**
- **T_S-Zellen produzieren Suppressorfaktoren, welche die Effektorzellen hemmen.**
- **Elimination bzw. Zerstörung des Antigens stoppt die Immunreaktion.**
- **AG-AK-Komplexe können die Fc-Rezeptoren an Makrophagen oder B-Zellen binden und deren Stimulation dadurch hemmen.**
- **Antikörper können selbst als Antigen wirken und die Bildung von Auto-Antikörpern induzieren.** Diese Reaktion kann hemmende oder stimulierende Wirkung auf die Immunantwort haben.

26.5 Die immunologische Toleranz

Antigene lösen nicht in jedem Fall eine Immunantwort aus. Bei körpereigenen Antigenen = „Selbst" kommt keine Reaktion zustande, desgleichen manchmal auch bei fremden Antigenen – sie werden *toleriert.*

Die fehlende Immunantwort auf ein bestimmtes Antigen wird als Toleranz bezeichnet.

Natürliche Toleranz
ist das **Ausbleiben einer Immunreaktion gegenüber körpereigenen Antigenen.** Dies wird während der Pränatalzeit entwickelt, während das Immunsystem heranreift.
Die Toleranzinduktion kann aber noch weiter gehen: In der Fetalzeit applizierte, fremde Antigene werden als körpereigen angesehen und akzeptiert.

Erworbene Toleranz

Nach der Neonatalperiode ist es möglich, durch Applikation von sehr geringen oder zunehmend größer werdenden Antigendosen **eine Toleranz zu induzieren:** Dies ist z. B. der Mechanismus der Desensibilisierung bei allergischen Erkrankungen.

Zur Erklärung der Toleranzentwicklung gibt es mehrere Möglichkeiten:

- **Klonale Eliminationstheorie:** Immunzellen mit gegen körpereigene Antigene gerichteteten Antikörpern (B-Zellen) oder Rezeptoren (T-Zellen) werden während der fetalen Entwicklung eliminiert.
- **Suppressor-Zellen verhindern die Aktivierung autoreaktiver Immunzellen. Antigen-präsentierende Zellen „weigern" sich,** körpereigene Antigene zusammen mit dem MHC zu präsentieren.

Wenn die Toleranz gegenüber dem eigenen Gewebe verlorengeht, sind **Autoimmunerkrankungen = Autoaggressionskrankheiten** die Folge.

Eine **iatrogene Unterdrückung der Immunreaktion** läßt sich mit verschiedenen Mitteln erreichen (siehe 26.6.4):

Übersicht

Immunantwort:	Reaktion immunkompetenter Zellen auf Antigen-Strukturen
Primärantwort:	Latenzzeit etwa 1 Woche, dann IgM-Antikörper, Differenzierung der Lymphozyten zu: Effektor-Zellen Gedächtnis-Zellen Helfer-Zellen
Sekundärantwort:	Latenzzeit sehr kurz, dann IgG-Antikörper mit „Booster-Effekt", Proliferation der Effektor- und Gedächtnis-Zellen

Die Immunantwort der B-Zell-Reihe
1. Direkte Aktivierung von B-Zellen
2. Mitwirkung von T-Helfer-Zellen
3. Anamnestische Reaktion

Die Immunantwort der T-Zell-Reihe
1. Antigen-Präsentation
2. Mitwirkung von T-Helfer-Zellen
3. Differenzierung der Effektor-Zellen

Wesentlich bei der Immunantwort ist die Kooperation zwischen T- und B-Zellen.

Fehlen der Immunantwort: Toleranz
Immunsuppression

- Zytostatika,
- Kortikosteroide,
- Ganzkörperbestrahlung,
- besondere Medikamente: Cyclosporin, Azathioprin,
- Antilymphozytenserum: Lymphozyten werden einem Tier injiziert, dieses erzeugt Antikörper – so kann man Immunglobuline gegen Lymphozyten gewinnen,
- Antikörpergabe gegen Zelloberflächenantigene: z. B. Gabe von monoklonalem Antikörper gegen CD 3-T-Zellenrezeptorkomplex.

Die exogene Unterdrückung einer Immunreaktion heißt **Immunsuppression.**

26.6 Spezielle immunologische Abwehrreaktion

Die immunologische Verteidigung ist ein spezifischer Abwehrmechanismus und jeweils gezielt gegen „Fremdstrukturen" gerichtet.

26.6.1 Infektionsabwehr

Erreger von Infektionskrankheiten werden als „fremd" erkannt und lösen eine spezifische Immunantwort aus. Entsprechend den verschiedenen Typen von Krankheitserregern kommen unterschiedliche Mechanismen zum Einsatz.

Bakterien und Pilze

Für die Abwehr mikrobieller Infektionen sind in erster Linie die *Phagozyten* (Makrophagen und Mikrophagen) sowie eine akute entzündliche Gewebsreaktion zuständig; dies geschieht unter **Mitwirkung des Immunsystems, denn Phagozyten müssen immunologisch aktiviert werden.**

Phagozyten sind die entscheidenden Zellen der Abwehr von Bakterien- und Pilzinfektionen. „Phagozytose kann durch nichts ersetzt werden."

Granulozyten und Makrophagen sind für die Abwehr verschiedener bakterieller Infektionen von unterschiedlicher Bedeutung. Granulozyten sind vor allem bei der Bekämpfung sogenannter *„pyogener" Bakterien* = Eitererreger (Staphylokokken, Streptokokken etc.) wichtig, während die Abwehr von *„fakultativ intrazellulär vegetierenden"* Bakterien (Mykobakterien) eine Aufgabe der Makrophagen ist.

T-Zellen sezernieren nach Antigen-Kontakt *Zytokine* (siehe 24.4.4). Besonders wichtig sind dabei *„migration inhibitory factor"* (MIF) sowie *„macrophage activating factor"* (MAF).

MIF: hindert die Makrophagen daran, den Reaktionsort zu verlassen.

MAF: lockt und aktiviert die Makrophagen. Intrazellulär vegetierende Bakterien können nur von MAF-aktivierten Makrophagen zerstört werden.

Viren

Virusproteine werden von körpereigenen Zellen produziert und zum Teil an der Zelloberfläche exprimiert. Hier werden sie mit eigenen MHC-Antigenen assoziiert (siehe 26.1.2) und als Fremdantigene von spezifischen T-Lymphozyten erkannt. Es kommt zur Stimulation *zytotoxischer T-Zellen,* welche die virusinfizierten Zellen abtöten, wodurch die Synthese weiterer Viruspartikel gestoppt wird. T_c-Zellen haben für die Abwehr viraler Infektionen die größte Bedeutung.

Darüber hinaus kommt es auch zur Bildung *antiviraler Antikörper,* die entweder direkt oder durch Aktivierung von Komplement zu einer Virusneutralisation (Verhinderung der Bindung an den Virus-Rezeptor der Zelle) führen können.

T_c-Zellen und antivirale Antikörper sind die wirksamsten Abwehrmaßnahmen gegen Virusinfektionen.

Bei Virusinfektionen werden ferner von zahlreichen Zellen **Interferone**[17] gebildet, welche dann in anderen Zellen die Virusvermehrung blockieren. Die Interferone sind eine Familie von Glykoproteinen, die entweder auf eine Virusinfektion oder auf einen anderen, geeigneten Reiz[18] hin, durch verschiedene Zellen, z. B. Leukozyten, Fibroblasten, Epithelzellen, T- und B-Lymphozyten, gebildet werden.
Man unterscheidet **3 Typen der Interferone (IFN):**
IFNα: hauptsächlich von Granulozyten gebildet,
IFNβ: hauptsächlich von Fibroblasten gebildet,
IFNγ: hauptsächlich von T-Lymphozyten gebildet.

Die Interferone haben folgende Wirkungen:

- **antiviraler Effekt** durch Hemmung der Virusreplikation,
- **antiproliferativer Effekt** durch Wachstums- und Teilungshemmung von normalen Zellen, aber auch von Tumorzellen,
- **immunmodulatorischer Effekt** durch Aktivierung von Makrophagen und NK-Zellen sowie durch Hemmung der T-Zell-Proliferation und der B-zellulären Antikörperbildung.

Interferone wirken nicht direkt, sondern es wirkt die Bildung der Zwischensubstanz **TIP** = *„translation inhibitory protein"*.

Beispiel: Eine virusbefallene Zelle produziert Interferon, dieses wird auf andere Zellen übertragen; es ist gleichgültig, ob diese auch virusinfiziert sind oder nicht. In diesen „Zweitzellen" regt Interferon die Synthese von TIPs an, letztere hemmen die Translation, d. h. die Übersetzung des genetischen Virusmaterials in die zelleigene Eiweißproduktion. Die Virusreplikation wird dadurch blockiert, daß keine virusspezifische Messenger-RNA gebildet wird.

Protozoen[19]

Die Protozoen stellen weltweit gesehen die häufigsten Krankheitserreger dar (z. B. Amoebenruhr, Malaria, Leishmaniose u. a.). Die meisten Protozoeninfektionen werden mit der Bildung *spezifischer Antikörper* beantwortet, der weitere Effekt ist entweder *Phagozytose* oder *Lyse.* Da sich Protozoen jedoch häufig intrazellulär aufhalten und vermehren, können sie sich auf diese Weise der Abwehr entziehen und lange Zeit persistieren.

Metazoen[20] = Helminthen[21] = Würmer

Die Abwehr erfolgt in erster Linie durch einen *ADCC-Mechanismus* (siehe 26.1.1), wobei neben eosinophilen Granulozyten vor allem Makrophagen aktiv sind. Hier scheint auch die Bedeutung von IgE-Antikörpern zu liegen, die bei Wurminfektionen stark erhöht sind.

26.6.2 Immunisierung als Schutz vor Infektionskrankheiten

Immunisierung = Erwerb von spezifischen Antikörpern ist ein guter Schutz vor Infektionskrankheiten, welche durch den entsprechenden, spezifischen Erreger ausgelöst werden.

17 inter (lat.), zwischen; ferere (lat.), tragen. Interferon = „Zwischenträger".
18 Infektionen mit bestimmten Bakterien, Antigen-Stimulus, Mitose-stimulierende Faktoren.
19 Einzeller, zum Tierreich gehörende Organismen.
20 Vielzeller.
21 helmis, helminthos (griech.), Eingeweidewurm.

26.6.2.1 Aktive Immunisierung

Die spezifischen Antikörper werden vom Individuum selbst gebildet. Dies kann auf drei Wegen erfolgen:

1. **Durch das Überstehen einer immunisierenden Infektionskrankheit** (z. B. Scharlach, Masern, Diphtherie etc.). Die Krankheitserreger = Antigene haben zur Bildung entsprechender Antikörper angeregt.
2. **Durch eine stumme, symptomlose Infektion** = sogenannte **stille Feiung.** Dieser Mechanismus spielt bei der natürlichen Durchimmunisierung der Bevölkerung eine wesentliche Rolle.
3. **Durch eine Schutzimpfung.** Es stehen verschiedene Arten von Impfstoffen zur Verfügung:

Lebendimpfstoffe

Durch eine Impfung mit Lebendimpfstoffen ahmt man die natürliche Infektion nach, die Schutzwirkung ist Optima.

- Erreger werden in abgeschwächter Form (= **attenuierte[22] Erreger)** verabreicht. Dazu wird der Erreger im Laboratorium so verändert, daß er nur mehr minimale krankheitsauslösende Eigenschaften besitzt, aber die Antikörperproduktion veranlaßt (z. B. BCG, Polio-Schluck-Impfung, Röteln, Masern, Mumps).

  Achtung: Werden Personen mit Immundefekten mittels abgeschwächtem Lebendimpfstoff behandelt, so können bedrohliche Infektionskrankheiten ausgelöst werden!

- Man verabreicht Substanzen, die ein **ähnliches Antigenmuster** haben wie der pathogene Erreger; auch dadurch wird der Organismus zur Antikörperbildung angeregt (z. B. Vaccinia-Virus der Pockenimpfung).

Totimpfstoff

- Die Erreger werden mit einem geeigneten Verfahren (Hitze, Formalin u. a.) **inaktiviert oder abgetötet,** sodaß man apathogene Antigene erhält. Totimpfstoffen werden oft noch Hilfsstoffe (Adjuvantien) zugesetzt, um ihre Wirksamkeit zu erhöhen; solche Präparate nennt man Adsorbatimpfstoffe (z. B. Keuchhusten, FSME).
- **Toxoidimpfstoffe** sind im Laboratorium gewonnene und **entgiftete Ektotoxine** von Bakterien; die Entgiftung erfolgt meist durch Formalin; man gewinnt einen ungiftigen, aber gegen das Toxin immunisierenden Stoff (z. B. Diphtherie, Tetanus).

Wichtige Unterscheidung:
Attenuierte Erreger sind nur stark abgeschwächt, d. h. nicht virulent[23], aber prinzipiell pathogen. Totimpfstoffe und Toxoidimpfstoffe sind apathogen.

Erklärung: Wären attenuierte Erreger apathogen, so könnten sie bei Personen mit Immundefekten keine Krankheiten auslösen!

Die aktive Immunität entsteht nicht schlagartig, sondern die AK-Bildung erfordert ungefähr eine Woche. Da es sich um körpereigene Immunglobuline handelt, hält die aktive Immunisierung verhältnismäßig lange an. Wenn auch die AK-Produktion nach einer gewissen Zeit sistiert, so werden doch auf einen erneuten Reiz = *2. Infektion* oder eine *Nachimpfung* schnell große Mengen von IgG produziert: *Sekundärantwort mit Booster-Effekt* (siehe 26.4), *anamnestische Reaktion.*

26.6.2.2 Passive Immunisierung

Die bereits fertigen, spezifischen Antikörper werden von außen zugeführt. Heilseren sind Immunglobulinkonzentrate, die vom Menschen (Rekonvaleszentenserum) oder Tier (Serum von künstlich aktiv-immunisierten Tieren) gewonnen wurden.

Heterologe Heilseren: stammen von Tieren (Pferd, Rind, Hammel) und enthalten daher Fremdeiweiß; können Überempfindlichkeitsreaktionen auslösen.

Homologe Heilseren: stammen vom Menschen und verursachen praktisch keine Nebenwirkungen. Es soll, wenn nur irgend möglich, ausschließlich homologes Serum verwendet werden.

Die passive Immunität entsteht praktisch sofort, da spezifische Antikörper in den Organismus gebracht werden. Die Wirkungsdauer ist kurz, etwa 4 Wochen.

Die Immunglobulinabgabe kann als *Prophylaxe* (z. B. Reise in infektionsgefährdete Länder) oder *auch nach erfolgter Infektion* (Diphtherie-Antitoxin, Tetanus-Antitoxin) durchgeführt werden.

Die *gentechnische Herstellung* von Impfstoffen gewinnt zunehmende Bedeutung; damit hat man absolut reine (monoklonale) Substanzen zur Verfügung (z. B. Impfung gegen Hepatitis B).

Eine passive Immunisierung besteht auch beim Neugeborenen, durch von der Mutter diaplazentar übertragene Antikörper. Das Kind erhält spezifische Antikörper gegen jene Krankheitserreger, wogegen die Mutter aktiv immunisiert wurde. Daher ist in den ersten Lebensmonaten ein ziemlich guter Infektionsschutz vorhanden.

---

22 attenuere (lat.), dünn machen, schwächen, vermindern.
23 virulentus (lat.), giftig.

Immunität:
Schutzzustand des Organismus gegenüber bestimmten Infektionskrankheiten durch Vorhandensein von spezifischen Antikörpern gegen die Erreger.

Achtung: Bei Personen mit einem beeinträchtigten Immunsystem kann die Immunantwort gegen eine Impfung bzw. eine Infektion ausbleiben. Die Folge davon ist, daß die übliche Labormethode „*Antikörpernachweis*" negativ ausfällt.

Beispiel 1: Patient erkrankt mit den klinischen Symptomen einer akuten Virus-Hepatitis. Die Antikörper-Serologie ist negativ, die klinische Diagnose daher unsicher. Erst mit der Polymerase-Kettenreaktion konnten Nukleinsäuren eines Hepatitis-Virus nachgewiesen werden.

Beispiel 2: Ein Mädchen wird während der Pubertät gegen Röteln geimpft. Anläßlich einer späteren Schwangerschaft wird deshalb die Mutter und das Kind als geschützt erklärt. Ein gewissenhafter Arzt veranlaßt eine Überprüfung des Antikörperstatus. Ergebnis: keine Röteln-Antikörper, daher keine Immunität gegenüber einer Röteln-Embryopathie.

26.6.3 Tumorabwehr

Die Immunantwort hat mit Sicherheit Einfluß auf die Beziehung Tumor ↔ umgebendes Gewebe (lymphozytisch-histiozytäre Reaktion, siehe 25.3.2) und die Beziehung Wirtsorganismus ↔ Tumorentstehung (Immunsurveillance, siehe 25.8.2).
Einzelheiten sind jedoch weitgehend unklar.

- Sicher ist: **Immundefiziente und immunsupprimierte Patienten erkranken deutlich häufiger an malignen Tumoren als Menschen mit normaler Immunabwehr.**

  Dem widersprechen die Beobachtungen an der „Nacktmaus": Dies ist ein Inzuchtstamm haarloser Mäuse mit einem vererbten Thymusdefekt. *Trotz T-Zell-Mangels bekommen solche Mäuse keineswegs häufiger maligne Tumoren!* Vielleicht spielen hier die NK-Zellen eine entscheidende Rolle.

- Wahrscheinlich ist: Die **Zellinfiltration des Tumorrandes und des Tumorstromas** mit T-Lymphozyten, Granulozyten, Plasmazellen und Mastzellen ist eine immunologische Abwehrreaktion.

  Mit Sicherheit ist dies beim Seminom des Hodens und beim medullären Mammakarzinom der Fall. Hier ist die Dichte der Zellreaktion ein Gradmesser für die Abwehraktivität.

- Theoretisch ist: Die im Organismus durch Mutation häufig entstehenden **Tumorzellen werden als fremd erkannt und durch T_c-Lymphozyten oder NK-Zellen ausgemerzt.**

  Die Effektivität des Immunsystems reicht jedoch (in den meisten Fällen) nicht aus, um ein Tumorwachstum zu unterbinden. Ob die Schuld daran bei einem zu schwach wirksamen Immunsystem liegt, oder die Immunabwehr von zu starkem Tumorwachstum überrollt wird, ist nicht entschieden.

Tumorzellen unterscheiden sich, was die antigenen Oberflächenmerkmale betrifft, oft deutlich von den Zellen des Muttergewebes.

Einerseits kann es zum Verlust von Oberflächenmolekülen kommen, andererseits können neue Antigenstrukturen auftreten. Letztere sind entweder solche, die tatsächlich noch nie vorhanden waren = **Neoantigene,** oder es sind solche, welche nur im fetalen Gewebe exprimiert werden = **onkofetale Antigene.**

Tumoreigene Antigene können in folgende Kategorien unterteilt werden:

- individualspezifische Tumorantigene, d. h. nur bei einem individuellen Tumor vorkommend: **tumorspezifische Transplantationsantigene** (siehe 26.6.4);
- nicht absolut spezifische, aber weitgehend für den Tumortyp charakteristische Antigene, d. h. typischerweise bei bestimmten Organtumoren vorkommend: **tumorassoziierte Antigene** (siehe 25.3.6);
- **unspezifische Antigene,** d. h. sie kommen auf Tumorzellen, aber auch auf Normalzellen vor.

Da Antigene grundsätzlich eine Immun(Abwehr)-Reaktion auslösen, ist auch die **Immunabwehr gegen tumorassoziierte Antigene und damit gegen Tumorzellen durchaus möglich.**

- **Stimulierte Makrophagen** können gegen Tumorzellen vorgehen. Die Stimulation kann z. B. durch MAF, Interferon, BCG u. a. erfolgen.
- **NK-Zellen** sind in der Lage, Tumorzellen zu zerstören.
- **T_c-Zellen** vermögen Tumorzellen zu töten.
- **B-Zellen** können Antikörper gegen Oberflächenantigene von Tumorzellen bilden, wodurch (gemeinsam mit Komplement) ein zytotoxischer Effekt entsteht.

Warum funktioniert die immunologische Tumorüberwachung aber leider häufig nicht?

- Die Tumorzellen haben keine oder zu geringe antigene Wirkung.
- Das Immunsystem ist tolerant und akzeptiert die Tumorzellen.
- Die gegen Tumorantigene gebildeten Antikörper docken zwar an, lösen aber keine Reaktion aus; im Gegenteil – die Antigene werden abgeschirmt und dadurch die Tumorzellen im weiteren nicht mehr als fremd erkannt.

- Die Tumorantigene lösen sich von der Zelloberfläche ab und binden an T-Zell-Rezeptoren; die Tumorzellen selbst werden nicht attackiert, die T-Zellen diesbezüglich blockiert.

26.6.4 Transplantatabstoßung

Ein immunologisch ausgerüsteter Organismus akzeptiert nur als *„nicht fremd"* erkannte, also *„genetisch idente"* Transplantate.

- **Autotransplantat:** innerhalb des Organismus von einer Stelle auf eine andere, also autolog. Das Transplantat heilt nach den Prinzipien der Wundheilung ein.
- **Isotransplantat:** von einem Individuum auf ein genetisch identes, anderes Individuum, also z. B. zwischen eineiigen (Monzygoten) Zwillingen. Keine Abstoßung.
- **Allotransplantat:** von einem Menschen auf einen genetisch differenten, anderen Menschen. Dieser Transplantationsvorgang spielt in der Humanmedizin die größte Rolle.
- **Xenotransplantat:** zwischen Individuen unterschiedlicher Spezies, z. B. Affe → Mensch. Diese Transplantationsart befindet sich im Experimentierstadium.

> Das Schicksal eines Transplantates hängt von der genetischen Übereinstimmung zwischen Spender und Empfänger ab.

Die genetische Übereinstimmung zwischen Transplantat und Empfänger wird durch die sogenannten **Transplantationsantigene** bestimmt:

1. Die **Antigene der „großen" Blutgruppen** = ABO-System, Rh-Faktor.
2. Das **Antigen des MHC = HLA-Komplexes** (siehe 26.1.2).
3. Weiters noch eine Anzahl sogenannter **„kleiner" Transplantationsantigene;** eine Unverträglichkeit in diesem Bereich kann durch medikamentöse Immunsuppression meist unter Kontrolle gehalten werden.

Ziel der Auswahl eines Spenderorgans ist eine weitestgehende, immunologische Toleranz im Transplantatempfänger. Die Antigensituation wird vor der Transplantation serologisch überprüft; hat man genügend Zeit (Lebendspender), so werden Lymphozytenkulturen von Empfänger und Spender gegeneinander getestet.
Dies ist aber keineswegs immer möglich, denn weit häufiger ist der Organspender ein hirntoter Patient, und die ganze Aktion muß ziemlich rasch erfolgen.

Erfolgt die **Transplantation eines nicht kompatiblen[24] Organs** zum ersten Mal, und ist der Empfänger nicht sensibilisiert, kommt es zur **„first-set-reaction"**. Ein zweiter Kontakt, d. h. eine zweite Transplantation vom selben (ungeeigneten) Spender trifft dann einen bereits sensibilisierten Empfänger und löst eine **„second-set-reaction"** aus.

First-set-reaction
Kommt beim nicht sensibilisierten Empfänger vor. Das Transplantat wird innerhalb der ersten Tage stark vaskularisiert und durchblutet. Am Rande des Transplantates erscheinen innerhalb von 48 Stunden reichlich Granulozyten. Zwischen dem 3. und 9. Tag tritt eine allmähliche Verminderung der Durchblutung und zunehmende Infiltration mit Lymphozyten, Monozyten, aber nur wenig Plasmazellen ein. Ab dem 7.–8. Tag bildet sich eine Nekrose, bis zum 12. Tag wird das Transplantat völlig nekrotisch, demarkiert und abgestoßen. Im Transplantat und in der Umgebung finden sich Thrombosen, Blutungen und Ödeme.

Second-set-reaction
Bei einem durch Spenderzellen bereits sensibilisierten Empfänger entsteht eine nur geringe oder überhaupt keine Vaskularisation des Transplantats. Es erfolgt eine rasche und dichte Infiltration mit polymorphkernigen Granulozyten, Lymphozyten und Plasmazellen. Thrombosen und Gewebsnekrosen entstehen innerhalb weniger Tage. Die Abstoßung erfolgt bereits am 2.–3. Tag.

Der **Mechanismus einer Transplantatabstoßung** verläuft typischer Weise in drei Phasen:

1. **Erkennungsphase:** Das Transplantat wird vom Empfängerblut durchströmt, „nicht-passende" Antigene werden erkannt und den immunkompetenten Zellen präsentiert.
2. **Proliferationsphase:** In den sekundären lymphatischen Organen proliferieren und differenzieren die Effektor-Zellen der B- und T-Reihe. Es entstehen also T_c-Zellen und Plasmazellen mit spezifischer Antikörperproduktion.
3. **Destruktionsphase:** T_c-Zellen erreichen das Transplantat und zerstören einzeln die Zellen. Die Antikörper binden an die Oberflächenantigene des Transplantates, und das Komplementsystem wird aktiviert; die Folge sind Gewebsdestruktion und Leukozyteninfiltration. K-Zellen vom ADCC-Typ greifen in die Tranplantatzerstörung ein.

Je nach **zeitlichem Ablauf** unterscheidet man eine **perakute, akute** und **chronische Transplantatabstoßung.** Die akute Abstoßung ist überwiegend eine T_c-Reaktion, die perakute und chronische Form ist überwiegend auf humorale Antikörper zurückzuführen und somit eine B-Reaktion.

Die Morphologie der Transplantatabstoßung am Beispiel Niere

Die Nierentransplantation stellt heute eine brauchbare Alternative zur chronischen Dialyse dar. In der Regel werden entweder Nieren

24 cum (lat.), zusammen; patibilis (lat.), erträglich.

von Verwandten (Lebendspender) oder frisch Verstorbener verpflanzt. Neben zahlreichen Vorteilen, wie der physiologischen Ausscheidung, Verbesserung der Lebensqualität etc., stehen aber auch Nachteile, die in der Unverträglichkeit zwischen Spenderorgan und Empfänger liegen und zur Abstoßung des Transplantates führen können. Die Implantation der Spenderniere findet üblicherweise in der seitlichen Wand des Unterbauches statt. Die A. renalis wird mit der A. iliaca int. End-zu-End verbunden, während die V. renalis mit der V. iliaca comm. End-zu-Seit anastomosiert wird. Der Ureter wird in der Harnblase neu implantiert.

Perakute Abstoßung

Beginnt unmittelbar nach Eröffnung der Blutgefäßanastomosen oder innerhalb der ersten Stunden nach der Operation. Kommt vor *bei Empfängern mit präexistenten Antikörpern gegen das Spenderorgan* (z. B. Blutgruppen-Unverträglichkeit, Sensibilisierung des Empfängers durch Bluttransfusionen, Hämodialysen etc.). Es handelt sich um eine **perakute, humorale Abstoßungsreaktion.** Innerhalb kürzester Zeit intravasale Thromben mit Nekrose des Transplantates (sogenanntes „weißes, ischämisches Transplantat").

Da die Endothelzellen als erste Kontakt zu dem fremden Empfängerblut bekommen, bilden sie die Hauptangriffspunkte von präexistenten Antikörpern, die sich an das Endothel binden und Komplement aktivieren. Folgen sind Endothelläsionen (Ablösen der Endothelien von der Unterlage) und nachfolgende, intravasale Thrombenbildung. Es geschieht sehr rasch oder bereits während der Transplantation oder wenige Stunden danach.

Heute ist dies eine sehr seltene Komplikation, da vor der Transplantation ja entsprechende Verträglichkeitstests durchgeführt werden.

Histo: fibrinoide Nekrosen an Arteriolen, Vasa afferentia und Glomerulumkapillaren; Gefäßverschlüsse durch Fibrinthromben und Ablagerung von IgM- und IgG-Komplexen; Tubulusnekrosen.

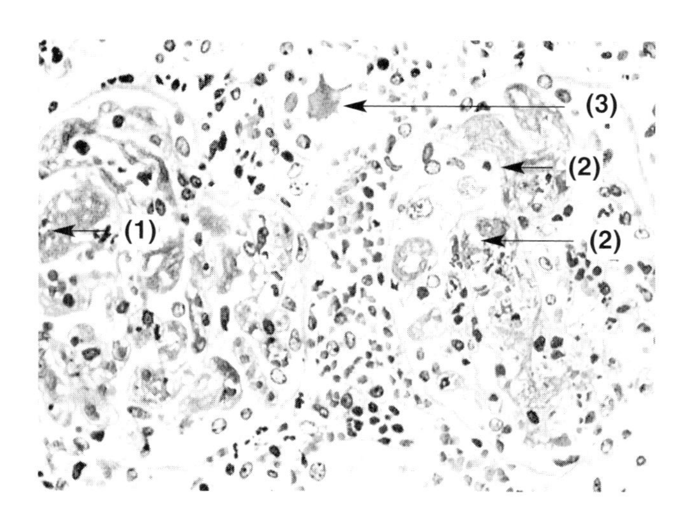

Abb. 26.12: Perakute Abstoßung eines Nierentransplantates. Fibrinoide Nekrosen an Glomerulumkapillaren (1), Fibrinthromben (2), Tubulusnekrose (3).

Akute Abstoßung

- **Akute zelluläre Abstoßungsreaktion**
  Histo: dichte Lymphozyteninfiltrate, überwiegend T_c-Zellen; Parenchymnekrosen.
  Die zelluläre Abstoßungsreaktion reagiert gut auf immunsuppressive Therapie.
- **Akute vaskuläre Abstoßungsreaktion**
  Histo: Transplantationsvaskulopathie, d. h. Endothelzellschäden, lymphozytäre Infiltration der Intima, Thrombosen, Intimproliferation mit Lichtungseinengung bzw. Lichtungsverschluß, bedingt durch IgG-Antikörper und T-Zellen, gerichtet gegen Endothelzellen-Alloantigene.
  Die vaskuläre Abstoßungsreaktion ist durch immunsuppressive Therapie kaum beeinflußbar.

Chronische Abstoßung

Beginn nach einigen Monaten; langsam fortschreitende Schädigung des Transplantates. Es handelt sich um eine **chronische, vaskuläre Abstoßungsreaktion.**

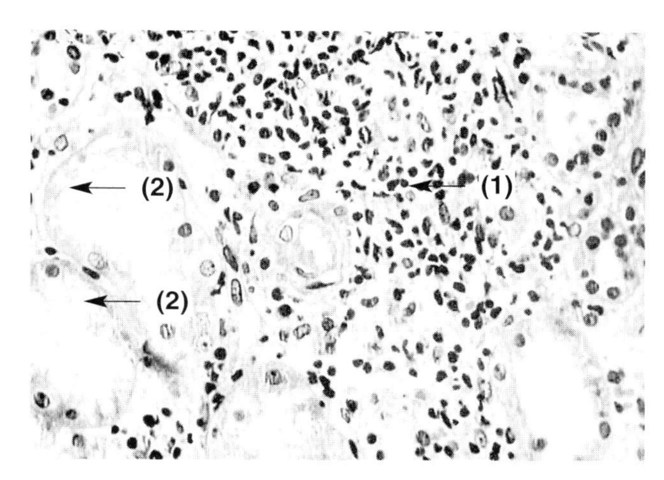

Abb. 26.13: Akute zelluläre Abstoßung eines Nierentransplantates. Infiltration mit lymphatischen Zellen, vorwiegend T_c-Zellen (1), Tubulusnekrosen (2).

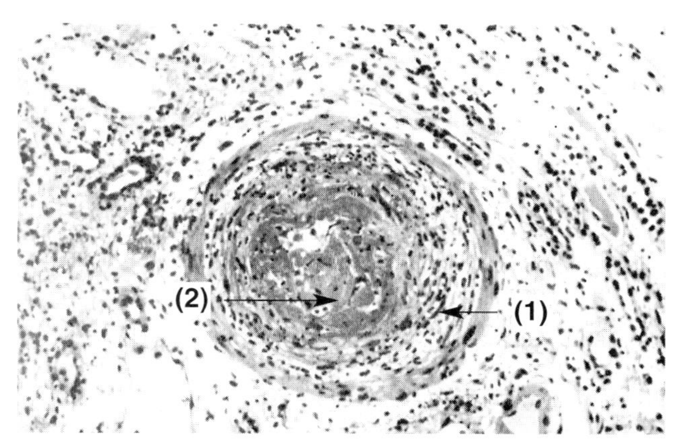

Abb. 26.14: Akute vaskuläre Abstoßung eines Nierentransplantates. Intimaverdickung mit lymphozytärer Infiltration (1), Lichtungsverschluß durch frische Thromben (2).

Histo: obliterierende Arteriopathie, d. h. Intimaproliferation mit starker Bindegewebsneubilung = Fibrose und Sklerose; dadurch letztendlich Gefäßverschlüsse mit konsekutiven Gewebsnekrosen. Graft: Arteriosklerose durch Proliferation von glatten Muskelzellen.
Analoge Veränderungen an den Glomerula.
Ursache der chronischen Abstoßung ist wahrscheinlich die dauernde Gefäßwandreizung durch Immunkomplexe. Letztere setzen sich aus Transplantat-Antigenen und Empfänger-Antikörpern zusammen. Auch eine chronische DTH-Reaktion, in der Mesenchymzellen Wachstumsfaktoren bilden, dürfte eine Rolle spielen.

Pathologie der Begleittherapie bei Transplantationen:
Die **Immunsuppression** erfolgt derzeit vor allem mit:
Cyclosporin: zyklisches Polypeptid, hemmt die T-Zell-Reifung sowie die Bildung von Interleukin 2 und TCGF.

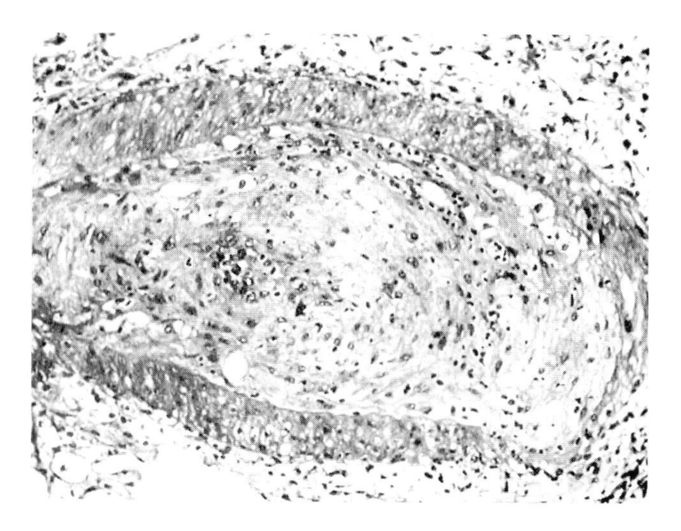

Abb. 26.15: Chronische Abstoßung eines Nierentransplantates. Obliteration der Arterienlichtung durch Bindegewebsneubildung.

Azathioprin: wirkt als Antimetabolit der DNA- und RNA-Synthese, also eigentlich als Zytostatikum.
Kortikosteroide: Hemmung der Proteinsynthese und damit der Antikörperbildung. Produktionsblockade von Interleukin 2 und Tumornekrosefaktor.
Anti-Lymphozyten-Serum.
Monoklonale Antikörper.

Ein immunsupprimierter Patient zeigt erhöhte Infektanfälligkeit mit schwerem Verlauf der Krankheit, Wundheilungsstörungen, evtl. Knochenmarksschädigungen und vor allem ein erhöhtes Tumorrisiko (vor allem Non-Hodgkin-Lymphome, Karzinome).

Graft-versus-host[25]-Reaktion
Dies ist eigentlich eine **umgekehrte Transplantationsreaktion:** *Implantierte Zellen gehen gegen den Empfängerorganismus vor.* Wenn einem Individuum fremde, immunkompetente Zellen in größeren Mengen injiziert (transplantiert) werden und der Empfänger nicht in der Lage ist, diese transplantierten Zellen zu vernichten, so können die transplantierten Lymphozyten durch die Antigene des Wirtes sensibilisiert werden und eine **immunologische Reaktion gegen den Wirt** verursachen = Umkehrung der Abstoßungsreaktion.

Symptome: Fieber, Exantheme, Diarrhoen, Anämie, Gewichtsverlust, Milzvergrößerung.

Kommt vor allem nach **Knochenmarkstransplantationen** vor, welche z.B. bei Immundefekten, bei aplastischen Anämien, nach Strahlenschädigung oder bei manchen Leukämien, Lymphomen und metastasierenden Karzinomen (nach vorheriger Ganzkörperbestrahlung) durchgeführt werden.

Runt disease (engl., Zwergenkrankheit): Kümmerwuchskrankheit als Sonderform der Graft-versus-host-Reaktion.

Beispiel: Immunologisch unreifen Versuchstieren werden Lymphozyten eines genetisch anderen Tieres (aber derselben Rasse) injiziert. Minderwuchs, Infektanfälligkeit, hämolytische Anämie, Splenomegalie, geringe Lebenserwartung.

Vorkommen beim Menschen z. B. nach maternofetalem Übertritt immunkompetenter Zellen.

Übersicht

1. **Infektionsabwehr**
   - Bakterien und Pilze: Immunologisch aktivierte Phagozyten; Mediatorsubstanzen MIF und MAF; Antibakterielle Antikörper
   - Viren: Zytotoxische T-Zellen; Antivirale Antikörper; Interferon
   - Protozoen: Antikörper
   - Metazoen: ADCC-Mechanismus
2. **Immunisierung durch Impfung**
   - Aktive Immunisierung
   - Passive Immunisierung
3. **Tumorabwehr**
   - Immunologisch stimulierte Phagozytose
   - NK-Zellen, T_c-Zellen
   - Antikörper gegen Tumorantigen
4. **Transplantatabstoßung**
   - Perakute Abstoßung
   - Akute Abstoßung: Zelluläre Abstoßungsreaktion; Vaskuläre Abstoßungsreaktion
   - Chronische Abstoßung

25 (engl.), „graft“ transplantat; „versus“, gegen; „host“, Wirt.

26.7 Erkrankungen des Immunsystems

Das Immunsystem hat unter normalen Verhältnissen nur positive Effekte für den Organismus: **Wahrung der Integrität = Unversehrtheit,** sowie **Unterscheidung zwischen „Selbst" und „Feind" mit entsprechenden Abwehrreaktionen.**

Krankhafte Veränderungen von Struktur oder Funktion des Immunsystems sind pathogen, d. h. sie lösen weitere Krankheiten aus: *pathogene Immunreaktionen.*

Krankheiten des Immunsystems

- **Pathogene Immunreaktionen:**
  Überempfindlichkeitsreaktionen
  Autoimmunerkrankungen
- **Immunmangelsyndrome:**
  Immundefekte
- **Neoplasien von Zellen des Immunsystems** (siehe 37.2, Spezielle Pathologie)

26.7.1 Überempfindlichkeitsreaktionen

Das Immunsystem an sich ist intakt, die Immunantwort auf den Antigenstimulus ist jedoch „anders": **überempfindliche, übersteigerte, krankmachende Reaktion.**

Andersempfindlichkeit und daher Andersreaktion = Allergie
Überempfindlichkeit = Hypersensitivität[26] = Hypersensibilität[27]

Häufig treten diese Wirkungen erst bei wiederholter Antigenzufuhr auf. Die erste Antigengabe führt zur Sensibilisierung, d. h. es werden B- und T-Effektorzellen, Antikörper sowie Gedächtnis-Zellen gebildet. Auf die zweite Antigenzufuhr reagiert das Immunsystem „anders = allergisch", und zwar im Sinne einer Überempfindlichkeit.

Antikörper-vermittelte Reaktionen treten innerhalb von Minuten bis Stunden ein: **Reaktion vom Soforttyp.** T-Zellen-vermittelte Reaktionen entstehen innerhalb von Stunden bis Tagen: **Reaktionen vom verzögerten Typ (DTH = delayed type hypersensitivity) bzw. Spättyp.**

26.7.2 Allergie ist, wenn die Immunabwehr Fehler macht

In den ersten Jahren des 20. Jahrhunderts beobachtete der Wiener Kinderarzt Clemens v. PIRQUET (1874–1929), daß die Behandlung des Scharlach mit Antitoxin-Serum vom Pferd bei manchen Patienten unerwartete Reaktionen hervorrief: Fieber, Ausschläge, Lymphknotenschwellungen – einige Kinder starben sogar. Zunächst war es unerklärlich, warum einmal Immunität = Schutz, und einmal Überempfindlichkeit = Schaden, entstand.

In diesem Dilemma fand PIRQUET den richtigen Weg, indem er Immunität wie auch Überempfindlichkeit als auf das Innigste miteinander verbunden erkannte. Nach dem Kontakt mit einem Antigen – z. B. dem Pferdeserum – tritt der Organismus in eine Phase der erworbenen Andersempfindlichkeit, der **Allergie.**

Nichts anderes hatte PIRQUET 1906 festgestellt, aber der von ihm geprägte Begriff der Allergie wurde schon nach kurzer Zeit umgedeutet in krankhafte Überempfindlichkeit.

Heute wissen wir, daß allergische Manifestationen Immunreaktionen sind und dann auftreten, wenn das Immunsystem unangemessen reagiert, wenn die Immunabwehr also Fehler macht.

Wie ist das zu verstehen? Der Organismus unterscheidet zwischen *„Selbst"* und *„nicht Selbst"*. Das ist lebenswichtig!

Körperfremde Substanzen werden aber noch weiter unterteilt, in harmlos oder potentiell gefährlich und dementsprechend wird reagiert. Die „harmlosen" ignoriert der gesunde Körper, gegen die gefährlichen wehrt er sich.

Wenn dieser Erkennungsdienst jedoch versagt, kann eine harmlose Substanz fälschlich für eine gefährliche gehalten werden, und eine überschießende, überempfindliche Reaktion kommt in Gang. Es wird der totale Krieg gegen den falschen Feind erklärt. Das geschieht etwa bei einem Menschen, der mit einem normalerweise unschädlichen Material – etwa einem Kosmetikum, einer Halskette oder einer Pflanze – in Berührung kommt und darauf mit einer entzündlichen Reaktion (Rötung, Schwellung, Schmerzen) antwortet.

Leider kann das soweit gehen, daß ein Soja-Allergiker im Restaurant eine Pizza verzehrt, einen anaphylaktischen Schock bekommt und stirbt. Warum? Weil die Wurst auf der Pizza ausgerechnet Soja-Anteile enthielt und das Immunsystem falsch reagierte.

26 sensitivity (engl.), Empfindlichkeit.
27 sensibilis (lat.), sinnlich wahrnehmbar.

Allergien sind – entgegen der landläufigen Meinung – nicht erst eine Geißel unserer modernen Zeit. Beschreibungen allergischer Reaktionen gibt es schon aus dem antiken Griechenland: Im 5. Jahrhundert v. Chr. berichtete HIPPOKRATES von Menschen, die *„dem Käse feindlich"* seien, weil sich die Konstitution ihrer Säfte nicht mit diesem vertrage. Sechs Jahrhunderte später erwähnt GALEN schädliche Wirkungen mancher Pflanzen, Reaktionen, die wir heute als allergisch bezeichnen würden. Zu Beginn des 16. Jahrhunderts ließ der römische Kardinal Olivai CARAFFI alle Besucher abweisen, die zur Audienz einen Rosenstrauß mitbrachten: er litt an *„Rosenfieber"*.

Der Londoner Arzt John BOSTOCK schließlich beschreibt 1819 eine jahreszeitlich bedingte Nasenerkrankung – heute nennt man sie Heuschnupfen.

Charles RICHET (1850–1935), Professor für Physiologie an der Pariser Universität, begleitete 1902/03 den Prinzen von Monaco auf einer Schiffsreise in die Tropen. In Erinnerung an den antiken König MITHRIDATES, der sich mit winzigen Giftmengen gegen Attentate *„immun"* machen wollte, experimentierte RICHET mit Hunden, denen er Giftextrakte aus Seeanemonen injizierte. Eines seiner Versuchstiere, *„ein schöner, großer Hund namens Neptunus"*, blieb nach der ersten Injektion völlig gesund. Als er aber drei Wochen später eine zweite Spritze bekam, starb das Tier binnen 25 Minuten. RICHET nannte das Phänomen **„Anaphylaxie"** = Schutzlosigkeit und vermutete, daß mehrfache Injektionen die Giftwirkung potenzierten. Für diese (falsche) Entdeckung erhielt er 1913 den Nobelpreis. Tatsächlich hatte er aber den Beweis geliefert, daß einer anaphylaktischen Reaktion stets eine Sensibilisierung vorausgeht, d. h. Antikörper gebildet werden müssen. Sechs Jahrzehnte später, 1966, identifizierte das japanische Ehepaar Kimishige und Teruko ISHIZAKA gleichzeitig mit dem Schweden Gunnar JOHANSSON die *„schädigenden Antikörper"*. Es sind die Immunglobuline E, welche die Anaphylaxie verursachen.

Vor wenigen Jahren fand man heraus, daß die Produktion dieser Immunglobuline durch Erbanlagen genetisch beeinflußt wird. Ein hoher IgE-Spiegel kann schon bei Kleinkindern auftreten, wenn von beiden Eltern diese Anlage vererbt wurde (siehe 26.7.3, Atopie). Dieser Befund bestätigte die alte Vermutung, daß die Disposition zu allergischen Reaktionen familiär erblich ist.

Es steht außer Zweifel: Allergische Erkrankungen sind häufiger geworden. Vieles wird dafür angeschuldigt – von den zunehmenden Schadstoffen bis zu veränderten Eßgewohnheiten – aber genau können wir die Zunahme nicht erklären. Vor zwanzig Jahren reagierten rund ein Drittel der Bevölkerung bei allergischen Hauttests positiv, heute sind es noch genausoviel. Die Menschen sind also nicht empfindlicher geworden, aber die allergischen Krankheitsreaktionen nehmen zu. Das war vor zwanzig Jahren bei 15 Prozent der Fall, heute sind es schon über 20 Prozent der Bevölkerung, welche eine echte Allergie haben.

Weder Charles RICHET noch Clemens v. PIRQUET hatten eine Ahnung, welch gewaltiges Gebäude medizinischer Forschung auf den von ihnen gelegten Grundsteinen errichtet werden würde. Auch das Schicksal der beiden Forscher verlief völlig unterschiedlich. RICHET wurde 85 Jahre alt und erhielt den Nobelpreis, PIRQUET verübte mit 55 Jahren Selbstmord.

26.7.3 Einteilung der Überempfindlichkeitsreaktion

Es sind 5 Typen der Überempfindlichkeitsreaktion zu unterscheiden:

Typ I: Anaphylaktische Sofortreaktion
Typ II: Antikörper-mediierte (humorale) Reaktion
Typ III: Immunkomplex-bedingte Reaktion
- ARTHUS-Typ
- Typ der Serumkrankheit

Typ IV: T-Zellen-vermittelte, verzögerte Reaktion
Typ V: stimulierende oder blockierende Reaktion

Die **Morphologie der Überempfindlichkeitsreaktionen** ist in ihren Grundprinzipien wenig variabel. Als Basisveränderungen kommen vor:

- **Entzündungsreaktionen** (Hyperämie, Ödem, Gerinnungsstörungen, Thrombosen, Vaskulitits)
- **Zellstörungen** (Lyse) bzw. **Gewebsnekrosen**
- **Schock**

Typ I: Sofortreaktion = anaphylaktische Reaktion (Abb. 26.16)

Die Antigene reagieren mit IgE-Antikörpern, welche an entsprechende Fc-Rezeptoren der Oberfläche von Mastzellen und basophilen Granulozyten binden; dadurch wird eine Degranulierung mit Freisetzung von Histamin und anderen Mediatorsubstanzen bewirkt. Die Reaktion tritt innerhalb weniger Minuten auf.

Die Antigene bei der Typ I-Reaktion sind immer *großmolekulare Substanzen:*
Hausstaub: wirksam sind Proteine aus dem Kot der Hausstaubmilben,
Pflanzenpollen,

Nahrungsmittel, z. B. Hühnereiweiß, Fisch,
Medikamente, z. B. Penicillin,
Röntgenkontrastmittel,
Insektengifte.

Die *Antikörper* sind *immer IgE*. Diese werden beim ersten Antigenkontakt gebildet und heften sich an die Zellmembran von Mastzellen und Basophilen. Bei erneutem Antigenkontakt kommt es zu einer AG-AK-Reaktion an der Oberfläche der Mastzellen und Basophilen. Eine Brückenbildung bzw. Vernetzung (siehe Abb. 26.16) zwischen mehreren IgE-Molekülen ist das Signal für die Degranulierung, d. h. die Freisetzung verschiedener Mediatorsubstanzen:

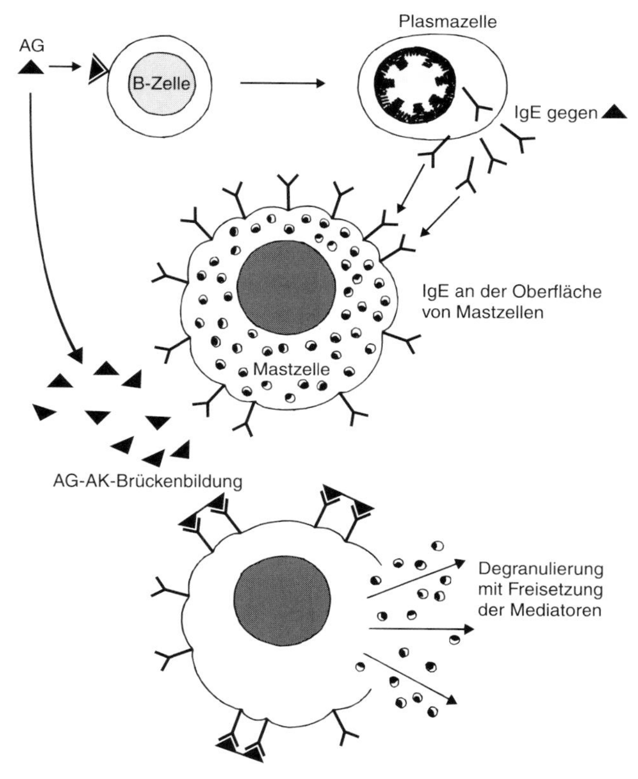

Abb. 26.16: Typ I: Sofortreaktion = anaphylaktische Reaktion.

Histamin, Serotonin: Steigerung der Gefäßpermeabilität → **Ödem**
Vasodilatation → Hyperämie, **Schock**
Kontraktion der glatten Muskulatur → **Bronchospasmus**
Stimulation der Schleimproduktion → abnorm zäher Schleim
PAF (siehe 24.4.8): **Aktivierung der Blutgerinnung** mit konsekutiver **Verbrauchskoagulopathie**
Prostaglandin D_2: bindet an Rezeptoren von glatten Muskelzellen und führt zu **Vasodilation** und **Bronchokonstriktion**
SRS-A = **„slow reacting substance of anaphylaxis":** langsam einsetzende, aber länger anhaltende Wirkung wie Histamin: Es handelt sich um Metaboliten der Arachidonsäure, die man als **Leukotriene** bezeichnet.
Zytokine: z. B. TNF, IL-1, IL-4. Letzteres induziert an Endothelzellen einen chemotaktischen Lockstoff für eosinophile Granulozyten.

Je nachdem, ob die Wirkung dieser Mediatoren auf bestimmte Regionen beschränkt ist oder den gesamten Organismus erfaßt, kommt es zur lokalen oder generalisierten Anaphylaxie.

- **Lokale Anaphylaxie**
  Sofortreaktion an jener Körperstelle, wo das Antigen erneut Kontakt aufgenommen hat.
  Urtikaria: juckende Quaddeln („Nesselausschlag") und Rötung an der Haut; z. B. nach Kontakt mit Gräsern.
  Heuschnupfen: Schwellung und exzessive Sekretion in Nasenschleimhaut und Bindehäuten.
  Asthma bronchiale: Bronchospasmus plus abnorme Schleimproduktion (Atemnot bis Erstickungsgefahr!)
- **Generalisierte Anaphylaxie**
  Sofortreaktion im gesamten Körper, obwohl das Antigen lokal zugeführt wurde, z. B. oral, Schleimhautkontakt durch Einatmen, intradermal, intravenös.
  Generalisierte Urtikaria, Bronchospasmus, Erbrechen, Diarrhoe, Blutdruckabfall.
  Die Extremform ist der oft tödliche, **anaphylaktische Schock.**
- Eine eigene Krankheitseinheit ist die **Atopie**[28].
  Darunter versteht man eine **familiäre Disposition zu allergischen Reaktionen Typ I.** Serum-IgE deutlicher erhöht, d. h. genetisch bedingte, erhöhte Produktion. Bereits beim ersten Kontakt kann es zur Reaktion gegen Substanzen aus der natürlichen Umgebung (Hausstaub, Nahrungsmittel, Haare, Blütenstaub ws.) kommen.
  Klinisch: Urtikaria, Konjunktivitis, Asthma bronchiale, Neurodermitis.

Typ II: Antikörper-mediierte (humorale) Reaktion (Abb. 26.17)

Bildung von Antikörpern (meist IgG, selten IgM oder IgA) gegen Antigene, welche an der Oberfläche von Zellen oder anderen Gewebskomponenten vorhanden sind. Die Reaktion erfolgt innerhalb von Stunden.

28 atopia (griech.), das Ungewöhnliche, Sonderbare.

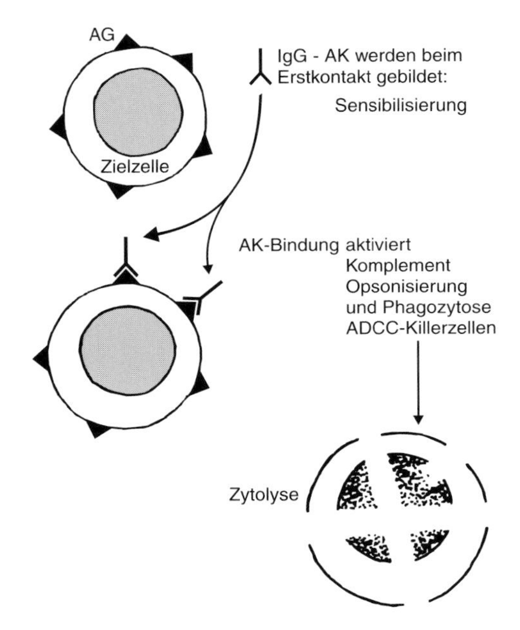

Abb. 26.17: Typ II: Antikörper-mediierte (humorale) Reaktion

Die **Antigene** sind entweder ein **Strukturbestandteil der Zellmembran** selbst, an der Membran **absorbierte Substanzen** (z. B. Medikamente) oder **extrazelluläre Gewebsproteine:**
Blutgruppenantigene an der Erythrozytenoberfläche (A, B, Rh),
Transplantationsantigene,
Antigenstrukturen an Tumorzellen,
Fremdantigene verbinden sich mit Oberfläche von Blutzellen; häufig sind es Medikamente (z. B. Penicillin, Phenacetin, Phenylbutazon, Sulfonamide, Phenothiazin, Chinin u. a.),
Basalmembranantigene.

Die *Antikörper* wurden beim Erstkontakt (oder durch Autoimmun-Mechanismen) gebildet, dadurch kann es im sensibilisierten Organismus zur Immunreaktion kommen. Die Folgen davon sind:
Komplementaktivierung,
Opsonisierung und Phagozytose,
Zytolyse bzw. **Gewebszerstörung.**

Beispiele für spezielle Krankheiten, welche auf Typ II-Überempfindlichkeitsreaktionen zurückzuführen sind:
Hämolyse bei Blutgruppenunverträglichkeit = Transfusionszwischenfälle,
Morbus haemolyticus neonatorum = Rh-Inkompatibilität,
Immunhämolytische Anämien,
Immunthrompenien,
Immungranulozytopenien.
Achtung: Die häufigsten Ursachen für Immunreaktionen an Blutzellen sind Medikamente, wesentlich seltener sind Autoimmun-Mechanismen!

Glomerulonephritis vom Anti-Basalmembran-Typ
Bullöses Pemphigoid[29]: an der Haut Zerstörung der Haftung zwischen Epidermis und Basalmembran → Abhebung der Epidermis → subepidermale Blasenbildung.
GOODPASTURE[30]**-Syndrom:** Antikörper gegen Basalmembran der Nierenglomerula (Anti-Basalmembranen-Glomerulonephritis) und der Lungenkapillaren (rezidivierende Lungenblutungen).

Typ III: Immunkomplex-bedingte Reaktion (Immunkomplexkrankheiten) (Abb. 26.18)

Die Antigene sind gelöst (nicht zellgebunden wie bei Typ II), die Antikörper entsprechend IgG und IgM.

Es können *exogene Umweltantigene, Krankheitserreger* (Viren, Bakterien, Parasiten), *Medikamente* und auch *Auto-Antigene* als Auslöser fungieren.
Die Bildung spezifischer Antikörper an das Antigen führt zu **Immunkomplexen;** diese werden **normalerweise durch Phagozytose entfernt** und ohne Schaden abgebaut.
Zirkulierende Immunkomplexe können unter bestimmten Bedingungen auch Krankheitssymptome verursachen.
Diese Bedingungen sind:

1. **Ablagerung der Immunkomplexe an Membranstrukturen:** Basalmembranen von Blutgefäßen, Basalmembranen von serösen Häuten bzw. Synovia, Basalmembran von Lungenalveolen.
2. **Komplementaktivierung.**
3. **Aktivierung von Entzündungsmediatoren.**

Weder das Antigen, noch der Antikörper reagieren spezifisch mit den Geweben, sondern erst die abgelagerten Immunkomplexe inszenieren die Entzündung.

Der Effekt der Reaktion ist abhängig von:

- der Menge der Immunkomplexe; diese steuert die Intensität der Reaktion;
- der Relation der Menge Antigen zu Antikörper; diese formt die Qualität der Reaktion.

29 pemphix (griech.), im übertragenen Sinn „Blase auf der Haut". Hier: Pemphigoid im Gegensatz zu Pemphigus.
30 Ernest William GOODPASTURE (1886–1960), amerikanischer Pathologe.

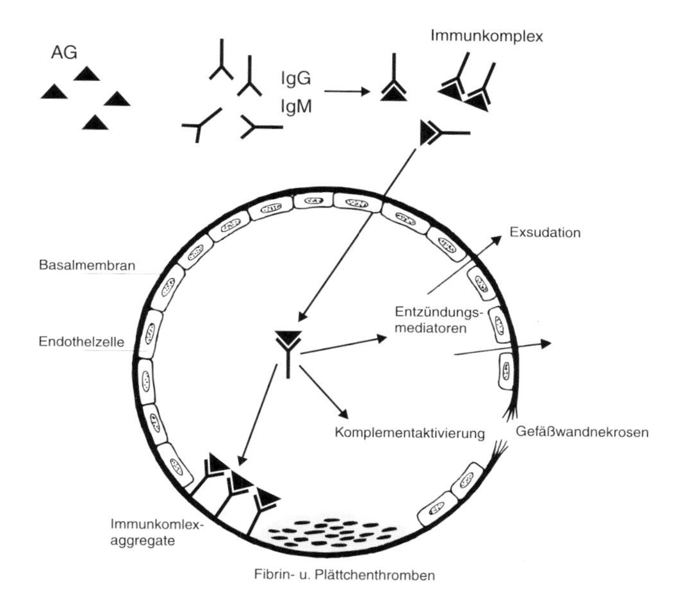

Abb. 26.18: Typ III: Immunkomplex-bedingte Reaktion.

Reaktion vom ARTHUS[31]-Typ
Das ARTHUSsche Phänomen läßt sich leicht experimentell erzeugen: ein *Versuchstier* wird durch intravenöse Antigenverabreichung *sensibilisiert* und erreicht nach etwa 2 Wochen einen *hohen Antikörperspiegel.* Injiziert man jetzt eine *kleine Menge des gleichen Antigens subkutan,* so entstehen *lokal Immunkomplexe* und durch die initiale *Komplementaktivierung* eine charakteristische Reaktion → **lokale Immunkomplexkrankheit bei Antikörper-Überschuß:**

- Thrombozytenaggregation mit Mikrothrombenbildung,
- chemotaktische Anlockung von Granulozyten,
- Phagozytose der Immunkomplexe,
- Freisetzung von Mediator-Substanzen und lysosomalen Enzymen.

An der Injektionsstelle kommt es *zentral zu einer Nekrose, umgeben von Blutungen* und *einer hellroten = hyperämisch-ödematösen Schwellung:* sogenannte *Kokarden[32]-Reaktion.*

Beispiele für ARTHUS-Reaktionen in der Humanmedizin
Die Krankheiten werden ausführlich in den entsprechenden Kapiteln der „Speziellen Pathologie" besprochen.
Farmerlunge: durch Einatmen von schimmeligem Heustaub; es entsteht eine exogen-allergische Alveolitis.
Nekrose der PEYERschen Plaques im Dünndarm bei **Typhus abdominalis.**

31 Maurice ARTHUS (1862–1945), Physiologe in Lausanne.
32 cocarde (franz.), Abzeichen.

Zöliakie: Das Antigen ist der Nahrungsmittelbestandteil Gluten (siehe 26.7.4.2).
Rheumatoide Arthritis: Die Immunkomplexwirkung erfolgt in der Synovia.

Reaktion vom Typ der Serumkrankheit
Nach *Injektion großer Mengen von artfremdem Serum* (z. B. Diphtherie-Antiserum, Tetanus-Antiserum, Antilymphozytenserum) kann bei nicht-sensibilisierten Menschen nach 5 bis 7 Tagen die sogenannte **Serumkrankheit** auftreten: Schüttelfrost, Fieber, Lymphknotenschwellungen, Gelenksschmerzen, Urtikaria, Albuminurie.
Es kam wie gewöhnlich und erwartet nach ca. 1 Woche zur Bildung von Antikörpern, dann aber entstanden *lösliche Immunkomplexe,* die eine generalisierte Reaktion mit sich brachten → **Systemische Immunkomplexkrankheit bei Antigen-Überschuß:**

- Immunkomplexablagerungen in verschiedenen Organen,
- jeweils Gefäßpermeabilitätssteigerung,
- jeweils Komplementaktivierung mit Freisetzung von Mediatorsubstanzen.

Beispiele für Erkrankungen vom Typ der Serumkrankheit:
Immunkomplex-Glomerulonephritis: Ablagerung von Immunkomplexen an der Basalmembran der Nierenglomerula.
Panarteriitis nodosa sowie **leukozytoklastische Vaskulitis:** entzündlich nekrotisierende Arterienerkrankungen.
Systemischer Lupus erythematodes (siehe 26.7.4.2).

Typ IV: T-Zellen-vermittelte, verzögerte Reaktion (Abb. 26.19)

Im sensibilisierten Organismus befinden sich entsprechend geprägte **T_{DTH}-Lymphozyten** (siehe 26.1).
Durch Antigen-Bildung werden eine Reihe von Zytokinen und Mediatorsubstanzen aktiviert, z. B.:

MAF = **„macrophage activating factor"** lockt und aktiviert Makrophagen.

MIF = **„migration inhibitory factor"** hindert Makrophagen und Granulozyten, den Reaktionsort wieder zu verlassen.

Chemotaktische Faktoren fördern die Lymphozytenansammlung.

Kolonie-stimulierende Faktoren steigern die Zellvermehrung und viele andere mehr.

Die aktivierten Makrophagen und T-Lymphozyten wirken zytotoxisch, die Mediatoren lösen eine Entzündungsreaktion aus. Der gesamte Ablauf erreicht erst nach 2 Tagen sein Maximum und heißt daher **Überempfindlichkeitsreaktion vom Spättyp.**

Die *Antigene* zur Auslösung einer zellvermittelten, verzögerten Reaktion sind vor allem:
Erreger von Infektionskrankheiten bzw. Bestandteile derselben,
Kontaktallergene gegenüber der Haut, z. B. Nickel,
Transplantationsantigene.

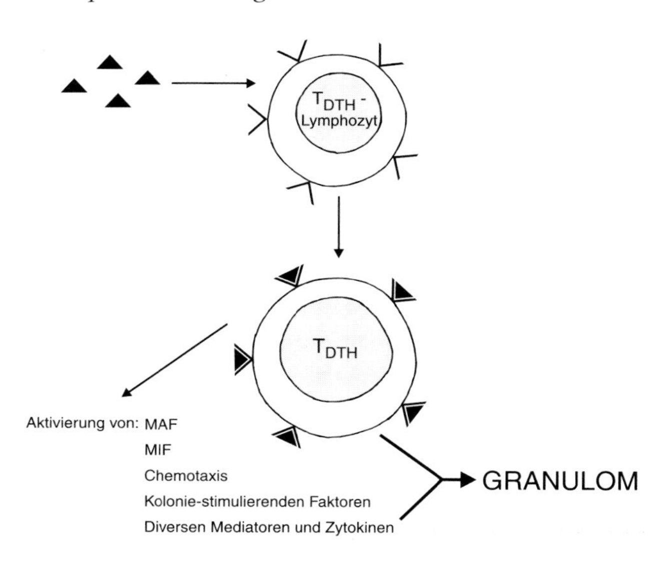

Abb. 26.19: Typ IV: T-Zellen-vermittelte, verzögerte Reaktion.

Als morphologisches Substrat einer verzögerten Reaktion entsteht häufig ein **Granulom:** Aktivierte Makrophagen wandeln sich in Epitheloidzellen um, Riesenzellen entstehen, Lymphozyten sind schon da; zytotoxische T-Zellen erzeugen Nekrosen.

Das klassische Beispiel eines solchen Vorganges ist die **Tuberkulinreaktion:** Tuberkuline = Tuberkuloproteine sind avirulente Bestandteile von Tuberkuloseerregern. Applikation von Tuberkulin in die Haut führt beim sensibilisierten Menschen nach 2 Tagen zu einem granulomatösen Infiltrat. Dies bedeutet, daß spezifische T_{DTH}-Lymphozyten vorhanden sind. Eine positive Tuberkulinreaktion entsteht nach Tuberkulose-Schutzimpfung oder bei bestehender Erkrankung.
Achtung: Da es auf die Reaktionslage und Möglichkeit des Organismus ankommt, ist auch bei florider Tuberkulose eine negative Tuberkulinreaktion möglich!

Typ V: Stimulierende oder blockierende Überempfindlichkeit (Abb. 26.20)
Es handelt sich um eine Modifikation der Typ II-Reaktion.

Das Antigen an der Zelloberfläche ist ein Rezeptor, der durch die Antikörper-Bildung besetzt wird. Es kommt zu keiner Komplementaktivierung und zu keiner Zytolyse, sondern **der Effekt ist entweder eine Stimulation oder eine Blockade der Rezeptorfunktion oder auch eine Stimulation von Effektorfunktionen.**

Beispiele:
1. Auto-Antikörper blockieren die TSH-Rezeptoren an den Schilddrüsenepithelien: Die Möglichkeit zur Stimulation wird blockiert, es kommt zur *Hyperthyreose.*
2. Auto-Antikörper gegen ein Antigen (Rezeptor) auf der Oberfläche von Schilddrüsenepithelien stimulieren Effektoren dieser Zellen zur vermehrten Hormonproduktion; es entsteht eine *Immunhyperthyreose.*

Die Signalübertragung von Rezeptor zu Effektor erfolgt durch die sogenannte G-Proteine (Guanyl-Nukleotide). Für die Entdeckung dieses zellinternen Übertragungsweges erhielten die Amerikaner Alfred G. GILMAN[33] und Martin RODBELL[34] den Nobelpreis 1994 für Medizin oder Physiologie.

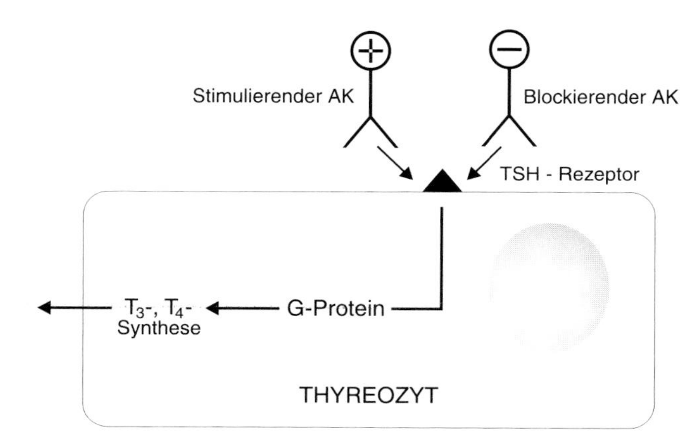

Abb. 26.20: Typ V: Stimulierende oder blockierende Überempfindlichkeit am Beispiel einer hormonproduzierenden Schilddrüsenzelle.

26.7.4 Autoimmunerkrankungen

Eines der schlimmsten Ereignisse im Rahmen von Immunreaktionen tritt dann ein, wenn sich das Immunsystem angriffslustig gegen körpereigene Strukturen wendet. Diese Gefahr, die dem Organismus droht, wenn seine Immunreaktionen nicht nur Fremdantigene eliminieren, sondern auch körpereigene Gewebe angreifen, hat bereits Paul EHRLICH als *„horror autotocicus"* bezeichnet.

Bei Autoimmunerkrankungen finden humorale oder zelluläre Immunreaktionen gegen körpereigene Strukturen statt.

33 Alfred G. GILMAN (geb. 1941), Pharmakologe in Dallas, Texas.
34 Martin RODBELL (geb. 1925), Biochemiker in Triangle Park, North Carolina.

Statt **autoimmun-** ist es viel besser, von **Auto-Aggression** zu sprechen, da gegen den eigenen Organismus = *„autos"* krankheitsauslösend und zerstörend = *„aggressiv"* vorgegangen wird.

Autoimmunerkrankung = besser charakterisiert als **Autoaggressionserkrankungen:**
Das Immunsystem kann (in definiertem Einzelfall) nicht mehr zwischen **„Selbst"** und **„Nicht-Selbst"** unterscheiden. Fehlgeleitete Immunabwehrreaktionen richten sich gegen körpereigenes Baumaterial, zerstören dasselbe und lösen somit Krankheitsprozesse aus.

Das Wesen der Autoaggressionserkrankungen ist ein Selbstangriff des Immunsystems gegen körpereigene Zellen und Gewebsstrukturen.

Nicht vergessen: Ein normal arbeitendes Immunsystem muß nicht nur Fremdsubstanzen ausschalten, sondern permanent „Eigenes" beseitigen, wie z. B. durch Mutationen veränderte Körperzellen, durch Viren oder maligne Entartung verfremdete Zellen, Zelltrümmer, Immunkomplexe und andere störende Strukturen.

Fehlgeleitete Immunantwortreaktionen können entweder *Funktionen stören* (z. B. Antikörper gegen Hormone und andere Signal-, Boten- und Steuersubstanzen), oder sie können *Körperzellen und Gewebsstrukturen attackieren und vernichten.*

26.7.4.1 Mögliche Ursachen der Autoaggression

Voraussetzung ist, daß die Immuntoleranz durchbrochen oder umgangen wird. Ist die Toleranz einmal aufgehoben, so wird das körpereigene Gewebe mit allen immunologischen Mitteln und Methoden angegriffen.
Achtung Nomenklatur: Es ist zu unterscheiden zwischen **Autoimmunerkrankung,** d. h. krankheitsauslösender, immunologischer Autoaggression und
Autoimmunphänomenen, d. h. leidliches Auftreten von Auto-Antikörpern ohne krankheitsauslösende Folgen (z. B. Antikörper gegen Myokard nach einem Herzinfarkt oder einer Herzoperation).

Wie kann es zu Autoaggressionsattacken kommen?

1. **Veränderung von Eigen-Antigenen**
   Schon geringe Abänderungen an AG-Strukturen im eigenen Organismus (z. B. unvollständig abgebautes Kollagen; enzymatisch verändertes Thyreoglobulin; molekulare Veränderungen durch Krankheitserreger, etwa Viren; Komplexbildungen mit Medikamenten; u. a.) können zum Auftreten Antikörper-provozierender, antigener Determinanten führen. *Das Selbst wird nur geringfügig verändert, aber damit bereits als Fremdes angesehen.*
2. **Freisetzung verborgener Auto-Antigene**
   Manche antigene Determinationen sind normalerweise *derart abgeschirmt, daß keine Toleranz entwickelt wird.* Dies gilt z. B. für Mitochondrienbestandteile, Myosinteile, Kristallin der Augenlinse, Retinabestandteil, Myelinprotein von Nerven, Spermien u. a.

   Nach einem Hodentrauma mit Austritt von Spermien ins Gewebe kommt es zur Bildung von Antikörpern gegen Spermatozoen.
   Bei einer penetrierenden Augenverletzung kann es etwas später zu einer autoaggressiven Entzündung des anderen Auges kommen, einer sogenannten *sympathischen*[35] *Ophthalmie.*
3. **Kreuzreaktivität**
   Bei einer strukturellen Ähnlichkeit eines körpereigenen Proteins mit einem Fremd-Antigen können die gegen letzteres gebildeten Antikörper auch mit dem Eigen-Protein reagieren. Dieses Phänomen nennt man **molekulare Mimikry**[36].

   Antikörper gegen Streptokokkenproteine reagieren auch mit Eiweißkörpern des Myokard-Sarkolemms, es entsteht eine *Post-Streptokokkeninfekt-Myokarditis.*
4. **Wiederauftreten verbotener Zellklone**
   Im Rahmen der Reifung der immunkompetenten Zellen werden jene Klone ausgeschaltet, die gegen körpereigenes Gewebe gerichtet wären = *„forbidden clones"* (siehe 26.1.2).
   Autoaggressive B-Zellen können jedoch durch Virusinfektionen, Bakterientoxine oder somatische Mutationen gleichsam wiederentstehen, stimuliert werden und zu B-Zellen differenzieren, die gegen „Selbst" reagieren.
5. **Verlust der Unterdrückung**
   Eine Störung des Gleichgewichts im immunologischen Netzwerk kann zu einem Aktivitätsverlust der T-Suppressorzellen mit dementsprechender *Proliferationsenthemmung* autoaggressiver B-Zellklone führen.

Da man bereits im gesunden Organismus autoaggressive B-Zellen gefunden hat, nimmt man an, daß diese Zellen normalerweise durch T-Suppressorzellen unterdrückt und gehemmt werden.

Es gibt mit Sicherheit auch einen **genetischen Hintergrund der Autoaggressivität.** Dafür sprechen folgende Indizien:

Autoimmunerkrankungen treten familiär gehäuft auf.

35 sympathein (griech.), mitleiden, mitempfinden.
36 mimicry (engl.), täuschende Nachahmung.

Oft findet sich eine Koppelung bestimmter HLA-Klasse II-Oberflächenmarker mit dem Auftreten spezieller Autoaggressionskrankheiten.

Eine **polyklonale B-Zellenstimulation** (z. B. durch T-Zellen-unabhängige Lipopolysaccharide) kann zu multiplen Autoantikörpern führen: Es werden ja eventuell verschiedene autoreaktive B-Zellen, die normalerweise nicht reagieren, stimuliert. Solche Vorgänge werden eher zu systemischen Autoimmunerkrankungen führen.

Durch welche Mechanismen entstehen Autoimmunerkrankungen?
Es handelt sich entweder um Antikörper-mediierte (humorale) Reaktionen (Typ II), Immunkomplexkrankheiten (Typ III) oder um Typ V-Reaktionen.

Auto-Antikörper haben vier Wirkungsmöglichkeiten:

1. **Komplementaktivierung** mit konsekutiver Zytolyse bzw. Gewebszerstörung → Nekrose.
2. **Aktivierung von Entzündungsmediatoren** → Entzündung.
3. **Bildung von Immunkomplexen** und Ablagerung derselben → Immunkomplexkrankheiten.
4. **Besetzung von Rezeptoren** an Zellmembranen → Signalwirkung → Stimulation oder Blockade.

Die pathogenen Autoimmunreaktionen können auf ein bestimmtes Organ beschränkt sein = *organspezifisch*, mehrere Organe betreffen oder generalisiert = *systemisch* auftreten; dabei werden aber meist bestimmte Organe bevorzugt befallen.
Es existiert also ein breites Spektrum von Autoimmunerkrankungen, wo als ein Extrem ausschließlich ein einziges Organ erkrankt, und am anderen Ende der Liste die krankhaften Veränderungen im Körper weit verstreut sind. Außerdem ist man sich bei einer Reihe von Krankheiten noch nicht sicher, welchen pathogenen Stellenwert die Autoimmunreaktionen eigentlich haben.
Weiters ist zu erwähnen: Nicht selten treten beim gleichen Patienten mehrere Autoimmunerkranungen auf, oder es sind Auto-Antikörper gegen verschiedene Gewebe nachweisbar.

26.7.4.2 Kurzcharakteristik einiger organspezifischer Autoimmunkrankheiten

Thyreoiditis HASHIMOTO[37] (siehe Tafel 13)
Lymphozytäre Durchsetzung der Schilddrüse, Bildung von Lymphfollikeln, Zerstörung des Parenchyms. Am Beginn eher Schilddrüsenüberfunktion, später Unterfunktion.
Auto-AK gegen Thyreoglobulin, Mikrosomen[38] der Thyreozyten und TSH-Rezeptoren: Letztere können stimuliert (Überfunktion) oder blockiert werden (Unterfunktion).

Immunhyperthyreose
Auto-AK gegen TSH-Rezeptoren führen über eine Typ V-Reaktion zur Dauerstimulation der Schilddrüsenhormonproduktion.
Etwa 85 % des klinischen Morbus BASEDOW[39] sind eine Immunhyperthyreose.

Autoimmunhämolytische Anämien
Die Auto-AK sind gegen Erythrozyten gerichtet. Je nach der optimalen Wirkungstemperatur werden Wärme- und Kälte-AK unterschieden.

Idiopathische, thrombozytopenische Purpura
Auto-AK gegen Thrombozyten.

Autoimmungranulozytopenie
Auto-AK gegen Granulozyten.

Perniziöse Anämie BIERMER[40]
Auto-AK gegen Belegzellen der Magenschleimhaut verhindern die dortige Produktion von Intrinsic-Faktor und dadurch die Resorption von Vitamin B_{12}. Es resultiert eine B_{12}-Mangelanämie und eine autoimmunogene Gastritis mit Drüsenatrophie.

Autoaggressive Enteritis
Typ Zöliakie[41]: Das Antigen ist der Nahrungsbestandteil Gluten; dieses bindet am Bürstensaum der Dünndarmepithelien, sodaß die Immunreaktion gegen die Enterozyten gerichtet ist.
Typ Morbus CROHN: Eine immunologische Ursache ist sehr wahrscheinlich, jedoch noch nicht bewiesen.

Insulinabhängiger Typ I-Diabetes mellitus
Die Immunreaktion richtet sich gegen die Beta-Zellen der Pankreasinseln und das Molekül Insulin selbst sowie dessen Rezeptoren.

GOODPASTURE-Syndrom
Antikörper gegen Basalmembran in Nierenglomerula und Lungenkapillaren.

37 Hakaru HASHIMOTO (1881–1934), japanischer Pathologe.
38 Bei der Zellhomogenisierung und Fraktionierung in verschiedenen Substanzgruppen entstehen u. a. auch kleine Vesikel, die Bruchstücken des endoplasmatischen Retikulums entsprechen: diese „Laborfraktion“ nennt man Mikrosomen.
39 Karl Adolf von BASEDOW (1799–1854), Arzt in Merseburg.
40 Anton BIERMER (1827–1892), Schweizer Internist.
41 koilia (griech.), Bauchhöhle, Bauchinhalt.

Myasthenia gravis[42]
Eine abnorme Schwäche der Skelettmuskulatur entsteht durch Auto-AK, welche die Azetylcholinrezeptoren an den motorischen Endplatten blockieren.

Multiple Sklerose
In Schüben ablaufende Erkrankung von Gehirn und Rückenmark, die mit autoaggressiven, herdförmigen Entmarkungen einhergeht. Die Auto-AK sind gegen Myelinbestandteile gerichtet.
Die wichtigsten Autoimmunerkrankungen sind beispielhaft in Tab. 26.4 zusammengestellt und werden in den entsprechenden Kapiteln der „Speziellen Pathologie" ausführlich besprochen.

Tab. 26.4: Spektrum der Autoimmunerkrankungen (ausgewählte Beispiele)

Krankheit	Antikörper gerichtet gegen
Organspezifische Erkrankungen	
Morbus ADDISON	**Zytoplasmabestandteile von NNR-Zellen**
Diabetes mellitus Typ I	**Inselzellen; Insulinrezeptoren (blockierend)**
Morbus BASEDOW	**TSH-Rezeptoren (stimulierend)**
Thyreoiditis HASHIMOTO	**Thyreoglobulin, Thyreozyten, THS-Rezeptoren**
Myasthenia gravis	**Azetylcholinrezeptoren (blockierend)**
Immunhämolytische Anämie	**Erythrozyten**
Perniziöse Anämie	**Belegzellen der Magenschleimhaut**
Pemphigus vulgaris	**Epidermale, interzelluläre Kittsubstanz**
Pemphigoid	**Epidermale Basalmembran**
Spontane Infertilität	**Spermien**
Prämature Ovarialinsuffizienz	**Corpus luteum-Zellen**
Primäre biliäre Zirrhose	**Mitochondrien**
Vitiligo	**Melanozyten**
Zöliakie	**Gluten**
Multiple Sklerose	**Myelin**
GOODPASTURE-Syndrom	**Basalmembranen von Glomerula und Lungenkapillaren**
Idiopathische Lungenhämosiderose	**Basalmembran von Lungenkapillaren**
Systematische Erkrankungen	
Systematischer Lupus erythematodes	**DNA, Ribonukleoproteine, diverse Zellstrukturen, Serumproteine, Gerinnungsfaktoren**
Sklerodermie	**Zellkerne, Kollagenstrukturen (?)**
Dermatomyositis, Polymyositis	**Zellkerne, Myoglobin**
SJÖGREN-Syndrom	**Drüsenausführungsepithelien**
Progredient chronische Polyarthritis	**Immunglobuline**
Rheumatisches Fieber	**Herzmuskelzellen, Gefäßwandmuskulatur, Proteoglykane**
ANCA-assoziierte Vaskulitiden	**intrazytoplasmatische Antigene von Granulozyten und Monozyten**

26.7.4.3 Systemische Autoimmunerkrankungen

Um 1940 wurde von Paul KLEMPERER am Mount Sinai Hospital in New York der Begriff „**Kollagenosen**" bzw. „**Kollagenkrankheiten**" geprägt. Er verstand darunter eine Gruppe von Krankheiten unbekannter Ursache, deren gemeinsames Kennzeichen eine hyperergische Reaktionsbereitschaft und systemhafte Schädigung am Bindegewebe *zu sein schien*. Histologisch waren fibrinoide Nekrosen charakteristisch.

Heute sind diese Krankheiten als systemische Autoimmunerkrankungen definiert:
- **Systemischer Lupus erythematodes**
- **Sklerodermie**
- **Dermatomyositis**
- **Mixed connective tissue disease**
- **SJÖRGEN-Syndrom**
- **Chronische Polyarthritis**

Manchmal wurde noch zu den Kollagenasen hinzugerechnet:
- **Rheumatisches Fieber**
- **Immunvaskulitiden.**

Die veraltete Bezeichnung *„Kollagenosen"* trifft überhaupt nicht zu. Der später verwendete Begriff *„connective tissue diseases"* war auch nicht viel besser, da die Erkrankungen keineswegs auf das Bindegewebe beschränkt sind. Der Terminus *„Kollagenosen"* ist jedoch im klinischen Sprachgebrauch etabliert und daher kaum zu eliminieren.

Systemischer Lupus erythematodes (SLE) = Lupus erythematodes disseminatus (LED).

Bei der Krankheit Lupus erythematodes (LE) unterscheidet man **2 Hauptformen:**

Chronisch-diskoider[43] **Lupus erythematodes (CDLE)**
Rundlich-polyzyklisch, rote Herde vorwiegend an der Gesichtshaut; entzündlich imponierend und schubartig verlaufend. Keine extrakutanen Systemmanifestationen. Autoimmunpathogenese wahrscheinlich.

Systemischer Lupus erythematodes
Befall von Haut und/oder inneren Organen und Geweben. Typische Systemerkrankung. Autoimmunpathogenese gesichert.
Zwischen den Haupttypen **CDLE** und **SLE** gibt es **zahlreiche Übergangsformen** mit variablen Symptomen mit Organbeteiligungen.

Der **SLE** ist eine *lebensbedrohliche Multisystemerkrankung,* gekennzeichnet durch:
- ein *Spektrum oft uncharakteristischer Haut- und Organveränderungen* sowie
- dem *Vorkommen typischer Auto-Antikörper und der Ablagerung von Immunkomplexen.*

42 mys, myos (griech.), Muskel; asthenia (griech.), Schwäche; gravis (griech.), schwer.
43 diskos (griech.), Scheibe.

SLE ist eine seltene Krankheit (etwa 50 Fälle auf 100.000 Personen), der Häufigkeitsgipfel liegt im jungen Erwachsenenalter (zwischen 20 und 40 Jahren); Frauen erkranken etwa 10mal häufiger als Männer. Im Patientenserum lassen sich **verschiedene Auto-Antikörper** nachweisen:

- **Antinukleäre Antikörper gegen Zellkernsubstanzen:** Typisch sind AK gegen doppelstrangige, native DNA und gegen die Ribonukleoproteinfraktion Sm.
- **Antikörper gegen Zytoplasmabestandteile:** Mitochondrien, Ribosomen, Lysosomen u. a.
- **Antikörper gegen Zelloberflächenantigene:** Erythrozyten, Lymphozyten, Thrombozyten, Granulozyten.
- **Antikörper gegen Serumproteine:** Die sogenannten *Rheumafaktoren* sind Auto-AK gegen Immunglobuline; weiters treten AK gegen Gerinnungsfaktoren auf (pro- wie auch antikoagulatorische Wirksamkeit möglich).

Darüber hinaus:

- **Zirkulierende Immunkomplexe und Ablagerung derselben** in Gefäßwänden (Immunkomplexvaskulitis), an der Außenseite der Basalmembranen der Glomerulumkapillaren in Form sogenannter *„humps"* = Höcker (Immunkomplexglomerulonephritis) sowie unter der Basalmembran der Epidermis.
- **Störung der T-Suppressorzellen:** dadurch Enthemmung und Steigerung der B-Zellaktivität; dies ist wahrscheinlich die Ursache einer ungebremsten Auto-AK-Produktion.
- **Störung des Makrophagensystems** mit dementsprechender Behinderung der Phagozytose und Beseitigung der Immunkomplexe.

Die Entstehung eines SLE beruht auf einer profunden Störung der Immunregulationen und der immunologischen Toleranz.

Drei zelluläre, morphologische Phänomene sind charakteristisch:

1. Antinukleäre AK gegen Leukozytenkerne bewirken Kernzerfall und Phagozytose der Kerntrümmer durch andere Granulozyten: Letztere werden dann als **LE-Zellen** bezeichnet.
2. Wenn sich Granulozyten um zerfallende Kerne rosettenförmig anordnen, nennt man dies **LE-Rosettenphänomen.**
3. Auftreten kleiner, homogen-basophiler, rundlicher Gebilde (depolymerisierte DNA) im Bindegewebe: sogenannte **Hämatoxylinkörperchen.**

Die Auto-Antikörper-Reaktionen wie auch die Immunkomplexbildung führen zu **Komplementaktivierung, Zell- und Gewebsnekrosen** mit einer **Entzündungsreaktion:** Dies ist der pathogenetische „Startschuß" für den Ablauf der Krankheit SLE.

Mikroskopische Veränderungen in allen betroffenen Organen und Geweben:

Vaskulitits mit fibrinoiden Nekrosen in kleinen Arterien und Arteriolen sowie perivaskulären, leuko- und lymphozytären Infiltraten.

Vermehrung und **mukoide Verquellung** der interstitiellen Grundsubstanz (Depolymerisation der sauren Mukopolysaccharide).

Fibrinoide Nekrosen im Bindegewebe mit nachfolgender Fibrose bzw. Narbenbildung.

Besondere charakteristische Organveränderungen

- **Haut:** Das eindrucksvollste Symptom ist das **Schmetterlingserythem:** symmetrisch an den Wangen und über dem Nasenrücken ist die Haut rot verfärbt, verdickt und schuppend; später wird sie atrophisch.
  Histologisch dominiert ein subepidermales Ödem mit fibrinoider und mukoider Verquellung sowie perivaskulären lymphozytären Infiltraten. Weitere Hautveränderungen finden sich jeweils an lichtexponierten Stellen.
  Das Schmetterlingserythem ist für die klinische Diagnose typisch, kommt allerdings nur in etwa 70 % der Fälle von SLE vor.
- **Herz: Serofibrinöse Perikarditis**
  Atypische verruköse Endokarditis LIBMAN-SACKS[44]: Atypisch daran ist, daß die thrombotischen Ablagerungen nicht nur die dem Blutstrom zugewandte Seite der Herzklappen betreffen (dies wäre die typische Lokalisation), sondern auch die abgewandte Seite.
  Die teils warzenförmigen, teils plump voluminösen Auflagerungen am Endokard der Herzklappen bestehen aus fibrinoid-nekrotischem Klappengewebe, Fibrin- und Plättchenthromben sowie einem organisierenden Granulationsgewebe.
  Myokarditis mit herdförmigen, fibrinoiden Nekrosen.

44 Emanuel LIBMAN (1872–1946); Benjamin SACKS (1896–1939), Internisten in New York.

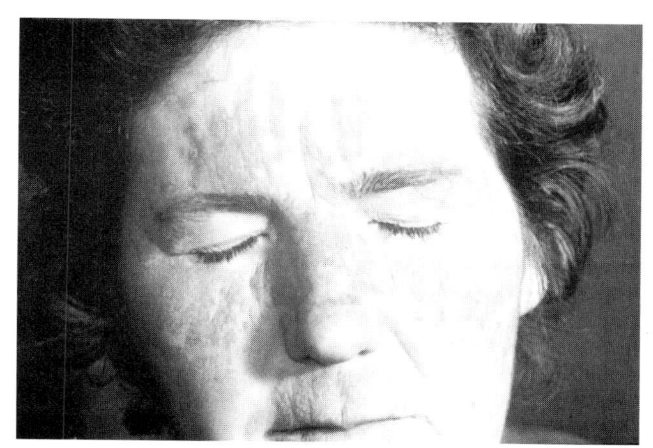

Abb. 26.21: Symmetrisches Schmetterlingserythem bei SLE. Die betroffenen Hautpartien sind rot, verdickt und schuppend.

- **Nieren:** Beide Nieren sind befallen; Vorkommen in über 70 % von SLE. Die Nierenveränderungen können unter dem Bild mehrerer, unterschiedlicher Glomerulonephritis-Formen auftreten. Es handelt sich um **Immunkomplex-Glomerulonephritiden**, d. h. AG-AK-Komplexe werden in den Glomerulumkapillarschlingen abgelagert, und eine Komplementaktivierung löst die Entzündung aus.
  Epimembranöse Glomerulonephritis: Die Depots der Immunkomplexe liegen in den äußeren Schichten der Basalmembran.
  Endothelio-mesangiale Glomerulonephritis: Die Immunkomplexe werden auf der Außenseite der Basalmembran abgelagert = sogenannte *„humps"*.
  Membrano-proliferative Glomerulonephritis: Die Immunkomplexe liegen subendothelial.
  Fokal-segmentale Glomerulonephritis: Es sind nur einzelne Glomerula befallen und dort nur einzelne Schlingensegmente.

Es gibt keine für die SLE alleintypische Glomerulonephritis.

Hinweisend, aber nicht beweisend für eine SLE-Glomerulonephritis ist das sogenannte *„Drahtschlingenphänomen"* = *„wire loops"*: Verdickung und eosinophile Homogenisierung der Glomerulumbasalmembran führt histologisch zu schlingenartigen Strukturen.

- **Seröse Häute: serofibrinöse Entzündungen,** z. B. der Pleura, siehe auch Herz: Perikarditis.
- **Synovialis: serofibrinöse Entzündungen** in den Gelenken.
- **Milz:** Splenomegalie: Hyperplasie der MALPIGHIschen Körperchen; *„zwiebelartige"*, periarterielle Fibrose (vor allem Zentralarterien).

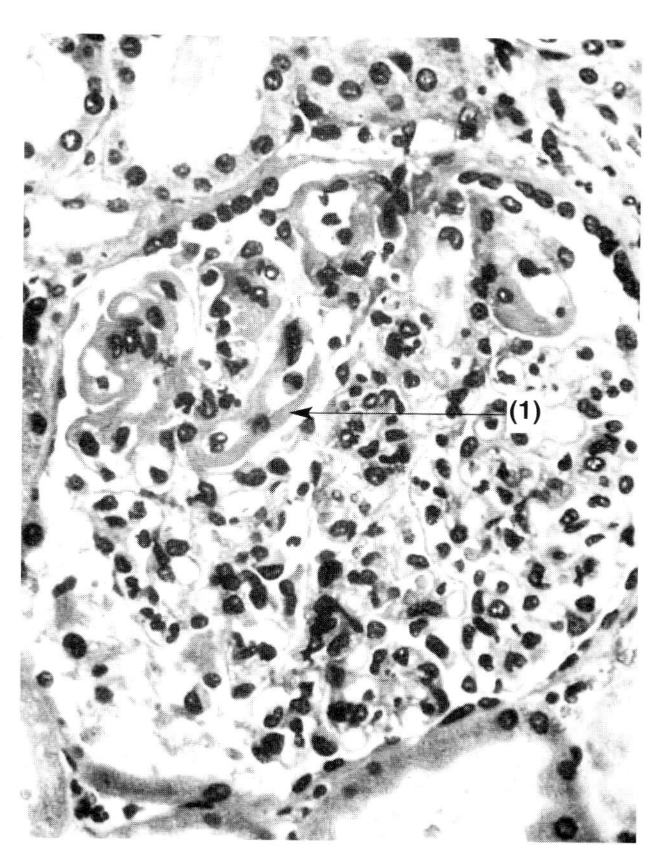

Abb. 26.22: „Drahtschlingenphänomen" bei SLE-Glomerulonephritis. Durch Ablagerung von Immunkomplexen sind die Basalmembranen „schlingenartig" verdickt (1).

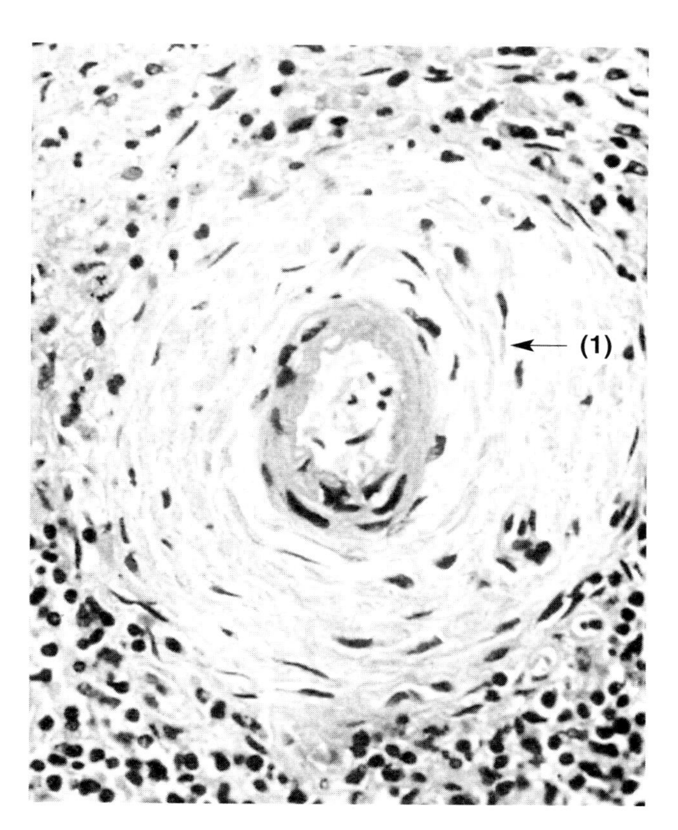

Abb. 26.23: Periarterielle, „zwiebelschalenartige Fibrose" (1) um eine Zentralarterie der Milz bei SLE.

- **Leber:** Hepatomegalie; kleinfleckige Nekrosen mit lympho-plasmozellulären Infiltraten.

Häufigkeit der Organbeteiligung bei SLE:			
Gelenke mehr als	80%	Nieren mehr als	70%
Pleura mehr als	70%	Herz mehr als	60%
Haut mehr als	70%	Leber mehr als	40%

Prognose der SLE: 10 Jahre nach Beginn der Erkrankung sind ein Drittel der Patienten verstorben. Entscheidend ist einerseits der Befall der Nieren mit drohender Niereninsuffizienz; andererseits die Gefahren der notwendigen, immunsuppressiven Therapie, z. B. Infektionskrankheiten, Entstehung eines Neoplasmas.

Unter **Pseudo-Lupus erythematodes** versteht man die Medikamenten-induzierte Symptomatik eines SLE, wobei allerdings die Hauterscheinungen im Vordergrund stehen, und die Beteiligung der inneren Organe zurücktritt; überdies ist die Erkrankung meist nach Absetzen des Medikamentes reversibel.

Tab. 26.5: Diagnostische Kriterien des SLE

Sog. ARA-Kriterien (ARA: American Rheumatism Association)

1. Schmetterlingserythem
2. Hautveränderungen entsprechend einem CDLE
3. Lichtsensibilität
4. Serositis bzw. Polyserositis (Pleuritis, Perikarditis)
5. Gelenksbefall
6. Nierenbefall: eine Nierenbiopsie kann zur Beurteilung des Schweregrades indiziert sein
7. Antinukleäre Antikörper
8. Andere auto-immunologische Phänomene
9. Hämolytische Anämie, Leukopenie, Thrombopenie
10. ZNS-Befall: epileptische Anfälle, Psychosen
11. Geschwüre der Mundschleimhaut (CDLE-Veränderungen an Schleimhäuten)

Die Diagnose eines SLE beruht auf dem Nachweis von mindestens 4 der obigen 11 Kriterien.

Sklerodermie

Der Begriff *„Sklerodermia"* umfaßt zwei morphologisch und prognostisch sehr verschiedene Krankheitsbilder. Gemeinsam ist das Phänomen der Sklerose und hyalinen Umwandlung des kollagenen Bindegewebes.

Zirkumskripte Sklerodermie = Morphea[45]

Nur Befall der Haut. Scheiben- oder streifenförmige Sklerosierung, die Herde sind elfenbeinfarben und hart, umgeben von einem rotvioletten Saum, sogenanntem *„lilac-ring"*. Die Veränderung beginnt mit einer perivaskulären Entzündung im Corium, anschließend kommt es zur Vergröberung und Hyalinisierung der kollagenen Fasern. Im Zusammenhang damit entsteht eine Reduktion der Hautanhangsgebilde, Haarverlust und eine Atrophie der Epidermis.

Besondere Formen:
Säbelhiebmorphea, bandförmige, atrophische Läsion im Gesicht,
Hermiatrophia facei, flächenhaft im Gesicht.

Systemisch progressive Sklerodermie = progressive Systemsklerose

Befall von Haut und inneren Organen. Jahrelang verlaufende, aber unaufhaltsam progredient und schließlich zu Tode führende Erkrankung. Frauen sind deutlich häufiger betroffen als Männer, Krankheitsbeginn im späteren Erwachsenenalter (40–60 Jahre) die Erkrankten „sehen jedoch jünger aus"!

Als Autoantigen werden Kollagenstrukturen vermutet, dies ist jedoch noch unbewiesen. Die grundlegende, pathogenetische Störung ist eine **Überproduktion von Typ I-Kollagen durch hyperaktive Fibroblasten:** Damit entsteht eine progressive Fibrose, Sklerose und Hyalinisierung. Antinukleäre Antikörper in großer Menge nachweisbar; häufig Kombination mit anderen Autoimmunkrankheiten.

Besondere charakteristische Organveränderungen

- **Haut:** progressive Sklerose der Dermis und Verdünnung der Epidermis, mangelhafte Blutversorgung.
- **Finger:** Bewegungseinschränkung, letztlich *„Krallenstellung"*. RAYNAUD[46]-Syndrom: schmerzhafte, arterielle Gefäßspasmen, meist durch Kälte ausgelöst (*„in der Kälte werden die Finger zuerst weiß, dann blau"*), evtl. trophische Ulzera *(„Rattenbißnekrosen")*. Die Haut ist straff gespannt und glänzend; evtl. subepidermal Verkalkungen und Teleangiektasien.
- **Gesicht:** Die altersbedingten Falten werden glattgezogen, daher *„Verjüngungseffekt"*, Mimik eingeschränkt, *„Maskengesicht"*; Verengung der Mundöffnung mit charakteristischen, radiär-schrumpfenden Furchen *„Tabaksbeutelmund"*, oft kann der Mund nicht mehr ganz geschlossen werden.
- **Intestinaltrakt:** *am häufigsten betroffen (!),* insbesondere *Ösphagus* und *Ileum.* Sklerose der Submukosa: mangelhafte Peristaltik, Starre. Die radiologische Bestimmung der Ösophagusmotilität ist ein wichtiges frühdiagnostisches Kriterium.

45 Leitet sich von „morphe" (griech.), Erscheinung, ab.
46 Maurice RAYNAUD (1834-1881), Neurologe in Paris.

- **Lunge:** diffuse, interstitielle Fibrose mit Beeinträchtigung der Durchblutung und Erschwerung des Gasaustausches → führt zu Rechtsherzhypertrophie (Cor pulmonale).
- **Nieren:** Es handelt sich um Gefäßveränderungen. Verdickung der Basalmembran der Glomerulumkapillaren, Fibrose des Mesangiums der Glomerula, Wandverdickung und fibrinoide Nekrosen in kleinen Arterien. Die zunehmende Durchblutungsstörung führt zur *Niereninsuffizienz* bzw. zur *renal bedingten Hypertonie.*
- **Skelettmuskulatur, Gelenke, Herzmuskulatur:** Fibrose, Gefäßwandverdickung mit Lichtungseinengung.

Als klinische Sonderform wird herausgestellt:
CREST-Syndrom, d. h. **C**alcinosis cutis, **R**AYNAUD-Pänomen, **E**sophagus-Dysfunktion, **S**klerodaktylie, **T**eleangiektasien.

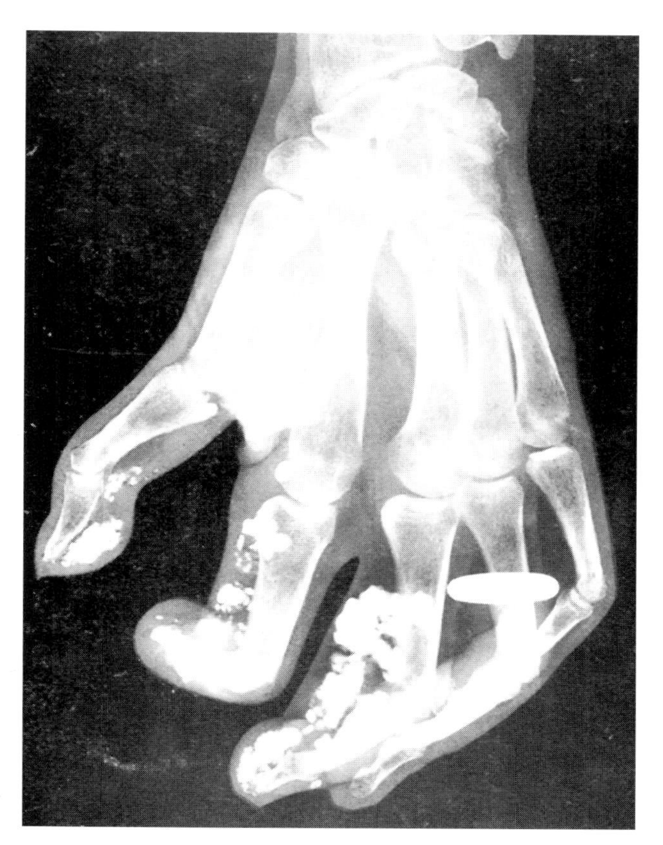

Abb. 26.24: Hand beim CREST-Syndrom. Beachte die massiven Weichteilverkalkungen.

Dermatomyositis – Polymyositis

Eine sich hauptsächlich an Haut und Muskulatur manifestierende Multisystemkrankheit (mit deutlichen Parallelen zum SLE).

Dermatomyositis: Muskulatur- und Hauterkrankung.

Polymyositis: Erkrankung auf Muskulatur beschränkt.

Die klinische Symptomatik bewegt sich weitgehend innerhalb des weitgespannten Spektrums des SLE, jedoch mit Akzentuierung von Haut und Muskulatur (Skelettmuskulatur, Pharynx- und Larynxmuskulatur, Herzmuskulatur). Außerdem ist die Krankheit signifikant mit malignen Tumoren innerer Organe korreliert und wird daher zu den paraneoplastischen Syndromen gezählt.

Als Autoantigen wird Myoglobin vermutet: Manchmal finden sich Antimyoglobin-Antikörper, häufiger antinukleäre Antikörper; seltener auch T-Lymphozyten, welche gegen Skelettmuskulatur sensibilisiert sind.

Besondere charakteristische Organveränderungen

- **Haut:** äußerst buntes Bild, d. h. „*Poikilodermie*“[47]. Fliederfarbene Rötung der oberen Gesichtshälfte, sogenanntes heliotropes[48] Erythem. Weiters Teleangiektasien, Hautblutungen, De- und Hyperpigmentierungen u. a.
  Histo: Es finden sich mukoide und fibrinoide Dystrophien in der Dermis, weiters perivaskuläre lympho-histiozytäre Zellinfiltrate.
- **Muskulatur:** Beginn mit Muskelschwäche und Schmerzen im Schulter- und Beckengürtel (Schwierigkeiten beim Treppensteigen bzw. Kämmen der Haare!), Heiserkeit, häufiges Verschlucken.
  Histo: Dystrophie und Nekrosen von Muskelzellen, Fibrose und Sklerose, perivaskuläre Zellinfiltrate.
  Die Prognose der Dermatomyositis ist insofern besser als die des SLE, da ein Befall der Nieren äußerst selten ist.

Mixed connective tissue disease = SHARP[49]-Syndrom

Kombination von Symptomen von SLE, Sklerodermie, Dermatomyositis (und evtl. Polyarthritis).

Hoher Titer antinukleärer Antikörper („gesprenkeltes Muster“), die gegen ENA („extractable nuclear antigen“), und zwar gegen dessen Ribonukleoprotein-Anteil gerichtet sind.

Günstige Prognose, da therapeutisches Ansprechen auf Kortikosteroide.

47 poikilos (griech.), bunt.
48 helios (griech.), Sonne; tropoés (griech.), Wendung. Heliotrop heißt „auf den Reiz des Sonnenlichtes hin“.
49 G. C. SHARP, zeitgenössischer amerikanischer Internist; Erstbeschreibung des Syndroms im Jahre 1969.

SJÖGREN[50]-Syndrom = autoaggressive Sialadnitis

Befall von Speichel- und Tränendrüsen: lymphozytäre Infiltration der Drüsenstrukturen mit fortschreitender Atrophie des sezernierenden Epithels. Die Folge sind Austrocknungserscheinungen im Mund-Augen-Bereich: Xerostomie, Xerophthalmie; daher auch **Sicca-Syndrom** genannt. Gelegentlich Kombination mit rheumatoider Arthritis.
Autoantikörper gegen Drüsenausführungsepithel sowie gegen ENA. Im klinischen Labor kann man diagnostisch beweisende Antikörper gegen SJÖGREN-Syndrom-Antigen A bzw. B nachweisen.

Chronische Polyarthritis = CP = rheumatoide Arthritis

Häufigste Erkrankung des *„rheumatischen Formenkreises"* (siehe 27.15). Nicht auf die Gelenke beschränkt, sondern Allgemeinaffektion verschiedener mesenchymaler Strukturen und Lokalisationen. Im Vordergrund steht allerdings die in Schüben verlaufende Gelenkserkrankung, symmetrisch Finger und Zehen betreffend; es kommt zu Versteifungen und hochgradigen Deformationen. Ausführliche Darstellung: siehe 65.4.3 „Spezielle Pathologie".

Auto-Antikörper gegen IgG werden Rheumafaktoren genannt.

Rheumafaktoren werden bei 70–80 % der Patienten mit PCP nachgewiesen; sie sind nicht spezifisch, sondern kommen mit zunehmender Häufigkeit bei gesunden Personen in höherem Lebensalter und bei verschiedenen Erkrankungen vor. Rheumafaktoren sind IgM- oder IgG-Antiglobuline gegen IgG-Globuline, die in Plasmazellen der Synovialmembran und in Lymphknoten gebildet werden. Ihre pathogenetische Bedeutung für den Ablauf der PCP ist noch nicht geklärt; sie treten meist 1 Jahr nach Beginn der PCP auf. Klinisch werden Rheumafaktoren durch Tests im Serum nachgewiesen.
Antigen-Antikörper-Komplexe mit Rheumafaktor können in der Synovialflüssigkeit und dem Synoviagewebe vorkommen. Sie werden von Granulozyten, wahrscheinlich auch von Synovialiszellen phagozytiert und dort als traubenartig angeordnete Körnchen gespeichert, die den Zellen ein charakteristisches Aussehen verleihen: *Rhagozyten*[51]. Diese Zellen sind im Punktat der Gelenksflüssigkeit nachzuweisen. Nach dem Vorhandensein von Rheumafaktoren werden klinisch seropositive und seronegative PCP-Fälle unterschieden.

Rheumatisches Fieber = akuter Gelenksrheumatismus

Fieberhafte Allgemeinerkrankung, der eine Infektion mit β-hämolysierenden Streptokokken der Gruppe A vorausgegangen ist. Ausführliche Darstellung: siehe „Organpathologie". Es wird eine Autoimmunreaktion, ausgelöst durch kreuzreagierende Antikörper bei genetisch prädisponierten Personen (bestimmte HLA-Typen), angenommen.

Antikörper gegen Kapselsubstanzen der Streptokokken reagieren als Autoantikörper auch gegen Herzmuskelzellen, Gefäßwandmuskulatur und Bindegewebsproteoglykane.

Betroffen wird dabei vor allem das Herz. An den Gelenken treten meist flüchtige, wandernde Polyarthritiden, vor allem in den großen Gelenken, auf. In etwa einem Fünftel der Fälle rheumatische Granulome subkutan, meist in Gelenknähe. Gelenksveränderungen heilen meist mit Restitutio ad integrum. Selten entstehen daraus chronische, rezidivierende Gelenksentzündungen (früher als „sekundär chronische Polyarthritis" bezeichnet).

Immunvaskulitiden

Vaskulitis bedeutet eine Entzündung der Gefäßwand, **bei den Immunvaskulitiden ist die Ursache ein pathogener Immunprozeß.**

Hierfür spricht das klinische Bild einer *chronischen Entzündung unklarer Ätiologie* und das *therapeutische Ansprechen auf Immunsuppressiva.* Weiters das *Auftreten von Auto-Antikörpern, zirkulierenden Immunkomplexen* im Serum und der *Abfall von Komplementfaktoren im Blut.*

Eine anerkannt verbindliche Einteilung dieser Erkrankung gibt es nicht. Zwei Klassifizierungen sind gebräuchlich.

50 Henrik Samuel Conrad SJÖGREN (1859–1939), Ophthalmologe in Schweden.
51 rhax, rhagos (griech.), Weinbeere.

Einteilung der Immunvaskulitiden nach dem Gefäßtyp

Gefäßkaliber	*mit Granulom*	*ohne Granulom*
groß	**Riesenzell-Arteriitis** **TAKAYASU-Arteriitis**	
mittel	**CHURG-STRAUSS-Syndrom**	**klassische Panarteriitis nodosa**
klein	**Morbus WEGENER**	**mikroskopische Panarteriitis**

Immunkomplexe können bei manchen dieser Erkrankungen im Serum festgestellt werden, desgleichen *Immundepots in den Gefäßwänden.* Weiters finden sich bei bestimmten Erkrankungen *antilysosomale Autoantikörper,* sogenannte ANCAs.

ANCA: **a**nti**n**eutrophile **C**ytoplasma-**A**utoantikörper, d. h. AK gegen intrazytoplasmatische Antigene von Granulozyten und Monozyten. Dabei werden 2 Hauttypen unterschieden: c-ANCA (vorwiegend **c**ytoplasmatische Antigene) und p-ANCA (vorwiegend **p**erinukleäre Antigene).

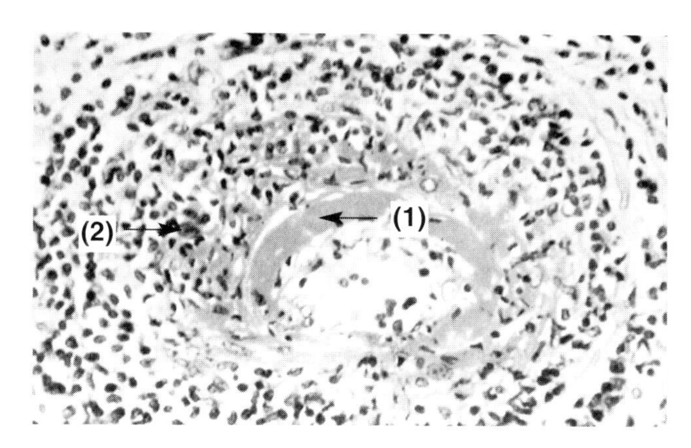

Abb. 26.25: Charakteristische Morphologie einer Immunvaskulitis. Gefäßwandnekrose (1), dichte leukozytäre und lymphozytäre Infiltration (2).

Einteilung der Immunvaskulitiden nach Immunphänomenen

Immunkomplexvaskulitiden
(Reaktionstyp III)
Klassische Panarteriitis nodosa
Hypersensibilitätsangitis, leukozytoklastische Vaskulitis

ANCA-assoziierte Vaskulitiden
Morbus WEGENER
CHURG-STRAUSS-Syndrom
Mikroskopische Panarteriitis

Kurzcharakteristik der Immunvaskulitiden
Ausführliche Darstellung siehe 33.4.3 „Spezielle Pathologie".

Klassische Panarteriitis nodosa KUSSMAUL[52]-MAIER[53]
Semental nekrotisierende Entzündung mittelgroßer bis kleiner Arterien.

Immunkomplexe entstehen im Zusammenhang mit HB_s-Antigen (wegen der häufigen, chronischen B-Begleithepatitis), Streptokokkeninfektionen und Arzneimittelüberempfindlichkeit. Sehr selten ANCAs nachweisbar.

Mikroskopische Panarteriitis
Betroffen sind Arteriolen. Häufig ANCAs nachweisbar.

CHURG[54]-STRAUSS[55]-Syndrom
Wie Panarteriitis nodosa, gleichzeitig sind aber auch die begleitenden Venen und die Pulmonalarterien befallen.

Gewebs- und Bluteosinophile. In den Entzündungsarealen häufig Ausbildung von epitheloidzelligen Granulomen. Betroffen sind meist Allergiker mit Bronchialasthma. Relativ häufig ANCAs nachweisbar.

WEGENERsche[56] Granulomatose
Granulomatös-nekrotisierende Vaskulitis (Arterien, Arteriolen, Venolen) mit bevorzugtem Befall des oberen Respirationstraktes, der Lungen und der Nieren. Praktisch immer c-ANCAs nachweisbar.

Riesenzellarteriitis
Zerstörung der elastischen Fasern in der Gefäßwand, Bildung riesenzellreicher, histiozytärer Granulome. Die Riesenzellen vom Fremdkörpertyp sind vielleicht eine Reaktion auf die Elastikfragmente, welche auch Antigencharakter aufweisen.
Standortvarianten:

- **Arteriitis temporalis HORTON[57]**: Primäre Lokalisation an der Arteria temporalis, es besteht jedoch eine Neigung zu weiterer Ausbreitung.
- **TAKAYASU[58]-Arteriitis** = Aortenbogen-Syndrom: Entzündlich-granulomatöser Prozeß, der im Bereich des Aortenbogens und der dort abgehenden großen Gefäße von außen nach innen die Arterienwände durchdringt.

52 Adolf KUSSMAUL (1822–1902), Internist in Heidelberg und Straßburg.
53 Rudolf MAIER (1824–1888), Pathologe in Freiburg.
54 Jakob CHURG (geb. 1910), amerikanischer Pathologe.
55 Lotte STRAUSS (geb. 1913), amerikanische Pathologin.
56 Friedrich WEGENER (1907–1990), Pathologe in Lübeck.
57 Bajard Taylor HORTON (1895–1980), amerikanischer Arzt.
58 Michishige TAKAYASU (geb. 1872), japanischer Augenarzt.

Hypersensitivitätsangiitis = leukozytoklastische Vaskulitis
Nekrotisierende Vaskulitis kleiner Gefäße mit zahlreichen, zugrundegehenden Leukozyten. Ätiopathogenetisch kommen äußerst viele ursächliche Faktoren in Betracht: Autoaggressionskrankheiten, begleitende Immunkomplexarteriitis bei Überempfindlichkeit gegen Medikamente, Serumkrankheit, Purpura SCHOENLEIN-HENOCH, Kryoglobuline u. a.

Morbus KAWASAKI[59] = mukokutanes Lymphknoten-Syndrom
Vorwiegend in Japan bei Kindern und Jugendlichen. Fieber, Lymphknotenschwellungen, Konjunktivitis, Pharyngitis („Muko"-Komponente), Ödem und Rötung der Haut („kutane"-Komponente); dazu eine Vaskulitis vom Typ der Pararteriitis nodosa, lokalisiert besonders an den Koronararterien.

26.7.5 Immundefekte

Immundefekte nennt man die allgemeine oder selektive Unfähigkeit des Abwehrsystems, auf ein Antigen mit einer kompletten Immunantwort zu reagieren.

Daraus resultieren **Immundefekt-Erkrankungen**, sogenannte **Immunmangelsyndrome.**

Syndrom deshalb, da es sich fast immer um die Manifestation verschiedener klinischer Symptome und Krankheitskombinationen handelt.

Es sind **primäre = angeborene** von **sekundären = erworbenen Immundefekten** zu unterscheiden.

26.7.5.1 Primäre Immundefekte

Die Klassifikation der primären Immundefekte wird von Jahr zu Jahr umfangreicher. Nach einer Definition der WHO sind *nicht nur Störungen des B- und T-Zell-Systems, sondern auch solche des Monozyten-Makrophagen-Systems, der Granulozyten und des Komplementsystems* hierher zu rechnen.

Primäre Immundefekte sind *häufig genetisch bedingt* und beruhen in der Mehrzahl auf einer *Entwicklungsstörung des lymphoretikulären Systems:* Differenzierungsblocks im Immunsystem, d. h. Stillstand auf unterschiedlichen Reifungsstufen, funktionelle Störungen, mangelhafte Zellkooperation. Vor allem letzteres bedeutet, daß nicht selten kombinierte Störungen des B- sowie T-Zell-Systems vorkommen können.

Der Anteil männlicher Patienten überwiegt mit ca. 70 %, manche Erkrankungen sind bereits im Säuglingsalter manifest (beachte die Schutzwirkung mütterlicher Antikörper[60], welche diaplazentar oder durch das Stillen übertragen werden, andere erst in späteren Lebensjahren).

Häufigkeitsangaben sind unsicher, man nimmt etwa 8 Fälle pro 100.000 Menschen an.

Klinische Aspekte der Immunmangelsyndrome
Störungen der immunologischen Abwehr können zu vielfältigen, klinischen Symptomen führen. Am häufigsten sind *rezidivierende, abnorm verlaufende Infektionskrankheiten,* seltener Autoaggressionen.

Bei Defekten des B-Zellen-Systems, der Phagozytosefähigkeit und des Komplementsystems häufen sich schwere bakterielle Infekte: z. B. chronisch-rezidivierende Nebenhöhlenentzündungen, Lungenentzündungen, Sepsisschübe u. dgl.; Erreger sind häufig Pneukokken, Staphylokokken, Streptokokken u. a.

Bei Störungen des T-Zellen-Systems stehen Infektionen durch Viren, Pilze und sogenannte opportunistische Erreger im Vordergrund: Herpes-, Zytomegalie-, Röteln-, Varicella-Zoster-, Hepatitis-Viren; Candida-Cryptococcus-, Coccidioides-, Histoplasma-Pilze; *Opportunisten*[61] sind nur fakultativ (sehr schwach) pathogene Bakterien und Pilze, welche normalerweise an Körperoberflächen als „harmlose" Schmarotzer vegetieren.

Der Beginn der klinischen Symptomatik im Erwachsenenalter schließt das Vorliegen eines primären Immundefektes nicht aus, da – wie erwähnt – einige dieser Krankheiten sich erst zu dieser Zeit manifestieren können.

Wann ist in der praktischen Medizin an eine Störung der Immunabwehr zu denken?

1. *Verschiedene und unterschiedliche Episoden von Infektionskrankheiten.*
2. *Polytope Infekte,* d. h. an verschiedenen Körperstellen.
3. *Familienanamnese?* Wer hat ähnliche Symptome? Gab es Todesfälle in frühen Lebensjahren?
4. *Allergische Reaktionen müssen ausgeschlossen werden.*
5. *Laboruntersuchungen:* Granulozyten- und Lymphozytenzahl? Menge der Immunglobuline und deren Funktionen? Differentialzählung der B- und T-Lymphozyten sowie der Subtypen? Komplementbestimmung?
   Die Therapie der Immunmangelsyndrome reicht von der Substitution der fehlenden Immunglobuline bis evtl. zur Transplantation lymphatischer Stammzellen oder Knochenmarkstransplantation.

I. Schwere kombinierte Immundefekte = SCID = severe combined immundeficiency

Das SCID-Syndrom umfaßt eine Reihe verschiedener erblicher Immundefekte mit einer Störung sowohl des humoralen als auch des zellulären Immunsystems.

---

59 Tomikasu KAWASAKI, zeitgenössischer japanischer Pädiater; Erstbeschreibung des Syndroms 1967.
60 Dies nennt man mütterliche Leihimmunität, dieselbe wirkt während des 1. Lebensjahres.
61 opportunus (lat.), bequem.

Retikuläre Dysgenesie bzw. **Dysplasie**
Autosomal-rezessiv erblich. *Der Defekt betrifft die hämatopoetische Stammzelle,* deren weitere Differenzierung blockiert ist: keine B-Zellen, keine T-Zellen, keine myeloischen Zellen, d. h. keine Granulozyten. Es handelt sich um die *schwerste Form* von SCID; der totale Abwehrdefekt führt innerhalb weniger Tage nach der Geburt zum Tod.

Schweizer-Typ der Agammaglobulinämie („swiss-type of SCID")
Autosomal-rezessiv vererbt. Störung der Differenzierung von B- und T-Lymphozyten.

SCID bei Adenosindesaminase-Mangel
Infolge des Defektes am Enzym ADA (Adenosindesaminase), bedingt durch eine Deletion oder Punktmutation am Chromosom 2, kommt es zur *intrazellulären Anreicherung der lymphozyto-toxischen Substanzen Desoxiadenosin und Desoxiadenosintriphosphat.*

Es handelt sich also nicht um einen Reifungsdefekt der T- und B-Zellen, sondern um den Ausfall eines für die Zellen lebenswichtigen Enzyms.

Bei den schweren kombinierten Immundefekten sind die lymphatischen Organe entweder hypoplastisch (Thymus, Lymphknoten), manchmal überhaupt nicht angelegt (Tonsillen, PEYERsche Plaques). Im Blut findet sich eine extreme Lymphpenie, Immunglobuline werden praktisch nicht produziert.

Der Tod tritt durch unbeherrschbare Infektionskrankheiten ein.

Eine besondere Form eines kombinierten Immundefektes ist das

WISKOTT[62]-ALDRICH[63]-Syndrom
Es besteht ein progredienter, humoraler und zellulärer Immundefekt, X-chromosomal erblich, nur Knaben betreffend. Die mittlere Lebenserwartung beträgt 6 Jahre.

Das Syndrom ist charakterisiert durch *Infektanfälligkeit* (AK gegen Lipopolysaccharide, d. h. z. B. Bakterienmembranen, können nicht gebildet werden), *Ekzeme* und *Thrombozytopenie* (Blutungsneigung). Die Bereitschaft zur Entstehung maligner Lymphome ist deutlich erhöht.
Eine kausale Erklärung des Syndroms ist (noch) nicht möglich: der Immunglobulin-Aufbau und -abbau ist gestört, an der Oberfläche der Lymphozyten wird das Protein Sialophorin (CD43) nicht exprimiert und damit die Zellkommunikation und -kooperation unterbrochen; auch die Funktion der Makrophagen ist beeinträchtigt.

II. Primäre Immundefekte mit vorwiegendem Befall des B-Zell-Systems

Agammaglobulinämie Typ BRUTON[64]
X-chromosomal vererbt, betrifft nur Knaben. *Der Gendefekt verhindert die Reifung der Prä-B-Lymphozyten:* Reife B-Zellen fehlen im Blut und in den lymphatischen Organen, eine spezifische Antikörperbildung kann nicht stattfinden. Der Serumspiegel aller Immunglobuline ist extrem niedrig, dagegen ist das T-Zell-System völlig intakt.

In den lymphatischen Organen werden die Sekundärfollikel mit dem Reaktionszentren nicht ausgebildet.

Selektive Antikörpermangel-Syndrome
Es gibt zahlreiche Defekte, wo nur eine einzige Immunglobulinklasse betroffen ist.

- **Selektiver IGA-Mangel:** *häufigster primärer Immundefekt* (1 : 700); *führt zwangsläufig zu klinischen Erscheinungen.* IgA fehlt, andere Immunglobuline sind normal. Manchmal gekoppelt mit allergischen bzw. autoimmunartigen Phänomenen.

  Achtung: IgA ist ein starkes Antigen. Die i. v. Gabe von IgA-haltigen Blutpräparaten kann anaphylaktische Reaktionen auslösen!

- **Selektiver IgM-Mangel**
- **Selektiver Mangel einer Subklasse von IgG**
- **Antikörpermangel bei erhöhtem IgM:** IgG und IgA stark erniedrigt, IgM normal oder sogar stark erhöht.
- **Leichtketten-Defekt**
- **Schwerketten-Defekt**

Variabler Immundefekt = CVID = common variable immunodeficiency
Hier ist eine Gruppe heterogener Krankheitsbilder zusammengefaßt, deren *gemeinsames Symptom ein sehr niedriger Spiegel von IgG, IgA und IgM* ist, während die zirkulierenden B-Zellen fast normal sind; Plasmazellen finden sich allerdings sehr selten. Der Grund der Störung kann auf verschiedenem Niveau liegen. Teils ist die *Differenzierung zu Plasmazellen* gestört, teils handelt es sich um eine *gestörte Kooperation* (Defekt der T-Helfer-Zellen, Einwirkung von T-Suppressor-Zellen).

62 Alfred Arthur WISKOTT (1898–1978), Pädiater in München.
63 Robert ALDRICH (geb. 1917), Pädiater in Portland/Oregon.
64 Ogden BRUTON (geb. 1908), Pädiater in Washington.

Klinische Erscheinungen treten meist erst zwischen dem 20. und 40. Lebensjahr auf.

III. Primäre Immundefekte mit vorwiegendem Befall des T-Zell-Systems

Di George[65]-Syndrom = sogenanntes Syndrom der 3. und 4. Schlundtasche. Eine Entwicklungsstörung im Bereich der 3. und 4. Schlundtasche führt zu kardiovaskulären Mißbildungen sowie zu einer *Aplasie oder Hypoplasie von Thymus* und Parathyreoidea. *Reife immunkompetente T-Zellen werden nicht ausgebildet;* B-Zellen und AK-Produktion sind normal.

Dem Di George-Syndrom vergleichbar ist der gezüchtete Stamm der „*Nackt-Maus*": die Tiere sind haarlos, die Thymusfunktion ist derart gestört, daß keine Ausreifung der T-Vorläuferzellen erfolgt.

Nezelof[66]-Syndrom
Es handelt sich im Prinzip um eine leichtere Variante des Di George-Syndroms: Thymushypoplasie, T-Zellen stark erniedrigt, aber keine anderen Mißbildungen.

Teleangiektatische Ataxie = Louis-Bar[67]-Syndrom
Thymushypoplasie bzw. -Dysplasie mit dementsprechendem Defekt der T-Zell-Reifung; progressive, zerebellare Ataxie; okulo-kutane Teleangiektasien.

Im Vordergrund steht der zunehmende Ausfall der zellulären Immunität, die Symptome treten in Schüben in Erscheinung.

Der genetische Defekt ist auf dem Chromosom 11 lokalisiert und mit einer eingeschränkten DNA-Reparaturfähigkeit verbunden, daher besteht ein *erhöhtes Risiko für maligne Neoplasmen.*

Chronische mukokutane Candidiasis
Selektiver Defekt der zytotoxischen T-Lymphozyten gegenüber Candida-Pilzen.
Das klinische Bild wird beherrscht von persistierenden Candida-Infektionen der Haut und Schleimhäute.

Idiopathische CD4-T-Lymphozytopenie
Über das Membran-Antigen CD4 siehe 26.3.

Eine CD4-T-Lymphozytopenie ist das entscheidende Merkmal einer Infektion mit den humanen Immundefizienz-Viren (HIV) und der Manifestation der Krankheit AIDS.

Es gibt aber auch einen **CD4-T-Lymphozytenmangel ohne HIV-Infektion** und ohne immunsuppressive Behandlung: Das entscheidende diagnostische Merkmal ist ein Absinken der Anzahl von CD4-T-Lymphozyten auf weniger als 300 pro mm^3 Blut oder weniger als 20 % bezogen auf alle T-Lymphozyten. Die idiopathische CD4-T-Lymphozytopenie unterscheidet sich von der HIV-Infektion durch die wesentlich bessere Prognose.

IV. Primäre Immundefekte mit vorwiegendem Befall des Phagozyten-Systems

Progressive septische Granulomatose
Sowohl die neutrophilen Granulozyten als auch die Zellen des MMS (siehe Tab. 26.1 bzw. Tab. 26.2) *vermögen zwar Krankheitserreger zu phagozytieren, aber danach nicht intrazellulär abzutöten.* Dies beruht auf einer gestörten Bildung von Sauerstoffradikalen: enzymatische Defekte im NADPH-Oxidasesystem[68].

Klinisch manifestiert sich die X-chromosomal vererbte Erkrankung meist innerhalb der ersten zwei Lebensjahre: rezidivierende Infektionskrankheiten, ausgelöst durch Bakterien bzw. Pilze; Abszesse, Lungenentzündungen, Osteomyelitis.

Histologisch finden sich granulomatöse Entzündungsherde mit zentralen Nekrosen.

Glukose-6-Phosphat-Dehydrogenase-Mangel
Fehlen dieses Enzyms blockiert die Produktion von NADPH. Es resultiert eine der septischen Granulomatose sehr ähnliche Erkrankung: im Vordergrund steht eine hämolytische Anämie (siehe 36.1.2.2 „Spezielle Pathologie").

Myeloperoxidase-Mangel
Fehlen dieses Enzyms in den Granula der Neutrophilen und der Zellen des MMS.

Die Myeloperoxidase bildet in Gegenwart von H_2O_2 und einem Halogenid[69] ein bakterizides System: Dieses fällt aus.

Chediak[70]-Higashi-Syndrom
Neutrophile Granulozyten und Makrophagen leiden an einer Störung der Migrationsfähigkeit, der Chemotaxis und der Fähigkeit zum intrazellulären Abtöten von Keimen.

65 Angelo Mario Di George (geb. 1921), Pädiater in Philadelphia.
66 C. Nezelof (geb. 1922), Pädopathologe in Frankreich.
67 Denise Louis-Bar (geb. 1914), belgische Ärztin.
68 Nikotinsäureamid-Adenindinukleotid-Phosphat.
69 Salzartige Verbindung eines Halogens mit einem elektropositiven Stoff, z. B. Bromid, Chlorid, Fluorid, Jodid.
70 Moises Chediak; zeitgenössischer Serologe in Havanna; O. Higashi ist ein japanischer Arzt.

Charakteristisch sind *Riesengranula = Riesenlysosomen in den Granulozyten.* Die autosomal-rezessiv vererbte Erkrankung äußert sich neben gehäuften, bakteriellen Infektionskrankheiten in Hepatosplenomegalie, partiellem Albinismus, neurologischen Ausfallserscheinungen sowie einer erhöhten Inzidenz zu malignen Lymphomen.

„Leukocyte-adhesion-deficiency"-Syndrom
Gestörte Leukozyten-Adhärenz (siehe 24.3), Chemotaxis und Phagozytose.

„Lazy-leucocyte"-Syndrom
Stark verminderte Chemotaxis, jedoch erhaltene Phagozytosefähigkeit der neutrophilen Granulozyten.

Primäre Defekte des Komplementsystems

Das Komplementsystem ist wesentlich für die Opsonisierung und Abtötung von Mikroorganismen, die Chemotaxis von Granulozyten und Monozyten/Makrophagen sowie die Elimination von Immunkomplexen.

Defekte in einer der zahlreichen Komponenten des Komplementsystems führen einerseits zu erhöhter Anfälligkeit für Infektionskrankheiten, andererseits zum vermehrten Auftreten von Autoimmunphänomenen.

Tab. 26.7: Beispiele für Defekte im Komplementsystem; vier charakteristische Syndrome werden unterschieden

1. *Mangel der frühen Komponenten des klassischen Weges (C1, C2, C4)*
   Oft entsteht eine LE-ähnliche Krankheit. Erklärungshypothese: der klassische Weg der Komplementaktivierung hält Immunkomplexe in Lösung, bis diese durch Phagozytose eliminiert werden; fällt dieser Mechanismus weg, lagern sich Immunkomplexe ab.
2. *Primärer C3-Mangel*
   Charakteristisch ist die Häufung von Infektionskrankheiten, da zahlreiche Komplement-vermittelte Funktionen wie Bakterizide, Opsonisierung, Hämolyse und Leukozytenmobilisierung ausfallen.
3. *Mangel an C5, C6, C7 und/oder C8*
   Bei solchen Defekten kommt es zu schweren Infektionskrankheiten mit GRAM-negativen Diplokokken (siehe 31.1): Meningokokken-Meningitis, rezidivierende Gonokokkeninfektionen, evtl. Gonokokkensepsis.
   (Erstaunlich: bei C9-Mangel finden sich offenbar keine auffallenden Ausfallserscheinungen).
4. *Mangel am C1-Esterasehemmer = C1-Inhibitor = C1-INH*
   Häufigste Form eines Komplementdefektes. Erklärung: der Esterasehemmer blockt die C1-Aktivierung; fehlt dieser, so kommt es zu sehr schwachen, aber dauernden Komplementeffekten. Es entsteht vielmehr episodenhaft ein angioneurotisches Ödem QUINCKE (siehe 23.18.3.7).
   Eine generalisierte Reaktion bei Mangel des C1-Inhibitors ist das sogenannte Capillary leak[71]-Syndrom (s. u.).

Capillary leak-Syndrom
Ein angeborener oder erworbener Mangel des C1-Inhibitors ermöglicht die Autoaktivierung des Komplementsystems. Dadurch entsteht eine „generalisierte Entzündungsreaktion" mit unregulierter Freisetzung von Entzündungsmediatoren: Folgen davon sind generalisierte Vasodilatation, Permeabilitätssteigerung, Ödeme, Fibrinausfällung sowie Leukozytenemigration. Dieses Ereignis wird auch „systemic inflammatory response syndrome" = SIRS (siehe 31.6.3) bezeichnet und endet mit einem progredienten, multiplen Organversagen.

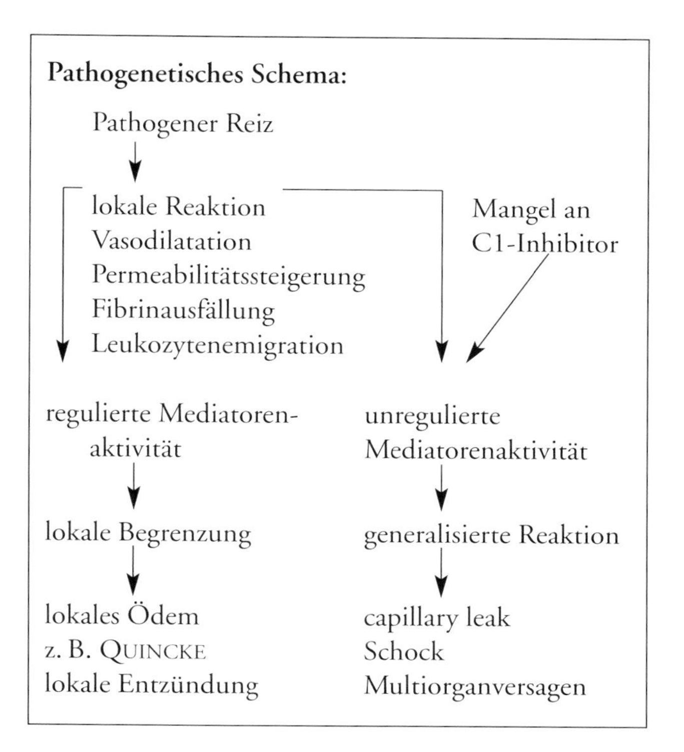

Ursachen eines C1-Inhibitor-Mangels:

1. Angeborener Mangel: genetischer Defekt der Synthese.

2. Erworbener Mangel:
   a) erhöhter Verbrauch ohne gesteigerte Synthese, Auto-Antikörper gegen C1-Inhibitor
   b) erhöhter Verbrauch mit gesteigerter Synthese, d. h. unregulierte Aktivierung des Mediatorensystems
      Sepsis
      Interleukin 2-Therapie
      Knochenmarkstransplantation
      IL-2-Medikation wie auch Knochenmarkstransplantation aktivieren unreguliert und unkontrolliert das Komplementsystem.

71 leak (engl.), undicht; Syndrom der undichten Kapillaren.

Tab. 26.8: Didaktisch verkürzte Einteilung der primären, angeborenen Immundefekte

I.	**Schwere kombinierte Immundefekte = SCID**
	Retikuläre Dysgenesie bzw. Dysplasie
	Schweizer Typ der Agammaglobulinämie
	Adenosindesaminase-Mangel
	WISKOTT-ALDRICH-Syndrom
II.	**Vorwiegender Defekt des B-Zell-Systems**
	Agammaglobulinämie BRUTON
	Selektive Antikörpermangel-Syndrome
	Variabler Immundefekt = DVID
III.	**Vorwiegender Defekt des T-Zell-Systems**
	DI GEORGE-Syndrom
	NEZELOF-Syndrom
	Chronische mukokutane Candidiasis
	Idiopathische CD4-T-Lymphozytopenie
IV.	**Vorwiegender Befall des Phagozyten-Systems**
	Progressive, septische Granulomatose
	Glukose-6-Phosphat-Dehydrogenase-Mangel
	Myeloperoxidase-Mangel
	CHEDIAK-HIGASHI-Syndrom
	LAD-Syndrom
	Lazy-leucocyte-Syndrom
V.	**Defekte des Komplementsystems**

26.7.5.2 Sekundäre Immundefekte

Primäre, angeborene Immundefekte sind eher selten. *Erworbene, sekundäre Immunmangelzustände sind recht häufig,* denn zahlreiche Einflüsse können im Laufe des Lebens ein an sich normal angelegtes Immunsystem schädigen.

Die sekundären Immundefizienzen sind meist Mitbeteiligungen des Immunsystems im Rahmen anderer Krankheiten oder (leider) auch mögliche Nebeneffekte der Behandlung.

Zusammenfassung ursächlicher Gruppen sekundärer Immundefekte

1. *Verlust immunkompetenter Zellen oder deren Produkte*
2. *Begleiterscheinung maligner Erkrankungen*
3. *Iatrogen*
4. *Im Laufe bakterieller, viraler und parasitärer Infektionen*

1. **Der Verlust immunkompetenter Zellen oder deren Produkte**
   - *renaler Verlust:* nephrotisches Syndrom mit Proteinurie;
   - *enteraler Verlust:* alle Krankheiten mit Malabsorption bzw. gesteigerter Ausscheidung;
   - *Mangelernährung, Kachexie*
   - *großflächige Verbrennungen:* Eiweißverlust durch Plasmaverlust;
   - *Verlust von Lymphe inkl. der erhaltenen Lymphozyten:* Lymphfistel des Ductus thoracicus in der Brusthöhle → Chylothorax; intestinale Lymphangiektasien;
   - *Diabetes mellitus:* verminderte Antikörperbildung; lymphozytotoxische Autoantikörper;
   - *Zustand nach Milzexstirpation:* sogenanntes OPSI-Syndrom = *„overwhelming postsplenectomy infection-syndrome"*. Verminderung der Phagozytosefähigkeit durch quantitative Reduktion des MMS; Verminderung der Immunglobuline;
   - *Morbus BOECK = Sarkoidose:* Verminderung der Zahl und der Funktionsfähigkeit zirkulierender T-Lymphozyten;
   - *Amyloidose:* einerseits entstehen abnorme B-Zell-Produkte, andererseits verdrängt die Amyloidablagerung die normalen lymphatischen Zellen;
   - *Schwermetallvergiftungen,* z. B. Blei, Thallium, Arsen.
2. **Immundefizienzen im Verlauf maligner Erkrankungen**
   Der genaue Wirkungsmechanismus kann verschiedenartig sein:
   - *verdrängendes Wachstum* des Tumors im Knochenmark oder Lymphknoten;
   - *Störung der Immunglobulinproduktionen*
   - *Proliferation von Suppressorzellen*
   - die Zellen von malignen Lymphomen oder Leukämien haben eine *gestörte Phagozytosefähigkeit* und eine gestörte *Immunfunktion.*
3. **Folge der Behandlung von malignen Erkrankungen**
   Die Auslösung des Immundefektes erfolgt iatrogen, d. h. als Hauptwirkung oder Nebeneffekt eines verordneten Medikamentes:
   - *langdauernde Kortikosteroid-Behandlung*
   - *Zytostatika-Therapie*
   - *immunsuppressive Therapie*
   - *großflächige Bestrahlung*
   - *Behandlung mit lymphozytotoxischen Antikörpern.*
4. **Immundefekte bei Autoimmunerkrankungen**
   Beispiele: Auto-Antikörper gegen Immunglobuline; Störung des Makrophagensystems.
5. **Beeinträchtigung der Immunabwehr durch Bakterien, Viren und Parasiten**
   - *Bakterien:* Bakterientoxine rufen zunächst eine massive Stimulierung der immunkompetenten Zellen hervor; danach kann es zu einer Erschöpfung des Systems kommen. Besonders bei chronischen, bakteriellen Infektionskrankheiten ist eine solche **Erschöpfungs-Immunmangel-Reaktion** möglich, z. B. Tuberkulose, Lepra, Lues u. a.

- *Protozoen, Parasiten:* Bedingt durch eine dauerhafte Stimulation und nachfolgende Erschöpfung des Immunsystems sowie die Abgabe von toxischen Stoffwechselprodukten aus den Protozoen/Parasiten kommt es zur Immunschwäche: z. B. Malaria, Wurmerkrankungen, CHAGAS-Krankheit[72] u. a.
- *Viren* (temporär!): Der Mechanismus ist ähnlich wie bei den oben erwähnten Infektionskrankheiten; zunächst generalisierte Immunstimulation, dann folgt eine Immunschwächeperiode: Dafür sind virale Abbauprodukte verantwortlich, manchmal auch die Produktion von Auto-Antikörpern.
  Beispiele: Masern, Mumps, Hepatitis B, Hepatitis C, Zytomegalie-Virus-Infektionen, EPSTEIN-BAR-Virus-Infektionen u. a.

Die meisten sekundären Immundefekte sind in Abhängigkeit von der Grundkrankheit nur temporär!
Durch Viren verursachte Immunschwächen dauern selten länger als 6 Monate.
Achtung! Ausnahme: Human-Immunodeficiency-Virus (HIV).

6. **HIV-Infektion**
   Das Human-Immunodeficiency-Virus ist ein RNA-Retrovirus mit speziellem, aber nicht ausschließlichem Tropismus für CD4-T-Lymphozyten. Da diese Zellen als Helfer-Zellen eine zentrale Stellung in der Regulation der Immunabwehr und der Zellkooperation einnehmen, führt die HIV-Infektion zur Ausbildung eines schweren, sekundären kombinierten Immundefektes: Der entstehende, klinisch-morphologische Symptomenkomplex ist das „**acquired immunodeficiency Syndrome**“ **AIDS** (siehe 70.2.11 „Spezielle Pathologie).
   Die Hauptzielzelle des HIV ist die CD4-T-Zelle, Helfer-Zelle für alle Immunreaktionen im B- wie auch T-Zell-System.
   Darüber hinaus werden vom HIV befallen: Knochenmarkszellen, Makrophagen und Antigen-präsentierende Zellen, vor allem der Lymphfollikel, Endothelzellen, Fibroblasten, Nervenzellen, Epithelzellen des Darmes.

Bei einer HIV-Infektion kommt es hauptsächlich zu folgenden Störungen im Immunsystem:

CD4-T-Lymphozyten: können auf weniger als 200 pro mm^3 Blut reduziert sein (Normalwert: mehr als 800 pro mm^3); die Produktion von Zytokinen ist stark herabgesetzt.

B-Lymphozyten: Störung der AK-Bildung, vermehrtes Auftreten von Auto-AK.

MMS: gestörte Phagozytose und Erregerabtötung durch die Makrophagen;
verminderte Fähigkeit zur AG-Präsentation;
Produktion von Zytokinen stark eingeschränkt;
gesteigerte Produktion vom Tumor-Nekrose-Faktor.

NK-Zellen: herabgesetzte zytotoxische Aktivität.

K-Zellen: ADCC-Reaktion gehemmt.

Die erworbene Immundefekte-Krankheit AIDS ist seit etwa 1980 bekannt. 1994 waren über 4 Millionen Menschen an AIDS erkrankt und über 20 Millionen mit dem HIV infiziert. Tendenz steigend! Ende 1999 gab es 40 Millionen Infizierte und bis dahin 16 Millionen Verstorbene. Die Statistik muß laufend nach oben korrigiert werden.

Weltweit stellt jedoch der durch Unterernährung verursachte Proteinmangel die häufigste Ursache einer sekundären Immundefekt-Erkrankung dar.

Beachte: Bei Krankheiten mit oder durch spezifische, immunologische Abwehrschwäche nicht auf die unspezifische Abwehrpotenz der Granulozyten vergessen. Granulozytopenie bis Agranulozytose führt zu praktisch den gleichen Effekten wie die Immundefekte!

Tab. 26.9: Übersicht der sekundären Immundefekte

1. Verlust immunkompetenter Zellen bzw. Immunglobulinmangel
2. Immundefekte als Folge maligner Erkrankungen
3. Iatrogen
4. Immundefekte bei Autoimmunerkrankungen
5. Erschöpfungs-Immunmangel-Reaktion bei Infektionskrankheiten
6. HIV-Infektion mit klinischem AIDS

REKAPITULATION

1. Gib einen Überblick der spezifischen und unspezifischen Abwehrmechanismen. (Tab. 26.)
2. Was versteht man unter „lymphoretikulärem Gewebe“? (26.1.1)
3. Erläutere das B-, T- und Null-Zellen-System sowie die funktionell spezialisierten Subpopulationen. (26.1.1)
4. Erkläre das Zellsystem MMS und dessen Funktion. (26.1.1)
5. Was versteht man unter Retikulumzellen? (26.1.1)
6. Charakterisiere die LANGERHANS-Zellen. (26.1.1)
7. Nenne Beispiele für Zellen des MMS. (Tab. 26.2)

72 Carlos CHAGAS (1879–1934), Bakteriologe in Brasilien. Es handelt sich um eine Infektionskrankheit durch Trypanosoma cruzi.

Übersicht

Erkrankungen des Immunsystems

1. **Überempfindlichkeitsreaktionen**
   Typ I: anaphylaktische Sofortreaktion
   Typ II: Antikörper-mediierte (humorale) Reaktion
   Typ III: Immunkomplexkrankheiten:
   Reaktion vom ARTHUS-Typ
   Reaktion vom Typ der Serumkrankheit
   Typ IV: zellvermittelte, verzögerte Reaktion
   Typ V: stimulierende oder blockierende Reaktion
2. **Autoimmunerkrankungen = Autoaggressionserkrankungen**
   Organspezifische Erkrankungen
   Systemische Erkrankungen
3. **Immundefekte = Immunmangelsyndrome**
   Primäre, angeborene Immundefekte
   Sekundäre, erworbene Immundefekte

8. Definiere ein Antigen und erkläre den Unterschied zwischen Vollantigen und Hapten. (26.1.2)
9. Was ist der HLA-Komplex? (26.1.2)
10. Warum werden die HLA- bzw. MHC-Strukturen „Antigen" genannt? (26.1.2)
11. Erkläre Struktur und Aufbau der Immunglobuline. (26.1.2)
12. Nenne die wichtigsten Eigenschaften der Immunglobulinklassen. (Tab. 26.3)
13. Wie funktioniert eine AG-AK-Bindung, und was ist eine Kreuzreaktion? (26.1.2)
14. Welche Ereignisse können durch eine AG-AK-Reaktion ausgelöst werden? (26.1.2)
15. Nenne die Hauptwirkungen des Komplementsystems. (26.1.2)
16. Wie erfolgt die Entwicklung der immunkompetenten Zellen, wie erlernen sie ihre Fähigkeiten? (26.2)
17. Gib einen Überblick der B- und T-Zell-Areale in lymphatischen Organen. (26.2)
18. Was sind CD-Antigene? (26.3)
19. Nenne charakteristische Oberflächenstrukturen von B-Zellen. (26.3.1)
20. Nenne charakteristische Oberflächenstrukturen von T-Zellen. (26.3.2)
21. Was versteht man unter Immunantwort? (26.4)
22. Worin besteht der Unterschied zwischen Primär-Antwort und Sekundär-Antwort? (26.4)
23. Wie erfolgt die T_H-unabhängige Aktivierung von B-Zellen? (26.4.1)
24. Wie geschieht die Aktivierung von B-Zellen durch Mitwirkung von T_H? (26.4.1)
25. Was ist eine anamnestische Reaktion? (26.4.1)
26. Wie erfolgt die Immunantwort der T-Zell-Reihe? (26.4.2)
27. Nenne möglichst viele Beispiele für die Zellkooperation bei der Immunantwort. (26.4.3)
28. Erkläre den Unterschied zwischen natürlicher und erworbener immunologischer Toleranz. (26.5)
29. Was ist Immunsuppression? (26.5)
30. Erläutere die Infektionsabwehr gegen Bakterien und Pilze. (26.6.1)
31. Welches sind die wesentlichen Abwehrmechanismen gegen Viren? (26.6.1)
32. Einteilung und Wirkungsweise der Interferone. (26.6.1)
33. Welches sind die Abwehrmechanismen gegen Protozoen? (26.6.1)
34. Welches sind ein Abwehrmechanismen gegen Helminthen? (26.6.1)
35. Was bedeutet Immunisierung? (26.6.2)
36. Worin bestehen die Unterscheide zwischen aktiver und passiver Immunisierung? (26.6.2)
37. Möglichkeiten einer aktiven Immunisierung? (26.6.2)
38. Effekte einer aktiven Immunisierung? (26.6.2)
39. Was sind Heilseren? (26.6.2)
40. Effekte einer passiven Immunisierung? (26.6.2)
41. Wie steht es mit der Immunisierung bei einem Neugeborenen bzw. einem Patienten mit einem Immundefekt? (26.6.2)
42. Schildere die Möglichkeiten der Wechselbeziehung zwischen Tumorwachstum und immunologischer Abwehr. (26.6.3)
43. Was sind Tumor-Antigene? (26.6.3)
44. Welche Zellen können an einer immunologischen Tumorabwehr beteiligt sein? (26.6.3)
45. Warum ist die immunologische Tumorabwehr nicht effektiv? (26.6.3)
46. Nenne die wichtigsten Transplantationsantigene. (26.6.4)
47. Erkläre den Vorgang der „first-set" und „second set-reaction". (26.6.4)
48. Wie verläuft der prinzipielle Mechanismus einer Transplantatabstoßung? (26.6.4)
49. Welche Arten der Transplantatabstoßung werden entsprechend dem zeitlichen Verlauf unterschieden? (26.6.4)
50. Erkläre die Vorgänge bei der perakuten, akuten und chronischen Abstoßung. (26.6.4)
51. Welche Folgen hat die Immunsuppression? (26.6.4)
52. Wie verläuft eine „Graft versus host"-Reaktion? (26.6.4)
53. Was versteht man unter „runt-disease"? (26.6.4)
54. Welches sind die Krankheiten des Immunsystems? (26.7)
55. Was sind Überempfindlichkeitsreaktionen? (26.7.1)
56. Welche Reaktion bezeichnete RICHET als „Anaphylaxie"? (26.7.2)
57. Wie war die ursprüngliche Definition der Allergie aus dem Jahre 1906 von PIRQUET? (26.7.2)
58. In welche Typen teilt man die Überempfindlichkeitsreaktionen ein? (26.7.3)
59. Erkläre den Ablauf einer anaphylaktischen Reaktion. (26.7.3)
60. Worin besteht der Unterschied zwischen lokaler und generalisierter Anaphylaxie? (26.7.3)
61. Was versteht man unter Atopie? (26.7.3)
62. Erkläre den Ablauf einer AK-mediierten (humoralen) Reaktion. (26.7.3)
63. Nenne Beispiel für spezielle Krankheiten der Typ II-Überempfindlichkeitsreaktionen. (26.7.3)
64. Erkläre die Entstehung einer Immunkomplexkrankheit. (26.7.3)
65. Wie entsteht ein ARTHUSsches Phänomen? (26.7.3)
66. Nenne Beispiele für ARTHUS-Reaktionen als Krankheiten. (26.7.3)
67. Wie entsteht die Serumkrankheit? (26.7.3)
68. Nenne Beispiele für Erkrankungen vom Typ der Serumkrankheit. (26.7.3)
69. Erkläre den Ablauf einer zellvermittelten, verzögerten Reaktion Typ IV. (26.7.3)
70. Was ist die Tuberkulinreaktion? (26.7.3)
71. Erkläre das Prinzip einer Typ V-Reaktion und nenne Beispiele. (26.7.3)
72. Definiere das Wesen der Autoaggressionskrankheit. (26.7.4)

73. Was ist der Unterschied zwischen einer Autoimmunerkrankung und einem Autoimmunphänomen? (26.7.4.1)
74. Wie kann es zu Autoaggressionskrankheiten kommen? (26.7.4.1)
75. Durch welche Mechanismen entstehen Autoimmunerkrankungen? (26.7.4.1)
76. Nenne die vier Wirkungsmöglichkeiten der Auto-Antikörper. (26.7.4.1)
77. Nenne Beispiele für organspezifische Autoimmunerkrankungen. (26.7.4.2 bzw. Tab. 26.4)
78. Definiere kritisch den Terminus „Kollagenosen". (26.7.4.3)
79. Was sind systemische Autoimmunerkrankungen? (26.7.4.3)
80. Definiere den systemischen Lupus erythematodes. (26.7.4.3)
81. Welche Auto-AK treten beim SLE auf? (26.7.4.3)
82. Welches sind die drei charakteristischen zellulären histomorphologischen Phänomene des SLE? (26.7.4.3)
83. Nenne die für alle betroffenen Organe gemeinsamen Veränderungen beim SLE. (26.7.4.3)
84. Erläutere die charakteristischen Organveränderungen bei SLE. (26.7.4.3)
85. Welches sind die zwei unterschiedlichen Krankheitsbilder des Begriffes „Sklerodermie"? (26.7.4.3)
86. Charakterisiere die „systemische progressive Sklerodermie". (26.7.4.3)
87. Was ist das CREST-Syndrom? (26.7.4.3)
88. Charakterisiere die Krankheiten „Dermatomyositis/Polymyositis". (26.7.4.3)
89. Was versteht man unter „mixed connective tissue disease"? (26.7.4.3)
90. Was ist das SJÖGREN-Syndrom? (26.7.4.3)
91. Charakterisiere die immunologischen Aspekte der CP. (26.7.4.3)
92. Charakterisiere die immunologischen Aspekte des „rheumatischen Fiebers". (26.7.4.3)
93. Definiere die Begriffe „Immunvaskulitis" und erläutere die Einteilungsprinzipien. (26.7.4.3)
94. Nenne Beispiele der verschiedenen Typen von Immunvaskulitiden. (26.7.4.3)
95. Was versteht man unter Immundefekten? (26.7.5)
96. Erläutere die wesentlichen Aspekte der primären Immundefekte. (26.7.5.1)
97. Welches sind die klinischen Charakteristika eines Immunmangelsyndroms? (26.7.5.1)
98. Erkläre die wichtigsten „schweren kombinierten Immundefekte". (26.7.5.1)
99. Erkläre die wichtigsten Immundefekte des B-Zell-Systems. (26.7.5.1)
100. Erkläre die wichtigsten Immundefekte des T-Zell-Systems. (26.7.5.1)
101. Erkläre die wichtigsten Immundefekte mit Befall des Phagozyten-Systems. (26.7.5.1)
102. Was sind sekundäre Immundefekte, und wodurch sind sie charakterisiert? (26.7.5.2)
103. Gib einen Überblick über die Folgen einer HIV-Infektion. (26.7.5.2)

27. Ausgewählte systemische Erkrankungen

Viele Krankheiten befallen ein Organsystem (siehe 23.1.1) oder mehrere unterschiedliche Organe. Es handelt sich dabei immer um ausgedehnte, oft lebensbedrohliche Störungen; ihr prinzipieller Charakter legt nahe, Beispiele für solche Erkrankungen trotz völlig unterschiedlicher Ätiologie und Pathogenese zusammenfassend darzustellen.

Systemische Erkrankungen ziehen, in mehr oder weniger ausgeprägtem Maß, fast immer den ganzen Körper in Mitleidenschaft (z. B. Bluthochdruckkrankheit, Schock u. dgl.).

Bedenke: Oft ist vordergründig nur dieses oder jenes Organ erkrankt, krank ist jedoch immer der gesamte Mensch.

27.1 Arterielle Hypertonie[1] im großen Kreislauf

Die krankhafte Steigerung des Blutdruckes kann verschiedene Abschnitte des Kreislaufes betreffen:

1. *arterieller Teil des Körperkreislaufes,*
2. *arterieller Teil des Lungenkreislaufes,*
3. *venöser Pfortaderkreislauf.*

Erinnere: Drucksteigerung im venösen Körper- bzw. Lungenkreislauf wird als Stauung bezeichnet.

Im allgemeinen *klinisch-medizinischen Sprachgebrauch* bedeutet **Hypertonie: Druckerhöhung im arteriellen Teil des großen Kreislaufes.** Man muß aber wissen und differenzieren, daß es noch andere Hypertonieformen gibt.

Kriterium der Hochdruckkrankheit ist, gemäß Festsetzung durch die WHO, **die ständige Erhöhung des arteriellen Blutdruckes über 160 mm Hg systolisch und 95 mm Hg diastolisch.**

Diese Definition ist zu großzügig! Blutdruckwerte über 140/90 mm Hg müssen als pathologisch angesehen werden, wobei man den Bereich zwischen 140/90 bis 160/95 als Grenzwerthypertonie bezeichnet.

Klinische Blutdruckmessungen gibt es seit 1896, damals wurde das Quecksilbermanometer mit aufblasbarer Armmanschette von Scipione RIVA-ROCCI (1863–1937) eingeführt.

Pathogenetisch zu unterscheiden sind die **primäre = essentielle = genuine[2] Hypertonie,** deren Entstehung weitgehend ungeklärt ist, und die **sekundären = symptomatischen = organisch ausgelösten Hypertonieformen.** Man unterscheidet weiters eine **benigne** und **maligne Verlaufsform** der Hypertonie. Sowohl die primären, als auch die sekundären Hochdruckformen können maligen verlaufen, d. h. es besteht hier keine Beziehung zur Ätiologie.

Maligne Hypertonie

Jedes Hochdruckleiden kann unabhängig von seiner Genese und zu jedem Zeitpunkt in eine maligne Phase übergehen. Die rasche Progredienz der Erkrankung führt dann innerhalb von 2–3 Jahren zum Tod. Das Verhältnis von benigner zu maligner Verlaufsform ist etwa 200 : 1. Die maligne Phase ist eine extreme quantitative Variante der Hochdruckkrankheit mit exzessiver, kontinuierlicher Blutdrucksteigerung (über 120 mm Hg diastolisch). Morphologisches Substrat der malignen Hypertonie ist die maligne Nephrosklerose.

Maligne Nephrosklerose FAHR[3] = hypertoniebedingte Arteriolo**nekrose** der Nieren. Charakterisiert durch fibrinoide Nekrosen der Arteriolenwand, begleitet von einer entzündlichen Umgebungsreaktion. Meist bei jüngeren Patienten zwischen dem 30. und 50. Lebensjahr, Männer häufiger als Frauen. Betroffen sind in der Niere Arteriolen, Vasa afferentia und auch Glomerulumkapillaren. Folge der Gefäßwandnekrose ist meist ein thrombotischer Verschluß der Lichtung, kleine Infarkte sind möglich.

Klinik: progressive Niereninsuffizienz, starke Blutdrucksteigerung, besonders des diastolischen Druckes; Prognose sehr ungünstig, da häufig Komplikationen von Seiten des Herzens auftreten.

1 tonos (griech.), Spannung. Manchmal wird auch der Terminus *Hypertension* gebraucht.
2 genuinus (lat.), natürlich, selbständig.
3 Theodor FAHR (1877–1945), Pathologe in Hamburg.

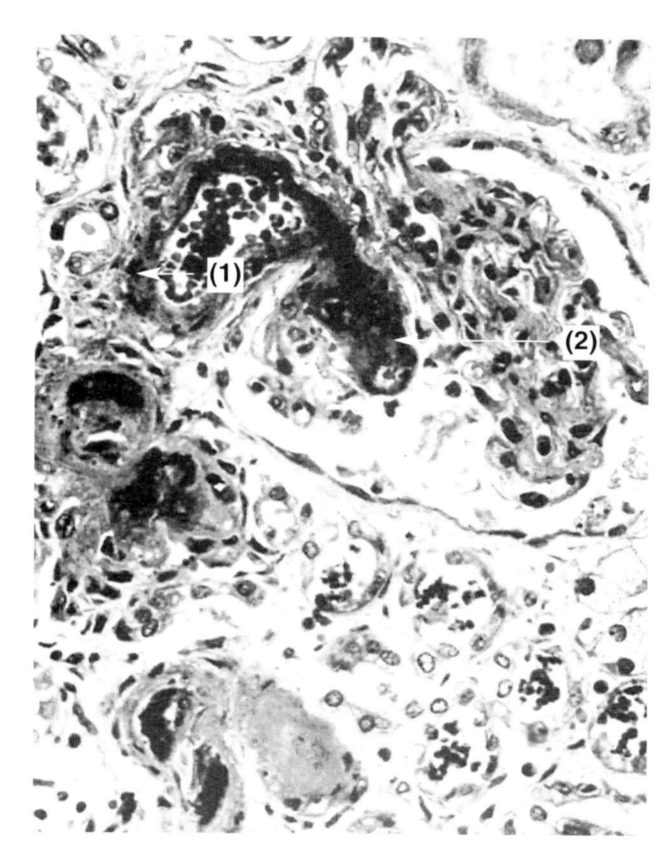

Abb. 27.1: Maligne Nephrosklerose. Fibrinoide Arteriolonekrose an Vasa afferentia (1) sowie Glomerulumkapillaren (2).

27.1.1 Primäre = essentielle = genuine Hypertonie

Dies ist die **häufigste Form unter den Hypertonien,** betrifft etwa 70–80 % aller Hypertoniker. Charakterisiert durch unsere Unkenntnis der Ätiologie und des pathogenetischen Vorganges. Die Diagnose wird per Exclusionem gestellt, d. h. wenn keine organisch auslösende Ursache gefunden wird. Hämodynamisch liegt bei der essentiellen Hypertonie eine **Erhöhung des peripheren Strömungswiderstandes durch eine Engerstellung der arteriellen Strombahn,** insbesondere der Arteriolen, vor, die in den Anfangsstadien der Erkrankung wahrscheinlich funktioneller Natur ist.

Entscheidend ist dabei das System der adrenergen Rezeptoren. Daher können therapeutisch Alpha- und Beta-Blocker eingesetzt werden.

Risikofaktoren

1. Familiär-hereditäre Disposition. Bis zu 75 % der Hochdruckkranken weisen eine familiäre Belastung mit essentieller Hypertonie auf. Wahrscheinlich erfolgt die Vererbung des Merkmales „Disposition zur essentiellen Hypertonie" inkomplett dominant mit einer gewissen Geschlechtsgebundenheit: Väter vererben zweimal so häufig an Söhne, Mütter zweimal so häufig an Töchter.
2. Konstitutionelle Verankerung mit Bevorzugung des pyknischen Körperbaues.
3. Überernährung und Übergewicht.
4. Körperliche Aktivität (Fitness) senkt in der Regel den Blutdruck, während mangelnde körperliche Betätigung einen ungünstigen Einfluß hat.
5. Starke psychosomatische Belastungen (Auswirkungen der Zivilisation, Reizüberflutung, Angst, Konfliktsituation, ungenügende Entspannung, Streß) können Blutdrucksteigerungen auslösen. Diese Faktoren mögen zur Manifestation der Erkrankung beitragen, sind aber nicht die Ursache schlechthin.

Ätiologische Faktoren

Die Vielfalt der möglichen ätiologischen Faktoren der essentiellen Hypertonie hat zu einer *Mosaiktheorie* geführt: Danach sind die zahlreichen Teilmechanismen der Blutdruckkontrolle – nervale, humoral-chemische Einflüsse, Reaktivität der Gefäßwand, Blutvolumen, Blutviskosität und Gefäßelastizität – mosaikartig miteinander verknüpft und gegenseitig voneinander abhängig. Keiner dieser Faktoren kann variiert werden, ohne daß dadurch nicht auch die anderen in Mitleidenschaft gezogen werden. So kann die Dominanz eines oder einzelner dieser Faktoren krankheitsbestimmend werden, indem die anderen Regulationsmechanismen sich auch verändern müssen. Prinzipiell können die zur essentiellen Hypertonie führenden (noch unbekannten) Ursachen in allen Teilen des Blutdruckregelsystems angreifen, wenngleich die gemeinsame Endstrecke die für den erhöhten peripheren Widerstand verantwortliche Engstellung der Arteriolen ist.

Wiederhole aus den Fächern „Physiologie" und „Funktionelle Pathologie" das jeweilige Kapitel über die Hypertonie!

27.1.2 Sekundäre = symptomatische = organisch ausgelöste Hypertonie

Für die Blutdrucksteigerung ist eine auslösende Erkrankung oder Veränderung an bestimmten Organen bekannt. Dieses primäre Grundleiden hat sekundär die Blutdruckerhöhung zur Folge.

Sekundäre Hypertonie
1. Renale Hypertonie
2. Kardiovaskuläre Hypertonie
3. Endokrin-hormonelle Hypertonie
4. Neurogene Hypertonie

I. Renale Hypertonie
Pathogenetischer Faktor ist eine Minderdurchblutung der Niere bzw. eine Reduktion der intrarenalen, arteriellen Blutdruckamplitude.

Druck- und Volumenrezeptoren im Bereich des juxtaglomerulären Apparates aktivieren bei intrarenaler Blutdruck- und/oder Blutvolumenabnahme das Renin-Angiotensin-Aldosteronsystem. Krankhafte Veränderungen, welche die Nierendurchblutung drosseln, führen zu einer erhöhten Reninsekretion, einer gesteigerten Angiotensin-II-Aktivität und damit zur renal bedingten Hypertonie.

Experimentell kann durch Drosselung der Nierenarterien oder durch Kompression der Niere von außen eine anhaltende Steigerung des Blutdruckes erzielt werden: GOLDBLATT[4]-Mechanismus.

Spezielle renale Hochdruckformen

1. **Renovaskuläre Erkrankungen**
   a) *Zuführendes Gefäßsystem:*
      - Stenose der Aorta renalis: angeboren, Arteriosklerose, Aneurysma, Kompression durch Tumor oder Hämatom;
      - atypische Gefäßversorgung bei Nierendystophie (Senkniere) mit Gefäßabknickung;
      - arteriovenöse Fistel der Nierenarterie.

   b) *Intrarenales Gefäßsystem:*
      - Arterio- und Arteriolosklerose,
      - Arteriitis,
      - Thrombose und Embolie,
      - Amyloidose,
      - Glomerulonephritis,
      - diabetische Nephropathie.
2. **Renoparenchymale Erkrankungen**
   Schrumpfniere jeglicher Genese,
   Nierenhypoplasie,
   partielle Nierenzerstörung, z. B. durch Nierentuberkulose,
   Nierentumoren,
   traumatische Nierenschädigung.
3. **Perirenal-kompressive Veränderungen**
   Perinephritis (z. B. Abszeß),
   Retroperitonealtumor,
   retroperitoneales Hämatom.
4. **Obstruktive Abflußstörungen**
   Hydro- und Pyronephrose,
   Ureterkompression und -strikur durch Narben oder Tumoren,
   Konkremente.

4 Harry GOLDBLATT (geb. 1891), amerikanischer Physiologe.
5 Jerome CONN (geb. 1907), amerikanischer Endokrinologe.

II. Kardiovaskuläre Hypertonie
Hochdruck als Folge einer Erkrankung des Herzens oder Gefäßsystems
Aortenisthmusstenose (Hypertonie proximal der Stenose),
Aortenklappeninsuffizienz (erhöhtes Schlagvolumen),
Erhöhtes Schlagvolumen durch bradykarde Rhythmusstörungen,
Erhöhtes Blutvolumen und erhöhte Viskosität (Polyglobulie, Polyzythämie),
Arteriosklerose der Aorta (sogenannter Elastizitätshochdruck durch Verlust der Windkesselfunktion und der Elastizität der Aortenwand).

III. Endokrin-hormonelle Hypertonie
Hochdruck als Folge einer Überproduktion bestimmter Hormone

Phaochromozytom (Adrenalin/Noradrenalin),
Hyperthyreose (tachykarde Minutenvolumensteigerung als Thyroxineffekt),
Morbus CUSHING (basophiles Hypophysenvorderlappen-Adenom → ACTH → Nebennierenrindenhormone),
CUSHING-Syndrom (Hyperplasie bzw. Adenom der Nebennierenrinde → Glukokortikoide),
CONN[5]-Syndrom (primärer Hyperaldosteronismus),
Schwangerschaftstoxikose (Freisetzung pressorischer, Renin-ähnlicher Substanzen aus der Plazenta bei Hypoxie infolge Durchblutungsinsuffizienz).

IV. Neurogene Hypertonie
Hochdruck als Folge einer Erkrankung, Tonusänderung oder durch direkte **Schädigung der für die Blutdruckregulation verantwortlichen Anteile des zentralen oder peripheren Nervensystems.** Meist nur eine passagere, hypertone Blutdruckreaktion.

Erhöhter Sympathikotonus, Gehirntrauma und -tumor, Polyneuritis, Enzephalitis, Poliomyelitis, Porphyrie, Vergiftungen (Blei, Thallium), gesteigerter Hirndruck.

27.1.3 Folgen und Komplikationen der chronischen Hypertonie

Die Hypertonie ist ein Hauptrisikofaktor für eine verkürzte Lebenserwartung! Eine Bluthochdruckkrankheit muß ärztlich behandelt werden. Die ersten Schädigungen treffen das Herz und die Arterien.

I. Herz

Chronische Blutdruckerhöhung bedeutet erhöhte Druckarbeit für den linken Ventrikel. Es kommt zur Massenzunahme der Muskulatur: **konzentrische Hypertrophie der linken Herzkammer**[6]. Das Gesamtgewicht des Herzens nimmt stark zu. Nach Überschreiten des kritischen Herzgewichtes (500 Gramm) allmählich Dilatation: **exzentrische Hypertrophie**[7] und im Laufe der Zeit erhöhte Gefahr des Versagens des linken Ventrikels. Die Folge ist eine venöse Lungenstauung und vermehrte Druckbelastung des rechten Ventrikels, in Anpassung daran eine Hypertrophie auch der Muskulatur der rechten Herzkammer. Schließlich werden sich auch Insuffizienzerscheinungen des rechten Ventrikels einstellen. Bei der voll ausgeprägten, konzentrischen Hypertrophie des linken Ventrikels spricht man in diesem Zusammenhang vom **Cor hypertonicum.** Im Endstadium trifft man allerdings – wie erwähnt – auf eine kombinierte Hypertrophie und Dilatation beider Herzkammern.

II. Arterien

Anpassungserscheinungen der Arterienwand

Die chronische Druckbelastung führt von der Aorta bis zu den peripheren Organarterien zu einer Vermehrung des elastisch-kollagenen Gewebes der Intima sowie der elastischen Strukturen und der glatten Muskelzellen der Media. Diese hyperplastische Verdickung der Intima = **kollagen-elastische Intimafibrose,** ist als reaktiv auf die vermehrte Druckbelastung anzusehen, hat aber eine Störung der normalen Durchblutung der Gefäßwand zur Folge und ist damit Wegbereiter der Arteriosklerose.

Schädigung der Arterienwand

Von einer bestimmten Schichtdicke der kollagen-elastischen Intimafibrose an, wird die nutritive Perfusion der Arterienwand gestört. Die Folge ist das Auftreten arteriosklerotischer Veränderungen. Diese hypertoniebedingte Arteriosklerose unterscheidet sich in der Verteilung auf das arterielle System wesentlich von der Arteriosklerose des Nichthypertonikers. Während bei der Arteriosklerose des Normotonikers die Veränderungen in der Regel auf die zentralen Gefäße des arteriellen Systems (Aorta und Anfangsstrecken der Organarterien, z. B. Koronararterien, basale Hirnarterien) beschränkt sind, dehnt sich die hypertoniebedingte Arteriosklerose bis weit in die peripheren Verzweigungen der Organarterien aus und erreicht hier oft erst ihr Maximum.

6 Merksatz: Dicke Wand, enge Lichtung.

7 Merksatz: Dicke Wand, ausgeweitete Lichtung.

Die Hypertonie treibt die Arteriosklerose immer weiter in die Peripherie des Gefäßsystems.

Da der Strömungswiderstand schon in der Norm in den Arteriolen besonders groß ist, sind diese Gefäßabschnitte bei Hypertonie einer besonderen Belastung ausgesetzt. Drei charakteristische Veränderungen an Arteriolen werden unterschieden (Abb. 27.2):

1. **Hyaline Arteriolosklerose:** Gefäßwand verdickt, homogen-eosinophil, kernlos; Lichtung hochgradig eingeengt.
2. **Hyperplastische Arteriolosklerose:** zwiebelscheibenartige, konzentrisch-lamelläre Neubildung von kollagen-elastischem Bindegewebe in der Intima, dadurch starke Lichtungseinengung. (Tafel 14).
3. **Fibrinoide Arteriolonekrose:** fibrinoide Nekrose der Gefäßwand, Zerstörung der Arteriole mit sekundärer, „entzündlicher" Reaktion.

Morphologische Fixierung des Hochdruckes

Die Verengung des Arteriolenquerschnittes erfordert aus hämodynamischen Gründen eine dauernde Blutdruckerhöhung zur Gewährleistung der Organdurchblutung: **„fixierter" Erfordernishochdruck.**

III. Organschäden bei chronischer Hypertonie

Niere: Arteriolosklerose → **arteriolosklerotische Schrumpfniere:** Die Folgen sind

1. Fixierung eines renal organgebundenen Hochdruckes,
2. Niereninsuffizienz → Urämie.

Pankreas: Hyalinose und Sklerose der LANGERHANSschen Inseln → Diabetes mellitus.

Retina: Fundus hypertonicus mit verdickten, sogenannten „Kupferdrahtarterien", Venenkompression durch die Arterien (dieses „Kreuzungsphänomen" wird bei intravitaler Fundusuntersuchung gesehen), Degeneration der Netzhaut und Papillenödem.

Koronararterien: Koronarinsuffizienz, Myokardinfarkt.

Gehirn: Hirninfarkt, Massenblutung.

Tab. 27.1: Todesursachen bei Hypertonie

Herzinsuffizienz (Koronarinsuffizienz, Myokardinfarkt)	60–75 %
Zerebraler Insult (Massenblutung, Infarkt)	15–20 %
Urämie	5–10 %
Arteriosklerotische Gangrän, Aneurysmaruptur u. a.	5 %

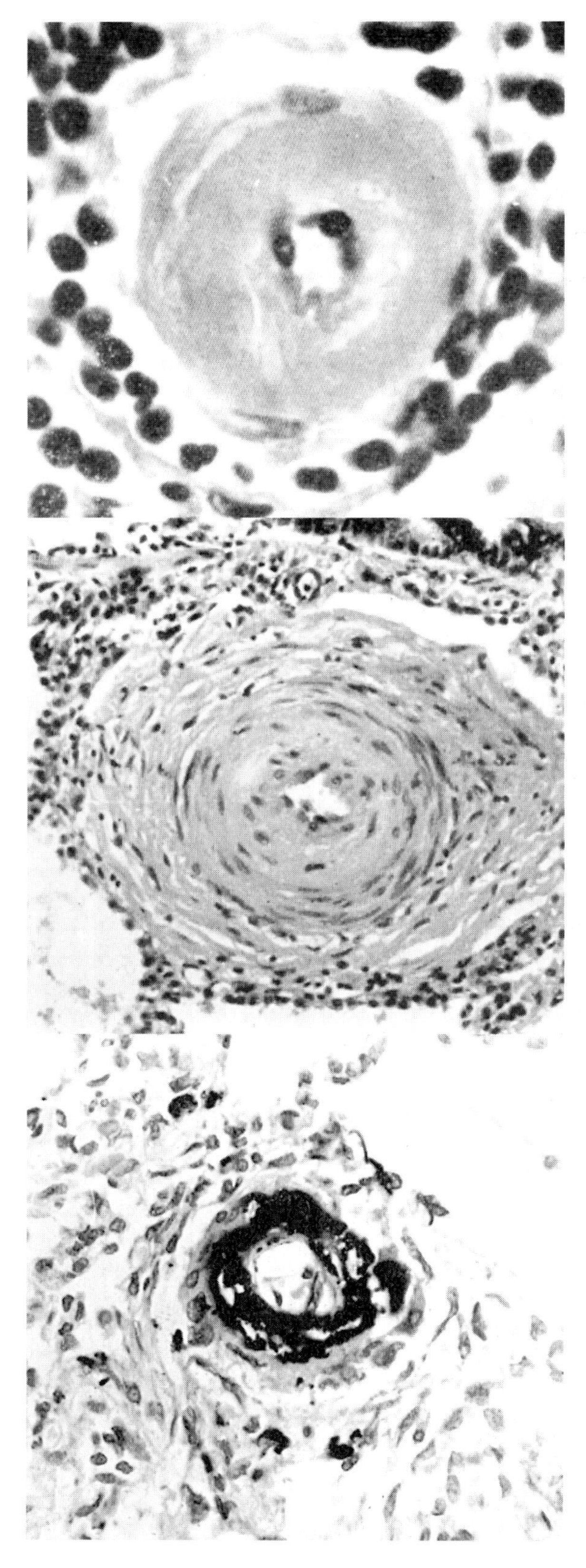

Abb. 27.2: Hypertoniebedingte Veränderungen an Arteriolen.
Oben: hyaline Arteriolosklerose.
Mitte: hyperplastische Arteriolosklerose.
Unten: fibrinoide Arteriolonekrose.

In den Industrienationen leiden bis zu 20 Prozent aller Erwachsenen an Bluthochdruck, d. h. jeder fünfte Bürger.

Da subjektiv empfundene Krankheitssymptome lange Zeit nicht störend auffallen, wird die Hypertonie als **„silent killer"** bezeichnet.

Berühmte Hypertoniker aus Politik und Kunst: Franklin D. ROOSEVELT, Winston CHURCHILL, Josef STALIN, Gustav KLIMT.

27.2 Pulmonale Hypertonie

Die pulmonale Hypertonie ist eine arterielle Hypertonie im kleinen Kreislauf.

Eine pulmonale Hypertonie liegt vor bei einer **konstanten Erhöhung des Blutdruckes im Pulmonalarteriensystem über 25 mm Hg.**

Das Gemeinsame in der Pathogenese der pulmonalen Hypertonie ist eine **erschwerte Blutperfusion der Lunge,** wodurch eine vermehrte Druckarbeit des rechten Ventrikels erforderlich ist. Entsprechend der veränderten Blutdruckströmung der Lungengefäße unterscheidet man folgende **Ursachengruppen einer pulmonalen Hypertonie:**

1. **Restriktive Perfusionsstörungen:** Reduktion des pulmonalen Gefäßbettes bei *Verlust oder Zerstörung von Lungengewebe,* z. B. Lungenteilresektion, Lungenfibrosen, Bronchiektasien, kavernöse Lungenfibrose.
2. **Obstruktive Perfusionsstörungen:** Einengung des Gesamtgefäßquerschnittes durch *primäre Erkrankungen der Lungenarterien,* z. B. entzündliche Gefäßerkrankungen, rezidivierende Lungeninfarkte und Embolien.
3. **Ventilatorische Perfusionsstörungen:** *funktionelle Engerstellung der Gefäße bei alveolärer Hypoventilation,* z. B. Obturationsatelektasen, obstruktives Emphysem, Asthma bronchiale, PICKWICKIER[8]-Syndrom, Thoraxwanderkrankungen mit Beweglichkeitseinschränkung.
4. **Kongestive Perfusionsstörungen:** *venöse Blutstauung,* z. B. bei Mitralstenose und chronischer Linksherzinsuffizienz.

8 Hypoventilationen bei hochgradig adipösen Menschen. Bekannt nach dem Roman von Charles DICKENS „Die Pickwickier", worin die Figur des dicken Dieners Joe diese Symptome aufweist: Adipositas, Schläfrigkeit mit Einschlafattacken, Zyanose infolge Mangelatmung.

5. **Hypervolämische Perfusionsstörungen:** *Volumenüberlastung* der pulmonalen Strombahn, z. B. bei angeborenen Herzmißbildungen mit Links-rechts-Shunt, arteriovenösen Aneurysmen oder allgemeiner Vermehrung des Blutvolumens (klinischer Begriff der „Plethora").

Alle diese Perfusionsstörungen führen zur pulmonalen Hypertonie und damit zur Hypertrophie der rechten Herzkammer. Dies ist aber nicht immer identisch mit dem Cor pulmonale.

> Unter einem **Cor pulmonale** versteht man eine Hypertrophie des rechten Ventrikels als Folge von Krankheiten, welche die Funktion und/oder Struktur der Lunge stören.

Ausgenommen sind jene Lungenveränderungen, die durch primäre Krankheiten des linken Herzabschnittes (z. B. Mitratklappenfehler) oder durch angeborene Herzfehler entstehen.

27.2.1 Morphologie des Cor pulmonale

1. Hypertrophie der rechten Herzkammerwand.
2. Verlängerung des Herzens durch Zunahme des Längsdurchmessers des rechten Ventrikels.
3. Verbreiterung der rechten Kammer durch Zunahme des Querdurchmessers.
4. Drehung des rechten Ventrikels nach ventral und links bei Querlagerung des Herzens.

Tab. 27.2: Wichtigste Ursachen der sekundären pulmonalen Hypertonie

1. **Erkrankung der Luftwege und des Lungenparenchyms**
   Chronische Bronchitis und Bronchiolitis mit Obstruktion der Luftwege (mit oder ohne Emphysem)
   Chronisches Lungenemphysem
   Asthma bronchiale
   Bronchiektasien
   Lungenfibrosen
   Pulmonale Granulatomatosen (z. B. Morbus BOECK)
   Zystische Mißbildungen der Lunge
   Lungenresektion
2. **Erkrankungen der Lungengefäße**
   Entzündliche Gefäßerkrankungen (z. B. Panarteriitis nodosa, CHURG-STRAUSS-Syndrom und andere Vaskulitiden)
   Multiple Thrombosen oder Embolien
   Vaskuläre Anomalien (z. B. arteriovenöse Kurzschlüsse)
3. **Erkrankungen des Thorax, der Pleura und der Atemmuskulatur**
   Kyphoskoliose und andere Thoraxdeformierungen
   Pleuraschwarten und Pleuratumoren
   Chronische, neuromuskuläre Störungen der Atmung (Myasthenia gravis, Poliomyelitis)
   Obesitas mit alveolärer Hypoventilation (PICKWICKIER-Syndrom)

27.2.2 Spezielle Ätiologie der pulmonalen Hypertonie

- **Primäre pulmonale Hypertonie**
  Diese Art des pulmonalen Hochdruckes unterscheidet sich von den sekundären Formen durch das **Fehlen einer erkennbaren Ursache.** Man kann diese Erkrankungen als *„essentielle Hypertonie des kleinen Kreislaufes"* auffassen, wobei auch die morphologischen Befunde weitgehend den Veränderungen an Arterien und Arteriolen des großen Kreislaufes bei essentieller Hypertonie entsprechen: **primäre Pulmonalarteriensklerose.** Die Erkrankung beginnt wahrscheinlich mit einem Stadium funktioneller Vasokonstriktion, dadurch bedingter Drucksteigerung und dann Umbau (Remodelling) der Gefäßwand mit Lichtungseinengung.

  Eine medikamentös induzierte, pulmonale Hypertonie entstand nach Einnahme des (inzwischen verbotenen) Appetitzüglers *Menocil.* Die Erkrankung wurde wegen der zunächst völlig unklaren Pathogenese zu den primären pulmonalen Hypertonien gerechnet.

- **Sekundäre pulmonale Hypertonie**
  Ein Katalog aller Veränderungen, die sekundär zu einer pulmonalen Hypertonie Anlaß geben können, umfaßt nahezu alle Krankheiten der Lunge. Aus diesem Grund werden hier nur die wichtigsten Veränderungen angeführt (Tab. 27.2), und im übrigen wird auf die Organpathologie der Lunge verwiesen.

27.2.3 Folgen der pulmonalen Hypertonie am Lungengefäßsystem (Tafel 15)

Die Stärke der **hypertonischen Belastungsschäden** wird von der Dauer und dem Grad der Blutdrucksteigerung bestimmt; die Art der Gefäßwandschäden hängt davon ab, in welchem Anteil der Lungenstrombahn sie lokalisiert sind.

1. *Große und mittlere elastische Arterien:*
   Intimafibrose, hyaline und lipoide Plaques in der Intima. Verkalkungen; herdförmiger Schwund von Muskulatur und bindegewebigen Fasern der Media → Elastizitätsverlust, Ektasie: sogenannte **sekundäre Pulmonalarteriensklerose**[9].
2. *Kleine muskuläre Arterien:*
   Muskuläre Hypertrophie der Media, Verdickung der perivaskulären Bindegewebsmäntel. Intimaproliferationen mit Aufsplitterung der Elastica interna und

[9] Der dazu gegensätzliche Begriff „primäre Pulmonalarteriensklerose" wurde früher für die degenerativen Endstadien entzündlicher Lungenarterienerkrankungen verwendet. Mit zunehmender Kenntnis der speziellen Ätiologie verliert diese Bezeichnung an Bedeutung.

Bildung faserreicher Intimapolster: **hochgradige Stenosen und organische Fixierung des Hochdruckes.**

3. *Arteriolen:*
   Verdickung und Hyalinisierung sämtlicher Wandschichten.
4. *In Arterien aller Kaliber:*
   Es können **parietale, evtl. obturierende Thromben** auftreten; diese sind ausgelöst durch Intimaschädigungen, den reduzierten Blutstrom und die hypoxiebedingte Polyglobulie.
   Es kann auch zu einer **pulmonalen, hypertensiven Arteriitis** kommen: Dies ist ein sekundäres Phänomen bei abrupten hohen Drucksteigerungen und besteht in **fibrinoiden Nekrosen der Gefäßwand mit entzündlicher Reaktion** (es bestehen gewisse Ähnlichkeiten zur hypertoniebedingten Arteriolonekrose, d. h. malignen Nephrosklerose).

27.3 Portale Hypertonie

Eine Drucksteigerung im Pfortadersystem ist zurückzuführen auf eine Rarefizierung der Sinusoide in der Leber, mit Ersatz durch Bindegewebszüge, auf eine Kompression der Sinusoide durch Regeneratknoten, auf eine Kollagenablagerung im DISSE-Raum[10] und auf eine Sklerosierung der Zentralvenen. Alle diese Veränderungen, die in unterschiedlicher Ausprägung und in Kombination auftreten können, verursachen eine Zunahme des sinusoidalen und postsinusoidalen Widerstandes gegen die Blutströmung mit konsekutiver Drucksteigerung in der Pfortader.

Kriterium ist ein **erhöhter Pfortaderdruck** (normal zwischen 5 und 10 mm Hg).

Klassifikation und Ätiologie der portalen Hypertonie

1. **Präsinusoidal**
   - **Extrahepatisch:** Verschluß der Pfortader.
   - **Intrahepatisch:** Störung des Blutflußes in den intrahepatischen Pfortaderästen bei Narbenbildungen in Portalfeldern.
2. **Sinusoidal**
   Kompression der Sinusoide durch Entzündung, Schwellung der Leberzellen oder Regenerationsvorgänge, z. B. Hepatitis, Fettleber, Leberzirrhose.
3. **Postsinusoidal**
   Störungen des Blutabstromes aus der Leber:
   - **Intrahepatisch:** Venenverschluß-Krankheit, sogenannte Fettleberhepatitis, Regeneratknoten bei Leberzirrhose.
   - **Extrahepatisch:** Lebervenenverschluß, Rechtsherzversagen mit massiver venöser Stauung, Pericarditis constrictiva mit Abflußbehinderung aus der unteren Hohlvene in den rechten Herzvorhof.

Bei einer Leberzirrhose kann die portale Hypertension über alle erwähnten Mechanismen entstehen.

Folgen der portalen Hypertonie

Folge der Blutdrucksteigerung und Abflußbehinderung im Pfortadersystem ist die **Eröffnung intra- und extrahepatischer Anastomosen zwischen der Pfortader und der oberen bzw. unteren Hohlvene.** Die intrahepatischen Kollateralen bilden sich in Narbensträngen zwischen Pfortaderästen und Lebervenen, die extrahepatischen Anastomosen durch Erweiterung präexistenter Blutgefäße.

Kollateralen

1. V. gastrica dextra → Vv. oesophagicae → V. azygos → V. vava superior (es entstehen sogenannte **Ösophagusvarizen** mit der Gefahr einer Blutung).
2. V. mesenterica inferior → V. rectalis superior → V. rectalis media → V. iliaca interna.
3. V. umbilicalis → Vv. parumbilicales (**Caput Medusae**[11]) → V. thoracoepigastrica → V. axilaris; V. epigastrica superficialis → V. femoralis.
4. Über Verbindungen zwischen dem Pfortader- und V. cava inferior-System im dorsalen Mesenterium und zwischen Leberkapsel und Diaphragma: **RETZIUSsche[12] Venen.**

Hypersplenismus (s. 38.1.2)
Vergrößerung und Fibrose der Milz.
Folge: Verminderung der zirkulierenden Erythrozyten, Leukozyten, Thrombozyten.

Aszites
Erhöhter hydrostatischer Druck im Pfortadergebiet führt zur Flüssigkeitstranssudation in die Bauchhöhle.

10 Josef DISSÉ (1852–1912), deutscher Anatom.
11 Subkutan liegen stark ausgeweitete, blutgefüllte, geschlängelte Venen in Form eines blauen Netzwerkes in der Umgebung des Nabels. Selten!
12 Anders Rudolf RETZIUS (1896–1860), schwedischer Anatom.

Achtung: Da ein Aszites häufig bei Leberzirrhose vorkommt, sind als weitere ätiologische Faktoren noch eine Verminderung des onkotischen Druckes sowie eine Na^+-Retention durch Erhöhung des Aldosteronspiegels von Bedeutung.

Mit portaler Hypertonie einhergehende Erkrankungen:

1. **Portale Hypertonie durch Abflußstörungen aus der Leber**
   Lebervenenverschluß-Syndrome (siehe 41.4.2)
2. **Portale Hypertonie bei Leberstrukturschädigungen**
   Leberzirrhose
   Fettleber ohne Zirrhose (sogenannte Fettleberhepatitis, meist alkoholische Ätiologie)
   Morbus BOECK (Granulome komprimieren die Gefäße des Portalfeldes)
   Angeborene Zystenleber, angeborene Leberfibrose
3. **Blut- und Speichererkrankungen**
   (Leukämie, Morbus HODGKIN, Morbus GAUCHER)
4. **Karzinommetastasen**
5. **Schistosomiasis**[13]
   (granulomatöse und fibröse Reaktion auf Schistosomeneier im Portalfeld)
6. **Arteriovenöse Anastomosen im Splanchnikusgebiet oder intrahepatisch**
   (angeboren, traumatisch)
7. **Idiopathische portale Hypertonie**
   (keine erkennbare Ursache)
8. **Extrahepatische Ursachen**
   Umwandlung der Pfortader in einen fibrösen Strang oder Ausbildung einer sogenannten kavernösen Transformation.

Übersicht

Systemische Hypertonie
Arterieller Blutdruck über 160/95 mm Hg

1. **Primäre, essentielle Hypertonie**
   Erbliche Disposition mit exogenen Risikofaktoren
2. **Sekundäre, organisch ausgelöste Hypertonie**
   - renal
   - kardiovaskulär
   - endokrin-hormonell
   - neurogen

   Maligne Hypertonie: extreme Verlaufsvariante (hypertoniebedingte Arteriolonekrosen)
   Die „systemische Hypertonie" führt zum **Cor hypertonicum.**

Pulmonale Hypertonie
Blutdruck in der Pulmonalarterie über 25 mm Hg

1. **Primäre, pulmonale Hypertonie**
   Ätiopathogenese ungeklärt
2. **Sekundäre, pulmonale Hypertonie**
   - quantitative Reduktion der Lungengefäße
   - Einengung der Gefäßlichtungen durch organische Krankheiten oder funktionell
   - venöse Blutstauung
   - Volumenüberlastung der Lungenstrombahn

Die „pulmonale Hypertonie" führt zum **Cor pulmonale.**

Portale Hypertonie
Pfortaderdruck über 10 mm Hg

1. **Primäre, essentielle Hypotonie**
2. **Sekundäre, organisch ausgelöste Hypotonie**

27.4 Hypotonie

Blutdrucksenkung auf Werte unter 105/60 mm Hg

Essentielle = primäre = konstitutionelle Hypotonie
Ständige arterielle Hypotonie bei sonst gesunden Personen mit voller Leistungsfähigkeit, häufig bei trainierten Sportlern.

Sekundäre = symptomatische Hypotonie
Hypotonie als Symptom einer übergeordneten Krankheit:

1. **Endokrine Hypotonie**
   Morbus ADDISON, Hypothyreose, Hypophysenvorderlappeninsuffizienz, Hypoparathyreoidismus, u. a. m.
2. **Kardiovaskuläre Hypotonie**
   Bei reduzierter Leistungsfähigkeit des Herzens und damit verbundener Verringerung des Minutenvolumens (Herzinsuffizienz, Aortenklappen- und Mitralklappenstenose, Herzrhythmusstörungen), bei Einengung der großen Gefäße (Aortenbogensyndrom) oder bei Gefäßtonverlust (Karotissinussyndrom).
3. **Neurogene Hypotonie**
   Bei Störungen der neuralen Kreislaufregulation (nach Sympathektomie bzw. Rückenmarksschädigungen).
4. **Infektiös-toxische Hypotonie**
   Bei Infektionskrankheiten.
   Merke: Viele Infektionskrankheiten führen zu einer Gefäßdilatation in der Peripherie; dies wird durch die Temperaturerhöhung bei Fieber noch begünstigt. Folge der Gefäßerweiterung mit Versacken des Blutes in der Kreislaufperipherie ist ein Blutdruckabfall mit Kollapsneigung: Dies ist ein typisches klinisches Symptom diverser Infektionskrankheiten.

13 Es handelt sich um die Erkrankung „Bilharziose", hervorgerufen durch die Saugwürmer Schistosoma.

5. **Hypovolämische Hypotonie**
   Bei Verminderung des Blutvolumens (nach Blut-, Plasma- oder sonstigen Flüssigkeitsverlusten, Schock).
6. **Orthostatische Hypotonie**
   Passageres Absinken des Blutdruckes bei Wechsel aus der horizontalen in die vertikale Körperlage (orthostatischer Kollaps).

27.5 Schock

Schock ist eine **Zirkulationsinsuffizienz infolge eines Mißverhältnisses zwischen dem kreisenden Blutvolumen und der Volumskapazität des Gefäßsystems.**

Faktoren, die ein solches Mißverhältnis zwischen zirkulierendem Blutvolumen und Strombahnkapazität einleiten:
1. direkter **Blutverlust,**
2. **Versacken von Blut** in dilatierten Kapillaren und Venolen (vor allem in Mesenterialgefäßen),
3. **Flüssigkeitsverlust nach außen** (Erbrechen, Diarrhoen, u. a.),
4. **Flüssigkeitsverlust nach innen** (Plasmaaustritt durch die Kapillaren ins Gewebe).

Diese Faktoren führen einzeln oder in Kombination zu einer Verminderung der zirkulierenden Blutmenge.
Die dadurch ausgelöste **Störung der Hämodynamik kann auf folgendem Weg zum Schock führen:** Mit der Verminderung der zirkulierenden Blutmenge ist auch der venöse Rückstrom zum Herzen vermindert; Folge davon ist ein herabgesetztes Schlagvolumen des Herzens, eine Minderdurchblutung der Körperperipherie und eine Sauerstoffmangelversorgung der Gewebe. Die so herbeigeführte Hypoxie ist verantwortlich für das Bestehen bleiben bzw. Fortschreiten der Kreislaufinsuffizienz. Weitere aggravierende Faktoren sind Hypoxie des Myokards mit Verminderung der Kontraktionskraft des Herzens und hypoxische Lähmung des Vasomotorenzentrums mit nachfolgender Vasodilatation.

Das einzige, allen Schockformen gemeinsame Prinzip ist die gestörte Organdurchblutung als uniformes Resultat verschiedenster Noxen.

Die Kapillardurchblutung sinkt unter den Durchblutungsbedarf der Gewebe, Hypoxie und Azidose sind die Folge. **Jeder Schock führt also zur Störung der Gewebedurchblutung mit nachfolgender Zellschädigung.**

27.5.1 Die Stadien des Schocks

Der pathophysiologische Ablauf des Schockgeschehens kann über verschiedene Stadien bis zur Irreversibilität, also bis zum Eintritt des Todes gehen.

Stadium I: Zentralisation des Kreislaufes

Als Reaktion auf das verminderte zirkulierende Blutvolumen erfolgt eine **Kontraktion der peripheren Arteriolen** (z. B. Haut, Muskulatur, Niere, Splanchnikusgebiet). Der gesamte periphere Gefäßwiderstand steigt an. Auf diese Weise kann über einige Zeit ein ausreichender Blutdruck aufrechterhalten werden und so die Durchblutung und O_2-Versorgung unmittelbar lebenswichtiger Organe, wie Gehirn und Herz gewährleistet werden.
Stadium I ist noch absolut reversibel.

Symptome:
- blasse, kühle Haut, kalter Schweiß,
- Tachykardie bei kleinem Puls,
- Blutdruck noch hoch.

Stadium II: Dezentralisation (Dekompensation) des Kreislaufes

Vasoparalyse mit **Weitstellung der Gefäße in der Peripherie;** Blutdruckabfall mit konsekutiver Mangelversorgung vitaler Zentren: zunehmende Hypoxie in Gehirn, Myokard, Lungen, Nieren und Leber.

Symptome:
- Blutdruckabfall bei steigender Pulsfrequenz,
- Ohnmacht.

Stadium II noch bedingt reversibel, jedoch praktisch nur noch Defektheilungen möglich: disseminierte, hypoxische Nekrosen in Großhirnrinde und PURKINJE[14]-Zellen, Myokard, Niere und zentroazinär in der Leber; dies kann nur noch mit Narbenbildung ausheilen.

Stadium III: irreversibler Schock

Schwere hypoxische Organschäden an Hirn, Nieren, Herz, Lunge und Leber. Funktioneller Zusammenbruch dieser Organe: **letales Multiorganversagen.**

Symptome:
- Zyanose,
- Pulslosigkeit,
- Koma.

14 Johannes Evangelista Ritter v. PURKINJE (1787–1869), Physiologe in Prag.

27.5.2 Morphologie der Organschäden beim Schock

Allgemeine Phänomene

1. Seröse Transsudation von Flüssigkeit aus den Kapillaren infolge hypoxischer Kapillarwandschädigung. Folge ist eine **intravasale Flüssigkeitsverarmung.**
2. Fibrin- und thrombozytenreiche Mikrothromben im Bereich der Endstrombahn: Glomerulumschlingen, Vasa recta des Nierenmarkes, Sinusoide der Leber, Lungenkapillaren. Verlangsamung der Kapillardurchströmung führt zu lokaler Hypoxie, Thrombozytenaggregation und damit zur Hyperkoagulabilität → Ausfallen „hyaliner" Thromben in der Kreislaufperipherie: sogenanntes **DIC-Syndrom = disseminierte intravasale Koagulation,** dadurch rascher Verbrauch von Gerinnungssubstanzen (Fibrinogen, Thrombozyten) und Blutgerinnungsstörung = **Verbrauchskoagulopathie** (siehe 23.23.1).
3. Ansammlung von weißen Blutzellen, aber auch mobilisierten Knochenmarkszellen in den Kapillargebieten von Niere, Leber und Lunge.

Die wesentlichen Organschäden beim Schock betreffen: Hirn, Herz, Lunge, Leber, Niere.

Ein Schock führt zur Multiorganschädigung und kann als Multiorganversagen letal enden.

Schockherz

Ischämisches Myokard mit disseminierten Muskelzellnekrosen, vorwiegend in der Wand des linken Ventrikels. Beim hypovolämischen Schock Kontraktion und Blutleere des linken Ventrikels: *Cor contractum* (besteht natürlich nur, solange die Totenstarre anhält).

Schocklunge

- **Frühphase:** Interstitielles, dann auch intraalveoläres Ödem; Verminderung der Surfactant[15]-Synthes; Störung des Gasaustausches, Pneumozyten- und Endothelzellschädigung. Intravasale Mikrothromben; evtl. Fettembolie. Extravasation von Fibrinogen und Ablagerung als fibrinhaltige, „hyaline" Membranen an der Innenseite der Alveolenwand. Der damit verbundene Verbrauch an Gerinnungssubstanzen kann zur Verbrauchskoagulopathie führen. Die Frühphase der Schocklunge ist bis etwa zum Erreichen der ersten Woche noch reversibel.
- **Spätphase:** Mit zunehmender Zellschädigung tritt die Schocklunge in die irreversible Spätphase über: Proliferation der Pneumozyten II; Fibroblastenproliferation im Interstitium → weitere Erschwerung des alveolokapillaren Gasaustausches → „point of no return".

Schocklungen = wichtigste tödliche Spätmanifestation des Schocks!

Schockniere

Während der eigentlichen Schockphase sinkt infolge Druckabfalles die Durchblutung der Niere ab. Das bewirkt eine Verminderung der Filtration von Primärharn. Damit wird auch die Arbeit des Hauptenergieverbrauchers in der Niere, des tubulären Systems (Rückresorption verschiedener Substanzen!), vermindert. Daher ist der O_2-Gehalt der Nierendurchblutung gerade noch ausreichend. Die Niere hat in dieser Phase des Schocks eine wichtige flüssigkeitskonservierende Funktion: sogenannte Niere im Schock. Wenn die Nierendurchblutung jedoch unter 30 % des normalen Wertes absinkt, wird die Filtration von Primärharn nicht eingestellt.
Bei weiterer Verminderung der Durchblutung (unter 20 %) kommt es zur hypoxischen Schädigung der Tubulusepithelien, die bis zu Zellnekrosen reichen können. Diese Tubuluszellschädigung wirkt sich erst nach dem Schock, wenn das akute Ereignis überlebt wurde und wenn der Kreislauf wieder normalisiert ist, aus: Verhalten der Niere nach Schock.

Bilden sich die Funktionsstörungen der Niere nach Beheben des Schocks nicht rasch zurück, so entsteht eine **Schockniere** mit der Gefahr eines akuten, letalen Nierenversagens.

Pathogenese der Schockniere

Die infolge der Tubulusepithelschädigung verminderte Na^+-Rückresorption führt durch relative Erhöhung des Na^+-Gehaltes im Primärharn zu einer höheren Reagibilität der Muskelzellen der Vasa afferentia gegenüber dem Renin-Angiotensin-System. Durch Kontraktion der Vasa afferentia sinkt der Filtrationsdruck praktisch auf Null und die Harnproduktion wird eingestellt: **oligurische bzw. anurische Phase der Schockniere.**

Erst wenn sich die Nephrone allmählich wieder erholen (bei Therapie oder geringer Schädigung), kommt eine Harnproduktion in Gang. Die Wasserrückresorption und damit die Konzentrierung des Harns im distalen Tubulussystem bleibt jedoch so lange gestört, als die wieder funktionsfähigen Nephrone noch nicht ausreichen, im

15 Surfactant (von surface, engl., Oberfläche) ist ein komplexes Molekül, gebildet von Typ II-Pneumozyten. Der Surfactant-Faktor senkt die Alveolaroberflächenspannung, verhindert den Kollaps der Alveolen und wirkt gegen die Flüssigkeitstranssudation. Wird auch Anti-Atelektase-Faktor genannt.

Interstitium einen entsprechenden osmotischen Druck aufzubauen: **polyurische Phase der Schockniere.**

In der akuten Schockphase trägt die Niere somit wesentlich zur Verbesserung der Volumenkonservierung bei, wobei als zusätzliche Mechanismen eine vermehrte Sekretion von Aldosteron durch die Nebenniere, von adiuretischem Hormon durch den Hypophysenhinterlappen und eine Aktivierung des Renin-Angiotensin-Systems diese Funktion unterstützen.

Entsteht allerdings eine Schockniere, so ist die Gefahr einer letalen Anurie sehr groß.

Morphologie der Schockniere
Makro: beide Nieren vergrößert, mit vorquellendem Schnittrand. Die Schnittfläche ist feucht, die Rinde verbreitert, blaßgelblich und steht in deutlichem Kontrast zum dunkelroten Mark (Dilatation der Vasa recta).

Histo: Glomerula nicht spezifisch verändert, meist blutleer; evtl. Mikrothromben in den Glomerulumkapillaren. Der tubuläre Apparat ist diffus erweitert, die Epithelzellen sind abgeflacht, Einzelzellnekrosen sind möglich.

Vakulosierte Epithelzellen entstehen nach der Verwendung von Plasmaexpandern (Glukose, Dextran etc.). In den distalen Tubulusabschnitten finden sich nicht selten Chromoproteinzylinder (Hämoglobin, Myoglobin).

Gehirn
Disseminierte, hypoxische Nekrosen an den Ganglienzellen der Großhirn- und Kleinhirnrinde sowie im Hirnstamm.

Leber
Disseminierte Mikrothromben in den Sinusoiden, Pfortaderästen und Lebervenen. Vorwiegend läppchenzentrale Parenchymnekrosen.

Magen-Darm-Trakt
Schleimhautödem oder Nekrosen; flächenhafte Erosionen und Geschwürsbildungen. Störung der Schrankenfunktion mit der Gefahr einer Einschwemmung von Bakterien oder von toxischen Substanzen aus der Darmlichtung in die Blutbahn.

Pankreas
„Schockpankreatitis" durch hypoxische Schädigung der Azinuszellen.

Nebenniere
Herdförmiger bis kompletter Lipoidschwund in der Rinde.

Seröse Haut
Blutungen infolge von Hypoxie sowie Verbrauchskoagulopathie.

Haut
Kollaps und Blutleere der oberflächennahen Venen: bleiche, kalte Haut.

27.5.3 Ätiologische Einteilung der verschiedenen Schockformen

Die initialen Ursachen des Schocks können
1. **kardial** (d. h. am Herzen) oder
2. **peripher** (d. h. am Gefäßsystem) angreifen.

Die prinzipielle Störung ist im ersten Fall ein ungenügendes Auswurfvolumen des Herzens, im zweiten Fall ein ungenügender venöser Rückstrom zum Herzen.

Kardiogener Schock
Insuffizientes Auswurfvolumen des Herzens.
1. **Primäre Insuffizienz des Auswurfvolumens durch Störung der Triebwerksfunktion des Herzens**
   - **Myokardschädigung**
     – Myokardinfarkt
     – Myokarditis
   - **Klappenschädigung**
     – Zerstörung von Herzklappen → Endokarditis
     – Ruptur von Sehnenfäden → Ulcerosa
     – Ruptur von Papillarmuskeln bei Myokardinfarkt
2. **Sekundäre Insuffizienz des Auswurfvolumens durch ungenügende Ventrikelfüllung**
   - **Mechanisch**
     – Herzbeuteltamponade
     – Pulmonalembolie
     – Verlegung eines Ventrikelostiums durch einen Thrombus (Kugelthrombus) oder Tumor (Myxom des Vorhofes)
   - **Funktionell**
     – Tachykardie, Kammerflimmern
     – Arrhythmien

Peripher ausgelöster Schock
Herabgesetzter, venöser Rückstrom zum Herzen.
1. **Verminderung des Blutvolumens**
   - **Blutverlust**
     – schwere Blutungen nach außen
     – schwere Blutungen nach innen
   - **Plasmaverlust**
     – Verbrennung
     – Erhöhung der Gefäßwandpermeabilität mit Plasmaabstrom ins Gewebe
   - **Wasserverlust**
     – Erbrechen, Diarrhoen
     – starkes Schwitzen, mangelhafte Wasserzufuhr
     – renaler Wasserverlust (Diabetes insipidus, Morbus ADDISON)
2. **Verminderung des peripheren Gefäßwiderstandes durch Vasodilatation**
   - **Bakterielle Sepsis:**
     – *Erregertoxine* (meist Endotoxine GRAM-ne-

gativer Bakterien) verursachen eine Lähmung der Arteriolenmuskulatur → peripheres Versacken des Blutes.

- **Anaphylaktisch:**
  - Freisetzung von *Histamin, Bradykinin und anderen Mediatorsubstanzen* → Arteriolendilatation
- **Neurogen-reflektorisch:** reflektorische Erweiterung bzw. Paralyse der Arteriolen
  - Traumen (Schädel, Bauch, Wirbelsäule und Rückenmark)
  - Schmerz
  - psychische Faktoren (Schreck)
  - Hitzschlag
  - zentralnervöse Schädigung durch Schlafmittelvergiftung, Anästhesie, Hypoxie.

27.5.4 Einteilung der Schockformen nach klinischen Ursachen

1. **Kardiogener Schock**
2. **Blutungsschock**
   Das kritische Volumen des **Blutverlustes** ist abhängig von der Schnelligkeit des Ereignisses und bewegt sich zwischen 10 % und 40 % der Blutmenge.
   Hierher gerechnet werden auch die Schockursachen **Plasmaverlust** und **Wasserverlust.**
3. **Septisch-toxischer Schock**
   Angriffspunkt der schockauslösenden Ursachen ist die Kreislaufperipherie.
4. **Anaphylaktischer Schock**
   Ursache ist eine AG-AK-Reaktion mit Freisetzung von Mediatorsubstanzen.
5. **Neurogener Schock**
   Eine zentrale oder periphere Vasomotorenschädigung führt zur Vasodilatation im Bereich der Mikrozirkulation.
6. **Traumatischer Schock**
   Dies ist eine Kombination aus Blutverlust mit psychisch-neurogenen Faktoren.
   Nicht ganz richtig (aber doch) werden die unmittelbaren Folgen einer Querschnittsläsion des Rückenmarkes als *„spinaler Schock" bezeichnet.*
   Die Komplexität der Pathogenese des Schocks möge das Beispiel **Verbrennungsschock** illustrieren. Hier wirken zusammen: Plasmaverlust, psychisch-neurogene Faktoren, toxische Eiweißzerfallsprodukte, bakterielle Infektion.
7. **Seltene Schockformen**
   - **Toxisches Schock-Syndrom**
     Die typische ursächliche Konstellation ist: Frau, Lokalinfektion der Vagina durch Staphylococcus aureus während der Menstruation, Tampongebrauch. Es muß sich um spezielle Staphylokokken-Stämme handeln, welche ein pyrogenes Ektotoxin (toxic-shock-toxin) produzieren. Dieses Toxin führt bei Eindringen in die Blutbahn zu Fieber, Hautausschlägen und durch periphere Vasodilatation zu einem Schock. Die Letalität beträgt ungefähr 5 %.
   - **Endokriner Schock**
     Auftreten eines Schocks bei: akutem Funktionsausfall der Hypophyse, Nebenniere oder Schilddrüse; Coma diabeticum; akuter Überfunktion von Schilddrüse (thyreotoxische Krise) oder Nebennierenmark (z. B. Phäochromozytom mit massiver Adrenalinausschüttung. Achtung: hier führt eine Vasokonstriktion zum Versagen der Kreislaufperipherie!).

Übersicht

Schock: gestörte bis insuffiziente Organdurchblutung als Resultat verschiedener Noxen

Stadium I:	reversible Zentralisation des Kreislaufes (Kompensation)
Stadium II:	evtl. reversible Dezentralisation des Kreislaufes (Dekompensation) Stadium I und II sind behandelbar
Stadium III:	irreversibles, letales Multiorganversagen

Morphologische Basisveränderungen bei Schock
Flüssigkeitsabstrom aus den Gefäßen ins Gewebe → interstitielles Ödem
intravasale Blutgerinnung → Mikrothromben → DIC
Verbrauchskoagulopathie
evtl. Fettembolie
Schädigung der Parenchymzellen → Nekrosen

Wichtige Unterscheidung: *„Niere im Schock"* gegenüber *„Niere nach Schock"*.

Ätiopathogenetische Übersicht der verschiedenen Schockformen:

Kardiogener Schock	**Peripher ausgelöster Schock**
Myokardschädigung	Blutvolumenverlust
Klappenschädigung	Vasodilatation
Ungenügende Ventrikelfüllung	

REKAPITULATION 27.1–27.5

1. Was versteht man unter systemischen Erkrankungen? (27.)
2. Klinisches Kriterium der Hypertonie im großen Kreislauf? (27.1)
3. Worin besteht der Unterschied zwischen primärer und sekundärer Hypertonie? (27.1)
4. Was ist die maligne Hypertonie? (27.1)
5. Charakterisiere die essentielle Hypertonie. (27.1.1)
6. Charakterisiere die symptomatische Hypertonie. (27.1.2)
7. Nenne die einzelnen Formen der organisch ausgelösten Hypertonie und gib Beispiele. (27.1.2)
8. Welche Folgen hat eine chronische Hypertonie? (27.1.3)
9. Was versteht man unter „Fixierung der Hypertonie"? (27.1.3)
10. Nenne die häufigsten Todesursachen bei Hypertonie. (Tab. 27.1)
11. Ist die Hypertonie eine häufige Krankheit? (27.1.3)
12. Charakterisiere die pulmonale Hypertonie. (27.2)
13. Was versteht man unter „Cor pulmonale"? (27.2)
14. Worin besteht der Unterschied zwischen primärer und sekundärer pulmonaler Hypertonie? (27.2.2)
15. Nenne die wichtigsten Ursachen der sekundären pulmonalen Hypertonie. (Tab. 27.2)
16. Welches sind die morphologischen Schäden am Lungengefäßsystem bei pulmonaler Hypertonie? (27.2.3)
17. Definiere die portale Hypertonie. (27.3)
18. Wie werden die verschiedenen Ursachen der portalen Hypertonie klassifiziert? (27.3)
19. Folgen und Komplikation der pulmonalen Hypertonie? (27.3)
20. Welche speziellen Erkrankungen gehen häufig mit portaler Hypertonie einher? (27.3)
21. Definiere die Hypotonie und gib Beispiele. (27.4)
22. Was versteht man unter Schock? (27.5)
23. Wie ist der Ablauf der Störung der Hämodynamik bei der Schockentstehung? (27.5)
24. Welches sind die Stadien des Schocks? (27.5.1)
25. Nenne die allgemeinen Phänomene der Organschädigungen beim Schock. (27.5.2)
26. Wie kommt es beim Schock zu einer Verbrauchskoagulopathie? (27.5.2)
27. Nenne die fünf wichtigsten, durch den Schock schwer betroffenen Organe. (27.5.2)
28. Charakterisiere das Schockherz. (27.5.2)
29. Beschreibe die Unterschiede zwischen Früh- und Spätphase der Schocklunge. (27.5.2)
30. Schildere die funktionellen und morphologischen Nierenveränderungen beim Schock. (27.5.2)
31. Definiere den Begriff „Schockniere". (27.5.2)
32. Was ist der Unterschied zwischen „Niere im Schock" und „Niere nach Schock"? (27.5.2)
33. Charakterisiere die schockbedingten Veränderungen im Hirn und in der Leber. (27.5.2)
34. Nenne die schockbedingten Veränderungen an den übrigen genannten Organen. (27.5.2)
35. Gib einen Überblick der ätiologischen Einteilung der Schockformen und nenne Beispiele. (27.5.3)
36. Erläutere die Einteilung der Schockformen nach klinischen Ursachen. (27.5.4)
37. Was ist das „Toxische Schock-Syndrom"? (27.5.4)

27.6 Diabetes mellitus

Diabetes mellitus ist keine Krankheitseinheit, sondern ein ebenso weitgespannter wie unscharfer Begriff für alle sogenannten *„Zuckerkrankheiten"*, die in ihren verschiedenen Manifestationen als gemeinsames Merkmal einen *erhöhten Blutzuckerwert* haben.

„Diabetes mellitus" ist eine heterogene Erkrankung, deren Ursachen, biochemische Mechanismen, Klinik, Morphologie, Therapie und Prognose völlig uneinheitlich sind.

Das Syndrom Diabetes mellitus ist eine Störung im Kohlenhydratstoffwechsel mit dauernder Hyperglykämie[16] und latenter oder manifester Glukosurie[17]. Die Hyperglykämie entsteht entweder durch vermehrte hepatische Glukoseproduktion und/oder verminderte Glukoseverwertung in den peripheren Geweben, wie z. B. Muskulatur und Fettgewebe. Zur primären Störung des Kohlehydratstoffwechsels kommt (später) eine Störung des Eiweißstoffwechsels und des Fettstoffwechsels hinzu. Unbehandelt resultiert eine totale Stoffwechselentgleisung → **Coma diabeticum.**

Etwa 3 % der Bevölkerung in den Industrienationen sind *„zuckerkrank.*

27.6.1 Erinnerung an die Physiologie

Resorption der mit der Nahrung aufgenommenen **Kohlehydrate im Dünndarm** in Form von Monosacchariden (Glukose, Fruktose, Galaktose). Höher polymerisierte Zucker (Polysaccharide) müssen zum resorbierbaren Monosaccharid abgebaut werden. Die resorbierten Monosaccharide gelangen **auf dem Blutweg = Pfortader in die Leber.** Hier wird ein Teil **zu Glykogen polymerisiert** und als solches in den Leberzellen gespeichert. Aus diesem **Depot** ist Glykogen bei Bedarf und unter dem stimulierenden Effekt von Adrenalin und Glukagon jederzeit mobilisierbar. Der Rest der im Darm aufgenommenen Glukose gelangt nach Passage der Leber in das strömende Blut. **Glukoseüberschüsse werden in Fettsäuren umgewandelt** und als Depotfett in der Körperperipherie gespeichert **oder dienen zur Deckung des Glukosebedarfes der Peripherie** (Muskulatur, Herz, Gehirn u. a.). In der Muskulatur wird Glukose z.T. als Glykogen gespeichert (Reservestoff), z.T. zu Pyruvat abgebaut (Glykolyse). Der größte Teil des Pyruvats wird (anaerob) zu Laktat reduziert, das in der Leber wieder zur Glykogensynthese verwendet wird, der kleinere Teil in der Muskelzelle (aerob) dekarboxyliert und über den Zitronensäurezyklus zu CO_2 und H_2O abgebaut. *Funktionelle Zielsetzung des Kohlehydratstoffwechsels ist die Konstanterhaltung des Blutzuckerspiegels bei voller Deckung des Bedarfes der Körperperipherie.* Bei **Erhöhung des Blutzuckerspiegels** (Überangebot von Kohlehydrat durch die Nahrung) → Auffüllung der Glykogenreserven in der Leber und Muskulatur und Umwandlung von Glukose zu

Fett. Bei *Abfall des Blutzuckerspiegels* → Mobilisierung von Glykogen aus Leber und Muskulatur und evtl. Glukoneogenese aus Aminosäuren. Diese regulatorischen Vorgänge des Zuckerstoffwechsels werden durch hormonale Wirkstoffe gesteuert:

1. **Insulin:**
   Steigerung der Glukoseaufnahme aus dem Blut in die Zelle durch Erhöhung der Permeabilität der Zellmembran für Glukose. Dadurch *Steigerung der Energiegewinnung* in der Zelle und *Senkung des Blutzuckerspiegels.*
   Weiters:
   Steigerung der Fettsynthese aus Kohlehydraten in Leber und Fettgewebe.
   Hemmung der Glukosemobilisation aus der Leber durch Drosselung der Glykogenolyse in der Leberzelle.
   Hemmung der Glukoneogenese aus Eiweiß und Fett und der Abgabe von freien Fettsäuren ans Blut (Fettsäuren wirken gegenüber dem Insulin antagonistisch).

   Insulinproduktion wird durch Nahrungsaufnahme reguliert:
   Bei Kohlehydratmangel (Hunger): Insulinbildung und -abgabe vermindert. Bei reichlichem Kohlehydratangebot mit Erhöhung des Blutzuckerspiegels: vermehrte Insulinausschüttung.
   Bildungsstätte des Insulins = Inselorgan des Pankreas (Summe aller LANGHANSschen Inseln): Die Inseln bestehen aus netzartigen Strängen von epithelialen Inkretzellen, welche verschiedene Hormone produzieren.
   A-Zellen: **Glukagon.**
   B-Zellen: **Insulin.** B-Zellen 3–4mal häufiger als A-Zellen.
   D-Zellen: Bildung von **Gastrin, Somatostatin.**
   D1-Zellen: vasoaktives, intestinales Peptid = **VIP.**
   PP-Zellen: **pankreatisches Polypeptid.**
2. **Adrenalin:**
   Fördert Glykogenabbau in Leber und Muskulatur, sowie die Freisetzung von Glukose. *Blutzuckersteigernd = Antagonist des Insulins.*
3. **Glukagon:**
   Fördert Glykogenabbau in der Leber, nicht aber in der Muskulatur. *Blutzuckersteigernd.*
4. **Glukokortikoide und ACTH:**
   Fördern Glukoneogenese aus Aminosäuren und hemmen die Oxydation von Kohlehydraten. *Blutzuckersteigernd.*
5. **Somatotropes Hormon (STH):**
   Hemmt Glukoseoxydation durch Steigerung der Proteinsynthese. *Blutzuckersteigernd.*

27.6.2 Einteilung des Syndroms Diabetes mellitus

Klinisches Bild: Durst, vermehrtes Trinken und Urinieren, Müdigkeit, Infektanfälligkeit (siehe Innere Medizin).

- **Primärer Diabetes mellitus**
  Kriterium: *unbekannte bzw. nicht genau definierbare Ursache;* wird deshalb auch idiopathischer Diabetes genannt.

  Zwei Typen werden unterschieden:

  Typ I-Diabetes = insulinabhängiger Diabetes = sogenannter juveniler Diabetes, 5 % aller Diabetesformen.

  Verlust der Insulinsekretion infolge einer *autoaggressiven Destruktion der B-Zellen* in den LANGERHANSschen Inseln. Es sprechen viele Indizien dafür, daß der Typ I-Diabetes eine Autoimmunerkrankung ist (vielleicht durch einen Virusinfekt ausgelöst), welche mit einer genetischen Disposition zusammentrifft (Merkmale HLA-DR 3 und 4).

  Typ II-Diabetes = nicht insulinabhängiger Diabetes = sogenannter Altersdiabetes, 95 % aller Diabetesformen.

  Insulin kann nicht in entsprechender Weise zur Wirkung gelangen: *Insulinresistenz,* bzw. wird in ungesteuerter Weise sezerniert: *inadäquate Insulinreaktion.* Ursachen der Insulinresistenz sind vor allem Insulin-Rezeptordefekte, Insulin-antikörper, abnorme Insulinmoleküle sowie Störungen der intrazellulären Signalübertragung. Die inadäquate Insulinreaktion ist einerseits eine Sekretionsschwäche, andererseits ein Verlust der normalen rhythmischen Sekretionssteuerung.

  Seit 1990 wird in zunehmendem Maße ein neuer Krankheitsbegriff verwendet, das **„metabolische Syndrom"**:

  Typ II-Diabetes (Insulinresistenz mit Hyperinsulinämie), **Adipositas, Hypertonie, Dyslipoproteinämie** (Veränderung in der Menge, wie auch der Struktur einzelner Lipoproteinfraktionen) und **Hyperurikämie.** Diese einzelnen Hauptsymptome stehen über viele Stoffwechselwege miteinander in Verbindung, wobei sie sich jeweils gegenseitig erschwerend beeinflussen.

- **Sekundärer Diabetes mellitus**
  Kriterium: *Erkennbare Ursache,* d.h. es besteht eine kausal zum Diabetes führende Grundkrank-

16 Hyperglykämie bedeutet Erhöhung der Blutglukosekonzentration über 120 mg/dl.
17 Glukosurie bedeutet Zuckerausscheidung im Harn und ist die direkte Folge einer Hyperglykämie.

heit; diese kann im Pankreas gelegen sein, aber auch eine extrapankreatische Lokalisation haben.

Beispiele:

Diabetes nach Zerstörung von Pankreasgewebe:

- durch *Tumor* (meist Karzinom) oder *Verletzung;*
- akute Pankreatitis = *Pankreasnekrose;*
- *chronische, vernarbende und kalzifizierende Pankreatitis;*
- *Hämochromatose* = sogenannter Bronzediabetes (siehe 27.9.2);
- *Pankreatektomie.*

Diabetes durch hormonelle Dysregulationen:

- *Glukagon-Überproduktion* (Stimulierung der A-Zellen durch STH, z. B. eosinophiles Adenom der Hypophyse; hormonproduzierender A-Zellen-Tumor);
- *funktionelle Erschöpfung der B-Zellen* durch ACTH- oder Glukokortikoidüberschuß (z. B. Morbus CUSHING, langdauernde Kortisontherapie);
- Hyperglykämie durch *Adrenalinüberproduktion* (z. B. Phäochromozytom).

27.6.3 Pathomorphologie des Diabetes mellitus

Pankreas

Makroskopische Veränderungen nur bei einigen Formen des sekundären Diabetes erkennbar, histologische Befunde gibt es in etwa zwei Drittel aller Fälle.

Typ I-Diabetes: Infiltrate zytotoxischer T-Lymphozyten in den Inseln, welche die B-Zellen angreifen; Nekrosen von Inselzellen; Auto-Antikörper gegen B-Zellen sowie Glukosetransportproteine und/oder Insulin: **autoaggressive Insulinitis.**

Typ II-Diabetes: Produktion und Ablagerung von **AE-Amyloid** (siehe 23.6.1) durch B-Inselzellen; dies beeinträchtigt deren Funktionsstoffwechsel.

> Bei **Typ I-Diabetes** werden die B-Inselzellen frühzeitig und progredient zerstört, aber erst wenn 80 % des Inselgewebes zugrunde gegangen ist, manifestiert sich der Diabetes.
> Im Gegensatz dazu bleiben bei **Typ II-Diabetes** die B-Zellen lange erhalten und werden erst mit zunehmender Amyloidose weniger.

Blutgefäße

Diabetische Makroangiopathie = Arteriosklerose: infolge diabetischer Hyperlipidämie und Hypercholesterinämie frühzeitige und schwere Veränderungen der Arterien aller Kaliber. Die wichtigsten Folge-Komplikationen sind *Myokardinfarkt* (Koronargefäßsklerose), *Hirninfarkt* (Gehirnarteriensklerose) und *Extremitätengangrän.*

Diabetische Mikroangiopathie: Verdickung der Basalmembranen von Kapillaren und Arteriolen durch Glukosebindung an Kollagenfasern, sogenannte **Proteinglykosilierung.** Besonders deletäre Folgen in der *Niere, Retina* und im *Gehirn.* Die diabetische Mikroangiopathie kann durch eine gute therapeutische Stoffwechseleinstellung verhindert werden!

Leber

Die Hyperglykämie bewirkt eine Glykogenablagerung in den Zellkernen: wird beim histotechnischen Prozeß (siehe 21.2.1.3) herausgelöst, es entstehen sogenannte *Lochkerne.*

Bei Typ II-Diabetes häufig **Leberzellverfettung.**

Niere

Die „**diabetische Nephropathie**" führt zur Niereninsuffizienz und ist eine häufige Todesursache der Zuckerkrankheit. Völlig unterschiedliche Nierenveränderungen können einzeln oder kombiniert auftreten:

Diabetische Glomerulosklerose
Besonders Manifestation der diabetischen Mikroangiopathie: *Verdickung der Basalmembranen sowie Vermehrung der Mesangiumzellen und der mesangialen Matrix.* Es treten zwei Formen mit lediglich quantitativen Unterschieden auf:

- **Diffuse Glomerulosklerose:** Proliferation der Mesangiumzellen, diffuse Homogenisierung des Mesangiums durch Ablagerung von PAS-positiver Grundsubstanz.
- **Noduläre Glomerulosklerose** KIMMELSTIEL[18]-WILSON[19] (Abb. 27.3): Bildung kugeliger, zellfreier, homogen-eosinophiler, PAS-positiver Knoten in der Peripherie der Glomerula.

Bei beiden Formen schließlich Verödung der Glomerula und Atrophie des Kanälchensystems.

18 Paul KIMMELSTIEL (geb. 1900), Pathologe in Hamburg und Boston.
19 Clifford WILSON (geb. 1906), Arzt in London.

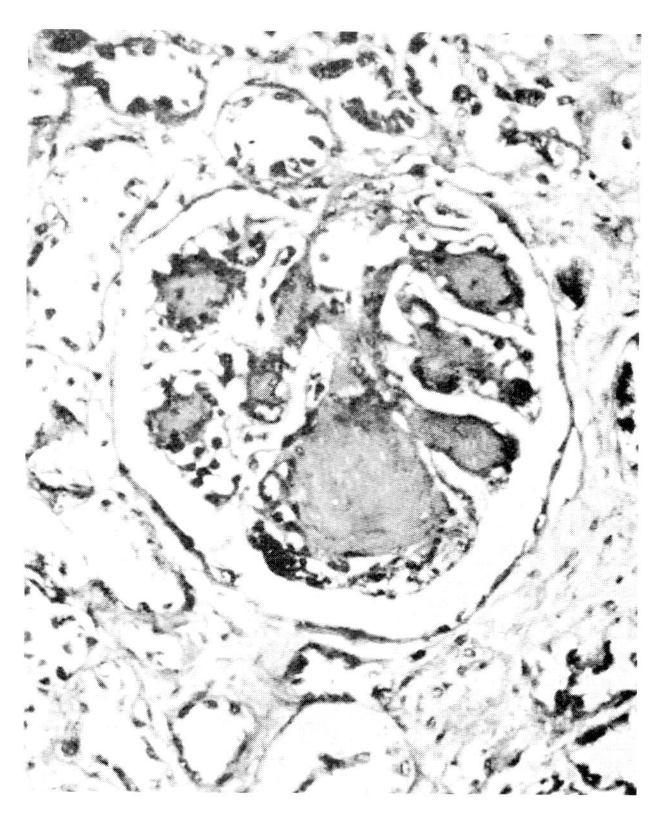

Abb. 27.3: Noduläre, diabetische Glomerulosklerose KIMMELSTIEL-WILSON.

Diabetische Mikroangiopathie
Betroffen sind die Vasa afferentia und efferentia in Form einer hyalinen Arteriolosklerose.
Beachte: Die Vasa efferentia sind bei nicht-diabetischen Formen der Angiolosklerose praktisch nicht befallen (d. h. z. B. keine Hypertonie-bedingten Veränderungen).

Eitrige Pyelonephritis mit Papillennekrosen
Die Pyelonephritis ist eine Folge der gesteigerten Infektionsanfälligkeit beim Diabetes, die ischämischen Papillennekrosen gehen auf örtliche Zirkulationsstörungen zurück.

Glykogen-Nephrose
Durch die vermehrte Glukoserückresorption bei Glukosurie kommt es zur *Glykogenspeicherung in den Tubulusepithelien:* feinvakuoläres bis optisch leeres Zytoplasma, sogenannte ARMANNI[20]-EBSTEIN[21]-Zellen.

Makroskopisch sind die Diabetesnieren oft *„ziegelrot"*: Diese gelbrote Färbung ist ein Oxidationsprodukt zwischen Luftsauerstoff und den gespeicherten Fett-, Glykogen- und Glukosesubstanzen.

Augen

Retinopathia diabetica: Mikroangiopathie und kapilläre Mikroaneurysmen in der Retina → Mikroinfarkte und Mikrohämorrhagien. Die Organisation kleiner Blutungen heißt *Retinitis proliferans* und kann zu Netzhautablösung, aber auch zur Durchwachsung des Glaskörpers mit Granulationsgewebe führen.
Cataracta diabetica: Linsentrübung.

Haut

Xanthoma diabeticum: gelbliche Knoten bestehend aus fettspeichernden Makrophagen = Schaumzellen. An den Augenlidern nennt man dies **Xanthelasmen.**

Necrobiosis lipoidica diabeticorum: zentrale Nekrosen mit umgebendem Granulationsgewebe, Schaumzellen, Riesenzellen. Die Epidermis bleibt intakt; man sieht lediglich einen gelblich-rötlichen Herd.

Nervensystem

Diabetische Neuropathien: Schädigung der Achsenzylinder mit Entmarkung im Bereich *peripherer Nerven.*
Mikroangiopathie im Zentralnervensystem.

27.6.4 Todesursachen bei Diabetes mellitus

1. **Komplikation der Arteriosklerose**
   Myokardinfarkt, Hirninfarkt, Extremitätengangrän.
2. **Bakterielle Infektionen**
   Durch Resistenzverminderung besondere Disposition zu Infektionskrankheiten mit Eitererregern: Furunkulose an der Haut; Pneumonie, Lungenabszeß und -gangrän; eitrige Pyelonephritis; Eiterungen an einer Extremitätengangrän. Eventuell auch Exazerbation ruhender tuberkulöser Prozesse.
3. **Coma diabeticum**
   Entwickelt sich oft im Gefolge interkurrenter Infektionen. Stoffwechselzusammenbruch mit den Hauptsymptomen: Hyperglykämie, Azidose, Exsikose, Elektrolytentgleisung, Bewußtseinsverlust.
4. **Urämie**
   Diabetische Nephropathie.

20 Luciano ARMANNI (1839–1903), Pathologe in Neapel.
21 Wilhelm EBSTEIN (1836–1912), Internist in Göttingen.

27.6.5 Diabetische Embryopathie

Bei Gravidität kann ein bis dahin latenter Diabetes der Mutter manifest werden.

Diabetes der Mutter = Gefahr für das Kind!

Pathogenese
Im letzten Schwangerschaftsdrittel meist Verschlechterung der mütterlichen Stoffwechselsituation mit Übergang eines latenten in einen manifesten Diabetes. Dadurch Überangebot von Glukose an den Fetus → Gigantismus des Kindes infolge Flüssigkeitsretention und Fettakkumulation. Bei mütterlicher Azidose Schädigung der kindlichen Zell- und Organstrukturen.

Morphologie
1. **Gigantismus** und **Organomegalie, Übergewichtigkeit.**
2. **Reifungshemmung** beim Fetus (Blutbildungsherde in Leber und Milz) und Plazentareifungsstörungen.
3. **Hyperplasie der LANGERHANSschen Inseln** im Pankreas. Starke lymphozytäre und eosinophile Infiltration der Inseln und des exkretorischen Teils. Später Inselatrophie und -fibrose. Die Hyperplasie der LANGERHANSschen Inseln ist der kompensatorische Versuch von Seiten des Kindes, den mütterlichen Organismus mit Insulin zu versorgen.
   Perinatale Mortalität fünfmal höher als bei Neugeborenen gesunder Mütter! Hydramnion; Neigung zu Mißbildungen; häufig Atemnotsyndrom mit hyalinen Membranen.

27.6.6 Hypoglykämisches Syndrom

Absinken der Blutglukose unter 50 mg% bei negativer Bilanz zwischen exogener Glukosezufuhr bzw. endogener Glukosebildung und dem Glukosebedarf des Organismus.

Klinisches Bild
Bei leichten Anfällen Blässe, kalter Schweiß, Tremor, Übelkeit und Schwindel (durch pareterale Glukosezufuhr rasch kompensierbar).
Bei schweren Anfällen Bewußtlosigkeit, Krämpfe (Ataxie, Lähmungen, Charakterveränderungen, bei Kindern Retardation der geistigen Entwicklung).

Morphologische Befunde
Bei Todesfällen im hypoglykämischen Koma: Ganglienzelldegeneration (Cortex, Nucleus caudatus, Putamen), Hirnödem, Ringblutungen um kleine zerebrale Gefäße.

Pathogenese:
1. **Mangelhafte Glukosezufuhr:** Hungerdystrophie; mangelhafte Nahrungszufuhr kombiniert mit Hyperthyreose; extreme körperliche Belastung; Malabsorptionssyndrom.
2. **Mangelhafte Glukoneogenie:** schwere Lebererkrankungen (Hepatitis, Zirrhose, Fettleber, u. a.), chronischer Alkoholismus; angeborene, hereditäre Enzymopathien (Fruktoseintoleranz, Galaktosämie).
3. **Ausfall der hormonalen Insulin-Gegenregulation:** Hypophysenvorderlappen-Insuffizienz; Nebennierenrinden-Insuffizienz.
4. **Hyperinsulinismus:**
   - Neoplasmen und Hyperplasien der B-Zellen,
   - Stimulierung der B-Zellen (z. B. durch Pankreatitis),
   - diabetische Embryopathie (B-Zell-Hyperplasie beim Neugeborenen),
   - Spät-Dumbing[22]-Syndrom: hypoglykämische Attacken bei Magenresezierten (durch verzögerte Passage zu rasche Glukoseresorption und übermäßige Insulinausschüttung),
   - Insulinüberdosierung, Überdosierung anderer blutzuckersenkender Medikamente (auch als Tötungsdelikt!).
5. Hypoglykämie bei **extrapankreatischen Neoplasmen:** mesenchymale Tumoren besonders des Retroperitoneums (wahrscheinlich vermehrter Glukoseverbrauch).
6. **Renale Glukosurie** (Nierenfunktionsstörung).
7. Neugeborene mit **Hyperplasie der LANGERHANSschen Inseln** (B-Zell-Hyperplasie) bekommen infolge Insulinüberproduktion ein hypoglykämisches Syndrom (siehe 27.6.5).

27.6.7 Historisches zur Zuckerkrankheit

Indische, chinesische und japanische Ärzte kannten schon vor mehr als 2000 Jahren eine Krankheit, die sich mit süßem Harn äußerte. Es wurde beobachtet, daß dieser süße Urin den Hunden schmeckte, Fliegen wurden angelockt, man nannte die Krankheit „*Honigharn*". Auch die häufig damit verbundene Furunkulose war den alten asiatischen Ärzten bekannt.

22 dump (engl.), entleeren.

Übersicht

Diabetes mellitus
Störung des Kohlehydratstoffwechsels mit dauernder Hyperglykämie.

Typ I-Diabetes: chronische Autoaggressionserkrankung
Zerstörung der B-Zellen im Pankreas
Insulinsubstitution frühzeitig notwendig
Manifestation in der Jugend
Erblichkeitsfaktor gering
Konstitution: normalgewichtig

Typ II-Diabetes: gestörte Insulinsekretion sowie Insulinresistenz (verminderte Effektivität)
Störung der B-Zellen-Funktion und der peripheren Rezeptoren
Insulinsubstitution erst spät erforderlich
Manifestation im höheren Lebensalter
Erblichkeitsfaktor hoch
Konstitution: adipös

Sekundärer Diabetes: Es besteht eine kausale Grundkrankheit.

Die wichtigsten Komplikationen des Diabetes
Arteriosklerose
Diabetische Nephropathie
Retinopathia diabetica
Diabetische Neuropathie

Das tödliche Quartett = metabolisches Syndrom
Hyperglykämie (Diabetes)
Hypertonie
Dyslipoproteinämie
Adipositas

Der Ausdruck *„Diabetes"* wurde von ARETAIOS aus Kappadokien (81–128 n. Chr.) in den medizinischen Sprachgebrauch eingeführt, um die großen Harnmengen, den Harndrang und das häufige Wasserlassen zu charakterisieren. *„Diabetes"* bedeutet im Griechischen nämlich *„mit gespreizten Beinen"* und weist auf die Verrichtung des Urinierens hin. Damit standen die Hauptsymptome der Zuckerkrankheit schon sehr früh fest: Polyurie (großen Harnmengen), Glukosurie (Zuckerausscheidung im Harn) und Polydipsie (starkes Durstgefühl). Die Geschmacksprüfung des Harnes war schon seit altersher üblich. Das *„Kosten"* von Harn bei einer ärztlichen Untersuchung blieb bis ins 19. Jahrhundert gebräuchlich. Um 1870 wurde Zucker zunächst im Urin chemisch nachgewiesen, 1830 auch im Diabetikerblut. Dabei war schon 1689 der Schweizer Arzt Johann Conrad BRUNNER unmittelbar daran, den Ursachen auf die Spur zu kommen. Er entfernte Hunden operativ die Bauchspeicheldrüse und bemerkte, daß die Tiere starken Durst bekamen, sehr viel fraßen und viel Harn ließen. Er brachte diese Beobachtung aber nicht mit den bei Diabetikern genau gleichen Symptomen in Zusammenhang. Dafür bekam er Schwierigkeiten, da er keine Versuchstiere, sondern einfach die Hunde anderer Leute operiert hatte. In seinem Versuchsprotokoll steht: *„Am 11. Oktober entlief der Hund mir gesund und kehrte zu seinem Herrn zurück. Der staunte über die schreckliche Wunde und bedachte mich mit den schlimmsten Verwünschungen. Als ich durch einen Dritten den Hund von ihm zurückverlangte, antwortete er, wenn er ihn getötet haben wolle, werde er ihn dem Schinder, nicht aber dem Arzt geben. Dennoch suchte ich mit allen Mitteln in den Besitz des Hundes zu gelangen. Ich lockte ihn mit einer Hündin an, zu der er in Liebe entbrannt war, und entführte ihn heimlich mit mir in mein Haus ..."* Sehr ehrlich ist es also schon damals nicht bei Tierversuchen zugegangen. Erst genau 200 Jahre später, 1889, erkannte der deutsche Internist Oskar MINKOWSKI den Zusammenhang zwischen Bauchspeicheldrüse und Diabetes.

Auch die bedeutendste Entdeckung im Rahmen der Erforschung der Zuckerkrankheit endete mit einem Eklat. 1921 gelang es Frederick BANTING und dem damals 22jährigen Studenten Charles BEST, im Laboratorium des Professors MAC-LEOD in Toronto das Hormon Insulin aus Bauchspeicheldrüsengewebe von Versuchstieren zu gewinnen. Damit war das entscheidende Heilmittel zur Verfügung, der bislang unheilbare Diabetes konnte behandelt werden. 1923 erhielten BANTING und MAC LEOD den Nobelpreis für Medizin – zu Recht; Charles BEST aber wurde als zu jung befunden und ging leer aus – zu Unrecht.

Das Prüfen des süßen Geschmackes von Diabetikerharn wurde den Studenten noch in den 60er Jahren des 20. Jahrhunderts in der Vorlesung eindrucksvoll demonstriert. Der Professor ließ sich ein mit Harn gefülltes Glas reichen, steckte einen Finger hinein, zog die Hand wieder zurück und kostete am Finger. Es ging alles ziemlich schnell, und wir waren fassungslos. Erst später wurden wir von älteren Kollegen aufgeklärt, was geschehen war. Der Professor hatte den Zeigefinger in das Uringlas gesteckt, aber seinen Mittelfinger abgeschleckt. Niemand im Zuhörerkreis hat das bemerkt.
(Quelle: Hans BANKL, Der Pathologe weiß alles ... aber zu spät. Kremayr und Scheriau 1997)

REKAPITULATION

1. Definierte das Syndrom „Diabetes mellitus" (27.6)!
2. Ist Zuckerkrankheit häufig? (27.6)
3. Erkläre die Physiologie des Zuckerstoffwechsels und die Funktion der beteiligten Hormone. (27.6.1)
4. Worin besteht der Unterschied zwischen dem „primären" und dem „sekundären Diabetes"? (27.6.2)
5. Was versteht man unter „metabolischem Syndrom"? (27.6.2)

6. Erkläre die morphologischen Veränderungen bei Diabetes mellitus:
   - am Pankreas,
   - an den großen und kleinen Arterien,
   - in der Leber,
   - in den Augen,
   - in der Haut,
   - im Nervensystem. (27.6.3)
7. Was versteht man unter „diabetischer Nephropathie", und welches sind die speziellen Einzelveränderungen an der Nieren? (27.6.3)
8. Woran stirbt ein Diabetiker? (27.6.4)
9. Erläutere die „diabetische Embryopathie". (27.6.5)
10. Erkläre die Pathogenese und Morphologie des „hypoglykämischen Syndroms". (27.6.6)

27.7 Störungen des Eiweiß- und Aminosäurenstoffwechsels

Die Grundbausteine der Eiweißsynthese sind die Aminosäuren. Der „*Aminosäurenpool*" wird bestimmt durch die Zufuhr der Nahrung, körpereigene Neosynthese sowie durch den Abbau.

Die intrazelluläre Proteinsynthese erfolgt in den Ribosomen und beträgt etwa 500 g/pro Tag; in gleicher Menge erfolgt die Proteolyse. Der Körper des gesunden Menschen befindet sich in einem Eiweißgleichgewicht; dazu ist eine tägliche Eiweißzufuhr von mindestens 40 g notwendig. Die Eiweißbilanz wird durch anabole Hormone (Androgene, Östrogene, STH, Insulin) und katabole Hormone (Glukokortikoide, Thyroxin) entscheidend beeinflußt.

Als **Plasmaproteine** werden jene Eiweißkörper bezeichnet, die durch Sekretion (hauptsächlich von Leberzellen) ausgeschüttet werden und im Plasma eine höhere Konzentration als in den übrigen Körperflüssigkeiten erreichen.

Tab. 27.3: Physiologische Funktion der Proteine

Funktion
Bau- und Gerüstfunktion Aufbau von Knochen, Knorpel, Bindegewebe; Strukturproteine in allen Zellen
Stoffwechselfunktion Abbau der Aminosäuren liefert Energie; Proteine sind Bestandteile von Enzymen und Hormen
Homöostasefunktion Aufrechterhaltung eines ausreichenden Plasmavolumens durch einen entsprechenden onkotischen Druck; pH-Pufferung, da H^+-Ionen gebunden werden
Transportfunktion Hämoglobin, Transferrin, Coeruloplasmin; Albumine, Globuline
Eiweißkörper mit spezieller Funktion Fibrinogen, Prothrombin und andere Gerinnungsfaktoren; Komplementsystem; Akute-Phase-Proteine; Proteinaseinhibitoren, z. B. α_1-Antitrypsin, Antithrombin
Abwehrfunktion Immunglobuline

27.7.1 Beispielhafte Störungen des Eiweißstoffwechsels

Hyperproteinämie

Erhöhung des Plasmaeiweißspiegels über 80 g/l.
Absolute Hyperproteinämie = Vermehrung der Bluteiweißkörper, in der Regel infolge Zunahme der Globulinfraktion durch verstärkte Immunglobulinproduktion.

Beispiele:
Chronisch entzündliche Prozesse,
Autoimmunerkrankungen,
monoklonale Gammopathien.

Relative Hyperproteinämie = relative Konzentrationserhöhung der Proteine infolge Verminderung des Plasmavolumens.

Beispiele:
Exsikkose (Durst, Erbrechen, Diarrhoe, Schwitzen),
Ileus (Flüssigkeitsverlust in die Darmlichtung).

Hypoproteinämie

Erniedrigung des Plasmaeiweißspiegels unter 60 g/l.

Absolute Hypoproteinämie = echte Verminderung der Bluteiweißkörper, vor allem der Albuminfraktion.

Beispiele:
ungenügende Eiweißzufuhr (Unterernährung = Malnutrition),
ungenügende Eiweißresorption = Malabsorption,
ungenügende Albuminsynthese (Lebererkrankungen),
ungenügende Globulinsynthese,
erhöhter Eiweißverlust:
renal: nephrotisches Syndrom;
enteral: exsudative Enteropathie;
dermal: Verbrennungen, Wunden;
chronischer Blutverlust;
wiederholte Aszitespunktionen.

Relative Hypoproteinämie = relative Konzentrationserniedrigung der Bluteiweißkörper, in der Regel infolge Vermehrung des Plasmavolumens.

Beispiele:
Ungenügende Flüssigkeitsausscheidung (Nierenversagen, Herzversagen, Leberzirrhose mit Aszites);
Übermäßige Infusionstherapie.

Folgen der Hypoproteinämie: Infolge Bluteiweißverminderung verstärkte Mobilisation von Gewebsproteinen hauptsächlich aus der Muskulatur; Störung der Wundheilung und der Gewebsregeneration; erhöhte Infektanfälligkeit durch den Globulinmangel; Anämie und (bei Hypalbuminämie) Ödem.

Paraproteinämie

Paraproteine sind von einem abnorm proliferierenden Klon lymphatischer Zellen produzierte Globuline; sie gleichen in ihrer Struktur normalen Immunglobulinen bzw. deren Fragmenten. Meist fehlt die spezifische Antikörperfunktion! Da es sich nicht um atypische = pathologische Proteine handelt, ist die Bezeichnung „*Paraproteine*" eigentlich falsch.

Die früher als Paraproteinämien bezeichneten Krankheiten werden jetzt **„monoklonale Gammopathien"** genannt.

Beispiele:
Plasmozytom = multiples Myelom;
Lymphoplasmozytoides Lymphom (wenn IgM-Produktion, so heißt dieses Syndrom: Makroglobulinämie WALDENSTRÖM) und sonstige maligne **Non-HODGKIN-Lymphome;**
Schwerkettenkrankheit = heavy chain disease: Es wird nur jeweils ein Typ einer schweren Kette eines Immunglobulins synthetisiert;

Kälteagglutinin-Krankheit: Es treten *Kryoglobuline*[23] = abnormes IgM auf; bei Abkühlung des Plasmas unter 35° C erfolgt ein Eiweißniederschlag, der bei Wiedererwärmen auf 37° C verschwindet. Kryoglobuline können bei einer Vielzahl unterschiedlicher Krankheiten auftreten.
Amyloidose (siehe 23.16).

27.7.2 Genetisch bedingte Störungen des Aminosäurenstoffwechsels (siehe 28.2.3)

Bei einer Vielzahl von angeborenen Stoffwechselerkrankungen (dzt. etwa 50 verschiedene Typen bekannt) sind *aufgrund eines Enzymdefektes bestimmte Abbauvorgänge einzelner Aminosäuren blockiert.* Als Folge davon häufen sich schädigende Metabolite im Blut an: Es kommt zu Entwicklungsstörungen verschiedenster Art.

Beispielhaft werden im folgenden einige Erkrankungen des gestörten Aminosäurenstoffwechsels beschrieben, die entweder häufig auftreten oder bei entsprechend frühzeitiger Diagnose durch diätetische Maßnahmen zu beeinflussen sind.

Phenylketonurie
Störung des Tyrosinstoffwechsels: Durch einen autosomal-rezessiv vererbten Defekt der Phenylalaninhydroxylase ist die **Umwandlung von Phenylalanin zu Tyrosin blockiert.** Die Anhäufung von Phenylalanin und des pathologischen Abbauproduktes **Phenylbrenztraubensäure** führt zu folgenden Organschäden:

Schädigung des ZNS durch verzögerte und mangelhafte Myelinisation im Gehirn → psychische Retardierung bis ausgeprägter Schwachsinn (sogenannte *Oligophrenia phenylpyruvica).*

Pigmentarmut: Ausgangspunkt der Melaninsynthese ist das Tyrosin (siehe 23.4.2); da hier eine Störung vorliegt, kommt es zu heller, pigmentarmer Haut, strohblonden Haaren und blauen Augen.

Genetisch handelt es sich um einen Defekt am chromosomalen Lokus 12q24.1. Häufigkeit solcher Genträger 1 : 50 in der Bevölkerung; da nur Homozygote erkranken, ist die Inzidenz der Krankheit „nur" 1 : 10.000.

Die *Behandlung* der Phenylketonurie besteht in der *Gabe einer Phenylalanin-freien Kost.* Bei rechtzeitigem Einschreiten ist eine völlig normale geistige Entwicklung zu erwarten. Die Diät muß bis zur vollständigen Reifung des ZNS (ca. 10. Lebensjahr) erfolgen, kann danach aufgegeben werden.

Albinismus (siehe 23.24.2.1)
Fehlen der Tyrosinase (siehe 23.24.2) blockiert den Ausgangspunkt der Melaninsynthese.

Homocystinurie
Autosomal-rezessiver Erbgang; nach der Phenylketonurie die zweithäufigste Erbkrankheit (1 : 80.000). Es besteht ein **Defekt der Cystathionin-Synthetase,** sodaß Homocystin nicht in Cystathionin umgesetzt werden kann; in Blut und Harn finden sich **erhöhte Homocystinwerte.** Die Krankheit führt zu einer **Störung der Bildung kollagener und elastischer Fasern,** d. h. einer generellen Schädigung des Mesenchyms sowie der Gefäße: z. B. *Linsenluxation im Auge, Arterienwandveränderungen mit thrombotischen Gefäßverschlüssen, Störungen der Knochenbildung, geistige Retardierung.*

Alkaptonurie mit Ochronose (siehe 23.24.2.5)
Abbaustörung des Tyrosins auf der Stufe der Homogentisinsäure; letztere wird akkumuliert und oxidiert zu einem braunschwarzen Farbstoff.

Oxalose
1. **Primäre Oxalose:** *Angeborene Enzymdefekte* (Typ I = α-Ketoglutarat-Glyoxalat-Carboxylase; Typ II = D-Glycerat-Dehydrogenase) stören den Glychinabbau, wodurch Oxalsäure gebildet und mit dem Harn ausgeschieden wird: Hyperoxalurie mit **Ausfällung**

23 kryos (griech.), Kälte.

von Oxalatkristallen in der Niere → Zerstörung der Tubulusepithelien, entzündliche Reaktion mit konsekutiver Narbenbildung, Nephrolithiasis in Form von Oxalatsteinen (Abb. 27.4). Oxalatkristalle werden auch im Myokard, in der Wand von Blutgefäßen, in Gelenken, Knochen und Knorpeln abgelagert; es entsteht jeweils eine kristallinduzierte Entzündung.
Die Prognose der Erkrankung ist schlecht.
2. **Sekundäre Oxalose:** Symptomatische Oxalose findet man bei *Diäthylenglykolvergiftung* (Frostschutzmittel; wurde auch als „Süßstoff" zur Weinfälschung benutzt), nach *Halothannarkose, schwerem Vitamin B1- und B6-Mangel,* nach *ausgedehnter Dünndarmresektion* sowie bei der *Ileocolitis regionalis* CROHN (infolge vermehrter Oxalatresorption).

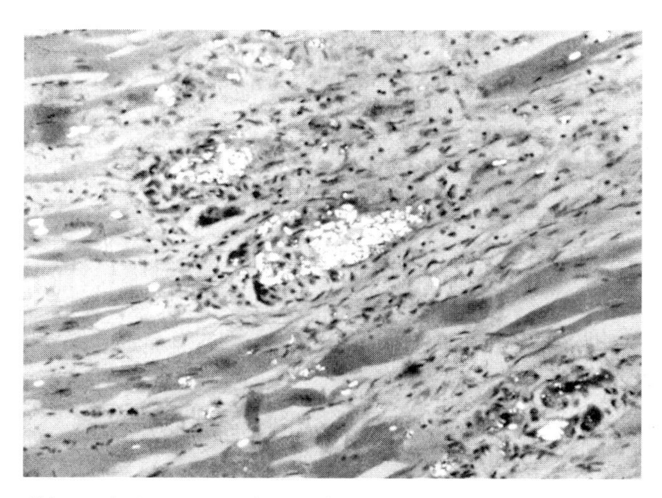

Abb. 27.4: Primäre Oxalose. Kalziumoxalatablagerungen im Myokard sowie reaktive Entzündung. Die Kristalle leuchten bei Polarisation hell auf.

Cystinose
Autosomal-rezessiv vererbte **Cystinspeicherkrankheit:** Ablagerung von Cystinkristallen vor allem in der Niere sowie in Granulozyten und den Makrophagen des MMS (in Lysosomen).

Als Fremdkörperreaktion auf die Kristallablagerungen entsteht eine chronische Entzündung mit Zerstörung des Nierengewebes.

Histologisches Charakteristikum in der Niere ist die sogenannte *Schwanenhalsdeformation:* abnorm dünne Anfangsteile des Tubulussystems.

Cystinurie
Hereditäre Tubulopathie im Sinne einer **Rückresorptionsstörung von Cystin** und anderen Aminosäuren. Folge ist eine Übersättigung des Harns mit Cystin, welches auskristallisiert und eine Nephrolithiasis mit Cystinsteinen verursacht. Dieses „Nierensteinleiden" ist wiederum sehr häufig der Grund für eine chronische Pyelonephritis, welche letztendlich in einer pyelonephritischen Schrumpfniere endet.

Leuzinose = Ahornsirupkrankheit
Blockade der oxidativen Dekarboxylierung der Aminosäuren Leuzin, Isoleuzin und Valin; deren vermehrte Ausscheidung führt zum Geruch des Harns nach Ahornsirup, d. h. ähnlich einer süßlichen Suppenwürze. Die Krankheit führt zu einer zerebralen Myelinisierungsstörung; Tod in den ersten Lebensmonaten.

HARTNUP-Syndrom
Durch Defekte im Transportsystem (mangelhafte Resorption im Darm, gestörte Rückresorption in der Niere) kommt es zu einer **komplexen Störung des Aminosäurenstoffwechsels,** vor allem zu einem Tryptophan-Mangel. Da Tryptophan ein Vorläufer des Vitamins Nikotinamid ist, entwickeln sich entsprechende Mangelsymptome: **pellagraartige Hautveränderungen** (siehe 29.2).

DE TONI[24]-DEBRÉ[25]-FANCONI[26]-Syndrom
Kombinierter Defekt der Rückresorption in der Niere: Glukose, Phosphat und Aminosäuren werden vermehrt

Übersicht

Störungen des Eiweißstoffwechsels

Hyperproteinämie	**Hypoproteinämie**
absolute Hyperproteinämie	absolute Hypoproteinämie
relative Hyperproteinämie	relative Hypoproteinämie

Monoklonale Gammopathien

Amyloidose

Störungen des Aminosäurenstoffwechsels

Genetische Defekte:

Phenylketonurie	Cystinose
Albinismus	Cystinurie
Homocystinurie	Leuzinose
Alkaptonurie	HARTNUP-Syndrom
Oxalose	DE TONI-DEBRÉ-FANCONI-Syndrom

24 Giovanni de TONI (1896–1973), Pädiater in Genua.
25 Robert DEBRÉ (1882–1978), Pädiater in Paris.
26 Guido FANCONI (1892–1979), Pädiater in Zürich.

ausgeschieden. Hauptsymptome sind ein **Zwergwuchs mit Vitamin D-resistenter Rachitis;** weiters besteht häufig eine Cystinose sowie ein sekundärer Hyperparathyreoidismus.

REKAPITULATION

1. Wiederhole die Grundzüge des Eiweißstoffwechsels. (27.7)
2. Nenne die physiologischen Funktionen der Proteine. (Tab. 27.3)
3. Erkläre die Hyperproteinämien und nenne Beispiele. (27.7.1)
4. Erkläre die Hypoproteinämien und nenne Beispiele. (27.7.1
5. Warum definiert man die Paraproteinämien jetzt als monoklonale Gammopathien? (27.7.1)
6. Was ist das Prinzip der genetischen Störungen des Aminosäurenstoffwechsels? (27.7.2)
7. Erkläre die Krankheit Phenylketonurie. (27.7.2)
8. Erkläre die Krankheit Homocystinurie. (27.7.2)
9. Erkläre die verschiedenen Typen der Oxalose. (27.7.2)
10. Worin besteht der Unterschied zwischen Cystinose und Cystinurie? (27.7.2)
11. Was ist die sogenannte Ahornsirupkrankheit? (27.7.2)
12. Erkläre das HARTNUP-Syndrom. (27.7.2)
13. Was ist das DE TONI-DEBRÉ-FANCONI-Syndrom? (27.7.2)

27.8 Gicht[27]

Gicht ist die krankhafte Manifestation einer **Störung des Purin- und Harnsäuremetabolismus** mit den Initialsymptomen: **Hyperurikämie** und **Uratusausfällung im Gewebe.**

Die Purine Adenin und Guanin sind Bestandteile der Nukleinsäuren RNA und DNA. Harnsäure ist das physiologische Endprodukt des Purinstoffwechsels, d. h. des Abbaues der Purine aus den Nukleinsäuren. Harnsäure wird zu 90 % durch die Nieren ausgeschieden, der Rest über den Magensaft und die Galle.

Beim Gesunden besteht ein Gleichgewicht zwischen Harnsäureentstehung und Harnsäureausscheidung, sodaß die Harnsäuremenge im Organismus normal und konstant bleibt: Harnsäurespiegel im Blut beim Mann unter 6 mg %, bei der Frau unter 5 mg %.

Eine Störung dieses Gleichgewichtes mit krankhafter Erhöhung der Harnsäuremenge kann zwei Ursachen haben:

1. primäre, erblich-disponierte Stoffwechselstörung = **primäre Gicht** (95 %)
2. sekundäre Stoffwechselstörung im Gefolge anderer Grundkrankheiten = **sekundäre Gicht** (5 %).

27.8.1 Die primäre Gicht

Die primäre Gicht ist eine, auf einer **vererbbaren, familiär verankerten Disposition** beruhende Erkrankung,

- charakterisiert durch eine **komplexe Störung des Purinstoffwechsels** mit konsekutiver **Hyperurikämie,**
- **Ablagerung von Uratkristallen im artikulären, periartikulären und subkutanen Gewebe,**
- **rezidivierenden Attacken einer schmerzhaften, akuten Arthritis,**
- sowie letztendlich **Befall innerer Organe**, vor allem der **Nieren.**

Wie kommt es zur Hyperurikämie bei primärer Gicht?

1. Entscheidend ist die *genetische Disposition* des Patienten.
2. *Gesteigerte Purinsynthese* in der Leber; der dafür kausale, metabolische Irrweg ist noch unerklärt.
3. *Verminderte Ausscheidung von Harnsäure* durch die Nieren.
4. Exogen-alimentäre Faktoren: *purinreiche Kost* (Leber, Niere, Hirn, Bries sowie Fleisch im allgemeinen), *Alkohol* (erhöhte Uratsynthese, gestörte Harnsäureausscheidung)!

Die metabolische Ursache der primären Gicht ist genetisch determiniert, auslösend wirken jedoch alimentäre Faktoren.

Die primäre Gicht ist in der Wohlstandsgesellschaft *häufig:* gegenwärtig ca. 1 % der männlichen Bevölkerung (1848: 0,09 %). *Frauen sind 10mal seltener betroffen als Männer,* die wenigen manifesten Gichterkrankungen kommen erst nach der Menopause vor. Gicht kommt *familiär gehäuft* vor. Eine besondere Disposition ist bei dicken Intellektuellen auffällig: Martin LUTHER, Oliver CROMWELL, LUDWIG XIV., Isaac NEWTON, Thomas SYDENHAM, GOETHE u. v. a. (Dies geht vielleicht auch darauf zurück, daß diese Personen eine purinreiche Nahrung und mehr Alkohol zu sich genommen haben.) Der Harnsäurespiegel steigt jedenfalls bei Männern parallel zum sozialen Status an.

Was passiert bei Hyperurikämie?

Harnsäure ist in Körperflüssigkeiten bis zu einer Konzentration von 6,5 mg/dl (6,5 mg%) löslich, ein Überschreiten dieser Konzentration hat zur Folge, daß **Natriumurat in Kristallform ausfällt.** Dies erfolgt beson-

27 Die Bezeichnung stammt aus der magischen Primitivmedizin des Mittelalters; die ursprüngliche Bedeutung war „Bezauberung" – d. h. eine Krankheit, die den Menschen plötzlich, unerklärlich, „wie durch Zauber" befällt.

ders dort, wo die *Durchblutung schlecht,* die *Temperatur niedrig* und das *Milieu sauer* sind: *Knorpel, Gelenke und Weichteile der Extremitäten; Akren; Ohrmuschel.*

Eine Temperatur von 30° C ist in den Fußweichteilen ein durchaus normaler Befund, der pH-Wert liegt im Knorpel niedriger als in anderen Gelenkgeweben, da als Folge der fehlenden, unmittelbaren Blutversorgung ein weitgehend anaerober Stoffwechsel vorliegt.

Die Ausfällung von Uratkristallen bewirkt einerseits eine akute Entzündungsreaktion, andererseits entsteht um die Kristalle ein Fremdkörpergranulationsgewebe. Im **klinischen Verlauf** unterscheidet man in typischen Fällen **vier Stadien der Gicht:**

1. **Asymptomatische Hyperurikämie**
2. **Akuter Gichtanfall = Arthritis urica** (Tafel 16)
   Meist ist nur ein Gelenk betroffen = *Monarthritis,* davon in zwei Drittel der Fälle das *Großzehengrundgelenk: Podagra*[28].
   (Selten: Sprunggelenk, Kniegelenk = Gonagra[29], Handgelenk = Chiragra[30], Schultergelenk = Omagra[31].
   Typische Merkmale sind: Auftreten im Spätherbst oder Winter (sogenannte „schlechte Jahreszeit"), plötzlicher Beginn in der Nacht, heftiger Schmerz, hochgradige Rötung und Schwellung; häufig vorausgegangener Ernährungs- oder Alkoholexzeß; der Anfall kann mehrere Tage dauern (s. 65.4.8).
3. **Beschwerdefreie Intervalle**
4. **Chronische Gicht**
   Fortschreitende Entwicklung polyartikulärer Gelenksdeformitäten; Veränderungen an inneren Organen.

Sehr häufig ist die Gicht assoziiert mit:
Adipositas (es gibt kaum einen mageren Gichtpatienten),
Diabetes,
Hyperlipidämie,
Hypertonie.
Alles dies sind wieder hochgradige Risikofaktoren einer schweren Atherosklerose bzw. in der Gesamtheit das metabolische Syndrom (siehe 27.6.2).
Das morphologische Leitsymptom der Gicht ist das Ausfallen von Uratkristallen.

Akute Arthritis urica

Ablagerung von Natrium-Urat-Kristallen am Knorpelüberzug der Gelenke, in der Synovia und in gelenksnahen Sehnen. In der Gelenksflüssigkeit sind Urat-Kristalle nachweisbar. Granulozyten versuchen die Kristalle zu phagozytieren, dabei werden Mediatorsubstanzen freigesetzt, und es entsteht eine **akute „Kristallsynovitis"**.

Chronische Gicht

1. **Destruierende Gelenksveränderungen**
   Rezidivierender Gelenksbefall oder primär chronischer Verlauf im Anschluß an die erste Gichtattacke führen zu *schweren Gelenksdeformierungen* (Abb. 27.6): weiße, kalkspritzerartige, trockene Auflagerungen von Uratkristallen an den Gelenksflächen → lokale Knorpelnekrose → Ablagerungen von Urat in den Knochen mit dementsprechender Destruktion → **deformierende Arthrose** → Bildung eines reaktiven Granulationsgewebes → Vernarbung des Granulationsgewebes → **Gelenksversteifung = fibröse Ankylose.**
2. **Gichtgranulome = Tophi**[32]
   Kreidig-weiße, kristall-glänzende Uratablagerungen:

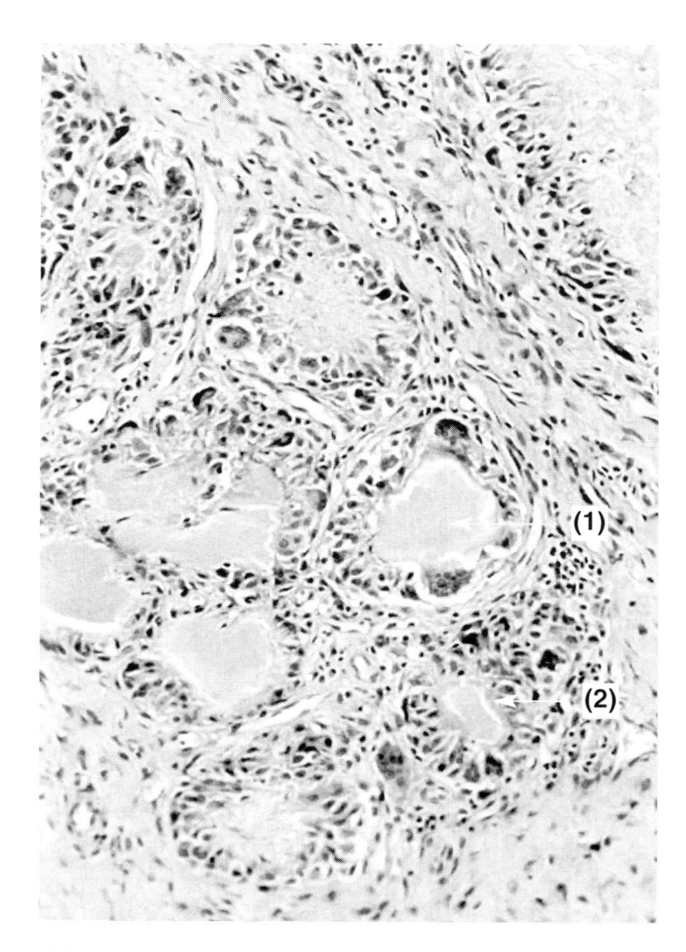

Abb. 27.5: Gicht. Ablagerung von Harnsäurekristallen (1) ruft eine Entzündung mit Fremdkörpergranulationsgewebe (2) hervor.

28 pous, podos (griech.), Fuß; agra (griech.), Fangeisen.
29 gony, gonatos (griech.), Knie.
30 cheir (griech.), Hand.
31 omos (griech.), Schulter.
32 tophus (lat.), Tuffstein.

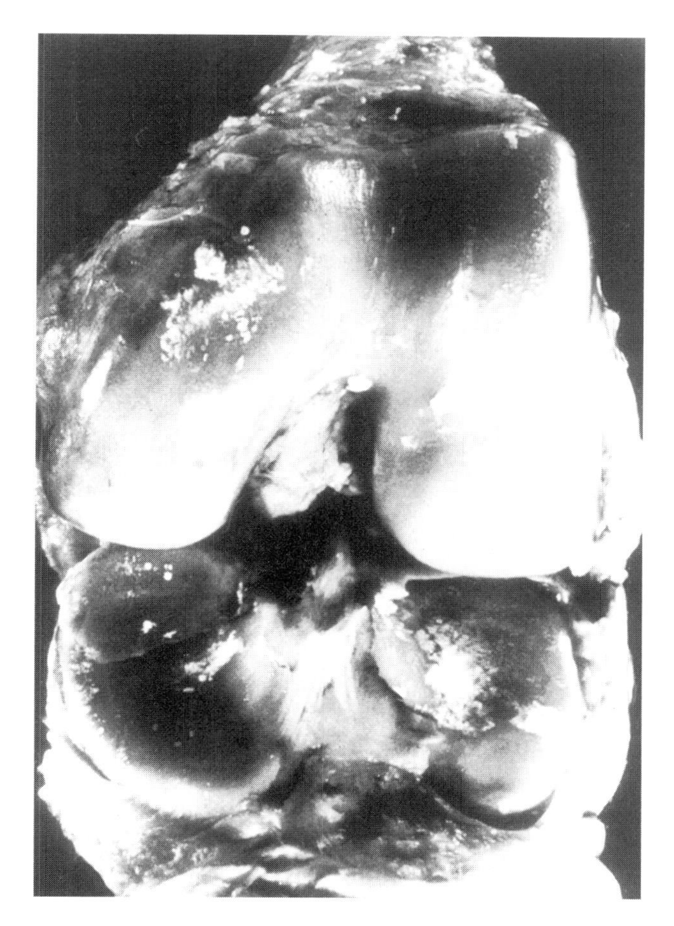

Abb. 27.6: Gelenk bei Gicht. Weiße Auflagerungen von Uratkristallen an der Knorpeloberfläche.

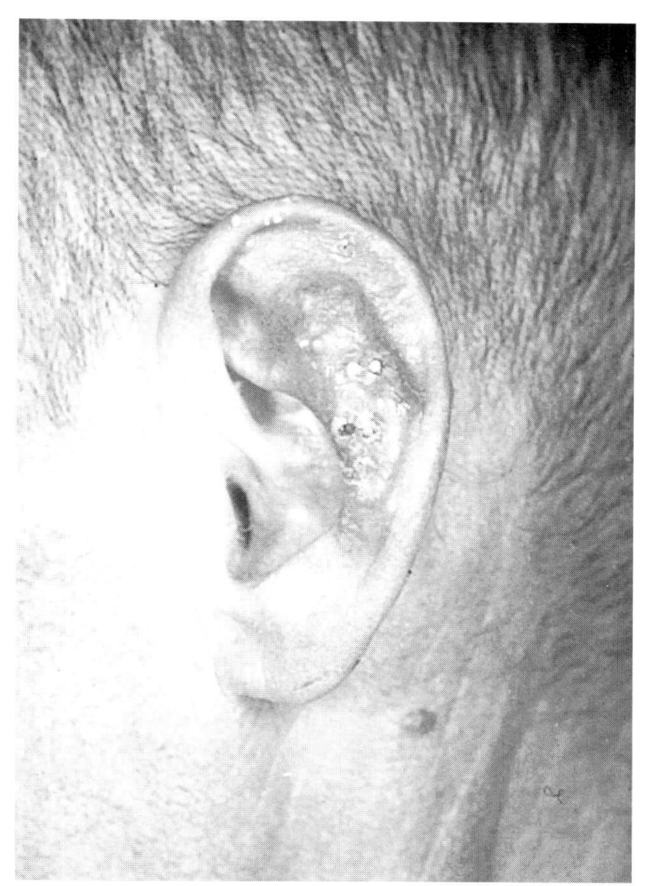

Abb. 27.7: Gichttophus an der Ohrmuschel.

nekrotisches Zentrum, büschelförmige Harnsäurekristalle, umgebendes Fremdkörpergranulationsgewebe. Ein solcher Tophus kann einige Millimeter bis mehrere Zentimeter groß werden. Typischerweise liegen Gichtgranulome in der Synovia (Gelenkskapsel, Schleimbeutel, Sehnenscheiden), in Faszien, Periost und Knochen sowie Bandscheiben und Muskulatur.
Besonders charakteristisch und am Patienten leicht erkennbar sind (evtl. ulzerierte) Gichttophi an der Ohrmuschel (Abb. 27.7).

3. **Gichtnephropathie**
   Uratkristalle fallen nach Überschreiten der Löslichkeitsgrenze sowie in der Lichtung der Sammelrohre als auch im Interstitium aus. Die Folge ist eine *granulomatöse (kristallinduzierte) Entzündung mit Zerstörung des Nierenparenchyms, Vernarbung und narbige Schrumpfung* → sogenannte **Gichtschrumpfniere.** Dies führt zur renalen Hypertonie. Häufig kommt dazu noch eine unspezifische Pyelonephritis sowie schwere arteriosklerotische Gefäßveränderungen. Weiters häufig Uratkonkremente in den harnableitenden Wegen.

Eine besondere morphologische Erscheinungsform von Uratablagerungen in der Niere sind die sogenannten **Harnsäureinfarkte.**

Harnsäureinfarkte des Erwachsenen: Weißglänzende Natrium-Urat-Kristalle sind als radiäre Streifen im Nierenmark (entsprechend den Sammelrohren) erkennbar.

Harnsäureinfarkte des Neugeborenen: weiße oder infolge des Neugeborenenikterus goldgelbe, radiäre Streifen in den Markpyramiden. Es handelt sich um Ammonium-Urat-Kristalle in den Sammelrohren. Physiologisches Vorkommen als Folge der passageren Hyperurikämie während der ersten Lebenswoche: Es zerfallen die fetalen, kernhaltigen Erythroblasten und dadurch entsteht ein Purinüberschuß.

Die unbehandelte oder nicht erkannte, chronische Gicht ist eine lebensbedrohliche Erkrankung.

Todesursachen:
Komplikationen der Atherosklerose,
Komplikationen der renalen Hypertonie,
Urämie,
Metabolisches Syndrom (siehe 27.6.2).

Eine eigene Krankheit ist die **primäre Gicht des Kindes**, das

LESCH-NYHAN[33]-Syndrom.
Dies ist eine angeborene, X-chromosomal-rezessiv vererbte Purinstoffwechselstörung.
Als Folge eines Enzymdefektes (Hypoxanthin-Guanin-Phosphoribosyltransferase) kommt es zu einem komplexen Krankheitssyndrom mit *Hyperurikämie, Gelenks- und Nierenveränderungen wie bei Gicht, Schwachsinn* und *zentral ausgelösten Bewegungsstörungen.* Die Kranken erreichen selten das Alter der Pubertät.

27.8.2 Die sekundäre Gicht

Die sekundäre Gicht ist **keine eigenständige Krankheit,** sondert tritt als Folge von Ereignissen auf, welche eine Hyperurikämie auslösen.
Die sekundäre Gicht ist eine **Folgekrankheit.** Keine genetische Disposition, keine familiäre Häufung. Keine Geschlechtsbevorzugung.
Ursachen:

1. *Erhöhter Zell- bzw. Zellkernzerfall*
   Zytostatikatherapie sowie Bestrahlung maligner Tumoren; Leukämie sowie Polyzythämie mit gesteigertem Zellzerfall; Hämolyse; Muskelzelluntergang nach Traumen oder Überlastung.
2. *Blockade der Zellneubildung;* dabei werden „nicht ausgenützte Nukleinsäure-Bausteine" in Harnsäure übergeführt, z. B. perniziöse Anämie; protrahiertes Fasten („Null-Diät").
3. *Niereninsuffizienz mit verminderter Harnsäureausscheidung.*
4. *Hyperurikämie als Nebenwirkung von Medikamenten.*
   Eine sekundäre (passagere) Hyperurikämie ist häufig, eine klinisch-manifeste Gicht wird dadurch selten verursacht.

27.8.3 Pseudogicht = Chondrokalzinose = Kalziumpyrophosphat-Arthropathie

Im Knorpel und in Gelenkskapseln werden Kalziumpyrophosphat-Dihydratkristalle abgelagert; es entstehen kristallinduzierte Entzündungen, Fremdkörpergranulome und Destruktionen, ähnlich der primären Gicht. Eine ursächliche Stoffwechselstörung wurde noch nicht gefunden.
Man unterscheidet eine *hereditäre* von einer *sporadischen (idiopathischen) Form.*

Übersicht

Primäre Gicht
Erblich determinierte Störung des Purinmetabolismus
Dem Stadium der Hyperurikämie folgt die klinisch manifeste Gicht. Morphologische Folgen sind eine kristallinduzierte, nekrotisierende Entzündung.
Die Gicht ist häufig in komplexe Stoffwechselstörungen eingebunden: Diabetes mellitus, Hyper- und Dyslipoproteinämien, Adipositas u. dgl.

Sekundäre Gicht
Eine **sekundäre Folgekrankheit** verschiedener Ereignisse, welche eine Hyperurikämie auslösen.

Pseudogicht
Hat mit Hyperurikämie nichts zu tun; es werden Kalziumpyrophosphatkristalle abgelagert.

REKAPITULATION

1. Definiere die Krankheit „Gicht". (27.8)
2. Wie wird der Harnsäurepool und der Harnsäurespiegel gesteuert? (27.8)
3. Worin besteht der prinzipielle Unterschied zwischen primärer und sekundärer Gicht? (27.8)
4. Definiere die primäre Gicht. (27.8.1)
5. Wie kommt es zur Hyperurikämie bei primärer Gicht? (27.8.1)
6. Was passiert bei Hyperurikämie? (27.8.1)
7. Wie ist der typische Verlauf der Gicht? (27.8.1)
8. Wie entsteht die akute Kristallsynovitis? (27.8.1)
9. Was sind die morphologischen Folgen der chronischen Gicht? (27.8.1)
10. Was versteht man unter Tophus? (27.8.1)
11. Erkläre die verschiedenen Aspekte der Gichtnephropathie. (27.8.1)
12. Was sind Harnsäureinfarkte? (27.8.1)
13. Nenne die wichtigsten Todesursachen bei Gicht. (27.8.1)
14. Was ist das LESCH-NYHAN-Syndrom? (27.8.1)
15. Erläutere die sogenannte sekundäre Gicht. (27.8.2)
16. Was versteht man unter Pseudogicht? (27.8.3)

27.9 Störungen des Eisenstoffwechsels

Eisen ist bei vielen biochemischen Vorgängen ein zentrales Element: z. B. Bestandteil des Hämoglobins und des Myoglobins; Elektronenüberträger wichtiger Enzyme.

Die ständigen, auch beim gesunden Menschen vorkommenden Eisenverluste werden durch Resorption aus der Nahrung ausgeglichen.

33 Michael LESCH (geb. 1939) und William NYHAN (geb. 1926), zeitgenössische, amerikanische Ärzte.

Eisenverlust: Epitheldesquamation (Haut, Darmschleimhaut), physiologische Blutverluste, Abgabe über Urin, Galle und Schweiß; Schwangerschaft und vor allem Menstruation.

Wichtig: Es existiert kein aktiver Ausscheidungsmechanismus, sodaß bei erhöhtem Körpereisengehalt die Eisenexkretion nicht gesteigert werden kann.

Eisenresorption: Die Eisenaufnahme erfolgt weitgehend im Duodenum durch ein energieverbrauchendes, in der Darmmukosa lokalisiertes Transportsystem. Die Resorptionsquote ist variabel und kann dem Bedarf angepaßt werden.

Passage der Darmschleimhaut durch Koppelung von Fe^{++} an das Protein Apoferritin: Es entsteht der Komplex Ferritin, welcher bei der Abgabe des Eisens an das Blut wieder gespalten wird. Im Plasma ist das Eisen an das Transportprotein Transferrin gebunden. Zellen, die für Proliferation und Funktion Eisen benötigen, tragen an ihrer Oberfläche Transferrinrezeptoren, über die das Eisen an das Zellinnere weitergegeben wird.

80 % des Eisens werden im Knochenmark zur Hämoglobinsynthese benötigt, der Rest wird zum Aufbau von Myoglobin und Enzymen verwendet; ein evtl. Überschuß wird im Monozyten-Makrophagen-System gespeichert.

Die Regulation des Gleichgewichtes zwischen Eisenverlust und Eisenaufnahme erfolgt durch einen (hypothetischen) Resorptions-Hemm-Mechanismus: sogenannte **Mukosablock-Theorie.**

Dabei wird postuliert, daß bei Absättigung des vorhandenen Apoferritins mit Fe^{++} die weitere Eisenaufnahme blockiert wird; eine weitere Resorption ist erst dann möglich, wenn durch Abgabe von Eisen an das Transferrin wieder Apoferritin verfügbar ist.

Sowohl metallisches als auch ionisiertes Eisen sind, sofern es in freier Form in den Organismus gelangt, hoch toxische Substanzen; daher liegt in biologischen Systemen Eisen ausschließlich in proteingebundener Form vor.

Größere Molekülaggregate von proteingebundenem Eisen werden *Siderin* bzw. *Hämosiderin* genannt (siehe 23.24.1.5). Die Speicherform des Eisens ist histologisch mittels der Berliner-Blau-Reaktion darstellbar (Hämosiderin ist granulär, Ferritineisen „diffus" gefärbt); Tafel 17.

27.9.1 Quantitative Veränderungen des Eisen-Gleichgewichtes

Eisenmangelzustände sind häufig, Eisenüberlastungen selten.

Eisenmangel = Sideropenie [34]

Ursachen:

- *verminderte Zufuhr* (Mangelernährung, vegetarische Kost);
- *mangelhafte Aufnahme* (Malabsorption, Magen- und Darmresektionen);
- *Blutverlust* (z. B. Magen-Darm-Ulzera, Neoplasmen, verstärkte Menstruation);
- *Schwangerschaft, langdauernde Laktation.*

Folgen:

- Hämoglobin-Mangel → *hypochrome Eisenmangelanämie;*
- *Haut- und Schleimhautschädigungen:* Mundwinkelrhagaden[35], Glossitis, Dysphagie, d. h. sogenanntes PLUMMER[36]-VINSON[37]-Syndrom (siehe „Organpathologie" bzw. Innere Medizin), Koilonychie[38], d. h. Hohlnagelbildung.

Eisenüberschuß = Siderose

Ursachen:

- *gesteigerter Erythrozytenzerfall* mit Eisenfreisetzung aus dem Hämoglobin (Hämolysen verschiedenster Ursachen, z. B. hämolytische Anämien, große Mengen von Bluttransfusionen);
- *Sideroachrestische Anämie* (siehe 23.24.1.5);
- *parenterale Eisenzufuhr;*
- *verstärkte Eisenresorption* im Zusammenhang mit Lebererkrankungen;
- *idiopathische Hämochromatose:* verstärkte Eisenresorption ohne Grundkrankheit.

27.9.2 Idiopathische Hämochromatose = Morbus RECKLINGHAUSEN = Synonyme: primäre idiopathische Siderose = Siderothesaurismose = Siderophilie = Bronzediabetes

Genetisch determinierte Eisenstoffwechselstörung (autosomal-rezessiv mit unterschiedlicher Penetranz) **mit starker Steigerung der Resorption von Nahrungseisen** bis zum 50fachen des normalen Wertes. Da es sich um eine Eisen-Resorptionskrankheit und nicht um Häm-Eisen handelt, sollte der Name Hämochromatose durch Siderose oder Siderophilie ersetzt werden.

Der biochemische Störungsmechanismus der ungehemmten Eisenresorption ist noch ungeklärt, einzig die genetische Disposition wurde als wesentlicher Faktor erkannt. Unvollständige Abwärtsregulation von Transferrinrezeptoren, damit erhöhte Eisenspeicherung. Männer sind deutlich häufiger betroffen, die Krankheit manifestiert sich meist nach dem 40. Lebensjahr.

Charakteristische klinische Trias

- **Bronzeartige Pigmentation der Haut:** sowohl Eisenablagerung subepidermal im Korium, als

34 penia (griech.), Armut.
35 rhagas (griech.), Riß.
36 Henry PLUMMER (1974–1937), Internist an der Mayo-Klinik.
37 Porter Paisley VINSON (1890–1959), amerikanischer Chirurg.
38 koilos (griech.), hohl; onyx (griech.), Nagel.

auch vermehrte Melanindeposition in der Basalschicht der Epidermis (zur Erinnerung: Melanin ist eisenfrei!);
- **Leberzirrhose;**
- **Diabetes mellitus.**

Diese klinischen Merkmale führten zur Bezeichnung „Bronzediabetes".

Die hochgradige Eisenüberladung betrifft prinzipiell alle Organe. Wichtig zu wissen ist, daß sowohl die mesenchymalen Zellen (Monozyten-Makrophagen-System) als auch die Parenchymzellen betroffen sind.

Leber
Der Eisenüberschuß wird zunächst von den Hepatozyten aufgenommen → *reine Parenchymsiderose.* Solange das Eisen an Proteine gekoppelt und in Lysosomen aufgenommen ist, passieren keine Störungen. Erst wenn die lysosomale Speicherkapazität überschritten wird bzw. die Menge des Bindungsproteins nicht mehr ausreicht, wird freies, toxisches Eisen wirksam → *toxische Leberparenchymnekrosen.* Der Versuch, Eisen via die Gallenwege auszuscheiden, führt zur *Eisenspeicherung in den Gallengangsepithelien;* das ist für die histologische Diagnostik am Punktionszylinder sehr charakteristisch. Durch die toxischen Parenchymnekrosen wird Eisen freigesetzt, welches nun von den *Makrophagen des Systems der KUPFFERschen Sternzellen* aufgenommen wird. An den Stellen der Parenchymnekrosen werden *bindegewebige Narben* aufgebaut, die schließlich zu einer *zirrhotischen Umgestaltung in der Leber* führen. Charakteristisch ist die rostbraune Verfärbung des Organs → Pigmentzirrhose.
Als weitere Folgeerscheinung sind alle Komplikationen einer Leberzirrhose möglich.

Pankreas
Im Rahmen der Leberparenchymnekrosen wird toxisches Eisen wieder frei und entfaltet dann seine schädigende Wirkung im Pankreas: *chronisch nekrotisierende Pankreatitis* mit Schwund des inkretorischen und exkretorischen Parenchyms. Der Untergang des Insel-Systems führt zum Diabetes.
Das Pankreas ist durch *Vernarbung* derb und durch Eisenablagerungen in Parenchym- und Mesenchymzellen *rostbraun* (Tafel 18).

Haut
Eisenablagerung im subepidermalen Bindegewebe; daneben auch Melaninanreicherung in der Epidermis (vermutet wird eine MSH-Ausscheidung). Außerdem Bindung von Eisen an Gluthation, dessen Tyrosinaseinhibition dadurch gestört wird → verminderte Melaninbildung.

Milz, Lymphknoten, Knochenmark
Eisenspeicherung in *Makrophagen,* später *Fibrosierung.*

Andere Organe
Eisenpigmentablagerung im Parenchym und Interstitium aller endokrinen Drüsen, im Plexus chorioideus, in Nierentubuli, in Herzmuskelfasern, in glatten Muskelzellen und im Bindegewebe der Darmwand.

27.9.3 Sekundäre Siderosen (siehe 23.24.1.5)

1. **Lokale (Hämo-)Siderose:** Blutzerfall in Hämatomen, hämorrhagischen Infarkten, chronisch venöser Stauung (z. B. Herzfehlerzellen in der Lunge), Zotten„melanose" des Dünndarmes, in der Umgebung von eisenhaltigen Fremdkörpern = sogenannte Eisen-Metallose.
2. **Generalisierte (Hämo-)Siderose:** Verschiedenste Formen der Hämolyse, vermehrte Eisenresorption bei bekannten Ursachen bzw. Grundkrankheiten (Wein mit eisenreichem Sediment, parenterale Eisenmedikation), Einbaustörung des Eisens in das Häm → es verbleibt ein Eisenüberschuß (z. B. sideroachrestische Anämie).

Übersicht

Eisenmangel = Sideropenie
Eisenüberschuß = Siderose
- **primäre idiopathische Siderose**
- **sekundäre Siderosen**

Nicht jede Siderose ist eine Hämosiderose!

Idiopathische Hämochromatose RECKLINGHAUSEN
Genetisch determinierte Eisenstoffwechselstörung mit gesteigerter Eisenresorption.
Eisenablagerung sowohl in Parenchymzellen als auch in Makrophagen.
Erst die Lösung des Eisens vom Bindungsprotein führt zu zelltoxischem Fe^{++} → Parenchymnekrosen.

Sekundäre Siderosen
Lokale oder generalisierte Eisendeposition im Rahmen einer „Grundkrankheit".
Eisenablagerung fast ausschließlich in Makrophagen, keine Parenchymnekrosen.
Eisenablagerungen im Gefolge spezieller **Autoaggressionskrankheiten:**
- **idiopathische Lungenhämosiderose**
- **GOODPASTURE-Syndrom**

Bei sekundären Siderosen kommt es meistens nur zur Eisenablagerung in den Zellen des Monozyten-Makrophagen-Systems; nur bei massivem Eisenanfall auch in Parenchymzellen.

Eine spezielle Erkrankung ist die **„idiopathische Lungenhämosiderose"**. Diese ist von der sekundären Siderose bei einer Stauungslunge zu unterscheiden, denn es handelt sich um eine Autoaggressionskrankheit mit Auto-AK gegen Basalmembranen (siehe Tab. 26.4). Die Folge sind Blutaustritte von den Lungenkapillaren ins Gewebe (Alveolen, interstitielle Septen), Fragmentation der elastischen Fasern und Inkrustation der Elastikabruchstücke mit Hämosiderin.
Es bestehen pathogenetische Verbindungen zum **GOODPASTURE-Syndrom** (siehe 26.7.2.2).

REKAPITULATION

1. Wiederhole die Physiologie des Eisenstoffwechsels. (27.9 sowie Physiologie-Lehrbuch)
2. Nenne Beispiele für Eisenmangelzustände. (27.9.1)
3. Nenne Beispiele für Eisenüberschußzustände. (27.9.2)
4. Charakterisiere die Hämochromatose RECKLINGHAUSEN. (27.9.2)
5. Schildere detailliert die Leber- und Pankreasveränderungen bei der Hämochromatose. (27.9.2)
6. Nenne Beispiele für eine sekundäre Siderose. (27.9.3)
7. Was ist die „idiopathische Lungenhämosiderose"? (27.9.3)

27.10 Störungen des Kupferstoffwechsels

Kupfer wird im Darm resorbiert und mittels *verschiedener Transportproteine* im Körper verteilt; das wichtigste ist das Globulin Coeruloplasmin, daneben auch Albumine. Die wesentlichste physiologische Stoffwechselfunktion von Kupfer besteht im Aufbau von Fermenten, vor allem Zytochromoxidasen. Weiters ist Kupfer an der Synthese von Myelin, Elastin, Kollagen und Keratin beteiligt.

Kupferspeicherkrankheit = hepatolentikuläre[39] Degeneration = Morbus WILSON[40]
Angeborene Stoffwechselerkrankung (autosomal-rezessiv erblich) mit abnorm hoher Ablagerung von Kupfer in verschiedenen Organen.

Wahrscheinlich sind *mehrere Mechanismen* an dieser Störung beteiligt:
1. Kupfer wird im Überschuß resorbiert.
2. Ausscheidungsdefekt für Kupfer durch die Gallekapillaren → daher Kupferspeicherung in der Leber.
3. Coeruloplasminmangel, deshalb unkontrollierte Ausschwemmung von Kupfer ins Blut und damit in die verschiedensten Organe.

Die Folge ist eine **exzessive Kupferspeicherung vor allem in Leber, Ganglienzellen des Gehirns, Niere und Cornea des Auges.**

Leber
Parenchymnekrosen durch toxische Kupferwirkung → Übergang in eine Leberzirrhose. Der Kupfergehalt in der Leber ist auf das 10fache gesteigert, Kupfer ist überwiegend lysosomal gespeichert.

Gehirn
Ganglienzellnekrosen durch Kupferspeicherung. Betroffen sind vor allem die Stammganglien (Nucleus caudatus und lentiformis, Substantia nigra). Die dazugehörigen, klinischen Symptome sind extrapyramidale Bewegungsstörungen.

Niere
Kupferablagerungen in den Tubulusepithelien → Proteinurie, Glukosurie, Hämaturie, Phosphaturie.

KAYSER[41]-FLEISCHERscher[42] Kornealring
Bräunlich-grünlicher Ring durch Kupferablagerungen an der Sklerokornealgrenze in der DESCEMETschen Membran.

Klinisch können zwei Verlaufsformen unterschieden werden:
1. Überwiegend neurologische Symptome, Manifestation im Kindesalter (um das 6. Lebensjahr), rascher schwerer Verlauf: eigentlicher Morbus WILSON.
2. Überwiegend abdominelle Symptome („Leberkrankheit beim Jugendlichen"), Manifestation im jugendlichen Alter (um das 25. Lebensjahr), langsamer Verlauf: Morbus WESTPHAL[43]-STRÜMPELL[44].

Die Krankheit ist mittels Penicillamin (Antidot bei Metallvergiftungen) behandelbar, ohne Therapie jedoch tödlich.

Trichopoliodystrophie[45] = MENKESsche[46] Stahlhaarkrankheit
X-chromosomal rezessiv vererbte **Kupfermangelkrankheit.** Infolge einer Resorptionsstörung bleibt das Kup-

39 Mit „lentikulär" ist der Linsenkern = Globus pallidus + Putamen gemeint.
40 Samuel Alexander WILSON (1878–1937), Neurologe in London.
41 Bernhard KAYSER (1869–1954), Augenarzt in Stuttgart.
42 Bruno FLEISCHER (1874–1965), Augenarzt in Erlangen.
43 Karl Friedrich WESTPHAL (1833–1890), Neurologe in Berlin.
44 Adolf v. STRÜMPELL (1853–1925), Internist in Leipzig.
45 thrix, thrichos (griech.), Haar; polios (griech.), grau.
46 John MENKES (geb. 1928), amerikanischer Pädiater.

fer am Bürstensaum der Darmepithelien hängen. Es kommt zu einer eigentümlichen Kraushaarigkeit des Kopfes (hellgraue Haare im frühen Kindesalter!), einer Atrophie von Groß- und Kleinhirn infolge Degeneration der Ganglienzellen sowie Störungen in der Vernetzung der kollagenen Fasern (Gefäßwandschwäche mit Aneurysmabildung, erhöhte Knochenbrüchigkeit).

Die Haare sind abnorm gedreht, struppig-spröde und in regelmäßigen Abständen gebrochen. Daher auch die Bezeichnung „*kinky*[47] *hair-Krankheit*". Der Kupfermangel hat eine Aktivitätsminderung der kupferabhängigen Enzymsysteme zur Folge: Dies ist die Ursache einer abnormen Keratin- und Elastinzusammensetzung.

Tod meist in den ersten Lebensjahren infolge progredienten, zerebralen Abbaus.

Übersicht

Kupferüberschußkrankheit
Hepatolentikuläre Degeneration
1. überwiegend zerebrale (lentikuläre) Degeneration: Morbus WILSON
2. überwiegend hepatische Degeneration: Morbus WESTPHAL-STRÜMPELL

Die Krankheit ist behandelbar!

Kupfermangelkrankheit
Trichopoliodystrophie MENKES
Progredienter, zerebraler und zerebellarer Abbau
Die Krankheit führt zum frühen Tod!

REKAPITULATION

1. Wiederhole die wesentlichen Eigenheiten des Kupferstoffwechsels. (27.10 sowie Physiologie-Lehrbuch)
2. Erläutere die Kupferüberschußkrankheit. (27.10)
3. Worin besteht der Unterschied zwischen Morbus WILSON und Morbus WESTPHAL-STRÜMPELL? (27.10)
4. Was ist der KAYSER-FLEISCHERsche Kornealring? (27.10)
5. Erläutere die Kupfermangelkrankheit. (27.10)
6. Was versteht man unter „kinky hair-Krankheit"? (27.10)

27.11 Störungen des Kalziumstoffwechsels

Kalzium wirkt in gänzlich verschiedenen Funktions- und Struktureinheiten des Organismus: einerseits Beeinflussung der elektrischen Membranpotentiale auf zellulärer Ebene, andererseits Mineralisation und mechanische Festigkeit der Knochen.

Die Gesamtkalziummenge eines Erwachsenen beträgt etwa 1000 g. Davon sind 99 % im Skelettsystem gebunden (als Hydroxylapatit) und 1 % in Flüssigkeiten gelöst. Kalzium in ionisierter Form befindet sich vorwiegend extrazellulär, nur in geringer Menge intrazellulär.

Der Blutkalziumspiegel beträgt 10 mg %; davon etwa die Hälfte ionisiert und biologisch aktiv, die andere Hälfte an Proteine gebunden und inaktiv.

Kalziumaufnahme: Nahrungszufuhr (besonders Milch und Milchprodukte). Resorption im Dünndarm; Mitwirkung von Vitamin-D erforderlich.

Kalziumausscheidung: durch Darm, Nieren und Schweißdrüsen.

Kalzium und anorganisches Phosphat stehen in engem metabolischen Zusammenhang. Das Produkt aus Ca^{++} und HPO_4^- wird konstant erhalten: **Steigerung des Blutkalzium-Spiegels führt zu vermehrter renaler Phosphatausscheidung. Erhöhung des Serumphosphates (durch Hemmung der renalen Ausscheidung) bewirkt eine Senkung des Blutkalzium-Spiegels.**

An der Regulation der Kalzium- und Phosphathomöostase sind drei Hormone beteiligt:

Parathormon (PTH): Erhöhung des Blutkalziums durch Kalziummobilisation aus den Knochen; Steigerung der renalen Phosphatausscheidung.

Calcitonin (CT): Senkung des Blutkalziums durch Hemmung der Kalziumresorption im Darm, Förderung des Kalziumeinbaues in die Knochen und Steigerung der renalen Kalziumausscheidung.

1,25-Dihydroxycholecalciferol = hormonell aktiver Metabolit des Vitamin-D_3: Erhöhung des Blutkalziums durch gesteigerte Resorption.

Die renale Ausscheidung von Kalzium und Phosphat ist zueinander umgekehrt proportional.

Eine Hyperkalzämie geht somit meist mit einer Hypophosphatämie einher.

Beeinflussung des Blutkalziumsspiegels durch Änderungen des pH-Wertes:
Alkalose: führt zu Hypokalzämie (z. B. Hyperventilation),
Azidose: führt zu Hyperkalzämie (z. B. chronische Niereninsuffizienz).

Biologische Hauptfunktionen von Kalzium:
1. *Blutgerinnung:* Umwandlung von Prothrombin zu Thrombin; Verbindung der Fibrinmonomere zu Polymeren.
2. *Neuromuskuläre Erregbarkeit:*
   Koppelung des Erregungsvorganges mit dem Kontraktionsprozeß in der Muskelfaser;
   Verminderung der Erregbarkeit und Verhinderung von zu rascher Aufeinanderfolge von Kontraktionen (Dauerkontraktionen).
3. *Mineralisation* der Knochenmatrix, des Knorpels (Voraussetzung für endochondrale Verknöcherung), der Zähne.
4. *Gefäßlichtung:* Verminderung der Membranpermeabilität.

47 kinky (engl.), überdreht, überspannt.

27.11.1 Kalziumstoffwechselstörungen mit Hyperkalzämie = Hyperkalzämie-Syndrom

Bei Anstieg des Blutkalziums über 12,5 mg %: Uncharakteristische klinische Symptome, (Müdigkeit, Schwäche, Muskelhypotonie, Areflexie, Obstipation); verminderte neuromuskuläre Erregbarkeit; Durstgefühl.

Polyurie: Verminderung der Wasserrückresorption infolge Tubulusschädigung (Einschränkung der Membranpermeabilität durch Hyperkalzämie); Epithelschädigung durch Kalziumablagerung.

Hyperkalzurie: Bei Anstieg des Blutkalziums über 15 mg % allerdings wieder Verminderung der Kalziumausscheidung infolge glomerulärer Funktionsstörung.

Metastatische Kalziumablagerungen: Niere (Nephrokalzinose), Lunge, Magen, Herz, Subkutis, Gefäße.

Ursachen der Hyperkalzämie

1. **Hyperparathyreoidismus**
   Übermäßige PTH-Produktion durch Epithelkörperchenadenom oder Epithelkörperchenhyperplasie → Steigerung der Kalziummobilisation aus den Knochen.
2. **D-Hypervitaminose**
   Vitamin-D-Überdosierung, Vitamin-D-Intoxikation: Gesteigerte enterale Kalziumresorption, vermehrt renale Kalziumausscheidung, Störung der normalen Verkalkungsprozesse im Knochen, metastatische Verkalkungen.
   Infantile (idiopathische) Hyperkalzämie:
   Seltene Erkrankung mit Störung der körperlichen und geistigen Entwicklung, Minderwuchs, Osteosklerose, Hypertonie, Niereninsuffizienz. Wahrscheinlich primäre Steroidstoffwechselstörung mit Anreicherung von Substanzen mit Vitamin D-ähnlicher Wirkung.
3. **Maligne Neoplasmen**
   Gesteigerte Kalziummobilisation aus dem Skelettsystem durch osteolytische Metastasen.
   Aber auch Hyperkalzämie bei Tumoren ohne Skelettmetastasen: paraneoplastisches Syndrom durch Produktion von Substanzen mit PTH- oder Vitamin-D-Wirkung.
4. **Immobilisations-Hyperkalzämie**
   Bei langdauernder Ruhigstellung gesteigerter Knochenabbau.

Der ungeklärte Laborbefund einer Hyperkalzämie ist so lange für einen Tumor als Grundleiden verdächtig, bis das Gegenteil bewiesen ist. Siehe 25.6.1.

27.11.2 Kalziumstoffwechselstörung mit Hypokalzämie = Hypokalzämie-Syndrom

Bei Abfall des Blutkalziums unter 7 mg %:
Tetanie[48]: tonische Krämpfe, besonders der Extremitäten, aber auch von Stammmuskulatur, Zwerchfell, Bronchial- und Darmmuskulatur.
Bei langdauernder Hypokalzämie intrazerebrale Verkalkungen (Stammganglien), Kataraktbildung, Retardation der Zahnung, Schmelz- und Dentindefekte, vorzeitiger Zahnausfall.

Ursachen der Hypokalzämie

1. **Hypoparathyreoidismus**
   Operative Entfernung der Epithelkörperchen bei Schilddrüsenoperationen. Selten funktionelle Insuffizienz infolge mangelhafter Differenzierung.
2. **Pseudohypoparathyreoidismus**
   Verminderte Ansprechbarkeit des Organismus gegenüber PTH sowie genetische, X-Chromosom-gebundene Störung der Phosphatausscheidung: ALBRIGHT[49]-Syndrom. Therapiefraktär gegenüber PTH-Medikation.
3. **Niereninsuffizienz**
   Infolge Phosphatretention Absinken des Kalziumspiegels. Verminderung der Kalzium-Resorption durch urämische Gastroenterokolitis (siehe 27.13).
4. **Störung der Kalziumresorption**
   Bei chronischen, schweren Darmerkrankungen und bei exkretorischer Pankreasinsuffizienz.
5. **Verminderung der Kalzium-Zufuhr bei Hunger, Fehlernährung, D-Avitaminose.**

27.11.3 Kalziumstoffwechselstörung mit Normokalzämie

1. **Vitamin-D-Mangel**
   Rachitis, Osteomalazie (siehe 65.9.3).
2. **Osteoporose** (siehe 65.8).

48 tetanos (griech.), Spannung.
49 Fuller ALBRIGHT (1900–1969), Arzt in Boston.

27.11.4 Pathologische Verkalkungen

Einführende und erklärende Darstellung im Kapitel 23.29. Hier nur eine übersichtsmäßige Auflistung bzw. Zusammenfassung:

1. **Dystrophische Verkalkungen**
2. **Metastatische = metabolische Verkalkungen**
3. **Umschriebene Verkalkungen unter besonderen Umständen**
4. **Kalziphylaxie**
5. **Konkremente**
   Ad Konkrementbildungen:
   Kalk ist praktisch immer eine Komponente (unter mehreren) von Steinbildungen.

Übersicht

Hyperkalzämie ⇄	Hypophosphatämie
Hypokalzämie ⇄	Hyperphosphatämie
Azidose ⟶	Hyperkalzämie
Alkalose ⟶	Hypokalzämie

Hyperkalzämie-Syndrome	**Hypokalzämie-Syndrome**
1. Hyperparathyreoidismus	1. Hypoparathyreoidismus
2. D-Hypervitaminose	2. Pseudohypoparathyreoidismus ALBRIGHT
3. Paraneoplastisches Syndrom	3. Niereninsuffizienz mit Phosphatretention
4. Immobilisation	4. Kalzium-Resorptionsstörungen
5. Milch-Alkali-Syndrom	5. Verminderung der Kalziumzufuhr

Besondere Krankheiten mit Kalziumstoffwechselstörungen
Rachitis
Osteomalazie
Osteoporose

Pathologisch extraossäre Verkalkungen

Ursachen:
Änderung der lokalen Löslichkeitsverhältnisse (Konzentration, pH, usw.);
Primäre Stoffwechselstörungen (Hyperkalzämie, Hypercholesterinämie, Cystinose, Oxalose, Hyperurikämie);
örtliche Sekretstauungen;
lokale Entzündungsprozesse;
Auftreten von sogenannten Kristallisationskernen (Fibrin, Pigment, desquamierte Epithelien, Mikroorganismen usw.).

Folgen:
Mechanisches Passagehindernis (Stauungsikterus, Hydronephrose etc.);
Schleimhautgeschwüre durch lokale Druckwirkung, Wegbereitung für Entzündungen, bei tiefgreifenden Geschwüren bzw. Entzündungen Gefahr der Perforation;
Narbenstenose als Effekt der Ausheilung eines Geschwüres oder einer Entzündung;
Disposition für Neoplasmen (durch chronischen Reiz).

REKAPITULATION

1. Wiederhole die biologische Verknüpfung des Kalzium- und Phosphatstoffwechsels. (27.11 sowie Physiologie-Lehrbuch)
2. Welchen Effekt auf den Kalziumstoffwechsel hat eine Änderung des pH-Wertes? (27.11)
3. Nenne Symptome und Ursachen des Hyperkalzämie-Syndroms. (27.11.1)
4. Nenne Symptome und Ursachen des Hypokalzämie-Syndroms. (27.11.2)
5. Nenne Störungen des Kalziumstoffwechsels mit Normokalzämie. (27.11.3)
6. Gib Beispiele für pathologische Verkalkungen. (27.11.4)
7. Nenne Ursachen und Folgen von Konkrementbildungen. (27.11.4)

27.12 Störungen im System der wichtigsten Elektrolyte

Eine **Elektrolythomöostase,** d. h. normale Blutspiegel der betreffenden Substanzen sowie normale Konzentrationsdifferenzen zwischen dem intra- und extrazellulären Milieu sind für den gehörigen Ablauf der Organfunktionen von entscheidender Bedeutung.

Elektrolytstörungen sind oft lebensbedrohlich, manchmal auch Todesursache.

Eine Veränderung der Elektrolytzusammensetzung ist *mit morphologischen Methoden nicht faßbar,* anläßlich einer Obduktion *nicht zu diagnostizieren.* Allerdings ist bei unklarer Todesursache immer daran zu denken! Dies bedeutet: die wichtigsten Ursachen und die wesentlichsten Folgen von Störungen im Elektrolytsystem müssen sehr wohl in der Klinischen Pathologie in die differentialdiagnostischen Überlegungen einbezogen werden. In diesem Sinne soll nachfolgender, stichwortartiger Überblick verstanden werden.

27.12.1 Natrium

Na^+ ist das wichtigste Kation des **Extrazellularraumes.** Die wesentliche biologische Funktion ist eine *„wasserbindende"* bzw. *„wasserretardierende"* Wirkung; weiters bedeutsam für die neuromuskuläre Erregbarkeit.

Hypernatriämie
1. **Verlust hypotoner Flüssigkeiten**
   Erbrechen, Durchfall, Schwitzen, Wassermangel, Peritonealdialyse.
2. **Exzessive Natriumzufuhr**
   Meerwasserintoxikation, Kochsalzinfusionen.
3. **Störungen der renalen Ausscheidungen und Rückresorption**
   Hyperaldosteronismus (CONN[50]-Syndrom), Diabetes insipidus.
   Folgen: Dehydratation, Hypotonie, zerebrales Koma.

27.12.2 Kalium

K^+ ist das wichtigste Kation des **Intrazellularraumes.** Die wesentliche biologische Funktion ist die Aufrechterhaltung transmembranöser (elektrostatischer und osmotischer) Konzentrationsdifferenzen zwischen dem Intra- und Extrazellularraum.

Hyperkaliämie
1. **Chronische Niereninsuffizienz**
2. **Hämolyse und Myolyse (Zellzerfall)**
3. **Übermäßige Kaliumzufuhr**
4. **Hypoaldosteronismus**
   Folgen: lebensgefährlich! Herzrhythmusstörungen, Muskellähmungen.

Hypokaliämie
1. **Renale Kaliumverluste**
   Hyperaldosteronismus, Kortikosteroidtherapie sowie Morbus CUSHING, Diuretikatherapie mit ungenügender Kaliumsubstitution, genetisch bedingte tubuläre Funktionsstörungen.
2. **Gastrointestinale Verluste**
   Durchfall, Erbrechen, Laxantienabusus, Malabsorption.
3. **Unzureichende Kaliumzufuhr**
   Fasten, einseitige Ernährung, Fehlernährung bei Alkoholismus.
   Folgen: Lähmungen der Skelettmuskulatur und auch Atonie der glatten Muskulatur (Darmlähmung, Blasenlähmung), Herzrhythmusstörungen (lebensgefährlich!), zerebrales Koma.
   Histologisch finden sich Zellgruppennekrosen im Myokard und der Skelettmuskulatur.

27.12.3 Magnesium

Mg^{++} befindet sich zu 99 % im Intrazellularraum. Aktivator verschiedener Enzymsysteme, Kalziumantagonist. Veränderungen des Magnesiumspiegels gehen meist parallel mit Veränderungen der Kaliumkonzentration.

Hypermagnesiämie bei hochgradiger Dehydrierung, übermäßiger Magnesiumverabreichung (Abführmittel), Nierenerkrankungen.
Folgen: zerebrale Störungen mit Bewußtseinsverlust.

Hypomagnesiämie bei chronischem Alkoholabusus, Leberzirrhose, Mangelernährung, Erbrechen, Pankreatitis, Kreislaufinsuffizienz, CONN-Syndrom.
Folgen: gesteigerte Muskelerregbarkeit (Tremor, tetanische Krämpfe); Tachykardie und Rhythmusstörungen der Herzaktion.

27.12.4 Cobalt

Ein **Cobalt-Mangel** äußert sich in einer **perniziösen Anämie.**

Eine **Cobalt-Vergiftung** kam vor, als Co^{++} dem Bier als Schaumstabilisator zugemischt wurde; es erfolgte eine kompetitive Hemmung der Wirkung von Ca^{++} und Mg^{++} mit der Folge einer Blockade der elektromechanischen Koppelung an der kontraktilen Herzmuskulatur: zahlreiche Todesfälle.

27.12.5 Chloride

Überwiegender Teil von Cl^- im Extrazellularraum. Tägliche Chloridzufuhr 4–9 g (Dünndarm); Ausscheidung zu 98 % renal.
Chloridhaushalt eng mit Natriumhaushalt verknüpft.

Funktion:
Synergismus mit Natrium,
Aufrechterhaltung der osmotischen Isotonie der extrazellulären Flüssigkeit,
Regulation des Säure-Basengleichgewichtes,
Konstanthaltung des normalen pH-Wertes.

Hypochlorämie
Immer mit Hyponatriämie vergesellschaftet.
Ursachen:
Schweres Erbrechen (gastrischer Typ),
unstillbare Diarrhoen (intestinaler Typ),
Polyurie, z. B. Diabetes insipidus (renaler Typ).

Veränderungen der Chloride gehen immer mit Veränderungen im Säure-Basenhaushalt einher. Bei Chlorid-

50 Jerome CONN (geb. 1907), Endokrinologe in Michigan; Entdecker des Aldosterons.

mangel sistiert der normalerweise erfolgende, äquimolare Austausch von NaCl gegen harnpflichtige Substanzen an den Hauptstückepithelien der Niere. Daher bei **Hypochlorämie Retention von harnpflichtigen Substanzen (Urämie) und Entwicklung einer hypochlorämischen Nephrose.** Letztere äußert sich in Nekrose von Hauptstückepithelien und Inkrustation der nekrotischen Massen mit Kalksalzen = *hypochlorämische Kalknephrose.*

27.12.6 Störungen des Säure-Basenhaushaltes

Für die Stabilität des Säure-Basenhaushaltes kommt der Lunge und der Niere eine wesentliche Bedeutung zu. Die meisten organischen Säuren werden zu CO_2 und H_2O metabolisiert, wobei CO_2 über die Lungen ausgeatmet wird. Nicht flüchtige Säuren müssen durch die Nieren ausgeschieden werden.

Azidose = Abfall des pH-Wertes unter 7,35

1. **Metabolische Azidose**
   Additionsazidose = gesteigerter H^+-Ionen-Anfall: Ketoazidose bei Diabetes mellitus, Hungerzustand, Alkoholismus; Säureüberproduktion bei Fieber, Hyperthyreose, Gewebsnekrosen; Überproduktion von Milchsäure bei Sauerstoffmangel (Schock, Herzinsuffizienz, Anämie, Asthma bronchiale, körperliche Überlastung).
   Renale Azidose = reduzierte renale H^+-Ionen-Ausscheidung: urämische Azidose bei Nierenversagen; renal-tubuläre Azidose als Folge einer defekten Tubulusepithel-Funktion.
   Subtraktionsazidose = HCO_3-Verlust: intestinaler oder renaler Verlust alkalischer Körperflüssigkeiten.
2. **Respiratorische Azidose**
   Folge einer alveolären Hypoventilation ist ein Anstieg des pCO_2 in der Lunge bzw. der Kohlensäurekonzentration im Blut. Ursache ist meist eine Lungenerkrankung, seltener eine Depression des Atemzentrums.

Auswirkungen der Azidose
Kontraktionsinsuffizienz des Herzens,
Blutdruckabfall → Schock,
Hirnödem, Schädigung der Organparenchyme.

Alkalose = Anstieg des pH-Wertes über 7,45

1. **Metabolische Alkalose**
   Additionsalkalose = exogene Alkali-Belastung: übermäßige Zufuhr, z. B. von Bikarbonat u. dgl. bei gleichzeitig eingeschränkter Exkretionskapazität.
   Subtraktionsalkalose = Verlust von H^+-Ionen: intestinaler oder renaler Säureverlust.
2. **Respiratorische Alkalose**
   Folge einer Hyperventilation ist eine Abnahme des pCO_2 in der Lunge bzw. der H^+-Konzentration im Blut. Ursache ist eine gesteigerte Atemtätigkeit: Angst, Schmerz, Überanstrengung, Fieber, Anämie, Bakterientoxine, toxische Stoffwechselmetaboliten, Erkrankungen des ZNS u. a.

Auswirkung der Alkalose
Behinderung der O_2-Abgabe von Hämoglobin an das Gewebe → Hypoxie, Herzrhythmusstörungen, Verminderung des ionisierten Kalziums → Tetanie.

Übersicht

Störungen der Elektrolythomöostase

Hypernatriämie	**Hyponatriämie**
1. Verlust hypotoner Flüssigkeiten	1. Verlust hypertoner Flüssigkeiten
2. Exzessive Natriumzufuhr	2. Mangelhafte Natriumzufuhr
3. Renale Ausscheidungsstörung	3. Renale Ausscheidungsstörung

Hyperkaliämie	**Hypokaliämie**
1. Chronische Niereninsuffizienz	1. Renale Kaliumverluste
2. Hämolyse und Myolyse	2. Gastrointestinale Verluste
3. Übermäßige Kaliumzufuhr	3. Unreichende Kaliumzufuhr
4. Hypoaldosteronismus	

Beachte die oft lebensgefährliche Situation einer Elektrolytstörung!

Azidose	**Alkalose**
1. *Metabolische Azidose*	1. *Metabolische Alkalose*
Additionsazidose	Additionsalkalose
Subtraktionsazidose	Subtraktionsalkalose
Renale Azidose	
2. *Respiratorische Azidose*	2. *Respiratorische Alkalose*

REKAPITULATION

1. Worin liegt für den Pathologen die „Tücke" der Elektrolytstörungen? (27.12)
2. Erläutere die wichtigsten Ursachen und Folgen der Na^+-Störungen. (27.12.1)

3. Erläutere die wichtigsten Ursachen und Folgen der K^+-Störungen. (27.12.2)
4. Was ist die biologische und pathologische Bedeutung des Magnesiums? (27.12.2)
5. Nenne ein Beispiel einer Cobalt-Vergiftung. (27.12.4)
6. Erläutere die Funktion sowie die Ursachen eines Mangelzustandes der Chloride. (27.12.5)
7. Was ist eine hypochlorämische Nephrose? 27.12.5)
8. Nenne Ursachen und Typen einer Azidose. (27.12.6)
9. Nenne Ursachen und Typen einer Alkalose. (27.12.6)

27.13 Urämie[51]-Syndrom

Es ist zwischen einem **akuten Nierenversagen** und einer **chronischen Niereninsuffizienz** streng zu unterscheiden. Diese Trennung hat kausale, pathogenetische, prognostische, therapeutische und morphologische Gründe.

27.13.1 Akutes Nierenversagen

Plötzlicher, im Prinzip aber reversibler Funktionsausfall der Nieren. Anstieg der harnpflichtigen Substanzen im Blut, aber nicht zwangsläufig eine verminderte Ausscheidungsmenge (also nicht unbedingt Olig-, Anurie).

Ätiologie

1. **Prärenal:** zirkulatorisch-ischämische Nierenschädigung. Bei Blutdruckabfall und renaler Mangeldurchblutung kommt es zur Verminderung des Glomerulumfiltrates und zu hypoxischen Tubulusschädigungen. Wichtigste und häufigste Ursache ist ein Schock (siehe 27.5).

   Ein prärenal ausgelöstes, akutes Nierenversagen wurde im klinischen Sprachgebrauch früher als *„extrarenale Urämie"* bezeichnet. Dieser Begriff sollte entfallen.
   Ein weiterer klinischer Terminus, der noch verwendet wird, ist das sogenannte *„hepatorenale Syndrom":* akutes Leberversagen → Schock → zirkulatorisch-ischämische Nierenschädigung.

2. **Renal:** Tubulusschädigung durch nephrotoxische Substanzen; glomeruläre oder interstitielle Nierenerkrankungen.
3. **Postrenal:** Abflußhindernis in den ableitenden Harnwegen.
   Das akute Nierenversagen ist behandelbar (Hämodialyse = künstliche Niere), je nach Ursache (Tab. 27.4) ist die Prognose jedoch sehr unterschiedlich.

51 ouron (griech.), Harn; haima (griech.), Blut.

Tab. 27.4: Die wichtigsten Ursachen des akuten Nierenversagens

1. **Zirkulatorisch-ischämisches Nierenversagen**
   Blutverlust; Flüssigkeits- und Elektrolytverlust
   Schock in allen Ursachen und Varianten
   Sepsis
   Postoperativ: z. B. Abdominaleingriffe
   Organtransplantation
2. **Toxisches akutes Nierenversagen**
   Hämolyse
   Myolyse (sogenannte Crush-Niere)
   Schwangerschaftstoxikose
   Exogene Toxine: z. B. Schwermetalle, Medikamente (Antibiotika, Zytostatika u. a.), Röntgenkontrastmittel
3. **Akut-obstruktives Nierenversagen**
   Konkremente in den harnableitenden Wegen
   Entzündungen und Tumoren in den harnableitenden Wegen
   Postoperativ: z. B. Ureterläsionen bei gynäkologischen Eingriffen
4. **Sonstige Ursachen**
   Akute Glomerulonephritis
   Akute interstitielle Nephritis
   Akute Pyelonephritis
   Akute Krankheitsschübe bei Systemerkrankungen mit Nierenbeteiligung
   Niereninfarkte
   Nierenrindennekrosen bei DIC-Syndrom

27.13.2 Chronische Niereninsuffizienz

Allmählich progredienter, meist irreversibler Funktionsverlust der Nieren. Anstieg der harnpflichtigen Substanzen im Blut, fast immer Verminderung der Ausscheidungsmenge. **Urämie ist eine zunehmende endogene Intoxikation → Kapillarwandschädigung → serofibrinöse Entzündung.**

Das terminale Stadium der chronischen Niereninsuffizienz ist das Urämie-Syndrom.

Ätiologie

Die chronische Niereninsuffizienz ist eine Folge von renalen Grundkrankheiten. Der Häufigkeit nach geordnet sind folgende Nierenerkrankungen dabei am wichtigsten:

1. **Chronische Glomerulonephritis**
2. **Diabetische Nephropathie**
3. **Chronische Pyelonephritis bzw. interstitielle Nephritis**
4. **Vaskuläre Nierenschädigungen**
5. **Analgetikanephropathie**
6. **Hereditäre Nierenerkrankungen**

7. **Nierenbeteiligung bei immunologischen Systemerkrankungen**

ad 5. Analgetikanephropathie: Der Zugang zu schmerzstillenden Mitteln ist einfach: Man kauft sie in der Apotheke wie Zuckerl. Es steht fest, daß alle Schmerzmittel organische Nierenschäden hervorrufen!
Bei jedem fünften Dialysepatienten wurde das Nierenversagen durch Analgetikaabusus verursacht.

27.13.3 Morphologische Organveränderungen beim Urämie-Syndrom

Pericarditis uraemica
Meist trockene fibrinöse, seltener serofibrinöse oder hämorrhagische Entzündung. Im Exsudat reichlich Harnstoff. Analoge Veränderungen auch an den anderen serösen Häuten.

Urämische Myokardiopathie
Herzmuskulatur abgeblaßt und gelblich-bräunlich. Histologische Verfettung der Muskelzellen, disseminierte Nekrosen, interstitielles Ödem.
Störungen der Herzfunktion bei Urämie:

- vermehrte Druckbelastung (renale Hypertonie),
- vermehrte Volumenbelastung (Wasser- und Elektrolytretention),
- urämisch-toxische Myokardiopathie,
- Herzrhythmusstörungen durch Elektrolytverschiebungen.

Urämische Gastroenterokolitis
Folge der Ausscheidung harnpflichtiger Substanzen durch den Verdauungstrakt. Schleimhaut geschwollen, gerötet; Blutungen, seltener auch Nekrosen und Ulzerationen. Charakteristischer Geruch nach Ammoniak (bakterielle Zersetzung des ausgeschiedenen Harnstoffes). Manchmal auch urämische Stomatitis, Pharyngitis und Ösophagitis.

Hirnödem, Hirnschwellung
Hirndrucksteigerung und Elektrolytentgleisung führen zum Koma.

Urämische Wasserlunge
Die Lunge ist blut- und flüssigkeitsreich. Charakteristische, schmetterlingsartige Verschattung im Röntgenbild.

Histo: zuerst serös-albuminös-hämorrhagische Flüssigkeitsansammlung ohne Zellen, besonders in den interalveolären und interstitiellen Septen; dann massive Desquamation von Alveolarzellen mit Verfettung und Zerfall. Hoher Fibringehalt der Flüssigkeit ist später der Reiz für chronisch entzündliche Infiltrate, sogenannte *urämische Pulmonitis.*

Renale Osteopathie
Phosphatretention stimuliert eine erhöhte Parathormonsekretion, und dies führt zum Hyperparthyreoidismus → Knochenabbau, Demineralisation.

Extraossäre Verkalkungen
Durch Überschreiten des normalen Kalzium-Phosphat-Produktwertes treten durch Ausfallen von Kalzium-Phosphat-Kristallen Weichteilverkalkungen auf.

Renale Anämie
Toxische Knochenmarkssuppression, Mangel an Erythropoetin, verstärkte Hämolyse. Daraus entsteht das charakteristische „fahlgelbliche Hautkolorit" des Urämie-Patienten.

Blutgerinnungsstörungen
Blutungsneigung durch Störung der Thrombozytenaggregation; daher sind die „urämischen Entzündungen" hämorrhagisch.

Die Prognose der chronischen Niereninsuffizienz wurde durch die Möglichkeit einer Nierenersatztherapie (Dialyse, Transplantation) erheblich verbessert. Jährlich erreichen etwa 100 Menschen pro 1 Million Einwohner das Stadium der terminalen Insuffizienz und müssen in

Übersicht

Urämie: Eine infolge Ausscheidungsinsuffizienz eintretende Retention harnpflichtiger Substanzen mit dementsprechender Intoxikation.
Zum **Urämie-Syndrom** gehören vielfältige Organschädigungen. Die wichtigsten Symptome sind:
Perikarditis, urämische Myokardiopathie, Herzrhythmusstörungen
Hypertonie
Anämie und Blutgerinnungsstörungen
Hirnödem
Lungenödem
Gastroenterokolitis
Osteopathie

Grundsätzliche ätio-pathogenetische Unterscheidung:

1. **Akutes Nierenversagen**	2. **Chronische Niereninsuffizienz**
Olig-, Anurie Elektrolytstörungen	Urämie-Syndrom

ein Dialyse- und Transplantationsprogramm aufgenommen werden.

Todesursachen bei Urämie sind Herzrhythmusstörungen durch Hyperkaliämie, Hirnödem und evtl. unstillbare intestinale Blutung.

REKAPITULATION

1. Definiere den Begriff „Urämie". (siehe Übersicht)
2. Was ist das akute Nierenversagen? (27.13.1)
3. Nenne Beispiele für verschiedene Arten des akuten Nierenversagens. (27.13.1 bzw. Tab. 27.4)
4. Was ist eine chronische Niereninsuffizienz? (27.13.2)
5. Nenne Beispiele zur Ätiologie der chronischen Niereninsuffizienz. (27.13.2)
6. Schildere typische Organveränderungen beim Urämie-Syndrom. (27.13.3)
7. Welches sind die eigentlichen Todesursachen bei Urämie? (27.13.3)

27.14 Nephrotisches Syndrom

Das nephrotische Syndrom ist ein (vor allem klinisch) charakteristisches Krankheitsbild, gekennzeichnet durch:

- hochgradige Eiweißausscheidung mit dem Harn → **Proteinurie,**
- Eiweißverarmung im Blut → **Hypoproteinämie,**
- **onkotische Ödeme,**
- **Hyperlipidämie.**

> Die pathogenetische Hauptschädigung besteht in einer **gesteigerten Permeabilität der glomerulären Basalmembran für Proteine.**

Die Hypoproteinämie stimuliert die Lipoproteinsynthese in der Leber; dadurch kommt es zu einer Hyperlipidämie, wobei vor allem LDL-Proteine und Cholesterin vermehrt sind. Es entsteht ein großes Spektrum metabolischer Folgesyndrome.

Folgeveränderungen in der Niere

Durch die vermehre Rückresorption der im Primärharn in großer Menge enthaltenen Proteine und Lipoproteine entsteht in den Tubulusepithelzellen eine hyalintropfige Eiweißspeicherung: **Proteinspeicherungsnephrose** bzw. eine Lipoidspeicherung: **Lipoidnephrose.** Wenn die Tubulusepithelien zugrunde gehen, werden Proteine und Lipoidsubstanzen von Makrophagen des Intestitiums aufgenommen.

Wichtige Ursachen eines nephrotischen Syndroms

1. **Glomerulonephritis mit starker Eiweißverlust-Komponente**
   Klinischer Jargon: „Nephritis mit nephrotischem Einschlag".
2. **Idiopathische, glomeruläre Minimalveränderungen**
   Meist Kinder im Vorschulalter, keine Vorerkrankungen. Selektive, kausal ungeklärte Lipoproteinurie führt zu einer **„Lipoidnephrose".** Morphologisch lediglich geringe Mesangiumverbreiterung und eine Verschmelzung der Podozytenausläufer[52] in den Glomerula nachweisbar (s. 56.10.5).
3. **Nierenbeteiligung bei immunologischen Systemerkrankungen**
   Lupus erythematodes u. a.
4. **Amyloidose**
5. **Schwangerschafts-Glomerulopathie**
6. **Medikamentennebenwirkung** sowie **Schwermetallvergiftung**
7. **Nierenbeteiligung bei Infektionskrankheiten**
8. **Paraneoplastisches Syndrom**
9. **Rechtsherzinsuffizienz** mit chronisch venöser Nierenstauung.

Evtl. kann die differentialdiagnostische Abklärung eines (klinischen) nephrotischen Syndroms durch eine Nierenbiopsie erfolgen.

> **Übersicht**
>
> **Nephrotisches Syndrom**
>
> **Proteinurie**
> **Hypoproteinämie**
> **Onkotische Ödeme**
> **Hyperlipidämie**
> Aus dieser Konstellation entsteht eine Vielfalt **metabolischer Folgesyndrome,** z. B. Hyperlipidämie → Arteriosklerose → weitere Komplikationen der Arteriosklerose.
> Dem seltenen, **idiopathischen nephrotischen Syndrom** (glomeruläre Minimalveränderungen mit Lipoidnephrose) stehen häufig vorkommende, **symptomatische nephrotische Syndrome** gegenüber, welche sekundär bei verschiedenen Grundkrankheiten vorkommen.

52 Podozyten sind Zellen des viszeralen Blattes der BOWMANschen Kapsel und liegen, mit Fußfortsätzen verbunden, der Basalmembran der Glomerulokapillaren außen auf. Sir William BOWMAN (1816-1892) war Anatom, Chirurg und Augenarzt in London.

REKAPITULATION

1. Definiere das „nephrotische Syndrom“ und nenne die Einzelsymptome. (27.14)
2. Worin besteht die pathogenetische Hauptschädigung des nephrotischen Syndroms? (27.14)
3. Was ist eine Lipoidnephrose? Ursache? Morphologisches Substrat? (27.14)
4. Nenne die wichtigsten Ursachen für ein nephrotisches Syndrom. (27.14)

27.15 Der sogenannte Rheumatismus

Die Bezeichnung Rheumatismus ist einer der schlimmsten Begriffe in der Medizin, denn **eine Krankheit namens Rheumatismus gibt es nicht!** Rheumatismus ohne nähere Spezifikation ist lediglich eine veraltete, ungenaue, symptomatologische Gruppenbezeichnung ohne diagnostische Wertigkeit; es waren damit schmerzhafte und die Funktion beeinträchtigende Zustände des Muskel- und Skelettsystems, somit des Bewegungsapparates, gemeint.

Der Name „*Rheuma*“ kommt von fließenden, reißenden und ziehenden Schmerzen, also aus der Säftelehre der Humoralpathologie.

Dementsprechend unpräzise ist auch die **WHO**, die 1978 die rheumatischen Erkrankungen als **„Erkrankungen des Bindegewebes und schmerzhafte Störungen des Bewegungsapparates, die sämtlich potentiell zur Ausbildung chronischer Symptome führen können**“ definiert hat. Mit dieser „Definition“ ist doch überhaupt nichts anzufangen!

Das einzig gültige, **morphologische Substrat** für rheumatische Erkrankungen ist eine granulomatöse Entzündung (siehe 24.9.3.2).

- **Granulom vom Typ des rheumatischen Fiebers = akuter Rheumatismus**
- **Granulom vom Typ der rheumatoiden Arthritis = progredient-chronische Polyarthritis.**

Im klinischen Labor werden sogenannte **Rheumafaktoren** bestimmt: Es sind dies Auto-Antikörper gegen den F_c-Teil von IgG (selbst meist IgM, aber auch IgG oder IgA). Nachweis mittels Latex[53]-Test (Agglutination zwischen den „Rheumafaktoren“ und IgG-beladenen Latexpartikeln) oder WAALER[54]-ROSE[55]-Test (Hämagglutination von Hammel-Erythrozyten durch Bindung mit „Rheumafaktoren“).

Tab. 27.5: Kurzer Auszug der Systematik rheumatischer Erkrankungen (nach dem Schema der American Rheumatism Association)

Entzündliche rheumatische Erkrankungen

I. **Diffuse „Bindegewebserkrankungen“** (systemische, immunologisch mediierte, entzündliche rheumatische Erkrankungen)
   1. Progredient-chronische Polyarthritis (rheumatoide Arthritis, PCP)
   2. Systemischer Lupus erythematodes (SLE)
   3. SJÖGREN-Syndrom
   4. Progressive systemische Sklerose (Sklerodermie)
   5. Polymyositis/Dermatomyositis
   6. Mixed connective tissue disease
   7. Immunvaskulitiden
   8. Polymyalgia rheumatica

II. **„Seronegative“ Arthritiden** (entzündliche Gelenkserkrankungen, fakultativ mit Achsenskelettbefall, immer Rheumafaktor negativ, selten mit Beteiligung innerer Organe, möglicherweise durch bakterielle oder bakterienähnliche Erreger ausgelöst)
   1. Morbus BECHTEREW (Spondylitis ankylosans)
   2. Morbus REITER (urethro-okulo-artikuläres Syndrom)
   3. Reaktive Arthritis
   4. Psoriasarthritis
   5. Arthritis bei entzündlichen Darmerkrankungen („Enteroarthritis“)

III. **Rheumatische Erkrankungen im Rahmen von Infektionen** (z. T. ident mit einigen unter II. angeführten)
   1. Infektarthritiden
   2. Reaktive Arthritis
   3. Rheumatisches Fieber („Streptokokken-Rheumatismus“)
   4. Lyme-Arthritis (Borreliose)
   5. Septische Arthritiden

IV. **Arthritis bei metabolischen Erkrankungen**
   1. Gicht
   2. Pseudogicht und Chondrokalzinose

V. **Andere seltene, nicht sicher klassifizierbare Arthritiden**

Nicht-entzündliche rheumatische Erkrankungen

I. **Degenerative Gelenkserkrankungen (Arthrosen)**
   1. Arthrose der großen Gelenke
   2. Arthrose der kleinen Gelenke
   3. Spondylarthrose (Befall der kleinen Gelenke an der Wirbelsäule)

II. **Weichteilrheumatismus**
   1. Periarthropathien (z. B. Periarthritis humeroscapularis)
   2. Epicondylitis
   3. Bursitis
   4. Spondylogener „Muskelrheumatismus“
   5. Fibromyalgie-(Fibrositis)-Syndrom

III. **Neuropathische Erkrankungen**
   1. Radikuläre Syndrome
   2. Kompressionssyndrome
   3. SUDECK-Atrophie (siehe 23.11.2.2)
   4. CHARCOT-Gelenke[56] (Gelenksdeformationen, z. B. im Rahmen einer syphilitischen Tabes dorsalis)

53 Latex ist die chemische Substanz Polystyrol, welche als Trägerstoff für Proteine verwendet wird.
54 Erik WAALER, zeitgenössischer Bakteriologe in Oslo.
55 Harry ROSE, zeitgenössischer Bakteriologe in New York.
56 Jean Marie CHARCOT (1825–1893), Neurologe in Paris; Lehrer Sigmund FREUDS.

Nebenstehende Tabelle 27.5 bringt keineswegs Ordnung in das Chaos, sondern soll eindrucksvoll illustrieren, welch unterschiedliche Krankheiten unter dem Begriff „rheumatisch“ subsumiert werden.

Es wird besonders darauf aufmerksam gemacht, daß in dieser Einteilung z. B. die Gicht als „rheumatisch“ bezeichnet wird und unter den „nicht-entzündlichen rheumatischen Erkrankungen“ Begriffe wie Epicondyl*itis* und Burs*itis* aufscheinen; weiters tauchen hier Nervenkompressionssyndrome auf.
Die Tabelle ist gegenüber der Originalklassifikation stark verkürzt, denn im ausführlichen Original wird z. B. auch als „rheumatisch“ angeführt: Ergebnis eines direkten Traumas, Gelenksbeschwerden bei Syphilis, Skorbut und viele andere Kuriositäten, mit welchen wir uns wirklich nicht identifizieren können.
Eine evtl. Erklärung dieser Unstimmigkeiten möge der klinischen Medizin vorbehalten bleiben.

Es bleibt aber bei einer unverbindlichen, klinischen Definition:
Unter rheumatischen Erkrankungen versteht man entzündliche oder nicht entzündliche, meist schmerzhafte Krankheiten des Stütz- und Bewegungsapparates. Manche dieser Erkrankungen befallen auch Haut und innere Organe („systemische Erkrankungen“).
Hart, aber herzlich ist das alte medizinische Bonmot: „*Was man nicht erklären kann, das sieht man gern als Rheuma an*“.

Übersicht

Es ist streng zu unterscheiden:
Rheumatische Erkrankungen mit charakteristischem morphologischem Substrat:
1. granulomatöse Entzündungen vom Typ des rheumatischen Fiebers
2. granulomatöse Entzündungen vom Typ der rheumatoiden Arthritis

Sogenannte rheumatische Erkrankungen, definiert nach klinischen Kriterien:
Beispiele dafür siehe Tab. 27.5.

REKAPITULATION

1. Was versteht man unter dem Begriff „Rheumatismus“? (27.15)
2. Wie lautet die Definition der rheumatischen Erkrankungen durch die WHO? (27.15)
3. Was sind „Rheumafaktoren“? (27.15)
4. Wie lautet die morphologische Definition rheumatischer Erkrankungen? (27.15)
5. Überdenke kritisch die klinische Systematik rheumatischer Erkrankungen. (27.15)

28. Chromosomenanomalien und genetisch bedingte Erkrankungen

28.1 Das Genom und die Möglichkeiten der Störung

Genotyp. Die vererbten Anlagen, d. h. die gesamte genetische Information über Strukturaufbau und Funktionsaufbau des menschlichen Organismus, die in der genetischen Substanz des Zellkerns, dem **Genom,** festgelegt sind. Morphologisch ist das Genom in den Chromosomen organisiert.

Phänotyp: äußeres Erscheinungsbild des lebenden Organismus und seiner funktionellen Äußerungen.

Karyotyp: qualitativer und quantitativer Chromosomenbestand (sogenannter Chromosomensatz) eines Zellkernes, d. h. Größe, Form und Zahl der Chromosomen.

Die **Gene = Erbfaktoren = Träger der Erbinformation** sind als bestimmte DNA-Sequenzen in den Chromosomen linear aneinandergereiht und kodieren jeweils eine Peptidkette; jedes Gen hat seine bestimmte topographische Position = *Lokus.* Gene können allein (monogen) oder mehrere zusammen (polygen) an der Ausbildung eines Merkmals beteiligt sein.

Expression von Genen: Umsetzen der genetischen Information eines Gens in das entsprechende Eiweiß.

Die **Chromosomen** zeigen ein charakteristisches Bänderungsmuster. Jedes Band enthält eine Mehrzahl von Genen. Fluoreszenzoptisch sind diese Bänder als quere Streifen darstellbar; das Fehlen eines Bandes bedeutet bereits einen massiven Verlust an genetischer Information. Punktuelle Veränderungen (häufig!) sind morphologisch nicht nachweisbar. Jedes Chromosom besteht aus einem langen (q) und einem kurzen (p) Arm sowie dem Zentromer.

Eine normale menschliche Zelle besitzt einen diploiden Karyotyp:
22 homologe Chromosomenpaare = **Autosomen**
1 heterologes Chromosomenpaar = **Geschlechtschromosomen (X, Y) = Heterosomen = Gonosomen**
44 + XX = weiblich 44 + XY = männlich

Die gebräuchlichen Abkürzungen sind:
46 XX = weiblich **46 XY = männlich**

Die Übertragung des spezifischen Genotyps von Zelle zu Zelle erfolgt durch die **Mitose** (Tochterzellen erhalten quantitativ und qualitativ identische DNA wie die Mutterzelle). Die Übertragung der genetischen Information auf die nächste Generation und die Erhaltung der Spezies-spezifischen Quantität der genetischen Substanz erfolgt durch die Reifungsteilungen (Meiose I und II) und die Vereinigung von Samenzelle und Eizelle.

Bei der **Meiose** wird die Chromosomenzahl auf die Hälfte (haploide, reife Geschlechtszelle) reduziert. Dabei ist ein Austausch von genetischen Informationen zwischen einzelnen Chromosomen und eine variable Mischung des genetischen Materials in den Geschlechtszellen möglich. Bei Vereinigung von zwei haploiden Geschlechtszellen (Befruchtung) entsteht wieder eine diploide Zelle, in der das genetische Material der beiden Geschlechtszellen vereint wird.

Jede Eigenschaft/Funktion wird jeweils durch zwei korrespondierende Gene in den beiden Chromosomen eines Chromosomenpaares bestimmt. Diese korrespondierenden Gene werden als **Allele** bezeichnet.
Identische Allele = **homozygot,**
verschiedene Allele = **heterozygot.**

Sind bei heterozygoter Situation (verschiedene Allele) die beiden Gene ungleichwertig, so bestimmt das stärkere (*dominante)* den Phänotypus, während das schwächere (*rezessive)* unterdrückt wird. Bei **dominanter Vererbung** eines Krankheitsfaktors genügt das Vorhandensein eines pathologischen Gens zur Manifestation der Krankheit. Bei **rezessiver Vererbung** tritt die Krankheit nur bei Homozygoten (beide korrespondierenden Gene weisen denselben krankmachenden Faktor auf) in Erscheinung, während Heterozygote nur als Überträger (Carrier) auf spätere Generationen fungieren.

Erbkrankheiten beruhen auf einer Veränderung im Genom, dessen Entstehung man als Mutation bezeichnet.

Eine Mutation ist die bleibende Abänderung einer genetischen Information und kann grundsätzlich auf die nächste Generation weitervererbt werden.

Konstitutionelle genetische Defekte liegen in sämtlichen Körperzellen vor, da sie von einem Elternteil geerbt wurden oder in der Keimzelle bzw. befruchteten Eizelle entstanden sind (= „germ line abnormalities").

Erworbene genetische Defekte treten während des Lebens in einer Einzelzelle (somatische Zelle → „somatic mutations") auf und werden nur an deren Tochterzellen weitergegeben. Mutationen können ohne erkennbare Ursache auftreten = **Spontanmutationen** oder ursächlich **durch Mutagene ausgelöst** werden (z. B. Strahlen, chemische Substanzen, Viren u. dgl.).

Das mütterliche und (wahrscheinlich auch) das väterliche Alter sind für die Häufigkeit von Mutationen von Bedeutung: Manche Krankheiten mit Chromosomenanomalien sind bei Kindern älterer Mütter signifikant häufiger, z. B. das DOWN-Syndrom.

Erworbene Schädigungen am Genom sind häufig, können aber durch *DNA-Reparaturmechanismen* (siehe 25.8) ausgemerzt werden.

Je nach dem, ob das „kranke" Gen in einem Autosom oder in einem Geschlechtschromosom lokalisiert ist, unterscheidet man zwischen autosomaler und geschlechtsgebundener (gonosomaler) Vererbung.

Die Penetranz einer Erbkrankheit beschreibt, ob sie zum Ausbruch kommt oder nicht. Es können auch Generationen übersprungen werden. Mit **Expressivität** charakterisiert man den unterschiedlich schweren Ausbruch der Krankheit.

Autosomal-dominanter Erbgang

Da homozygote Träger eines autosomal dominanten kranken Gens meist nicht lebensfähig werden, sind die Erkrankten gewöhnlich heterozygot. Ein abnormes Gen (Allele) genügt für die Manifestation der Krankheit.

- Jeder Erkrankte hat mindestens einen erkrankten Elternteil.
- Die Krankheit tritt in jeder Generation auf.
- Frauen und Männer sind gleich betroffen.
- Betroffene Personen übertragen das abnorme Gen auf die Hälfte ihrer Nachkommen, d. h. für jedes Kind beträgt das Risiko 50 %.
- Es gibt keine Carrier.

Autosomal-rezessiver Erbgang

Die Manifestation der Erkrankung erfolgt nur bei Homozygoten.

- Die Eltern des betroffenen Kindes sind in der Regel heterozygote Carrier und klinisch unauffällig.
- Die Eltern haben oft einen gemeinsamen Vorfahren.
- Typisch ist eine 1 : 3-Verteilung, d. h. von vier Nachkommen ist einer krank.
- Inzucht steigert Häufigkeit, Penetranz und Expressivität.
- Frauen und Männer sind gleich betroffen.

X-chromosomal-rezessiver Erbgang

Die Manifestation erfolgt in erster Linie bei Männern, da bei diesen kein zweites kompensierendes X-Chromosom vorhanden ist.

Beispiel: Hämophilie A

- Frauen fungieren als Carrier = Konduktorinnen.
- Es ist keine Vererbung vom Vater auf den Sohn möglich.

X-chromosomal-dominanter Erbgang

Die Erkrankung tritt meist beim weiblichen Geschlecht in Erscheinung, da wahrscheinlich die meisten männlichen Embryonen mit dieser Mutante frühzeitig absterben.

- Es ist keine Vererbung vom Vater auf den Sohn möglich.
- Alle Töchter erkranken, aber mit unterschiedlicher Penetranz und Expressivität.

Die Wirkung eines genetischen Defektes ist unterschiedlich!

Viele Krankheiten und Fehlbildungen werden zumindest teilweise durch Veränderungen im Genom verursacht bzw. mitbestimmt. Je nach der Rolle des genetischen Faktors kann man zwischen monogenen und polygenen Erbkrankheiten unterscheiden.

- **Monogene Erbkrankheiten:** Diese wurden durch die Mutation eines einzelnen Genlokus verursacht.
- **Polygene (multifaktorielle) Erbkrankheiten:** Für die Manifestation der Erkrankung ist das Zusammenwirken mehrerer Gendefekte oder die Mitwirkung zusätzlicher endogener oder exogener Faktoren erforderlich.

Genetisch bedingte Krankheitsdisposition

Manche Krankheiten treten fast ausschließlich bei Vorliegen einer besonderen genetisch bedingten Konstellation auf (z. B. bei bestimmten HLA-Typen oder bei bestimmten Blutgruppen).

Für die Entstehung bestimmter Krankheiten ist eine entsprechende Disposition verantwortlich, und diese ist genetisch determiniert.

Etwa 10 % der Lebendgeborenen leiden unter einer erblich (mit-)bedingten, gesundheitlichen Beeinträchtigung bzw. Krankheitsdisposition.
Das ist sehr viel, bedeutet aber keineswegs, 10 % der Menschen wären manifest mißgebildet oder hätten Erbkrankheiten.
Chromosomenanomalien kommen bei Lebendgeborenen in 0,5 %, d. h. bei einem von 200 Neugeborenen, vor.

Chromosomen-Aberrationen

Sind morphologisch (lichtmikroskopisch) erkennbare Veränderungen des normalen Chromosomensatzes.

1. **Numerische Aberrationen**
   Abweichungen von der normalen Zahl 46.

   Polyploidie: z. B. Triploidie = 69, Tetraploidie = 92 usw.

   Trisomie: dreifaches Vorhandensein eines bestimmten Chromosoms.

   Aneuploidie: völlig irregulär-abnormale Chromosomenzahl.

Häufigste Ursachen numerischer Aberrationen sind entweder eine *Chromosomenteilungsstörung = „non-disjunction"* oder der *Verlust eines Chromosoms.*

Numerische Aberrationen der Autosomen
(siehe 28.2.1)
Monosomie ..... letal
Trisomie 21 ..... Morbus DOWN
Trisomie 18 ..... EDWARDS-Syndrom
Trisomie 13 ..... PÄTAU-Syndrom

Numerische Aberrationen der Geschlechtschromosomen = Heterosomen = Gonosomen
(siehe 28.2.2)
YO .... letal
XO .... TURNER-Syndrom
XXY .... KLINEFELTER-Syndrom
XXX, XXXX .... Poly-X-Syndrom, sogenannte „superfemale"
XYY .... „supermale"

2. **Strukturelle Aberrationen** (Abb. 28.1)
Chromosomale Strukturveränderungen

Translokation: Abtrennung von Fragmenten und Anlagerung an ein anderes Chromosom.

Sonderform *„crossing over"*: Austausch von korrespondierenden Segmenten.

Deletion, Defizienz: Verlust eines abgetrennten Fragmentes, dadurch Bildung von (meist an einem Ende) inkompletten Chromosomen.

Inversion: Drehung eines herausgebrochenen Fragmentes um 180° und danach „verkehrter" Einbau.

Shifting: Verlagerung eines Fragmentes an eine falsche Stelle.

Duplikation: Verdoppelung eines Chromosomensegmentes.

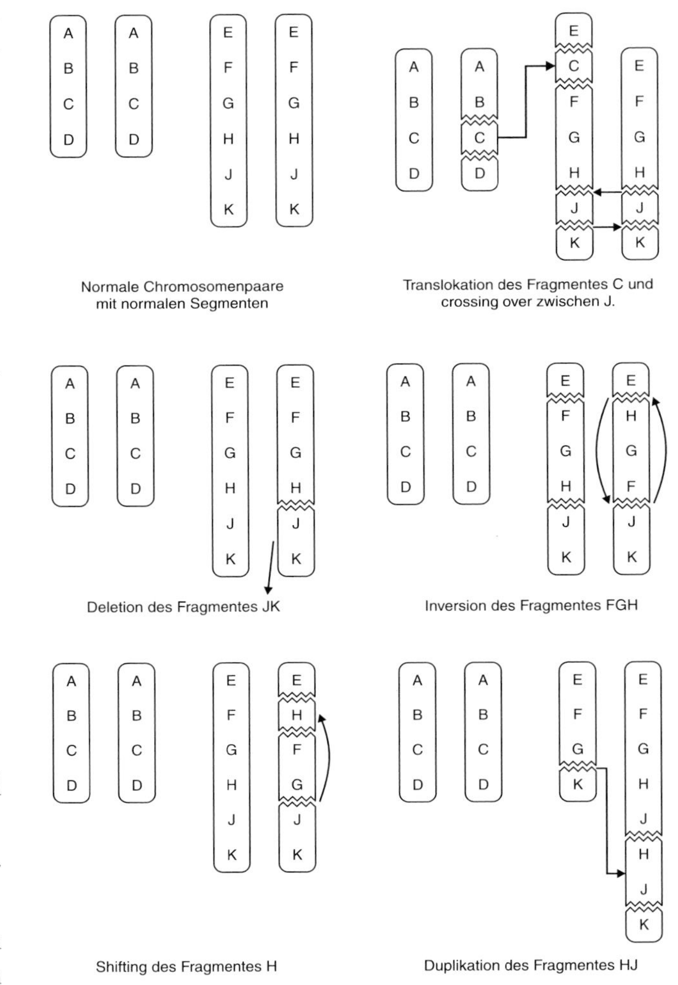

Abb. 28.1: Schematische Darstellung struktureller Chromosomenaberrationen.

Ein charakteristischer Phänotyp ist nur bei bestimmten Syndromen zu beobachten, dann ist jedoch sogar öfters eine „Blickdiagnose" möglich.

Anhand der Familienanamnese und des Stammbaumes ist eine genetische Ursache oft rekonstruierbar.

Tab. 28.1: Häufigkeit von Chromosomenanomalien

Lebendgeborene insgesamt	0,5 %
Lebendgeborene mit Mißbildungen	10 %
Abgestorbene Eier	60 %
Spontanaborte im ersten Schwangerschaftsdrittel	30 %
Totgeburten insgesamt	10 %
Totgeburten mit Mißbildungen	30 %

28.2 Ausgewählte genetische Krankheitssyndrome

Was ist eine genetische Erkrankung?
Genetische Erkrankungen werden ganz oder teilweise durch Genwirkung verursacht. Die Manifestation kann bereits in utero bzw. beim Neugeborenen erfolgen, aber es gibt auch ein späteres Auftreten bis in das Greisenalter hinein (verzögerte Expressivität).

Zahlreiche genetische Erkrankungen werden durch einen Gendefekt direkt und primär ausgelöst; bei anderen liegt aufgrund der genetischen Einflüsse lediglich eine Prädisposition vor.

28.2.1 Anomalien der Autosomen

Alle Aberrationssyndrome der Autosomen sind im allgemeinen mit schweren körperlichen und geistigen Defekten verbunden.

DOWN-Syndrom (Abb. 28.2)
Häufigkeit:
1 auf 700 Geburten. Mütterliches Alter meist erhöht.

Genetik:
In 95 % der Fälle eine Trisomie 21 als Folge einer nondisjunction; in 5 % eine Translokation von einem Fragment 21 auf 14.

Symptome:
- Kleinwuchs,
- geistige Retardierung,
- Muskelhypotonie,
- typischer Gesichtsausdruck: flaches Profil, schräge Lidspalten (Epikanthus),
- angeborene Herzfehler,
- Mongolenflecken (Pigmentflecken an der Haut), Vierfingerfurche (quer an der Hohlhand vom 2.–5. Finger),
- Disposition für Leukämie,
- reduzierte Lebenserwartung (das 40. Lebensjahr wird selten überschritten).

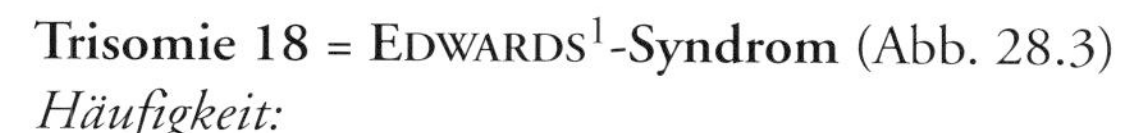

Trisomie 18 = EDWARDS[1]-Syndrom (Abb. 28.3)
Häufigkeit:
1 auf 8.000 Geburten.

Symptome:
- geistige Retardierung,
- Mikrognathie, tief ansetzende Ohrmuschel, prominenter Hinterkopf,
- typische Fingereinbeugung: Daumen und Kleinfinger überkreuzen die übrigen Finger;

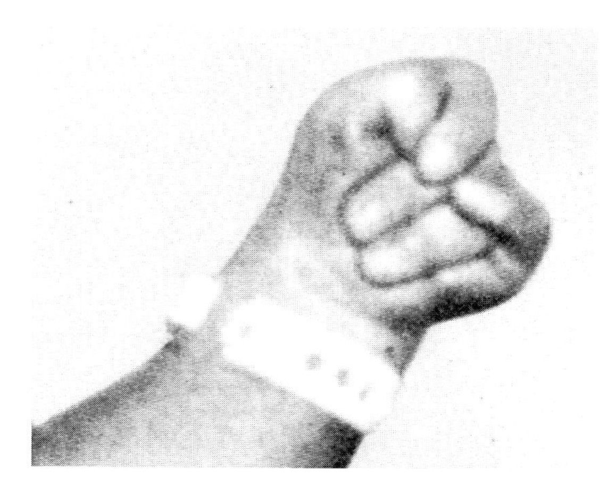

Abb. 28.3: EDWARDS-Syndrom. Rechtwinkelige Beugung des 1. und 5. Fingers nach medial.

- Herz-, Nieren-, Darmfehlbildungen,
- Tod oft schon im Säuglingsalter.

Trisomie 13 = PÄTAU[2]-Syndrom
Häufigkeit:
1 auf 6.000 Geburten.

Symptome:
- Mikrozephalie, Gehirnmißbildungen,
- geistige Retardierung,
- eigentümliches „katzenähnliches“ Schreien,
- reduzierte Lebenserwartung, in Einzelfällen wird das Erwachsenenalter erreicht.

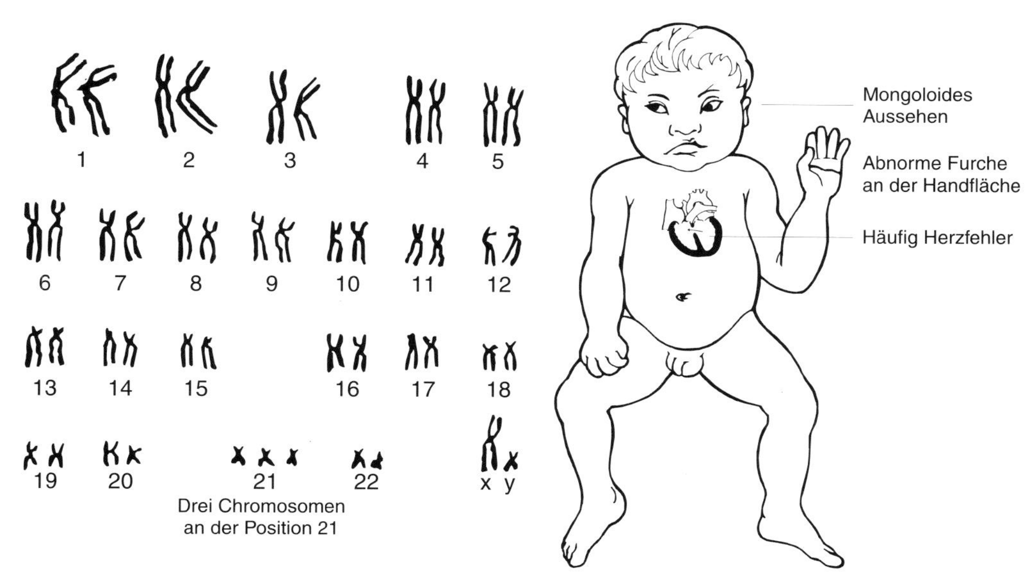

Abb. 28.2: Schematische Darstellung des DOWN-Syndroms in der genetischen Variante Trisomie 21.

1 John EDWARDS (geb. 1928), Humangenetiker in Oxford.
2 Klaus PÄTAU, zeitgenössischer Pädiater und Genetiker in Madison/Wisconsin.

28.2.2 Anomalien der Geschlechtschromosomen

Bei Vorhandensein eines oder mehrerer Y-Chromosomen besteht gewöhnlich ein männlicher, bei Fehlen eines Y-Chromosoms ein weiblicher Phänotyp. Für überzählige X-Chromosomen sind Fehlbildungen und Störungen der höheren Gehirnfunktion (Intelligenz, Sozialverhalten) charakteristisch, bei überzähligen Y-Chromosomen besteht meist ein Hochwuchs.

Echter Hermaphroditismus[3] (Zwitter)
Häufigkeit:
Extrem selten.

Genetik:
Die Chromosomenbefunde sind uneinheitlich. Es können vorkommen: 46 XX, 46 XY, 47 XXY, Mosaikformen mit sowohl XX als auch XY ausgestatteten Zellen.

Symptome:
Vorhandensein von ovariellem und testikulärem Gewebe. Der Phänotypus ist meist intersexuell mehrdeutig (2/3 der Fälle), kann aber auch grobaugenscheinlich männlich bzw. weiblich sein (1/3).

Pseudohermaphroditismus
Achtung: Dem Begriff Pseudohermaphroditismus liegt keine eindeutige genetische Aberration zugrunde, es handelt sich um komplexe Mißbildungen, wobei der Einfluß von Hormonen eine große Rolle spielt. *Charakteristisch ist die* **Diskrepanz zwischen phänotypischem und gonadalem Geschlecht.**

- **Weiblicher Pseudohermaphroditismus:** Genetisches Geschlecht immer XX, Ovarien sind vorhanden. Das äußere Genitale ist jedoch viril oder nicht eindeutig.

  Die Grundlage des weiblichen Pseudohermaphroditismus ist eine unpassende Exposition gegenüber androgenen Steroiden in der Frühschwangerschaft, z. B. von einer Nebennierenhyperplasie ausgehend.

- **Männlicher Pseudohermaphroditismus:** Diese Personen besitzen ein Y-Chromosom, daher sind die inneren Genitalien Hoden. Das äußere Genitale ist entweder zweideutig oder weiblich. Die grundlegende Störung ist eine defekte Virilisierung des männlichen Embryos (defekte Androgensynthese, mangelhafte Androgenwirkung).

  Die häufigste Form ist die **testikuläre Feminisierung:** weiblicher Phänotyp, innere weibliche Genitalorgane fehlen, normal entwickelte Hoden. Entsteht durch eine Mutation des Gens für den Androgenrezeptor; dieses Gen liegt auf dem X-Chromosom, daher wird die Verlängerung X-gebunden rezessiv vererbt.

TURNER-Syndrom
Häufigkeit:
1 auf 3.000 weibliche Neugeborene.

Genetik:
Defektes zweites X-Chromosom, Monosomie X, d. h. 45 XO.

Symptome:
- Kleinwuchs,
- kurzer Hals mit seitlichen Flügelfalten: Pterygium colli,
- Ovarien nur als fibröse Stränge angelegt: sogenannte „streaks“,
- Unfruchtbarkeit, primäre Amenorrhoe,
- häufig Aortenisthmusstenose.

KLINEFELTER[4]-Syndrom
Häufigkeit:
1 auf 1.000 männliche Neugeborene.

Genetik:
Überzähliges zweites X-Chromosom, d. h. 47 XXY.

Symptome:
- eunuchoider Habitus: männlicher Phänotyp mit Hodenatrophie, Gynäkomastie, Hochwuchs und weiblichem Behaarungsmuster,
- Testosteronmangel,
- keine bzw. funktionsunfähige Spermien.

Polysomie X = Multi-X-Frauen
Häufigkeit:
1 auf 1.200 weibliche Neugeborene.

Genetik:
Poly-X-Syndrome, d. h. 47 XXX oder 48 XXXX usw. Werden manchmal als „*superfemales*“ bezeichnet, sind es aber nicht.

Symptome:
- geistige Retardierung proportional zur Anzahl der zusätzlichen X-Chromosomen,
- Zyklusstörungen.

Polysomie Y = Doppel-Y-Männer
Häufigkeit:
1 auf 1.000 männliche Neugeborene.

Genetik:
Von den Poly-Y-Syndromen ist nur der Genotyp 47 XYY lebensfähig.
Werden als „*supermales*“ bezeichnet (siehe oben).

---

3 Hermaphroditos war in der griechischen Mythologie der zweigeschlechtliche Nachkomme des Hermes und der Aphrodite.
4 Harry KLINEFELTER (geb. 1912), amerikanischer Pädiater.

Symptome:
- Hochwuchs,
- schwere Akne,
- 2 % der Betroffenen zeigen asoziales Verhalten (das ist statistisch in der Gesamtbevölkerung kaum signifikant); es ist daher falsch, solche Personen – wie es einige Zeit behauptet wurde – als genetisch Kriminelle einzustufen.

28.2.3 Monogen bedingte Erbkrankheiten

Mutation eines einzelnen Gens → große Wirkung.

Die monogenen Erbkrankheiten werden entsprechend den MENDELschen Gesetzen[5] (wiederhole diese!) vererbt.

Praktisch täglich nimmt die Anzahl der identifizierten Erbkrankheiten zu. Ziel der Forschung ist, die jeweiligen Genloci zu bestimmen:

Dies öffnet den Weg zu einer pränatalen Diagnose, einer Familienberatung und evtl. gentechnologischen Therapieansätzen. Von einer kausalen Behandlungsmöglichkeit sind wir allerdings noch sehr weit entfernt. (siehe 28.2.6).

Häufig verwendete Begriffe sollten exakt definiert werden:
Hereditär: von den Eltern ererbt; hereditäre Störungen können auf die nächste Generation weitergegeben werden und sind deshalb **familiär.** Die Bezeichnung *kongenital* sollte durch **konnatal** ersetzt werden und bedeutet *„geboren mit"*.

Nicht alle konnatalen Krankheiten (z. B. angeborenes Lues, konnatales AIDS u. a.) sind genetisch bedingt. Nicht alle genetischen Krankheiten treten konnatal in Erscheinung, viele manifestieren sich erst im späteren Leben.

Monogene Erbkrankheiten sind die Folge einer primären Anomalie eines einzelnen Proteinmoleküls. Diese *„falschen"* Proteine greifen schädigend in den Stoffwechsel ein. Deshalb hat Archibald Edward GARROD (1857–1936), ein Internist in Oxford, diese Erkrankungen 1905 als **„inborn errors of metabolism"** bezeichnet.

Im folgenden werden lediglich ausgewählte, wichtige Krankheiten erwähnt, tabellarisch zusammengefaßt und nur dann ausführlicher besprochen, wenn dies nicht in den entsprechenden Kapiteln der „Speziellen Pathologie" erfolgt.

Die Mechanismen, welche bei den monogen bedingten Störungen beteiligt sind, können in vier Kategorien eingeteilt werden:
1. **Enzymdefekte und ihre Folgen:** Mutationen können zur Synthese eines defekten bzw. abnormen Enzyms führen, eine metabolische Blockierung ist die Folge. Was ist damit gemeint? Akkumulation einer (physiologischen) Substanz → Speicherkrankheit; Verminderung der Menge eines (physiologischen) Endproduktes → Substratmangel; Inaktivierungsdefekt eines gewebeschädigenden Stoffwechselproduktes → direkte Strukturschädigung.
2. **Defekte von Rezeptoren und Transportsystemen:** z. B. familiäre Hypercholesterinämie.
3. **Veränderungen von Strukturproteinen:** z. B. Anomalien des (Hämo-)Globins.
4. **Genetisch bedingte, unerwünschte Arzneimittelreaktionen:** z. B. ein Glukose-6-Phosphat-Dehydrogenase-Mangel löst bei Einnahme bestimmter Medikamente (Malariamittel, Sulfonamide, Phenacetin u. a.) eine hämolytische Anämie aus.

Tab. 28.2: Autosomal-dominante Erbkrankheiten

Übersicht der häufigsten und typischen Störungen
Familiäre Hypercholesterinämie (siehe unten bzw. 23.12.1)
Zystennieren, Erwachsenen-Typ, POTTER III (siehe 56.6)
Chorea HUNTINGTON (siehe 61.11.3)
Tuberöse Sklerose BOURNEVILLE-PRINGLE (siehe 61.17.8)
Neurofibromatose RECKLINGHAUSEN (siehe 61.17.8)
Retino-zerebellare Angiomatose HIPPEL-LINDAU (siehe 61.17.8)
Familiäre Dickdarm-Adenomatose = Polyposis intestinalis Typ I (siehe 25.9.1)
Akute hepatische Porphyrie (siehe 23.24.1.10)
Erythropoetische Protoporphyrie (23.24.1.10)
Hereditäre Sphärozytose) = Kugelzellanämie (siehe „Organpathologie", Blut)
Osteogenesis imperfecta tarda LOBSTEIN (siehe 65.2.1)
MARFAN-Syndrom (siehe unten)
v. WILLEBRAND-JÜRGENS-Syndrom (siehe 23.23.1)
Hämorrhagisch hereditäre Teleangiektasien RENDU-OSLER (siehe 23.23.4)

Familiäre Hypercholesterinämie
Der genetische Fehler besteht darin, daß der Zellmembranrezeptor für Low density-Lipoproteine defekt ist. Daher entsteht ein hoher LDL-Spiegel im Blut, d. h. eine Hypercholesterinämie (siehe Abb. 23.12.1).

MARFAN[6]-Syndrom
Häufigkeit:
1 auf 10.000 Neugeborene.
Genetik:
Etwa 70 % der Fälle treten familiär auf und werden autosomal dominant vererbt; 30 % sind sporadische Spontanmutationen.
Symptome:
Die grundlegende Veränderung ist ein defektes Binde-

5 Gregor Johann MENDEL (1822–1884), Augustinermönch in Brünn. Die von ihm 1865 bei Züchtungsexperimenten an Gartenerbsen entdeckten Vererbungsgesetze wurden vergessen und erst 1900 von CORRENS, TSCHERMARK und DE VRIES wiederentdeckt.
6 Antonie Bernard MARFAN (1858–1942), Pädiater in Paris.

und Stützgewebe: Vernetzungsdefekte und abnorme Überdehnbarkeit der Fasern (Defekt des Fibrillins). Der Phänotyp der Krankheit kann durch eine unterschiedliche Kombination der zahlreichen Einzelsymptome sehr variabel sein (Tafel 19). Das Vollbild der Krankheit ist eine Blickdiagnose, es gibt aber viele Abortivformen[7].

- Schlank-Hochwüchsigkeit mit Lang-Schmalgliedrigkeit (z. B. Langschädel, Spinnenfingrigkeit = Arachnodaktylie[8]),
- hoher, spitzer Gaumen (gotischer Spitzbogen),
- Überstreckbarkeit der Gelenke,
- Deformation von Brustkorb und Wirbelsäule,
- spärlich Fettgewebe, schwache Muskulatur (die Personen erscheinen lang und hager),
- Augenveränderungen: Kurzsichtigkeit (Brillenträger!)
- Linsenluxationen,
- kardiovaskuläre Veränderungen: Mitralklappeninsuffizienz durch sogenannte „floppy valve" mit Prolaps zurück in den Vorhof; zystische Medianekrose in der aufsteigenden Aorta mit Bildung eines Aneurysma dissecans und Rupturgefahr;
  Mittlere Lebenserwartung bei vollausgebildeter Krankheit 30–40 Jahre, Todesursache sind die kardiovaskulären Veränderungen.

Tab. 28.3: Autosomal-rezessive Erbkrankheiten

Übersicht der häufigsten und typischen Störungen
Zystische Fibrose = Mukoviszidose (siehe unten bzw. 23.14.2)
Sichelzellanämie (siehe 36.1.2.3)
Beta-Thalassämie (siehe 36.1.1.4)
Osteogenesis imperfecta VROLIK (siehe 65.2.1)
Erythropoetische Porphyrie GÜNTHER (siehe 23.24.1.10)
Albinismus (23.24.2.1)
Alkaptonurie (siehe 23.24.2.5)
$Alpha_1$-Antitrypsinmangel (siehe 23.15.6)
Schwerer kombinierter Immundefekt = SCID (siehe 26.7.3)
Hepatolentikuläre Degeneration WILSON (siehe 27.10)
Phenylketonurie (siehe 27.7.2)
Cystinose (siehe 27.7.2)
Homocystinurie (siehe 27.7.2)
Galaktosämie (siehe unten)
Lysosomale Speicherkrankheiten (siehe unten)

Zystische Fibrose = Mukoviszidose

Häufigkeit:

1 auf 2.500 Neugeborene.

Genetik:

Der Defekt liegt im langen Arm von Chromosom 7; etwa 5 % der Bevölkerung sind heterozygote Genträger. Damit ist dies einer der häufigsten menschlichen Erbdefekte.

Die Basisveränderung ist ein gestörter Chlorid-Transport durch abnorm strukturierte Membranen der exokrinen Drüsenzellen. Die verminderte NaCl-Konzentration im Sekret führt zur Wasserverarmung und einem abnorm zähen Schleimprodukt. Die Ausführungsgänge werden verstopft, es kommt zu zystischen Ausweitungen des Gangsystems, zu Atrophie und Fibrose des Drüsenparenchyms und chronisch bakteriellen Entzündungen im retinierten Schleim.

Symptome:

Schwere und Ausmaß des Befalls sind variabel, daher gibt es milde und schwere Krankheitsverläufe.

- **Mekoniumileus beim Neugeborenen:** Dicke Schleimpfröpfe im Dünndarm führen zur Darmobstruktion.
- **Zystische Pankreasfibrose:** ausgeweitetes Gangsystem mit Atrophie und Fibrose des exokrinen Drüsengewebes (Abb. 28.4). Dadurch Verlust der Pankreasfermente und Malabsorption.

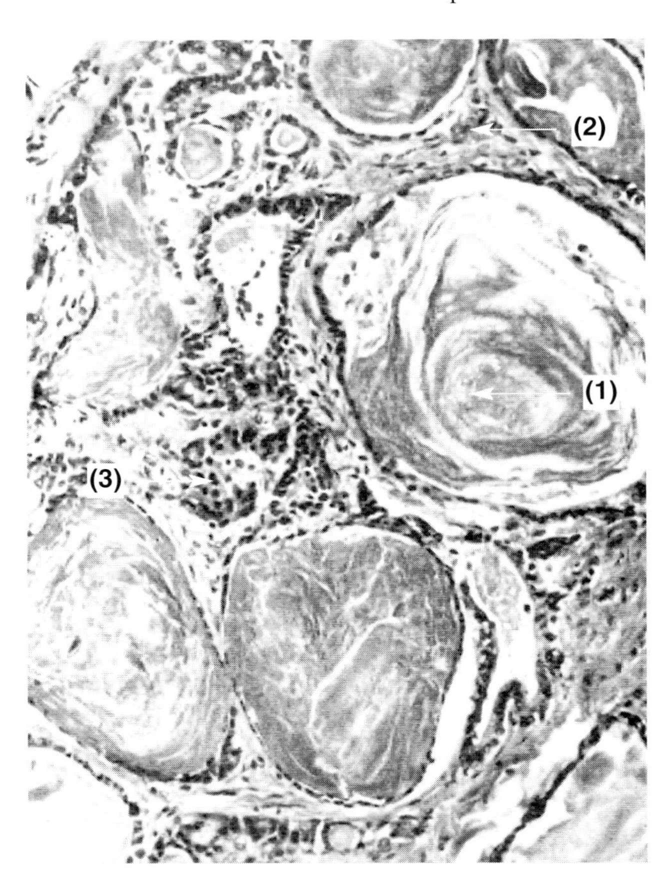

Abb. 28.4: Zystische Fibrose des Pankreas. Die Gänge des exkretorischen Systems sind stark ausgeweitet und von Schleim erfüllt (1); interstitielle Fibrose (2); LANGERHANS-Inseln unverändert (3).

7 abortive (engl.), unfertig, unvollständig.
8 arachne (griech.), Spinne; daktylos (griech.), Finger.

- **Bronchiektasien:** Abnormer Schleim verstopft die Bronchien, es kommt zu chronisch bakteriellen (eitrigen) Entzündungen mit Destruktion der Bronchialwände und sackartiger Ausweitung der Lichtung.
- Befall der Speicheldrüsen wie beim Pankreas,
- Verschluß des Ductus deferens (Infertilität),
- Befall der Gallenwege wie beim Pankreas,
- In den Ausführungsgängen der (nichtschleimbildenden) Schweißdrüsen wird Cl^- und damit auch Na^+ fast nicht rückresorbiert: Es tritt ein **ausgesprochen salziger Schweiß** aus; dies fällt oft den Müttern von Kleinkindern auf.

Klinischer Verlauf:
Manifestation der Symptome beim Säugling oder erst Jahre später. Das Hauptproblem sind die chronischen Bronchial- und Lungenentzündungen. Die mittlere Lebenserwartung beträgt 30 Jahre.
Mit gentechnologischen Methoden ist eine Identifizierung der Merkmalsträger und auch eine pränatale Diagnostik möglich.

Galaktosämie

Häufigkeit:
1 auf 50.000 Neugeborene.

Die Störung ist eine Blockade des Galaktosemetabolismus durch Fehlen der Galaktose-1-Phosphat-Uridyltransferase oder der Galaktokinase. Galaktose-1-Phosphat wird angehäuft, der Galaktosespiegel im Blut steigt an.

Symptome:
- Kurz nach der ersten Milchnahrung manifestiert sich die Erkrankung mit Erbrechen, Diarrhoen und Gedeihstörungen.
- Hepatomegalie: Fettleber mit frühzeitigem Übergang in Zirrhose,
- Ikterus,
- zunehmender motorischer und geistiger Verfall.

Früherkennung, Entzug der Milch und galaktosefreie Diät ermöglichen eine normale Entwicklung.

Lysosomale Speicherkrankheiten

Die Lysosomen enthalten eine Reihe elektrolytischer Enzyme = saure Hydrolasen, welche den intrazellulären Abbau einer Vielzahl komplexer Makromoleküle katalysieren. Diese, zur Zerlegung bestimmter Makromoleküle, können vom metabolischen Umsatz der Zellen selbst stammen, oder sie können aus der Umgebung aufgenommen werden.

Ein Defekt im lysosomalen Abbausystem führt zur Akkumulation der entsprechenden Metaboliten in den Lysosomen. Werden diese Organellen dadurch so groß, daß sie die normale Zellfunktion stören, spricht man von lysosomalen Speicherkrankheiten.

Ein Defekt des Abbausystems führt zur Substratspeicherung = Speicherkrankheit.

Weil die Zellen des MMS besonders reich an Lysosomen und katabolischen Funktionen sind, werden jene Organe, die viele Makrophagen enthalten (Milz, Leber u. dgl.), bei Speicherkrankheiten besonders betroffen. Die bevorzugt befallenen Organe werden aber auch noch nach einem anderen Gesichtspunkt bestimmt: dem Ort, wo das meiste des abzubauenden Materials vorkommt, und wo dementsprechend der intensivste Abbau stattfindet (z. B. Ganglioside fast nur im Gehirn; Mukopolysaccharide = Glykosaminglykane in praktisch allen Organen).

Tab. 28.4: Übersicht der wesentlichsten lysosomalen Speicherkrankheiten

1. **Lipidspeicherkrankheiten** (siehe 23.12.7)	
NIEMANN-PICK-Krankheit	*Sphingomyelin*
TAY-SACHS-Krankheit	*Gangliosid*
Morbus GAUCHER	*Cerebrosid*
Morbus KRABBE	*Galaktosylceramid*
Metachromatische Leukodystrophie	*Cerebrosidsulfat*
2. **Glykogenspeicherkrankheiten** (siehe unten)	
3. **Mukopolysaccharidosen** (siehe unten)	

Glykogenspeicherkrankheiten = Glykogenosen

Es handelt sich um Synthese- bzw. Abbaustörungen von Glykogen, also der Speicherform von Glukose. Eine Vielzahl von speziellen Einzeltypen ist bekannt, drei Hauptgruppen können unterschieden werden.

1. **Hepatischer Typ = Morbus GIERKE[9] = Typ I**
   Glukose-6-Phosphatase-Mangel. Glykogenspeicherung intrazytoplasmatisch und intranukleär vor allem in Leber und Nieren (Abb. 28.5).
   Hepatorenomegalie, Gedeihstörungen mit Wachstumshemmung. Hypoglykämie (Glukose kann nicht aus der Leber mobilisiert werden). Hyperlipidämie und Hyperurikämie. Tod meist durch interkurrente Infekte.
2. **Myopathischer Typ = Mc ARDLE[10]-Syndrom = Typ V**
   Muskel-Phosphorylase-Mangel. Glykogenspeicherung in der Skelettmuskulatur. Muskelschwäche und Krämpfe nach körperlicher Belastung. Myoglobinurie.

9 Edgar Otto Conrad von GIERKE (1877–1945), Pathologe in Karlsruhe.
10 Brian MCARDLE (geb. 1911), Neurologe in London.

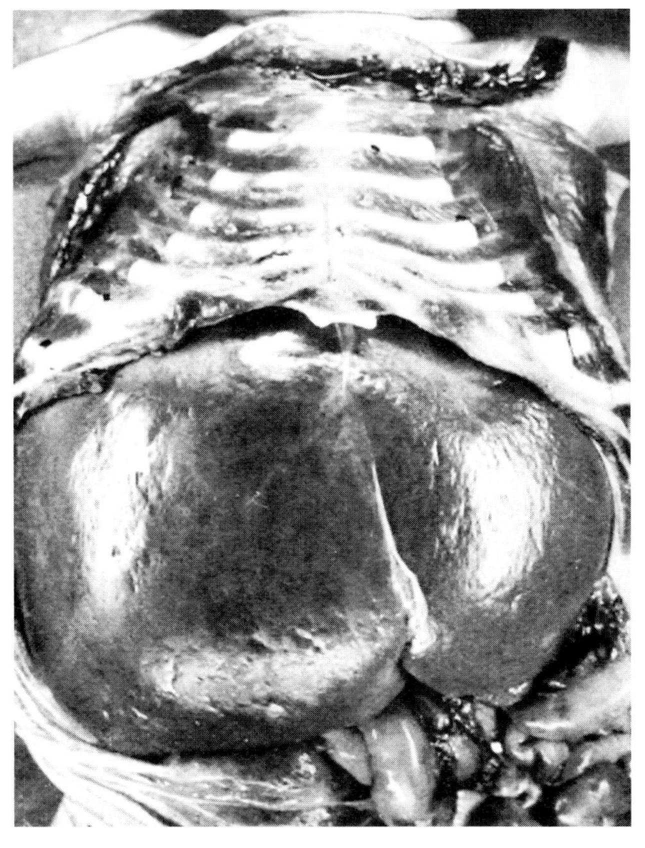

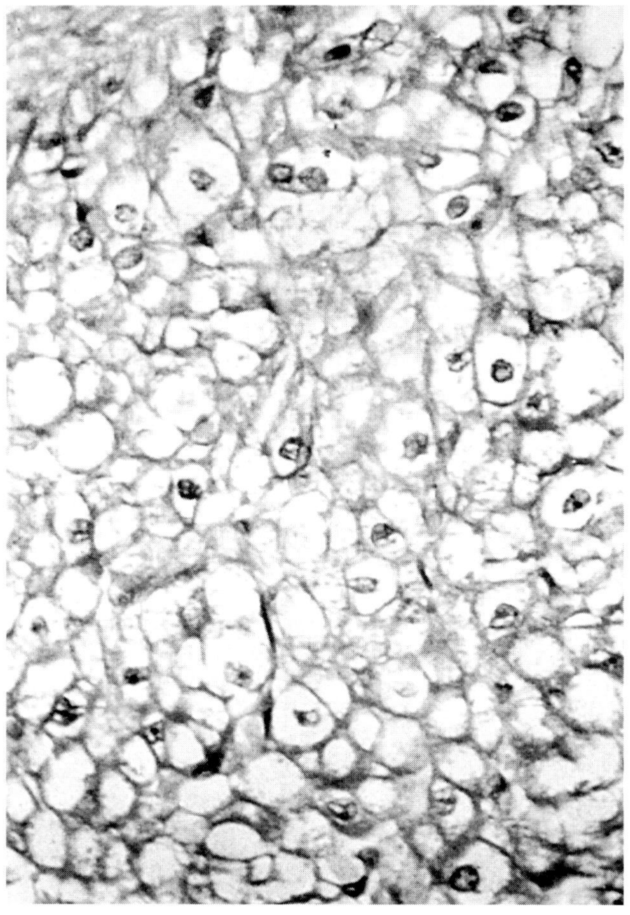

3. **Gemischte Typen**
   Morbus POMPE[11] **= Typ II:** *Glukosidase-Mangel.* Glykogenspeicherung besonders in der Herzmuskulatur, aber auch in der Zunge, Zwerchfell, Nieren und ZNS. Kardiales Versagen innerhalb von zwei Jahren.
   Morbus ANDERSEN[12] **= Typ IV:** *Insuffizienz des sogenannten „branching enzyme“,* d. h. das die Seitenketten spaltenden Fermentes. Ablagerung eines abnorm strukturierten Glykogens in Leber, Nieren und Muskulatur.

Mukopolysaccharidosen
Stoffwechseldefekte im Abbau der Glykosaminglykane: saure Mukopolysaccharide (z. B. Heparansulfat, Dermatansulfat, Chondroitinsuflat u. a.) werden akkumuliert. Mehrere klinische Varianten sind beschrieben worden, das typische Syndrom ist der **Morbus** PFAUNDLER-HURLER (siehe 23.11.4).

Tab. 28.5: Geschlechtsgebundene, X-gekoppelte Erbkrankheiten

Übersicht über die häufigsten und typischen Störungen
Hämophilie A (siehe 23.23.1)
Glukose-6-Phosphat-Dehydrogenase-Mangel (siehe 26.7.3)
Agammaglobulinämie Typ BRUTON (siehe 26.7.3)
WISKOTT-ALDRICH-Syndrom (siehe 26.7.3)
Progressive septische Granulomatose (siehe 26.7.3)
LESCH-NYHAN-Syndrom (siehe 27.8.1)
Morbus FABRY (siehe 23.12.7)
Progressive Muskeldystrophien (siehe 62.7.4)

Alle geschlechtsgebundenen Erbkrankheiten sind X-gekoppelt, fast alle werden rezessiv vererbt. Das einzige Gen, welches mit Sicherheit dem Y-Chromosom zugeordnet werden konnte, ist die Determinante für die Hoden (siehe 51.1).

28.2.4 Krankheiten mit multifaktorieller Vererbung

Wahrscheinlich handelt es sich um das Resultat einer kombinierten Einwirkung von Umwelteinflüssen sowie Genmutationen.

Die genetische Komponente bestimmt die Art der Störung, die Umweltfaktoren modifizieren das Risiko

Abb. 28.5: Glykogenspeicherkrankheit Typ GIERKE.
Oben: Hepatomegalie.
Unten: Das gespeicherte Glykogen wurde während der histologischen Verarbeitung durch Alkohol herausgelöst; es bleibt ein „optisch leeres“ Zytoplasma.

11 Johannes Cassianius POMPE (1901–1945), Pathologe in Amsterdam.
12 Dorothy ANDERSEN (1901–1961), Pathologin in New York.

für den Ausbruch der Krankheit: z. B. genetische Disposition zu Gicht oder Diabetes; Ernährungsfaktoren leiten den Ausbruch der Krankheit ein.

Beispiele multifaktoriell bedingter Leiden:
- Hypertonie
- Gicht
- Diabetes melltitus
- u. v. a.

Die Zuordnung dieser Krankheiten an einen bestimmten Vererbungsmodus ist nicht möglich, denn es ist „nur" die genetische Disposition, welche vererbt wird. Normale phänotypische Charakteristika, welche multifaktoriell vererbt werden, sind z. B. Haarfarbe, Augenfarbe, Hautfarbe, Körpergröße.

Monogen bedingte Erbkrankheiten sind selten, multifaktoriell bedingte Erbleiden sind häufig.

28.2.5 Krankheiten mit variablem genetischem Hintergrund

1. **Mischung endogener und exogener Kausalfaktoren bei angeborenen Mißbildungen**
   Ursache für die überwiegende Mehrzahl der angeborenen somatischen Mißbildungen (von der Hasenscharte bis zum konnatalen Herzfehler) ist ein Zusammenwirken endogener (= genetischer) und exogener (= teratogener) Faktoren (siehe Kapitel 68., Teratologie).
2. **Krankheitssyndrome mit unterschiedlichem Erbgang einzelner Typen**
   Die **EHLERS-DANLOS[13]-Syndrome** sind eine klinisch und genetisch heterogene Krankheitsgruppe (es existieren 10 Varianten), bedingt durch einen *Synthesefehler der Bindegewebsfasern,* welcher zu einem Strukturdefekt des Kollagens führt. Es kommen autosomal-dominante, autosomal-rezessive und X-gekoppelte Vererbungstypen vor.
   Den meisten Varianten gemeinsam sind folgende Merkmale:

   Haut:
   Außerordentlich dehnbar, schwach und verletzlich. Kleine Verletzungen verursachen klaffende Defekte, jeder chirurgische Eingriff wird zum Problem.

   Gelenke:
   Abnorm überbeweglich, groteske Verdrehungen sind möglich (z. B. Rückbeugung des Daumens bis zum Unterarm, Vorwärtsbeugung des Kniegelenkes bis zum rechten Winkel). Die sogenannten Schlangenmenschen im Zirkus sind von dieser Anomalie betroffen. Große Gefahr der Luxation.

   Innere Organe:
   Hernien; Rupturen von Darm, Arterien, gravidem Uterus; Einrisse der Hornhaut und Netzhautablösungen.
   Lebenserwartung etwa 40 Jahre.
3. **Genetisch bedingte Veranlagung für Tumorkrankheiten**
   Bestimmte Genotypen prädisponieren für die Entstehung von Tumoren. Wahrscheinlich sind etwa 5 % aller Neoplasien rein genetisch bedingt, bei 95 % ist die genetische Komponente ein Teilfaktor der Kausalität (siehe 25.9.1)

Beispiele für direkt genetisch ausgelöste, maligne Neoplasien:

Akute myeloische Leukämie (Typ M_2): Translokation zwischen den Chromosomen 8 und 21.

BURKITT-Lymphom: Translokation zwischen den Chromosomen 8 und 14.

Chronische myeloische Leukämie: Translokation zwischen den Chromosomen 9 und 22, sogenanntes Philadelphia-Chromosom.

Akute lymphatische Leukämie: Deletion des langen Arms von Chromosom 6.

WILMS-Tumor: Deletion des kurzen Armes von Chromosom 11.

Der Effekt dieser beispielhaft genannten Chromosomenanomalien ist jeweils die Aktivierung eines Onkogens.

28.2.6 Therapeutische Hinweise für genetisch bedingte Erkrankungen

Für die Therapie angeborener Stoffwechselerkrankungen hat vor allem die Kompensation des Defektes entscheidende Bedeutung. Dabei bieten sich verschiedene Möglichkeiten an.

1. Krankheiten, die zur Anhäufung von Metaboliten führen, können **durch Reduzierung des Substrates in der Nahrung** behandelt werden.
   Galaktosämie → diätetisch zu vermeiden ist Galaktose,

13 Edvard EHLERS (1863–1937), Dermatologe in Kopenhagen; Henri Alexandre DANLOS (1844-1912), Hautarzt in Paris.

Phenylketonurie → diätetisch zu vermeiden ist Phenylalanin,
Hyperurikämie → diätetisch zu vermeiden sind Purine, Alkohol, Fett.

2. Krankheiten, die auf der fehlenden Synthese wesentlicher Substanzen beruhen, können **durch Substitution des Produktes** behandelt werden.
   Hämophilie A → exogene Zufuhr von Immunglobulinen,
   KLINEFELTER → exogene Zufuhr von Testosteron.
3. Ein weiteres Therapieprinzip ist die medikamentöse oder technisch-apparative **Entfernung schädlicher Stoffwechselprodukte.**
   Familiäre Hypercholesterinämie → Entfernung von LDL-Cholesterin durch Plasmafiltration,
   Morbus WILSON → Entfernung von Kupfer durch D-Penicillamin,
   Zystennieren → Entfernung harnpflichtiger Substanzen durch Hämodialyse.
4. Zunehmende Bedeutung erlangt die **Knochenmarkstransplantation** z. B. bei Immundefizienzerkrankungen, hereditärer Sphärozytose, Sichelzellanämie, Leukämien u. a.

Übersicht

Genetische Erkrankungen

Der Schaden im Genom verursacht entweder kausal die Erkrankung oder „vererbt" nur die Disposition. Das Grundübel eines genetischen Defektes ist entweder eine numerische oder strukturelle Aberration an den Chromosomen.

1. **Anomalien der Autosomen**
   DOWN-Syndrom
   EDWARDS-Syndrom
   PÄTAU-Syndrom
   Cri-du-chat-Syndrom
2. **Anomalien der Geschlechtschromosomen**
   Echter Hermaphroditismus
   TURNER-Syndrom
   KLINEFELTER-Syndrom
   Polysomie X bzw. Polysomie Y
3. **Monogen bedingte Erbkrankheiten**
   Autosomal-dominante Erbkrankheiten
   Autosomal-rezessive Erbkrankheiten
   Geschlechtsgebundene, X-gekoppelte Erbkrankheiten
4. **Krankheiten mit multifaktorieller Vererbung**
5. **Krankheiten mit variablem genetischen Hintergrund**

REKAPITULATION

1. Wiederhole die grundlegende Nomenklatur der Genetik. (28.1)
2. Was sind Erbkrankheiten, und wie können sie vererbt werden? (28.1)
3. Worin besteht der Unterschied zwischen konstitutionellen und erworbenen genetischen Defekten? (28.1)
4. Erläutere den Begriff „Mutation". (28.1)
5. Erkläre die Unterschiede zwischen
   – autosomal-dominantem Erbgang,
   – autosomal-rezessivem Erbgang,
   – X-chromosomal-rezessivem Erbgang,
   – X-chromosomal-dominantem Erbgang. (Jeweils 28.1)
6. Was ist der Unterschied zwischen monogenen und polygenen Erbkrankheiten? (28.1)
7. Worin besteht eine genetisch bedingte Krankheitsdisposition? (28.1)
8. Was ist der Unterschied zwischen numerischen und strukturellen Chromosomen-Aberrationen? (28.1)
9. Nenne Beispiele für numerische Aberrationen einerseits der Autosomen, andererseits der Geschlechtschromosomen. (28.1)
10. Nenne Beispiele für strukturelle Aberrationen. (28.1)
11. Was ist eine genetische Erkrankung? (28.2)
12. Nenne Beispiele zur Häufigkeit von Chromosomenanomalien. (Tab. 28.1)
13. Erläutere Häufigkeit, Genetik und Symptome der Mißbildungen bedingt durch Anomalien der Autosomen. (28.2.1)
14. Erläutere Häufigkeit, Genetik und Symptome der Mißbildungen bedingt durch Anomalien der Geschlechtschromosomen. (28.2.2)
15. Unterscheide die Begriffe „hereditär", „familiär" und „konnatal". (28.2.3)
16. Was sind „inborn errors of metabolism"? (28.2.3)
17. Erläutere die Mechanismen, welche bei der Manifestation monogener Erbkrankheiten eine Rolle spielen. (28.2.3)
18. Gib einen Überblick der häufigsten autosomal-dominanten Erbkrankheiten. (Tab. 28.2)
19. Schildere das MARFAN-Syndrom. (28.2.3)
20. Gib einen Überblick der häufigsten autosomal-rezessiven Erbkrankheiten. (Tab. 28.3)
21. Schildere die zystische Fibrose. (28.2.3)
22. Worin liegt die Störung bei der Galaktosämie, und was hat das für Folgen? (28.2.3)
23. Was ist die prinzipielle Schädigung bei lysosomalen Speicherkrankheiten? (28.2.3)
24. Gib eine Übersicht der lysosomalen Speicherkrankheiten. (Tab. 28.4)
25. Nenne die wichtigsten Glykogenspeicherkrankheiten und erkläre die pathogenetischen Mechanismen. (28.2.3)
26. Worin liegt der Stoffwechseldefekt bei den Mukopolysaccharidosen, und wodurch ist der Morbus PFAUNDLER-HURLER charakterisiert? (28.2.3 bzw. 23.11.4)
27. Gib einen Überblick der häufigsten geschlechtsgebundenen, X-gekoppelten Erbkrankheiten. (Tab. 28.5)
28. Was sind Krankheiten mit multifaktorieller Vererbung? (28.2.4)
29. Was sind Krankheiten mit variablem genetischem Hintergrund? (28.2.5)
30. Erkläre das EHLERS-DANLOS-Syndrom. (28.2.5)
31. Nenne den chromosomalen Defekt einiger direkt genetisch ausgelöster, maligner Neoplasmen. (28.2.5)
32. Gib einen Überblick der therapeutischen Möglichkeiten bei genetischen Erkrankungen. (28.2.6)

28.3 Medizinische Aspekte der Gentechnologie

Was kann die Gentechnologie für den Arzt bringen? Vier Aspekte sind für die Medizin von besonderem Interesse:

1. Gendiagnostik und Gencharakterisierung
2. Herstellung von Medikamenten
3. Produktion transgener, klonierter Tiere
4. Gentherapie

Die Zukunftsperspektiven der Gentechnologie sind die Gewinnung und Erweiterung diagnostischer Methoden und therapeutischer Mittel.

1. **Gendiagnostik**
   DNA-Analysen erlauben die Identifizierung und Charakterisierung von Gen-Loci. Ein besseres Verständnis der molekularen Pathogenese menschlicher Erkrankungen wird ermöglicht, der Zielart einer evtl. genetischen Therapie wird lokalisiert.

2. **Herstellung von Proteinen**
   Einschleusen eines DNA-Moleküls in eine geeignete Zelle führt zur Expression des gewünschten Gens und damit zur Anregung einer speziellen Proteinsynthese. Auf diese Weise wird eine zunehmende Zahl von Wirkstoffen erzeugt (Tab. 28.6).

3. **Tiere können Medikamente produzieren**
   Gene werden in befruchtete Eizellen eingeschleust und in klonierten Tieren zur Expression gebracht. Beispiel ist das Schaf „Polly": das Tier wurde aus einem Zellkern kloniert, dem das Gen für die Blutgerinnungsfaktoren IX eingesetzt worden ist. Polly produziert in der Milch große Mengen von humanen Faktoren IX (zur Substitutionstherapie bei Hämophilie B). Mit dieser Methode können viele wichtige Proteine hergestellt werden.

4. **Gentherapie**
   Damit meint man das Einschleusen von genetischem Material in Körperzellen mit therapeutischer oder präventiver Absicht. Die Konzepte der Gentherapie haben verschiedene Ziele: Gensubstitution bei einem genetischen Defekt, DNA-Reparatur, Einführung eines Gens mit neuer Funktion, Blockierung eines Gens.

Tab. 28.6: Beispiele für gentechnologisch hergestellte Medikamente

Hormone
Follikelstimulierendes Hormon (FSH)
Humanes Thyrotropin (TSH)
Humaninsulin
Luteinisierendes Hormon (LH)
Wachstumshormone (GH)
Gerinnungsaktive Medikamente
Faktor VII, VIII, IX
Gewebe-Plasminogenaktivator
Humanisierte Monoklonale Antikörper
Anti-IL-2 Rezeptor
Anti-HER2 bei Mamma-Karzinomen
Anti-TNF-alpha
Zytokine
IFN-alpha, beta, gamma
IL-1 bis IL-12
Hämatopoietische Wachstumsfaktoren
Erythropoietin (EPO)
Granulozyten-Colony Stimulating Factor (G-CSF)
Granulozyten-Makrophagen-CSF (GM-CSF)
Stammzellen-CSF (S-CSF)
Thrombopoietin

Meilensteine der Genforschung

1865	Gregor MENDEL entdeckt die Vererbungslehre bei Züchtungsversuchen mit verschiedenfarbig blühenden Erbsen (Klostergarten in Brünn).
1870	bis 1890 Entdeckung und chemische Charakterisierung der Nukleinsäuren durch den Physiologen Albrecht KOSSEL (Nobelpreis 1910).
1953	Entdeckung der DNA-Doppelhelixstruktur durch Francis CRICK, James WATSON und Maurice WILKINS (Nobelpreis 1962).
Ab 1960	Entzifferung des genetischen Codes, d. h. Bestimmung der Nukleotidsequenzen.
1983	Entdeckung der Polymerase-Kettenreaktion durch Kary Banks MULLIS (Nobelpreis 1993).
1995	Erstes vollständiges Genom entschlüsselt (Bakterium Haemophilus influenzae).
2000	Weitgehende Aufklärung der Nukleotidsequenzen des menschlichen Genoms (Craig VENTER von der Firma Celera bzw. Human Genome Projekt HUGO).

29. Mangelerkrankungen

29.1 Hungerkrankheit = Alimentäre[1] Dystrophie

Unter- und Mangelernährung ist die harte Realität in den sogenannten Entwicklungsländern. Kinder bis zum Alter von fünf Jahren sind am ärgsten betroffen.
Es handelt sich sowohl um einen *quantitativen* wie vor allem *qualitativen Nahrungsmangel:* Protein- und Energiedefizit als Folge einer **Protein-Energie-Mangelernährung = „protein-energy-malnutrition" = PEM.**

Beispiele für Ursachen von PEM

- **Armut**
- **Chronische, konsumierende Krankheiten** (Unfähigkeit zur Nahrungsaufnahme, gesteigerter Abbau)
- **Erbkrankheiten** (angeborene Stoffwechselstörungen)
- **Chronischer Alkoholismus** (einseitige Ernährung: *„Alkohol ist ein Nahrungsmittel, dazu kommen häufig nur Kartoffelchips!"* Der Alkoholiker ernährt sich „flüssig" und leidet unter Eiweiß- und Vitaminmangel.)
- **Malabsorptionssyndrome**
- **Alter** (Vereinsamung, Appetitverlust, einseitige Ernährung: *„tea and toast!")*

Die **morphologischen Befunde** sind der Effekt von Zellstoffwechselstörungen (z. B. Fehlen bestimmter Aminosäuren):

Fettgewebe: Depotfett verschwindet früher als Baufett. Serös-gallertige Umwandlung des Fettgewebes.

Leber: einfache und numerische Atrophie der Leberzellen, Lipofuszin- und Hämosiderinablagerung. Inkonstant ist in Frühstadien eine paradoxe Leberverfettung (Fetteinschwemmung aus den Depots); nach langem Hungerzustand ist die Leber fettfrei.

Muskulatur: zuerst einfache Atrophie mit Reduktion des Zytoplasmas, dann Sarkolyse mit Mobilisation von Struktureiweiß.

Herz: einfache Atrophie mit Lipofuszindeposition.

Gefäße: lipoide Plaques fehlen. Bei älteren Menschen mit Atherosklerose, bereits vor der Hungerperiode, ist die Lipoidarmut der Herde auffallend.

Lymphatisches und blutbildendes Gewebe: hochgradige Reduktion von Thymus, Lymphknoten, Knochenmark und Milz: Resistenzsenkung, erhöhte Infektanfälligkeit, Anämie.

Inkretorische Drüsen: starke Atrophien der Keimdrüsen und der Schilddrüse. In der Hypophyse Schwund der hochdifferenzierten, granulierten Zellen bei Vermehrung der Stammzellen (Linksverschiebung!). Kein wesentlicher Lipoidverlust der Nebennieren.

Skelett: sogenannte Hungerosteopathien mit osteoporotischen oder osteomalazischen Erscheinungen.

Magen und Darm: stark wechselnde Befunde: Atonie oder spastische Kontraktion; Atrophie der Schleimhaut oder ödematöse Aufquellung; pseudomembranös-ulzeröse Kolitis.

Hungerödem: generalisierte Ödeme und Höhlenhydrops als Folge der Hypoproteinämie.

Eine charakteristische Form eines Protein-Mangelsyndroms ist **Kwashiorkor** (siehe 23.11.2.1).

Anhang: Typische Befunde bei **chronischem Alkoholismus:**
Hirnatrophie, evtl. Pachmeningeosis[2] haemorrhagica interna = chronisches subdurales Hämatom,
WERNICKE-Enzephalopathie (Vitamin B_1-Mangel) (siehe 29.2),
Fettleber, Leberzirrhose,
Pankreasfibrose bzw. *chronisch-sklerosierende Pankreatitis,*
Aszites,
Alkoholische Kardiomyopathie,
Subikterus bis *Ikterus* (je nach Leberinsuffizienz),
Hämatome (Blutungsneigung bei Leberschädigung),
Ein Alkoholiker kann *dick* oder *mager* sein!

29.2 Vitamin-Mangel-Erkrankungen

Vitamine wirken als Biokatalysatoren sowie Coenzyme. Der menschliche Organismus kann sie bis auf wenige Ausnahme (D, K, Nicotinamid) nicht selbst synthetisieren, sondern ist auf externe Zufuhr angewiesen.

1 alimentum (lat.), Nahrung.
2 pachymeninx (griech.), Synonym für Dura mater.

Vitamine gehören zu den essentiellen Nährstoffen.

Vitaminmangel (Hypovitaminose, Avitaminose) kann herrühren von:

- unzureichender Zufuhr (Fehl- und Mangelernährung, Erbrechen),
- gestörter Darmresorption (Diarrhoen, Malabsorption),
- Auswirkungen einer pathologischen Darmflora,
- erhöhter Umsatz (Wachstum, Hyperthyreose, Gravidität),
- Störung der Verwertung (Stoffwechselstörungen, Antivitamine).

Ein exogener Mangel spielt heute in den Industrieländern kaum eine Rolle, häufiger sind Mangelzustände bei chronischen Erkrankungen des Verdauungstraktes, Fehlernährung während der Gravidität und bei chronischem Alkoholismus. Es kommt leichter zu Störungen der Resorption fettlöslicher als wasserlöslicher Vitamine. Da Vitamine gespeichert werden, führt nur längerdauernde, negative Bilanz zu Mangelsymptomen. Isolierter Mangel eines einzigen Vitamins ist selten, häufig sind Multi-Vitaminmangel-Krankheiten in den Hungerländern.

Tab. 29.1: Einteilung der Vitamine

Fettlösliche Vitamine	Wasserlösliche Vitamine
A, D, E, K	C, B_1, B_2, B_6, B_{12} Folsäure Nicotinsäure Pantothensäure H

Vitamin A (Retinol, Axerophthol)

Physiologische Funktion: Bildung und Regeneration des Sehpurpurs (Rhodospsin) und Schutzfunktion bestimmter Epithelien (Schleimhäute, Haut) vor Plattenepithelmetaplasie und Verhornung.

Mangelursache

Resorptionsstörungen bei intestinaler, hepatogener sowie pankreatogener Steatorrhoe[3]; gestörte Freisetzung aus dem Leberdepot bei Hepatopathien.

Mangelsymptome

Hemeralopie[4]: Störung der Dunkeladaptation (Nachtblindheit).

Follikuläre Hyperkeratosen[5]: verhornte, follikuläre Hautknötchen (in der Extremform sogenannte „Krötenhaut").

Xerophthalmie: Verhornung und Austrocknung der Conjunctiva und Cornea, bei Ulzeration und Infektion.

Keratomalazie = Hornhautnekrose.

Verhornungen im Respirations- und Urogenitaltrakt sowie in der Vagina.

Plattenepithelmetaplasien in Speichel- und Schleimdrüsen des Verdauungstraktes → Durchfälle.

Gestörte Immunantwort mit erhöhter Infektionsanfälligkeit.

Vitamin D (Calciferol)

Physiologische Funktion: Förderung der intestinalen Kalziumresorption und der Mineralisation der osteoiden Knochenmatrix. Erhaltung normaler Blutspiegel von Kalzium und Phosphat.

Mangelursache

Unzureichende Vitamin-D-Aufnahme bei Säuglingen und Kleinkindern, welche einen hohen Bedarf haben; Resorptionsstörungen (analog wie Vitamin A); mangelhafte Vitamin-D-Bildung in der Haut bei ungenügender Sonnenbestrahlung; erhöhter Kalzium- und Vitamin-D-Bedarf während Gravidität und Laktationsperiode.

Mangelsymptome

Das Ausbleiben der normalen Mineralisation der osteoiden Knochenmatrix führt nach Wachstumsabschluß zur **Osteomalazie,** vor Wachstumsabschluß zur **Rachitis** (siehe 65.9).

Vitamin E (Tokopherol)[6]

Physiologische Funktion: Wahrscheinlich antioxidative Schutzwirkung gegenüber freien Radikalen; dadurch Schutzfunktion für biologische Membranen.

Mangelursache

A-Betalipoproteinämie, d. h. Mangel des Transportproteins für Vitamin E; Resorptionsstörung für Fettsubstanz.

Mangelsymptome

Membranschäden an Nervenzellen und Axonen → Degeneration der Neurone → buntes Bild verschiedener neurologischer Symptome.

3 rheos (griech.), das Fließen; Steatorrhoe bedeutet Fettdurchfluß = Fett-Durchfälle ohne Fettresorption.
4 hemera (griech.), Tag; alos (griech.), blind; ops, opos (griech.), Gesicht, Auge. Heißt also wörtlich übersetzt „Tagblindheit", und das ist falsch.
5 keras, keratos (griech.), Horn.
6 tokos (griech.), Gebären, Geburt; pherein (griech.), tragen. Im Tierversuch erzeugt Vitamin E-Mangel Störungen der Gravidität; für den Menschen ist diesbezüglich nichts bekannt.

Vitamin K (Phyllochinon)[7]

Physiologische Funktion: Für die Prothrombinsynthese in der Leber erforderlich. Vitamin-K-Synthese durch Darmbakterien; zur Resorption Anwesenheit von Gallensäuren nötig.
Cumarindesirate, z. B. die Medikamente Marcoumar, Dicumarol bzw. Warfarin, sind Vitamin-K-Antagonisten und blockieren die Prothrombinsynthese. Die Mittel werden als Antikoagulation sowie auch Mäusevertilgungsgift verwendet.

Mangelursache
Resorptionsstörungen bei obstruktiven Gallenwegserkrankungen; ungenügende Bildung bei Schädigung der Darmflora; ungenügende Bildung durch mangelnde Darmflora bei Säuglingen in den ersten Lebenstagen; Medikation von Cumarinen als Antikoagulantium.

Mangelsymptome
Hämorrhagische Diathese (erworbene Prothrombin-Defektkoagulopathie) vor allem bei Neugeborenen und Frühgeburten (mangelhafte Darmflora) bzw. iatrogen durch Cumarin-Überdosierung.

Vitamin C (Ascorbinsäure)[8]

Physiologische Funktion: Fördert die Kollagenfaserproduktion und Bildung von interzellulärer Kittsubstanz (Mesenchymfestigung) sowie die Bildung von Osteoid und Dentin, Einbau von Mukopolysacchariden in Kapillarbasalmembranen (Gefäßwandabdichtung); Förderung des Stoffwechsels und der Differenzierung von Mesenchymzellen.

Mangelursache
Ungenügende Zufuhr insbesondere während Schwangerschaft, Wachstumsalter und Streßsituationen. Zigarettenrauchen erniedrigt den Vitamin-C-Blutspiegel.

Mangelsymptome
Skorbut[9] = Erwachsenenform des Vitamin-C-Mangels

1. *Hämorrhagische Diathese:* Haut- und Schleimhautblutungen, besonders im Zahnfleisch. Letzteres wird nekrotisch und bakteriell infiziert, gangränöse Entzündung mit Zahnausfall. Blutungen auch in der Skelettmuskulatur und subperiostal.
2. *Schlechte Wundheilung* durch Mangel an Verfaserung und Verfestigung im Granulationsgewebe sowie Blutungsbereitschaft aus den Kapillaren.
3. *Normochrome Anämie* als Ausdruck der chronischen Blutungsneigung.
4. *Gesteigerte Infektanfälligkeit.*

MOELLER[10]-BARLOWsche[11]-Krankheit = Säuglingsform des Skorbut
Vor allem Blutungen subperiostal sowie an den kapillarreichen Knorpel-Knochen-Grenzen. Gleichzeitig gestörte enchondrale Verknöcherung infolge mangelhafter Osteoidbildung. Es kommt zu Nekrosen, Blutungen und Frakturen mit Ablösung der Epiphyse. Durch insuffiziente Dentinbildung Schädigung des Gebisses.

Vitamin B_1 (Thiamin, Aneurin)

Physiologische Funktion: Wirkt als Coenzym einer Reihe von Fermenten des Kohlehydratstoffwechsels. Ist weiter für die Integrität peripherer Nerven wichtig.

Mangelursache
Einseitige Ernährung (polierter Reis in Ostasien), eingeschränkte Nahrungsaufnahme bei chronischem Alkoholismus, gastrointestinale Resorptionsstörungen, Gravidität.

Mangelsymptome
Beriberi[12]: großes, kugelförmiges, in allen Dimensionen dilatiertes Herz; hydropische Vakuolisierung der Herzmuskelfasern, interstitielles Ödem übergehend in interstitielle Fibrose. Periphere Polyneuropathie mit destruktiven Veränderungen an den Markscheiden.
Im Rahmen einer Beriberi, aber auch isoliert: **Pseudoencephalitis haemorrhagica superior (WERNICKE[13]-Enzephalopathie).** Es kommt dabei zu symmetrischen Blutungen in die Corpora mamillaria, der Auskleidung des 3. und 4. Ventrikels und im Hirnstamm.

Vitamin B_2 (Riboflavin[14])

Physiologische Funktion: Coenzymbestandteil von Atmungsfermenten und Redoxsystemen.

Mangelursache
Einseitige Ernährung, intestinale Resorptionsstörungen, besondere Belastungen (Wachstum, Gravidität, Laktation).

7 phyllon (griech.), belaubter Ast; dies deshalb, da Phyllochinon chemisch aus einem Chinonkern mit einem Seitenast besteht.
8 Kunstwort, zusammengefügt aus a-(„gegen“) und „Scorbut“.
9 scorbutus (spätlat.), Krankheitsbezeichnung ohne genaue sprachliche Ableitung; möglicherweise verwandt mit zerbrechlich, spröde, mürbe.
10 Julius Otto MOELLER (1819–1897), Chirurg in Königsberg.
11 Sir Thomas BARLOW (1845–1945), Internist und Kinderarzt in London.
12 (singhalesisch), große Schwäche.
13 Carl WERNICKE (1848–1905), deutscher Neurologe.
14 Kunstwort aus Ribose und flavus (lat.), gelb.

Mangelsymptome
Mundwinkelrhagaden, Atrophie der Zungenschleimhaut, seborrhoische[15] Dermatitis (Nasolabialfalte, Augenlider, Ohren), Konjunktivitis, Vaskularisation der Hornhaut des Auges.

Vitamin B_6 (Pyridoxin)

Die genaue Bedeutung für den Menschen liegt wahrscheinlich in einer Coenzymaktivität.

Mangelsymptome sind sehr verschiedenartig: seborrhoische Dermatitis, Anämie, periphere Neuropathie, Krampfanfälle.

Vitamin B_{12} (Cyanocobalamin)

Physiologische Funktion: Extrinsic-Faktor der Erythropoese. Wird im Dünndarm nur dann resorbiert, wenn an Intrinsic-Faktor gebunden, welcher in der Magenkorpusmukosa (von den Belegzellen) produziert wird.

Mangelursache
Mangelhafte Resorption durch Fehlen des Intrinsic-Faktors, z. B. bei atropher Gastritis, Gastrektomie. Resorptionsstörungen auch bei Sprue, sowie Befall mit dem Bandwurm Diphyllobothrium latum.
Bei gesteigertem Bedarf: Schwangerschaftsperniziosa.

Mangelsymptome
Perniziöse Anämie: hyperchrome Anämie mit Megaloblasten und Megalozyten; HUNTER[16]-Glossitis: rote, glatte, schmerzhafte Zunge; funkuläre[17] Spinalerkrankung: Entmarkungsdegeneration vor allem der Hinterstränge im Rückenmark.

Folsäure[18] (Pteroylglutaminsäure)

Physiologische Funktion: Notwendig für Erythropoese und allgemeine Proliferation der Zellen. Enge Wirkungsverwandtschaft mit Vitamin B_{12}.

Mangelursache
Intestinale Resorptionsstörungen; iatrogen durch Therapie mit Folsäureantagonisten (z. B. das Zytostatikum Aminopterin).

Mangelsymptome
Megaloblastisch-megalozytäre Anämie, Reduktion der Mitosen in der Darmschleimhaut, oberflächliche Nekrosen des Darmepithels.

Nicotinamid[19] (Nicotinsäureamid)

Physiologische Funktion: Coenzymkomponente bei Dehydrogenasen.

Mangelursache
Einseitige Maisernährung (Mais enthält wenig Tryptophan, sodaß die endogene Nicotinsäurebildung eingeschränkt ist).

Mangelsymptome: Pellagra[20]
Dermatitis: Hyperkeratose und Hyperpigmentierung an lichtexponierten Stellen.
Diarrhoen: Schleimhautatrophie mit zystischer Dilatation der Krypten und Ulzerationen im Kolon.
Demenz: kortikale Ganglienzelldegeneration und lokale Entmarkungsherde.
Merke: Symptome der Pellagra – „drei D".
Weiters charakteristisch ist eine Stomatitis mit hochroter, glatter Zunge („cardinal tongue").

Achtung: Mangelerscheinungen an **Vitamin H (Biotin)** sowie **Pantothensäure wurden beim Menschen nicht beschrieben.**

29.3 Toxikologie der Vitamine

Vitamin A und D werden in beträchtlichen Mengen gespeichert, daher sind bei Überdosierung Intoxikationen möglich.
Die **Vitamin A-Intoxikation** zeigt kein spezifisches morphologisches Bild. Symptome sind Hirndrucksteigerung, Hepatosplenomegalie, Knochenschmerzen, Pruritus, Dermatitis.
Akute Vitamin A-Intoxikationen gab es bei Polarforschern, die sich einseitig von Eisbär- und Robbenlebern ernährten.
Die **Vitamin D-Intoxikation** kann Folge von Überdosierung oder erhöhter Vitamin D-Empfindlichkeit (z. B. infantile, idiopathische Hyperkalzämie) sein. Es kommt zu einem Hyperkalzämie-Syndrom (siehe 27.11.1).

---

15 sebum (lat.), Talg; rhein (griech.), fließen: gesteigerte Absonderung der Talgdrüsen.
16 John HUNTER (1728–1793), Chirurg in London.
17 funiculus (lat.), kleiner Strang.
18 folium (lat.), Blatt; nach dem Vorkommen in grünen Blättern bezeichnet.
19 Benannt nach dem franz. Diplomaten Jean NICOT (1530–1600), der den Tabak in Europa populär gemacht hat.
20 pella (griech.), Haut; agra (griech.), das Fangen; es wird die Haut durch die Krankheit „gefangen".

Übersicht

Quantitativer und qualitativer Nahrungsmangel führt allgemein zu einem Eiweiß- und Energiedefizit.
Protein-Energie-Mangelernährung = PEM
Hungerkrankheit = alimentäre Dystrophie
Basisveränderung ist der Fettabbau → es entstehen Ketonkörper → metabolische Ketoazidose
Todesursache beim Verhungern ist die Azidose

Vitamin-Mangelerkrankungen

Vitamin	Name	Mangelsymptome
A	Retinol	Hemeralopie, Xerophthalmie, Keratomalazie, Hyperkeratosen, Plattenepithelmetaplasien, gestörte Immunantwort
D	Calciferol	Rachitis, Osteomalazie
E	Tokopherol	Neuronendegeneration
K	Phyllochinon	Hämorrhagische Diathese
C	Ascorbinsäure	Skorbut MOELLER-BARLOWsche Krankheit
B_1	Thiamin, Aneurin	Beriberi; periphere Polyneuropathie, WERNICKE-Enzephalopathie
B_2	Riboflavin	Dermatitis Augen- und Schleimhautschädigungen
B_6	Pyridoxin	Dermatitis; Symptome des zentralen und peripheren Nervensystems
B_{12}	Cyanocobalamin	perniziöse Anämie; HUNTER-Glossitis; Funikuläre Spinalerkrankung
	Folsäure	Megaloblastisch-megalozytäre Anämie; Schleimhautnekrosen
	Nicotinamid	Pellagra

Vitamin-Überdosierungserkrankungen

A		Hirndrucksteigerung → Coma; Hepatosplenomegalie; Dermatitis, Knochenschmerzen
D		Hyperkalzämie-Syndrom

Die normale Knochenverkalkung wird in der Weise gestört, daß teils verstärkte, teils verminderte Verkalkungsvorgänge auftreten.
Weiters kommt es zu metastatisch-hyperkalzämischen Kalkablagerungen in Skelettmuskulatur, Arterien, Lungen und Nieren.

REKAPITULATION

1. Was bedeutet PEM? (29.1)
2. Nenne Ursachen für eine Mangelernährung. (29.1)
3. Welches sind die wichtigsten morphologischen Befunde bei PEM? (29.1)
4. Wiederhole die Krankheit Kwashiorkor. (23.11.2.1)
5. Nenne charakteristische Befunde bei chronischem Alkoholismus. (29.1)
6. Wie erfolgt die Einteilung der Vitamine? (Tab. 29.1)
7. Nenne die Symptome eines Vitamin A-Mangels. (29.2)
8. Was ist der prinzipielle Unterschied zwischen Osteomalazie und Rachitis? (29.2)
9. Gibt es einen iatrogenen Vitamin K-Mangel? (29.2)
10. Nenne Ursachen und Symptome von Skorbut. (29.2
11. Was ist die MOELLER-BARLOWsche Krankheit? (29.2)
12. Nenne Ursachen und Symptome der B_1-Avitaminose. (29.2)
13. Informiere Dich über das Vollbild der „perniziösen Anämie" (siehe Lehrbücher: „Innere Medizin").
14. Gibt es einen iatrogenen Folsäuremangel? (29.2)
15. Nenne Ursachen und Symptome der Pellagra. (29.2)
16. Welche Vitamine sind bei Überdosierung gefährlich? (29.3)
17. Nenne Beispiele für Vitamin-Intoxikationen. (29.3)

30. Krankheitsauslösende Umwelteinflüsse

30.1 Mechanische Gewalteinwirkung

Mechanische Kräfte können in Form von Zug, Druck, Kollision auf den Körper einwirken. Ein solches Trauma kann lokale und allgemeine Folgen haben.

Lokale Folgen

Je nach Art und Ausmaß der Gewalteinwirkung entstehen verschiedene **Wunden:**

1. **Konquassation**[1]: Zertrümmerung und Zerquetschung aller Gewebsbestandteile. Solche ausgedehnten Nekrosen führen meist zum Organverlust (z. B. einer Extremität) bzw. zum Tod.
2. **Rißquetschwunde:** häufigste Wundform, entsteht durch Kombination von Zerreißung (Lazeration[2]) und Zerquetschung (Kontusion[3]).
3. **Inzision**[4]: Schnittwunde. Eine Sonderform stellt die Stichwunde dar.
4. **Décollement**[5]: Ablederung von Haut und Subkutis von der Faszien- oder Knochenunterlage bei tangentialer Gewalteinwirkung.
5. **Exkoriation**[6]: Abschürfung der Haut, wobei Teile des Koriums erhalten bleiben. Meist nach Austritt von Serum und Blut von einem trockenen Schorf bedeckt.
6. **Schußwunden:** Röhrenförmige Kanäle, wobei der Einschuß typischerweise klein, rund und scharf begrenzt, der Ausschuß weit, trichterförmig und zerfetzt ist. Ausgedehnte Zertrümmerung des Gewebes rund um den Schußkanal durch die Druckwelle; evtl. Einsprengung von Fremdkörpern (Pulverpartikeln, Kleiderfetzen).
7. **Frakturen**[7]: Knochenbrüche können durch Druck, Zug oder Schub entstehen.
8. **Rupturen**[8]: Zerreißungen von Engeweideorganen als Folge lokaler Gewalteinwirkung; z. B. bei stumpfem Bauchtrauma häufig Milz- und Leberzerreißungen, weiters Einrisse des Dünndarmmesenteriums.
9. **Blutungen:** aus Organeinrissen in die umgebenden Weichteile (z. B. retroperitoneal) oder in Körperhöhlen (z. B. Hämaskos, Hämatothorax).

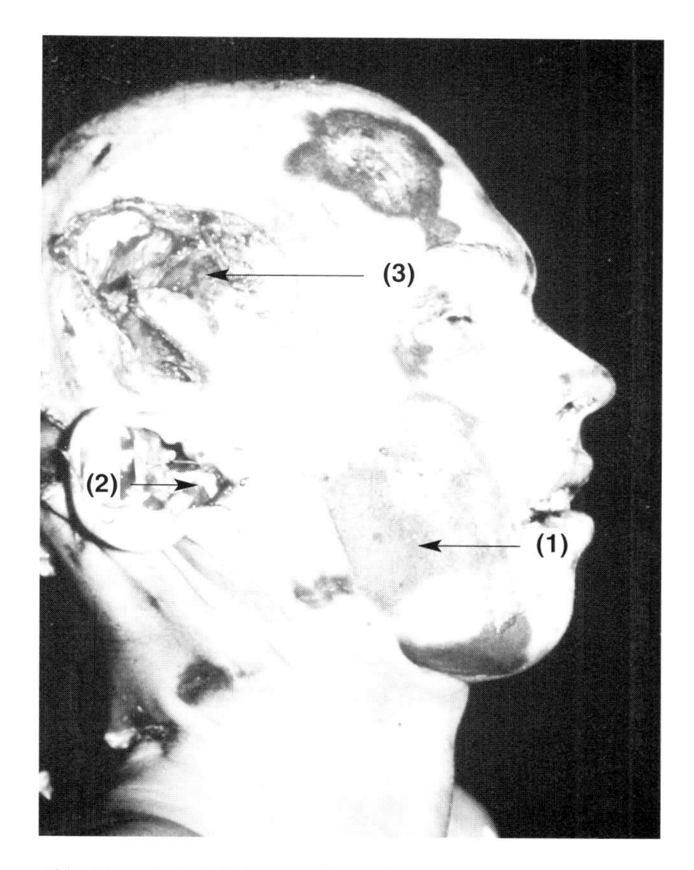

Abb. 30.1: Lokale Folgen mechanischer Gewalteinwirkung. Exkoriation (1), Rißquetschwunde (2), Décollement (3).

Allgemeine Folgen

1. **Traumatischer Schock:** siehe 27.5.4.
2. **Fettembolie:** Trauma und Schockzustand wirken als pathogenetische Faktoren zusammen (siehe 23.20.3.1).
3. **Wundinfektion:** Es werden zwei Gruppen von Infektionen unterschieden:
   - **Pyogene Infektion:** Eitererreger führen zu Phlegmonen oder abszedierenden Gewebseinschmelzungen. Bei hämatogener Generalisation → Sepsis.
   - **Anaerobe Infektion:** Tetanus- und Gasbranderreger. Besonders nach Fremdkörperverlet-

1 conquassare (lat.), zusammenschütteln.
2 lacerare (lat.), zerfetzen.
3 contundere (lat.), zerquetschen.
4 incidere (lat.), einschneiden.
5 décoller (franz.), loslösen.
6 excoriare (lat.), abhäuten.
7 frangere (lat.), zerbrechen.
8 rumpere (lat.), zerreißen.

zungen, wenn Teile der Wunde unter Luftabschluß stehen (Stichwunden, landwirtschaftliche Verletzungen).

30.2 Atmosphärische Druckänderungen

30.2.1 Verminderung des Luftdruckes, Unterdruck

1. **Bergkrankheit, Höhenkrankheit**
   Bei Aufstieg in größere Höhen sinkt der atmosphärische Druck und dementsprechend auch der O_2-Partialdruck. Als Reaktion auf die Sauerstoffverminderung kommt es zu Hyperventilation und Tachykardie, schließlich zu Reflexsteigerungen, Krämpfen und Atemlähmung. Entscheidend ist der Grad des Sauerstoffmangels und die dadurch bedingten hypoxischen Hirnschädigungen. Bei Menschen, die dauernd in großen Höhen leben (z. B. die Bewohner der Anden) gewährleistet eine kompensatorische Polyglobulie die ausreichende Sauerstoffversorgung.
2. **Druckfallkrankheit**
   Bei schnellem Übergang von höherem zu niedrigerem Luftdruck:
   - schneller Aufstieg in große Höhen (Flugzeug, Ballon): Gelenkschmerzen;
   - Leckwerden von Druckkabinen (Höhenflug, Raumkapsel): Gewebszerrreißungen und Dekompressionssyndrom.

30.2.2 Schwankungen des Luftdruckes, Überdruck und Druckfall

1. **Dekompressions-Syndrom (Caisson[9]-Krankheit)**
   Bei Aufenthalt im Überdruck (Tauchglockenarbeiter, Taucher) wird Stickstoff entsprechend dem höheren Partialdruck in größerer Menge physikalisch im Blut gelöst und vor allem in lipidreichen Geweben angesammelt. Brüsker Druckfall = Dekompression (zu rasches Ausschleusen oder Auftauchen, undichte Druckkabine) führt zur Freisetzung des Stickstoffs in Form von Gasbläschen im Blut (Gasembolie), Gehirn- und Rückenmark (Lähmungen), Knochenmark, Fett- und Muskelgewebe (Gelenks- und Gliederschmerzen) und Interstitium der Lungen (interstitielles Emphysem → Mediastinalemphysem → Hautemphysem).
2. **Explosionsdruck**
   Die auf den Körper auftreffenden Druckwellen verhalten sich wie das Einwirken einer stumpfen Gewalt und können Organrupturen nach sich ziehen: Kompression des Thorax, Zerreißung des Lungengewebes, Ruptur von Hohlorganen, Frakturen.

Anhang: Ultraschall
Ultraschallwellen haben eine große biologische Wirkung. Sie führen zu einer Störung des intrazellulären Gel-Zustandes mit Vakuolenbildung und Wärmeentwicklung. Bei stärkeren Einwirkungen treten irreversible Gewebsschäden auf. Die in der Ultraschall-Diagnostik verwendeten Energien sind so minimal, daß daraus keine schädlichen Folgen resultieren.

30.3 Luftverschmutzung

Die Luftverschmutzung ist ein weltweites Problem und reicht von den Zentren der Großstädte bis zum Himalaja.

Ein Zusammenhang zwischen Luftverschmutzung und chronischen Erkrankungen der Atemwege (Bronchitis, Lungenemphysem[10] und Asthma bronchiale) ist gesichert.

Die gefährlichste Atemluftverschmutzung mit den schwersten gesundheitsschädigenden Folgen ist das Tabakrauchen. Schön wäre es, aber kaum einer rafft sich auf, etwas zu tun: *„In unserer heutigen Gesellschaft ist Zigarettenrauchen die einzige, leicht verhütbare Krankheits- und Todesursache und derzeit das wichtigste Problem des öffentlichen Gesundheitswesens"*.

30.3.1 Pathologie des Zigarettenrauchens

1. Zigarettenrauchen ist die **Hauptursache der chronischen, obstruktiven[11] Lungenerkrankungen** wie Emphysem und chronische Bronchitis.
2. Zigarettenrauchen ist der **Hauptrisikofaktor für Arteriosklerose, koronare Herzkrankheit und Myokardinfarkt.**
3. Zwischen Quantität des Zigarettenkonsums und Auftreten eines **Lungenkarzinoms** besteht ein gesicherter, eindeutiger Zusammenhang.

---

9 caisson (franz.), Senkkasten, Taucherglocke.
10 Siehe 34.3.4 und 34.3.8.
11 obstruere (lat.), verstopfen.

4. Zigarettenrauchen steigert enorm das Erkrankungsrisiko für: **Karzinome von Larynx, Mundhöhle, Ösophagus, Niere, Harnblase, Pankreas.**
5. Rauchen während der Schwangerschaft ist (oft letale) **Kindesmißhandlung.**
6. Rauchen trägt zur Entstehung von **Gastritis** sowie **Magengeschwür** bei.
7. Das Ausmaß des Erkrankungsrisikos beim Zigarettenraucher entspricht einer **kumulativen Exposition,** d. h. z. B. doppelter Zigarettenkonsum verdreifacht die Sterberate.
8. **Verzicht auf das Rauchen führt zu einer deutlichen Risikoverminderung!** Es lohnt sich.

Zigarettenrauchen ist selbstgemachte Atemluftverschmutzung.

30.3.2 Krankheitsauslösende Luftverunreinigungen

Die Wirkung von Luftschadstoffen auf den Menschen kann von einer Belästigung bis zur Gesundheitsschädigung reichen, wobei die Symptome entweder sofort oder mit zeitlicher Verzögerung eintreten. Kombinationswirkungen der Schadstoffe sind häufig.

Typische Beispiele sind:

- **Mineralstaub** (Kohlenstaub, Silikatstaub, Asbestfasern usw.): Staublungenerkrankungen, chronische Entzündungen der Luftwege, Neoplasmen in Lunge und Pleura.
- **Organischer Staub** (Baumwolle, verschimmeltes Heu usw.): Alveolitis → Lungenfibrose.
- **Smog**[12] (toxischer Rauchnebel): Hauptinhaltsstoffe sind Ruß, CO_2, CO, SO_2, CS_2, HCl; treffen Rauchschwaden und Nebel aufeinander, so entstehen Schwefelsäure, Salzsäure u. dgl.
- **Ozon** (entsteht aus Sauerstoff durch UV-Einstrahlung): reizt wegen seiner Oxidationskraft die Schleimhäute, verursacht Kopfschmerzen und kann bei längerer Einatmung sogar tödlich wirken.
- **Schwefeldioxid** (entsteht bei Verbrennung schwefelhaltiger Brennstoffe, z. B. Kohle, Erdöl, Benzin, Dieselöl, Heizöl): bei hoher Luftfeuchtigkeit wird SO_2 zu Schwefelsäure umgewandelt. SO_2 ist die Hauptursache des *„sauren Regens"*.
- **Stickoxide NO, NO_2** (kommen vorwiegend vom Kfz-Verkehr, aber auch als industrielle Nebenprodukte): starke Reizung der Schleimhäute.
- **Aromatische Kohlenwasserstoffe** (Hauptquelle sind Verbrennungsmotoren, Heizanlagen sowie industrielle Verarbeitung von Erdölprodukten): Benzpyren ist beispielsweise ein starkes Karzinogen.

30.4 Temperatureinwirkungen

Hitze- wie auch Kälteschädigungen führen sowohl zu lokalen Veränderungen als auch zu allgemeinen Auswirkungen auf den gesamten Organismus.

30.4.1 Verbrennung, Combustio[13]

Der Effekt einer Verbrennung bzw. Verbrühung (heiße Flüssigkeit oder Dampf) ist abhängig von der Höhe der Temperatur und der Dauer ihrer Einwirkung (Abb. 30.2). Nach dem Schweregrad der lokalen Veränderungen können unterschieden werden:

1. Grad: Erythem und **Ödem** bedingt durch Vasodilatation und Hyperämie. Geht an der Leiche infolge Hypostase bald verloren.

2. Grad: Blasenbildung durch Abhebung der Epidermis. Nicht nur durch gesteigerte Plasmatranssudation verursacht, sondern auch durch kleinste Epithelnekrosen, die der durchdringenden Flüssigkeit keinen Widerstand mehr bieten. Werden die Blasen eröffnet, trocknet der Grund bräunlich ein.

3. Grad: Nekrosen bzw. **Schorfbildung** durch Eiweißkoagulation. Restitutio ad integrum nicht mehr möglich, kann nur abgestoßen und durch Narbengewebe ersetzt werden.

4. Grad: Verkohlung oft bis tief in die Muskulatur.

Neben dem Schweregrad ist vor allem die Oberflächenausdehnung, natürlich aber auch die Tiefenausdehnung von prognostischer Bedeutung. Bei zweit- bis drittgradiger Verbrennung gilt für den Erwachsenen als kritischer Wert 20 % der Körperoberfläche, für das Kleinkind 5–10 %. Die verbrannte Oberfläche kann nach der sogenannten „Neunerregel" bestimmt werden:

12 Kombinationswort aus smoke (Rauch) und fog (Nebel).
13 combuere (lat.), verbrennen.

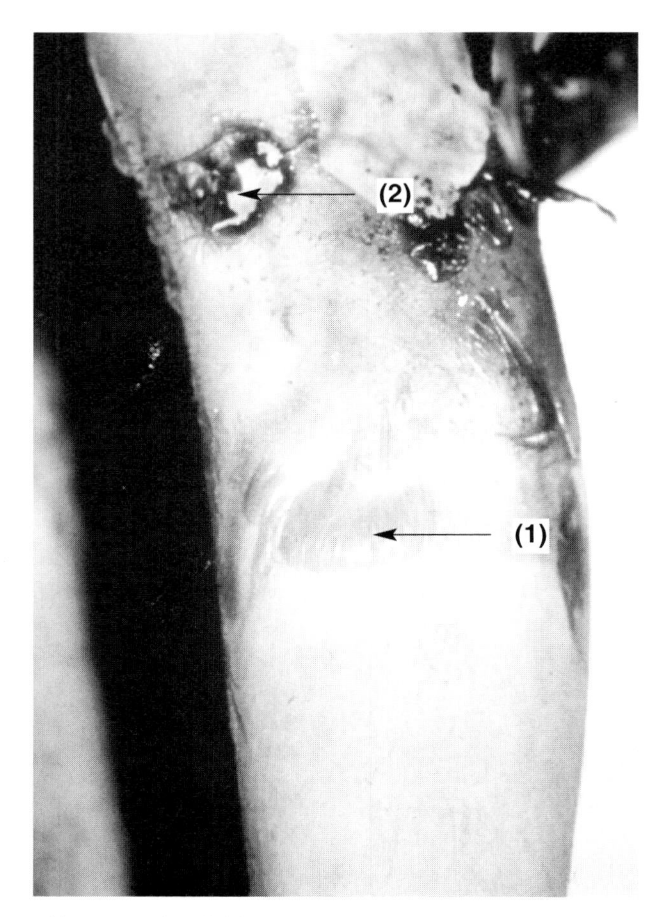

Abb. 30.2: Blasenbildung (1) und Nekrose (2) bei Verbrennung.

Kopf		9 %
Unterkörper	vorn	9 %
	hinten	9 %
Oberkörper	vorn	9 %
	hinten	9 %
Genitale		1 %
Arme je		9 %
Beine	vorn je	9 %
	hinten je	9 %

Frühe Allgemeinfolgen

1. **(Primärer) neurogener Schock:** reflektorische Vasodilatation als Reaktion auf Schmerz und Schreck.
2. **(Sekundärer) Verbrennungsschock:** durch erhöhte Gefäßpermeabilität in den geschädigten Körperpartien *Wasser- und Elektrolytverlust* mit sekundärer Bluteindickung. *Toxische Eiweißzerfallsprodukte* aus den verbrannten Körperstellen unterstützen die Durchlässigkeitssteigerung der Gefäßwände.
   Schocklungen, kompliziert durch Inhalation von Verbrennungsprodukten. *Bedenke:* Das entscheidende Überlebensproblem beim Brandunfall des Rennfahrers Niki LAUDA war die respiratorische Insuffizienz!
3. **Akute Entzündungsreaktion in der Verbrennungswunde:** durch Eiweißdenaturierung direkte Freisetzung von Entzündungsmediatoren.

Späte Allgemeinfolgen

1. **Wundinfektion:** in 75 % der Fälle bakterielle Infektion der Brandwunden. Die Quelle ist eher eine endogene Streuung als eine exogene Kontamination, daher auch pflegerisch nicht zu verhindern. Dabei Sepsis, d. h. Eindringen der Erreger in die Blutbahn leicht möglich, da die unspezifische Abwehr wie auch die Immunantwort eingeschränkt sind.
2. **Toxische Parenchymschädigung:** Eiweißzerfallsprodukte und Bakterientoxine führen zu Verfettung und fokalen Nekrosen in der Leber und im Myokard.
3. **Niereninsuffizienz:** Schockniere.
4. **Gastroduodenale Ulzera:** Hämorrhagische Erosionen bzw. akute Ulzera im Magenkorpus bzw. Duodenum. Ischämisch-hypoxische (im Schock) Schleimhautschädigung führt zu keilförmigen Nekrosen, aus denen bei Durchbruch der Muscularis mucosae akute Ulzera entstehen.
   Neben den mikrozirkulatorischen Veränderungen ist auch die Kortisonausschüttung in der Streßsituation an der Ulkusentstehung beteiligt: Änderung der chemischen Zusammensetzung der defensiven Schleimbarriere. Die komplexe Pathogenese hat zur Bezeichnung *Streßulkus* geführt. Vorkommen in etwa 30 % der Fälle während der ersten Woche nach der Verbrennung.
5. **Hämolyse:** Intravasale Hitzeerythrolyse.
6. Als Spätfolge am Überlebenden kann sich eine **hyperplastische Narbe** und evtl. ein **Narbenkarzinom** (Plattenepithelkarzinom) entwickeln. Verbrennungsnarben neigen zu bewegungseinschränkenden Kontrakturen.

Pathologisch-anatomische Befunde bei Verbrennung

Verbrennungserscheinungen an der Haut,
Hirnödem,
trübe Schwellung, Verfettung und kleinfleckige Nekrosen im Myokard,
Lipoidschwund aus der Nebennierenrinde,
Schockniere,
Magen- und Duodenalulzera,
spodogene[14] Milzschwellung infolge Hämolyse,
evtl. Sepsis,
evtl. Fettembolie.

14 spodos (griech.), Asche, Staub, zerstörtes Gewebe. Eine spodogene Milzschwellung erfolgt durch den Abbau zerstörter Erythrozyten (auch nach ausgiebigen Bluttransfusionen).

Die entscheidenden ärztlichen Sofortmaßnahmen bei einem Verbrennungspatienten sind:
1. **Abkühlung der betroffenen Areale (Wasser!)**
2. **Schockbekämpfung (Infusion).**

30.4.2 Hitzschlag und Sonnenstich

Hitzschlag
Auslösende Ursachen sind zu hohe Umgebungstemperatur verbunden mit hoher Luftfeuchtigkeit.
Störung der Wärmeregulation mit Hyperthermie, wenn bei starker Wärmezufuhr die Wärmeabgabe behindert ist → allgemeine Wärmestauung, Körpertemperatur steigt über 41° C, allgemeine Vasodilatation mit Blutdruckabfall und Schock.

Sonnenstich
Örtliche Wärmestauung bei intensiver Sonnenbestrahlung des Kopfes, Hyperämie und Ödem des Gehirnes.

30.4.3 Maligne Hyperthermie

Es handelt sich um eine Narkosekomplikation. Grundursache ist eine familiär-vererbte Störung des Kalziumtransportes durch Muskelzellmembranen. Es kommt zu einem massiven intrazellulären Ca^{++}-Anstieg mit Dauerkontraktion der Skelettmuskulatur. Die Zellschädigung kann bis zur Myolyse gehen, die Körpertemperatur steigt auf 42° C an. Tod durch Hirnödem, Schock bzw. Nierenversagen bei Myoglobinurie.

Häufigkeit etwa 1 auf 30.000 Narkosen; besonders bei Kombination von Inhalationsnarkotika mit depolarisierenden Muskelrelaxantien.
Achtung: Vor jeder Narkose ist eine familiäre Anästhesie-Anamnese notwendig.

30.4.4 Erfrierung, Congelatio[15]

Örtliche Kälteeinwirkung greift zuerst am Gefäßapparat an; durch die Zirkulationsstörung kommt es sekundär zu Organmanifestationen. Am stärksten gefährdet sind die sogenannten „*Akren*" (Nasen-, Finger-, Zehenspitzen, Ohr) als periphere Kreislaufgebiete. Nach dem Schweregrad können folgende Erfrierungsschäden unterschieden werden:

1. Grad: Frosterythem: zuerst Arteriolenkontraktion; die befallenen Hautareale sind kalt und weiß; bei Wiedererwärmung Vasodilatation und Rötung der Haut.
Perniones = Frostbeulen: bei rezidivierender Kälteschädigung dauernde Vasodilatation mit kleinsten Gewebsnekrosen und reaktiver, entzündlicher Infiltration.

2. Grad: Blasenbildung: Vasodilatation mit Stase und Plasmatranssudation, wobei es zur blasigen Abhebung der Epidermis kommt.

3. Grad: Nekrose: Langanhaltende Stase und evtl. Thrombosen führen zu hypoxischen Gewebsnekrosen. Ist es zur Frostgangrän gekommen, vollzieht sich eine Demarkierung zwischen gesundem und nekrotischem Gewebe.

4. Grad: völlige Gewebsvereisung.

Spätfolgen an kältegeschädigten Geweben: obliterierende Gefäßveränderungen (Intimafibrose als Folge einer Endothelläsion); dadurch evtl. Extremitätengangrän.
Bei Tod nach allgemeiner Unterkühlung sind Hypoxieschäden die Ursache; da durch die Hämoglobinaffinität des Sauerstoffes bei tiefen Körpertemperaturen (25°–20° C) Sauerstoff nicht in ausreichender Menge an die Gewebe abgegeben wird: Hirnödem, Atemlähmung.

30.5 Schäden durch elektrischen Strom

Die Wirkung des elektrischen Stromes auf den menschlichen Körper hängt ab:
- in technischer Beziehung von der *Stromart* (Wechselstrom gefährlicher als Gleichstrom) und der *Stromstärke* (je kleiner der Widerstand – z. B. naße Haut – desto größer die Stromstärke bei gleichbleibender Spannung) und
- in medizinischer Beziehung von der sehr variablen, *persönlichen Empfindlichkeit* (wer darauf gefaßt ist, Strom zu erhalten, ist wesentlich weniger gefährdet), dem *Stromweg* (durch Herz und Hirn besonders gefährlich) und der *Kontaktdauer* (Wärmeentwicklung führt bei längerdauerndem Stromdurchtritt zu Verbrennungen).

30.5.1 Technische Elektrizität

Typisch für die Einwirkung des elektrischen Stromes auf der Haut ist die **Strommarke.** Die kommt bei kleiner Kontaktfläche sowohl an der Eintritts-, als auch an der Austrittsstelle zustande, wobei oft die Form des Leiters noch erkannt werden kann. Die Strommarke (*Immediatnekrose* = schlagartige Koagulationsnekrose) ist leicht prominent, mit glatter Oberfläche (Papillarmuster der Haut fehlt), grauweiß und hart, manchmal

15 congelare (lat.), gefrieren machen.

allerdings mit wallartig aufgeworfenem Rand und verkohltem Zentrum (Abb. 30.3). Histologisch ist die oft büschelförmige Anordnung lang ausgezogener Epidermiszellkerne charakteristisch. Daneben intraepidermale Blasenbildung, Nekrosen und Gefäßthrombosen. Neben diesen Strommarken können ausgedehnte Verbrennungen entstehen. Durch starke Hitzeeinwirkung bei hochgespanntem Strom geht geschmolzenes Metall auf die Haut über: **Stromperlen.**

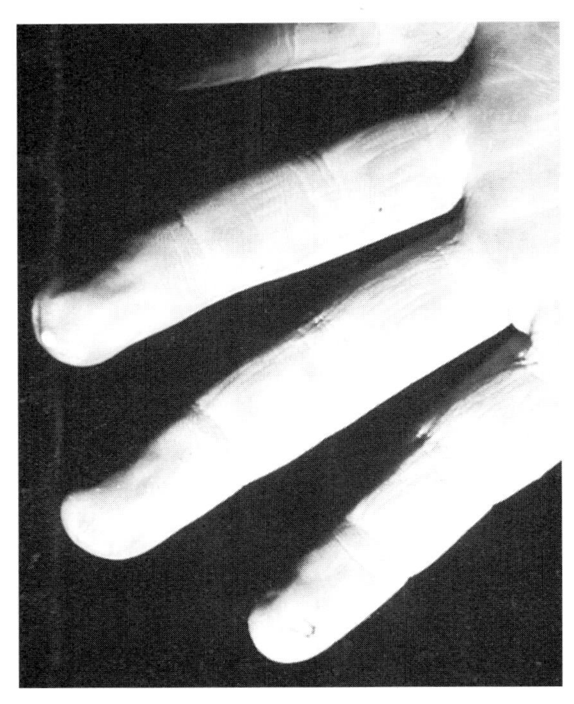

Abb. 30.3: Strommarken an der Haut der Fingerspitzen 2 und 4. Unfall durch Berührung einer Starkstromleitung.

Todesursachen sind beim akuten Geschehen *Kammerflimmern* oder *Atemlähmung;* wird die Stromeinwirkung zunächst überstanden, können etwaige *Verbrennungen* sekundär zum Tod führen.

30.5.2 Blitzschlag

Ein Blitz kann an Kleidung und Haut Durchlöcherungen, ähnlich Schußverletzungen, verursachen, evtl. werden Verbrennungen gesehen. Todesursache ist meistens Atemlähmung.
Charakteristisch sind **Blitzfiguren:** baumartig verästelte Verzweigungen von braunroter Farbe in der Haut (Abb. 30.4). Ihre Entstehung beruft auf Vasoparalysen.

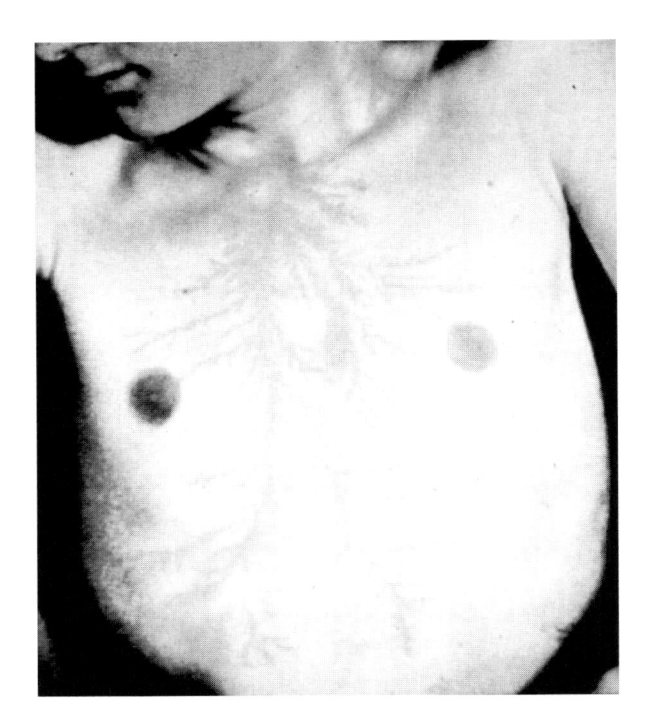

Abb. 30.4: Blitzfigur an der vorderen Thoraxseite.

30.5.3 Wirkung elektromagnetischer Felder

Über eine gesundheitsschädigende Gefahr durch elektromagnetische Felder wird diskutiert, eine Beeinträchtigung der Funktion von Herzschrittmachern ist sicher.

- Hochfrequente elektromagnetische Felder beeinflussen Gedächtnisleistung (experimentell bei Ratten), den Schlafrhythmus (REM-Anteile im EEG) sowie den Ruheblutdruck (Steigerung um 5–10 mm Hg) und die Steuerung der Herzfrequenz.
- Mikrowellenbedingte Kopfschmerzen gehen auf eine vermehrte Durchlässigkeit der Blut-Hirn-Schranke zurück.
- Bei Nutzern von Mobiltelefonen kommt es mit zunehmender Gesprächsdauer zu Müdigkeit, Kopfschmerzen sowie Brennen und Erwärmen der Haut am Ohr.
- Ein erhöhtes Tumorrisiko wird vermutet (Gehirn, lymphatisches und hämatopoetisches System). Über mutagene Effekte liegen keine Untersuchungsergebnisse vor.
- Ungeklärt sind die Wirkungen von Sendeantennen und Verstärkerrelais sowie von drahtloser Übertragung bei PC's und Notebooks.

30.6 Strahlenschäden

30.6.1 Lichtstrahlen

Besonders wirksam sind die Ultraviolett-Strahlen.

1. **Sonnenbrand**

Erythem, evtl. auch Blasenbildung. Mit einer Verbrennung 1.–2. Grades vergleichbar.

2. **Lichtdermatosen**
   Summation der UV-Strahlenschäden während vieler Jahre. Zunächst *Teleangiektasien* und Degeneration des Bindegewebes im Korium = sogenannte *aktinische Elastose;* dann bleibende *Hyperpigmentation* sowie Auftreten *aktinischer Keratosen* = Hyperkeratosen (siehe Pkt. 3).
3. **Hyperkeratosen**
   Allgemeine Hyperplasie der Epidermis mit fleckiger Pigmentierung und Verdickung des Stratum corneum, Hyperpigmentation: *Farmerhaut, Seefahrerhaut.* Als Spätfolge Hautkarzinom möglich.
4. **Photosensibilitätsreaktionen**
   - *Phototoxische Reaktionen:* Bestimmte Substanzen (Farbstoffe, Kosmetika, Medikamente) sensibilisieren die Haut, Lichtexposition löst lokale Reaktionen aus, z. B. Rötung, Schwellung, Juckreiz.
   - *Photoallergische Reaktionen:* Nach wiederholten Lichtexpositionen treten in der sensibilisierten Haut allergische Reaktionen vom Spättyp auf.
5. **Xeroderma pigmentosum**
   Genetisch bedingter Defekt im DNA-Reparatursystem (siehe 25.7 und 25.8), sodaß durch UV-Strahlen ausgelöste DNA-Schäden nicht beseitigt werden können.
   An exponierten Hautstellen treten teils Hyperkeratosen und Hyperpigmentierungen, teils Atrophie der Epidermis und geschwüriger Zerfall auf. Präkanzerose!
6. **Porphyrie**
   Stoffwechselstörung mit abnormer Akkumulation von Porphyrinen im Organismus (siehe 23.24.1.10).

30.6.2 Ionisierende Strahlen

Dazu gehören die korpuskuläre Teilchenstrahlung sowie die elektromagnetischen Röntgen- und Gammastrahlen. Diese energiereichen Strahlen sind imstande, Elektronen aus dem Atomverband zu lösen. Das herausgelöste Elektron kann sich an ein anderes Atom anheften: *Ionisation.*

Als Maß für die Strahlenbelastung des Menschen wird die Einheit **rem** verwendet. **rem** (**r**adiation **e**quivalent **m**an) = Dosiseinheit, welche die biologische Wirksamkeit radioaktiver Strahlen angibt. mrem = millirem = 0,001 rem.

1. *Natürliche Strahlenexposition*	ca. 110 mrem/Jahr
a) kosmische Strahlung[16]	30 mrem/Jahr
b) terrestrische Strahlung	80 mrem/Jahr
2. *Zivilisatorische Strahlenbelastung*	ca. 60 mrem/Jahr
a) medizinische Strahlenquellen	50 mrem/Jahr
b) frühere Kernwaffenversuche („fall-out")	8 mrem/Jahr
c) Technik und Forschung	2 mrem/Jahr

Die gesamte jährliche Strahlenbelastung beträgt etwa 170 mrem.

Aus obiger Zusammenstellung geht hervor, daß zwei Drittel der Strahlenbelastung aus natürlichen Strahlenquellen stammen und knapp weniger als ein Drittel zu Lasten medizinischer Maßnahmen geht.

Für beruflich strahlenexponierte Personen ist ein Maximalwert von 5 rem/Jahr = 5.000 mrem gesetzlich festgelegt. Angehörige entsprechender Berufe müssen Strahlenmeßplättchen (Dosimeter) tragen. Entsprechend der Terminologie der SI-Einheiten[17] wurde seit 1985 rem durch Sivert[18] (Sv) ersetzt: 1 Sv = 100 rem.

> Gesetzlich zugelassene Ganzkörperdosis für beruflich strahlenexponierte Personen = 50 mSv

Mechanismus der schädigenden Strahlenwirkung

> Jede Strahlenexposition ist mit einem bestimmten, wenn auch noch so kleinen Risiko verbunden.

Der Differenzierungsgrad eines Gewebes ist der Strahlensensibilität umgekehrt proportional. Je stoffwechselaktiver das Gewebe, desto stärker die Schädigung. Die Strahlenempfindlichkeit der Einzelzelle ist abhängig von deren jeweiligem Standort im Generationszyklus. Am empfindlichsten sind die Zellen während der Mitose.

1. **Schädigungen von Membranen und Organellen:** Verlust energieliefernder Enzymsysteme, Freisetzung autolysosomaler Fermente.

16 Der Anteil der kosmischen Strahlung steigt mit der Seehöhe des betreffenden Ortes, der terrestrische Anteil variiert entsprechend der natürlichen Radioaktivität des geologischen Untergrundes.
17 Systéme International d´Unités.
18 Rolf Sievert (1866–1966), Kernphysiker in Stockholm.

2. **Zellteilungsstörungen:** Mitosen sofort vermindert. Zellen in Mitose oder in dieselbe eintretend sind besonders strahlenempfindlich.
   Entstehung polyploider und/oder mehrkerniger Riesenzellen.
3. **Schädigung des Genoms:** Hemmung der DNA-Synthese; strahleninduzierte Mutation.
4. **Denaturierung oder Koagulation von protoplasmatischem Eiweiß.**

Strahlenempfindlichkeit

Da die einzelnen Gewebe des Körpers unterschiedlich strahlenempfindlich sind, und sogar Zellen derselben Art nicht immer gleich empfindlich reagieren, kann man nur eine ganz grobe Rangordnung der Organe hinsichtlich ihrer Strahlensensibilität aufstellen. Außerdem hängt die Strahlensensibilität von der momentanen Proliferationstendenz des Gewebes ab.

- **Radiosensible Gewebe:** Strahlenempfindlich sind embryonales Gewebe, Keimzellen, lymphatisches und hämatopoetisches Gewebe, Dünndarmepithel, Basalzellen der Epidermis.
- **Radioreagierende Gewebe:** Strahlenempfänglich sind Haut mit Anhangsgebilden, Plattenepithel- und Urothelschleimhäute, Blutgefäße, Speicheldrüsen, wachsender Knorpel und Knochen, kollagenes und elastisches Bindegewebe.
- **Radioresistente Gewebe:** Strahlenunempfindlich sind Leber, Herz, Skelettmuskulatur, Fettgewebe, Ganglienzellen und reifer Knochen.

Strahlenschäden

Es besteht eine **Dosis-Risiko-Beziehung,** wobei bestimmte Krankheitserscheinungen in Abhängigkeit von der Strahlendosis auftreten.
Für eine einmalige Kurzzeitbestrahlung des Gesamtkörpers gilt:

20–80 rem → geringfügige Blutbildungsänderung möglich,
80–120 rem → Strahlenkrankheit: Blut- und Knochenmarksschädigung, Durchfälle, Neigung zu Infektionen u. a.; noch keine Todesfälle,
220–330 rem → Strahlenkrankheit: 20 % Todesfälle nach 2–6 Wochen,
330–500 rem → Strahlenkrankheit: 50 % Todesfälle,
über 500 rem → Strahlenkrankheit: fast 100 % Todesfälle.

1. **Haut**
   - Atrophie, Pigmentierung, Haarverlust, Teleangiektasien,
   - Verbrennungsartige Veränderungen,
   - Fibrosierung und kollagenfaserige Narbenbildung mit Verlust der Regenerationsfähigkeit der Epidermis und Entwicklung schwer heilender Geschwüre: Strahlenulkus, evtl. mit Spätfolge eines Plattenepithelkarzinoms.
2. **Lymphatisches Gewebe**
   Atrophie von Lymphknoten und Milz mit Follikelschwund und Lymphozytopenie. Störung der Antikörperbildung.
3. **Hämatopoetisches Gewebe**
   Zuerst Auftreten einer Granulozytopenie, dann Thrombopenie und Anämie → Panmyelopathie.
4. **Magen-Darmtrakt**
   Besonders Dünndarm betroffen. Sistieren der Epithelregeneration mit Ulkusbildung. Schlechte Heilung wegen Bindegewebssklerose, Strahlenvaskulopathie und Strahlenschaden des Epithels.
5. **Respirationstrakt**
   Strahlenfibrose der Lungen.
6. **Gonaden**
   Zugrundgehen von Keimzellen. Mutagene Effekte auf die genetische Konstitution der Keimzellen.
7. **Blutgefäße**
   Strahlenvaskulopathie: Permeabilitätssteigerung der Blut-Gewebsschranke führt zur Plasmainsudation der Gefäßwand mit eosinophil-homogener Verquellung bis Nekrose; evtl. Thrombose. Als Spätfolge evtl. Teleangiektasien oder Gefäßwandfibrose mit Lichtungseinengung.

Zum Problem der **kanzerogenen Wirkung** der ionisierenden Strahlen (siehe 25.9.3.1).
Spätschaden durch radioaktive Strahlung:

- **maligne Transformation**[19],
- **teratogene**[20] **Schäden am Embryo/Fötus,**
- **Auslösung von Mutationen an Keimzellen.**

Am 26. April 1986 ereignete sich in Tschernobyl ein Super-GAU (größter anzunehmender Atomzwischenfall). Die Bevölkerung der Umgebung wurde mit dem 500fachen und darüber hinaus einer normalen Jahresdosis an Radioaktivität belastet, d. h. jede Person bekam eine Akutdosis von 80 rem aufwärts! Dies entspricht etwa 1 Sv. Die biologischen Auswirkungen sind noch immer unabsehbar schlimm.

19 Siehe 25.9.3.1.
20 teras, teratos (griech.), Wunderzeichen, Wundergeburt. Teratogenität faßt alle Einflüsse zusammen, welche während einer Gravidität Mißbildungen auslösen können.

Das heute obsolete Röntgenkontrastmittel „Thorotrast" (kolloidales Thoriumdioxid) wird im MMS gespeichert, wobei nach jahrzehntelanger lokaler Strahlenwirkung Hämangiome und Hämangiosarkome in der Leber und Milz entstanden sind.

Strahlentherapie

Bei sehr strahlenempfindlichen Geschwulsttypen (z. B. Leukämien, malignen Lymphomen, Keimzelltumoren, Plattenepithelkarzinomen) als Primärtherapie bzw. in Kombination mit Chemotherapie.

Wirkungsweise: nicht direkt kanzerozider Effekt (Abtötung von Tumorzellen), sondern Proliferationshemmung mit Aussterben strahlenempfindlicher Zellrassen. Strahlenverödung der ernährenden Gefäße und Sklerose des Tumorstromas.

Gefahren: übermäßige Schädigung des Normalgewebes (z. B. Knochenmarksinsuffizienz), Tumorzerfall (Perforationen), Narbensklerose in der Umgebung (Ureterschädigung bei Bestrahlung eines Kollumkarzinoms).

30.7 Chemische Schädlichkeiten (Gifte)

Alle Chemikalien und Medikamente können schädigend oder tödlich wirken. Nur jene Substanzen mit höchster Toxizität bezeichnet man als Gifte, aber in genügend hoher Dosierung ist ja sogar Kochsalz schädlich.

PARACELSUS schrieb 1537/38: *„Alle Dinge sind Gift und nichts ohne Gift; allein die Dosis macht, daß ein Ding kein Gift ist."* 1566, also 25 Jahre nach dem Tod des PARACELSUS, wurde dieser Text ins Lateinische übertragen. Der Autor der berühmten Worte *„dosis sola facit venenum"* ist nicht bekannt.

Hier werden nur wenige exogene Giftstoffe exemplarisch behandelt. Im übrigen sei auf die Lehrbücher der pharmakologischen und forensischen Toxikologie verwiesen.

Die häufigste Ursache akuter Vergiftung ist der Selbstmord, dabei stehen Kohlenmonoxid- und Schlafmittelintoxikation weit an der Spitze.

Typische Vergiftungen

Kohlenmonoxid-Vergiftung

In Leuchtgas, Auspuffgas, Grubengas und Ofengas sowie Zigarettenrauch. CO hat 200mal höhere Affinität zu Hämoglobin als Sauerstoff, daher Bildung von CO-Hb und Blockierung des Sauerstofftransportes.

Hellrote Totenflecken, hellrotes Blut, hellrote Muskulatur (wegen kirschroter Eigenfarbe von CO-Hb). *Degenerative Ganglienzellveränderungen, symmetrische Nekrosen (Erweichungsherde)* in den Stammganglien des Gehirns.

Schlafmittelvergiftung

Barbiturate, Sedativa, Psychopharmaka. Die Wahl des Präparates richtet sich nach seiner augenblicklichen medizinalen Verbreitung. Der anatomische Befund ist uncharakteristisch: *Hyperämie und Ödem des Gehirns, evtl. symmetrische Erweichungsherde als Hypoxiezeichen.* Typisch sind zackig begrenzte *Hautrötungen,* die in *Blasenbildung und Nekrose* übergehen können und an Stellen auftreten, die einem Druck (Kleider) ausgesetzt waren (Unterschenkel, Ferse, Schulter).

Todesursache sind Atemlähmung, bronchopulmonale Infekte, evtl. Aspirationspneumonie.

Säuren- und Laugenverätzung

Unmittelbar destruktive Gewebswirkung, *bei Säuren Koagulationsnekrose* (harter Schorf, gleichzeitig Schutz gegen tieferes Eindringen); *bei Laugen Kolliquationsnekrose* (Gewebsauflösung in eine schmierige Masse).

Die Ätzschorfe zeigen typische *Lokalisationen:* Lippen, Mundwinkel (hier evtl. Abrinnspuren), Tonsillen, Uvula, Gaumenbogen, Epiglottis, Beginn und Engen des Ösophagus, Kardia, Magenkurvaturen, Pylorus, Duodenum.

Verätzungsfolgen: Schocktod; Perforationsperitonitis bzw. -mediastinitis; strikturierende Narben (evtl. Narbenkarzinom).

Bleivergiftung

Meist gewerbliche Vergiftungen (Anstreicher, vor allem bei Farbzerstäubung; Akkumulatoren sowie Batterieherstellung und -entsorgung; Spengler und Installateure; Schweißarbeiter; weiters bleihaltiges Benzin, Zeitungsdruckfarben, Trinkwasser aus Röhren mit Bleilötstellen; Blei ist reichlich in Klärschlamm vorhanden und kann so über den Dünger in fruchtbaren Boden gelangen). Blei bindet an Disulfidgruppen und denaturiert Proteine, was zur Enzymblockade führt.

Grauschwarzer Bleisaum am Zahnfleisch (Bleisulfid), *Anämie* (gesteigerte Hämolyse, Störung der Hämoglobinsynthese mit basophil getüpfelten Erythrozyten); *periphere Vasokonstriktion* (Hypertonie, Bleischrumpfniere) und *Spasmen der Darmmuskulatur* (Bleikolik); *Bleienzephalopathie* (Ganglienzelldegeneration) und *Bleilähmung* (Myelindegeneration an motorischen Nerven). Blei wird anstelle von Kalzium im Kochen abgelagert und hemmt den ständigen Knochenumbau.

Arsenvergiftung

Bei gastrointestinaler Aufnahme *akuter Brechdurchfall* mit Exsikkose und Schock. Bei chronischer Applikation kleine Darmulzera, Hautpigmentierungen und Hyperkeratosen.

Organotropie der Giftstoffe

Zentralnervensystem: Schlafmittel, Äthyl- und Methylalkohol, Lösungs- und Reinigungsmittel, Pflanzenschutz- und Schädlingsbekämpfungsmittel.

Erythrozyten: Kohlenmonoxid, Blei, Nitrite (Met-Hb-Bildner).

Gastrointestinal: Ätzgifte, Schwermetalle, Arsen.

Leber: Alkohol, Chloroform, Tetrachlorkohlenstoff, Pilzvergiftungen.

Nieren: Quecksilber, Äthylenglykol (Frostschutzmittel), Phenacetin.

Knochenmark: Blei, Benzol.

30.8 Schäden durch Arzneimittel = Iatrogene Pathologie

Unerwünschte Nebenwirkungen treten bei etwa 3–5 % aller medizinischen Anwendungen von Arzneimitteln auf; die meisten davon sind aber nur unangenehm und heilen folgendes aus.

1. **Das Medikament oder seine Metaboliten wirken direkt toxisch.**
2. **Die immunologische Abwehr wird beeinträchtigt.**
3. **Es werden Immunreaktionen, vor allem allergische Reaktionen, ausgelöst.**

Die *Häufigkeit von Arzneimittelnebenwirkungen nimmt zu:* Die Anzahl der verwendeten Medikamente steigt, immer mehr Menschen nehmen immer mehr Medikamente.

Tab. 30.1: Kurze Auswahl organtypischer Arzneimittelschäden

Verursachendes Medikament	Schädigung
Zytostatika, Immunsuppressiva; Aspirin, Sulfonamide, Antibiotika	Blut und Knochenmark: z. B. Granulozytopenie, Thrombozytopenie, hämolytische Anämie; Leukämie
Antibiotika, Barbiturate u.v.a.	Haut: Urtikaria, verschiedene Ausschläge
Analgetika (Phenacetin), Sulfonamide, Aspirin	Niere: interstitielle Nephritis, Tubulus- und Papillennekrosen
Antibiotika, Analgetika, Narkosemittel (Halothan)	Leber: Verfettung, Nekrosen, Cholestase
Penicillin (als Beispiel)	Analphylaktischer Schock
Östrogene	Endometriumkarzinom
Orale Kontrazeptiva	Thromboseneigung und Koronararteriensklerose (bei Kombination mit Adipositas und Zigarettenrauchen)

Das *Wirkungsspektrum der Arzneimittelschäden wird immer größer:* Es gibt kein Organ, das nicht durch irgendein Medikament geschädigt werden kann; besonders betroffen sind hämatopoetisches System, Haut, Niere und Leber.

Denke immer an die potentielle Teratogenität von Arzneimitteln während einer Schwangerschaft.

30.9 Drogenmißbrauch

Die schädigenden Wirkungen gehen einerseits auf die Drogen selbst, andererseits auf beigemengte Verdünnungsstoffe zurück; letztendlich ist die hygienische Situation der Drogenabhängigen meist katastrophal.

Tab. 30.2: Beispiele für Drogeneffekte

Droge	Schädigende Wirkung
Inhalationsstoffe (Lösungsmittel, Farbverdünner u. dgl.): „sniffing“	„Rauschzustand“ mit Wegfall zerebraler Hemmungen; Herzversagen infolge Sympathikusüberreizung
Kokain (verdünnt), **„crack“** (pur)	Blutdruckanstieg, Tachykardie, Herzrhythmusstörungen; Myokardnekrosen
Heroin (Diazethylmorphin)	Atemlähmung; Herzrhythmusstörungen; Lungenödem; Fremdkörpergranulome (durch Beimischungen) in Lunge, Leber und Lymphknoten; chronische Eiterungen vor allem an der Haut; Übertragung von Infektionskrankheiten: Hepatitis C, AIDS.

Die am häufigsten gebrauchten und mißbrauchten Drogen sind **Alkohol und Nikotin.**

Akute Alkoholvergiftung

Zytoxische Wirkung von *Äthanol* selbst, vor allem durch das in der Leber gebildete Abbauprodukt *Azetaldehyd.* Die tödliche, akute Alkoholvergiftung beruht auf einer Hemmung der neuronalen Hirnaktivität → **Atemlähmung.**

Chronischer Alkoholabusus[21]

Der chronische Alkoholismus führt zu einer **Vielfalt von Organschädigungen.** Der Wirkungsmechanismus ist komplex, denn es kommen direkt toxische Äthanol- und Azetaldehydschäden in Kombination mit Fehl-

21 abutere, abusum (lat.), mißbrauchen.

ernährung und Vitamin-Mangelerscheinungen zusammen (siehe 29.1 Anhang sowie 29.2, Vitamin B_1).

Wird Äthanol mit **Methanol** verwechselt, kommt es bereits bei einer Menge von 20 ml zu dramatischen Vergiftungen. Die toxische Wirkung beruht auf der Bildung von *Formaldehyd* und *Ameisensäure:* Retinaschädigungen bis zur totalen Blindheit; Hirnschwellung → zerebrales Koma → Exitus.

Übersicht

Pathologie häufiger Umweltschäden

Mechanische Gewalteinwirkung: Trauma

Änderung des Luftdruckes:
rasch: Druckfallkrankheit; Dekompressions-Syndrom; Explosion
langsam: Höhenkrankheit, Höhenadaptation

Luftverschmutzung: diverse Luftverunreinigungen
Zigarettenrauchen

Temperatureinwirkungen:
Sonnenstich
Hitzschlag
Verbrennung
Erfrierung
Sonderform: genetisch-iatrogen ausgelöste, maligne Hyperthermie

Elektrizität: Schädigung durch technische Elektrizität
Blitzschlag

Lichtschäden (UV-Strahlen): Sonnenbrand
Lichtdermatosen
Photosensibilitätsreaktion durch UV Licht ausgelöste, prä-determinierte Krankheiten

Ionisierende Strahlen (Radioaktivität)
Grundmuster der Schäden:
Membranschädigungen
Zellteilungsstörungen
Schädigung des Genoms
Eiweißdenaturierung
Grundmuster der Folgen:
maligne Transformation von Zellen
teratogene Schäden am Embryo/Fötus
Mutationen an Keimzellen

Chemische Schädigungen: Gifte

Schäden durch Arzneimittel:
iatrogen ausgelöste Schäden
Mechanismus der Schädigung:
direkte Toxizität
Störung der immunologischen Abwehr
allergische Reaktion

Drogen, insbesondere **Alkohol und Nikotin.**

Tab. 30.3: Epidemiologie der Abhängigkeiten

Österreich hat 7,9 Millionen Einwohner, davon sind

10 000	Menschen **drogenabhängig**
100 000	Menschen **medikamentenabhängig**
300 000	Menschen **alkoholabhängig**
1 600 000	Menschen **nikotinabhängig**

und
rund 20 % der Menschen sind übergewichtig aufgrund unkontrollierter Nahrungsaufnahme.

REKAPITULATION

1. Nenne die Möglichkeiten für lokale Folgen mechanischer Gewalteinwirkung. (30.1)
2. Was sind die wichtigsten allgemeinen Folgen mechanischer Gewalteinwirkung? (30.1)
3. Was versteht man unter Höhenkrankheit, gibt es einen physiologischen Anpassungsmechanismus? (30.2.1)
4. Erläutere das Dekompressionssyndrom. (30.2.2)
5. Welche Krankheiten hängen sicher mit Luftverschmutzung zusammen? (30.3)
6. Nenne detailliert die Schädigungen durch Zigarettenrauch. (30.3.1)
7. Gib Beispiele für krankheitsauslösende Luftverunreinigungen. (30.3.2)
8. Erkläre die Schweregrade einer Verbrennung. (30.4.1)
9. Was ist die sogenannte „Neunerregel"? (30.4.1)
10. Erläutere die frühen Allgemeinfolgen einer Verbrennung. (30.4.1)
11. Erkläre die späten Allgemeinfolgen einer Verbrennung. (30.4.1)
12. Schildere die morphologischen Organbefunde bei einer Verbrennung. (30.4.1)
13. Erläutere den Unterschied zwischen Hitzschlag und Sonnenstich. (30.4.2)
14. Erkläre den Mechanismus und die Gefahren der „malignen Hyperthermie"? (30.4.3)
15. Erkläre die Schweregrade einer Erfrierung. (30.4.4)
16. Woran stirbt man bei Erfrierung? (30.4.4)
17. Welche Spätfolgen von lokalen Erfrierungen gibt es? (30.4.4)
18. Schildere die Auswirkungen des elektrischen Stromes auf das Gewebe. (30.5.1)
19. Was passiert, wenn ein Mensch vom Blitz getroffen wird? (30.5.2)
20. Nenne Schädigungen durch Lichtstrahlen. (30.6.1)
21. Was sind ionisierende Strahlen? (30.6.2)
22. Erläutere das Problem der Strahlenexposition und Strahlenbelastung der Menschen. (30.6.2)
23. Wie sind die Mechanismen der schädigenden Strahlenwirkung? (30.6.2)
24. Erläutere die Unterschiede in der Strahlenempfindlichkeit der Gewebe. (30.6.2)
25. Nenne charakteristische Strahlenschäden für einzelne Organe. (30.6.2)

26. Welches sind die drei typischen Spätschäden durch radioaktive Strahlung? (30.6.2)
27. Erläutere den Effekt der Strahlentherapie. (30.6.2)
28. Erläutere die Kohlenmonoxid-Vergiftung. (30.7)
29. Gibt es einen typischen makroskopischen Befund bei Schlafmittelvergiftungen? (30.7)
30. Erläutere den Unterschied zwischen einer Säuren- und Laugenverätzung. (30.7)
31. Was ist typisch für eine Bleivergiftung? (30.7)
32. Unterschiedliche Auswirkung der akuten und chronischen Arsenvergiftung? (30.7)
33. Gib Beispiele für die Organotropie verschiedener Gifte. (30.7)
34. Durch welche Mechanismen können Arzneimittel schädigend wirken? (30.8)
35. Nenne typische Beispiele für Arzneimittelschäden. (Tab. 30.1)
36. Gib Beispiele für Drogeneffekte. (Tab. 30.2)
37. Erläutere den Unterschied zwischen akuter Alkoholvergiftung und chronischem Alkoholismus. (30.9)
38. Was ist charakteristisch für eine Methylalkoholvergiftung? (30.9)

31. Allgemeine Pathologie der Infektionskrankheiten

Die Erreger von Infektionskrankheiten sind Kleinstlebewesen = Mikroorganismen = **Mikroben.** Die Lehre von den Mikroben als Krankheitserreger ist die **Medizinische Mikrobiologie.**

Durch Mikroben hervorgerufene Erkrankungen sind dadurch gekennzeichnet, daß die Erreger sich im Patientenorganismus vermehren und einen (toxischen) Reiz ausüben, der mit einer entzündlichen Reaktion beantwortet wird.

Die Erreger von Infektionskrankheiten sind biologisch unterschiedliche Mikroben (siehe unten); dazu kommen als Krankheitserreger noch Makroparasiten – z. B. Würmer.

31.1 Einteilung und Definition der Mikroben

1. **Mikroorganismen mit eigenem Stoffwechsel, die sich selbständig und unabhängig (in unbelebtem Milieu) vermehren können:**
   a) mit zellulärer Struktur
      – **Protozoen** (tierischer Einzeller)
      – **Bakterien** (pflanzliche Einzeller)
      – **Pilze**
   b) ohne zelluläre Struktur
      – **Mykoplasmen**
2. **Mikroorganismen, deren Stoffwechsel nur innerhalb lebender Zellen in Abhängigkeit von deren eigenem Stoffwechsel erfolgen kann:**
   a) mit zellulärer Struktur
      – **Rickettsien**
      – **Chlamydien**
   b) ohne zelluläre Struktur
      – **Viren**

Bakterien[1]

Einzellige, pflanzenähnliche Lebewesen ohne Zellkern und mit ungeschlechtlicher Vermehrung durch Querteilung.

In der Systematik der Lebewesen gehören die Bakterien zu den Prokaryonten, d. h. Organismen, in denen das genetische Material in Form eines „Pronukleus" organisiert ist; dieser ist nicht durch eine Kernmembran vom Zytoplasma getrennt.

Alle Bakterien sind mittels Ölimmersion im Lichtmikroskop sichtbar (1–3 mm) und werden in gefärbtem Zustand betrachtet (siehe 21.2.3.1); es wird in der Regel die GRAM-Färbung verwendet, die entweder *positiv* (Bakterien violett-schwarz gefärbt) oder *negativ* (Bakterien rot gefärbt) ausfallen kann.

Achtung: Die Erreger der Tuberkulose (Mycobacterium tuberculosis) lassen sich mittels GRAM-Färbung nicht darstellen. Es ist hiefür die Spezialfärbung nach ZIEHL-NEELSEN oder ähnliches notwendig.

Der Tuchhändler und Gerichtskämmerer in Delft Antoni van LEEUWENHOEK (1632–1723) beobachtete als biologischer Dilettant 1676 mit einem selbstgefertigten Mikroskop erstmals Bakterien in einem Wassertropfen. 1683 zeichnete er Kokken, Stäbchen und spiralförmige Bakterien, die er aus dem eigenen Zahnbelag abgestrichen hatte.

Bakterien als Krankheitserreger hat erstmals 1869 der Assistent Rudolf VIRCHOWs an der Berliner Charité Otto OBERMEIER (1843–1873) identifiziert. Es waren die Erreger des Rückfallfiebers, heute Borrelia recurrentis genannt.

Die meisten Bakterien können in zwei biologischen Formen auftreten:

- **Vegetative Form** = vermehrungsfähige Formen, d. h. die eigentlichen Bakterien.
- **Sporen** = resistente Dauerformen, widerstandsfähig gegen physikalische und chemische Noxen.

Sporenbildung tritt bei schlechten Lebensbedingungen auf, um dem bakteriellen Genom den Weiterbestand zu sichern. Sporen sind eiförmige, abgekapselte Gebilde, welche jahrzehntelang lebensfähig sind und sich bei Besserung der Umweltbedingungen wieder in vegetative Formen umwandeln können.

Von wenigen Ausnahmen abgesehen können die Bakterien auf Nährböden kultiviert und zur Vermehrung gebracht werden (siehe 21.2.3.2).

1 bakterion (griech.), Stab, Stock.

Morphologische Grundtypen (Abb. 31.1):

Kugel:	in Haufenform	= **Staphylokokken**[2]
(Kokken)	in Kettenform	= **Streptokokken**[3]
	zu zweit gelagert	= **Diplokokken**
Stäbchen:	länglich, meist schlank	
Schrauben:	eine Windung	
	beistrichförmig	= **Vibrionen**[4]
	viele Windungen	= **Treponemen**[5] **Leptospiren**[6] **Borrelien**[7]

Krankheitsbeispiele:

Staphylokokken	→ eitrige Entzündung, Abszeß
Streptokokken	→ eitrige Entzündung, Phlegmone
Diplokokken	→ eitrige Entzündung (Gonorrhoe, Meningitis)
GRAM-pos. Stäbchen	→ Gasbrand, Tetanus, Diphtherie
GRAM-neg. Stäbchen	→ eitrige Entzündungen
Vibrionen	→ Cholera
Treponemen	→ Lues
Leptospiren	→ Leptospirosen
Borrelien	→ Rückfallfieber

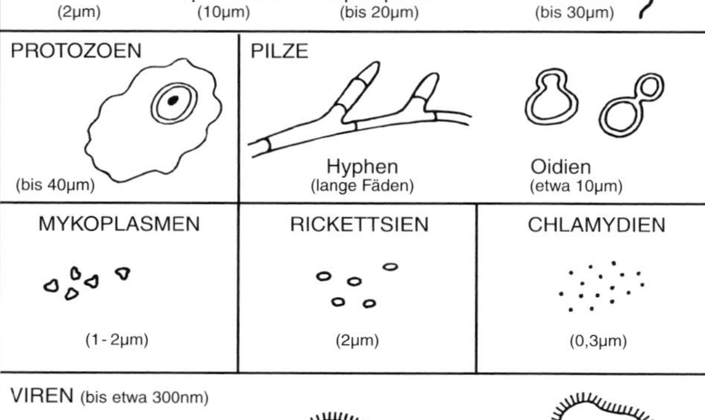

Abb. 31.1: Morphologische Grundtypen der Krankheitserreger. Mit Ausnahme der Viren sind die Größenrelationen annähernd richtig dargestellt.

2 staphyle (griech.), Weintraube, kokkos (griech.), Kern.
3 streptos (griech.), gedreht, geflochten.
4 vibro (lat.), schütteln, schwingen.
5 trepein (griech.), drehen; nema (griech.), Faden.
6 leptos (griech.), schlank; speira (griech.), Windung.
7 Amédée BORREL (1867–1936), Bakteriologe in Strasbourg.
8 hyphe (griech.), etwas Gewebtes.
9 oidion (griech.), angeschwollen.
10 mykes (griech.), Pilz.

Protozoen

Einzellige, tierische Lebewesen mit allen Funktionen einer lebenden Zelle. Machen einen charakteristischen Entwicklungszyklus durch und sind häufig nur während bestimmter Entwicklungsphasen im menschlichen Körper krankheitsauslösend.

Protozoen sind größer als Bakterien (zwischen 10–40 mm) und können vor allem mittels GIEMSA-Färbung (siehe 21.2.2.1) lichtmikroskopisch nachgewiesen werden.

Krankheitsbeispiele:

Amöben	→ Amöbenruhr
Plasmodien	→ Malaria
Trypanosomen	→ Schlafkrankheit

Pilze

Zellulär organisierte, unbewegliche Lebewesen, die einen Zellkern, jedoch kein Chlorophyll enthalten.

Pilze = Fungi bilden neben Tier- und Pflanzenreich ein eigenes Reich mit etwa 150 000 Arten.

Das Wachstum kann auf zwei verschiedene Arten erfolgen: **Hyphenwachstum**[8]: Längswachstum mit Bildung von **Pilzfäden. Wachstum** durch **Sprossung:** Ausstülpungen von der Mutterzelle, die sich abschnüren und runde bis ovale **Oidien**[9] bilden (Abb. 31.1).

Krankheitsbeispiele:

Sog. Mykosen: Dermatomykosen
viszerale Mykosen
generalisierte Mykosen

Mykoplasmen[10]

Mykoplasmen sind bakterienähnliche Mikroorganismen, jedoch ohne feste Zellmembran. Sie gehören in der Systematik zu den Prokaryonten.

Krankheitsbeispiele:
Mycoplasma pneumoniae → atypische Pneumonie
Ureaplasma urealyticum → Urethritis, Prostatitis

Rickettsien[11]

Nehmen eine Zwischenstellung zwischen Bakterien und Viren ein. Zellulär strukturierte Mikroorganismen, die sich allerdings nur in Wirtszellen vermehren können.

Natürliche Wirte der Rickettsien sind Läuse, Flöhe, Milben und Zecken (Blutsauger), von denen sie auf den Menschen übertragen werden.

Krankheitsbeispiele:
Rickettsia prowazeki → Fleckfieber
Coxiella burneti → Q-Fieber

Chlamydien[12] (früher Miyagawanellen[13])

Nehmen ähnlich wie die Rickettsien eine Mittelstellung zwischen Bakterien und Viren ein, d. h. zwar zelluläre Struktur, aber Vermehrungsfähigkeit nur in Wirtszellen.

Krankheitsbeispiele:
Chlamydia psittaci → Papageienkrankheit
Chlamydia trachomatis → Trachom

Viren[14]

Viren sind keine selbständigen Organismen und besitzen keine Zellstruktur und keinen eigenen Stoffwechsel.

Es handelt sich um kleinste, infektiöse, biologische Einheiten, die weder in der Lage sind, selbständige Energie zu erzeugen, noch sich außerhalb lebender Wirtszellen zu vermehren; sie sind auf leblosen Nährmedien nicht züchtbar und bleiben durch Antibiotika unbeeinflußt. Die Größe von Viren liegt zwischen 10–300 nm, im Elektronenmikroskop erscheinen sie als kugel-, quader-, faden- oder kristallförmige Gebilde (Abb. 31.1).

Nach ihrer chemischen Zusammensetzung werden sie in RNA- und DNA-Viren unterteilt.

Die gewebeschädigende Wirkung bei Virusinfektionen erfolgt durch Replikation und Reifung des intrazellulären Virus auf Kosten der Wirtszelle (obligate Zellparasiten). Dabei können charakteristische morphologische Zellveränderungen (**zytopathischer Effekt**) entstehen:

Nukleäre und/oder zytoplasmatische Einschlußkörperchen, Ausbildung von Zellsynzytien und vielkernigen Riesenzellen, verschiedene Formen von Zelldystrophie bzw. Zelltod und Zellzerfall, virusbedingte Zelltransformation.

Krankheitsbeispiele:
RNA-Viren → Influenza, Tollwut, Kinderlähmung u. v. a.
DNA-Viren → Herpes, Pocken u. v. a.
→ onkogene Wirkung von HPV (siehe 25.9.4.1)

Prionen

Prionen sind noch kleiner als Viren, bestehen nur aus Eiweiß und sind natürliche Bestandteile der Zellmembranen von Nervenzellen und immunkompetenten Zellen. Sie kommen biochemisch in 2 Strukturformen vor, von denen eine langfristig zur Zerstörung von Nervengewebe führt: **Prionen-Enzephalopathie** (siehe 61.10.6). Die pathologische Strukturform kann in einer Art Kettenreaktion normales Prioneneiweiß in die pathologische Form umwandeln.
Prionen = infektiöse Proteine = proteinaceous infectious particles sind eine völlig neue Art von Krankheitserregern mit einem gänzlich anderen Infektionsprinzip.

Krankheitsbeispiele:
Creutzfeld-Jakob-Krankheit
Kuru
Bovine, spongiforme Enzephalopathie (BSE)

31.2 Allgemeine Eigenschaften der Krankheitserreger

Die Mikroben wirken krankheitsauslösend durch folgende Eigenschaften:

Pathogenität
Fähigkeit einer Mikrobe, krankhafte Veränderungen auszulösen.

Infektiösität
Wahrscheinlichkeit der Übertragung eines Erregers von einer infizierten auf eine empfängliche Person. Dies hängt eng zusammen mit der Fähigkeit einer Mikrobe,

11 Howard Ricketts (1871–1910), Pathologe in Chicago; starb in Mexiko City an Fleckfieber.
12 chlamys (griech.), Mantel.
13 Y. Miyagawa (1885–1959), japanischer Bakteriologe.
14 virus (lat.), Gift.

an der Eintrittspforte haften zu bleiben und sich anzusiedeln.

Invasivität
Fähigkeit einer Mikrobe, in den Organismus einzudringen, sich auszubreiten und zu vermehren.
Ausbreitung der Krankheitserreger (siehe 24.5.2):

- **per continuitatem:** im extrazellulären Gewebe (begünstigt durch bakterielle Hyaluronidase und Kollagenase),
- **lymphogen:** im Lymphgefäßsystem (über Ductus thoracicus in die Blutbahn),
- **hämatogen:** Eindringen in die Gefäßlichtung, evtl. Thrombophlebitis,
- **kanalikulär:** innerhalb präformierter Gangsysteme (Bronchien, Gallenwege, Harnwege u. dgl.) aszendierend gegen den Flüssigkeitsstrom bei Sekret- oder Exkretstauung; deszendierend mit dem Flüssigkeitsstrom.
- **neurogen:** entlang der Nervenbahnen.

Sonderform:

- **intrazellulär:** gleichsam als „Trittbrettfahrer; auf allen oben genannten Wegen möglich.

Toxizität
Fähigkeit einer Mikrobe, mittels ihrer Toxine Gewebsschädigungen hervorzurufen.
Bakterien-Toxine sind giftig wirkende Substanzen mit Antigencharakter. Meist sind es Enzyme oder Hemmstoffe, die in den Stoffwechsel der Wirtszelle eingreifen und schwere Zell- und Gewebsschäden verursachen.

- **Ektotoxin:** von der lebenden Mikrobe in die Umgebung abgegebenes Toxin.
- **Endotoxin:** erst bei Absterben und Auflösung von Mikroben freiwerdendes Toxin. Vor allem in GRAM-negativen Bakterien!

Ektotoxine	Endotoxine
von Bakterien sezerniert, bewirkt AK-Produktion (Antitoxine), spezifische Wirkung auf bestimmte Organe (z. B. Tetanustoxin)	Bestandteile der Bakterienmembran, T-Zell-vermittelte Immunantwort, unspezifische Wirkung auf Entzündungs-Mediatoren, Gerinnungssysteme und Endothelzellen. Bewirken Fieber und evtl. Endotoxinschock mit DIC-Syndrom.

Virulenz
Summe der aggressiven und krankheitsauslösenden Eigenschaften einer Mikrobe.

Das Ausmaß der Virulenz wird selbstverständlich auch vom Grad der Empfänglichkeit oder Resistenz des befallenen Organismus beeinflußt.

Veränderungen der Virulenz können künstlich erzeugt werden: Der BCG-Stamm wurde (siehe 70.1.25.1) zu einem avirulenten Impfstoff „heruntergezüchtet".

Plasmide
Extrachromosomale genetische Faktoren, die ihre Eigenschaften nicht nur in linearer Generation, sondern auch auf andere Bakterien übertragen können. Von praktischer Bedeutung sind die R-Faktoren, welche eine Resistenz gegen Chemotherapeutika vermitteln.

Diese R-Faktoren (= Plasmide) können eine genetische Antibiotika-Resistenz von Bakterien auf nachfolgende Generationen propagieren. So vermehren sich resistente Keime.

31.3 Allgemeine Infektionslehre

31.3.1 Infektiologische Definitionen

Infektion[15]
Eindringen von Krankheitserregern in den menschlichen Organismus sowie Ansiedelung und Vermehrung. Die Aufnahme der Krankheitserreger kann direkt von der Infektionsquelle oder indirekt durch Gegenstände bzw. Zwischenträger geschehen. Das Eindringen der Erreger in den menschlichen Organismus kann passiv (z. B. Einatmen oder Schlucken) oder aktiv (Durchbohren der Haut) erfolgen.

Eine Infektion wird als Infektionskrankheit **manifest**[16], wenn sie zu Krankheitssymptomen führt; treten solche infolge gut funktionierender Abwehrmechanismen nicht auf, dann verläuft die Infektion **inapparent**[17]. Durch inapparente Infektionen können jedoch spezifische Abwehrmechanismen aktiviert werden, sodaß ein Schutzzustand gegen einen bestimmten Erreger erreicht wird: Diesen Vorgang nennt man **stille Feiung.**

Wenn ein Gleichgewichtszustand zwischen Abwehrmechanismen des Organismus und Infektionserreger eintritt (die Keime werden nicht abgetötet, können sich

15 inficere, infectum (lat.), hineintun, anstecken.
16 manfestus (lat.), offenbar, augenscheinlich.
17 apparere (lat.), zum Vorschein kommen, in (lat.), verneinende Vorsilbe.

aber auch nicht vermehren), spricht man von einer **latenten**[18] **Infektion.** Durch Herabsetzen der Abwehrkraft (Zweitinfektion, Überanstrengung, Streß, Temperatureinflüsse, psychische Faktoren u. a.) wird dieses Gleichgewicht zugunsten der Krankheitserreger verschoben, und die Krankheit wird **manifest.**

Exogene Infektion
Eindringen der Infektionserreger von außen über die Haut und Schleimhäute (aerogen – über den Respirationstrakt, oral – über den Verdauungstrakt, genital – über den Urogenitaltrakt).

Endogene Infektion
Durch im Körper bereits vorhandene Krankheitserreger.

Mischinfektion
Zufällige gleichzeitige Infektion mit zwei oder mehreren, verschiedenen Mikrobenarten.

Sekundärinfektion
Zufällige spätere Zweitinfektion durch einen anderen Erreger bei bereits bestehender Infektion. Zweitinfektion mit einem Erreger der gleichen Art = **Superinfektion** (z. B. exogene Superinfektion bei Tbc, d. h. neuerliche Infektion bei unvollständiger Immunität).

Reinfektion
Wiederinfektion mit einem Erreger der gleichen Art nach klinisch abgeheilter Infektionskrankheit. Endogen (Infektionsquelle im Wirtsorganismus) oder exogen.

Konnatale Infektion
Infektion des Neugeborenen während der Geburt durch infizierte Geburtswege (z. B. Conjunctivitis gonorrhoica neonatorum).

Intrauterine, diaplazentare Infektion
Übertritt der Krankheitserreger aus dem mütterlichen ins kindliche Blut. Führt meist zu Embryopathien oder Fetopathien.

Nosokomiale[19] **Infektion**
Infektionen während eines Krankenhausaufenthaltes mit (gegen Antibiotika meist resistenten) sogenannten Hospitalkeimen. Dieser „Hospitalismus" (siehe 70.1.1) ist ein zunehmendes Problem der Spitalshygiene.

Persistierende[20] **Infektion**
Die infizierten Mikroben bleiben nach überstandener Erkrankung latent im Organismus. Solange die Mikroben im Körper in Schach gehalten werden, besteht eine **Infektionsimmunität.** Bei Herabsetzung derselben kann ein **Rezidiv** (Wiederauftreten der Erkrankung) entstehen.

Infektionskrankheit

Krankheitserscheinungen (klinische Symptome und morphologische Organveränderungen) als Folge einer Infektion.

Infektion ist nicht gleichbedeutend mit Infektionskrankheit!

Ansteckung ist Voraussetzung für eine Infektion – Infektion ist Voraussetzung für eine Infektionskrankheit.

18 latere (lat.), verborgen sein.
19 nosokomeion (griech.), Krankenhaus.
20 persistere (lat.), stehen bleiben.

Zeitspanne zwischen Infektion und Auftreten der Krankheitssymptome = **Inkubationszeit.**

Eine Infektionskrankheit ist die Antwort des Organismus auf eingedrungene Erreger oder Erregerprodukte. Diese Antwort ist eine Abwehrreaktion mit 2 Hauptstrategien:

1. entzündliche (unspezifische) Reaktion
2. immunologische (spezifische) Reaktion

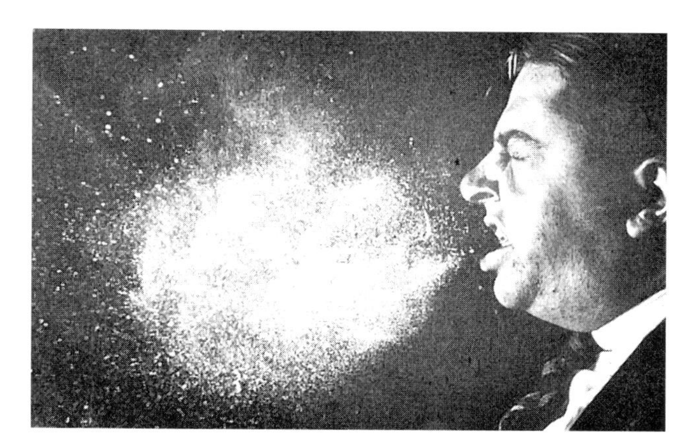

Abb. 31.2: Tröpfcheninfektion durch Aushusten ist über größere Distanzen möglich.

31.3.2 Infektionswege

Der Übertragungsweg von der Infektionsquelle zur Eintrittspforte in den menschlichen Organismus spielt eine entscheidende Rolle für die Ausbreitung der Infektionskrankheiten.

Infektionsquellen können sein:

1. *Infizierte Menschen* (müssen nicht manifest krank sein) als *Keimträger* und *Keimausscheider.*
2. *Infizierte Tiere.*
3. Pathogene Keime aus der *Außenwelt* (Erdboden, Wasser, Luft, Pflanzen, Gegenstände, Nahrungsmittel u. dgl.).

Keimausscheider sind Personen, die nach einer durchgemachten Krankheit und nach klinischer Gesundung noch Krankheitserreger ausscheiden.

Keimträger sind Personen, die – ohne manifest krank gewesen zu sein – Krankheitserreger ausscheiden.

Eintrittspforten
sind Stellen, wo Krankheitserreger in den Menschen gelangen können:

- **Verdauungskanal**
  Nahrungsmittelinfektion, Wasser, Finer, verunreinigte Gegenstände, Schmutz- und Schmierinfektion
- **Respirationstrakt**
  Tröpfchenrespiration (Sputumtröpfchen können beim Sprechen, Husten oder Niesen 2 bis 3 Meter weit geschleudert werden!)
- **Haut**
  Ausmündungen der Schweiß- und Talgdrüsen, Insektenstiche, kleinste Hautdefekte bis größere Wunden
- **Geschlechtsorgane**
  Geschlechtskrankheiten und „sonstige" Genitalinfektionen, welche nur direkt von Schleimhaut zu Schleimhaut übertragen werden können. Diese Krankheiten werden STD = *sexually transmitted diseases* genannt (siehe 70.1.24.2).

Direkte Übertragung der Krankheitserreger
Kontaktinfektionen (körperliche Berührungen vom Händereichen bis zum Geschlechtsverkehr)
Tröpfcheninfektionen (Sprechen, Husten, Niesen)
Schmierinfektionen (fäkal-oral)
Produktinfektionen (Blut, sonstige Hämoderivate)

Indirekte Übertragung der Krankheitserreger
Zwischenschaltung verschiedener Trägersubstanzen (Gegenstände, Staub, Trinkwasser, Lebensmittel).
Vektoren[21] (Mücken, Fliegen, Zecken, Flöhe).
Nur unempfindliche Mikroorganismen können indirekt übertragen werden, hochempfindliche Bakterien benötigen einen direkten Schleimhautkontakt.

31.3.3 Auftreten von Infektionskrankheiten

Je nach Art und Weise, wie gehäuft Infektionskrankheiten auftreten, unterscheidet man verschiedene Formen:

Epidemie[22]
Zeitlich und örtlich begrenztes, gehäuftes Auftreten einer bestimmten Krankheit; z. B. Grippe-Infektionen, Salmonellenerkrankungen.

Pandemie
Weltweit verbreitete Epidemie; z. B. Pest im Mittelalter, Cholera im 19. Jahrhundert, „spanische Grippe" 1918, „asiatische Grippe" 1957, AIDS seit etwa 1980.

Endemie
Gehäuftes Auftreten einer Krankheit in einem örtlich begrenzten, geographischen Gebiet; zeitlich jedoch nicht begrenzt; z. B. Malaria, Lepra.

Die **Seuchenausbreitung** erfolgt in erster Linie durch den Verkehr (früher Land-, Fluß- und Seeweg) und ist in jüngerer Zeit durch die internationale Flugverbindung kaum zu kontrollieren. Die Kontaktmöglichkeiten zwischen Personen aus verschiedenen Kontinenten und die kurzen Rückreisezeiten schaffen günstige Voraussetzungen zur Einschleppung von banalen und „exotischen" Infektionskrankheiten.

Durch den modernen Flugverkehr ist jeder Punkt der Erde in einer Zeit erreichbar, die kürzer ist als die Inkubationszeit der meisten Infektionskrankheiten.

31.4 Abwehrmechanismen gegen Infektionen und Infektionskrankheiten (siehe 23.26 und Tab. 26.1)

Unspezifische Schutzmechanismen an der Körperoberfläche
Intakte Haut, Säuremantel; Spüleffekte von Drüsen (Tränen, Schweiß).

Unspezifische Schutzmechanismen im Körperinneren Intakte Schleimhäute, schützende Schleimschicht; Drüsensekrete (vom Mundspeichel bis zu den Vaginalsekreten), Spüleffekt des Harns.

Bakterielle Schutzmechanismen
Die natürliche, residente Bakterienflora verhindert, daß Krankheitserreger sich übermäßig vermehren.

Unspezifische zelluläre Abwehrmechanismen
Granulozyten (Mikrophagen), Makrophagen, natürliche Killerzellen.
Die Phagozytose ist bei weitem der wichtigste unspezifische Abwehrmechanismus, zu dem der menschliche Organismus befähigt ist; z. B. ist bei Agranulozytose (Mangel an Leukozyten) trotz intakter Immunreaktion das Leben des Patienten in höchstem Maße gefährdet.

Phagozytose kann durch nichts ersetzt werden!

21 vehere, vectum (lat.), tragen, fahren.
22 demos (griech.), Volk.

Beachte: Es gibt auch eine Phagozytose ohne Zerstörung der Erreger. Letztere können dann innerhalb wandernder Makrophagen verschleppt werden bzw. sich nach Zerfall der Phagozyten neuerlich extrazellulär vermehren und krankheitsauslösend wirken.

Unspezifische humorale Abwehrmechanismen
Komplementsystem, Opsonine, Interferone, Akute-Phase-Proteine; Hitzeschockproteine: Die zelluläre Synthese der sogenannten „heat-shock-proteins" wird bei Temperaturerhöhung stark gesteigert; sie haben eine Schutzfunktion für die Zelleiweißkörper und werden auch „Streßproteine" genannt.

Entzündliche Gewebsreaktion
Entzündung ist die Antwort des Gewebes auf die Einwirkung eines Reizes (z. B. Eindringen von Krankheitserregern) mit dem Ziel, diese Schädlichkeiten zu beseitigen bzw. zu vernichten.

Resistenz[23] gegenüber einem Krankheitserreger besteht, wenn die **unspezifischen Abwehrmechanismen** keine Infektionskrankheit zulassen.

Spezifische immunologische Abwehrmechanismen
Zelluläre und humorale Immunantwort.

Spezifische Prophylaxe durch Impfung
Aktive und passive Immunisierung.

Immunität gegenüber einem Krankheitserreger besteht, wenn **spezifische Abwehrmechanismen** oder **Impfung** keine Infektionskrankheit zulassen.

31.5 Grundtypen von Infektionskrankheiten

Entsprechend dem pathogenetischen Ablauf lassen sich vier Grundtypen mikrobieller Erkrankungen unterscheiden:

1. Reine (mikrobiell induzierte) Intoxikationen
2. Lokale infektiöse Prozesse
3. Mikrobielle Streu- und Generalisationsformen
4. Zyklische Infektionskrankheiten

31.5.1 Reine (mikrobiell induzierte) Intoxikationen

Die Bakterien haben sich – außerhalb des menschlichen Körpers – z. B. in Nahrungsmitteln vermehrt und in dieselben ihre Toxine abgegeben: Es kommt zu einer **reinen Vergiftung mit Bakterientoxinen ohne wesentliche Bakterienvermehrung im Körper des Betroffenen.**

Beispiel:
Bestimmte Formen der sogenannten „Lebensmittelvergiftung", etwa durch Staphylokokken oder Salmonellen aus der Enteritis-Gruppe.

31.5.2 Lokale infektiöse Prozesse

Erreger und Krankheitsherd bleiben im Bereich der Eintrittspforte örtlich begrenzt, ohne wesentliche Mitbeteiligung des Gesamtorganismus (z. B. Furunkel, Abszeß). Die Symptome treten auf, wenn sich die Keime lokal genügend stark vermehrt haben, um eine Gewebsschädigung und Entzündung verursachen zu können. Die Ausbreitung im Gewebe erfolgt per continuitatem.

Werden die der Eintrittspforte zugehörigen, regionären Lymphknoten mitbefallen, dann wird die Kombination **Primärherd an der Eintrittspforte + regionäre Lymphadenitis** als **Primärkomplex** bezeichnet.

Lokalinfektionskrankheiten hinterlassen keine gesetzmäßige Immunität; daher sind exogene Reinfektionen möglich.

Es gibt zwei Varianten eines lokalen infektiösen Prozesses:

1. **Lokaler infektiöser Prozeß mit Allgemeintoxikation**
   Mikroben mit schwacher Invasivität bleiben an der Eintrittspforte lokalisiert, vermehren sich hier und führen zu mehr oder weniger ausgeprägten, örtlichen Gewebsschädigungen und Entzündungen. Ihre Ektotoxine allerdings gelangen in die Blutbahn und verursachen Symptome und Organschäden fern von der Eintrittspforte.
   Da keine Bakterien in die Blutbahn gelangen, entsteht keine entzündliche Milzschwellung.

   Toxinämie = die Erreger bleiben an der Eintrittsstelle lokalisiert, nur ihre Ektotoxine gelangen in die Blutbahn und verursachen Organschädigungen sowie Allgemeinsymptome.

   Beispiele:
   Diphtherie, Tetanus.

2. **Fokalinfektion = Herdinfektion**
   Die Mikroben bleiben an einem Ort = **Herd = Fokus**

23 resistere (lat.), sich widersetzen.

lokalisiert, es entsteht eine durch Granulationsgewebe und Bindegewebe abgegrenzte, **chronische Entzündung** (z. B. Zahnwurzelgranulom, chronische Tonsillitis, chronische Nasennebenhöhlenentzündung).

Von einem solchen Entzündungsherd erfolgt eine periodische oder kontinuierliche **Streuung der Erreger, ihrer Stoffwechselprodukte bzw. auch von Abbauprodukten körpereigener Substanzen** auf dem Blutweg in andere Organe; dort können entweder „nur" funktionelle Störungen oder morphologische Gewebsschädigungen auftreten.

Bei den Auswirkungen einer Fokalinfektion spielt die jeweilige Reaktionslage des Organismus (Sensibilisierung) eine wesentliche Rolle. Es handelt sich ja um eine **hämatogene Streuung in einem teilweise immunen Körper,** dem es zwar gelingt, die Bakterien in den Streusiedlungen zu vernichten, nicht aber mit den Abbau- und Stoffwechselprodukten fertig zu werden. Diese treffen in vielen Fällen als Antigene mit vorhandenen Antikörpern im Sinne einer **krankheitsauslösenden Immunreaktion** zusammen.

Fokaltoxikose: Von einem „Herd" ausgehende Streuung toxischer Substanzen mit krankheitsauslösender Wirkung an entfernten Organen.

Wichtige, oft **fokal bedingte Krankheiten** sind bestimmte Typen von: Endo-, Myo-, Perikarditis; Glomerulonephritis; Iridozyklitis, Chorioditis, Retinitis; rheumatische Erkrankungen u. a.

31.5.3 Mikrobielle Streu- und Generalisationsformen

1. Symptomlose Bakteriämie

Bakteriämie = kurzfristiges Kreisen von Bakterien im Blut; keine Krankheitssymptome, da keine Erregervermehrung und keine Toxinproduktion.

Normalerweise werden die im Blut sporadisch kreisenden Bakterien vom Makrophagensystem phagozytiert und zerstört.

Einer transitorischen Bakteriämie kommt allerdings bei der Entstehung vieler Infektionskrankheiten besondere Bedeutung zu. Sie ist der wichtigste Ausbreitungsmodus für eingedrungene Keime und keineswegs ein seltenes Ereignis.

Die Entstehung vieler Infektionskrankheiten, bei denen die Eintrittspforte nicht nachweisbar ist, läßt sich ohne vorausgegangene Bakteriämie überhaupt nicht erklären: z. B. Enzephalitis, Osteomyelitis, Endokarditis, hämatogen entstandene Pyelonephritis.

Bakteriämien kommen auch als „physiologisches Geschehen" zustande. Schon mechanische Reize, wie z. B. Kauen, Zähneputzen oder Menstruation können kurzdauernde Bakteriämien nach sich ziehen; auch unmittelbar nach Zahnextraktionen, Tonsillektomie u. dgl. können passagere Bakteriämien auftreten.

Von der symptomlosen Bakteriämie zu unterscheiden ist die Bakteriämie im Generalisationsstadium einer zyklischen Infektionskrankheit (siehe 31.5.3); dabei kommt es zu einer Erregervermehrung und Toxinproduktion und daher zu klinischen Symptomen.

Ein der Bakteriämie analoger Begriff ist **Virämie.**

2. **Sepsis (Septikämie) und Pyämie (Septikopyämie)**

Die Originaldefinition von SCHOTTMÜLLER[24] (1914) bezeichnet als *Sepsis einen Zustand, bei dem sich im Körper ein Herd gebildet hat, von welchem aus dauernd oder periodisch pathogene oder virulente Bakterien in den Blutkreislauf gelangen, wodurch subjektive und objektive Krankheitserscheinungen ausgelöst werden.*

Der Einschwemmungsort der Bakterien in die Blutbahn wird als **Sepsisentwicklungsherd** bezeichnet; ist ein solcher Herd nicht mehr nachweisbar = **kryptogene Sepsis.**

Sepsis = Einschwemmung und *Generalisation von Mikroben auf dem Blutweg.* Die Erreger *vermehren* sich und *bilden Toxine.* Es kommt zu Schüttelfrost, Fieber, schweren allgemeinen Krankheitssymptomen und Organschädigungen.

Das ist die klassische Definition einer Sepsis. Heute wissen wir, daß eine unkontrollierte Freisetzung von Mediatorsubstanzen und deren Einschwemmung in die Blutbahn der entscheidende pathogenetische Vorgang ist. Dies wird im neuen Konzept der Sepsis erläutert (siehe unten).

Pyämie = es liegt eine Sepsis vor, und darüber hinaus kommt es zur *embolischen Verschleppung der Erreger* in verschiedene Organe mit *Bildung von eitrig einschmelzenden Infarkten und Abszessen* = sogenannten **metastatisch-pyämischen Abszessen.**

24 Hugo SCHOTTMÜLLER (1867–1936), Bakteriologe in Hamburg.

Achtung: Nur bei Pyämie kommt es zu multiplen Abszessen, bei Sepsis nicht!

Morphologische Befunde bei Sepsis und Pyämie

Allgemeine Befunde

1. Rascher Eintritt von Fäulniserscheinungen.
2. Totenstarre meist nur gering ausgebildet, bzw. frühzeitig gelöst.
3. Verschieden starker **septischer Ikterus:** Leberschädigung (siehe unten) und Hämolyse.
4. **Hämorrhagische Diathese:** besonders sichtbar an Haut, Schleimhäuten und Serosa. Die Blutungen werden ausgelöst entweder über eine Verbrauchskoagulopathie, oder/und durch eine toxische bzw. anaphylaktische Thrombozytenentschädigung und/oder Endothelschädigung.
5. **Metastatisch-pyämische Abszesse** in allen Organen möglich.
6. **Dystrophie der parenchymatösen Organe.**

Spezielle Organbefunde

1. **Milz: septische Milzschwellung** – Milz vergrößert, Pulpa weich und aufgelockert, evtl. zerfließlich, Struktur der Schnittfläche verwischt. Evtl. vereiternder Milzinfarkt, Abszesse.

   Histo: blutreiche Sinus, reichlich Granulozyten und Makrophagen, hyperplastische Follikel.

2. **Leber:** spastisch-anämische Fleckung, fettige Dystrophie, wechselnd starker Ikterus. Evtl. metastatisch-pyämische Abszesse.

   Histo: fokale Nekrosen, Vermehrung der Granulozyten in den Sinus, leukozytäre Infiltrate in den Portalfeldern, Aktivierung der KUPFFERschen Sternzellen.

3. **Niere:** fettige Dystrophie, Tubulusnekrosen. Evtl. metastatisch-pyämische Abszesse, vereiternde Infarkte bzw. septische Glomerulitis.
4. **Herz:** Dystrophie des Myokards, Myokarditis mit oder ohne Abszeßbildung. Evtl. Endocarditis ulceropolyposa und Perikarditis.
5. **Arterien:** embolisch-mykotische Aneurysmen.
6. **Venen:** eitrige Thrombophlebitis.
7. **Lunge:** subpleurale Blutungen, fibrinös-eitrige Pleuritis, Lungenödem. Evtl. metastatisch-pyämische Abszesse und vereiternde Infarkte.
8. **Magen-Darm-Trakt:** trockene, rissige Zunge; Blutungen in der Magen-Darm-Schleimhaut, ulzerös-nekrotisierende Enterocolitis, Peritonitis.
9. **Nebennieren:** Blutungen und Rindennekrosen.
10. **Gehirn:** Hirnödem. Evtl. metastatische Leptomeningitis purulenta, Meningoenzephalitis oder Hirnabszesse.
11. **Lymphknoten:** generalisierte Lymphknotenschwellung. Evtl. fokale Nekrosen.
12. **Knochenmark:** fokale toxische Knochenmarksnekrosen, verminderte Erythropoese, verstärkte Leukopoese mit Linksverschiebung (Leukozytose).
13. **Thymus:** bei Kindern akute Thymusinvolution.
14. **Gelenke:** metastatische eitrige Arthritis, Periarthritis, Tendovaginitis.
15. **Schockzeichen:** bei septisch-toxischem Schock. Bei besonders foudroyantem Verlauf (hochvirulente Erreger, stark reduzierte Abwehranlage des Patienten) können die entzündlichen Veränderungen fast fehlen und nur die toxischen, dystroph-nekrotisierenden Erscheinungen auftreten: **Sepsis acutissima.**

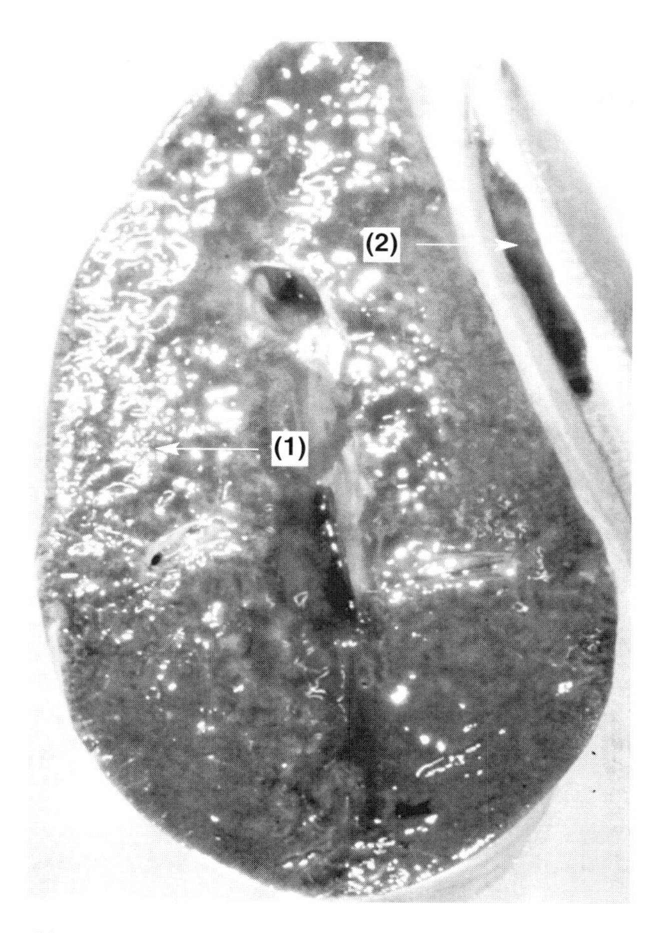

Abb. 31.3: Milz bei Sepsis. Die aufgelockerte Pulpa (1) läßt sich von der Schnittfläche des stark vergrößerten Organs mit dem Messer abstreifen (2).

Das neue klinisch-pathologische Konzept der Sepsis

Sepsis ist die systemische Antwort des Organismus auf eine bakteriell-toxische Invasion. Das ist die klassische alte Ansicht.

Sepsisähnliche Zustände mit identischem Krankheitsverlauf können jedoch auch ohne bakterielle Ursache auftreten. Wie ist das zu erklären? Verantwortlich für den

Ablauf der Ereignisse sind **außer Kontrolle geratene, sich selbst verstärkende Reaktionen des körpereigenen Abwehrsystems.** Im Mittelpunkt stehen dabei (gleichsam als Katalysatoren) verschiedene Mediatorsubstanzen der spezifischen und unspezifischen Abwehr.

Auf eine Vielzahl einwirkender Noxen, wie z.T. Trauma, Operation, Entzündung, Hypoxie, Gewebsnekrosen, Bakterientoxine u. a., reagiert der Organismus mit der Freisetzung von Mediatoren zum Zweck der Steuerung der Abwehr. Wenn diese Mediatorenfreisetzung entgleist, kommt es zum „Mediatorenchaos", da sich fast alle gegenseitig beeinflussen.

Die wichtigsten, hier beteiligten Mediatoren = Zytokine sind:
Interleukine,
Tumornekrosefaktor,
Prostaglandine,
freie Sauerstoffradikale.

Wenn die Koordination und Kooperation im Mediatorensystem entgleist und schief geht, vernichtet der Patient eigentlich sich selbst. Die ungeheuer potente Wirkung der ungebremsten Mediatorsubstanzen führt zu verschiedenartigsten Schädigungen praktisch aller Organe. Es kommt zum Multiorganversagen als tödlichem Zusammenbruch der Systeme (Tafel 20).

Derzeit besteht folgende Hierarchie der Begriffe:

- **„Systemic inflammatory response syndrome" (SIRS):** Systemische Entzündungsantwort auf eine Vielzahl verschiedener Noxen.
- **Sepsis/Pyämie:** Systemische Antwort auf eine bakteriell-toxische Infektion.
- **Septischer Schock:** Entgleisung der (an sich nützlichen) Mediatoreffekte.
- **Multiorganversagen (MOV):** Ausfall der Organfunktionen führt zum Tod.

Das **Sepsis-Syndrom** ist eine inadäquat-exzessive, eskalierende und fehlgesteuerte Abwehrreaktion. Die chaotische Mediatorenreaktion schädigt die eigenen Organe.

Was ist wesentlich an diesen Erkenntnissen?

1. Es gibt ein „Sepsis-Syndrom" auch ohne Bakterien.
2. In solchen Fällen ist eine Antibiotikatherapie sinnlos.
3. Es darf nicht wundern, wenn bei „Sepsis" die bakteriellen Blutkulturen negativ sind.
4. Als Therapieansatz bietet sich eine Anti-Mediatoren-Strategie an.

Lokalbefunde an typischen, bakteriellen Sepsisentwicklungsherden

Es werden hier stichwortartig die lokalen Veränderungen am Sepsisentwicklungsherd bzw. der Eintrittspforte sowie die möglichen Ausbreitungswege (Propagation) dargestellt.

1. **Wundsepsis:** Eiterung → Einbruch in die Lymphwege oder direkt in die Blutbahn.
2. **Puerperalsepsis**[25]: Ausgang ist eine eitrige bis gangränöse Endometritis von der Wundfläche im Uterus nach Abstoßung der Plazenta. Die Infektion kann endogen erfolgen – Einwandern der normalerweise im Genitalbereich vorhandenen Mikroben – oder exogen infolge manueller oder instrumenteller Keimeinschleppung (denke an SEMMELWEIS!)
   - **Direkte Propagation:** Endometritis → eitrig-gangränöse Myometritis → Pelveoperitonitis → diffuse Peritonitis.
   - **Lymphogene Propagation:** eitrige Lymphangitis im Myometrium → Übergreifen auf die Parametrien mit parametraner Abszeßbildung → Pelveoperitonitis.
   - **Hämatogene Propagation:** Thrombophlebitis der myometranen Venen → Beckenvenen: absteigendes Übergreifen auf die untere Extremität, aufsteigendes Übergreifen auf die Vena cava inferior.
   - **Kanalikuläre Propagation:** eitrige Salpingitis → Oophoritis → Pelveoperitonitis.
3. **Otogene Sepsis:** Sepsisentwicklungsherd ist eine Otitis media. Das Mittelohr wird von den Erregern in erster Linie über Tuba auditiva – bei Rhinitis, Sinusitis und Tonsillitis – erreicht.
   - **Direkte Propagation:** eitrige Otitis media → eitrige Mastoiditis → Osteomyelitis des Felsenbeines → epiduraler Abszeß → subduraler Abszeß → eitrige Leptomeningitis → Meningoenzephalitis → Hirnabszeß.
   - **Lymphogene Propagation:** entlang der Lymphscheiden des Nervus aucusticus → basale, eitrige Leptomeningitis.
   - **Hämatogene Propagation:** eitrige Mastoiditis → Thrombophlebitis des Sinus sigmoideus → Thrombophlebitis der Vena jugularis → metastatisch-pyämische Lungenabszesse.
4. **Tonsillogene Sepsis:** Sepsisentwicklungsherd ist eine eitrige Tonsillitis, Peritonsillarabszeß oder Peritonsillarphlegmone.
   - **Hämatogene Propagation:** Thrombophlebitis der Vena jugularis → Sepsis bzw. Septikopyämie.

25 puerpera (lat.), Wöchnerin.

- **Lymphogene Propagation:** eitrige Lymphangitis → eitrig-abszedierende Lymphadenitis am Hals.

5. **Urosepsis:** Sepsisentwicklungsherd ist eine eitrige Entzündung im uropoetischen System – meist eine Pyelonephritis.
   Lymphogene und hämatogene Ausbreitung bei eitriger Gewebseinschmelzung und dadurch Erregereinschwemmung in das Gefäßsystem.
6. **Dekubitalsepsis:** spezielle Variante der Wundsepsis, ausgehend von Dekubitalgeschwüren.
7. **Cholangitische Sepsis:** Ausgang ist eine eitrige Cholangitis. Die Einschwemmung der Erreger in das Blut erfolgt entweder direkt durch Einbruch cholangitischer Leberabszesse in Blutgefäße, oder indirekt über die Lymphwege der Leber ins Blut.
8. **Pylephlebitische[26] Sepsis:** Sepsisentwicklungsherd ist ein eitriger Prozeß im Quellgebiet der Pfortader – z. B. Appendizitis, perityphilitischer Abszeß, alle eitrigen und ulzerösen Darmprozesse (Kolitis, Divertikulitis).
9. **Nabelsepsis:** Ausgangspunkt ist eine eitrige Entzündung der Nabelwunde bei Neugeborenen.
   - **Direkte Propagation:** eitrige Omphalitis → Nabelphlegmone → diffuse Peritonitis.
   - **Hämatogene Propagation:** eitrige Arteriitis → Periarteriitis → Peritonitis; Thrombophlebitis → Periphlebitis → imphalophlebitische Leberabszesse.

31.5.4 Zyklische Infektionskrankheiten

Bei zyklischen Infektionskrankheiten ist der gesamte Organismus mit all seinen Abwehrfunktionen beteiligt. Auf die **Infektion** erfolgt zunächst eine symptomlose Zeit, die **Inkubationszeit**[27], die für jede Infektionskrankheit eine charakteristisch lange Zeitspanne umfaßt. Gegen Ende der Inkubationszeit sind die Erreger meist im Blut nachweisbar (**Bakteriämie/Virämie des Generalisationsstadiums**) und können in Stuhl, Harn und Schleim ausgeschieden werden. Der betroffene Patient ist nun infektiös! Diese **Generalisationsphase der Erreger** geht mit weitgehend uncharakteristischen Allgemeinsymptomen einher: **Prodromalstadium**[28] (**sogenannte Befallskrankheit**). Durch **Sensibilisierungsvorgänge** ist eine spezifisch veränderte Reaktionslage gegen die Erreger entstanden, dies führt zu Organreaktionen, d. h. die Krankheit setzt Organveränderungen: **Organmanifestation.**

Da gesetzmäßig die Stadien der **Inkubation, Generalisation** und **Organmanifestation** durchlaufen werden, spricht man von einem zyklischen Verlauf.

Zyklische Infektionskrankheiten: Der Ablauf der Krankheit erfolgt in charakteristischen Stadien:
1. **Inkubationsstadium** – Zeit vom Eindringen der Erreger bis zum Ausbruch der Krankheit,
2. **Generalisation** – Ausbreitung der Erreger über Lymph- und Blutbahn,
3. **Organmanifestation** – krankhafte Veränderungen speziell betroffener Organe.

Eine Infektionskrankheit kann auf dem Weg über Sensibilisierung und Einsatz der Immunabwehr zu einer kürzer oder länger anhaltenden **Immunität** führen. Zwei grundsätzlich verschiedene Varianten sind dabei von Bedeutung:

1. **Zyklische Infektionskrankheiten ohne Erregerpersistenz, jedoch mit anhaltender Immunität**
   Die Erreger wurden durch das Makrophagensystem eliminiert; gebildete Antikörper sowie sensibilisierte B- und T-Zellen gewährleisten eine anhaltende Immunität gegenüber einer neuerlichen Infektion.
   Beispiele: Typhus abdominalis, Poliomyelitis, Meningitis epidemica.
2. **Zyklische Infektionskrankheiten mit Erregerpersistenz und (lediglich passagerer) Infektionsimmunität**
   Die Erreger bleiben nach überstandener Krankheit im Organismus erhalten (persistierende Infektion = ruhende Mikroben; phagozytierte, jedoch nicht zerstörte und noch lebende Bakterien; latente Viren) und bewirken für die Dauer ihrer Anwesenheit eine Infektionsimmunität.
   Beispiele: Tuberkulose, Herpesvirus-Erkrankungen, Varicelle-Zoster-Virus-Erkrankungen, Syphilis.
   Sind alle Erreger abgestorben, *so schwindet die Immunität und eine neuerliche Infektion führt* wieder zum Ausbruch der Krankheit.

31.6 Mikrobiologische Diagnostik von Infektionskrankheiten

Die klinische Mikrobiologie hat die Aufgabe der Isolierung und Identifizierung von Krankheitserregern.

Der Aussagewert mikrobiologischer Untersuchungsergebnisse hängt entscheidend von der Art der Material-

26 pyle (griech.), Tür, Pforte; phlebs (griech.), Blutader – d. h. Pfortader.
27 incubare (lat.), auf etwas liegen, berühren.
28 prodromos (griech.), Vorbote.

gewinnung und Versendung der Proben ab. Auch eine optimale Labortechnik kann Mängel bei Entnahme und Weiterleitung des Materials nicht ausgleichen. Ein Erregernachweis ist oft dann zum Scheitern verurteilt, wenn – um nur zwei häufige Beispiele zu nennen – die gesuchten Erreger während eines längeren Transportes durch Begleitkeime überwuchert oder nach antibiotischer Vorbehandlung schwer geschädigt wurden.

31.6.1 Grundsätze zu Gewinnung und Transport von Untersuchungsmaterial

1. **Materialgewinnung vor Beginn antibiotischer Therapie.**
2. **Rascheste Beförderung der Proben zum Labor** (gegebenenfalls in einem entsprechenden Transportmedium).
3. **Begleitschein mit ausreichenden klinischen Angaben (Diagnose, Krankheitsverdacht, Art und Ort der Einnahme).**
4. **Angabe der speziell gewünschten Untersuchung.**
   Die Zuverlässigkeit der Laboruntersuchung ist grundsätzlich um so höher, je kürzer die Zeitspanne zwischen Einnahme und Verarbeitung des Materials ist. Besteht die Möglichkeit, Kulturen direkt am Krankenbett anzusetzen, so sollte davon Gebrauch gemacht werden. Eine wesentliche Schwachstelle im bakteriologischen Materialtransport stellen die **Transport- und Versandgefäße** dar. Die wichtigste Grundforderung ist ihre verläßliche Sterilität bzw. Sterilisierbarkeit sowie weitgehend chemische Reinheit.
   Vielfach werden **Transportmedien** benötigt, um empfindliche Krankheitserreger lebens- und vermehrungsfähig zu erhalten.
   Bei Entnahme und Versand von Untersuchungsmaterial muß sich der Einsender (klinisch tätige Arzt) zumindest in groben Zügen über die technische Ausarbeitung im klaren sein; deshalb sind mikrobiologische und serologische Grundkenntnisse eine unbedingte Voraussetzung.

31.6.2 Mikroskopischer Nachweis (siehe auch 21.2.3.1)

Lichtmikroskopie
Da die Größe der meisten Bakterien zwischen 1 und 2 mm liegt, muß mit etwa 600facher Vergrößerung, d. h. mittels Ölimmersion mikroskopiert werden.

Nativpräparat: Das ungefärbte Objektträgerpräparat wird bei weitgehend geschlossener Kondensorblende (deutlichere Kontraste!) durchmustert. Hauptsächlich zum **Nachweis von Protozoen bzw. Parasiteneiern.**

Eine besondere Technik ist der sogenannte **hängende Tropfen** zur Darstellung beweglicher, ungefärbter Mikroben: Im Hohlschiff eines Spezialobjektträgers hängt ein Tropfen des Untersuchungsmaterials, der auf ein Deckgläschen gebracht und dann umgekehrt wurde; das Deckgläschen haftet durch Vaseline an der Unterseite des Objektträgers.

Erregerfärbungen: Die wichtigsten bakteriologischen Färbungen sind die **GRAM-Färbung** für Routineuntersuchungen und die **ZIEHL-NEELSEN-Färbung** zur Darstellung von Mykobakterien.

Die Zellstrukturen werden am besten mittels **GIEMSA-Färbung** dargestellt.

Immunfluoreszenz: Fluoreszenz-markierte Antikörper reagieren mit dem zugehörigen Antigen (Erreger). Bei einer solchen Bindung stellen sich die Erreger im UV-Licht als fluoreszierende Strukturen dar.

31.6.3 Kultureller Nachweis (siehe auch 21.2.3.2)

Als Mikroben-Kultur bezeichnet man das in vitro-Wachstum von Erregern in künstlichen Nährmedien.
Die Mikroben-Kultur dient

- der **Anreicherung**, d. h. der Vermehrung von Erregern;
- der **Selektion**, d. h. der Trennung und Isolierung verschiedener Mikroben → es entstehen sogenannte Reinkulturen;
- der **Typisierung**, d. h. der Artdiagnose der Erreger;
- der **Antibiogramm-Erstellung**, d. h. der Wirksamkeitstestung einzelner Antibiotika gegen die Krankheitserreger.

Fast alle einzelligen Mikroorganismen, vor allem Bakterien und Pilze, können – bis auf wenige Ausnahmen – mittels geeigneter Nährmedien kultiviert werden.

Grundsubstrat **flüssiger Nährmedien** ist die **Fleischwasser-Pepton-Bouillon**[29], allgemein als **Nährbouillon** bezeichnet. Die Flüssigkeit befindet sich in steril verschließbaren Eprouvetten, das Material wird mit der Pipette oder Öse eingebracht.

In flüssigen Nährmedien vermehren sich die Mikroben diffus → Trübung des vorher klaren Substrates, eine Trennung verschiedener Arten ist nicht möglich.

29 bouillon (franz.), Brühe.

Grundsubstanz **fester Nährmedien** ist **Agar-Agar**[30], welcher mit diversen Nährstoffzusätzen in verschließbaren Petrischalen die sogenannten **Nährböden** bildet.

Das Material wird mit Tupfer oder Öse an der Oberfläche des festen Nährbodens ausgestrichen. Eine Mikrobenvermehrung zeigt sich durch Wachstum von Erregerhaufen = **Kolonien,** welche isoliert werden können.

Typisierung der Mikroben

Zur Typisierung sind **Reinkulturen** erforderlich. Die Morphologie der Kolonien (Größe, Form, Farbe), deren Verhalten gegenüber dem Nährboden (z. B. Auflösung von Blutfarbstoff = Hämolyse) sowie ihre biochemischen Eigenschaften (Testung durch chemische Reaktionen) erlauben zusammen mit einem GRAM-Präparat die Artdiagnose der Erreger.

Die Testung der biochemischen Eigenschaften geht meistens mittels Indikatorreaktionen und entsprechenden Farbumschlägen vor sich und wird daher als **„Bunte Reihe"** bezeichnet.

Zunehmende Bedeutung erlangen Testverfahren mit monoklonalen Antikörpern gegen die Bakterienantigene.

Antibiogramm

Der zu prüfende Bakterienstamm wird auf einem festen Nährboden ausgestrichen, gleichzeitig werden Filtrierpapier-Plättchen, welche mit bestimmten Antibiotika getränkt sind, daraufgelegt. Das Antibiotikum diffundiert nun in den Agar hinein, und je besser die Wirkung des Medikamentes ist, umso größer wird der um das Plättchen herum von Bakterienwachstum freibleibende Hof, die **Hemmzone.** Gegen Antibiotika unempfindliche (resistente) Bakterien wachsen dagegen bis unmittelbar an die Testplättchen heran.

31.6.4 Serologischer Nachweis (siehe auch 21.2.3.3)

Serologische Reaktionen sind in vitro vorgenommene Antigen-Antikörper-Reaktionen. Sie müssen so durchgeführt werden, daß die Bindung von Antigen und Antikörper sichtbar gemacht wird. Grundsätzlich werden zwei Methoden angewendet:

1. **Nachweis unbekannter Erreger-Antigene mittels bekannter, spezifischer Antikörper.** Letztere werden durch Immunisierung von einem Tier (Testserum) oder durch Hybridisierung und Klonierung von Zellkulturen (monoklonale Antikörper) gewonnen.
2. **Nachweis unbekannter Antikörper im Patientenserum mittels bekannter Antigene.** Letztere sind industriell gefertigte Reagenzien mit den Antigen-Eigenschaften bestimmter Mikroben.

Aufgaben der klinischen Mikrobiologie
- Isolierung und Identifizierung von Krankheitserregern
- Bestimmung der Empfindlichkeit gegen Antibiotika

Sollen mikrobiologische Untersuchungsergebnisse für den Arzt und Patienten von konkretem Nutzen sein, müssen sie innerhalb kurzer Zeit zur Verfügung stehen. Allein das Bakterienwachstum auf künstlichen Nährmedien erfordert etwa 18 Stunden (1 Tag), daher ist frühestens nach 2 Tagen mit dem Ergebnis der Identifizierung und danach der Antibiotika-Empfindlichkeitstestung zu rechnen.

31.6.5 Molekulare Diagnostik (siehe auch 21.2.4)

Für den Direktnachweis von Infektionserregern werden immer häufiger molekulare Methoden eingesetzt. In der Routinediagnostik eignet sich am besten die Polymerase-Kettenreaktion (PCR). Damit kann erregerspezifische DNA oder RNA nachgewiesen werden. Im Gegensatz zur Kultur, mit der lebende Organismen erfaßt werden, ist mittels PCR eine Unterscheidung zwischen lebenden und toten Erregern nicht möglich, denn es wird nur die Nukleinsäure erkannt.

Wichtig ist zu wissen, daß schon geringste Mengen ausreichen, da eine Vervielfältigung (Amplifikation) durchgeführt wird.

REKAPITULATION

1. Was sind Mikroben? (31)
2. Wie erfolgt die Einteilung der Mikroben? (31.1)
3. Definiere Wesen und Eigenschaften der Bakterien. (31.1)
4. Welche morphologischen Grundtypen der Bakterien gibt es? (31.1)
5. Definiere die Protozoen. (31.1)
6. Definiere die Pilze und deren unterschiedliche Wachstumsformen. (31.1)
7. Definiere die Mykoplasmen. (31.1)
8. Definiere die Rickettsien. (31.1)
9. Definiere die Chlamydien. (31.1)
10. Definiere die Viren. (31.1)

30 Agar-Agar (malai.), Name einer Seetangart.

Übersicht

Die Vielfalt der Erreger von Infektionskrankheiten wird durch biologische Eigenschaften charakterisiert. Krankheiten auslösen können nur pathogene Erreger, den jeweiligen Schweregrad bestimmt die Virulenz der Keime bzw. die Abwehrkraft des Organismus.

Resistenz: Überwiegen der unspezifischen Abwehrmechanismen.

Immunität: Überwiegen der spezifischen Abwehrmechanismen.

Grundtypen der Infektionskrankheiten

1. **Mikrobiell induzierte Intoxikationen**
2. **Lokale infektiöse Prozesse**
   Lokale Prozesse mit Allgemeinintoxikation
   Fokalinfektionen
3. **Mikrobielle Generalisationsformen**
   Bakteriämie
   Sepsis
   Septikämie
4. **Zyklische Infektionskrankheiten**
   Inkubationsstadium → Generalisation → Organmanifestation

11. Was versteht man unter Pathogenität, Infektiosität und Invasivität? (31.2)
12. Auf welchen Wegen können sich Krankheitserreger ausbreiten? (31.2)
13. Charakterisiere die Bakterientoxine. (31.2)
14. Was ist der Unterschied zwischen einer Infektion und einer Infektionskrankheit? (31.3.1)
15. Erkläre die verschiedenen infektiologischen Termini. (31.3.1)
16. Was ist eine nosokomiale Infektion? (31.3.1)
17. Nenne Beispiele für Infektionsquellen und Eintrittspforten der Erreger. (31.3.2)
18. Worin liegt der Unterschied zwischen Epidemie, Pandemie und Endemie? (31.3.3)
19. Gib einen Überblick der Abwehrmechanismen gegen Infektionskrankheiten. (31.4)
20. Nenne die verschiedenen Grundtypen von Infektionskrankheiten. (31.5)
21. Definiere die „mikrobielle Intoxikation". (31.5.1)
22. Erkläre den „lokalen infektiösen Prozeß". (31.5.2)
23. Was ist eine Toxinämie? (31.5.2)
24. Erkläre die „Fokalinfektion". (31.5.2)
25. Was ist eine Fokaltoxikose? (31.5.2)
26. Definiere die Bakteriämie. (31.5.3)
27. Definiere und unterscheide Sepsis und Pyämie. (31.5.3)
28. Erläutere die morphologischen Befunde bei Sepsis und Pyämie. (31.5.3)
29. Erkläre das neue, klinisch-pathologische Konzept der Sepsis und dessen Konsequenzen. (31.5.3)
30. Gib Beispiele für Lokalbefunde an Sepsisentwicklungsherden. (31.5.3)
31. Was sind zyklische Infektionskrankheiten? (31.5.4)
32. Gib Beispiele für verschiedene Typen zyklischer Infektionskrankheiten. (31.5.4)
33. Welches sind die Grundsätze zur Gewinnung von brauchbarem mikrobiologischen Untersuchungsmaterial? (31.6.1)
34. Gib Beispiele für mikroskopische, mikrobiologische Untersuchungsmethoden. (31.6.2)
35. Erläutere den kulturellen Nachweis von Krankheitserregern. (31.6.3)
36. Wie erfolgt im Laboratorium die Typisierung der Mikroben? (31.6.3)
37. Was ist ein Antibiogramm? (31.6.3)
38. Gib Beispiele für serologische, mikrobiologische Untersuchungsmethoden. (31.6.4)

Index*

* T 1 bis T 20 beziehen sich auf die Farbtafeln im Anhang.

N

O

P

Q

R

S

T

U

V

W

X

Z

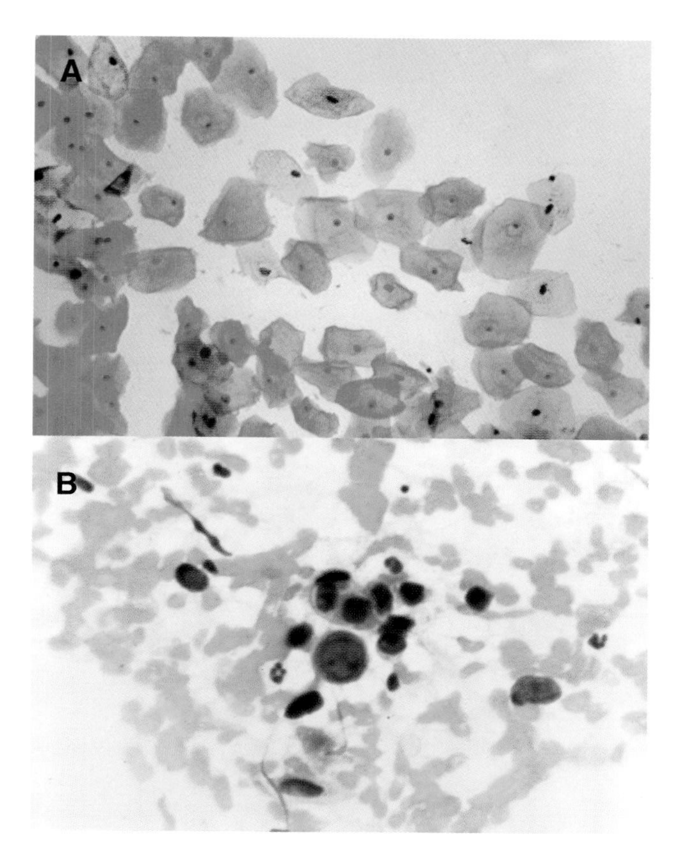

T 1: Zellabstriche von der Cervix uteri, gefärbt nach PAPANICOLAOU.
A: Normale Plattenepithelien der Portioschleimhaut. Befund = PAP I.
B: Polymorphkernige maligne Epithelzellen, daneben reichlich Blut. Befund = PAP V.

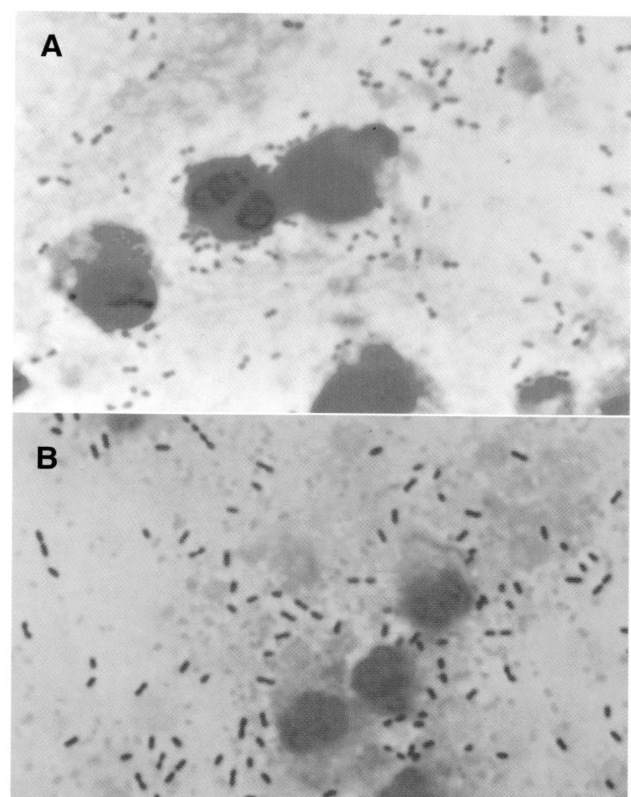

T 3: Bakterien aus einem Mundhöhlenabstrich.
A: GRAM-negative Diplokokken: Branhamella catarrhalis (siehe „Pathologie III“, 70.1.3 und Tab. 70.1)
B: GRAM-positive Diplokokken: Pneumokokken (siehe 70.1.2)

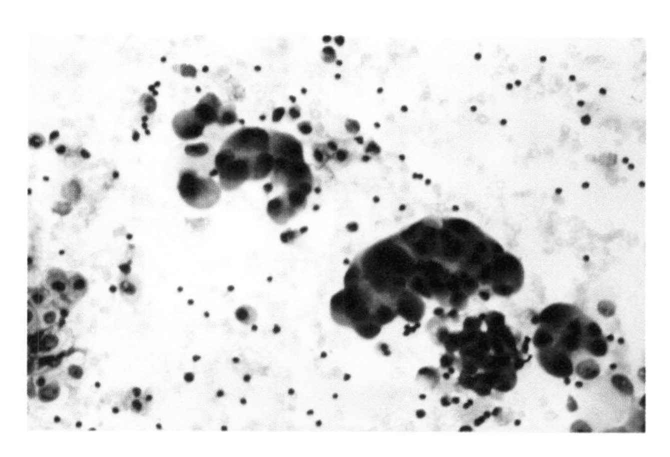

T 2: Pleurapunktat. In dreidimensionalen Haufen gelagerte Tumorzellen eines Adenokarzinoms. Befund: Carcinosis pleurae.

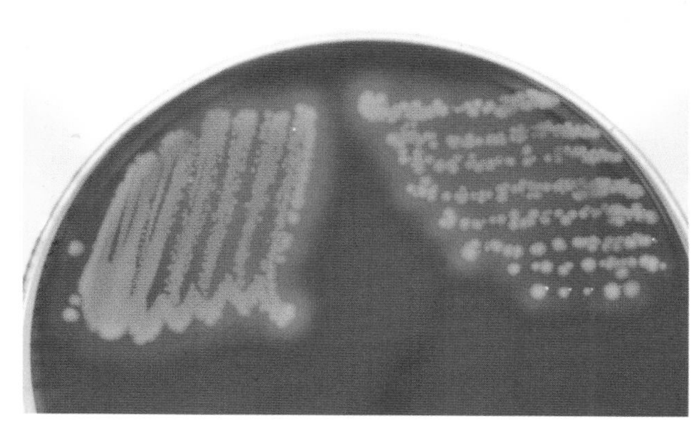

T 4: Bakterienwachstum auf Blut-Agar. Es handelt sich um Kolonien von Staphylokokken, welche den Blutfarbstoff im Nährboden auflösen: Hämolyse.

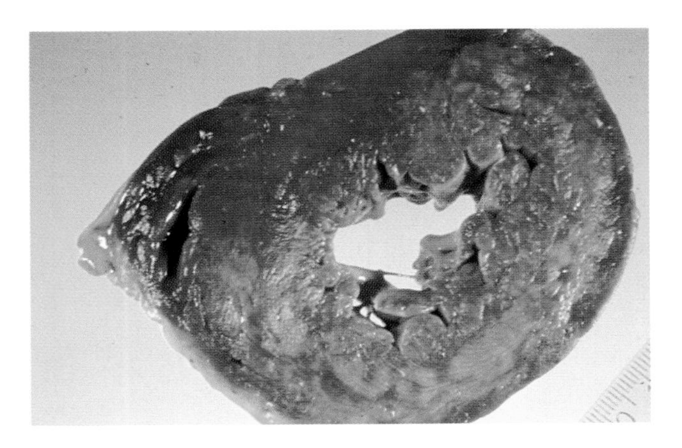

T 5: Myokardinfarkt mit lehmfarben-gelblicher Nekrose an der Vorderwand der linken Herzkammer.

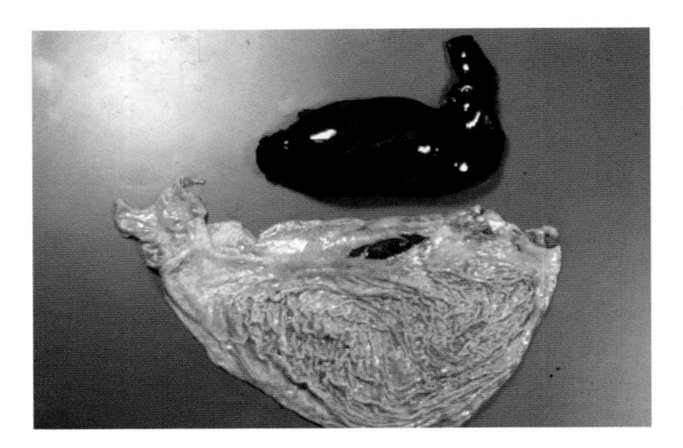

T 6: Magenblutung. Blutungsquelle war eine schlitzförmige Schleimhautläsion an der kleinen Kurvatur, das Blutkoagulum hat den gesamten Magen ausgefüllt.

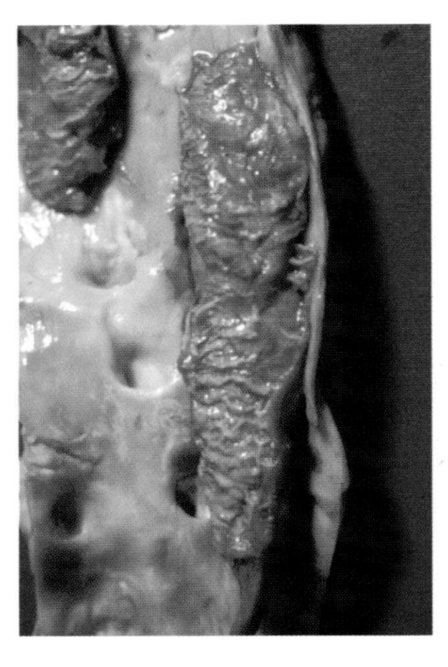

T 7: Abscheidungsthrombus an der Wand der Bauchaorta haftend. Charakteristisch ist die quere Riffelung an der Oberfläche.

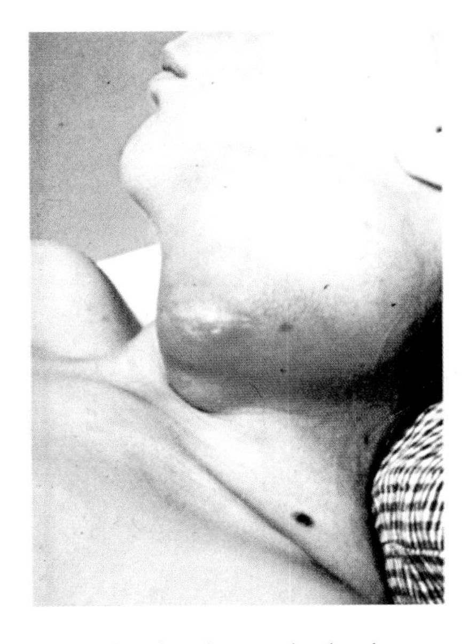

T 8: Abszeß in den Weichteilen des Halses.

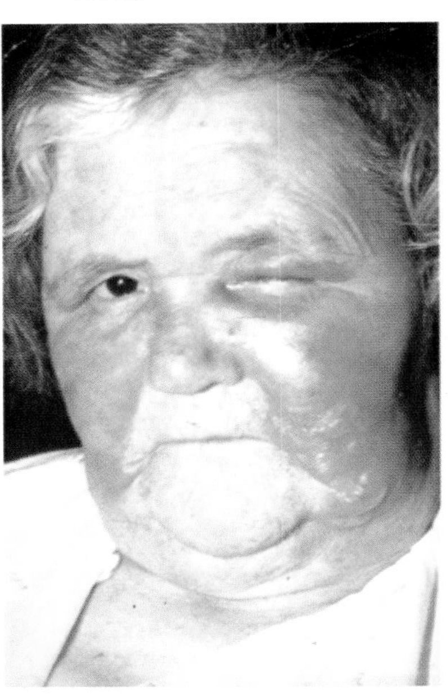

T 9: Phlegmonöse Entzündung in Form eines Erysipels im Gesicht.

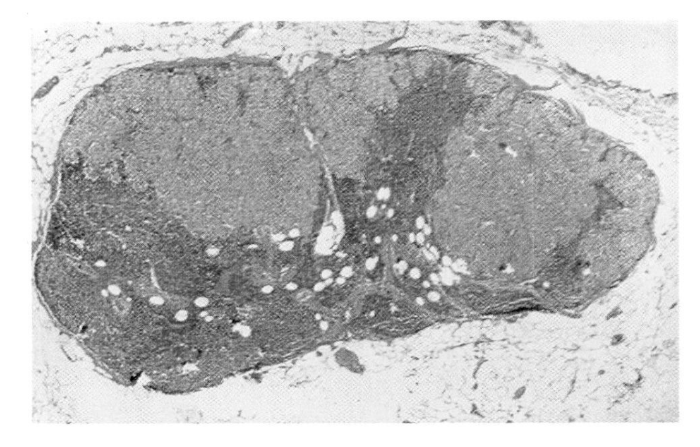

T 10: Lymphknotenmetastase. Histologisches Übersichtsbild zeigt einen etwas fettdurchwachsenen Lymphknoten, der zu mehr als der Hälfte von Tumorgewebe infiltriert ist.

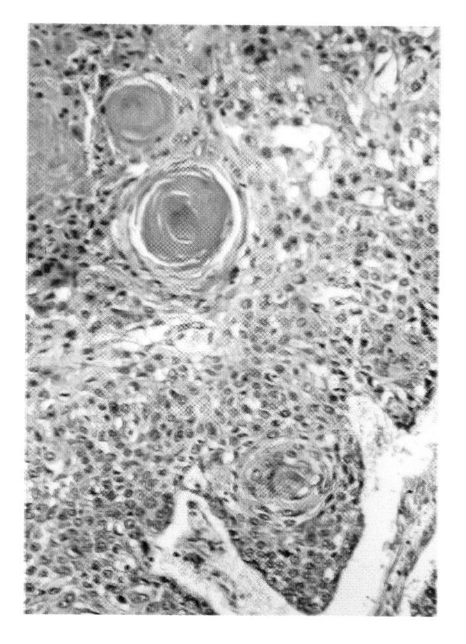

T 11: Hochdifferenziertes Plattenepithelkarzinom mit Hornperlen.

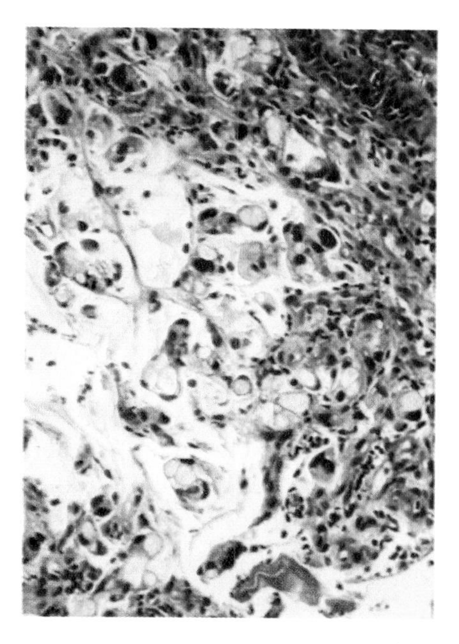

T 12: Niedrig differenziertes, schleimbildendes Karzinom mit typischen Siegelringzellen.

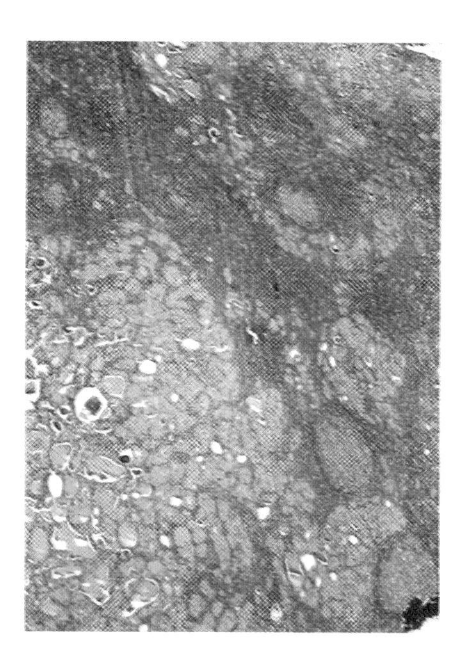

T 13: Thyreoiditis HASHIMOTO. Lymphozyten durchsetzen und zerstören das Schilddrüsenparenchym.

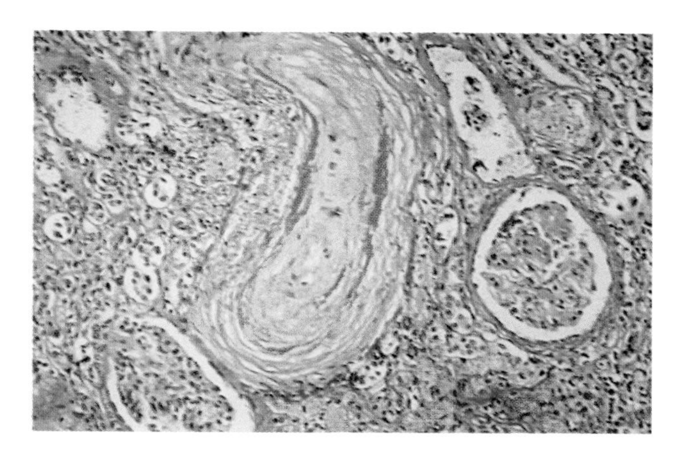

T 14: Hyperplastische Arteriolosklerose (zwiebelschalenartige Wandverdickung) und fibrinoide Arteriolonekrose (rot gefärbte Gefäßwandzerstörung) als Hypertoniefolge an Nierengefäßen. Fibrinfärbung nach MALLORY.

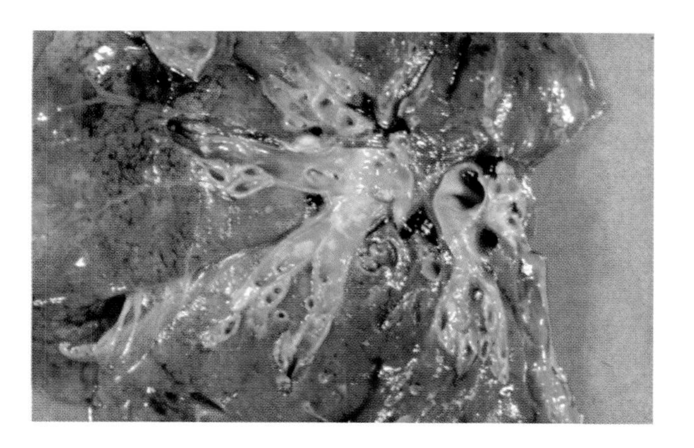

T 15: Sekundäre Pulmonalarteriensklerose bei pulmonaler Hypertonie: die Lungenarterienäste sind ektatisch, in der Intima sieht man lipoide Plaques.

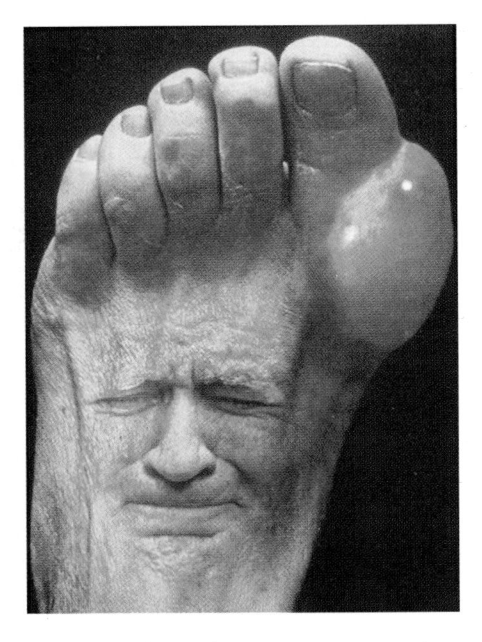

T 16: Karikatur der Hauptsymptome eines Gichtanfalles: Rötung, Schwellung und Schmerzen im Großzehengrundgelenk.

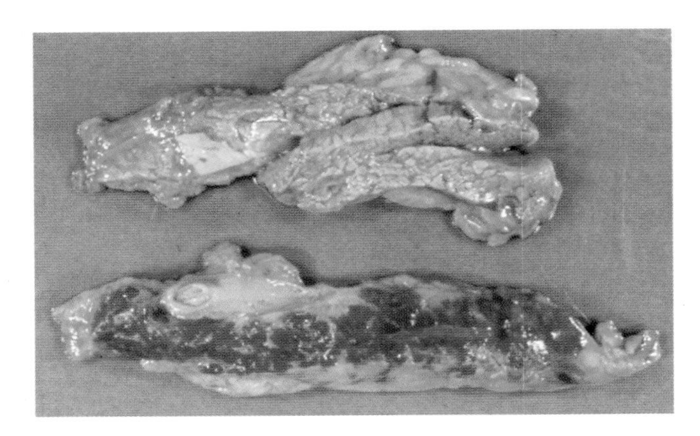

T 18: Hämochromatose im Pankreas. Im Vergleich zu einer normalen Bauchspeicheldrüse (oben) ist das krankhaft veränderte Pankreas rostbraun gefärbt.

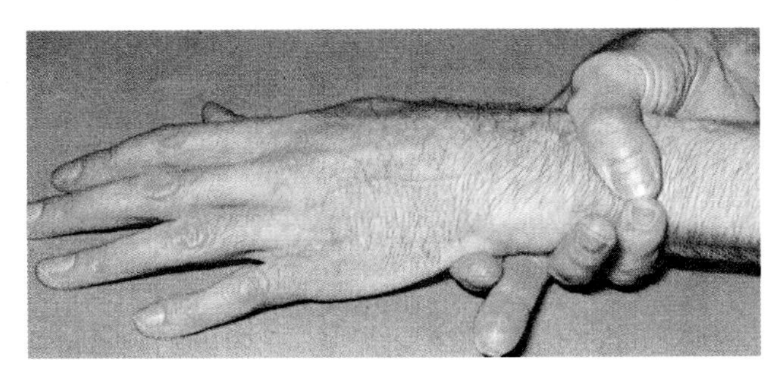

T 19: MARFAN-Syndrom: Beim Umfassen des eigenen Handgelenkes berühren sich Daumen und kleiner Finger.

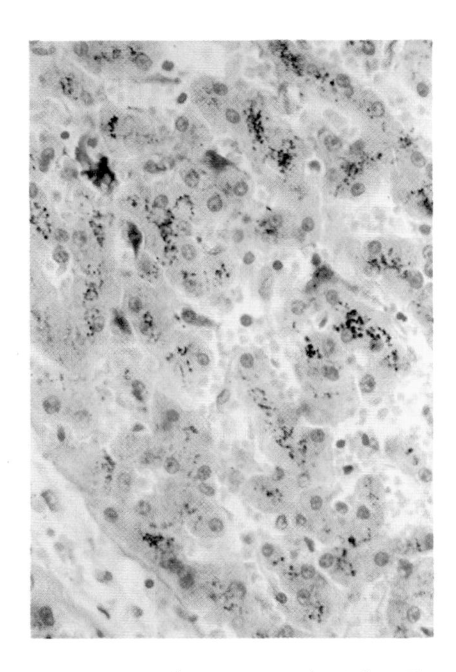

T 17: Hämochromatose in der Leber. Eisenspeicherung in Leberzellen, KUPFFERschen Sternzellen und Gallengangsepithelien. Berliner-Blau-Färbung.

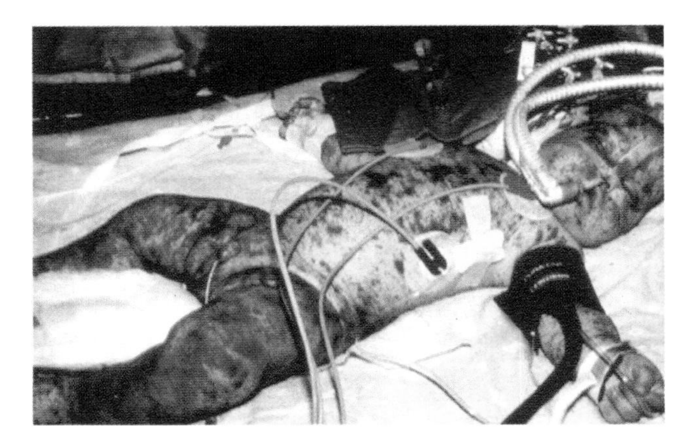

T 20: Meningokokkensepsis mit schwerer hämorrhagischer Diathese: WATERHOUSE-FRIDERICHSEN-Syndrom (siehe 23.23.1.4).